Springer-Lehrbuch

Erratum

Lemmer/Brune (Hrsg.) Pharmakotherapie, 13. Auflage
ISBN 978-3-540-34180-2

Leider wurde auf **Seite 94** die **Tabelle 8.4** nicht gedruckt. Anbei finden Sie die fehlende Tabelle.

Tab. 8.4. Unerwünschte Wirkungen der Antipsychotika[#]

Unerwünschte Wirkung	Antipsychotikum								
	Haloperidol[4]	Amisulprid[21]	Clozapin[2]	Olanzapin[23]	Risperidon[25]	Quetiapin[28]	Ziprasidon[26]	Aripiprazol[22]	Zotepin[27]
Frühdyskinesien/Parkinsonoid Akathisie	+++	0 bis +	0 bis (+)	0 bis ++	0 bis ++	0 bis +	0 bis +	0 bis +	0 bis ++
Spätdyskinesien	+++	0 bis (+)	0	(+)	(+)	?	?	(+)	0 bis (+)
Krampfanfälle	+	0	++	0	0	0	0	(+)	++
Verlängerung der QT-Zeit	+	(+)	(+)	(+)	(+)	(+)	+	0 (?)	+
Transaminasen-/Bilirubinanstieg	++	(+)	++	++	+	++	+	0 (?)	++
Obstipation	+	++	+++	++	++	+	0	0	+++
Orthostatische Dysregulation	++	0	++	(+)	++	++	+	+	+
Passagere Leukopenien	+	0	+++	(+)	0	++	0	0	++
Agranulozytose/Panzytopenie	0	0	+	0	0	0	0	0	0
Gewichtszunahme*	+	+	+++	+++	++	++	(+)	(+)	+++
Hyperprolaktinämie**	+++	+++	0	(+)	++	(+)	(+)	0	++
Galaktorrhoe**	++	++	0	0	++	0	0	0	++
Dysmenorrhoe/Amenorrhoe	++	++	0	0	++	(+)	0	0	++
Sedierung	0	0 bis (+)	+++	+ bis ++	+	++	0 bis (+)	0	+++
Malignes neuroleptisches Syndrom	(+)	?	(+)	(+)	(+)	(+)	?	(+)	(+)

[#] Anmerkung: Die Häufigkeitsangaben wurden hauptsächlich den Monographien des BGA für die Zulassung oder Nachzulassung entnommen.

0 = nicht vorhanden, (+) = vereinzelt oder kein signifikanter Unterschied zu Placebo, + = selten (unter 1%), ++ = gelegentlich (1–10%), +++ = häufig (>10%), ? = keine ausreichende Datenlage zur Abschätzung der Häufigkeit

* Ausmaß über 6–10 Wochen: + = niedrig (0–1,5kg), ++ = mittel (1,5–3 kg), +++ = hoch(>3 kg)

** Nur für Amisulprid, Clozapin, Risperidon und Quetiapin gut untersucht.

Björn Lemmer
Kay Brune (Hrsg)

Pharmakotherapie

Klinische Pharmakologie

Begründet von G. Füllgraf und D. Palm

13., überarb. und aktualisierte Auflage

Mit 52 Abbildungen und 227 Tabellen

Springer

Professor Dr. med. Dr. h.c. Björn Lemmer
Institut für Pharmakologie und Toxikologie
Fakultät für Klinische Medizin Mannheim
Ruprecht-Karls-Universität Heidelberg
Maybachstraße 14
68169 Mannheim
E-Mail: bjoern.lemmer@pharmtox.uni-heidelberg.de

Professor Dr. med. Dr. h.c. Kay Brune
Institut für Experimentelle und
Klinische Pharmakologie und Toxikologie
Friedrich-Alexander-Universität Erlangen-Nürnberg
Fahrstraße 22
91054 Erlangen
E-Mail: kay.brune@pharmakologie.uni-erlangen.de

ISBN-10 3-540-34180-3 13. Auflage Springer Medizin Verlag Heidelberg
ISBN-13 978-3-540-34180-2 13. Auflage Springer Medizin Verlag Heidelberg

1. Auflage 1975 Gustav Fischer Verlag Lübeck – Jena – Stuttgart - Ulm
11. Auflage 2001 Urban und Fischer Verlag München - Jena

Bibliografische Information Der Deutschen Bibliothek
Die Deutsche Bibliothek verzeichnet diese Publikation in der Deutschen Nationalbibliografie; detaillierte bibliografische Daten sind im Interner über http://dnb.ddb.de abrufbar.

Springer Medizin Verlag.
Ein Unternehmen von Springer Science+Business Media
springer.com

Printed in Germany

Planung: Peter Bergmann, Heidelberg
Projektmanagement: Rose-Marie Doyon, Heidelberg
Umschlaggestaltung & Design: deblik Berlin

SPIN 11533061
Satz: Fotosatz-Service Köhler GmbH, Würzburg
Druck- und Bindearbeiten: Stürtz GmbH, Würzburg

Gedruckt auf säurefreiem Papier. 15/2117 rd – 5 4 3 2 1 0

Vorwort der Herausgeber zur 13. Auflage

Unter den Herausgebern Prof. G. Fülgraff und Prof. D. Palm hat dieses Standardlehrbuch der Klinischen Pharmakologie 10 Auflagen erlebt. Wir legen nun als die Nachfolgeherausgeber die 13. Auflage vor.

Wir haben an der bewährten Konzeption dieses Buches festgehalten, aber versucht, das Buch, dem veränderten Wissen und derzeitigen Lehrzielen anzupassen.

Die Einbeziehung von Klinikern als Koautoren wurde in fast allen Beiträgen umgesetzt, um die Texte einer kritischen Beurteilung und Überarbeitung durch erfahrene Kliniker zu unterwerfen. Da die evidenzbasierte Medizin zunehmend an Bedeutung gewinnt, haben wir die Autoren gebeten, so weit wie möglich in ihren Kapiteln entsprechende Tabellen einzufügen, um dem Leser bei der Entscheidung seines therapeutischen Vorgehens eine wissenschaftliche Basis an die Hand zu geben. Natürlich bleibt die Freiheit der Therapie unangetastet.

Wir sind überzeugt, dass diese Erweiterungen die breite Akzeptanz des Lehrbuches weiter fördern werden. Auch die Nennung von Handelsnamen als Fußnoten, die wir in der 11. Auflage eingeführt haben, hat sich bewährt. Sie wurde daher weiter aktualisiert. Nach wie vor bleibt aber das Postulat von Fülgraff und Palm bestehen, dass Ärzte und Ärztinnen die gebräuchlichen Freinamen wichtiger Arzneistoffe kennen müssen, um rational und ökonomisch therapieren zu können und sich im Wust der Kombinationspräparate zurechtzufinden. Dies gilt umso mehr, als zahlreiche »Generika« unter Freinamen angeboten werden und Freinamen die Basis der »Aut idem«-Regel darstellen. Dem Wunsch nach mehr Systematik in der Darstellung, z. B. bei der Pharmakokinetik, den unerwünschten Arzneimittelwirkungen, differenzialtherapeutischen Überlegungen usw. wurde in fast allen Kapiteln Rechnung getragen. Wir hoffen, dass dadurch das schnellere Auffinden von klinisch relevanten Daten möglich wird.

Die Nennung der Handelsnamen von Arzneimitteln wurde in allen Kapiteln nach einheitlichen Gesichtspunkten vorgenommen. Aufgeführt ist jeweils das Originalpräparat (soweit noch auf dem Markt) und das zurzeit preisgünstigste Generikum. Diese Daten wurden jeweils aus dem *Arzneiverordnungs-Report 2005* entnommen. Wir hoffen, den Lesern so einen leichteren Zugang zu den verwendeten Arzneispezialitäten zu ermöglichen.

Die verwendete Terminologie wurde bereits in der 11. Auflage eingeführt und positiv angenommen: Alle Substanzen, die Kanäle blockieren, werden als x-Blocker bezeichnet; alle Substanzen, die über eine Hemmung von Enzymen wirken, werden als x-Hemmstoffe bezeichnet; Arzneistoffe, die Rezeptor-vermittelte Prozesse beeinflussen, werden als x-Agonisten oder x-Antagonisten bezeichnet. Dieses Vorgehen wurde daher beibehalten.

Gern übernehmen wir erneut das Schlusswort der Gründungsherausgeber, da es auch unsere Tätigkeit bestimmen soll: »*Wir hoffen, dass das Buch auch künftig ein nützliches Rüstzeug für Lernende, Lehrende und Praktizierende sein möge. Wir bitten Sie, unsere Leserinnen und Leser, auch weiterhin um offene Kritik. Herausgeber und Autoren werden sich diese immer zu Herzen nehmen, (…) insbesondere interessiert uns die Frage, ob das Stichwort auf S. 554 für Sie zutrifft.*« Für Ihre Anregungen und Vorschläge sind Herausgeber und Verlag jederzeit offen. Sie können uns gerne über die im Anhang angegebene E-mail Adresse kontaktieren.

Dem Team des Springer-Verlages, besonders Herrn Bergmann und Frau Doyon, sind wir sehr dankbar, dass sie dieses Lehrbuch in ihren Verlag und in ihre Verantwortung übernommen haben. Die Zusammenarbeit mit dem Verlag war hervorragend, und wir hoffen, dass sie noch lange fortgesetzt werden kann.

B. Lemmer, K. Brune
Mannheim und Erlangen, im August 2006

Aus dem Vorwort zur 1. Auflage

Dieses Buch soll Studenten der klinischen Medizin den Zugang zur Arzneitherapie erleichtern. Es ist, wie der Untertitel sagt, als Textbuch für den Kurs der Speziellen Pharmakologie im 2. Klinischen Studienabschnitt gedacht. Zugleich soll das Buch die Grundlage für die Synthese von pharmakologischem Wissen und therapeutischer Anwendung schaffen, die im 3. Klinischen Studienabschnitt, dem Internatsjahr, am Krankenbett vollzogen werden soll. Es ist nach Aufbau und Inhalt mit Blick auf die praktische und klinische Medizin konzipiert, so daß es auch dem praktizierenden Arzt zur Fortbildung in den Grundlagen einer rationellen Arzneitherapie dienen kann. Deshalb wurden einige Kapitel des Buches von Hochschullehrern der Pharmakologie und der klinischen Medizin gemeinsam erarbeitet. Bei anderen haben Kollegen aus der Klinik in dankenswerter Weise beratend mitgewirkt.

Es war nicht unsere Absicht, die Pharmakotherapie vollständig in einem Kompendium darzustellen und alle Gebiete der klinischen Medizin dabei abzudecken. Vielmehr sollte exemplarisch am Beispiel wichtiger Erkrankungen und pathophysiologischer Zustände eine moderne Arzneitherapie diskutiert werden, wobei besonderes Gewicht auf die Erörterung der Risiken und unerwünschten Wirkungen und auf die Faktoren, die zur biologischen Verfügbarkeit eines Arzneimittels im Organismus beitragen, gelegt wurde.

Wirksame Arzneimittel haben auch unerwünschte Wirkungen. Bei jeder Anwendung wirksamer Arzneimittel muß der Arzt daher eine Risikoabwägung vornehmen zwischen dem bei der gestellten Diagnose zu erwartenden Nutzen für den Patienten und den möglichen unerwünschten Wirkungen. In diesem Sinne verstehen wir Klinische Pharmakologie als Anwendung der pharmakologischen Grundlagen für die Arzneitherapie in der Praxis. Wir haben im Unterricht mit Studenten und in Fortbildungsseminaren für niedergelassene Ärzte die Erfahrung gemacht, daß ein solches Buch bisher im deutschen Sprachraum fehlt, ein Buch, das aufbauend auf den allgemeinen Grundlagen der Pharmakologie die Anwendung eines Arzneimittels aus der Pathophysiologie eines gegebenen Syndroms abzuleiten versucht. (…)

Wir halten es für wichtig, daß der Arzt die international gebräuchlichen Freinamen der Wirkstoffe kennt, weshalb diese auch generell verwendet werden. Das neue Arzneimittelgesetz wird vorschreiben, daß diese Freinamen auf Packungen von Arzneispezialitäten angegeben werden müssen, ebenso wie bei der Werbung und bei allen sonstigen Informationen über das Arzneimittel. Durch die Kenntnis dieser wissenschaftlichen Freinamen kann der Arzt Spezialitäten gleicher Inhaltsstoffe erkennen und für sich etwas Übersicht in die verwirrende Vielfalt des Arzneimittelangebots bringen. Die Kenntnis der Freinamen ist auch Voraussetzung dafür, daß er sich ein Bild über Kombinationspräparate machen und ihre Vorteile und viel häufigeren Nachteile abschätzen kann. Für alle im Text vorkommenden Arzneimittel werden am Ende des Bandes in einem Register der im Text vorkommenden Arzneimittel Beispiele von Handelspräparaten angegeben. (…)

Wir bitten alle unsere Leser, Studenten, praktizierende Ärzte und Hochschullehrer um eine offene Kritik unseres Versuchs, die uns am wichtigsten erscheinenden Kapitel der Pharmakotherapie in der vorliegenden Form zusammenzufassen. Wir sind dankbar für die Mitteilung vielfach unumgänglicher Fehler, subjektiver Auffassungen oder falscher Darstellungen.

G. Fülgraff
D. Palm
Berlin und Frankfurt am Main im Mai 1975

Biographien

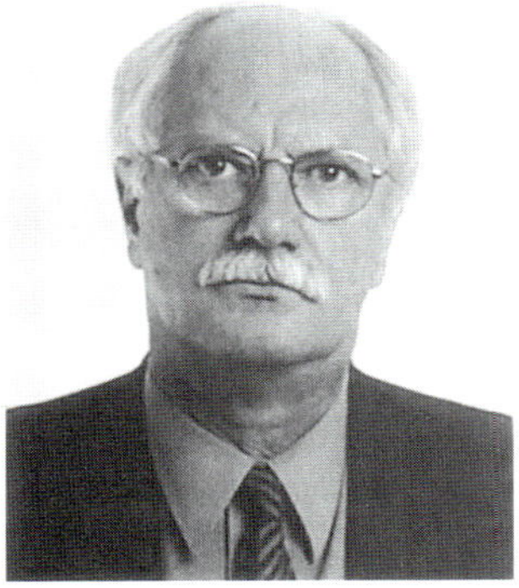

Björn Lemmer
geboren 1942, Medizinstudium an der Universität Frankfurt. Nach der Tätigkeit als Medizinalassistent, Stipendiat am Max-Planck-Institut für Hirnforschung, Frankfurt. Assistentenstelle am Institut für Pharmakologie, Universität Frankfurt, nach Habilitation und Facharztausbildung, Berufung auf eine Universitätsprofessur in der Abteilung Allgemeine Pharmakologie und Toxikologie.

1993 lehnt er einen Ruf auf die C4-Professur für Pharmakologie und Toxikologie an der Universität Greifswald ab, um 1995 den Lehrstuhl für Pharmakologie und Toxikologie an der Fakultät für Klinische Medizin Mannheim der Universität Heidelberg zu übernehmen.

Seine wissenschaftlichen Arbeiten befassen sich mit der Pharmakologie des sympathischen Nervensystems, im Mittelpunkt seines Interesses steht die Chronopharmakologie, d.h. die Auswirkung biologischer Rhythmen auf die Kinetik und Dynamik von Arzneimitteln bei Mensch und Tier. Er ist Autor bzw. Herausgeber zahlreicher deutsch- und englischsprachiger Bücher auf dem Gebiet der Chronopharmakologie. Darüber hinaus Mitarbeit an Lehr- und Handbüchern der Pharmakologie, z.B. ArzneiverordnungsReport, Taschenbuch der Arzneibehandlung, Pharmakotherapie – Klinische Pharmakologie (Mitautor seit der ersten Auflage).

Er war Präsident der European Society for Chronobiology, Vizepräsident der International Society for Chronobiology, Wahrnehmung zahlreicher Gastprofessuren an den Universitäten Kanton, Mailand, Paris und Bordeaux, wurde 1998 zum Dr. h.c. der Universität Bordeaux ernannt.

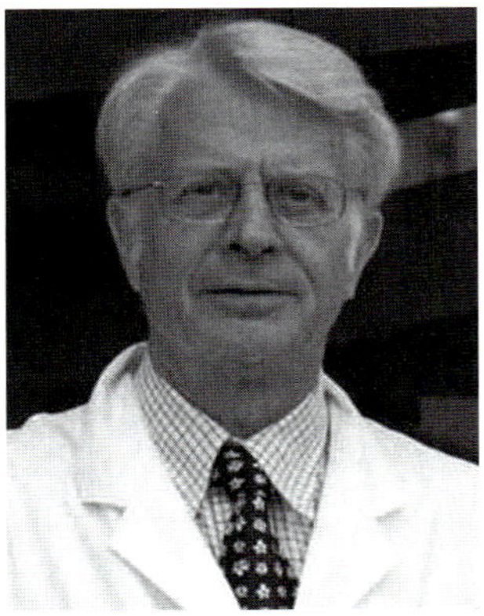

Kay Brune
geboren 1941, absolvierte sein Medizinstudium an den Universitäten Hamburg, Basel und München. Nach seiner Tätigkeit als Assistenzarzt und praktischer Arzt in Northeim und Hamburg übernahm er eine Assistentenstelle, später Oberarzt und Privatdozent, in der Abteilung Pharmakologie des Biochemiezentrums der Universität Basel.

Als Gastwissenschaftler war er in den USA (Chapel Hill und Detroit) tätig. Er lehnte einen Ruf auf eine »Full Professorship« nach Kansas ab, um 1981 den Lehrstuhl für Pharmakologie und Toxikologie in Erlangen zu übernehmen.

Seine wissenschaftliche Beschäftigung mit Problemen der Arzneimitteltherapie von Schmerz und Entzündung führte nicht nur zu herausragenden Publikationen, der Besetzung mehrer Lehrstühle durch Mitarbeiter, sondern auch zur Verleihung des deutschen Schmerzpreises sowie des Felix-Wankel-Tierschutzpreises.

Als Präsident der ›International Association of Inflammation Research Societies‹, als Vizepräsident der Deutschen Gesellschaft zum Studium des Schmerzes und schließlich als Präsident der Deutschen Gesellschaft für Experimentelle & Klinische Pharmakologie und Toxikologie übernahm er zusätzliche organisatorische Aufgaben.

Seit 2003 beschäftigt sich K. Brune als Doerenkamp-Professor für Innovation für Tier- und Verbraucherschutz besonders mit den Möglichkeiten, durch Verfahren der Bildgebung und der Informationsverarbeitung die Patientensicherheit zu erhöhen und den Tierverbrauch in der Forschung zu reduzieren.

Autorenverzeichnis

Dr. hum. biol. Peter Aurnhammer
Apotheke Dr. Aurnhammer
Bahnhofstr. 22
85737 Ismaning

PD Dr. med. Annegret Balogh
Institut für Klinische Pharmakologie
Friedrich-Schiller-Universität Jena
Dornburger Str. 159
07740 Jena

Prof. Dr. med. habil. Reiner Benecke
Klinik für Neurologie und Poliklinik
Universität Rostock
Gehlsheimer Str. 20
18147 Rostock

Prof. Dr. med. Hans Bigalke
Institut für Toxikologie
Medizinische Hochschule Hannover
Carl-Neuberg-Str. 1
30625 Hannover

Prof. Dr. med Reiner Böger
Institut für Experimentelle und Klinische Pharmakologie
Universitätsklinik Hamburg-Eppendorf
AG für Klinische Pharmakologie
Martinistr. 52
20246 Hamburg

Prof. Dr. med. Dr. h.c. Kay Brune
Institut für Experimentelle und Klinische Pharmakologie und Toxikologie
Friedrich-Alexander-Universität Erlangen-Nürnberg
Fahrstr. 17
91054 Erlangen

Prof. Dr. med. Stefan Dhein
Herzzentrum
Klinik für Herzchirurgie
Universität Leipzig
Strümpellstr. 39
04289 Leipzig

Prof. Dr. med. Peter Dominiak
Institut für Experimentelle und Klinische Pharmakologie und Toxikologie
Universitätsklinikum Schleswig-Holstein (SH)
Campus Lübeck
Ratzeburger Allee 160
23538 Lübeck

Prof. Dr. med. Bernd Drewelow
Universitätsklinikum Rostock
Zentrum für Pharmakologie und Toxikologie
Schillingallee 70
18057 Rostock

Prof. Dr. med. Erland Erdmann
Universität zu Köln
Klinik III für Innere Medizin
Kerpener Str. 62
50924 Köln

Prof. Dr. med. Thomas Eschenhagen
Institut für Experimentelle und Klinische Pharmakologie
Zentrum für Experimentelle Medizin
Universitätsklinikum Hamburg-Eppendorf
Martinistr. 52
20246 Hamburg

Prof. Dr. med. Heidrun Fink
Fachbereich Veterinärmedizin
Institut für Pharmakologie und Toxikologie
Freie Universität Berlin
Koserstr. 20
14195 Berlin

Prof. Dr. med. Ulrich Förstermann
Pharmakologisches Institut
Johannes Gutenberg-Universität
Obere Zahlbacher Str. 67
55131 Mainz

Prof. Dr. med. dent. Heidi Foth
Institut für Umwelttoxikologie
Martin-Luther-Universität
Franzosenweg 1a
06097 Halle/Saale

Prof. Dr. rer. nat. Uwe Fricke
Institut für Pharmakologie
Klinikum der Universität zu Köln
Gleueler Str. 24
50924 Köln

Prof. Dr. med. Martin F. Fromm
Institut für Experimentelle und Klinische Pharmakologie und Toxikologie
Friedrich-Alexander-Universität Erlangen-Nürnberg
Fahrstr. 17
91054 Erlangen

PD Dr. med. Birgit S. Gathof
Zentrale Dienstleistungseinrichtung für Transfusionsmedizin
Klinikum der Universität zu Köln
Joseph-Stelzmann-Str. 9
50924 Köln

Prof. Dr. med. Hartmut Glossmann
Biochemische Pharmakologie
Universität Innsbruck
Peter-Mayr-Str. 1
A-6020 Innsbruck

Prof. Dr. med. Martin Gramatzki
Medizinische Klinik III mit Poliklinik
Abt. Hämatologie/ Onkologie
Friedrich-Alexander-Universität Erlangen-Nürnberg
Krankenhausstr. 12
91054 Erlangen

Prof. Dr. med. Andreas Greinacher
Universitätsklinikum Greifswald
Institut für Immunologie und Transfusionsmedizin
Abt. Transfusionsmedizin
Sauerbruchstr.
17489 Greifswald

Prof. Dr. med. Joachim Greven
Institut für Pharmakologie und Toxikologie
RWTH Aachen
Wendlingweg 2
52057 Aachen

Prof. Dr. med. Peter Gross
Schwerpunkt Professur Nephrologie
Medizinische Klinik und Poliklinik III
Universitätsklinikum der TU Dresden
Fetscherstr. 74
01307 Dresden

Prof. Dr. med. Thomas Gudermann
Institut für Pharmakologie und Toxikologie
FB Medizin der Philipps-Universität Marburg
Karl-von-Frisch-Str. 1
35043 Marburg

Prof. Dr. med. Ursula Gundert-Remy
Bundesinstitut für Risikobewertung
Thielallee 88–92
14195 Berlin

Prof. Dr. med. Walter E. Haefeli
Abt. Innere Medizin VI
Klinische Pharmakologie
und Pharmakoepidemiologie
Medizinische Klinik und Poliklinik
Universitätsklinikum Heidelberg
Bergheimer Str. 58
69115 Heidelberg

Prof. Dr. med. Dr. rer. nat. Ekkehard Haen
Klinische Pharmakologie/
Psychopharmakologie
Psychiatrische Universitätsklinik
Regensburg
Bezirksklinikum Regensburg
Universitätsstr. 84
93053 Regensburg

Prof. Dr. med. Rainer Hellweg
Charité Universitätsmedizin - Berlin
Campus Benjamin Franklin
Klinik und Hochschulambulanz für
Psychiatrie und Psychotherapie
Eschenallee 3
14050 Berlin

OA PD Dr. med. Gerhard Hindricks
Herzzentrum Leipzig
Russenstr. 19
04289 Leipzig

Dr. rer. nat. Burkhard Hinz
Institut für Exp. u. Klin. Pharmakologie
und Toxikologie,
Friedrich-Alexander-Universität
Erlangen Nürnberg
Fahrstr. 17
91054 Erlangen

Prof. Dr. med. Heidelore Hofmann
Klinik und Poliklinik für Dermatologie
und Allergologie
Technische Universität München
Biedersteiner Str. 29
80802 München

Prof. Dr. med. Dr. rer. nat. Hans-Georg Joost
Deutsches Institut für
Ernährungsforschung
Postdam-Rehbrücke
Arthur-Scheunert-Allee 114–116
14558 Nuthetal

Prof. Dr. med. Malte Kelm
Klinik für Kardiologie, Pneumologie
und Angiologie
Heinrich-Heine-Universität Düsseldorf
Moorenstr. 5
40225 Düsseldorf

Prof. Dr. rer. nat. Ulrich Klotz
Dr. Margarete Fischer-Bosch-Institut
für Klinische Pharmakologie
Auerbachstr. 112
70376 Stuttgart

Prof. Dr. med. Rainer Kolloch
Krankenanstalten Gilead gGmbH
Medizinische Klinik - Schlafmedizinisches
Labor
Burgsteig 13
33617 Bielefeld

Prof. Dr. med. Herbert J. Kramer
Medizinische Universitätspoliklinik
Wilhelmstr. 35-37
53111 Bonn

PD Dr. med. habil. Michael Kretzschmar
Wald-Klinikum Gera GmbH
Klinik für Anästhesiologie
und Intensivtherapie
Straße des Friedens 122
07538 Gera

Prof. Dr. med. Reinhold Kreutz
Charité-Universitätsmedizin Berlin/
Campus-Benjamin Franklin
Institut für Klinische Pharmakologie
und Toxikologie
Abt. Klinische Pharmakologie
Hindenburgdamm 30
12200 Berlin

Prof. Dr. rer. nat. Heyo Kroemer
Institut für Pharmakologie
Ernst-Moritz-Arndt-Universität
Friedrich-Loeffler-Str. 23d
17489 Greifswald

Dr. Franz J. Legat
Medizinische Universität Graz
Universitätsklinik für Dermatologie
und Venerologie
Augenbruggerplatz 8
A-8036 Graz

Prof. Dr. med. Dr. h.c. Björn Lemmer
Institut für Pharmakologie
und Toxikologie
Fakultät für Klinische Medizin Mannheim
Ruprecht-Karls-Universität Heidelberg
Maybachstr. 14
68169 Mannheim

Prof. Dr. med. Bernhard Manger
Medizinische Klinik III mit Poliklinik
Friedrich-Alexander-Universität
Erlangen-Nürnberg
Krankenhausstr. 12
91054 Erlangen

PD Dr. med. Christian Y. Mardin
Augenklinik
Friedrich-Alexander-Universität
Erlangen-Nürnberg
Schwabachanlage 6
91054 Erlangen

PD Dr. med. Frank Martens
Universitätsmedizin Berlin
Charité Campus Virchow-Klinikum
Medizinische Klinik mit Schwerpunkt
Nephrologie und Internistische
Intensivmedizin
Augustenburger Platz 1
13353 Berlin

Prof. Dr. med. Andreas Moser
Universitätsklinikum Schleswig-Holstein
Campus Lübeck
Klinik für Neurologie
Ratzeburger Allee 160
23538 Lübeck

Prof. Dr. med. Michael Nauck
Diabeteszentrum Bad Lauterberg
Kirchberg 21
37431 Bad Lauterberg

Prof. Dr. med. Olaf Ortmann
Klinik für Frauenheilkunde und Geburtshilfe
der Universität Regensburg
Caritas-Krankenhaus St. Josef
Landshuter Str. 67
93053 Regensburg

Prof. Dr. med. Kurt Racké
Institut für Pharmakologie
und Toxikologie
Universität Bonn
Reuterstr. 2b
53113 Bonn

Prof. Dr. med. Ursula Ravens
Technische Universität Dresden
Institut für Pharmakologie und Toxikologie
Medizinische Fakultät „Carl Gustav Carus"
Fetscherstr. 74
01307 Dresden

Prof. Dr. med. Emil C. Reisinger
Universität Rostock
Medizinische Fakultät
Klinikum der Universität Rostock
Abt. für Tropenmedizin und
Infektionskrankheiten
Ernst-Heydemann-Str. 6
18057 Rostock

Prof. Dr. med. Klaus Resch
Medizinische Hochschule Hannover
Institut für Pharmakologie
Zentrum Pharmakologie und Toxikologie
Carl-Neuberg-Str. 1
30625 Hannover

PD Dr. med. Tobias Schilling
Universität Heidelberg
Medizinische Universitätsklinik
Abt. Innere Medizin I
(Endokrinologie und Stoffwechsel)
Im Neuenheimer Feld 410
69120 Heidelberg

Prof. Dr. med. Edgar Schömig
Institut für Pharmakologie
Klinikum der Universität zu Köln
Gleuelerstr. 24
50931 Köln

Prof. Dr. med. Karsten Schrör
Institut für Pharmakologie
und Klinische Pharmakologie
Heinrich-Heine-Universität Düsseldorf
Universitätsstr. 1
40225 Düsseldorf

Dr. med. Matthias Schwab
Dr. Margarete-Fischer-Bosch-Institut
für Klinische Pharmakologie
Auerbachstr. 112
70376 Stuttgart

Prof. Dr. med. Harald Schwörer
Med. Klinik und Poliklinik
Abt. Gastroenterologie
und Endokrinologie
Universität Göttingen
Robert-Koch-Str. 40
37075 Göttingen

Prof. Dr. med. Hannsjörg W. Seyberth
Zentrum für Kinder- und Jugendmedizin
Philipps-Universität Marburg
Baldingerstr. 12
35043 Marburg

Prof. Dr. med. habil. Werner Siegmund
Institut für Pharmakologie
Abt. Klinische Pharmakologie
Ernst-Moritz-Arndt-Universität
Friedrich-Loeffler-Str. 23d
17487 Greifswald

Dr. med. Reinhard Sittl
Anästhesiologische Klinik
am Universitätsklinikum Erlangen
Krankenhausstr. 12
91054 Erlangen

Prof. Dr. med. Ralf Stahlmann
Institut für Klinische Pharmakologie
und Toxikologie, Abt. Toxikologie
Charité-Universitätsmedizin Berlin
Campus Benjamin Franklin
Garystr. 5
14195 Berlin

Prof. Dr. med. Jörg Striessnig
Institut für Pharmazie
Abt. Pharmakologie und Toxikologie
Universität Innsbruck
Peter-Mayr-Str. 1
A-6020 Innsbruck

Prof. Dr. med. Norbert Suttorp
Medizinische Klinik mit Schwerpunkt
Infektiologie
Charité-Universitätsmedizin Berlin
Campus Virchow-Klinikum
Augustenburger Platz 1
13353 Berlin

Dr. med. Karsten Sydow
Universitätsklinikum Hamburg-Eppendorf
Klinik und Poliklinik für Kardiologie/
Angiologie
Martinistr. 52
20246 Hamburg

Prof. Dr. med. Marta Szamel
Institut für Pharmakologie
Medizinische Hochschule Hannover
Carl-Neuberg-Str. 1
30625 Hannover

Dr. rer. nat. Dirk Taubert
Institut für Pharmakologie
Universität zu Köln
Gleuelerstr. 24
50931 Köln

Prof. Dr. med. Ralf Wettengel
Schillbachstr. 13
07743 Jena

Prof. Dr. rer. nat. Thomas Wieland
Institut für Pharmakologie und Toxikologie
Fakultät für Klinische Medizin Mannheim
Ruprecht-Karls-Universität Heidelberg
Maybachstr. 14
D-68169 Mannheim

Prof. Dr. med. Hanns Ulrich Zeilhofer
Institut für Experimentelle und Klinische
Pharmakologie und Toxikologie
Friedrich-Alexander-Universität
Erlangen-Nürnberg
Fahrstr. 17
91054 Erlangen

Pharmakotherapie: Das neue Layout

Inhaltliche Struktur: klare Gliederung durch alle Kapitel

Wichtig: das Wichtigste auf den Punkt gebracht

Leitsystem: Orientierung über die Kapitel 1–38 und Anhang

Tabelle: klare Übersicht der wichtigsten Fakten

Schlüsselbegriffe: sind fett hervorgehoben

2 **Kapitel 14** · Arterielle Hypertonie

14.1 Grundlagen

Die kardiovaskuläre und cerebrovaskuläre Morbidität und Mortalität ist umso größer, je höher der Blutdruck ist. Es gibt jedoch keinen kritischen Schwellenwert, ab dem das Risiko überproportional ansteigt. Die Grenze zwischen **normalen** und **erhöhten** Blutdruckwerten muss deshalb willkürlich festgelegt werden. Vor diesem Hintergrund muss eine operationale Definition und Klassifizierung der Hypertonie zur Verfügung stehen, damit eine rationale Therapie und Verlaufsbeobachtung von Patienten mit Bluthochdruck in der Praxis durchgeführt werden kann. Die antihypertensive Pharmakotherapie gehört zu den wirksamsten Maßnahmen, um die Manifestation und Progression von Herzkreislauferkrankungen zu verhindern.

14.1.1 Definitionen

Eine chronische arterielle Hypertonie beim Erwachsenen liegt vor, wenn **systolische Blutdruckwerte von 140 mmHg oder darüber oder diastolische Blutdruckwerte von 90 mmHg oder darüber** mit der Methode nach Riva-Rocci gemessen werden (Definition der WHO, 1996). Diese Werte beziehen sich auf Messungen, die in der Praxis oder Klinik durchgeführt werden (Gelegenheitsblutdruck). Für die Selbstmessung oder die ambulante 24-Stunden-Blutdruckmessung (ABDM) gelten niedrigere Normwerte (◘ Tab. 14.1und ► Kap. 14.4.1).

14.1.2 Epidemiologie und Bedeutung

Die Prävalenz der Hypertonie beträgt in den westlichen Industrienationen ca. 20%, mit starken nationalen und regionalen Unterschieden. Mit zunehmendem Alter kommt es zu einer starken Zunahme der Hypertonieprävalenz bis zu 50% in der Gruppe der über 65jährigen. Die Hypertonie ist der wichtigste modifizierbare Risikofaktor für den Schlaganfall und einer der wichtigsten Risikofaktoren für koronare Herzkrankheit und chronische Herzinsuffizienz, periphere arterielle Verschlusskrankheit (PAVK) und chronische Niereninsuffizienz. Quantitativ steht die hypertoniebedingte kardiale Sterblichkeit, gefolgt von der an Schlaganfall, im Vordergrund. Quantitativ steht die hypertoniebedingte kardiale Sterblichkeit, gefolgt von der an Schlaganfall, im Vordergrund. Obwohl jede Definition der Hypertonie letztlich willkürlich ist, haben zahlreiche Interventionsstudien gezeigt, dass durch medikamentöse Senkung der Blutdruckwerte unter 140/90 mmHg die blutdruckbedingte Risikosteigerung teilweise rückgängig gemacht werden kann. Obwohl die Abnahme des diastolischen Blutdrucks unter Therapie in den frühen Interventionsstudien mit Diuretika und Beta-Rezeptor-Antagonisten im Mittel lediglich 5–6 mmHg betrug, war mit diesen medikamentösen Maßnahmen bereits eine Reduktion des Schlaganfallrisikos um 35–40% und eine Abnahme des Koronarrisikos um 15% erzielt worden. Damit stellt die antihypertensive Therapie eine der effektivsten und sichersten Maßnahmen zur Senkung des kardiovaskulären Risikos dar.

◘ Tab. 14.1. Blutdrucknormalwerte (mmHg)

Methode	systolisch	diastolisch
Gelegenheitsblutdruck	<140	<90
Selbstmessung	<135	<85
ABDM[a]:		
24-h-Mittelwerte[b]	<130	<80
Nachtmittelwerte[c]	<120	<75
Tagesmittelwerte	<135	<85

[a] ABDM, ambulante 24-Stunden-Blutdruckmessung; [b] in Deutschland empfohlen, international wird bei der ABDM 125/80 mmHg als Grenze zur Hypertonie angegeben; [c] die nächtlichen Mittelwerte sollen mindestens um 10% gegenüber dem Tagesmittelwert absinken.

! **Kontraindiziert sind ACE-Hemmstoffe (akutes Nierenversagen bei Neugeborenen), AT1-Rezeptor-Antagonisten (nach tierexperimentellen Befunden und im Analogieschluss zu ACE-Hemmstoffen potentiell nephrotoxisch für das Neugeborene) und alle anderen Antihypertensiva (ungenügende Informationen über Anwendung in der Schwangerschaft)!**

14.1.3 Klassifizierung der Hypertonie

Die Klassifizierung der arteriellen Hypertonie erfolgt nach:
- Ätiologie,
- Blutdruckhöhe und
- kardiovaskulärem Risiko

Einteilung nach der Ätiologie

Die häufigsten Hypertonieformen (ca. 95%) werden der **primären** oder **essenziellen Hypertonie** zugeordnet. Diesen Formen der Hypertonie liegt eine komplexe, multifaktorielle Ätiopathogenese zu Grunde bei der genetische Ursachen und Umweltfaktoren eine Rolle spielen. Die Ursachen der primären Hypertonie sind immer noch unbekannt. Mit **sekundärer Hypertonie** werden ca. 5% der Hypertonieformen bezeichnet, bei denen eine Ursache der Hypertonie nachgewiesen werden kann. Die Mehrzahl der sekundären Hypertonien wird durch Nierenerkrankungen (renoparenchymatöse oder renovaskuläre) und endokrine Erkrankungen hervorgerufen. Arzneistoffe können ebenfalls für Blutdruckerhöhungen oder das verminderte Ansprechen einer antihypertensiven Therapie verantwortlich sein. Hierzu zählen u. a.: Cocain, MAO-Hemmstoffe, Bromocriptin, Immunsuppressiva (Ciclosporin, Glucocorticoide), nichtsteroidale Antiphlogis-

Dosierung:
wichtige Hinweise zur Dosierung gängiger Medikamente

Navigation:
Seitenzahl und Kapitelnummer für die schnelle Orientierung

Verweis auf Abbildungen, Tabellen und Kapitel: deutlich herausgestellt und leicht zu finden

Dosierung

Fehlen die oben genannten Folgeerscheinungen und Smptome bei stark erhöhten Blutdruckwerten, ist eine rasche Blutdrucksenkung in der Regel nicht notwendig. Die Patienten sollen beruhigt und beobachtet werden. Falls Blutdruckwerte >210/115 mmHg über 20–30 Minuten anhalten, kann der Blutdruck mit den zur Monotherapie empfohlenen Medikamenten unter Verwendung der oralen Stadarddosierungen gesenkt werden.

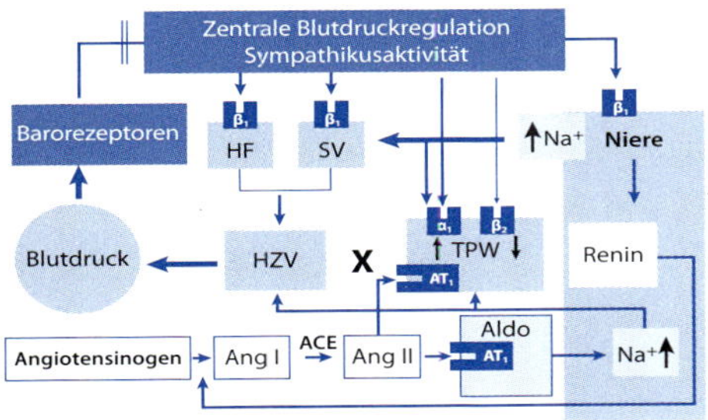

Abb. 14.1. Neurohumorale Blutdruckregulation
Das sympathische Nervensystem und das Renin-Angiotensin-Aldosteron-System (RAAS) gehören unter Einbeziehung renaler Mechanismen zu den wichtigsten Faktoren der Blutdruckregulation. Ein Blutdruckanstieg führt normalerweise über eine Barorezeptorenaktivierung zu einer Hemmung der dargestellten Systeme. Dieser Mechanismus ist bei der Hypertonie abgeschwächt. Eine Aktivierung des RAAS und der renalen Natriumreabsorption ist bei der Pathogenese vieler Hypertonieformen beteiligt. Die dargestellten Regelkreise sind auch für die Pharmakotherapie der Hypertonie von besonderer Bedeutung. Bei jeder medikamentös induzierten Blutdrucksenkung kann es über eine Barorezeptorenaktivierung zur neurohumoralen Gegenregulation mit Sympathikusstimulation (Herzfrequenzanstieg, Vasokonstriktion) und RAAS-Stimulation (Vasokonstriktion, Natrium- und Volumenretention) kommen

Behandlung des akuten ischämischen Insults

- Ausschluss einer intracerebralen Blutung, bei frühzeitigem Eintreffen und Ausschluss von Kontraindikationen Thrombolyse mit Alteplase erwägen, sonst Gabe von ASS, bei kardialer Emboliequelle gegebenenfalls Heparin;
- Überwachung von Kreislauf und Stoffwechsel;
- Blutdrucksenkung bei Werten >220 mmHg systolisch und/oder >120 mmHg diastolisch und
- bei Auftreten eines Hirnödems Maßnahmen zur intrakraniellen Drucksenkung.

Antisympathotonika. Unter den Antisympathotonika besitzt **Reserpin**[4] heute keine große Bedeutung mehr für die Therapie der Hypertonie, da genügend andere Arzneistoffe mit einem besseren therapeutischen Profil (Tab. 14.1) und v. a. einer besseren Verträglichkeit zur Verfügung stehen. Es kann allenfalls an Patienten weiter verordnet werden, die bisher mit einer niedrig dosierten Reserpin (Dosis: 0,1 mg/Tag)/Diuretika-Kombination vorbehandelt und bei guter Verträglichkeit auch gut eingestellt sind. Die häufigsten unerwünschten Wirkungen sind Müdigkeit und depressive Verstimmung. Bei entsprechenden Nebenwirkungen und bei Patienten mit peptischen Ulcera und Colitis ulcerosa soll die Therapie allerdings beendet werden. Auch **Clonidin** (Tab. 14.10) spielt heute bei der Langzeittherapie der Hypertonie aufgrund seiner relativ schlechten Verträglichkeit nur noch eine untergeordnete Rolle. Der Wirkstoff verringert den Sympathikustonus vorwiegend durch Stimulation zentraler α_2-Rezeptoren. Die Blutdrucksenkung beruht anfänglich hauptsächlich auf einer Verminderung des Herzzeitvolumens. Bei langfristiger Anwendung kommt es auch zu einer Senkung des peripheren Widerstandes sowie zur unerwünschten Natriumretention. Letztere wird durch die gleichzeitige obligate Gabe eines Diuretikums bei der Durchführung der Kombinationstherapie ausgeglichen. Ursachen für die eingeschränkte Verträglichkeit sind Müdigkeit, Mundtrockenheit, Obstipation, Bradykardie, Abnahme von Lipido und Potenz sowie Parotisschmerzen bei Nahrungsaufnahme. Alle genannten Nebenwirkungen können schon bei niedrigen therapeutischen Dosierungen auftreten und nehmen bei Dosissteigerungen an Intensität weiter zu. Nach plötzlicher Therapieunterbrechung (Achtung bei Patienten mit geringer Compliance!) kann es prinzipiell bei allen Antihypertensiva zu einem akuten Blutdruckanstieg kommen. Dieses sog. **Rebound-Phänomen** ist besonders häufig und ausgeprägt unter der Therapie mit Clonidin beobachtet worden. Abruptes Absetzen kann zu krisenhaftem Anstieg von Blutdruck und Herzfrequenz führen. Im Vergleich zu Clonidin zeichnet sich die neuere Substanz **Moxonidin**. Ursachen für die eingeschränkte Verträglichkeit sind Müdigkeit, Mundtrockenheit, Obstipation, Bradykardie,

Abbildungen:
veranschaulichen komplexe Sachverhalte

Weiterführende Literatur

Kreutz R (2003) Antihypertensive Drugs. In: Offermanns S, Rosenthal W (Hrsg).. Encyclopedic Reference of Molecular Pharmacology. Springer Verlag, , Berlin, Heidelberg, S 83–88
Kreutz R (2004) Pharmacogenetics of antihypertensive drug response Curr Hypertens Rep 6: 15
Lemmer B (2006) The importance of circadian rhythms on drug response in hypertension and coronary heart disease – from mice and man. Pharmacol Ther 111: 629–651

Weiterführende Literatur:
zum Vertiefen, mit interessanten Links zum Thema

[2] Minipress retard®, Prazosin retard-ratiopharm®
[3] Ebrantil®, Urapidil-Pharmore®
[4] Briserin®

Übersicht: therapeutische und diagnostische Maßnahmen im Überblick

Fußnoten: Markennamen der Originalpräparate und der gängigsten Generika

Übersicht Leitsystem

Inhaltsverzeichnis

1 Arzneimittelrecht und Arzneimittelprüfung

U. Gundert-Remy

Was ist ein Arzneimittel? Wie unterscheidet es sich von Pillen (Nahrungsergänzungsmitteln), die man im Supermarkt kaufen kann? Wer bringt sie auf den Markt? Wer ist verantwortlich dafür, was im Beipackzettel steht? Was sind die Voraussetzungen, dass Arzneimittel auf den Markt kommen? Warum und unter welchen Umständen werden Arzneimittel vom Markt genommen? Was ist eine Arzneimittelprüfung? Wer führt sie durch? Was ist Arzneimittelsicherheit? Wo kann ich mich über ein Arzneimittel aktuell und unabhängig informieren? Welche Rolle hat der Arzt?

Diese Fragen werden im Kapitel zu Arzneimittelrecht und Arzneimittelprüfung beantwortet. Die Antworten sollen helfen, Informationen zu Arzneimitteln zu finden, richtig lesen zu können und sich besser im Arzneimittelmarkt zurechtzufinden.

1.1 Die Ware Arzneimittel

Arzneimittel sind Waren besonderer Art. Sie haben die **Zweckbestimmung**, Krankheiten zu heilen und das Befinden günstig zu beeinflussen; es ist die Zweckbestimmung, die einen chemischen Stoff/einen Pflanzenteil zum Arzneimittel macht. Als weitere das Attribut Arzneimittel verleihende Zweckbestimmung ist die Diagnostik von Krankheiten zu nennen (z. B. Röntgenkontrastmittel, oraler Glucosetoleranztest). Am Arzneimittelmarkt sind viele Gruppen mit sehr unterschiedlichen Interessen beteiligt: Produzenten (pharmazeutische Hersteller), Verteiler (Apotheker und Ärzte), direkte Zahler (Krankenkassen), Konsumenten und indirekte Zahler (Patienten), Öffentlichkeit (Presse, Politiker, Wissenschaftler und Behörden). Die unterschiedlichen Interessen werden deutlich, wenn es um Nachweis der Wirksamkeit, Bewertung von und Information über Nutzen und Risiken, Marktübersicht, Preisvergleiche, Wirtschaftlichkeitsbetrachtungen, Werbung, staatliche Aufsicht und Positivlisten geht.

In dem Diskussionsgerangel sind der Verbraucher und oftmals auch der einzelne Arzt nicht in der Lage, diese Einflüsse im Einzelnen zu durchschauen. Ärzte sollten deshalb:

- die Regeln kennen, nach denen das Geschehen am Arzneimittelmarkt abläuft;
- vertraut sein mit den gesetzlichen Rahmen, innerhalb dessen der Interessensausgleich der am Arzneimittelmarkt Beteiligten möglich ist;
- fachkundig den Informationswert von Schriften beurteilen können, die sie Interessens geleitet zu einem bestimmten Verhalten auf dem Arzneimittelmarkt bewegen wollen.

1.2 Staatliche Überwachung

In allen Arzneimittelproduzierenden Staaten wurden gesetzliche Regelungen geschaffen, um die Versorgung der Bevölkerung mit Arzneimitteln von ausreichender Qualität, Wirksamkeit und Unbedenklichkeit sicherzustellen und Mindeststandards für Herstellung, Vertrieb und Kennzeichnung von Arzneimitteln festzusetzen. Staatliche Überwachungsbehörden mit wissenschaftlichem Sachverstand, in Deutschland das Bundesinstitut für Arzneimittel und Medizinprodukte sowie das Paul-Ehrlich-Institut, Bundesamt für Sera- und Impfstoffe, haben die Aufgabe:

- anhand von Unterlagen, die von der pharmazeutischen Industrie erstellt werden, zu prüfen, ob Arzneimittel die ihnen zugeschriebene Wirksamkeit besitzen, d. h. eine vernünftige therapeutische Chance bei dem vom Hersteller angegebenen Anwendungsgebiet besteht;
- darauf zu achten, dass Arzneimittel ausreichend im Hinblick auf zu erwartende unerwünschte Wirkungen, untersucht sind, bevor sie erstmals am Menschen angewendet werden und bevor sie auf den Markt gelangen so dass jedenfalls keine häufigen, schweren, im Vergleich zum möglichen Nutzen unvertretbaren unerwünschten Wirkungen zu erwarten sind;
- zu gewährleisten, dass Arzneimittel korrekt bezeichnet sind und sämtliche notwendigen Fach- und Gebrauchsinformationen enthalten;
- die Qualität von Arzneimitteln, z. B. hinsichtlich der Menge der Inhaltsstoffe oder ihrer Beschaffenheit und Reinheit, zu kontrollieren;
- Arzneimittel nach ihrer Ausbietung im Hinblick auf ihre unerwünschten Wirkungen zu beobachten, die Nutzen-Risiko-Abschätzung fortzuschreiben und gegebenenfalls die Fach- oder Gebrauchsinformation zu ändern oder die Anwendung einzuschränken bis hin zu einer Rücknahme vom Markt;
- zu verhindern, dass Arzneimittel vertrieben werden, deren Risiken im Vergleich zu ihrem Nutzen unvertretbar sind;
- die Ärzte in die Lage zu versetzen, Gebote der Wirtschaftlichkeit bei ihren Verschreibungen zu berücksichtigen.

In der Bundesrepublik Deutschland gilt seit 1978 das »Gesetz über den Verkehr mit Arzneimitteln«, kurz Arzneimittelgesetz (AMG), das seitdem mehrfach geändert (novelliert) wurde. Darin sind die Richtlinien der Europäischen Union (EU) berücksichtigt, die einen einheitlichen gemeinsamen Markt von Arzneimitteln innerhalb der EU herstellen.

Beim Einsatz einer Reihe von Arzneimitteln ist bislang noch nicht absehbar, ob der einzelne Patient von der Behandlung profitieren wird. Denn bislang sind Patientenmerkmale, die es erlauben würden, einen Behandlungserfolg vorherzusagen nur in wenigen Fällen bekannt. Das pharmakologisch-therapeutische Ziel, spezifisch wirkende Arzneimittel für jeweils kleine Gruppen von Patienten verfügbar zu haben, steht aber in natürlichem Gegensatz zu dem Marketingziel eines pharmazeutischen Unternehmens, für ein Arzneimittel einen jeweils möglichst breiten Verordnungsmarkt und Umsatz zu finden.

1.3 Was sind Arzneimittel?

In gesetzlicher Definition sind Arzneimittel Stoffe oder Zubereitungen aus Stoffen, die vom Hersteller oder demjenigen, der sie in den Verkehr bringt, **dazu bestimmt sind**, zu therapeutischen oder diagnostischen Zwecken am oder im Körper angewendet zu werden. Verbandstoffe, Knochennägel, Zahnprothesen, Augenschalen, Pessare oder Chemikalien zur Labordiagnostik sind im Rahmen des Medizinproduktgesetzes geregelt. Lebensmittel und Futtermittel, Tabakerzeugnisse, Kosmetika und Gegenstände zur Körperpflege fallen ausdrücklich nicht unter Regelungen des Arzneimittelgesetzes.

Wichtig an der Definition ist, dass erst die Zweckbestimmung, d. h. ein Heilversprechen, aus dem Wirkstoff bzw. Ausgangsstoff ein Arzneimittel macht.

In der Praxis werden heute fast ausschließlich **Fertigarzneimittel** verwendet, die in abgabefertigen Packungen in den Verkehr gebracht werden. Fertigarzneimittel, die in gleich bleibender Zusammensetzung und unter einer in der Regel vom Hersteller als Warenzeichen geschützten Bezeichnung in den Verkehr gebracht werden, nennt man **Arzneispezialitäten**. Beispiele solcher Handelsnamen sind in einem Glossar am Ende des Buches angegeben, während im Text immer die international üblichen wissenschaftlichen Kurzbezeichnungen, die sog. **Freinamen**, verwendet werden. **Freiname** bedeutet, dass diese Bezeichnung von jedermann verwendet werden kann und nicht wie der Spezialitätenname Besitz eines Herstellers ist. Die Freinamen haben dadurch, dass sie als INN (**International Non-Proprietary Names**) von der Weltgesundheitsorganisation (WHO) anerkannt sind, offiziellen Charakter. Nach dem Arzneimittelgesetz müssen die Freinamen der Wirkstoffe auf der Packung jedes Fertigarzneimittels und auf allen sonstigen Informationen angegeben werden. Die Kenntnis der Freinamen ermöglicht es dem Arzt, die wirksamen Inhaltsstoffe zu identifizieren. Er wird dadurch in die Lage versetzt, eine Wahl zwischen Präparaten zu treffen und dabei auch wirtschaftliche Gesichtspunkte zu beachten.

Fertigarzneimittel mit patentfreiem Wirkstoff werden als **Generika** bezeichnet. Um die Zulassung zum Markt zu erhalten, sind die geltenden pharmazeutischen Standards einzuhalten. Bei der Zulassung der Generika wird auf die Ergebnisse der pharmakologisch-toxikologischen und klinischen Studien des Patent-innehabenden pharmazeutischen Unternehmens zurückgegriffen. Mit Ablauf der Patentzeit und der Sperrfrist für die Nutzung der Unterlagen (bis 10 Jahre nach Zulassung des Erstanbieterpräparates) kommt eine Vielzahl von Fertigarzneimittel mit identischen Wirkstoffen auf den Markt, mit der Folge, dass der Preis für diese Wirkstoffe niedriger und auch einer Festbetragsregelung zugänglich wird.

1.4 Qualität, Wirksamkeit, Unbedenklichkeit

Unter **Qualität** eines Arzneimittels wird im Arzneimittelgesetz die Produkteigenschaft verstanden, die sich aus der Herstellung ergibt (pharmazeutische Qualität).

Wirksamkeit wird festgemacht an den Wirkungen der Einnahme eines Arzneimittels auf einen oder auch mehrere, für eine bestimmte Indikation als klinisch aussagekräftig anerkannte Zielparameter. Diese Zielparameter werden in klinischen Prüfungen erfasst und als objektive oder subjektive Befunde gemessen. Ein Arzneimittel ist daher wirksam, wie durch die Zielgrößen der klinischen Prüfung und das dort erreichte Ausmaß an Wirkung definiert. Das Anwendungsgebiet/Indikation, mit der das Arzneimittel sich im Verkehr befindet (verkauft wird), gibt diesen Sachverhalt nur unzureichend wieder.

Der Zusammenhang zwischen den klinischen Zielparametern und dem durch Lebensdauer und Lebensqualität bestimmten **therapeutischen Nutzen** ist nicht immer durch wissenschaftliche Untersuchungen belegt, sondern wird z. B. aus Vorstellungen zur Pathogenese einer Erkrankung abgeleitet wie bei der Anwendung von Sulfonylharnstoff-Derivaten bei Diabetes mellitus Typ II. In anderen Fällen ist ein Zusammenhang für Wirkstoffe einer bestimmten pharmakologischen Klasse gezeigt worden und wird per Analogieschluss auf andere Wirkstoffe dieser Klasse und sogar auf Wirkstoffe mit andersartigem pharmakologischem Profil übertragen. Zum Beispiel vermindert die Senkung eines erhöhten Blutdrucks mit β-Adrenozeptor-Antagonisten die Häufigkeit der hypertoniebedingten Komplikationen Herzinfarkt und Hirninfarkt. Diese günstigen Wirkungen auf das eigentliche Therapieziel sind jedoch für andere neu auf den Markt kommende Antihypertensiva in aller Regel nicht belegt.

Arzneimittel können, neben den therapeutisch erwünschten, auch unerwünschte Wirkungen auslösen (**UAW = Unerwünschte Arzneimittel-Wirkungen**). Deren Häufigkeit und Schweregrad bestimmen das mit dem Arzneimittel verbundene Risiko. Die Kenntnis des therapeutischen Nutzens bzw. der Wirksamkeit auf definierte Zielparameter und der Risiken erlaubt eine Abwägung über die Vertretbarkeit und Angemessenheit einer bestimmten Behandlung.

Diese Überlegungen haben auch Niederschlag in den Formulierungen des Arzneimittelgesetzes gefunden. Nach § 5 AMG sind Arzneimittel **bedenklich**, wenn bei ihnen »nach dem jeweiligen Stand der Erkenntnis der begründete Verdacht besteht, dass sie bei bestimmungsgemäßen Gebrauch schädliche Wirkungen haben, die über ein nach den Erkenntnissen der medizinischen Wissenschaft vertretbares Maß hinausgehen«. **Unbedenklichkeit** ist somit wie Wirksamkeit ein wertender Begriff. Die Entscheidung darüber setzt eine Nutzen/Risiko-Abschätzung voraus. Die möglichen unerwünschten Wirkungen müssen gegen den erwartbaren Heilerfolg, gegen die Schwere der Krankheit und das Ziel der Behandlung abgewogen werden. Das mögliche Risiko muss ärztlich vertretbar sein im Hinblick auf den möglichen Nutzen, eine im Einzelfall schwierige Bewertung und Entscheidung, die verschiedene Menschen zu verschiedenen Zeiten unterschiedlich treffen werden.

1.5 Zulassung von Arzneimitteln

Arzneimittel müssen von einer staatlichen Behörde, in Deutschland das Bundesinstitut für Arzneimittel und Medizinprodukte und das Paul-Ehrlich-Institut, Bundesamt für Sera und Impfstoffe, zugelassen sein, ehe sie in den Verkehr gebracht werden dürfen. Allerdings erfolgt die Zulassung neuer Stoffe innerhalb der Europäischen Union (EU) in abgestimmten Verfahren, die zu gleich lautender Zulassung in allen Mitgliedsländern führen.

Nach einem Beschluss des Ministerrates der EU von 1993 gibt es seit 01.01.1995 eine Europäische Arzneimittelbehörde mit Sitz in London, deren Entscheidungsgremium der so genannte Arzneispezialitätenausschuss der EU (CPMP = **Committee for Proprietary Medicinal Products**) ist, und die einen eigenen wissenschaftlichen, administrativen und logistischen Unterbau hat. Diese europäische Behörde ist für die Zulassung von Arzneimitteln mit neuen Wirkstoffen zuständig.

Zulassungsanträge mit regionaler Bedeutung oder mit bekannten Wirkstoffen werden weiterhin den Behörden der EU-Mitgliedstaaten eingereicht, in Deutschland also dem Bundesinstitut für Arzneimittel und Medizinprodukte und dem Paul-Ehrlich-Institut. Soweit es sich um Arzneimittel handelt, die EU-weit in den Verkehr gebracht werden sollen, was für etwa 300 Produkte pro Jahr zutreffen dürfte, durchlaufen sie das so genannte dezentrale Verfahren der gegenseitigen Anerkennung der Zulassung. Dabei tritt eine nationale Zulassungsbehörde den anderen gegenüber als Berichterstatter auf. Das AMG sieht vor, dass die Zulassung in der Regel erteilt wird, wenn das Arzneimittel in einem anderen Mitgliedstaat der EU zugelassen ist.

1.5.1 Arzneimittel mit neuen Wirkstoffen

Vor der Zulassung eines neuen Stoffes als Arzneimittel prüfen Wissenschaftler oder externe Experten in einer der nationalen europäischen Zulassungsbehörden die Ergebnisse der analytischen, der pharmakologisch-toxikologischen und der klinischen Untersuchungen, aus denen die Qualität erkennbar sowie die Wirksamkeit und Unbedenklichkeit abschätzbar sein müssen.

Eine ausreichende Wirksamkeit muss durch klinische Untersuchungen für die vorgesehenen Anwendungsgebiete nachgewiesen sein, und die pharmakologischtoxikologischen und klinischen Untersuchungen müssen eine **vorläufige Abschätzung** des Risikos erlauben, das mit dem Arzneimittel bei seiner Einführung verbunden ist. Die Entscheidung zur Zulassung wird im CPMP gefällt.

Zum Zeitpunkt der Zulassung ist im Allgemeinen nur eine **vorläufige Abschätzung** des mit dem Arzneimittel verbundenen Risikos möglich, da die begrenzte Zahl von Behandlungsfällen in der klinischen Prüfung seltene unerwünschte Wirkungen nur mit geringer Wahrscheinlichkeit erkennen lässt. Man müsste beispielsweise mindestens 40.000 Behandlungsfälle beobachten, um mit einer Wahrscheinlichkeit von 95% eine schwere unerwünschte Wirkung, die im Verhältnis 1:10.000, d. h. also einmal unter 10.000 Behandlungsfällen, auftritt, entdecken zu können. Daher ist die sorgfältige Überwachung eines Arzneimittels nach der Zulassung besonders wichtig. Eine verlässlichere Abschätzung von Nutzen und Risiko eines Arzneimittels wird erst möglich aufgrund der Erfahrungen, die mit der breiten Anwendung in der Praxis gewonnen werden.

Die Ärzte sind dringend aufgerufen, gerade in den ersten Jahren nach Zulassung eines neuen Arzneimittels ihre Patienten sorgfältig auf überraschende Ereignisse, die unerwünschte Wirkungen eines Arzneimittels sein könnten, zu beobachten und zu befragen und ihre Erkenntnisse an die **Arzneimittelkommission der Deutschen Ärzteschaft** oder direkt an das Bundesinstitut für Arzneimittel und Medizinprodukte bzw. das Paul-Ehrlich-Institut zu melden. Nur auf der Basis solcher Berichte können die Wissenschaftler des Bundesinstitutes für Arzneimittel und Medizinprodukte in Zusammenarbeit mit den Arzneimittelkommissionen der Heilberufe die Nutzen-Risiko-Abschätzung aller Arzneimittel und insbesondere neuer Arzneimittel im Vergleich mit bereits früher eingeführten fortschreiben.

1.5.2 Arzneimittel ohne neue Wirkstoffe und Kombinationspräparate

Bei der Zulassung von Arzneimitteln, die bekannte Stoffe enthalten, kann an Stelle der pharmakologisch-toxikologischen und der klinischen Untersuchungen und Gutachten »**anderes wissenschaftliches Erkenntnismaterial**«, wozu auch »nach wissenschaftlichen Methoden aufbereitetes medizinisches **Erfahrungsmaterial**« zählt, zur Abschätzung von Wirksamkeit und Unbedenklichkeit vorgelegt werden. Diese Besonderheit des deutschen Arzneimittelrechts hat zu Schwierigkeiten in der europäischen Zusammenarbeit geführt, da keine allgemein anerkannten Kriterien darüber, was »anderes wissenschaftliches Erkenntnismaterial« sein kann und wie medizinische Erfahrung in die Bewertung der Wirksamkeit und Unbedenklichkeit einbezogen werden kann, gefunden werden konnten. Dies gilt vor allem für den Beleg der Wirksamkeit und Unbeweglichkeit von Arzneimitteln der sog. besonderen Therapierichtungen. Hierunter versteht der Gesetzgeber/das Arzneimittelgesetz Arzneimittel, die in einem speziellen medizinischen Kontext angewandt werden (z. B. die anthroposophischen), und diejenigen, die sowohl in einem besonderen medizinischen Kontext verwendet werden wie auch durch ein besonderes Herstellungsverfahren gekennzeichnet sind (z. B. die homöopathischen; zur Registrierung s. unten), aber auch Arzneimittel, die aufgrund ihres Ausgangsmaterials als Phytopharmaka bezeichnet werden. In den europäischen Partnerländern wird die bloße »gute« Erfahrung mit einem Arzneimittel als unzureichende Basis für den Wirksamkeitsbeleg angesehen.

Kombinationspräparate sind in großer Anzahl auf dem Arzneimittelmarkt in Deutschland vertreten, darunter viele unzweckmäßige, viele von zweifelhafter Rationalität und solche mit erhöhtem Risiko unerwünschter Wirkungen. Natürlich gibt es auch begründete und sinnvolle Kombinationspräparate. Voraussetzungen für eine sinnvolle Kombination sind in einer Richtlinie der EU beschrieben:

- jede Komponente der Kombination muss zu der beabsichtigten Wirksamkeit beitragen;
- die einzelnen Komponenten müssen hinsichtlich Wirkungseintritt, Wirkungsdauer und Dosierungsintervall zueinander passen;
- die Komponenten müssen in einem Mengenverhältnis vorliegen, das das Präparat wirksam und unbedenklich macht für eine ausreichend große Zahl von Patienten, die der gleichzeitigen Behandlung mit allen Einzelkomponenten bedürfen.

Diese Voraussetzungen sind leider nur bei einem Teil der älteren Kombinationspräparate gegeben. Die Kenntnis der klinischen Pharmakologie kann den Arzt zur Kritik gegenüber diesen Auswüchsen des Arzneimittelmarktes befähigen. Als Faustregel gilt, dass Kombinationen mit mehr als drei Wirkstoffen die Kriterien einer rationalen Arzneitherapie i. d. R. nicht erfüllen. Glücklicherweise sind in den letzten Jahren viele der Arzneimittelkombinationen, die diese Regel verletzen, aus dem Handel genommen worden.

1.5.3 Homöopathische Arzneimittel

Für die homöopathischen Arzneimittel sieht das Arzneimittelgesetz eine Ausnahmeregelung vor. Hersteller solcher Präparate können entweder ihr Präparat unter denselben Bedingungen wie oben geschildert zur Zulassung anmelden oder es als homöopathisches Arzneimittel registrieren lassen. Im ersteren Fall wird eine Indikation nach homöopathischen Verständnis formuliert und der Beleg für die Wirksamkeit in diesem Indikationsgebiet entsprechend historisch tradierten Annahmen zur Wirksamkeit, z. B. Erwähnung in einem Buch oder tradierter Fallbericht geführt. Im Falle der Registrierung wird diese ohne Nennung eines Anwendungsgebietes vorgenommen. Die Anwendung erfolgt dann nach Maßgabe des anwendenden Arztes.

1.5.4 Alt-Arzneimittel

Fertigarzneimittel, die vor Einführung des Zulassungsverfahrens durch das Arzneimittelgesetz, also vor 1978, bereits im Verkehr waren **gelten** laut gesetzlicher Fiktion mit ihren bisherigen Anwendungsgebieten **als zugelassen**. Das Verfahren der **Nachzulassung**, bei dem durch eine erstmalige Bewertung entsprechend einem der Zulassung vergleichbaren Standard von Qualität, Wirksamkeit und Unbedenklichkeit ein einheitlicher Markt geschaffen werden sollte, wurde mit immer neuen Novellen (Änderungen) des Arzneimittelgesetzes weiter und weiter hinausgeschoben mit dem Ergebnis, dass für das Jahre 2004 erwartet wurde, dass – 26 Jahre nach Inkrafttreten des eine Zulassung vorsehenden Arzneimittelgesetzes – endlich alle sich auf dem Markt befindenden Arzneimittel angemessen überprüft sein werden. Dies traf nicht in vollem Umfang zu und es wird wohl noch ein bis zwei Jahre dauern, bis der Nachzulassungsprozess wirklich abgeschlossen ist. Allerdings gibt es Fälle, in denen Kriterien beim Nachzulassungsverfahren zur Anwendung gekommen sind, die der internationalen Kritik nicht standhalten. Es soll nicht verwundern, wenn Altarzneimittel mit Indikationen im Verkehr sind, die bei neuen Arzneimitteln bei gleicher Beleglage überhaupt nicht anerkannt werden könnten.

Noch unübersichtlicher stellt sich der Bereich der alten Kombinationsarzneimittel dar. Für Ärztinnen und Ärzte sind diese Sachverhalte - hervorgerufen durch eine Gesetzeslage, die im Wesentlichen durch eine Bestandschutzwahrung, also das Recht auf Umsatz gekennzeichnet ist, - schwer nachvollziehbar und unverständlich, weil diese Gesetzgebung im Endeffekt nicht zu einer Transparenz im Sinne der Therapiesicherheit beiträgt. Darum sei noch einmal betont, wie wichtig es ist, dass der Arzt sich auf der Basis fundierter klinisch-pharmakologischer Kenntnisse und unabhängiger Information, so z. B. der Therapieempfehlungen der Arzneimittelkommission der deutschen Ärzteschaft, ein Urteil bilden kann, das ihn zu vernünftigen und angemessenen Therapieentscheidungen führt.

1.6 Rücknahme von Arzneimitteln vom Markt

Das Arzneimittelgesetz sieht vor, dass unter bestimmten Bedingungen die Zulassung eines Arzneimittels widerrufen werden kann. Das hat zur Folge, dass das Arzneimittel nicht länger »verkehrsfähig« ist, d. h. nicht mehr auf den Markt gebracht werden darf. Als weniger schwerwiegende Maßnahmen können z. B. Einschränkungen der Anwendungsgebiete, ergänzende Risikoangaben in Form weiterer unerwünschter Wirkungen in der Fach- und Gebrauchsinformation oder Dosierungsbeschränkungen wie beispielsweise »Anwendung nicht länger als 14 Tage« durch die zuständige Behörde angeordnet werden.

Diese Maßnahmen werden von der zuständigen Behörde nach Abstimmung in den zuständigen europäischen Gremien verfügt, wenn neue Erkenntnisse, die nach der Zulassung zum Markt, gelegentlich auch erst nach jahrelanger Anwendung (▶ Kap. 1.5.1) bekannt werden, das Nutzen/Risiko-Verhältnis für das Arzneimittel verändern. Die Behörde ist gesetzlich verpflichtet, wenn bislang der Art nach nicht bekannte unerwünschte Wirkungen auftreten, oder wenn bekannte UAW offenbar häufiger auftreten, als bisher angenommen wurde, im Sinne des Contergan-Beschlusses (▶ Kap. 1.10) bei »begründetem Verdacht« entsprechende Maßnahmen zur Risikominderung einzuleiten und nicht abzuwarten, bis ein solcher Verdacht zweifelsfrei wissenschaftlich belegt ist. Mit anderen Worten: Vom Gesetz wird für den Beleg der Wirksamkeit als Zulassungsvoraussetzung eines

Arzneimittels der plausible Nachweis der Wirksamkeit gefordert, wohingegen ein Risiko bereits bei ernstzunehmenden Hinweisen als handlungsleitend anzusehen ist. Diese Asymmetrie wird von Ärzten und Patienten oftmals nicht ausreichend verstanden, obwohl sie gerade dem Schutz vor unangemessen hohem Risiko der Behandlung dient. Im Verständnis von Ärzten und Patienten besteht unausgesprochen eine umgekehrte Asymmetrie: Danach sollte der Verdacht, dass ein Mittel wirksam sein könnte als Begründung für die Anwendung ausreichen können, während der unumstößliche Beweis der schädlichen Wirkung gefordert wird, um einschränkende Maßnahmen als gerechtfertigt zu akzeptieren. Diese Einschätzung ist dadurch bedingt, dass die Datenbasis für die Zulassung, also die Daten klinischer Studien, im Einzelnen nicht öffentlich zugänglich ist. Zusammen mit dem sog. **publication bias**, also der Tatsache, dass üblicherweise nur Studien mit günstigem Ausgang für ein neues Arzneimittel veröffentlicht werden, führt dies zu einer Überschätzung der positiven Wirkungen von Arzneimitteln. Auf der anderen Seite werden unerwünschte Wirkungen als eine Art »Betriebsunfall« gerne negiert.

Einschränkende Maßnahmen (z. B. eingeschränkte Anwendungsgebiete, mehrere Patientengruppen unter Kontraindikation) verringern den Umsatz der betroffenen Arzneimittel. Daher wird häufig die Sichtweise der betroffenen pharmazeutischen Unternehmen nicht mit der Sichtweise der Behörde übereinstimmen. Wegen der besseren Möglichkeiten, seine Sichtweise durch entsprechende publizistische Aktionen an die Öffentlichkeit zu bringen, hat das pharmazeutische Unternehmen oft Vorteile gegenüber der Behörde.

! Kenntnisse in klinischer Pharmakologie und Epidemiologie können Ärzte zu einem ausgewogenen Urteil befähigen, da sie dann zwischen ihrer individuellen Erfahrung und den Ergebnissen klinisch-pharmakologisch-epidemiologischer Untersuchungen besser unterscheiden und Letztere sinnvoll in ihr Handeln integrieren können.

1.7 Verkaufsabgrenzung

Nach dem Arzneimittelgesetz dürfen Arzneimittel im Einzelhandel grundsätzlich nur in Apotheken verkauft werden. Ausnahmen gelten für Arzneimittel, die nicht therapeutischen, sondern ausschließlich diagnostischen Zwecken oder der Vorbeugung dienen, und für Produkte wie Mineralwässer, Heilerden, Tees, Pflanzen und Pflanzenteile, Pflanzensäfte, Pflaster oder Desinfektionsmittel. Durch Rechtsverordnung können diese Ausnahmen unter bestimmten Bedingungen eingeschränkt werden, aber auch weitere Gruppen von Arzneimitteln von der Apothekenpflicht freigestellt werden. Verschreibungspflichtige Arzneimittel dürfen nur in Apotheken abgegeben werden.

1.8 Verschreibungspflicht

Die ärztliche Verschreibung hat heute zwei Funktionen, die unabhängig voneinander zu beachten sind. Sie dient zum einen nach dem Arzneimittelgesetz der Risikominderung im Umgang mit Arzneimitteln. Bestimmte Arzneimittel dürfen nur auf ärztliche Anweisung abgegeben werden, um durch ärztliche Überwachung Gefahren für die Gesundheit zu verringern.

Zum anderen dient die ärztliche Verschreibung der Kostenübernahme durch die gesetzlichen Krankenversicherungen (► Kap. 4.4) bzw. der Kostenerstattung durch private Krankenversicherungen. Die Zulassung eines Arzneimittels ist eine notwendige, aber nicht hinreichende Voraussetzung für die Erstattungsfähigkeit, auch wenn die Industrie häufig damit argumentiert, dass die Zulassung auch die Erstattungsfähigkeit mit sich bringe.

Die Zulassungsvoraussetzungen garantieren nicht ein besseres Nutzen-Risiko-Verhältnis, als es für bereits zugelassene Arzneimittel existiert, sondern lediglich ein vergleichbares, d. h. nicht deutlich schlechteres. Es wäre daher falsch anzunehmen, dass neu zugelassene Arzneimittel nachgewiesenermaßen besser seien, als bisher auf dem Markt verfügbare.

1.9 Besonderheiten des Arzneimittelmarktes

Unsere Wirtschaftsordnung basiert auf der Vorstellung eines Marktes, auf dem Preis-, Qualitäts- und Produktwettbewerb unter mehreren Anbietern herrscht und auf dem Konsumenten ihre Nachfrage bei Preissenkungen verstärken und bei Preiserhöhungen einschränken können.

Beides ist auf dem Arzneimittelmarkt nicht der Fall. Die Nachfrage nach Arzneimitteln ist nicht preiselastisch. Ein erforderliches Arzneimittel kann nicht bei Preiserhöhung abgesetzt werden, ebenso wenig kann seine Dosis bei einer Preissenkung erhöht werden; allenfalls kann unter gleichartigen und gleichwertigen Präparaten das billigere ausgewählt bzw. auf ein billigeres umgestiegen werden.

Das große Angebot von Fertigarzneimitteln mit oft ähnlichen Wirkstoffen, die verschiedenen Darreichungsformen, galenischen Zubereitungen, Wirkstoffmengen, Kombinationen von Wirkstoffen und die oft unsachliche Sprache der Werbung machen einen Preis- und Qualitätsvergleich für Ärzte und Patienten nahezu unmöglich. Gleichzeitig wird die Preis- und Qualitätskonkurrenz auf Seiten der Hersteller geschwächt. Die große Zahl von Präparaten erhöht weder die Arzneimittelsicherheit, noch verbreitert sie das therapeutische Angebot. Der wesentliche Anreiz für Forschungsinvestitionen besteht andererseits darin, durch Entdeckung eines neuen Wirkstoffes oder eines neuen Behandlungsprinzips vorübergehend ein Monopol zu erhalten und entsprechende Pioniergewinne zu machen. Zu diesem Zwecke werden Ärzte zu der unzutreffenden Annahme gebracht, die Zulassung beruhe darauf, dass ein Vorteil gegenüber bisher im Gebrauch befindlichen Arzneimitteln nachgewiesen sei.

Eine weitere Besonderheit des Arzneimittelmarktes ist dadurch gegeben, dass den anbietenden Produzenten auf der Nachfrageseite kein einheitlicher Partner gegenübersteht. Der Verbrauch von Arzneimitteln wird, vom Bereich der Selbstmedikation abgesehen, nach Art und Menge von Ärzten **bestimmt**, während die Arzneimittel von den Patienten **konsumiert** und von den Krankenkassen **bezahlt** werden. Die funktionelle Trennung der Nachfrage in Entscheidung, Konsum und Bezahlung stärkt einerseits die Stellung der Anbieter und rückt andererseits den verschreibenden Arzt in eine Schlüsselrolle.

Bei Verordnungen zu Lasten der gesetzlichen Krankenversicherungen, und dies sind über 90% der ärztlichen Verschreibungen, hat der Arzt daher auch auf die Wirtschaftlichkeit seiner Verschreibung zu achten. Dafür braucht der Arzt Informationen, die es ihm ermöglichen Entscheidungen zu treffen. Der Wunsch nach Positivlisten wird von Ärztinnen und Ärzten immer wieder artikuliert. Wegen der juristischen Gesichtspunkte, die bei der Aufstellung solcher Listen zu beachten sind, sind sie in der praktischen Verordnung leider nicht immer hilfreich. Therapieempfehlungen, wie sie von der Arzneimittelkommission der deutschen Ärzteschaft herausgegeben werden, können diese Lücke füllen.

1.10 Besondere Verantwortung von Herstellern und Ärzten

Der allgemeine Konflikt zwischen Gewinnmaximierung als dem Primum movens unserer Wirtschaftsordnung und dem Anspruch auf optimale Gesundheitsversorgung mit Arzneimitteln ist im Prinzip nicht lösbar. Daher muss es einen gesetzlichen Rahmen geben, in dem eine unabhängige Instanz damit beauftragt ist, im Interesse der Verbraucher deren Anspruch auf Qualität, Wirksamkeit und Unbedenklichkeit von Arzneimitteln durchzusetzen und die Einhaltung der dafür anerkannten Normen und Richtlinien auf Seiten der Hersteller zu überwachen.

Es ist unbestritten, dass zahlreiche verantwortungsbewusste Hersteller sich auch ohne staatlichen Zwang freiwillig schärfere Qualitätsmaßstäbe auferlegt haben als das Gesetz sie von allen Herstellern verlangt. Ein einziger Außenseiter kann jedoch soviel Unheil anrichten, dass eine freiwillige Selbstbeschränkung der Industrie nicht ausreicht, sondern der Staat verpflichtet ist, ordnend und überwachend und ggf. durch Maßstäbe und Richtlinien helfend in diesen Konflikt als Anwalt der Verbraucher einzugreifen.

Im Einstellungsbeschluss des »Contergan-Prozesses« hat das Landgericht Aachen 1970 erstmals festgestellt, dass der Arzneimittelhersteller eine Offenbarungspflicht besitzt, wenn ihm schädigende Wirkungen seines Präparates bekannt werden. Der Arzneimittelhersteller hat nicht erst dann Schutzmaßnahmen zu ergreifen, wenn der gegen sein Präparat erhobene Verdacht wissenschaftlich begründet ist. Dies würde die Interessen der Hersteller unangemessen bevorzugen und die Risiken ausschließlich den Verbrauchern aufbürden. Nach dem Arzneimittelgesetz ist der Hersteller zu regelmäßigen Berichten über ihm bekannt werdende unerwünschte Wirkungen und zur unverzüglichen Meldung von schweren Zwischenfällen an das Bundesinstitut für Arzneimittel und Medizinprodukte verpflichtet.

Die besondere Verantwortung der Ärzte besteht darin, sich über Wirksamkeit und unerwünschte Wirkungen eines Arzneimittels ausreichend zu informieren und in jedem Einzelfall den durch ein Arzneimittel erwarteten Nutzen gegen das damit verbundene Risiko abzuwägen. Vor allem jedoch sollten sie auf unerwünschte Wirkungen von Arzneimitteln achten und über diese auf den dafür veröffentlichten Formblättern an die Arzneimittelkommission der deutschen Ärzteschaft oder direkt an das Bundesinstitut für Arzneimittel und Medizinprodukte berichten. Letzteres sammelt diese Berichte und wertet sie zusammen mit den Arzneimittelkommissionen der anderen Heilberufe (Zahnärzte, Tierärzte, Heilpraktiker, Apotheker) und mit den betroffenen Herstellerfirmen aus. Nur wenn die Ärzteschaft hierbei mitarbeitet, können unerwünschte Wirkungen erfasst und Risiken bewertet werden, und nur dann können evtl. erforderliche Konsequenzen gezogen werden. Die Mitarbeit der Ärzteschaft ist nicht nur bei neuen Arzneimitteln wichtig, sondern auch bei bereits eingeführten Präparaten, da wir genug Beispiele kennen, bei denen erst nach Jahren oder Jahrzehnten der Anwendungen schwerwiegende Schäden bekannt wurden, die zu einer Neubewertung des Arzneimittels zwangen.

Arzneimittelrecht und Arzneimittelmarkt

Die Arzneimittelproduktion ist im Verlauf der letzten Jahrzehnte zu einem wichtigen wirtschaftlichen Faktor geworden. Gewinnerwartungen der Arzneimittelproduzenten stehen mit Anforderungen an den Beleg von Wirksamkeit und Sicherheit im Konflikt. Alle in Europa neu auf den Markt gelangten Arzneimittel haben ein europäisches Zulassungsverfahren durchlaufen. Den verschreibenden Ärzten kommt eine hohe Verantwortung zu, der sie nur mit einem soliden klinisch-pharmakologischen Kenntnisstand und durch eine kontinuierliche Unterrichtung mit Hilfe unabhängiger, nicht Interessensgeleiteter Information gerecht werden können.

1.11 Die pharmazeutische Industrie als Wirtschaftsfaktor

Etwa 1200 Firmen unterschiedlicher Größe, Kapazität und Seriosität bringen in der Bundesrepublik Deutschland Arzneimittel in den Verkehr. Etwa die Hälfte dieser Firmen, die eine Herstellungserlaubnis nach dem AMG besitzen, ist in einem oder mehreren der folgenden Verbände organisiert:

- Verband forschender Arzneimittelhersteller (VfA), 1993 gegründet von etwa 20 Großunternehmen, die ca. 50% des Gesamtumsatzes repräsentieren;
- Bundesverband der Pharmazeutischen Industrie (BPI) mit ca. 350 meist mittelständischen Mitgliedsfirmen.
- Bundesfachverband der Arzneimittelhersteller (BAH) mit 120 Mitgliedsfirmen, die Arzneimittel für die Selbstmedikation herstellen;
- Verband aktiver Pharmaunternehmen als Zusammenschluss der Hersteller von Generika.

Die Verbände haben zur freiwilligen Selbstkontrolle eine Reihe von Empfehlungen für ihre Mitglieder beschlossen, u. a. über die sachgemäße Herstellung von Arzneimitteln, über die Standardisierung von Packungsgrößen oder über Mindestangaben und Selbstbeschränkungen bei Werbung, Ärzteinformation oder der Honorierung von Ärzten im Rahmen der klinischen Prüfung von Arzneimitteln (▶ Kap. 1.14.2). Diese Empfehlungen halten im Allgemeinen der Kritik stand, machen jedoch Maßnahmen des Gesetzgebers nicht überflüssig, da sie nur für die Mitglieder des jeweiligen Verbandes gelten und da die Möglichkeiten zur Durchsetzung der Empfehlungen oder zur Ahndung von Verstößen gering sind. Außerdem gibt der BPI die »Rote Liste« heraus, ein Verzeichnis von etwa 8900 von den 482 Mitgliedsfirmen aller 4 Verbände angebotenen Fertigarzneimitteln in ca. 11.700 Darreichungsformen und über 28.000 Packungsgrößen (Stand 1996). In diesen Fertigarzneimitteln, die ca. 95% der deutschen Arzneimittelproduktion ausmachen, sind nach eigenen Angaben ca. 2900 Wirkstoffe verarbeitet. Da diese »Rote Liste« jedem Arzt/jeder Ärztin zugeschickt und für die praktische Verwendung der Verordnung allgemein verwendet wird, ist sie im Bewusstsein der meisten Ärzte mit einem nahezu offiziellen Charakter als »die Arzneimitteliste« verankert. Dies trifft allerdings nicht zu, da es sich um die Verkaufsliste eines Pharmaverbandes handelt. Die offiziell zutreffende und auch überwachte Information zu einem Arzneimittel ist in der Fachinformation und in der Packungsbeilage enthalten, sofern denn das Arzneimittel ein ordentliches Zulassungsverfahren durchlaufen hat (erkenntlich daran, dass auf Schachtel der Zusatz Zul. Nr., gefolgt von einer Zahl, zu finden ist).

1.12 Information für Fachkreise, Gebrauchsinformation

Die pharmazeutische Industrie versteht ihre Werbung als Information und Dienstleistung. Um so weniger sind weder die häufig aufdringliche und irreführende Laienwerbung gerechtfertigt, noch die vielen Aussendungen und Werbegeschenke an Ärzte, die oft reich bebilderte sowie emotional aufgemachte Erinnerungswerbung in ärztlichen Fachzeitschriften, die Buffets und Empfänge auf Fortbildungstagungen oder die Symposien an fernen Sonnenstränden, die einzelne Produkte der besonderen Aufmerksamkeit der ärztlichen Meinungsbildner empfehlen sollen. Viele Zeitungen und Zeitschriften für Ärzte werden ausschließlich aus Anzeigen finanziert. Die Kosten der Veranstaltungen und Druckerzeugnisse bringen allemal die Versicherten der gesetzlichen Krankenkassen über den Preis auf.

Zwar gibt es ein Heilmittelwerbegesetz, doch werden dessen ohnehin weiche Bestimmungen in der Praxis nicht ausreichend durchgesetzt und Verstöße zu wenig verfolgt. Andererseits gibt es wenig werbungsneutrale Information für den Arzt (▶ Kap. 4.4). Die Güte eines Arzneimittels wird jedoch in der Praxis nicht nur von pharmazeutischen Kenndaten, sondern gerade auch von der Qualität der Information bestimmt. Verfälschung der Information oder Unvollständigkeit sind keine Kavaliersdelikte, sondern müssen genauso beurteilt werden wie Verfälschungen der pharmazeutischen Qualität.

Folgerichtig verlangt daher das Arzneimittelgesetz für jedes neu zugelassene Fertigarzneimittel neben der Gebrauchsinformation in Form der Packungsbeilage, die sich an die Patienten richtet, auch ein Informationsblatt für Fachkreise. Diese **Fachinformation**, die sich an Ärzte und Apotheker richtet und deren Inhalt im Gesetz vorgeschrieben ist, soll in wissenschaftlicher Sprache die für den richtigen Einsatz des Arzneimittels notwendigen Angaben enthalten und das heißt, den Ärzten im Einzelfall die Bewertung von Nutzen und Risiko ermöglichen. Da der Inhalt bei Zulassung durch die Behörde überprüft wird, ist hiermit eine objektive Informationsquelle gegeben. Bedauerlich ist, dass bislang die Ergebnisse der klinischen Prüfungen, die bei Zulassung vorgelegt wurden, nur unzureichend dargestellt werden können. Diese Darstellung würde eine objektive Darstellung des Ausmaßes an Wirkungen und der auf die Wirksamkeit bezogenen Veränderungen von Parametern erlauben. Es besteht zwar die Möglichkeit, sich aus dem Internet den europäischen Bewertungsbericht für ein neu zugelassenes Arzneimittel über die Homepage der EMEA, der Europäischen Zulassungsbehörde in London, zu besorgen. Dieser enthält jedoch bislang für eine therapeutische Entscheidung nur unzureichende Angaben, ist derzeit aber die einzige Möglichkeit, sich über neu zugelassene Arzneimittel aus unabhängiger Quelle zu informieren.

Für die tägliche Praxis wäre zu begrüßen, wenn die Fachinformationen in regelmäßigen Abständen jeweils auf neuestem Stand als Kompendium herausgegeben würden, wie dies in anderen Ländern seit langem üblich ist (z. B. **Dictionnaire Vidal** in Frankreich).

In den letzten Jahren wurde viel dafür getan, die Packungsbeilagen zu überarbeiten, sie den Bedürfnissen der Patienten anzupassen und sie von Inhalten zu entrümpeln, die für Ärzte bestimmt sind. Es wurde versucht, Nutzen und Risiken so darzustellen, dass sie verständlich sind und dass Patienten und Patientinnen ihr Verhalten danach ausrichten können.

Letzten Endes entscheiden die Patienten, ob sie ein Arzneimittel, das ihnen verschrieben wurde, einnehmen oder nicht. Therapietreue und Einnahmezuverlässigkeit sind umso größer, je besser die Patienten von ihrem Arzt über Nutzen und Risiko des verschriebenen Arzneimittels unterrichtet wurden; sie sind geringer, wenn die Patienten erst und auch nur aus der Gebrauchsinformation erfahren, dass ein verschriebenes Arzneimittel auch unerwünschte Wirkungen haben kann.

1.13 Begründung für die Arzneimittelprüfung am Menschen

Therapie auf rationaler Basis setzt voraus, dass der Arzt die Chance kennt, mit der nach Gabe eines Arzneimittels seine gewünschten wie aber auch unerwünschten Wirkungen beobachtet werden. In der klinischen Prüfung werden die Daten erarbeitet, auf denen basierend diese Wahrscheinlichkeitsaussage gemacht werden kann.

Die aus der Beobachtung der gewünschten Wirkungen abgeleitete Wirksamkeit und die aus der Abwägung von unerwünschten Wirkungen, der Schwere des Krankheitsbildes und dem unbehandelten Verlauf abgeleitete Unbedenklichkeit eines Arzneimittels sind auf den Menschen bezogen definiert. Sie können lediglich aufgrund von Beobachtungen am Menschen beurteilt werden, weil keine Erkenntnismethoden zur Verfügung stehen, die eine »gesetzmäßige«, deduktive Ableitung von Wirksamkeit und Unbedenklichkeit erlauben.

Klinische Untersuchungen am Menschen müssen ethisch gerechtfertigt sein. Die Schwelle dafür ist hoch. Andererseits wäre es unvertretbar, Arzneimittel zur allgemeinen Anwendung zuzulassen, die vorher nicht ausreichend untersucht sind. Darum steht auch derjenige unter dem Zwang ethischer Rechtfertigung, der etwa verlangt, klinische Prüfungen zu unterlassen.

1.14 Voraussetzungen für die Prüfung von Arzneimitteln am Menschen

1.14.1 Rechtliche Problematik

Bei der klinischen Prüfung von Arzneimitteln ist zwischen dem Anspruch der Patienten auf bestmögliche, individuelle ärztliche Behandlung und der Notwendigkeit, im Interesse der Weiterentwicklung der therapeutischen Möglichkeiten Erprobungen am Menschen vorzunehmen, abzuwägen. Diese Erprobungen sollen die individuelle ärztliche Behandlung künftiger Patienten verbessern helfen, doch steht der Arzt in dem Konflikt, seinem heutigen Patienten verpflichtet zu sein und nicht einem abstrakten Fortschritt.

Das Arzneimittelgesetz enthält Aussagen über die klinische Prüfung, ihre grundsätzliche Zulässigkeit, die Bedingungen, die daran zu knüpfen sind, und die Rechte der Probanden/Patienten (§§ 40 bis 42 AMG). Sie entsprechen den Grundsätzen, die der Weltärztebund 1964 in Helsinki erstmals formuliert und danach mehrfach überarbeitet hat.

Klinische Prüfung - gesetzliche Grundsätze

Eine klinische Prüfung mit nicht zugelassenen Arzneimitteln oder mit zwar zugelassenen Arzneimitteln aber in einer nicht zugelassenen Indikation darf nach dem Arzneimittelgesetz unter nachfolgenden Voraussetzungen durchgeführt werden:

- Die Risiken, die für die Probanden/Patienten mit der Teilnahme an der klinischen Prüfung verbunden sein können, müssen in einem ärztlich vertretbaren Verhältnis zu der voraussichtlichen therapeutischen Bedeutung des Arzneimittels stehen; falls die Prüfung an Patienten durchgeführt wird, muss außerdem für den einzelnen Patienten ein therapeutischer Erfolg erwartet werden können, d. h. das Prüfarzneimittel muss zur Behandlung solcher Krankheitszustände vorgesehen sein, an denen die an der Prüfung teilnehmenden Patienten leiden. Eine klinische Prüfung zum Nachweis der Unwirksamkeit einer bestimmten Behandlungsweise wäre unzulässig.
- Ethikkommissionen, die nach jeweiligem Landesrecht gebildet sind, müssen vor Beginn einer Prüfung die Einhaltung der zuvor genannten Bedingung überprüfen. Wenn das Votum der Ethikkommission nicht zustimmend ist, kann die zuständige Behörde (BfArM oder PEI) innerhalb von 60 Tagen die Durchführung der klinischen Prüfung untersagen. Geschieht dies nicht, kann die klinische Prüfung trotz der negativen Bewertung durch die Ethikkommission durchgeführt werden.
- Alle schwerwiegenden oder unerwarteten unerwünschten Ereignisse, die während der klinischen Prüfung auftreten, sind der Ethikkommission mitzuteilen.
- Der verantwortliche Arzt/die verantwortliche Ärztin, der/die die Prüfung leitet, muss eine mindestens zweijährige Erfahrung in der Prüfung von Arzneimitteln besitzen. Über diese gesetzliche Mindestbestimmung hinaus sollte er/sie in klinischer Pharmakologie ausgebildet sein.
- Das Arzneimittel muss ausreichend pharmakologisch und toxikologisch untersucht sein, bevor es erstmals am Menschen angewendet wird. Der für diese Untersuchungen verantwortliche Wissenschaftler muss den klinischen Prüfer über die Ergebnisse unterrichten. Alle Unterlagen dieser Untersuchungen müssen zusammen mit dem Votum der Ethikkommission beim Bundesinstitut für Arzneimittel und Medizinprodukte hinterlegt werden. Das Bundesinstitut für Arzneimittel und Medizinprodukte genehmigt die klinische Prüfung.
- Vor Beginn der Prüfung muss ein Prüfplan aufgestellt werden, der unter Berücksichtigung des Standes der wissenschaftlichen Erkenntnis die Notwendigkeit der Prüfung begründet und die Ziele sowie den Ablauf der Prüfung beschreibt (► Kap. 1.15.2); jeder Proband/Patient muss »durch einen Arzt über Wesen, Bedeutung

▼

und Tragweite der klinischen Prüfung aufgeklärt« werden, und zwar so, dass er/sie es versteht und danach entscheiden kann. Die jederzeit widerrufbare Zustimmung zur Teilnahme an der Prüfung soll i. d. R. schriftlich erfolgen; sie kann jedoch vom Patienten nach entsprechender Aufklärung gegenüber dem behandelnden Arzt auch mündlich in Gegenwart eines Zeugen erteilt werden und ist dann entsprechend zu protokollieren. Bei Patienten kann eine klinische Prüfung unter bestimmten Bedingungen auch bei Geschäftsunfähigkeit mit Zustimmung des gesetzlichen Vertreters durchgeführt werden. In einzelnen Fällen kann auf Aufklärung und Einwilligung des Probanden/Patienten sogar verzichtet werden, wenn sonst der Behandlungserfolg gefährdet würde »und ein entgegenstehender Wille des Kranken nicht erkennbar ist«. Diese Bestimmung ist als Ausnahme von dem Grundsatz der Einwilligung nach Aufklärung problematisch. Ihre Anwendung muss gut begründet sein. Eine klinische Prüfung, die nur ohne Aufklärung und damit auch ohne Einwilligung des Probanden/Patienten möglich wäre, wäre rechtswidrig.

- Untersuchungen an Gefangenen und anderen verwahrten Personen (z. B. Zwangseingewiesene Patienten in der Psychiatrie) sind verboten.
- Für die Probanden/Patienten muss eine Versicherung über mindestens € 500.000,- für Tod oder dauernde Erwerbsunfähigkeit abgeschlossen werden, die für alle auftretenden Gesundheitsschäden haftet.
- Die Durchführung von klinischen Prüfungen muss der zuständigen Landesbehörde unter Angabe von Prüfern und Prüforten angezeigt werden.

Seit 1992 gelten im Bereich der Europäischen Union weitergehende Grundsätze, die in den Regeln für »gute klinische Praxis« (**Good Clinical Practice** = GCP) niedergelegt sind, sowie die Good Practice Directive seit 2005.

1.14.2 Ethische Problematik

Eine Untersuchung am Menschen ist dann und nur dann gerechtfertigt, wenn der Entwicklung des zu prüfenden Arzneimittels eine sinnvolle Fragestellung zugrunde liegt, wenn die pharmakologisch-toxikologischen Daten eine Abschätzung des Risikos möglich machen und wenn ein medizinisches Bedürfnis für das neue Arzneimittel besteht. Ethikkommissionen beraten die für die Untersuchung verantwortlichen Ärztinnen und Ärzte bei der Abwägung der individual- sowie sozialethischen Fragen und geben ein Votum über die ethische Vertretbarkeit der vorgesehenen klinischen Prüfung ab. Die oben genannten Regeln über GCP beschreiben im Detail die Aufgaben sowie Umfang und Kriterien der Arbeit dieser Kommissionen. Die ärztlichen Berufsordnungen verpflichten approbierte Ärzte unter Androhung berufsrechtlicher Sanktionen, vor Beginn einer klinischen Prüfung eine Ethikkommission einzuschalten, wobei nur solche Ethikkommissionen anerkannt sind, die entsprechend dem Recht des jeweiligen Bundeslandes gebildet sind.

Die Voten der Ethikkommissionen haben den Status von Gutachten zur ethischen Vertretbarkeit, die eine Voraussetzung darstellt für die rechtliche Unbedenklichkeit. In diesem Gutachten ist zu bewerten, ob der zu erwartende Fortschritt der medizinischen Wissenschaften die Prüfung rechtfertigt, ob die Risiken und Belästigungen, denen die Patienten oder Probanden durch die Prüfung ausgesetzt sind, ärztlich vertretbar sind und ob der Prüfplan dem Ziel der Prüfung angemessen ist.

Für einige Gruppen der Bevölkerung gelten zusätzliche Bedingungen für den Einschluss in eine klinische Prüfung:

Klinische Prüfung - Risikogruppen

- **Schwangere** sollen grundsätzlich von klinischen Prüfungen ausgeschlossen werden, es sei denn, das in Frage stehende Arzneimittel soll gerade während der Schwangerschaft angewendet werden und ist anders nicht zu prüfen;
- Prüfungen an Kindern sind nur dann zulässig, wenn das Arzneimittel bei Kindern angewendet werden soll und eine Prüfung an Erwachsenen nicht möglich ist, z. B. weil das Arzneimittel bei einer Krankheit hilfreich sein kann, die nur im Kindesalter auftritt;
- **alte Menschen** reagieren auf viele Arzneimittel quantitativ und gelegentlich auch qualitativ anders als Menschen in jungen und mittleren Lebensjahren (► Kap. 34). Arzneimittel, die vorwiegend für Krankheiten des höheren Lebensalters entwickelt werden, sollten dann in Phase III (► Kap. 3.4.5) auch an Menschen im entsprechenden Alter geprüft werden;
- der Einschluss von **geistig behinderten Patienten** in die klinische Prüfung verlangt eine Abweichung von dem Grundsatz der »Einwilligung nach Aufklärung«. Daher wird über die nach dem Gesetz vorgeschriebene Einwilligung des gesetzlichen Vertreters hinaus eine Ethikkommission besonders sorgfältig prüfen, ob eine klinische Prüfung an geistig Kranken oder Behinderten erforderlich und im Interesse der Patienten vertretbar ist;
- **Studenten und Firmenangehörige.** Es sollte in jedem Fall ausgeschlossen werden, dass Abhängigkeitsverhältnisse vorliegen, die die Freiheit der Entscheidung einschränken oder beeinflussen. Ethikkommissionen können dazu beitragen, dass an diesen leichter zu beeinflussenden Personen keine unverantwortlichen Untersuchungen vorgenommen werden.

Ähnliche Überlegungen tauchen bei der Frage nach der Bezahlung der Probanden/Patienten (▶ Kap. 1.15.1) auf. Natürlich sollten entstehende Kosten ersetzt werden; doch sollte nach herrschender Auffassung kein Honorar in Aussicht gestellt werden, das unter Berücksichtigung der wirtschaftlichen Situation der Probanden/Patienten erheblichen Einfluss auf ihre Entscheidung zur Teilnahme an der Prüfung haben kann.

Ein fast noch heikleres Problem ist die Bezahlung des klinischen Prüfers. Einerseits rechtfertigt der mit der Untersuchung verbundene **zusätzliche** Arbeitsaufwand eine Honorierung, andererseits ist nicht auszuschließen, dass eine solche Honorierung die Bereitschaft und die Einstellung des Untersuchers zur Prüfung und die Bewertung der Ergebnisse der klinischen Prüfung beeinflussen kann. Hier wird die Auffassung vertreten, dass sich die Honorierung an der ärztlichen Gebührenordnung orientieren solle.

1.14.3 Methodische Probleme

Die klinische Prüfung und die Erfassung und Bewertung unerwünschter Wirkungen von Arzneimitteln sind vordringliche wissenschaftliche Aufgaben der Klinischen Pharmakologie.

Der kontrollierte klinische Versuch ist ein besonders stringentes Verfahren, um die Wirksamkeit eines Arzneimittels zu ermitteln. Er hat den Vorteil, dass er methodisch am besten entwickelt ist und mit ihm die meiste Erfahrung vorliegt, wie aus seinen Ergebnissen Wirkungen und Nebenwirkungen bewertet werden können. In besonders gelagerten Einzelfällen kann auch durch gut dokumentierte Kasuistiken ein Hinweis auf Wirksamkeit und Unbedenklichkeit gewonnen werden. Das Vorgehen bei der Zusammenstellung der Fallberichte muss prospektiv geplant, transparent und nachvollziehbar sein.

Das Prinzip des kontrollierten klinischen Versuchs (▶ Kap. 1.15.2) besteht darin, den Krankheitsverlauf bei Gruppen von Patienten zu vergleichen, die sich nur in der einen Variablen unterscheiden sollen, nämlich darin, ob sie das zu untersuchende Arzneimittel bekommen haben oder nicht, wobei die Zuteilung des einzelnen Patienten zu der Behandlungsgruppe oder zu der Kontrollgruppe entsprechend einer vorher aufgestellten Zufallsverteilung erfolgt. Der Vergleich mit einer zeitgleich beobachteten Kontrollgruppe – daher der Terminus **kontrollierter** klinischer Versuch –, deren Mitglieder in allen Variablen ihrer Krankheit und ihres physischen, psychischen und sozialen Status mit den Patienten der behandelten Gruppe möglichst übereinstimmen sollen, erleichtert die Interpretation möglicher zwischen der Behandlungs- sowie der Kontrollgruppe beobachteter Unterschiede als behandlungsbedingt.

Ein Dilemma der Bewertung von Arzneimitteln liegt darin, dass bei der Behandlung der Hypertonie, der koronaren Herzkrankheit, in der Psychiatrie, beim Rheuma u. a. Arzneimittel in einer lang dauernden, wenn nicht lebenslangen Behandlung eingesetzt werden; diese sind aber üblicherweise nur über eine relativ kurze Zeitspanne – bestenfalls über einige Monate und selten genug über ein Jahr – klinisch geprüft worden. Das heißt, dass in diesen Fällen bestimmte pharmakologische Wirkungen, die innerhalb der kurzen Beobachtungsperiode auftreten, anstelle der nur langfristig zu beurteilenden Wirksamkeit als Zielgrößen definiert werden. Die Zielgrößen dienen als sog. Surrogate der eigentlichen klinischen Wirksamkeit (»Surrogatparameter«, »Ersatzparameter«). Die Kenntnislücke besteht darin, dass wir bei vielen Krankheiten nicht ausreichend wissen, wie gut die Ersatzparameter tatsächlich als Prädiktoren für das weitere Krankheitsgeschehen, für die Lebensdauer und die Lebensqualität der Patienten geeignet sind. Welche Bedeutung hat u. a. die fibrinolytische Wiedereröffnung einer Koronararterie, die Steigerung der systolischen Auswurfgeschwindigkeit, die medikamentöse Senkung eines leicht erhöhten diastolischen Blutdrucks, die Senkung des Serumcholesterins **langfristig** tatsächlich? Wir wissen es nicht in dem Sinne, dass wir die Zusammenhänge ausreichend präzise quantifizieren können. Genau darin liegt ein großer Forschungsbedarf: aus besserer Kenntnis des Krankheitsgeschehens bei chronischen Krankheiten geeignete Prädiktoren zu finden für die Beurteilung der Wirksamkeit eines Arzneimittels und seines therapeutischen Nutzens im Hinblick auf Lebensdauer und -qualität der Patienten. Da diese Problematik zunehmend auch unter dem Gesichtspunkt der Kostenerstattung wichtig wird, werden Anstrengungen unternommen, geeignete Studienanordnungen zu finden, um auch Langzeitstudien erfolgreich durchführen zu können.

An die Erforschung des menschlichen Genoms werden große Erwartungen geknüpft, z. B. die durch bessere Kenntnis heute noch nicht oder nicht gezielt therapierbaren Krankheiten erfolgreich behandeln zu können. Insbesondere durch eine »Individualisierung« der Therapie - so die Erwartung - sei es durch entsprechende Auswahl eines Medikaments aus einer Palette von Medikamenten oder durch individuell angepasste Dosierung, erhofft man sich eine erfolgreichere, mit geringeren Nebenwirkungen behaftete Therapie.

1.14.4 Tierversuche

Tier- und andere Laborversuche schaffen Voraussetzungen für eine klinische Prüfung. Die Ergebnisse von Laboruntersuchungen sollten eine therapeutische Nutzungsmöglichkeit der pharmakodynamischen Wirkung der Substanz mindestens soweit erkennen lassen, dass es gerechtfertigt erscheint, das Arzneimittel überhaupt am Menschen zu testen. Das Risiko muss, soweit es aus den Tierversuchen auf Grund der Pharmakodynamik, der Pharmakokinetik und der Toxizität abschätzbar ist, dem ins Auge gefassten Anwendungszweck des Arzneimittels angemessen sein. Die Möglichkeit toxischer Wirkungen kann bei der Behandlung einer schweren Krankheit eher in Kauf genommen werden als bei Arzneimitteln, die zur Behandlung einer verhältnismäßig leichten Erkrankung vorgesehen sind, oder einer Erkrankung, für die bereits andere, mehr Sicherheit bietende Arzneimittel verfügbar sind. Umfang und Dauer der Toxizitätsversuche, die vor Beginn der klinischen Prüfung durchgeführt sein müssen, hängen von Art und Dauer der vorgesehenen Anwendung am Menschen ab. So kann für eine einmalige Gabe am Menschen ein Toxizitätsversuch über wenige Tage ausreichen, während eine längere Anwendungsdauer Tierversuche über mehrere Monate voraussetzt. Gelegentlich kann es aufgrund der ersten Ergebnisse am Menschen erforderlich werden, das weitere klinische Programm aufzuschieben oder zu unterbrechen, um neue Tierversuche durchzuführen.

Die Übertragbarkeit jedes Einzelergebnisses aus Tierversuchen auf den Menschen wird oft zum Kriterium für Wert und Unwert des Tierexperiments überhaupt erhoben, doch geht eine solche Forderung am Kern des Problems vorbei. In vielen Fällen werden biologische »Gesetzmäßigkeiten«, wenn sie einmal bei einer Spezies entdeckt wurden, bei anderen Spezies wieder gefunden, bei wieder anderen nicht. Der Schluss von einer Spezies auf eine andere ist ein Analogieschluss, seine Richtigkeit im Einzelfall nicht vorhersagbar. Analogien werden umso häufiger beobachtet, je näher sich zwei Arten phylogenetisch stehen. Daher ist es nicht verwunderlich, wenn beim Vergleich pharmakologischer oder toxikologischer Daten, die an verschiedenen Laboratoriumstieren erhoben wurden, zum Teil Übereinstimmungen und zum Teil Abweichungen vorkommen. Ähnliches gilt für den Vergleich tierexperimenteller Ergebnisse mit Beobachtungen am Menschen, deren Übereinstimmung größer ist, als oft vermutet wird. Die Rolle des Tierexperiments wird missverstanden, wenn es als Instrument zur Vorhersage von Reaktionen des menschlichen Organismus aufgefasst wird, das von der Notwendigkeit der unmittelbaren Beobachtung am Menschen entbindet. Im Gegenteil, der Tierversuch liefert durch die von ihm abgeleiteten Hypothesen die Voraussetzung für die Prüfung am Menschen. Der therapeutische Nutzen eines Arzneimittels und das mit ihm verbundene Risiko können jedoch nur nach Anwendung am Menschen **abgeschätzt** werden.

Um eine Prüfung verantwortungsvoll planen zu können, muss der verantwortliche klinische Prüfer über die Ergebnisse der vorangegangenen pharmakologisch-toxikologischen Untersuchungen unterrichtet sein. Der klinische Prüfer sollte daher mit den für die pharmakologischen und toxikologischen Untersuchungen Verantwortlichen persönlich zusammentreffen, damit diese ihre Daten und deren Aussagekraft unmittelbar erläutern können.

1.15 Die Phasen der klinischen Prüfung

1.15.1 Erstmalige Anwendung eines neuen Arzneimittels am Menschen

Die Phase I der **klinischen Prüfung** (Erstanwendung am Menschen) wird i. A. an gesunden Probanden durchgeführt. Es gibt aber Ausnahmen, die es erforderlich machen, schon diese Versuche an Patienten durchzuführen, z. B. wenn die Untersuchung an gesunden Versuchspersonen mit für die Probanden nicht zu vertretenden Risiken verbunden ist (z. B. bei Zytostatika). Auch in Fällen, in denen pharmakodynamische Wirkungen an Probanden aufgrund des vorgesehenen Anwendungsgebietes nicht zu erwarten sind, sind humanpharmakologische Untersuchungen angezeigt, da sie Aussagen über die Verträglichkeit und Pharmakokinetik erlauben (z. B. Antihypertensiva, Antibiotika).

Die human-pharmakologischen Untersuchungen sollen vor allem Anhaltspunkte liefern über die

- **Verträglichkeit**: Treten unerwünschte Wirkungen, vor allem unerwartete auf? In welchem Verhältnis stehen sie zur erwarteten erwünschten Wirkung, sind sie im Hinblick auf das vorgesehene Anwendungsgebiet vertretbar? Ist eine Fortsetzung der klinischen Prüfung unter Risikogesichtspunkten gerechtfertigt?
- **Wirkungen**: Werden die erwünschten pharmakodynamischen Effekte auch beim Menschen beobachtet? Rechtfertigen sie die Fortsetzung der klinischen Prüfung? Werden pharmakodynamische Effekte beobachtet, die eine Änderung des vorgesehenen Anwendungsgebietes erforderlich machen?
- **Pharmakokinetik**: Wird der Wirkstoff resorbiert? Welche Plasmakonzentrationen werden für welchen Zeitraum erreicht? Wie wird der Wirkstoff beim Menschen inaktiviert, metabolisiert, ausgeschieden? Mit welcher Geschwindigkeit erfolgt die Ausscheidung (Kumulation nach Mehrfachgabe?, altersabhängig?)? Treten unbekannte Metaboliten auf, die ein Risiko darstellen können?
- **Dosierung**: Welche Dosen, ggf. welche Dosierungsintervalle sind für die weiteren klinischen Prüfungen zu empfehlen? Toleranz bei wiederholter Gabe?

Falls die Ergebnisse dieser 1. Phase die weitere Prüfung des Arzneimittels rechtfertigen, kann die nächste Phase der Untersuchung am Menschen begonnen werden.

1.15.2 Der kontrollierte klinische Versuch

Die Methode des kontrollierten klinischen Versuchs wird hier dargestellt als das Verfahren, das am häufigsten verwendet wird und mit dem ausreichende Erfahrung vorliegen, um erwünschte und unerwünschte Wirkungen eines Mittels feststellen zu können. Der kontrollierte klinische Versuch ist charakterisiert durch eine (zeitgleiche) Beobachtung einer Kontrollgruppe, die randomisierte Zuteilung zu Behandlungs- bzw. Kontrollgruppe. Sehr häufig ist es zwingend notwendig, beispielsweise bei Erhebung von subjektiven Parametern, eine Verblindung von Patient und Arzt vorzunehmen. Dabei weiß weder Patient noch Arzt, welcher Patient die Kontrollbehandlung und welcher Patient die zu prüfende Behandlung erhielt. Ein im Voraus niedergelegter Prüfplan, der auch Gegenstand der Begutachtung der Ethikkommission ist, muss die klinische Studie detailliert beschreiben. Im Einzelnen:

- ► der theoretische Hintergrund der klinischen Studie,
- ► die Wahl der Hauptzielgröße zur Bestimmung der Wirkungen und wichtigen Nebenwirkungen,
- ► die Begründung der Kontrollbehandlung,
- ► die Auswahlkriterien für die einzubeziehenden Patienten,
- ► die Schätzung, wie viele Patienten notwendig sind, um einen Effekt zeigen zu können,
- ► das Vorgehen bei der Auswertung der Ergebnisse.

Diese Art der detaillierten Untersuchungsplanung soll gewährleisten, dass vor Beginn der Untersuchung ausreichend darüber nachgedacht wurde, die vorgenommenen Vergleiche so anzulegen, dass ihre Ergebnisse, **statistisch akzeptiert** und **klinisch relevant** interpretierbar sind. Sie müssen erkennen lassen, inwieweit sie über die untersuchte durch die Einschlusskriterien definierte Patientengruppe hinaus generalisierbar sind.

Der kontrollierte klinische Versuch wird an Patienten durchgeführt, die an der Erkrankung leiden, für deren Behandlung das Arzneimittel vorgesehen ist.

Klinische Prüfung – Prüfplan

Der Prüfplan soll u. a. Angaben enthalten über:

- ► die vorgesehenen Prüfer und Prüforte;
- ► die zu untersuchenden Parameter, die verwendeten Messverfahren und ihre Validierung;
- ► die Zahl der Patienten in Prüf- und Kontrollgruppe;
- ► Art und Inhalt der Aufklärung und Einholung der Zustimmung zur Teilnahme an der klinischen Prüfung und zur Aufzeichnung und Weitergabe von Krankheitsdaten an Auftraggeber und Behörde:
- ► die Kriterien, nach denen Patienten in die Prüfung aufgenommen oder aus ihr ausgeschlossen werden sollen;
- ► die Behandlung in den einzelnen Gruppen;
- ► die Kodierung und gegebenenfalls die Dekodierung der Patienten bei doppelblinden Prüfungen;
- ► die Erhebung und Dokumentation unerwünschter Wirkungen;
- ► Prüfungsablauf, Zeitplan und Dauer der Prüfung;
- ► Kriterien für den Abbruch der Prüfung an einzelnen Patienten und insgesamt;
- ► die biometrische Auswertung der Prüfung;
- ► weitere für die Prüfung wichtige Handlungsanweisungen.

Die Beurteilung gewünschter und unerwünschter Wirkungen erfolgt im Allgemeinen i. Vgl. mit einer Standardtherapie, nur in Ausnahmefällen im Vergleich mit einem **Placebo**. Ein Placebo ist ein Scheinpräparat, das dem Prüfpräparat in Aussehen und Geschmack gleicht, aber den zu prüfenden Wirkstoff nicht enthält. Seine Anwendung muss unter dem Gesichtspunkt ärztlicher Verantwortung bei der jeweiligen Erkrankung vertretbar sein.

Erfolgt die Prüfung gegen Placebo oder wird von der Überlegenheit des Prüfpräparates gegenüber einer Standardbehandlung ausgegangen, so wird in der biometrischen Auswertung die Hypothese getestet, dass kein Unterschied im Ausmaß der gewünschten Wirkung besteht (Nullhypothese). Sind die Ergebnisse statistisch (bei einem üblichen Testniveau von $p<0{,}05$) nicht mit dieser Hypothese vereinbar, wird die im Prüfplan zuvor formulierte Alternativhypothese als wahr angenommen, nämlich dass das untersuchte Arzneimittel ein größeres Ausmaß an erwünschter Wirkung besitzt. Als Faustregel gilt: Je mehr Patienten notwendig sind, um eine überlegene erwünschte Wirkung gegenüber der Kontrollmedikation zu belegen, desto geringer ist der Unterschied zwischen beiden Behandlungen. Häufiger ist das Ziel jedoch bescheidener: Es soll die Gleichwirksamkeit des Prüfpräparates und eines eingeführten Wirkstoffs nachgewiesen werden. In diesem Fall wird geprüft, ob das neue Arzneimittel sich im Ausmaß der erwünschten Wirkung klinisch nicht relevant vom dem Arzneimittel, das als Standardbehandlung angesehen wird, unterscheidet. Statistisch wird geprüft, ob das Konfidenzintervall für die Schätzung des relativen Vergleichs mit einer bestimmten Wahrscheinlichkeit vollständig in dem im Prüfplan vorher festgesetzten therapeutischen Äquivalenzbereich liegt. Im Allgemeinen muss zum Nachweis der therapeutischen Äquivalenz eine wesentlich höhere Zahl von Patienten in die Studie einbezogen werden, als dies für den Nachweis der Überlegenheit der Fall ist.

Um die Studienergebnisse vergleichen und verallgemeinern zu können, ist eine statistisch einwandfreie Zuordnung der Patienten zum Behandlungs- und Kontrollkollektiv erforderlich. Diese erfolgt i. d. R. durch Zufallszuteilung der Patienten in die beiden Gruppen, wobei auch kleinere homogene Untergruppen (Schichten) gebildet werden können.

Die größte Aussagekraft wird im Allgemeinen einer **Doppelblindstudie** zugebilligt, bei der weder der Arzt noch der Patient während der Behandlung wissen, zu welcher der beiden Gruppen der Patient gehört. Selbstverständlich muss die Möglichkeit gegeben sein, sofort aufzudecken, welches Arzneimittel im konkreten Fall gegeben wurde, wenn der Zustand des Patienten es erfordert. Dieser Versuchstyp schließt Fehlbeurteilungen durch Suggestivität und Erwartungshaltung bei Arzt und Patient am ehesten aus, ist jedoch nicht immer anwendbar. Beim einfachen Blindversuch weiß der Arzt, welches Arzneimittel der Patient erhält, während in offenen Studien alle Beteiligten, Arzt und Patient, über die Therapie im Einzelfall informiert sind.

Wegen der unterschiedlichen sequentiellen Fragestellung unterscheidet man Phase II der klinischen Prüfung von Phase III. Als Hauptziel der Phase II ist die Ermittlung des Dosisbereichs, innerhalb dessen ein Ausmaß an erwünschter Wirkung auftritt, von dem man annimmt, das es langfristig zu therapeutischen Ergebnissen führt. Im Allgemeinen sind zwischen 100 bis 300 Patienten ausreichend, um diese Ziel zu erreichen. In Phase III wird dann mit ein oder zwei der Dosen aus dem in Phase II ermittelten Dosisbereich in so genannten konfirmatorischen Studien (s. oben: Beschreibung der klinische Studie) ein statistisch gesicherter Beleg der therapeutisch gewünschten Wirkung geführt. Die Anzahl der Patienten, die für einen statistischen Beleg notwendig sind, hängt von mehreren Größen ab: Größe des Unterschieds zwischen Kontrollbehandlung und Behandlung mit dem zu testenden Arzneimittel, Schwankungsbreite der Zielgröße (interindividuelle Variabilität/intraindividuelle Variabilität) und Wahl des Testniveaus ($p<0,05$ oder $<0,01$). Für die Zulassung liegen i. A. Ergebnisse aus mindestens zwei klinischen Studien vor; dies ist ein regulatorisches Erfordernis, das sich aus der Notwendigkeit ergibt, die Ergebnisse einer Studie zumindest einmal zu reproduzieren (»Verallgemeinerbarkeit«). Somit liegen bei Zulassung meist Erfahrungen an einigen hundert bis mehreren tausend Patienten vor.

Arzneimittelprüfung

Die vor einer Zulassung obligate Arzneimittelprüfung unterliegt den Regeln des Arzneimittelgesetzes. Prüfungen am Menschen sind von einer unabhängigen Ethikkommission zu genehmigen.

Tier- und Laboruntersuchungen sind Voraussetzungen für eine klinische Prüfung bei Menschen. Ihre Ergebnisse sind nur bedingt auf die Arzneimittelanwendung am Menschen übertragbar. Für chronische Krankheiten werden Surrogat-Parameter als Studienendpunkte gewählt. Ihre Qualität bestimmt die Validität der Studienaussage.

Die Phase III wird oft multizentrisch durchgeführt, das heißt gleichzeitig und nach einheitlichem Prüfplan in mehreren Kliniken und an mehreren Orten, häufig auch in mehreren Ländern. Je nach dem vorgesehenen Anwendungsgebiet des Arzneimittels sollten auch niedergelassene Ärzte in die Prüfung einbezogen werden. »Klinische Prüfung« ist ein Fachterminus, der nicht besagt, dass die Prüfungen in Kliniken durchzuführen sind. Prüfungen, die nur stationär durchgeführt wurden, sind im Gegenteil oft wenig aussagefähig, wenn die Arzneimittel später vor allem ambulant eingesetzt werden. Umgebung, Lebensrhythmus und Ernährungsweise spielen eine große Rolle, sodass die klinische Prüfung auch unter den Bedingungen erfolgen sollte, unter denen das Arzneimittel tatsächlich angewendet werden wird.

Die nach Abschluss der Phase III vorliegenden Ergebnisse sollen eine Entscheidung über die Zulassung des Arzneimittels ermöglichen.

1.15.3 Überwachung nach der Zulassung

Die tierexperimentellen und klinischen Untersuchungen vor der Zulassung eines Arzneimittels erlauben eine erste vorläufige Abschätzung von Wirksamkeit und Unbedenklichkeit, die durch breite Anwendung des Arzneimittels nach seiner Zulassung an Zuverlässigkeit gewinnt. Daher haben Studien, die zeigen, wie wirksam und sicher das Arzneimittel wirklich ist, nach Zulassung und Markteinführung (Phase IV) große Bedeutung. Zur Erhöhung der Sicherheit wird man bei besonders risikoreichen neuen Wirkstoffen zur Behandlung besonders schwerer Erkrankungen künftig auch beschränkte Zulassungen erwägen können, z. B. nur für bestimmte Krankenhäuser bzw. Ärzte, die in besonderer Weise zur Behandlung und Überwachung solcher Patienten vorbereitet sind.

Die Phase IV der klinischen Prüfung dient auch der Abwägung und Erfassung des mit der Anwendung des Arzneimittels verbundenen Risikos. Sie kann zu einer Neubewertung des therapeutischen Nutzens oder zu Veränderungen des Indikationsbereichs führen. Erst die in Jahren der therapeutischen Anwendung gesammelten Erfahrungen erlauben eine Einordnung des Arzneimittels in den Rahmen der verfügbaren Behandlungsmöglichkeiten. Untersuchungen mit zugelassenen Arzneimitteln müssen der kassenärztlichen Bundesvereinigung sowie dem Bundesinstitut für Arzneimittel und Medizinprodukte gemeldet werden.

Die Untersuchungen dieser Phase IV können retrospektiv oder prospektiv angelegt sein. **Prospektive Studien** werden, wie es in den Phasen II und III der Fall ist, in die Zukunft geplant, wobei die Merkmale definiert und die Zuteilung der Patienten oder Probanden (z. B. bei Kontrazeptiva) zu den verschiedenen Gruppen im Hinblick auf gute Vergleichbarkeit geplant werden können. Diese Gruppen von Patienten oder Probanden (**Kohorten**) werden dann hinsichtlich der festgelegten Merkmale bis zu definierten Endpunkten beobachtet.

Bei retrospektiven Studien wird hingegen von Trägern bestimmter Merkmale, z. B. Patienten, bei denen bestimmte unerwünschte Wirkungen aufgetreten sind, ausgegangen und i. Vgl. mit einer außer dem Merkmal gleichartigen Kontrollgruppe geprüft, ob ein Zusammenhang mit der Einnahme bestimmter Arzneimittel besteht. In derartigen Fall-Kontroll-Studien werden die Daten der Untersuchungsgruppen aus Behandlungsunterlagen, Nachuntersuchungen oder Befragungen gewonnen.

Prospektive Studien haben zwar i. A. einen höheren Aussagewert als retrospektive Studien, erfordern jedoch wesentlich mehr Zeit und Aufwand, weshalb bei aktuellen Fragen zur Beurteilung des Verdachts unerwarteter unerwünschter Wirkungen retrospektive Erhebungen bevorzugt werden.

Neben den prospektiven Studien der Phase IV, die experimentellen Charakter haben, und für die alle rechtlichen, ethischen und methodischen Regeln der Phasen I-III der klinischen Prüfung gelten, gibt es, v. a. zur besseren Abschätzung von Art und Häufigkeit unerwünschter Wirkungen, die sog. **Anwendungsbeobachtung**. Bei dieser darf kein Einfluss auf die ärztlichen diagnostischen und therapeutischen Entscheidungen ausgeübt werden. Es werden keine über die übliche Behandlung hinausgehenden prüfungsbedingten Maßnahmen ergriffen. Die behandelnden Ärzte dokumentieren lediglich den Verlauf der Erkrankung und der Behandlung einschließlich aller unerwünschten Ereignisse für eine Auswertung durch die Herstellerfirmen. Seriöse Anwendungsbeobachtungen sind nicht zu verwechseln mit den Praktiken mancher Herstellerfirmen, durch ihre Ärztebesucher niedergelassene oder Krankenhausärzte durch Honorare zur Verschreibung ihrer Präparate zu verführen. Derartige Beobachtungen ergeben keine Resultate, die für die Bewertung des Arzneimittels von Nutzen sind.

Eine besondere Form der Erhebung ist die Intensivüberwachung der Arzneitherapie, wie sie weltweit an zahlreichen klinischen Zentren, jeweils in Zusammenarbeit mit den staatlichen Arzneimittelüberwachungsbehörden, durchgeführt wird. Dabei werden sowohl Daten über Art und Häufigkeit unerwünschter Wirkungen als auch über die Zuverlässigkeit der therapeutischen Wirksamkeit und über Interaktionen zwischen gleichzeitig gegebenen Arzneimitteln erhoben. In diese Überwachungsprogramme sollten auch niedergelassene Ärzte einbezogen werden, da ein großer Teil der Arzneimittel nie oder selten stationär, sondern fast ausschließlich ambulant angewendet wird. In diesem Zusammenhang ist auch die Mitarbeit der Ärzte bei Beobachtung und Erfassung unerwünschter Wirkungen als Voraussetzung für die Risikobewertung immer wieder anzumahnen.

Die Bewertung eines Arzneimittels ist nie endgültig, auch nicht Jahre nach der Zulassung und Markteinführung. Genauso wie sich neue, überraschende Anwendungsgebiete ergeben können, können sich auch neue unerwünschte Wirkungen ergeben. Besonders schwierig ist die Bewertung des therapeutischen Nutzens bei Arzneimitteln zur Behandlung chronischer Krankheiten oder zur Vorbeugung von drohenden Komplikationen wie z. B. eines cerebralen Insults oder eines zweiten Infarkts. Das Dilemma liegt darin, dass in der klinischen Prüfung i. d. R. Wirkungen untersucht und beobachtet werden, woraus zwar Schlüsse auf die Wirksamkeit bei akuten Krankheiten und für »Surrogatendpunkte« gezogen werden können. Wie oben ausgeführt, bieten Interventionsstudien ein geeignetes methodisches Vorgehen, die therapeutische Wirksamkeit von Behandlung chronischer Erkrankungen abzuschätzen. Sie haben jedoch den für den pharmazeutischen Unternehmer schmerzhaften (weil kostenträchtigen) Nachteil, dass sie z. T. über viele Jahre hin durchgeführt werden müssen, bevor ihre Ergebnisse zur Verfügung stehen. Unter dem Druck begrenzter finanzieller Mittel können jedoch Therapieempfehlungen heute nur noch breite Akzeptanz finden, wenn sie durch derartige Studien begründet sind, die den Kern der evidenzbasierten Medizin ausmachen.

Weiterführende Literatur

Arzneimittelkommission der deutschen Ärzteschaft: www.akdae.de
Bekanntmachung der Neufassung der Allgemeinen Verwaltungsvorschrift zur Anwendung der Arzneimittelprüfrichtlinien (1995) Bundesanzeiger Nr. 96a
Directive 2001/83/EC of the European Parliament and of the Coucil of 6 November 2001 on the Community code relating to medicinal products for human use
Directive on Good Clinical Practice 2005/28/EC
Europäische Arzneimittelagentur EMEA: www.emea.eu.int
Fülgraff G Arzneimittelrecht. In: Handbuch des Verbraucherrechts. Luchterhand: Neuwied, Loseblattsammlung
Kloesel A und Cyran W (Hrsg.) Arzneimittelrecht-Kommentar, bearbeitet von Feiden K und Pabel H. Deutscher Apotheker Verlag Stuttgart, Loseblattsammlung
Spilker B (1991) Guide to Clinical Trials. Raven Press: New York

2 Komplementär- und Alternativmethoden

K. Brune, U. Gundert-Remy, B. Lemmer

Die Anwendung von Komplementär- und Alternativmethoden, wie Homöopathie, anthroposophische Arzneimittel, Bachblütentherapie, und andere besondere Heilweisen entziehen sich der wissenschaftlichen Bewertung. Auf sie sind die üblichen Kriterien der wissenschaftlichen Beweisführung für evidenzbasierte Empfehlungen nicht anwendbar oder ihre Anwendung und die Anwendung der nötigen Methode wird von den Vertretern dieser Therapieformen wegen eines besonderen Ansatzes der Medizin explizit abgelehnt. So hat Samuel Hahnemann, der Begründer der Homöopathie, die **individualisierte** Therapie als die einzig Richtige definiert und die Bildung von Gruppen, die nach gleichen Kriterien behandelt und mit einer Kontrollgruppe verglichen werden, inhaltlich ausgeschlossen (jeder Patient ist anders!). Ähnliches gilt für die jüngere, aber in wesentlichen Teilen mit der Homöopathie verwandte Bachblütentherapie.

Die Phytopharmakologie akzeptiert grundsätzlich die Regeln des wissenschaftlichen Beweises. Es gibt jedoch Vertreter, welche postulieren, dass der Gesamtgehalt an Wirkstoffen von Heilpflanzen beim therapeutischen Einsatz beim Menschen eine synergistische, therapeutische Wirkung entfaltet, die weit über das hinausgeht, was isolierte Einzelwirkstoffe einer Heilpflanze erzielen können. Mit anderen Worten: Der **Gesamtextrakt** von **Digitalis purpurea** soll wirksamer und/oder verträglicher als Digitoxin sein. Für dieses Konzept ist der wissenschaftliche Nachweis schwer zu erbringen, zumal die Standardisierung der pflanzlichen Extrakte meist über einen **einzelnen** Inhaltsstoff (»Leitsubstanz«) erfolgt. Dabei wird der Gehalt anderer möglicher Wirk- oder Schutzstoffe nicht miterfasst. Er ist daher von der Art der Herstellung des Extrakts abhängig und kann von Extrakt zu Extrakt unterschiedlich sein. Daher ist die Übertragung der Ergebnisse einer Therapiestudie (durchgeführt mit einem bestimmten Extrakt) auf einen anders hergestellten Extrakt nicht möglich.

Mit Interesse kann man verfolgen, dass auch innerhalb der Befürworter und Begründer von Alternativ- und Komplementärmethoden erhebliche Zweifel an der jeweils anderen Heil(s)methode herrschen. Sie schlagen sich z. B. in der gegenseitigen Methodenkritik nieder. So kann man über das Leben von Dr. Eduard Bach, einem ehemaligen Immunologen und Mikrobiologen, Folgendes lesen:

> »Trotz immenser Heilerfolge war Bach […] mit seiner Arbeit unzufrieden. Zum einen wollte er nicht auf Dauer mit […] als homöopathische Arznei aufbereiteten Darmbakterien arbeiten und suchte nach pflanzlichen Alternativen; zum anderen sah er Krankheit als Folge einer Disharmonie zwischen Körper und Seele des Menschen an und forschte nach Möglichkeiten für eine Behandlung derer eigentlichen Ursachen im Gemütsbereich. Um sich ganz der Forschung widmen zu können, gab er schließlich seine […] Praxis […] auf und zog aufs Land. Aufgrund seiner ausgeprägten Sensitivität fand er […] 38 Pflanzen, die in ihren Schwingungen 38 archetypischen Seelenzuständen des Menschen entsprechen. Gleichzeitig entwickelte er eine völlig neue Methode, um daraus Heilmittel herzustellen. Das in der Homöopathie übliche Potenzierungsverfahren erwies sich dazu als ungeeignet.« [1]

Es kann nicht das Ziel dieses Kapitels sein, eine gründliche Analyse aller in der deutschen Öffentlichkeit hoch bewerteten Alternativ- und Komplementärmethoden durchzuführen, obwohl – wie eine neue Umfrage zeigt – mehr als 50 % der Deutschen diese Methoden anwenden und ihnen sogar oft den Vorzug geben gegenüber der »evidenzbasierten« Schulmedizin.[2] Wir wollen uns in diesem Artikel darauf beschränken, sehr knapp drei Komplementär- und Alternativmethoden anzusprechen:

1. Homöopathie/Bachblütentherapie
2. Phytotherapeutika/Pflanzenextrakte
3. Akupunktur/Manualtherapie.

2.1 Homöopathie/Bachblütentherapie

Die Homöopathie (homoios »gleich, gleichartig, ähnlich« pathein »leiden«) ist eine kontrovers diskutierte alternative Heilmethode, deren Prinzipien von Samual Hahnemann um 1800 formuliert wurden. Die Homöopathie behandelt Krankheiten nach dem Grundsatz **similia similibus curentur** (lat. »Ähnliches werde durch Ähnliches geheilt«). Zu diesem Zweck werden Substanzen, von denen bekannt ist oder angenommen wird, sie könnten bei gesunden Menschen der Krankheit ähnelnde Symptome hervorrufen, in starker Verdünnung verabreicht. Das Verfahren zur Verdünnung wird von Homöopathen »Potenzieren« genannt, weil sie glauben, dass durch eine schrittweise Verdünnung nach festen Regeln (Schütteln, Verreiben) Energie zugeführt wird, die die Wirkung der Substanz verstärkt.

Eine Grundüberlegung der homöopathischen Medizin ist, dass Krankheit eine Gesamtheit von Krankheitszeichen und Symptomen darstellt und mit einer »Verstimmung der Lebenskraft« gleichgesetzt wird. Gemäß Hahnemanns Hauptwerk »**Organon**« sind sowohl Krankheiten als auch deren Behandlungen als »Affectionen« der Lebenskraft zu verstehen. Eine »Affection« kann nur durch eine andere, auf einem anderen Mechanismus beruhende, aber in ihrem Ergebnis ähnliche »Affection« dauerhaft ausgelöscht werden. Daher sei ein Krankheitszustand durch eine Arznei zu heilen, die bei Gesunden einen ähnlichen Krankheitszustand mit einem ähnlichen Symptombild hervorruft. Nach Hahnemann geschieht die Heilung einzig durch die Umstimmung der Lebenskraft: Dadurch werde die Gesamtheit der Symptome aufgehoben. Diese Umstimmung der Lebenskraft sei durch kleine, geschüttelte

---

1 Dietmar Krämer, Neue Therapien mit ätherischen Ölen und Edelsteinen, Ansata-Verlag, München bzw. http://www.sanfte-therapien.de/

2 Härtel U, Volger E (2004) Use and acceptance of classical natural and alternative medicine in Germany – findings of a representative population-based survey. Forsch Komplementarmed Klass Naturheilkd. 11(6): 327–34

oder verriebene (»dynamisierte«) Gaben von Substanzen zu erreichen.

Die Homöopathie stützt sich auf drei therapeutische Prinzipien:

1. das Simile- oder Ähnlichkeitsprinzip (**similia similibus curentur,** s. oben), nach dem ein Patient mit einem Mittel behandelt wird, das bei einem Gesunden ähnliche Symptome hervorruft, wie sie der kranke Patient zeigt;
2. die Arzneimittelprüfung hat am Gesunden zu erfolgen, nicht am Patienten;
3. weiterhin müssen individuell Krankheiten und ihre Symptome erfasst und behandelt werden. Eine Gruppenbildung (z.B. Pneumonien) ist ausgeschlossen.

Zur Therapie werden »potenzierte« Arzneimittel verwendet. Die Arzneimittel werden durch stufenweise durchgeführtes Potenzieren aus Urtinkturen (pflanzlichen und tierischen Ursprungs (Symbol: Ø) oder mineralischen und chemischen Ursprungs (Symbol O)) und aus indifferenten Verdünnungsmitteln wie Alkohol, destilliertem Wasser, Glycerin und Milchzucker hergestellt. Mit der Potenzierung erfolgt die »Übertragung« der »Energie« auf das Lösungsmittel. Zur Verdünnung (Potenzierung) sind nur entsprechend ausgebildete Ärzte und Apotheker berechtigt.

Homöopathische Arzneimittel werden flüssig (Dilution) oder als Globuli, in tiefen Potenzen auch in Form von Tabletten angewendet.

Es gibt in der klassischen Homöopathie drei verschiedene Verfahren zur Potenzierung mit je unterschiedlichen Verdünnungsschritten:

D (Dezimal)-Potenzen:	Verdünnung: 1:10
C (Centisimal)-Potenzen:	Verdünnung: 1:100
Q oder LM (Quinquagintamillesimal):	Verdünnung: 1:50.000

Schon bei der C3 ist nur noch ein Millionstel der Ausgangssubstanz enthalten. Jenseits der statistischen Nachweisgrenze (Gesetz von Avogadro), also ca. ab der C12, ist keine Materie mehr in den Arzneien enthalten. Hahnemann bezeichnete so hergestellte Arzneien deshalb auch als »geistartig« oder »dynamisch«, die Potenzierung wurde auch »Dynamisation« genannt. Die »Wirkung« wird damit von der zugeführten »Energie« getragen. Da ultrahohe Verdünnungen besonders hohe Energiezufuhr erhalten haben, gelten sie bei manchen Homöopathen als »gefährlich«.

Bis heute konnte in keiner den wissenschaftlichen Anforderungen genügenden Studie eine über den **Placebo-Effekt** hinausgehende **Wirksamkeit** homöopathischer Arzneimittel nachgewiesen werden. In der ◻ Tab. 2.1 sind Metaanalysen und Übersichten zum Vergleich homöopathischer Medizin mit entsprechenden Kontrollstudien aufgeführt. Erfolge der Homöopathie, die einigen Studien nachgesagt werden, können nach strengen wissenschaftlichen Kriterien mit methodischen Mängeln bzw. verzerrenden Einflüssen im Studiendesign erklärt werde. Dies zeigt auch eine jüngste Metaanalyse im Lancet 2005 (◻ Tab. 2.1).

Der fehlende Beleg der Wirksamkeit wird häufig mit der Forderung nach weiteren (besseren) Studien verknüpft. Da Wirkungslosigkeit grundsätzlich nicht beweisbar ist, erhebt sich die Frage, ob weitere Forschungsgelder in diese offensichtlich immer frustanen Bemühungen fließen sollen.

2.2 Phytotherapeutika/Pflanzenextrakte

2.2.1 Historie

Die Therapie mit Pflanzen und Pflanzenextrakten hat historische Wurzeln: Bekannt ist die Behandlung der Herzinsuffizienz mit **Digitalis purpurea** (Teezubereitung) oder die Behandlung von Malariaanfällen mit Chinarinde. Mittlerweile ist es jedoch gelungen, die wirksamen Inhaltsstoffe/den wirksamen Inhaltsstoff zu identifizieren und diese/n – in gleich bleibender Qualität synthetisch hergestellt – zur Therapie zur Verfügung zu stellen. Die Sicherung der gleich bleibenden Mengen der Inhaltsstoffe sowie der gleich bleibenden Qualität sind ein äußerst problematisches Gebiet der Phytotherapie, da die wirksamen Bestandteile in Pflanzen in Abhängigkeit von lokalen Witterungs- und anderen Wachstumsbedingungen extrem schwanken können. Studien zu Gehalten von Johanniskrautextrakt (Hypericum) aus unterschiedlicher Herstellung wiesen Schwankungen von 22% bis 140% des deklarierten Inhalts auf.[3] Damit ist eine Therapie wegen unklarer Dosis selbst mit Phytopharmaka, für deren Inhaltsstoffe ein gewisser Effekt in klinischen Studien gezeigt werden konnte, äußerst unsicher.

Auch in jüngster Zeit gelang es, wirksame Komponenten in Pflanzen zu finden. Beispiele sind Artemisin, ein Malariamittel aus **Artemisia annua** L, und Taxol, ein Zytostatikum, welches aus der Rinde von **Taxus brevifolia** gewonnen werden kann. Heutzutage werden diese wirksamen Medikamente jedoch nicht als Gesamtextrakte aus den Pflanzenteilen, sondern nur als isolierte Substanzen in exakter Menge therapeutisch eingesetzt.

In Europa werden Phytopharmaka von einem Ausschuss bei der Europäischen Agentur für die Bewertung von Arzneimitteln (EMEA) bewertet. Dieser Ausschuss schlägt vor, bei der Bewertung der klinischen Wirksamkeit mit zwei Standards zu arbeiten. Traditionell verwendete Phytopharmaka sollen alleine basierend auf der Tatsache zugelassen werden, dass sie schon immer verwendet wurden, d.h. die klinische Wirksamkeit ist nicht nachgewiesen. Für Phytopharmaka mit gut etabliertem Gebrauch in der Medizin sollen Belege für die klinische Wirksamkeit unterschiedlicher Evidenzklassen akzeptiert werden. Dieser Vorschlag entspricht in etwa dem bisherigen Vorgehen bei der Zulassung von Phytopharmaka für den deutschen Markt.

---

[3] Fong HHS (2002) Integrative Cancer Therapies 1: 287-293

Tab. 2.1. Studien zur Wirksamkeit von homöopathischen Arzneimitteln

Wirkstoff	Diagnose	Studienart	Beurteilung	Literatur
homöopathische Medizin	verschiedene klinische Studien	▶ Metaanalyse ▶ doppelblind oder randomisiert placebokontrolliert ▶ 119 Studien, davon 89 mit adäquaten Daten für Metaanalyse	▶ Ergebnisse nicht vollständig durch Placebo-Effekte erklärbar ▶ Forderung nach systematischen und rigorosen Studien	Linde et al. (1997) The Lancet 350: 834
Echinacea Saft	Infekte der oberen Atemwege (3 Infekte in 4 Monaten)	▶ randomisiert ▶ doppelblind ▶ placebokontrolliert ▶ Kinder 2–11 Jahre: 407 Kinder/337 Infekte	▶ nicht wirksam ▶ Therapie verbunden mit erhöhtem Risiko eines Ausschlags	Taylor et al. (2003) JAMA 290: 2824
Echinacea, verschiedene	Erkältungserkrankung	Review: ▶ 322 Artikel, dabei ▶ 9 placebokontrollierte Studien	positive Wirkung konnte nicht nachgewiesen werden	Caruso & Gwaltney (2005) Clin Inf Dis 40: 807
Echinacea, 3 verschiedene Extrakte	Stimulation durch Rhinovirus Typ 39	▶ 437 gesunde Freiwillige ▶ randomisiert placebokontrolliert bzw. Echinacea	keine klinisch signifikanten Effekte durch Infektion mit Rhinovirus	Turner et al. (2005) NEJM 353: 341
homöopatische Medizin	▶ Atemwegsinfekte ▶ Pollinosis und Asthma ▶ Operationen und Anästhetika ▶ neurologische und gastrointestinale Störungen ▶ Muskelbeschwerden	Review: ▶ Metaanalyse ▶ 110 placebokontrollierte homöopatisch ▶ 110 **gematchte** konventionelle Studien ▶ nur 21 homöopatische und 9 konventionelle Studien waren von hoher Qualität	die größeren Studien von hoher Qualität zeigten für homöopatische Medizin keine von Placebo unterschiedene Wirksamkeit, kleinere und schlechtere Studien zeigten geringe Effekte. **Folgerung:** Klinische Wirkungen von homöopathischer Medizin sind Placebo-Effekte	Shang et al. (2005) The Lancet 366: 726
▶ homöopathische Medizin C-30, ▶ 1 von 3 verschiedenen Präparaten nach Wahl (Calcarea carbonica Pulsatilla (Küchenschelle), Sulphur (Kalkerde)	Infekte der oberen Atemwege	▶ doppelblinder, placebokontrollierter, randomisierter Parallelgruppenvergleich ▶ 251 Kinder (12 Wochen)	keine Wirkung über Placebo hinaus	Steinbekk et al. (2005) Brit J Clin Pharmacol 59: 447
Komplementärmedizin: ▶ Hypnose ▶ Psychotherapie ▶ Akupunktur ▶ Chiropraxis	Enuresis nocturna	Review: ▶ 15 randomisierte kontrollierte Studien ▶ 1389 Kinder, davon 703 mit Komplementärmedizin behandelt	geringer Effekt, jedoch nur bei einzelnen kleinen Studien, davon einige mit dubioser Studienmethodik	Glazener et al. (2005) Cochrane Database Syst Rev, update 02/23
Komplementärmedizin: ▶ Akupunktur ▶ Homöopathie ▶ Phytotherapie ▶ Akupunktur	▶ Osteoarthritis ▶ rheumatoide Arthritis ▶ Rücken-/Nackenschmerzen	Review: ▶ **Phytotherapie:** 678 Fälle in 21 randomisierten Studien und 2 Übersichten ▶ **Homöopathie:** 798 Fälle in 2 systematischen Übersichten ▶ **Akupunktur:** 1059 Fälle, 1 systematische Übersicht, 4 randomisierte kontrollierte Studien	▶ keine eindeutigen Wirkungen der Komplementärmedizin ▶ Forderung nach strengen klinischen Studien	Weiner & Ernst (2004) Clin J Pain 20: 244

Tab. 2.1 (Fortsetzung)

Wirkstoff	Diagnose	Studienart	Beurteilung	Literatur
homöopathisches Oscillococcinum (Ektrakt aus Entenleber und -herz)	▶ Influenza ▶ influenza-ähnliche Syndrome	Review: ▶ 7 placebokontrollierte Studien ▶ 3 Präventionsstudien (n= 2265) ▶ 4 Behandlungsstudien (n= 1194)	▶ die Ergebnisse sind nicht ausreichend überzeugend eine Therapieempfehlung abzugeben ▶ präventiver Effekt nicht nachgewiesen	Vickers & Smith (2004) Cochrane Database Syst Rev
homöopathische Medizin	Asthma bronchiale	Review: 6 randomisierte Studien bei 556 Patienten (Beobachtungszeitraum mindestens 1 Woche)	kein überzeugender Hinweis einer positiven Wirkung	McCarney et al. (2004) Cochrane Database Syst Rev
homöopathische Medizin	Demenz	Review: randomisierte kontrollierte Studien mit mindestens 20 Patienten	es wurde keine Studie gefunden, die den Einschlusskriterien entsprach, daher ist eine Stellungnahme nicht möglich	McCartney et al. (2003) Cochrane Database Syst Rev
homöopathische Medizin	Geburtseinleitung	Review: nur 2 randomisierte, placebokontrollierte Studien wurden gefunden (n= 133 Frauen)	keine überzeugenden Daten Homöopathie zur Geburtseinleitung zu verwenden	Smith (2003) Cochrane Database Syt Rev

2.3 Wirksamkeit

In der von dem Ausschuss bei der Europäischen Arzneimittelbehörde vorgesehenen Indikationsformulierung werden die beiden Einteilungen auch für den Laien erkennbar unterschieden: Die ohne Wirksamkeitsbeleg im Markt zugelassenen Arzneimittel sollen mit der Formel: »Pflanzliches Arzneimittel, traditionell angewendet bei...« und einer Formulierung, dass die Anwendung alleine auf dem langen Gebrauch beruht, zugelassen werden. Aus der Formulierung der zweiten Klasse: »Pflanzliches Arzneimittel«, gefolgt von der Formel »für die Behandlung von ...«, »für die symptomatische Behandlung von ...« oder » für die Vorbeugung von ...«, geht jedoch nicht hervor, auf welcher Evidenz die Zulassung beruht.

Beispiele für die unterschiedliche Evidenz für die Wirksamkeit von gebräuchlichen Phytopharmaka sollen hier exemplarisch abgehandelt werden (Tab. 2.2):

1. Meeresdistel Silymarin-haltige Arzneimittel werden zur Behandlung von Lebererkrankungen eingesetzt. Eine 2005 durchgeführte Metaanalyse von klinischen Studien kam zu dem Ergebnis, dass Silymarin-haltige Arzneimittel den klinischen Verlauf der Krankheit von Patienten mit alkoholischer und/oder Hepatitis B bzw. C nicht signifikant beeinflussen. Phytopharmaka mit Echinacea-haltigen Inhaltsstoffen werden zur Behandlung der banalen Erkältungskrankheit eingesetzt, ohne dass der Beleg der Wirksamkeit in kontrollierten Studien geführt wurde. Unerwünschte Arzneimittelwirkungen (allergische Reaktionen) treten hingegen ohne Zweifel auf.
2. Für andere Phytopharmaka sind aus Studien, die den Standards der Zeit entsprechen, in der sie durchgeführt wurden, Belege für eine (geringfügige) klinische Wirksamkeit ableitbar (z. B. für Johanniskraut-Hypericum). Es fällt auf, dass nur wenige der Studien gegen Placebo durchgeführt wurden. Der Hinweis auf eine klinische Wirksamkeit beruht daher z. T. auf dem Beleg der Gleichwertigkeit mit zugelassenen Arzneimitteln, was, wenn deren Wirksamkeit nur geringfügig ausgeprägt ist, auch bedeuten kann, dass hiermit ein Placebo-Effekt bestätigt wird. Zusätzlich wurden in früherer Zeit für die Auswertung statistische Konzepte angewendet, die heute als obsolet betrachtet werden müssen.[4] Unter die nach überholtem Standard durchgeführten Studien fallen z. B. solche mit **Ginko biloba** Extrakt EGb 761 in der Behandlung der peripheren arteriellen Verschlusskrankheit. Auch die klinischen Studien zum Wirksamkeitsbeleg für Johanniskraut zur Behandlung der leichten bis mittelschweren Depression sind überwiegend als vergleichende Studien gegenüber einer medikamentösen Behandlung durchgeführt worden.[5] Es gibt in neuerer Zeit methodisch nach aktuellem Standard durchgeführte Studien, die sowohl eine gewisse Wirksamkeit, aber auch das Fehlen von Wirksamkeit von Rosskastanienextrakt bei Patienten mit venöser Insuffizienz belegen. In der Gesamtbewertung ergibt sich daher ein unklares Bild.
3. Für einige Phytopharmaka gibt es placebokontrollierte, adäquate Studien. Allerdings sind sie z. T. widersprüchlich. Eine Studie mit angemessener statistischer Auswertung zum Nachweis der Gleichwertigkeit mit einer Standardtherapie betrifft die Anwendung von Comfrey Extrakt im Vergleich zu Diclofenac-haltiger Salbe bei Knöcheldistorsion.[6]

---

[4] Röhmel et al.(2005) Bundesgesundheitsbl. Gesundheitsf. Gesundheitsschutz 48: 562–571

[5] Schulz V (2003) Bundesgesundheitsbl. 46: 1055–1060

[6] Predel HG et al. (2005) Phytomedicine 12: 707–714

Tab. 2.2. Studien zur Wirksamkeit von Phytopharmaka

Arzneimittel	Indikation	Art der Studie	Evidenz	Autor
Übersichten				
Meeresdistel (Silymarin)	Hepatitis B/C alkoholische Hepatitis	Übersicht	keine Wirkung	Rambaldi A et al. (2005) Am J Gastroenteol 100: 2583–2591
Echinacea	Erkältungskrankheit	Overview kontrollierte Studie	keine Wirkung	Melchart D et al. (2000) Cochrance Database Syst Rev 2: CD000530 Barrett BP et al (2003) N Intern Med 137: 939–946
Studien nach veraltetem Standard				
Ginko biloba Extrakt EGb 761	arterielle periphere Verschlusskrankheit	klinische Studie	unsichere Wirkung	Horsch S, Walter C, Intern J Clin Pharmacol Therap 2004, 42:63–72.
Studien mit aktiver Kontrolle und unsicherer Wirkung				
Johanniskraut	leichte bis mittelschwere depressive Verstimmung	Übersicht	unsichere Wirkung	Bilia AR et al. (2002) Life Science 70: 3077–3096
Studien mit methodisch aktuellem Standard und unsicherer Wirkung				
Rosskastanienextrakt	Venöse Insuffizienz	a) kontrollierte Studie: placebokontrolliert b) Übersicht	unsichere Wirkung	a) Ottilinger B, Greeske K (2001) BMC Cardiovascular Disorders 1: 1–5 b) Fricke U (2005) Arzneiverordnungsreport 2005: 941-953
Comfrey Extrakt	Knöcheldistorsion	kontrollierte Studie, Verum kontrolliert	unsichere Wirkung	Predel HG et al. (2005) Phytomedicine 12: 707–714

2.4 Risiken

Manche Vertreter der Phytotherapie, besonders aber medizinische Laien hängen der Ansicht an, Arzneimittel, welche aus Pflanzen hergestellt werden, könnten – da Natur – keine unerwünschten Wirkungen auslösen. Diese Auffassung ist falsch:

In einer Übersicht aus Daten, welche im amerikanischen **Toxic Exposure Surveillance** System erhoben wurden, lassen sich Abstufungen der Häufigkeit unerwünschter Wirkungen erkennen. Danach sind Yohimbin-haltige und Ephedra-haltige Produkte deutlich kritischer zu bewerten als Echinacea-enthaltende Produkte. Als unerwünschte Wirkungen traten schwerwiegende Wirkungen bei Ephedra-haltigen Produkten in einer Häufigkeit von 1% auf, darunter Schlaganfälle und Herzinfarkte.[7]

Auch wenn Echinacea-haltige Produkte als relativ sicher anzusehen sind, wurden der deutschen Arzneimittelbehörde schwerwiegende Reaktionen, nämlich drei anaphylaktoide Reaktionen und fünf anaphylaktische Schocks nach intravenöser oder intramuskulärer Injektion berichtet.[8] Hepatotoxische Effekte sind von Pyrrolizidinalkaloiden mit 1,2-Doppelbindung beschrieben. Nierenversagen, Nephritis und Tumore der Harnwege sind im Zusammenhang mit der Anwendung von Präparationen beschrieben worden, welche Aristolochia enthalten.

Auch Interaktionen sind möglich. So ist eine verringerte Wirkung von einer Vielzahl von Arzneimitteln, unter ihnen auch HIV reverse Transkriptaseinhibitoren (Nevirapin, Efavirenz) und (Indinavir), bei gleichzeitiger Gabe von Johanniskraut enthaltenden Arzneimitteln beobachtet worden.

Insofern ist es auch bei Phytopharmaka erforderlich, eine Risiko-Nutzen-Analyse vorzunehmen. Daher ist bei nicht belegtem Nutzen die Verordnung von Phytopharmaka wegen des nicht auszuschließenden Risikos immer kritisch zu betrachten.

2.5 Akupunktur/Manualtherapie

Für dieses Therapieverfahren liegen inzwischen eine Reihe von Cochraneanalysen vor (Tab. 2.3). Danach kann die Schmerztherapie mit Akupunktur nicht als evidenzbasiert gerechtfertigt und naturwissenschaftlich gesichert gelten. Kürzlich fand eine große, prospektive, kontrollierte Studie in Deutschland (**GERAC-Studie**) weltweit Beachtung. Sie sollte dazu dienen, die schmerzlindernde Wirkung der Akupunktur in einer placebokontrollierten Studie zu belegen. Dabei wurde von erfahrenen Therapeuten

[7] Woolf et al. (2005) Clinical Toxicology 43: 347–355

[8] Huntley AL et al.(2005) Drug Safety 28: 387–400

Tab. 2.3. Studien zum Beweis der analgetischen Wirksamkeit von Akupunktur

Analysierende Gruppe	Indikation	Studientyp	Ergebnis	Literatur
Cochrane Sys Rev	rheumatoide Arthritis	Metaanalyse	Wirkung möglich	Casimiro L et al. (2005) Cochrane Database Syst Rev 19(4): CD003788
Cochrane Sys Rev	Schulterschmerz	Metaanalyse	Wirkung möglich	Green S et al. (2005) Cochrane Database Syst Rev 18(2): CD005319
Cochrane update (Toronto, Canada)	Kreuzschmerz	Metaanalyse	Wirkung nicht gesichert	Furlan AD et al, Spine. 2005;30(8):944–963
Isfahan, Iran	Spannungskopfschmerz	prospektive, kontrollierte, randomisierte Studie	Wirkung nicht gesichert	Ebneshahidi NS et al. (2005) Acupunct Med 23(1): 8–13
Baltimore, USA	Schmerzen bei Kniearthrose	prospektive, kontrollierte, randomisierte Studie	Trend zu Wirksamkeit	Berman BM et al. (2004) Ann Intern Med 141(12): 901–910
GERAC-Studie (AOK & TK, Deutschland)	Kopfschmerz, Kreuzschmerz, Migräne	prospektive, kontrollierte, randomisierte Studie	Scheinakupunktur ist genauso wirksam	Endres HG et al. (2005) Schmerz 19(3): 201–204 Hummelsberger J et al. (2005) MMW Fortschr Med 147(25): 12–14 Wettig D (2005) Schmerz 19(4): 330–1[1] Sood A et al. (2005) J Altern Complement Med 11(4): 719–722

[1] Bisher nur vorläufige Publikationen

das Setzen der Akupunkturnadeln entweder gemäß der von der Akupunktur vorgeschriebenen Meridiane (Verumgruppe) oder nach dem Zufallsprinzip vorgenommen. Ein möglicher **observer bias** wurde durch die Befragung der behandelten Patienten durch unabhängige Untersucher (Telefoninterviews) versucht auszuschalten. Obwohl eine umfassende Publikation in einem referierten Journal noch aussteht, können einige Schlüsse gezogen werden: Es kam nicht zu signifikanten Therapieerfolgen der »korrekten« Akupunktur im Vergleich zur Kontrollgruppe mit zufällig gesetzten Nadeln (Tab. 2.3 und die dort zitierte Literatur). Im Rahmen dieser Studie wurde nachträglich festgestellt, dass die als Kontrollnadelung vorgesehenen Behandlungen im Wesentlichen älteren, von der derzeit gültigen Regel abweichenden Akupunkturmeridianen entsprachen. Somit meinen manche – retrospektiv wohlgemerkt –, von zwei wirksamen Therapieformen ausgehen zu können; allerdings fehlt dann die Placebogruppe, und ein Placeboeffekt ist möglich. Für den Naturwissenschaftler bleibt diese Erklärung, zumal sie nachträglich vorgebracht wurde, fragwürdig.[9] Unabhängig von der anhaltenden Diskussion über die Wirksamkeit der Akupunktur bei (chronischen) Schmerzen und Befindlichkeitsstörungen werden auch bei dieser im Großen und Ganzen harmlosen Methode unerwünschte Arzneimittelwirkungen berichtet. Ein kürzlich erschienener Übersichtsartikel beschreibt eine Anzahl von Problemen.[10] So kam es zu Störungen der Blutgerinnung, zu Benommenheit und anderen funktionellen Beschwerden. Zusätzlich wurden auch schwere Probleme berichtet, z. B. Perforationen der Pleura (mit Akupunkturnadeln), abgebrochene Nadeln (die zu Nervenschäden führten), Granulombildung und sogar eine Panzytopenie im Zusammenhang mit der Jahre vorher erfolgten »Hari«-Akupunktur, bei der kleine Goldnadeln permanent im Gewebe belassen werden. Schließlich kommt es immer wieder zu Infektionen, die insbesondere bei immunsupprimierten Patienten eine erhebliche Gefahr darstellen.

2.5.1 Manuale Therapie/Chiropraxis

Auch für diese Behandlungsmethode gilt, dass ihr Wert sehr schwer durch kontrollierte Studien belegt werden kann – wie soll eine Placebo-Manualtherapie aussehen, und wie kann sie ethisch vertreten werden? Schließlich müssen ja in der »Verum«- und

[9] Hummelsberger J et al. (2005) MMW Fortschr Med 147(25): 12–14

[10] Ernst E. Side effects of Drugs. Annual 28: 573–586

Kontrollgruppe manuelle oder besser »brachiale« Kraft angewendet werden! Auch ihre Anwendung ist mit Risiken behaftet. Durch zu intensive Gewaltanwendung kommt es immer wieder zu Nervenschädigungen. Auch kardiovaskuläre unerwünschte Wirkungen wurden beschrieben. Sie resultieren aus mechanischen Gefäß- (Arteria vertebralis) und Nervenschäden. Subdurale und epidurale Blutungen werden immer wieder berichtet. Riskant sind manual-therapeutische Eingriffe aber auch bei chronischen Rücken-, Nacken- oder Halsschmerzen ohne vorherige röntgenologische Untersuchung. Nur so können Frakturen, Zysten oder Tumormetastasen im Knochengewebe ausgeschlossen werden. Ohne diesen Ausschluss kommt es immer wieder zu Lähmungen oder Todesfällen durch Wirbelbrüche.

3 Therapie-Monitoring, Probleme der Compliance (Adherence) und Noncompliance

W. E. Haefeli

3.1 Bedeutung

Die Häufigkeit von fehlender oder ungenügender erwünschter Wirkung einer Arzneimitteltherapie (häufig 20-70%; ◘ Abb. 3.1) und die Inzidenz von unerwünschten Arzneimittelwirkungen (UAW) machen das Suchen nach pharmakodynamischen Endpunkten (Therapie-Monitoring) zu einer wichtigen Aufgabe jedes verschreibenden Arztes. Ein Monitoring ist aus Aspekten der Arzneimittelsicherheit (Risiken durch UAW) und der Patientenführung (Noncompliance in 30–80% aller Langzeittherapien), aber auch aus ökonomischen Überlegungen (fehlende Wirkung bei laufenden Kosten, Zusatzkosten durch UAW) von zentraler Bedeutung. Als qualitätssichernde Maßnahme verfolgt das Monitoring von Pharmakotherapien somit das Ziel, frühzeitig Patienten zu erkennen, die auf die Therapie nicht wie gewünscht ansprechen (Nonresponder; ◘ Abb. 3.1), und Patienten mit unerwünschten Arzneimittelwirkungen rechtzeitig zu identifizieren, um nachteilige Folgen zu verhindern. Die Notwendigkeit und Intensität eines Monitorings wird deshalb diktiert von der Wahrscheinlichkeit, auf die Therapie einer bedrohlichen Krankheit nicht anzusprechen (z. B. Antikoagulation bei Vorhofflimmern, Antibiotika bei bakterieller Meningitis) und der potentiellen Bedrohung durch UAW, die Therapieänderungen zur Folge haben müssten (Dosisreduktion bei konzentrationsabhängigen Typ A-UAW wie Blutung unter **Warfarin**[1]; Absetzen des Arzneimittels bei konzentrationsunabhängigen Typ B-UAW wie Proarrhythmie, Agranulozytose, Lyell-Syndrom).

3.2 Surrogate und primäre Endpunkte

Idealerweise wird im Rahmen des Monitorings gerade die gesuchte erwünschte Wirkung (z. B. Abnahme von Angina pectoris-Frequenz unter Antianginosa oder Infektzeichen unter Antibiotika und Besserung der Befindlichkeit unter Antidepressiva) oder die befürchtete unerwünschte Wirkung erfasst (z. B. Proarrhythmie unter Antiarrhythmika, Neutropenie unter Zytostatika oder **Clozapin**[2]). Solche primären (klinischen) Endpunkte stellen also

[1] Coumadin®

[2] Leponex®, Clozapin-1A-Pharma®

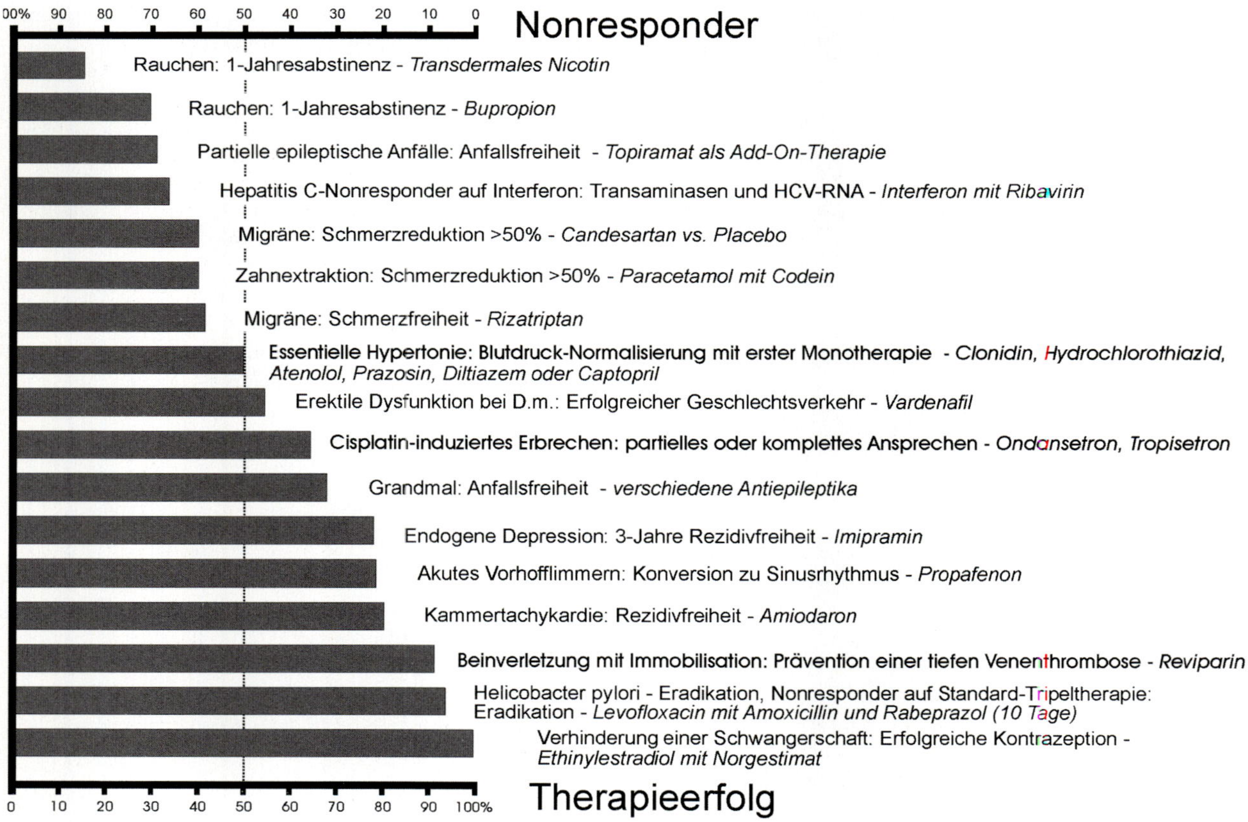

◘ **Abb. 3.1.** Schematische Darstellung der Nonresponder-Raten einer Auswahl von akuten und chronischen Arzneimitteltherapien. Aufgeführt sind Therapieindikation, primärer Endpunkt und das eingesetzte Arzneimittel bzw. die Arzneimittelkombination. Falls mehrere Arzneimittel mit dem selben Resultat vergleichend getestet wurden, sind sie durch Kommata getrennt

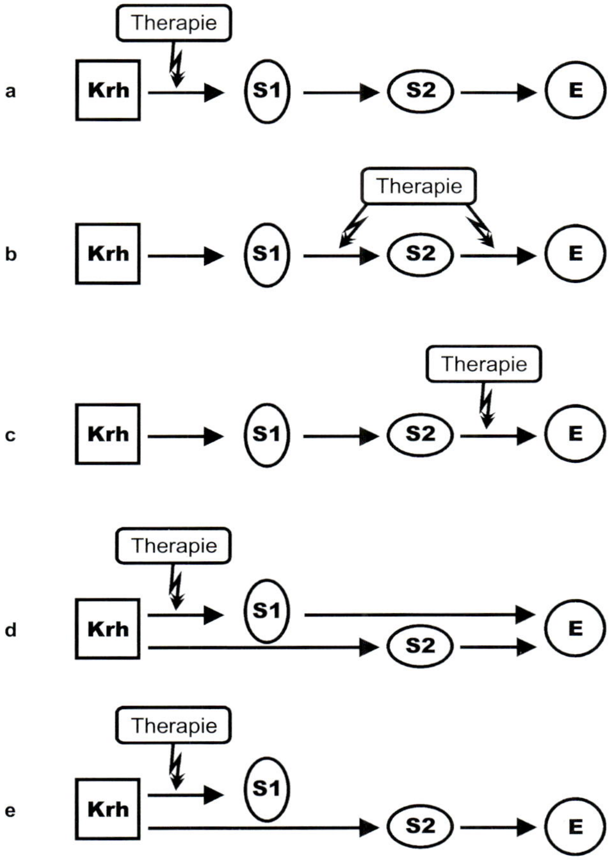

Abb. 3.2a–e. Darstellung der möglichen Angriffspunkte einer (Arzneimittel-)Therapie im Krankheitsgeschehen (Krh). Besonders wenn Therapien (auch) nach den Surrogaten (S1, S2) angreifen oder/und primäre (klinische) Endpunkte (E) direkt beeinflussen, wird die Aussagekraft der Surrogate geschmälert.

für den Patienten direkt bedeutungsvolle Ereignisse dar. Häufiger ist es jedoch nicht möglich, die Wirkung als primären Endpunkt direkt zu erfassen; dies einerseits weil das (häufig seltene) Ereignis zu schwerwiegend oder irreversibel ist (z. B. Grand-Mal-Anfall, Sekundärprävention koronarer Ereignisse, Tod) oder weil die Therapie als Primärprävention durchgeführt wird und das Ereignis möglichst vermieden werden sollte (z. B. Mortalitätssenkung mit HMG-CoA-Reduktase-Hemmern).

In diesen Fällen muss ersatzweise ein (subklinischer) Surrogatparameter zur Therapiesteuerung verwendet werden (Abb. 3.2), für den gezeigt wurde, dass er einen vergleichsweise hohen prädiktiven Wert für das erwünschte therapeutische Resultat (bakteriologische Resistenzprüfung auf Antibiotika, HI-Virus-RNA und AIDS-Progression, HbA1c und diabetische Mikroangiopathie) oder eine gefürchtete Nebenwirkung hat (z. B. QT_c-Verlängerung als Vorbote von Torsade-de-Pointes, **Theophyllin**[3]-Plasmakonzentration und Epilepsierisiko). Geeignete Surrogatparameter spiegeln jede Änderung des primären Endpunktes wider, sollten durch die therapeutische Intervention in vergleichbarem quantitativem Ausmaß beeinflusst werden und alle Aspekte des Behandlungseffektes auf den primären Endpunkt umfassen (a in Abb. 3.2). Außerdem muss ein brauchbarer Surrogatparameter weitgehend unberührt von Einflüssen bleiben, die den primären Endpunkt nicht mit verändern. Surrogate stellen also Zwischenresultate im Krankheitsgeschehen dar, die das Endresultat möglichst direkt widerspiegeln, jedoch zeitlich sehr viel früher und im Falle von kategorischen Endpunkten (Rehospitalisationsrate, Fraktur, komplette Tumorremission, Tod, Überleben) das Risiko für das Eintreten des primären Therapieziels möglichst kontinuierlich voraus sagen. In dieser Weise validierte Surrogate sind selten und bilden im klinischen Alltag noch immer die Ausnahme. Häufiger sind Messwerte, die zwar assoziiert sind mit dem Krankheitsgeschehen, jedoch nicht jede Risikoänderung widerspiegeln (sog. Biomarker). Selbst allgemein übliche Messparameter wie beispielsweise die Blutdruckmessung zur Hypertonieeinstellung haben bisher keine eigentlichen Surrogatqualitäten. Dies wird u. a. dadurch deutlich, dass der Therapieerfolg einer antihypersensitiven Behandlung innerhalb derselben Population unterschiedlich ausfallen kann, selbst wenn die Blutdruckwerte in gleichem Ausmaß gesenkt wurden. Bei Patienten mit arterieller Hypertonie und linksventrikulärer Hypertrophie waren beispielsweise Hirnschlagraten oder kardiovaskuläre Sterblichkeit höher unter Behandlung mit dem beta-1-selektiven Adrenorezeptor-Antagonisten **Atenolol**[4] als bei Patienten, welche den Angiotensin-1-Rezeptor-Antagonisten **Losartan**[5] erhielten, obschon die Blutungsenkung identisch war.

Wiederholt und gelegentlich mit Schaden für den Patienten (z. B. CAST-Studie: Mortalität bei Kammerarrhythmien unter Typ-Ic-Antiarrhythmika, PRIME-II-Studie: Mortalität bei Herzinsuffizienz unter Dopamin-Agonist Ibopamin) wurden Surrogatparameter Therapien zugrunde gelegt, die sich anschließend – obwohl primär scheinbar plausibel – nicht als Prädiktoren des Erfolges herausstellten (b in Abb. 3.2). So waren weder die Arrhythmiesuppression durch **Flecainid**[6] bzw. Encainid noch die als günstig angesehene neurohormonale Dämpfung und Vasodilatation bei Ibopamin assoziiert mit dem Endpunkt Mortalität. Ähnlich verhielt es sich auch mit dem Surrogat Tumorvolumen als Marker für eine Zytostatika-assoziierte Veränderung der Lebensqualität oder des Überlebens. Außerdem gibt es auch dokumentierte Fälle einer Morbiditätssenkung durch eine Therapie (z. B. Infektprävention durch **Interferon-γ**[7] bei chronischer granulomatöser Krankheit), ohne dass das scheinbar plausible

[3] Solosin®, Bronchoretard®
[4] Tenormin® oder Atenolol-ratiopharm®
[5] Lorzaar®
[6] Tambocor®, flecadura®
[7] Imukin®

Surrogat (Superoxid-Produktion in Phagozyten) sich verändert hatte (c in ◘ Abb. 3.2). In diesem Fall wäre die Effektivität der Therapie fälschlicherweise unerkannt geblieben, hätte man auf die Erfassung des entscheidenden primären Endpunktes verzichtet. Die Brauchbarkeit und Zuverlässigkeit des Surrogates muss deshalb nicht nur für das Krankheitsbild, sondern auch für jede Therapie nachgewiesen werden. Daraus wird ersichtlich, dass Surrogatparameter sorgfältig validiert werden müssen, bevor sie uneingeschränkt zur Therapiesteuerung verwendet werden dürfen. Ein Versagen von Surrogatparametern ist weiter dann zu erwarten, wenn mehrere pathogenetische Wege den Endpunkt modifizieren. Die Mikroalbuminurie als Maß für eine diabetische Nephropathie wird nicht geeignet sein, die Gesamtmorbidität bei Diabetes mellitus zu beschreiben, da sie andere kritische Elemente wie z. B. akute Stoffwechselentgleisungen oder die diabetische Makroangiopathie nicht integriert (d in ◘ Abb. 3.2). Schließlich gibt es auch Marker, die außerhalb der pathogenetischen Kette zum Endpunkt liegen und deshalb ungeeignet sind, Änderungen des Endpunktes umfassend zu beschreiben (e in ◘ Abb. 3.2).

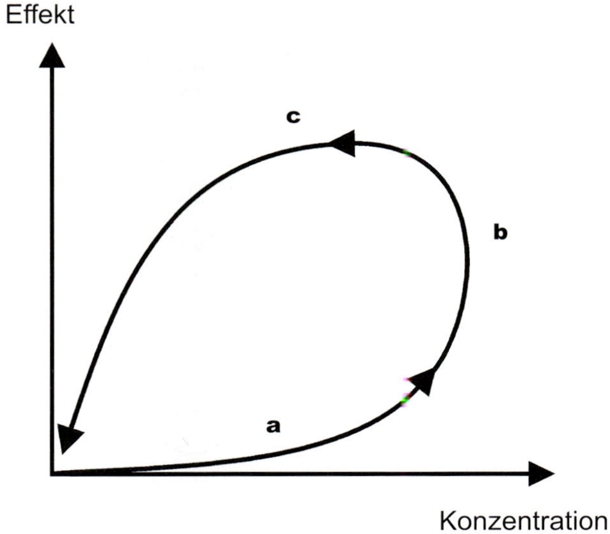

◘ **Abb. 3.3.** In vielen Fällen moduliert die Therapiedauer die Beziehung zwischen Arzneimittel-Konzentration bzw. -Dosierung und Endpunkt, sodass eine Hysteresekurve im Gegenuhrzeigersinn entsteht. Diese Hysteresephänomene erschweren die Interpretation des Therapieerfolgs und müssen bei der Wahl des optimalen Zeitpunktes für ein aussagekräftiges Arzneimittel-Monitoring berücksichtigt werden.

3.3 Optimaler Zeitpunkt des Monitorings

Der optimale Zeitpunkt eines Monitorings hängt davon ab, wann eine Wirkung oder UAW auf ein Surrogat bzw. den primären Endpunkt erwartet werden kann. Für konzentrationsabhängige Ereignisse sind deshalb die Konzentrationswirkungs- und -Nebenwirkungsbeziehung (therapeutische Breite), die Pharmakokinetik (z. B. Verteilung in das Wirkkompartiment), das Dosierungsschema (geringste Fluktuation der Plasmakonzentrationen bei Verabreichung retardierter Formen bzw. kontinuierlicher Infusion) und die Therapiedauer mitbestimmend (Zeitpunkt bis zum Erreichen des *Steady State*). Ohne Verabreichung von Sättigungsdosen kann ein Konzentrationsmaximum (und deshalb auch Effektmaximum) frühestens nach Verabreichung während 4–5 Halbwertszeiten erwartet werden.

Zwischen der Verabreichung eines Arzneimittels, dem Erscheinen des Arzneimittels am Wirkort und dem Auftreten einer Wirkung (primärer Endpunkt, Surrogatendpunkt, UAW) verstreicht in den allermeisten Fällen etwas Zeit, was zu Hysteresephänomenen führt. Wie in ◘ Abb. 3.3 dargestellt, kommt es dann zur zeitabhängigen kreisförmigen Aufweitung der Dosis- und/oder Konzentrations-Wirkungsbeziehung. Dies bedeutet, dass in der Startphase die Konzentrationen mehr oder weniger lange ansteigen, bevor Effekte beobachtet werden können (a in ◘ Abb. 3.3). Anschließend nimmt die Wirkung oft noch weiter zu, obwohl kein weiterer Konzentrationsanstieg mehr erfolgt (z. B. im **Steady State** und kurz danach, b in ◘ Abb. 3.3) und bildet sich (z. B. nach Absetzen) nur verzögert wieder zurück (c in ◘ Abb. 3.3). Hysteresekurven führen somit dazu, dass für eine bestimmte Konzentration jeweils mehrere verschieden große Effekte beobachtet werden können in Abhängigkeit vom Beobachtungszeitpunkt innerhalb der Therapie. Die meisten Arzneimitteleffekte auf primäre Endpunkte (wie Morbidität, Mortalität, Lebensqualität) bilden sich erst nach im Vergleich zur Halbwertszeit langer, kontinuierlicher Arzneimittelexposition aus. So ist noch keine Änderung der Mortalität in den ersten Wochen einer Behandlung mit HMG-CoA-Reduktase-Hemmern erkennbar, obschon Steady-State-Bedingungen in einem Tag erreicht wären und die Plasmalipidwerte bereits nach wenigen Wochen maximal gesenkt sind. Die Biomarker (z. B. Blutfette, Blutzucker) werden somit durch die Therapie rascher beeinflusst als die Endpunkte. Auch wird man nicht erwarten, dass eine Nagelmykose nach 3–4 Tagen (= 4–5 Halbwertszeiten) unter **Terbinafin**[8] abgeheilt wäre, da die Pharmakokinetik des Antimykotikums nicht allein entscheidend ist. Zur Illustration sind einige Therapien mit ausgeprägten Zeitphänomenen, bei denen die Wahl des Zeitpunktes für das korrekte Monitoring besonders relevant ist, in ◘ Tab. 3.1 dargestellt.

3.4 Monitoring-Techniken

3.4.1 Vorbemerkungen

Von sehr wenigen Ausnahmen abgesehen (z. B. gut verträgliche, effiziente Impfungen) ist ein Monitoring bei praktisch jeder Arzneimitteltherapie erforderlich. Als Resultat einer Kette von Ereignis-

[8] Lamisil®, Dermatin®

Tab. 3.1. Wahl des Zeitpunktes des Arzneimittel-Monitorings. Illustrierende Beispiele für Endpunkte mit relevanter Hysterese

Substanzklasse	Therapiedauer bis zur maximalen Wirkung	Endpunkt
HMG-CoA-Reduktase-Hemmer	Wochen	Lipidsenkung
	Monate bis Jahre	Mortalität
Insulin	Stunden	Blutzuckersenkung
	Tage bis Wochen	Morbidität
	Jahre	Mortalität
Aspirin	Minuten	Thrombozytenaggregation
	Stunden	Analgesie
	Jahre	Sekundärprävention (Mortalität)
Trizyklika	Tage	Mundtrockenheit
	Wochen	Stimmungsaufhellung
ACE-Hemmer	Minuten bis Stunden	(**First-Dose**)-Hypotonie
	Tage bis Wochen	Blutdrucksenkung
	Monate bis Jahre	Mortalität
Diuretika	Stunden	Diurese
	Tage	Blutdrucksenkung
	Jahre	Morbidität (z. B. Hirnschlag)

sen ist das Eintreten von Therapieerfolg oder UAW das klarste Indiz für eine abgelaufene Arzneimittelexposition. Entsprechend kann die Ursache eines Therapieversagens in jedem Teilschritt nach der Verschreibung eines Arzneimittels begründet sein (Einnahme – Absorption – Verteilung zum Wirkort – Auslösen eines pharmakologischen Effekts –Elimination). Es ist einleuchtend, dass die Unterschiede dieser Prozesse auch unterschiedliche Monitoring-Techniken erforderlich machen und dass nicht alle Techniken mit gleicher Sensitivität und Spezifität Probleme erkennen lassen (Tab. 3.2). Durch Kombination mehrerer Methoden lässt sich oft eine objektivere Einschätzung gewinnen. So ideal die grundsätzliche Erfassung von primären klinischen Endpunkten für die Therapiesteuerung scheint, so wenig hilfreich ist sie bei der häufig notwendigen Unterscheidung von Nonresponse und Noncompliance.

3.4.2 Noncompliance

Der häufigste Grund für ungenügende Wirkung ist die nicht vorschriftgemäße Arzneimitteleinnahme durch den Patienten, die auch als Noncompliance bezeichnet wird. In diesen Fällen stellt sich deshalb stets die Frage, ob Noncompliance oder Nonresponse vorliegt. Die Fähigkeit, eine Therapie regelmäßig durchzuführen (Compliance, Adherence), ist das Resultat eines vielschichtigen Prozesses, in dem der Patient, der Arzt und das Arzneimittel eine wichtige Rolle spielen. Diese multifaktorielle Entstehung von Compliance und Noncompliance ist der Hauptgrund dafür, dass bisher keine erfolgreiche Methode zur Früherkennung von Risikopatienten für Noncompliance entwickelt werden konnte, dass keine ein-

Tab. 3.2. Techniken und Hilfsmittel zum Monitoring der Arzneimitteltherapie

Parameter für	Arzneimittel-Einnahme/ Compliance	Arzneimittel-Resorption	Arzneimittel-Verteilung	Arzneimittel-Elimination	Therapieerfolg bzw. Nonresponder	UAW
Kontrollierte Verabreichung/ beobachtete Einnahme	XX	–	–	–	–	–
Tagebuch	X	–	–	–	–	–
Tablettenschachtel	X	–	–	–	–	–
MEMS	X	–	–	–	–	–
Tablettenzählen	X	–	–	–	–	–
Fremdanamnese	XX	–	–	–	–	–
Rezeptbezug	X	–	–	–	–	–
TDM	XX	XX	(x)	XX	(x)	(x)
Surrogat-messung	(x)	(x)	XX	(x)	(x)	(x)
Klinischer Endpunkt	(x)	(x)	XX	(x)	XX	XX

XX = besonders gut geeignet, direktes Maß für Beurteilung des angegebenen Parameters; X = oft geeignet; (x) = indirektes Maß, nur ausnahmsweise bzw. nur im Erfolgsfall aussagekräftig; – = nicht geeignet.

zelne Maßnahme eine gute Compliance zu garantieren vermag, aber auch dafür, dass sich Ärzte und Betreuer regelmäßig täuschen, wenn sie das Compliance-Verhalten ihrer Patienten beurteilen sollen. Sie ist aber auch der Grund dafür, dass nicht alle Methoden geeignet sind, Noncompliance zu entdecken und von Nonresponse zu unterscheiden, und nur wenige Techniken Teilaspekte der Compliance direkt nachweisen können (◘ Tab. 3.2). Aus diesen Gründen kommt neben der Erkennung von Noncompliance der kontinuierlichen Compliance-Förderung große Bedeutung zu.

Noncompliance ist menschlich und kann deshalb nur verhindert werden, wenn Compliance-fördernde Maßnahmen grundsätzlich und kontinuierlich jede Therapie begleiten. Eine erste zwingende Voraussetzung für eine gute Compliance ist die Information des Patienten über die **fünf unabdingbaren Informationen zur Arzneimittelanwendung** (s. unten); ohne dieses Wissen ist es unmöglich, compliant zu sein. Außerdem ist ohne minimale Kenntnisse über die Zusammenhänge zwischen Behandlung, Krankheit und Resultat (Outcome) die erforderliche Motivation des Patienten für die konsequente Durchführung einer Therapie undenkbar. Auch wenn immer weniger Zeit für das eigentliche Gespräch mit dem Patienten zur Verfügung zu stehen scheint, sollten die aufgeführten Compliance fördernden Maßnahmen (s. unten) ein inhaltliches Minimum der Arzt-Patienten-Kommunikation darstellen. Die Umsetzung solcher Inhalte wird Ärzten erleichtert, welche Evidenz basiert handeln, die Kommunikation mit den Patienten besonders fördern und den Patienten partnerschaftlich in die Entscheidungen einbeziehen.

Die 5 für den Anwender essentiellen Informationen zur Arzneimitteltherapie

1. Name des Präparates;
2. Einzunehmende Einzeldosis;
3. Dosierungsintervall (z. B. genau 8-stündlich bzw. 3-mal täglich);
4. Applikationsweg und -art (z. B. oral, 2 h vor dem Essen) und
5. Therapiedauer (z. B. voraussichtlich lebenslänglich, 10 Tage).

Compliance-verstärkende Elemente

Patient

- Kennt Bedrohung durch Krankheit und ihre Folgen;
- kennt Wirksamkeit und Verträglichkeit der vorgeschlagenen Therapie;
- integriert das Therapieschema in seinen Tagesablauf;
- ist finanziell und intellektuell in der Lage, die Therapie durchzuführen und
- hat sich bereit erklärt, die Therapie durchzuführen.

Arzt

- Klare Information über Rationale für und Art der Therapie (mündlich und schriftlich);
- Berücksichtigung der Ziele und Wünsche des Patienten bezüglich Gesundheitszustand;
- Entwicklung eines durchführbaren Behandlungsplanes mit dem Patienten und
- Thematisierung von Compliance-Problematik und Lösungsvorschlägen.

Arzneimittel-Therapieplan

- Günstiges Therapieschema (Mittagsdosis vermeiden);
- notwendige Hilfsmittel (z. B. Tablettenschachteln) oder Hilfspersonen vorhanden und
- schriftlicher, lesbarer und verständlicher Therapieplan.

Aber selbst wenn all diese Voraussetzungen gegeben sind, wird es vielen Patienten schwer fallen, gewisse Therapiepläne konsequent umzusetzen, da sie nur bedingt in den individuellen Tagesablauf integrierbar sind. Entsprechend erratisch werden im Therapieverlauf die Fehler sein (◘ Abb. 3.4); in der Tat sind lediglich ein Sechstel der Patienten in der Lage, konsequent eine hohe Compliance einzuhalten. Die besonders typischen Einnahmemuster sind in ◘ Abb. 3.4 dargestellt. Viel häufiger als perfekte Compliance (Verhalten A in ◘ Abb. 3.4) ist das Auslassen einzelner Dosen, was nicht selten am Wochenende geschieht (B in ◘ Abb. 3.4). Besonders bei Patienten mit unregelmäßigem Tagesablauf bzw. häufigem Zeitzonenwechsel ist eine regelmäßige Einnahme schwierig (C in ◘ Abb. 3.4). Entsprechend muss der Patient darauf vorbereitet werden, was anschließend zu tun ist und ob die verpassten Dosen nachgeholt werden sollen oder explizit nicht nachgeholt werden dürfen. Nicht selten werden von Patienten längere Pausen eingelegt (sog. »drug holidays«), die gefolgt werden von Phasen bestimmungsgemäßer Einnahme, insbesondere wenn ein Arzttermin naht (sog. »Zahnputz-Phänomen« oder **white-coat adherence**, D in ◘ Abb. 3.4). Seltener als das Auslassen von Dosen sind die erratische Einnahme verschiedener, zusätzlicher Arzneimittel (E in ◘ Abb. 3.4) bzw. zusätzlicher Dosen (F in ◘ Abb. 3.4) oder die konsequente Einnahme eines anderen Stoffes (G in ◘ Abb. 3.4). Gelegentlich wird schließlich beobachtet, dass Arzneimittel beschafft und unmittelbar danach entsorgt werden (sog. »Parkplatz-Phänomen«, H in ◘ Abb. 3.4).

Für viele berufstätige oder sonst aktive Menschen sind Therapieschemata besonders schwierig einzuhalten, die Mittagsdosen oder Einnahmen außerhalb der Mahlzeiten oder innerhalb von Ruhezeiten (z. B. nachts, Wochenende, Urlaub) erforderlich machen (s. oben). Diese Schwierigkeiten können teilweise durch geeignete Arzneimittelwahl (lange Halbwertszeit, retardierte Wirkstofffreisetzung), andererseits durch Bereitstellung spezifischer Hilfsmittel (z. B. Tablettenschachteln: Dosett, Medi-7-Box, Careousel) und durch Beratung bei der Schaffung neuer Rituale

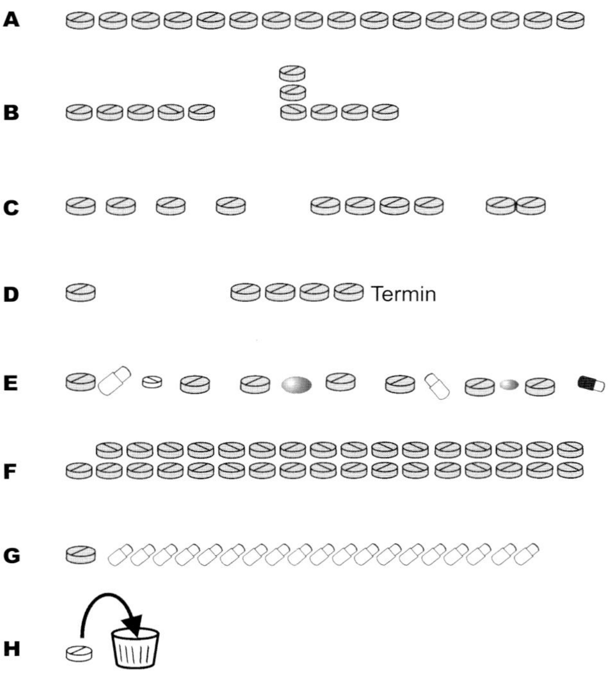

Abb. 3.4A–H. Noncompliance äußert sich in verschiedenen Formen: A – perfekte Compliance, B – Auslassen und Nachholen, C – erratische Einnahme der verschriebenen Substanz, D – **drug holiday** mit Zahnputz-Phänomen (= **white-coat adherence**), E – erratische Einnahme verschiedener Arzneimittel, F – Dosismodifikation bei regelmäßiger Einnahme, G – Ersatz durch anderes Präparat und H - Parkplatz-Phänomen (Beschaffen und Entsorgen)

im Alltag umgangen werden. Dabei ist allerdings zu beachten, dass gewisse Hilfsmittel (u. a. wegen der integrierten Kindersicherung) dazu führen können, die Compliance zu beeinträchtigen, wenn ein Patient z.B. wegen arthrotischer Gelenksveränderung oder fehlender Instruktion nicht in der Lage ist, die Schachtel zu öffnen. Außerdem ist zu berücksichtigen, dass außer Vergesslichkeit auch das bewusste Verzichten auf die Einnahme, emotionale Faktoren und fehlende Information zur Durchführung bzw. Sinnhaftigkeit der Therapie eine gute Compliance verhindern können.

3.4.3 Therapeutisches Arzneimittel-Monitoring (TDM)

Weit verbreitet, oft überschätzt und häufig nicht optimal eingesetzt ist die Messung von Plasma- oder Vollblutkonzentrationen (bei **Cyclosporin A**[9], **Tacrolimus**[10], **Sirolimus**[11]) zur Therapiesteuerung (Therapeutisches Drug Monitoring, TDM). Arzneimittelkonzentrationsmessungen sind dazu geeignet, eine fehlende Zufuhr (Noncompliance) und Absorptionsstörungen auszuschließen und erlauben überdies die Charakterisierung der individuellen Pharmakokinetik. Sie sind außerdem hilfreiche Surrogate für Wirkung oder UAW, sofern eine interindividuell wenig variable Beziehung zwischen Konzentration und Effekt besteht, was das Bestehen einer Konzentrations-Wirkungs-Beziehung voraussetzt und deshalb beispielsweise für Typ B-UAW nicht gilt. Solche Messungen sind besonders sinnvoll, wenn eine große Variabilität in der individuellen Kinetik besteht (z. B. **Phenytoin**[12]) und deshalb die verabreichte Dosis nicht mit ausreichender Genauigkeit die Konzentration abschätzen lässt, oder wenn weder Dosis noch Konzentration bekannt, jedoch Therapie-entscheidend sind (z. B. Intoxikation mit **Paracetamol**[13]).

Zum Nachweis einer guten Compliance sind allerdings Konzentrationsmessungen nicht immer geeignet. So gelingt es zwar, eine strikte Noncompliance zuverlässig zu entdecken, doch sind weder die unregelmäßige Einnahme von Arzneimitteln mit daraus resultierender lückenhafter therapeutischer Deckung (**therapeutic coverage**) noch Therapiepausen (**drug holidays**) erkennbar, sofern nicht gerade im besagten Zeitpunkt eine Messung erfolgt. Selbst regelmäßige Über- oder Unterdosierungen sind wegen der großen pharmakokinetischen Variabilität zwischen verschiedenen Individuen nicht immer sicher zu identifizieren. Hier sind Tablettenzählverfahren (**pill count**), Auswertungen von Rezeptbezügen, fremdanamnetische Angaben oder – in ausgewählten Fällen – elektronische Monitoringsysteme (z. B. MEMS™) aussagekräftiger.

Die Prinzipien des TDM sind anderenorts wiederholt umfassend dargestellt worden und sollen deshalb hier nur kurz zusammengefasst werden. Zur Optimierung von therapeutischen Effekten bzw. in der Prävention von unerwünschten Arzneimittelwirkungen sind Konzentrationsmessungen nur unter den in der Übersicht angegebenen Bedingungen geeignet. Treffen ein oder mehrere der aufgeführten Kriterien nicht zu, so sollte von einer Messung abgesehen werden, da sie keine verlässliche Basis für eine Dosisanpassung bilden kann (eingeschränkte Interpretierbarkeit). Eine wichtige Ausnahme bilden Konzentrationsmessungen bei Intoxikationsverdacht (z. B. auch nach Gabe rasch freisetzender Arzneimittel mit großen Schwankungen der Plasmakonzentration und gelegentlich damit zusammenhängend Schwankungen des Wohlbefindens); in diesen Fällen ist ein Monitoring im Zeitpunkt der UAW diagnostisch oft entscheidend. In den meisten übrigen Situationen (Ausnahme Cyclosporin A: zunehmend Messung 2 h nach oraler Gabe) gilt aber, dass Dosisanpassungen auf so genannten Talspiegeln (**trough level** = tiefste Konzentration im Dosierungsintervall), d. h. auf Blutentnahmen unmittelbar vor der nächsten Verabreichung beruhen sollten, für die die therapeutischen Bereiche definiert wurden.

[9] Sandimmun®, Cicloral Hexal®
[10] Prograf®
[11] Rapamune®
[12] Phenhydan®, Phenytoin AWD®
[13] Paracetamol-ratiopharm®, ben-u-ron®

Bedingungen für eine sinnvolle Therapiesteuerung mit einem therapeutischen Arzneimittel-Monitoring (TDM)

- Geringe therapeutische Breite;
- große interindividuelle Variabilität in der Pharmakokinetik;
- eher geringe interindividuelle Variabilität in der Pharmakodynamik (therapeutischer und/oder toxischer Bereich definierbar);
- kein gut messbarer primärer (klinischer) Endpunkt verfügbar;
- Therapiedauer und Zeitpunkt der Blutentnahme im Dosierungsintervall bekannt und
- Äquilibrium von Plasmakonzentration u. Konzentration am Wirkort erreicht (Verteilungsphase abgeschlossen)

3.4.4 Effekt-Monitoring

Wie eingangs erläutert, eignet sich das Erfassen eines primären Endpunktes zur Therapiesteuerung nur dann, wenn der Endpunkt schnell durch die Therapie beeinflusst wird (z. B. Schmerzsyndrome, Einschlafstörungen) und nicht irreversibel ist (z. B. Tod). In diesen Fällen hat das Monitoring eines primären Endpunktes hingegen den Vorteil, dass die häufigen Schwächen von Surrogaten umgangen werden können. Der zunehmend präventive Charakter vieler Arzneimitteltherapien macht eine Therapiesteuerung mit ständig früher im Therapieverlauf erfassbaren Markern notwendig (Surrogate), die dann verlässlich verwendet werden können, wenn ihr direkter Bezug zum entsprechenden klinischen Endpunkt gezeigt wurde (► Kap. 3.2).

Ein Effekt-Monitoring gehört zum Verschreiben jeder Therapie, da die Erfolgsrate vieler Therapien unbefriedigend ist (Abb. 3.1) und ein Therapieversagen nur so entdeckt werden kann. Vier Elemente bestimmen die Planung eines optimalen Monitorings:

1. Therapieziel (z. B. Senkung des Hirnschlagrisikos bei Hypertonie) und
2. Endpunkte des Monitorings (z. B. Blutdruckmessung im Sitzen in Ruhe) sollten definiert sein.
3. Zudem sollten das erwartete Ausmaß an Wirkung (z. B. Senkung des systolischen und diastolischen Blutdrucks um 10 mmHg) bekannt und
4. ein aussagekräftiger Messzeitpunkt (z. B. nach drei Wochen ununterbrochener Therapie) festgelegt sein. Diese Elemente sollten auch Bestandteil der Aufklärung des Patienten sein.

3.4.5 UAW-Monitoring

Die Vielzahl möglicher UAW eines Präparates erschweren ein umfassendes Monitoring aller UAW im praktischen Alltag. Für Patienten und Arzt bedeutend ist aber, diejenigen UAW rechtzeitig zu entdecken, die ein Arzneimittel-Sicherheitsrisiko darstellen könnten. Hierzu gehören klinisch relevante UAW, die ärztliche Konsequenzen nach sich ziehen müssen (z. B. Dosisänderung, Absetzen), und UAW, die die Compliance ungünstig beeinflussen könnten (z. B. subjektiv lästige UAW wie Kopfschmerz unter Kalzium-Kanalblocker). Es sollte also erwogen werden, aus der Fülle der in der Packungsbeilage aufgeführten UAW diejenigen für den Patienten zu kennzeichnen, die zu den oben genannten Risikokategorien gehören. Dabei spielt die Inzidenz der UAW lediglich eine untergeordnete Rolle, wohl aber können Patienten-spezifische Charakteristika die Planung eines rationellen Monitorings beeinflussen (z. B. **Lithium**[14]-induzierte Hypothyreosen treten bevorzugt bei Rauchern auf, Dicoumarol-assoziierte Hautnekrosen v. a. bei Frauen mit Protein-C-Mangel, Stevens-Johnson-Syndrom unter Behandlung mit Sulfonamiden gehäuft bei HIV-positiven Patienten).

Da – wie für alle Arzneimitteleffekte – auch für UAW gilt, dass sie typischerweise nach einer relativ charakteristischen Expositionsdauer auftreten (Hysterese ► Kap. 3.3) kann und muss sich die Ausrichtung des Monitorings im Therapieverlauf gelegentlich ändern. So treten schwere Hypotonien unmittelbar nach Verabreichung der ersten Dosis von α-Blockern oder ACE-Hemmern (**First-Dose**-Hypotension) nur initial auf und brauchen anschließend nicht mehr gesucht zu werden. Andere Beispiele für eindeutig zeitabhängige Phänomene sind Heparin-induzierte milde Thrombopenien (HIT I) der ersten Behandlungstage, schwere embolische Komplikationen (HIT II) nach 1–2 Wochen. Clozapin-bedingte Agranulozytosen werden gehäuft, wenn auch nicht ausschließlich, in den ersten 3 Behandlungsmonaten beobachtet, weshalb Blutbildkontrollen zu Behandlungsbeginn häufiger (wöchentlich) erfolgen müssen. Thiazid-induzierte Veränderungen von Blutzucker und Lipiden treten erst nach vielen Behandlungswochen auf, **Amiodaron**[15]-assoziierte Lungenfibrosen bevorzugt im ersten Behandlungsjahr und Nierenpapillennekrosen unter NSAR oder tardive Dyskinesien unter Neuroleptika oft erst nach jahrelanger Exposition.

Andererseits gibt es potentiell bedrohliche oder lästige UAW, auf die der Patient kontinuierlich hingewiesen werden muss, da sie jederzeit im Laufe einer Behandlung auftreten können. Beispiele dafür sind angioneurotische Ödeme oder Reizhusten unter ACE-Hemmern, gastroduodenale Ulzera unter NSAR und Knöchelödeme unter Kalzium-Kanalblockern.

Außer dem direkten Sicherheitsaspekt für den individuellen Patienten hat das Monitoring von UAW auch noch weiter gehende Konsequenzen für ganze Patientengruppen. Für Therapien mit neuen Wirkstoffen bestehen bei Markteinführung nur begrenzte klinische Erfahrungen; im günstigsten Fall wurden in Phase-III-Studien mehrere Tausend Patienten untersucht, so dass UAW mit einer Häufigkeit bis etwa = 1‰ bei Markteinführung

[14] Quilonum®, Lithium Apogepha®
[15] Cordarex®, Amiodaron 1A-Pharma®

bekannt sind. Entsprechend sind seltenere UAW in der Literatur nicht erwähnt und in der Packungsbeilage und Fachinformation primär nicht aufgeführt. Bisher unbekannte oder schwerwiegende Ereignisse sollten deshalb mit dem Ziel, zum allgemeinen Erkenntnisgewinn beizutragen, einer zentralen Datenbank zugeführt werden (in Deutschland: BfArM, in der Schweiz: Swissmedic, weltweit: WHO bzw. Hersteller). Meldungen an solche Spontanmeldesysteme sollten auch Verdachtsfälle einschließen und möglichst vollständige Informationen zur Beurteilung des klinischen Erscheinungsbildes sowie der zeitlichen Zusammenhänge mit der Exposition haben, um aussagekräftig zu sein. Strukturierte Meldeformulare werden in Deutschland z. B. von der Arzneimittelkommission der deutschen Ärzteschaft in Köln und in der Schweiz von den Zulassungsbehörden (Swissmedic) in Bern zur Verfügung gestellt.

Weiterführende Literatur

Bates DW, Spell N, Cullen DJ, Burdick E, Laird N, Petersen LA, Small SD, Sweitzer BJ, Leape LL, for the Adverse Drug Events Prevention Study Group (1997) The costs of adverse drug events in hospitalized patients. JAMA 277: 307-311

Classen DC, Pestotnik SL, Evans RS, Lloyd JF, Burke JP (1997) Adverse drug events in hospitalized patients. Excess length of stay, extra costs, and attributable mortality. JAMA 277: 301-306

Dahlof B, Devereux RB, Kjeldsen SE, Julius S, Beevers G, de Faire U, Fyhrquist F, Ibsen H, Kristiannsson K, Lederballe-Pedersen O, Lindholm LH, Nieminen MS, Omvik P, Oparil S, Wedel H (2002) Cardiovascular morbidity and mortality in the Losartan Intervention For Endpoint reduction in hypertension study (LIFE): a randomised trail against atenolol. Lancet 359: 995-1003

Egberts TCG, Smulders M, de Koning FHP, Meyboom RHB, Leufkens HGM (1996) Can adverse drug reactions be detected earlier? A comparison of reports by patients and professionals. BMJ 313: 530-531

Fleming TR, DeMets DL (1996) Surrogate end points in clinical trials: are we being misled? Ann Intern Med 125: 605-613

Haefeli WE, Follath F, Biollaz J (2000) Konzentrationsmessung von Arzneimitteln (Therapeutic Drug Monitoring). In: Biollaz J et al. (Hrsg) Grundlagen der Arzneimitteltherapie, 15. Aufl. Documed, Basel

Houston Miller N, Hill M, Kottke T, Ockene IS (1997) The multilevel compliance challenge: recommendations for a call to action. A statement for healthcare professionals. Circulation 95: 1085-1090

Kastrissios H, Blaschke TF (1997) Medication compliance as a feature in drug development. Annu Rev Pharmacol Toxicol 37: 451-475

Osterberg L, Blaschke TF (2005) Adherence to medication. N Engl J Med 353: 487-497

Prentice RL (1989) Surrogate endpoints in clinical trials: definition and operational criteria. Statistics Med 8: 431-440

The Cardiac Arrhythmia Suppression Trial (CAST) Investigators (1989) Preliminary report: effect of encainide and flecainide on mortality in a randomized trial of arrhythmia suppression after myocardial infarction. N Engl J Med 321: 406-412

4 Verschreibung und Abgabe von Arzneimitteln

E. Haen, P. Aurnhammer

4.1 Gesetzliche Grundlagen

Verschreibung und Abgabe von Arzneimitteln sowie die (heute eher selten gewordene) Anfertigung einer individuellen Rezeptur werden durch die folgenden Gesetze und die aufgrund dieser Gesetze erlassenen Rechtsverordnungen geregelt:

Gesetzliche Grundlagen für die Verschreibung und Abgabe von Arzneimitteln[1]

- Arzneimittelgesetz (AMG)[2]
- Verordnung über apothekenpflichtige und freiverkäufliche Arzneimittel[3]
- Verordnung über die automatische Verschreibungspflicht[4]
- Verordnung über verschreibungspflichtige Arzneimittel[5]
- Betäubungsmittelgesetz (BtMG)[6]
- Betäubungsmittel-Verschreibungsverordnung (BtMVV)[7]
- Fünftes Buch Sozialgesetzbuch (SGB V)[8]
- Verordnung über unwirtschaftliche Arzneimittel in der gesetzlichen Krankenversicherung[9]
- Arzneimittelrichtlinien[10]
- Festbeträge[11]
- GKV-Modernisierungsgesetz (GMG)[12]
- Verordnung über die Zuzahlung bei der Abgabe von Arznei- und Verbandmitteln in der vertragsärztlichen Versorgung[13]
- Heilmittelwerbegesetz[14]
- Deutsches bzw. Europäisches Arzneibuch (DAB/EuAB)[15]

4.1.1 Apothekenpflicht

Prinzipiell dürfen Stoffe oder Zubereitungen aus Stoffen, die nach der Definition des § 2 AMG als Arzneimittel zu betrachten sind, nur über Apotheken abgegeben werden. Dabei ist allerdings zu beachten, dass ein Arzneimittel nicht durch seine **Natur** definiert ist, sondern erst durch seine **Zweckbestimmung** zum Arzneimittel wird (► Kap. 1.3). So kann z. B. die Chemikalie Salicylsäure in jeder Drogerie gekauft werden. In der Absicht, zu Tabletten gepresst oder auch nur als Pulver abgefüllt, diese Chemikalie zur Linderung von Schmerzen zu benutzen, wird sie dagegen apothekenpflichtig. Einige Arzneimittel sind im Arzneimittelgesetz ausdrücklich von der Apothekenpflicht ausgenommen. Entscheidendes Kriterium ist dabei, dass sie nicht zur Behandlung von Krankheiten, Leiden, Körperschäden oder krankhaften Beschwerden deklariert sind, wie beispielsweise Vitamine in niedriger Dosierung, natürliche Heilwässer, bestimmte Tees, Pflaster und Brandbinden, Desinfektionsmittel zum äußeren Gebrauch oder zur Anwendung in der Mundhöhle.

Die Bundesministerin für Gesundheit und Soziale Sicherung (BMG) wird durch das Arzneimittelgesetz darüber hinaus ermächtigt, auf dem Verordnungswege sowohl die Apothekenpflicht für einzelne Arzneimittel als auch die Freistellung von der Apothekenpflicht aufzuheben. Dies geschieht mit **der Verordnung über apothekenpflichtige und frei verkäufliche Arzneimittel**[3]**.**

---

1 Alle Angaben in diesem Kapitel beziehen sich auf den Stand vom 31. Mai 2006.

2 Gesetz über den Verkehr mit Arzneimitteln in der Fassung der Bekanntmachung vom 11.12.1998, zuletzt geändert durch Gesetz vom 15. April 2005.

3 Verordnung über apothekenpflichtige und freiverkäufliche Arzneimittel in der Fassung vom 24.11.1988 (BGBl I, S. 2150) unter Berücksichtigung der Berichtigung vom 17.02.1989 (BGBl I, S. 254). Die Verordnung wird durch Änderungsverordnungen in unregelmäßigem Rhythmus ergänzt.

4 Verordnung über die automatische Verschreibungspflicht in der Fassung vom 26.06.1978 (BGBl I, S. 917). Die Verordnung wird durch Änderungsverordnungen in halbjährigem Rhythmus jeweils zum 01.01. und 01.07. ergänzt.

5 Verordnung über verschreibungspflichtige Arzneimittel in der Fassung vom 30.08.1990 (BGBl I, S. 1866). Die Verordnung wird durch Änderungsverordnungen in halbjährigem Rhythmus jeweils zum 01.01. und 01.07. ergänzt.

6 Betäubungsmittelgesetz vom 28.07.1981 in der Fassung der Bekanntmachung vom 01.03.1994 (BGBl I, S. 358) zuletzt geändert durch Gesetz zur Änderung des Grundstoffüberwachungsgesetzes vom 26.06.2002 (BGBl I, S. 2261, 2263)

7 Verordnung über das Verschreiben, die Abgabe und den Nachweis des Verbleibs von Betäubungsmitteln in der Fassung vom 20.01.1998 (BGBl I, S. 74, 80), zuletzt geändert Artikel 2 der 19 BtM-Rechts-Änderungsverordnung vom 10.03.2005 (BGBl I S. 757)

8 Fünftes Buch Sozialgesetzbuch (Artikel 1 des Gesetzes zur Strukturreform im Gesundheitswesen vom 20.12.1988, BGBl I, S. 2477), zuletzt geändert durch Artikel 2 des des Gesetzes vom 15.12.2004 (BGB l, S. 3445)

9 Verordnung über unwirtschaftliche Arzneimittel in der gesetzlichen Krankenversicherung vom 21.02.1990 (BGBl I, S. 301), zuletzt geändert durch die 2. Änderungsverordnung vom 09.12.2002 (BGBl I, Nr. 806, S. 4554)

10 »Richtlinien des Bundesausschusses der Ärzte und Krankenkassen über die Verordnung von Arzneimitteln in der kassenärztlichen Praxis« (Arzneimittelrichtlinien) vom 31.08.1993

11 Die Festbeträge werden für jede Arzneimittelgruppe im Bundesanzeiger bekannt gemacht und in der medizinischen und pharmazeutischen Fachpresse veröffentlicht. In der »Roten Liste« (► Kap. 1.11) ist vor dem Preis eines jeden Präparates in Klammern nach der Abkürzung »FB« der entsprechende Festbetrag angegeben.

12 Gesetz zur Sicherung und Strukturverbesserung der gesetzlichen Krankenversicherung vom 21.12.1992 (BGBl I, S. 2266)

13 Verordnung über die Zuzahlung bei der Abgabe von Arznei- und Verbandmitteln in der vertragsärztlichen Versorgung vom 09.09.1993 (BGBl I, S. 1557) in der Fassung der Änderungsverordnung vom 12.09.1997 und der Berichtigung vom 05.01.1998

14 Gesetz über die Werbung auf dem Gebiete des Heilwesens vom 18.10.1978 (BGBl I, S. 604), in der Fassung der Bekanntmachung vom 19.10.1994 (BGBl I, S. 3068), zuletzt geändert durch Artikel 2 des 12. Gesetztes zur Änderung des Arzneimittelgesetzes vom 30.07.2004 (BGBl I, S. 2031)

15 Derzeit gültig ist das DAB 2005/EuAB 5. Ausgabe 2005. In ihm sind alle Bestimmungen der Europäischen Pharmakopoe eingearbeitet.

4.1.2 Verschreibungspflicht

Prinzipiell dürfen neue Arzneimittel, die einen Wirkstoff enthalten, dessen Wirkungen in der medizinischen Wissenschaft bis dato nicht allgemein bekannt waren, nur nach ärztlicher Verschreibung abgegeben werden (**automatische Verschreibungspflicht**, § 49 AMG). Durch diese Bestimmung soll sichergestellt werden, dass dieser neue Arzneistoff nur unter ärztlicher Überwachung angewendet wird und somit unbekannte und unerwartete Risiken schnell erkannt und behandelt werden können. Die von der automatischen Verschreibungspflicht betroffenen Wirkstoffe sind in der **Verordnung über die automatische Verschreibungspflicht**[4] zusammengestellt, die halbjährlich überarbeitet und neu erlassen wird.

Nach Ablauf einer Frist von fünf (in Ausnahmefällen auch bereits nach drei) Jahren endet normalerweise die automatische Verschreibungspflicht. Liegen zu diesem Zeitpunkt noch keine ausreichenden Erfahrungen zur Beurteilung des neuen Arzneimittels vor, so kann die automatische Verschreibungspflicht verlängert werden.

Arzneimittel, bei denen die Gefahr besteht, dass sie auch bei bestimmungsgemäßem Gebrauch die Gesundheit von Mensch und Tier gefährden können, wenn sie ohne ärztliche Überwachung angewendet werden oder die die Gesundheit von Mensch und Tier gefährden, weil sie häufig in erheblichem Umfang nicht bestimmungsgemäß gebraucht werden, verbleiben auf Dauer in der Verschreibungspflicht. Die verschreibungspflichtigen Arzneimittel sind in der **Verordnung über verschreibungspflichtige Arzneimittel5** zusammengestellt, die ebenfalls halbjährlich überarbeitet und neu erlassen wird.

Die Zusammenstellungen in diesen Verordnungen sind rechtlich verbindlich. Die gängigen Arzneimittellisten enthalten ohne Gewähr Hinweise auf das Vorliegen einer Verschreibungspflicht, beispielsweise durch die Abkürzung »Rp« in der »Roten Liste« des Bundesverbandes der Pharmazeutischen Industrie.

! Alle verschreibungspflichtigen Arzneimittel sind auch apothekenpflichtig.

Nicht-verschreibungspflichtige Arzneimittel dürfen vom Apotheker auch ohne Vorliegen eines Rezeptes abgegeben werden. Dies ist der ständig an Bedeutung zunehmende Bereich der Selbstmedikation (nach dem Englischen auch als OTC-Bereich bezeichnet, Verkauf direkt über den Ladentisch: **over the counter**). Hier erwächst dem Apotheker eine besondere medizinische Verantwortung, da der Kunde ein Arzneimittel erwirbt und selbst bezahlt, ohne einen Arzt zu konsultieren.

4.1.3 Fünftes Buch Sozialgesetzbuch

Das SGB V enthält alle Vorschriften über die Funktion der gesetzlichen Krankenversicherung (GKV). Es wurde durch das **Gesundheitsreformgesetz**, durch das **Gesundheitsstrukturgesetz** und zuletzt durch das GKV-Modernisierungsgesetz (GMG) geändert. Für die Verschreibung wichtig sind die in diesen Gesetzen enthaltenen Bestimmungen zur Festbetragsregelung[11], die Zusammenstellung von Arzneimitteln, die überhaupt nicht zu Lasten der gesetzlichen Krankenversicherung verschrieben werden dürfen (Verordnung über unwirtschaftliche Arzneimittel in der gesetzlichen Krankenversicherung)[9], und die Regelungen über die **Eigenbeteiligung** der Patienten an den Arzneimittelkosten (Verordnung über die Zuzahlung bei der Abgabe von Arznei- und Verbandmitteln in der vertragsärztlichen Versorgung[13]). Streng genommen gelten die Regelungen des SGB V nur für den Bereich der gesetzlichen Krankenversicherung. Da jedoch bei weitem die meisten Patienten in der GKV versichert sind und die Regelungen des SGB V in der Regel von anderen Krankenversicherungseinrichtungen übernommen werden (z. B. Beihilferegelungen der Beamten), haben sie einen prägenden Charakter für die medizinische Versorgung der Gesamtbevölkerung in Deutschland.

4.1.4 Heilmittelwerbegesetz

Die Werbung für Arzneimittel unterliegt strengen Einschränkungen. Auf die einzelnen Bestimmungen des Heilmittelwerbegesetzes soll an dieser Stelle nicht weiter eingegangen werden. Für die Verschreibung ist in diesem Zusammenhang nur wichtig, dass verschreibungspflichtige Arzneimittel nur in medizinischen Fachkreisen beworben werden dürfen. Die immer zahlreicher werdenden Arzneimittelreklamen betreffen somit überwiegend Arzneimittel, die nicht verschreibungspflichtig sind und die häufig auch nicht zu Lasten der gesetzlichen Krankenversicherung verschrieben werden dürfen.

4.1.5 Arzneibücher (Pharmakopöen)

Das **Deutsche Arzneibuch (DAB)**[15] wurde mittlerweile mit dem **Europäischen Arzneibuch (Ph. Eur bzw. EuAB)**[15] vereinigt. Sie besitzen beide Gesetzescharaktere. Neben der Beschreibung der chemischen Eigenschaften von Arzneistoffen enthalten sie alle relevanten Vorschriften zur Herstellung individueller Rezepturen (Augentropfen, Salben, Zäpfchen etc.).

Die im Arzneibuch aufgeführten Arzneistoffe werden als »offizinell« bezeichnet. Sie müssen die im DAB geforderte garantierte standardisierte Beschaffenheit haben. Der Apotheker überprüft und garantiert die geforderte Qualität.

4.2 Grundsätzliches zur Verschreibung

4.2.1 Form und rechtliche Bedeutung

Die Verschreibung ist eine **verbindliche Anweisung** des Arztes an den Apotheker zur Aushändigung bzw. Anfertigung eines

Arzneimittels. Sie hat den Charakter einer Urkunde und erfüllt zwei Aufgaben:

- sie berechtigt zur Abgabe bzw. zum Erwerb verschreibungspflichtiger Arzneimittel;
- sie dient als Bestätigung gegenüber Krankenkassen (gesetzlichen ebenso wie privaten Krankenkassen), dass der Erwerb des Arzneimittels ärztlich begründet war. In der Regel wird jede Krankenkasse die Kosten für Arzneimittel lediglich nach Vorlage eines quittierten ärztlichen Rezeptes, nicht nach alleiniger Vorlage des Kassenbeleges einer Apotheke erstatten.

Dies bedeutet, dass auch nicht-verschreibungspflichtige Arzneimittel auf einem Rezept verschrieben werden müssen, wenn der Patient die Kosten nicht selbst tragen soll. Für den Bereich der gesetzlichen Krankenversicherung gibt es hierfür gesetzlich festgeschriebene Einschränkungen (► Kap. 4.4), im Bereich der privaten Krankenversicherung kann gegen entsprechend höhere Versicherungsprämien praktisch jede Versicherungsleistung vereinbart werden.

Verschreibungsberechtigung

Verschreibungsberechtigt sind Ärzte, Zahnärzte, Tierärzte innerhalb des jeweiligen Tätigkeitsbereiches (z. B. darf ein Zahnarzt kein Kontrazeptivum verordnen). Eine Einschränkung innerhalb dieser drei Arztgruppen auf die jeweilige Fachdisziplin gibt es nicht.

Rezeptformulare

Die Ausführung einer Verschreibung ist prinzipiell nicht an ein bestimmtes Formular gebunden. Der bekannte Typ des Privatrezeptes mit der vorgedruckten Anschrift des Arztes stellt lediglich eine Bequemlichkeit, häufig ein Werbegeschenk, dar. Ein Privatrezept kann formlos auf jedem Blatt Papier ausgefertigt werden. Von Seiten der privaten Krankenversicherungen wird mittlerweile ein blau eingefärbter Querformatvordruck empfohlen, der sich an dem entsprechenden Vordruck der gesetzlichen Krankenkassen orientiert und computerlesbar ist, vorgeschrieben ist keiner dieser Ausführungstypen. Die gesetzlichen Krankenkassen haben dagegen einen verbindlichen Formulartyp (Muster 16 Formular) für Verschreibungen eingeführt, die zu ihren Lasten abgerechnet werden sollen (**Kassenrezept** ◘ Abb. 4.9). Auch für die Verschreibung von Betäubungsmitteln ist nach der Betäubungsmittelverschreibungsordnung ein spezielles Formular vorgeschrieben, das sich an den Kassenrezeptformularen orientiert (**Betäubungsmittelrezept** ◘ Abb. 4.10 und ► Kap. 4.5.4).

Die elektronische Patientenkarte. Mit der Einführung der geplanten »elektronischen Patientenkarte« werden alle Rezeptformulare hinfällig werden. Der Arzt wird ein Rezept dann in digitalisierter Form ausstellen, d.h. er stellt die erforderlichen Daten an seinem Praxiscomputer zusammen und speichert sie anschließend auf der elektronischen Patientenkarte. Der Apotheker ließt die Angaben in seinen Apothekercomputer ein, hat die Möglichkeit Indikation und Dosierung zu kontrollieren und die Verschreibung auf Arzneimittelrisiken wie Unverträglichkeiten und Interaktionen zu überprüfen. Die Verknüpfung mit dem Warenlager ermöglicht dann eine schnelle Abgabe der Verschreibung. Die elektronische Patientenkarte soll Anfang 2006 in eine Erprobungsphase gehen, bevor sie verbindlich für alle Patienten eingeführt wird. Wann dies sein wird, ist gegenwärtig noch nicht abzusehen.

Verschreibung außerhalb der Zulassung

Zugelassene Indikation. Seit dem Inkrafttreten des Arzneimittelgesetzes[2] im Jahre 1978 müssen alle neu zugelassenen Arzneimittel auf Wirksamkeit, Verträglichkeit und Qualität geprüft werden. Dies bedeutet, dass die Wirksamkeit von Arzneimitteln in der Indikation, für die sie zugelassen wurden, in Zulassungsstudien nach dem geltenden Stand der Wissenschaft nachgewiesen werden muss. In der Praxis werden jedoch viele Wirkstoffe in Indikationen angewendet, für die keine Zulassung ausgesprochen wurde, für die auch nie eine Zulassung beantragt werden wird, da nach Ablauf des Patentschutzes niemand mehr die Kosten für die notwendigen Studien tragen wird. Darüber hinaus sind zugelassene Indikationen häufig sehr eng gefasst, die Zulassung für die Therapie eines bestimmten Krebstumors beinhaltet zum Beispiel nicht die Therapie einer anderen Krebsart. Kinder, Jugendliche und ältere Menschen über 65 Jahre werden in der Regel aus Zulassungsstudien ausgeschlossen, sodass die Anwendung des Arzneimittels bei diesem Personenkreis von der zugelassenen Indikation auch nicht miterfasst wird.

Grundsätzlich hat der Arzt im Rahmen seiner Therapiefreiheit das Recht, die von ihm ärztlich für notwendig erachtete Medikation zu verschreiben. Außerhalb der Zulassung übernimmt er jedoch eine besondere Verantwortung für die Nutzen/Risiko-Beurteilung seiner Verschreibung, über die er die betroffenen Patienten auch aufklären muss. Gestützt auf Urteile des Bundessozialgerichtes (BSG)[16] weigern sich außerdem einige gesetzliche Krankenkassen in jüngster Zeit vermehrt, die Kosten derartiger Verordnungen zu übernehmen. Betroffen hiervon sind in erster Linie neue, teuere Arzneimittel, zu denen es noch keine Generika gibt. Die Ärzte werden in diesen Fällen aufgefordert, ihre Therapieentscheidung in aufwendigen gutachterlichen Stellungnahmen unter Hinzuziehung der internationalen Literatur zu begründen. Das BSG sieht in einer breiten Anwendung in einer (noch) nicht zugelassenen Indikation eine verkappte Zulassungsstudie, die nicht zu Lasten der GKV Versicherten durchgeführt werden darf.

---

16 BSG Urteile vom 30.09.1999 (Aktenzeichen B 8 KN 9/98 KR R) und vom 19.03.2002 (Aktenzeichen B 1 KR 37/00 R)

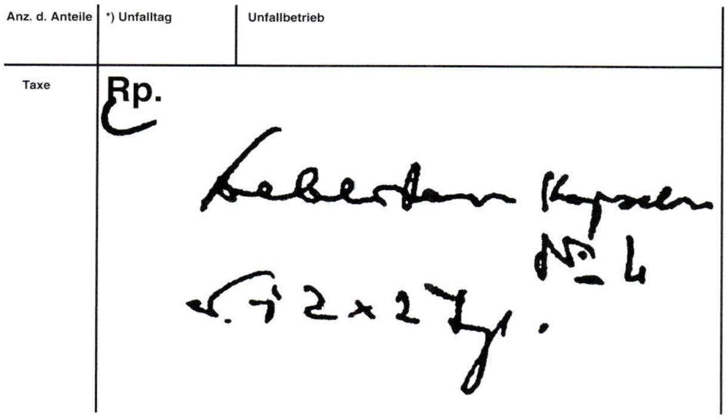

Abb. 4.1. Der Apotheker las auf dem Rezept »Lebertran« Kapseln. Dem Patienten waren jedoch vom Arzt »Deblaston®« Kapseln, ein Gyrasehemmer zur Behandlung einer Cystopyelitis, verschrieben worden (aus Kovar: Pharmazeut. Praxis, Wiss. Verlagsges. Stuttgart 1989, 4. Aufl.)

4.2.2 Inhalt der Verschreibung

Es gibt einige Vorschriften über den Inhalt einer Verschreibung. Sie sind in der Verordnung über verschreibungspflichtige Arzneimittel[5] festgelegt (Abb. 4.1), für die Verschreibung von Betäubungsmitteln sind darüber hinaus in der Betäubungsmittelverschreibungsverordnung einige Besonderheiten vorgeschrieben (Abb. 4.1). Ein Rezept kann mit Schreibmaschine geschrieben, oder heute immer häufiger mit dem Computer erstellt und über den angeschlossenen Drucker ausgedruckt werden. Dies ist bei einer schlecht leserlichen Handschrift des Verschreibenden sogar dringend anzuraten, da bei einer Fehlinterpretation wie in Abb. 4.2 sowohl der verschreibende Arzt als auch der abgebende Apotheker haften. Die **Unterschrift** muss dagegen **stets** vom verschreibenden Arzt **eigenhändig und handschriftlich** mit einem dokumentenechten Schreibgerät erfolgen (kein Unterschriftenstempel!).

Sprache und Abkürzungen. Für die Verschreibung ist keine bestimmte Sprache vorgeschrieben. Man hat sich früher vor allem der latinisierten Schreibweise bedient. Da auch Ärzte im Allgemeinen ihre Muttersprache sicherer beherrschen als die lateinische, soll aufgrund der geringeren Gefahr eines Missverständnisses die deutsche Sprache vorgezogen werden. Der Gebrauch einiger Abkürzungen, die sich aus der latinisierten Schreibweise ergeben haben, kann dagegen empfohlen werden, weil diese nicht nur kürzer sind, sondern ebenfalls eine genau definierte Bedeutung haben. Sie spielen insbesondere bei der Rezeptur eine Rolle (► Kap. 4.3). Die wichtigsten Abkürzungen sind in Tab. 4.1 zusammengefasst.

Adresse des Arztes. Aus der Adresse muss hervorgehen, dass der Verschreibende ein Arzt, Zahnarzt oder Tierarzt ist. Hierbei handelt es sich um geschützte Berufsbezeichnungen, die nur

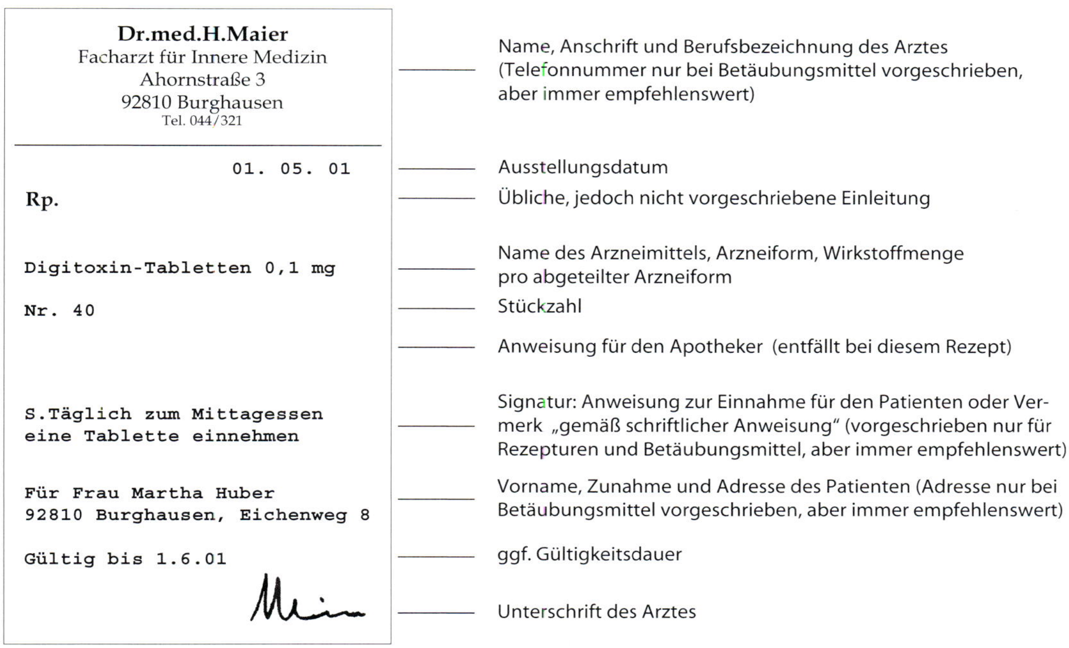

Abb. 4.2. Vorgeschriebener Inhalt einer Verschreibung. Bei allen Rezepten ist die eigenhändige Unterschrift des Arztes vorgeschrieben (kein Unterschrift-Stempel!)

Tab. 4.1. Lateinisierte Rezepturangaben. Abkürzungen, Hinweise für Abgabe und Rezeptur

Lateinisch	Abkürzung	Deutsch
aut idem	–	»oder dasselbe«. Gemeint ist ein Fertigpräparat, das denselben Wirkstoff in gleicher Arzneiform und Dosierung enthält. Beispiel: Verschrieben wurde Aspirin®, der Apotheker kann mit dem Hinweis »aut idem« auch ASS ratiopharm® abgeben
aut simile	–	»oder etwas Ähnliches«. Mit diesem Hinweis stellt der Arzt dem Apotheker frei, ein Arzneimittel mit ähnlicher Wirkung abzugeben, falls er das verschriebene nicht vorrätig hat und auch nicht kurzfristig beschaffen kann. Beispiel: Verschrieben wurde Aspirin® als Kopfschmerzmittel. Der Apotheker darf mit dem Hinweis »aut simile« auch ein Kopfschmerzmittel abgeben, das als analgetischen Wirkstoff Paracetamol enthält.
da bzw. detur, dentur	D od. d.	»gib« bzw. »es werde gegeben«, »es werden gegeben«.
signa	s.	»bezeichne«; darauf folgt die Gebrauchsanweisung (Signatur) für den Patienten.
pro communitate	p.c.	»für den Praxisgebrauch«. Vorsicht! Die Abkürzung p.c. kann - wenn sie in die Gebrauchsanweisung für den Patienten geschrieben wird - auch »post cenam« (= nach dem Essen) bedeuten.
noctu	–	»nachts«; wird zugefügt, wenn in einem dringenden Fall der Apotheker das Arzneimittel auch außerhalb seiner regulären Geschäftszeit abgeben soll. Denn nur bei Rezepten, die mit diesem Zusatz versehen sind, wird die vom Apotheker erhobene »Nachttaxe« von den gesetzlichen Krankenkassen vergütet.
sine confectione	s.c.	Soll der Patient aus der vom Hersteller gewählten Verpackung bzw. dem Beipackzettel Name oder Indikation des Arzneimittels nicht erfahren (z. B. bei Zytostatika), so gibt der Apotheker bei diesem Zusatz das Arzneimittel in neutraler Packung ab. Eine Kennzeichnung des Arzneimittels ist ihm jedoch vorgeschrieben (§ 14 Apothekerbetriebsordnung). Er kann dazu den Freinamen oder die chemische Bezeichnung des Wirkstoffes benutzen.
ad	–	»in«, »auf«, »bis«, »zu«.
ana partes aequales	aa	»zu gleichen Teilen«.
quantum satis	q.s.	»so viel, wie notwendig ist, um ...«

führen darf, wer die entsprechende Approbation besitzt. Die Angabe der ärztlichen Berufsgruppe ist auch deshalb notwendig, weil der Apotheker nachprüfen muss, ob das verschriebene Arzneimittel in den Behandlungsbereich des betreffenden Arztes fällt. Die alleinige Angabe »Dr. med. Hans Meier« oder »Dr. Hans Meier, Psychotherapeut« ist nicht ausreichend, da diese Bezeichnungen auch ohne Approbation als Arzt geführt werden können. Die Angabe der Fachrichtung (z. B. Ärztin für Allgemeinmedizin) ist wünschenswert, aber nicht vorgeschrieben.

Telefonnummer des Arztes. Vom Gesetzgeber wird lediglich bei BtM-Rezepten verlangt, dass der Verschreibende seine Telefonnummer auf dem Rezept für eventuelle Rückfragen des Apothekers angibt. Es ist allerdings auch bei anderen Verschreibungen empfehlenswert, dies zu tun.

Zahl der verschriebenen Arzneimittel. Im Allgemeinen ist es gestattet, auf einem Rezeptformular mehrere Arzneistoffe bzw. Arzneimittel zu verschreiben (für BtM gelten besondere Vorschriften, ► Kap. 4.5.3). Verordnungen zu Lasten der GKV sollten aus abrechnungstechnischen Gründen nicht mehr als drei Arzneimittel pro Rezept enthalten (Abb. 4.9).

Spezialitäten, Generika und Reimport-Arzneimittel. Fertigarzneimittel, die unter einem besonderen, meist geschützten Warenzeichen im Handel sind (z. B. Aspirin®) werden als Arzneispezialitäten (Abb. 4.3) bezeichnet. Daneben gibt es Fertigarzneimittel, Generika (► Kap. 1.3 und Beispiel Abb. 4.4) genannt, die nach Auslaufen des Patentschutzes für das Originalpräparat von anderen Herstellern in den Handel gebracht werden. Sie tragen häufig nur den internationalen Freinamen (INN) sowie den Namen des Herstellers (z. B. Diclofenac Stada®). Da der Preis dieser Präparate ohne Forschungs- und Entwicklungskosten kalkuliert werden kann, sind Generika häufig erheblich billiger. Unter Reimport-Arzneimitteln versteht man für den ausländischen Markt gefertigte, namens- und herstellergleiche Arzneimittel, die aus dem Ausland nach Deutschland zurückimportiert werden. Reimporte finden nur dann statt, wenn das Arzneimittel dadurch billiger verfügbar wird als die deutsche Arzneispezialität. Dies wird am Beispiel in Tab. 4.2 deutlich.

Bezeichnung des Arzneimittels. Der Arzt kann ein Arzneimittel unter Angabe eines bestimmten Handelsnamens oder ohne Nennung eines Warenzeichens unter dem Freinamen (INN ► Kap. 1.3) verschreiben (Abb. 4.3 und Abb. 4.4). Er überlässt es damit

Tab. 4.2. Kosten für 100 Tabl. Acetylsalicylsäure 0,5

Verschreibungsform	Preis [€]
Original-Spezialität (z. B. Aspirin®)	13,98
Generikum (z. B. ASS-ratiopharm®)	4,45
Reimport (z. B. Aspirin Kohl®)	10,18

dem Apotheker, welches Fertigarzneimittel dieser als Monopräparat mit dem verschriebenen Wirkstoff abgibt. Für den Apotheker ist die Entscheidung jedoch unterschiedlich, je nachdem ob es sich um ein Kassenrezept oder ein Privatrezept handelt. Bei einem Kassenrezept muss er die mit den Krankenkassen bestehenden Vereinbarungen über eine »wirtschaftliche Verordnung« sowie die Festbetragsregelungen beachten und unter den ihm zur Verfügung stehenden Fertigarzneimitteln das Günstigste auswählen, das diesen Wirkstoff in der verlangten Dosierung enthält. In der Regel wird es sich um ein Generikum handeln. Dieses sollte aber auch in der Bioverfügbarkeit des Wirkstoffes hohen Qualitätsanforderungen entsprechen. Bei einem Privatrezept ist es dem Apotheker freigestellt, ein beliebiges Fertigarzneimittel, also auch eine Arzneispezialität abzugeben, soweit diese den Wirkstoff als Monopräparat in der geforderten Dosis enthält.

Art der Arzneiform. Diese sollte auf jeder Verschreibung angegeben werden, denn sie ist bei vielen Arzneimitteln zur genauen Charakterisierung unerlässlich. So ist derselbe Wirkstoff häufig in verschiedenen Arzneiformen im Handel (z. B. Paspertin®-Injektionslösung, -Filmtabletten, -Tropfen). Wird auf einer Verschreibung nur der Handelsname ohne Angabe der Arzneiform genannt, so ist das Rezept unvollständig. Der Apotheker kann es nicht beliefern und muss beim Arzt rückfragen, welche Arzneiform er abgeben soll.

In manchen Arzneimitteln sind auch trotz gleichen Warenzeichens in den verschiedenen Arzneiformen unterschiedliche Wirkstoffe enthalten, z. B.:

- Mobilat® Salbe/Gel: Mucopolysaccharidpolyschwefelsäureester, Salicylsäure, Nebennierenextrakt;
- Mobilat® aktiv Salbe: Mucopolysaccharidpolyschwefelsäureester, Salicylsäure
- Mobilat® akut HES Gel: Hydroxyethylsalicylat;
- Mobilat® akut Indo Spray: Indometacin;
- Mobilat® akut Piroxicam Creme: Piroxicam.

Die gebräuchlichsten Arzneiformen sind in Tab. 4.3 zusammengestellt.

Im Zuge des Übergangs auf eine EDV-gestützte Ausfertigung von Rezepten bekommen auch Kurzbezeichnungen für die Arzneiform eine zunehmende Bedeutung.

Kennzeichnung der Menge des Arzneimittels. Bei Verschreibungen von Arzneimitteln muss immer die **Wirkstoffmenge pro abgeteilter Form** (»abgeteilte Menge«), z. B. pro Tablette, pro Ampulle, pro Zäpfchen, angegeben werden. Dies ist deshalb erforderlich, weil viele Arzneimittel in gleichen Arzneiformen mit verschieden hohem Wirkstoffgehalt im Handel sind (z. B. Delix®-Tabletten zu 2,5 mg, 5 mg und 10 mg). Für den Apotheker ist diese Angabe unter anderem auch wichtig, damit er zusammen

Name, Adresse und Berufsbezeichnung des Arztes (Tel.: . . .) — Datum

Rp.

Aspirin-Tabletten 0,5
Nr. 20

Für Herrn . . . . .

Unterschrift des Arztes

Abb. 4.3. Beispiel für die Verschreibung einer Arzneispezialität

Name, Adresse und Berufsbezeichnung des Arztes (Tel.: . . .) — Datum

Rp.

Acetylsalicylsäure-Tabletten 0,5
Nr. 20

Für Herrn . . . . .

Unterschrift des Arztes

Abb. 4.4. Beispiel für eine Verschreibung ohne Festlegung eines Handelspräparates

Tab. 4.3. Arzneiformen

Bezeichnung	Zusammensetzung	Anwendung
Tabletten	Der Wirkstoff ist zusammen mit Füll- und Bindemittel zu meist runden Formen gepresst. Der Zusatz sog. Sprengmittel erleichtert den Zerfall im Wasser.	Per os. Lutschtabletten lässt man im Mund zergehen. Weitere Sonderformen: Filmtabletten mit einem dünnen wasserlöslichen Überzug; magensaftresistente Tabletten; Brausetabletten, die in Wasser aufzulösen sind; Tabletten mit gesteuerter Wirkstofffreigabe (sog. Retardtabletten); Implantationstabletten
Dragees	Mit Zuckerschicht überzogener tablettierter Kern von meist linsenförmiger Gestalt	Per os. Dragees werden meist unzerkaut geschluckt. Die Zuckerschicht gibt dann erst nach ihrer Auflösung im Magen den oft schlecht schmeckenden Wirkstoff frei.
Kapseln	Aus Hart- oder Weichgelatine bzw. Stärke, die sich im Magen oder bei besonderen Kapseln erst im Darm auflösen. Inhalt fest (Pulver) und flüssig. In Kapseln können relativ große Wirkstoffmengen untergebracht werden.	Per os. Kapseln werden in der Regel unzerkaut geschluckt. Sublingualkapseln werden nur zerbissen, der Inhalt im Mund behalten.
Zäpfchen (Suppositorien)	Die Wirksubstanz befindet sich in einer Grundmasse, die nach dem Einführen in die Körperhöhle erweicht oder sich verflüssigt. Die Art der Grundmasse (fettig oder wasserlöslich) bestimmt in hohem Maße die Resorption des Wirkstoffes.	Rektal oder vaginal.
Injektions- oder Infusionslösungen	Wässrige (i. m. auch ölige) Lösungen, eventuell mit Zusatz von Lösungsvermittlern. Entweder in Ampullen eingeschmolzen oder in Flaschen mit durchstechbarer Gummikappe verpackt.	Parenteral. Die Lösungen müssen steril sein. Bei der Anwendung im Gewebe ist außerdem Isotonie sowie evtl. Isohydrie erforderlich, da sonst Nekrosen entstehen können.
Tropfen	Meist wässrige Lösungen von Arzneimitteln denen oft Konservierungsmittel zugesetzt sind. In Tropf- oder Pipettenflaschen verpackt. Sollen Augentropfen kein Konservierungsmittel enthalten, muss dies auf dem Rezept vermerkt werden, da es andernfalls vom Apotheker (auch ohne besondere Anweisung) zugesetzt werden muss.	Per os. oder lokal als Augen-, Nasen- bzw. Ohrentropfen. Augentropfen müssen steril, annähernd isoton und isohydrisch sein. Die Flasche muss mit dem Vermerk versehen sein: »Nach Anbruch nur 1 Monat verwendbar«.
Dosieraerosole	In einem Gefäß mit Sprühmechanik befindet sich die Wirkstofflösung zusammen mit einem Treibmittel. Durch jeden Sprühstoß wird eine definierte Dosis Wirkstoff in Form feinster Tröpfchen abgegeben.	Zur Inhalation z. B. von Asthmamitteln.
Pulverinhalatoren	Bei den Pulverinhalatoren befinden sich die Einzeldosen des Wirkstoffs: a) als Feinpulver in einer Kapsel. Diese wird in die Zerstäubervorrichtung eingesetzt und mechanisch geöffnet. Durch einen kleinen Propeller der Vorrichtung wird der Wirkstoff verwirbelt und der entstehende Staub inhaliert; b) als mikronisiertes Pulver im Luftkanal des Pulverinhalators, in den es durch Drehen eines Knopfes über eine Dosierscheibe exakt dosiert eingebracht wird.	Zur Inhalation z. B. von Asthmamitteln.
Zur äußeren Anwendung dienen:		
Puder	Pulverisierter Wirkstoff zusammen mit Talkum oder anderen Füll- und Gleitmitteln.	Auf der Haut.
Salben	Der Wirkstoff befindet sich in einer einphasigen fettigen (z. B. Vaselin) oder in einer einphasigen wasserlöslichen (z. B. Polyethylenglykolsalbe DAB 8) streichfähigen Grundmasse. Als Creme wird eine wasserhaltige Salbe bezeichnet. Je nach Emulsionstyp unterscheidet man die Wasser-in-Öl-Emulsion (W/O, z. B. »wasserhaltige Wollwachsalkoholsalbe« DAB) und die Öl-in-Wasser-Emulsion (O/W, z. B. »wasserhaltige hydrophile Salbe« DAB).Salbenartige Zubereitungen mit sehr hohem Anteil an festen, pulverförmigen Bestandteilen (bis 50%) werden als Pasten bezeichnet (z. B. »Zinkpaste« DAB)	Auf der Haut. Außerdem Spezialsalben zur Anwendung an Auge, Nasen- und Mundschleimhaut. Die Art der Salbengrundlage ist von Bedeutung für die Resorbierbarkeit des Wirkstoffes sowie für die Abwaschbarkeit der Salbe.

Tab. 4.3 (Fortsetzung)

Bezeichnung	Zusammensetzung	Anwendung
Gele	Wässrige Lösungen des Wirkstoffes mit Zusatz von Gel-Bildnern.	Auf der Haut. Nach dem Auftragen trocknet das Gel ein und hinterlässt eine dünnen wirkstoffhaltigen Film, der abwaschbar ist.
Schüttelmixturen (Lotionen)	Suspension pulverförmiger Bestandteile (z. B. Talkum) in einer glycerolhaltigen Lösung.	Auf der Haut. Wird nach kräftigem Aufschütteln aufgetragen. Hinterlässt nach Verdunsten des Wassers eine kosmetisch wenig störende Schicht der suspendierten bzw. gelösten Stoffe, die durch den Glycerolzusatz haften.
Transdermale therapeutische Systeme (TTS)	Auf die Haut aufzuklebende Pflaster mit einer Matrix, die den Wirkstoff enthält. Aus der Matrix wird der Wirkstoff längere Zeit gleichmäßig abgegeben und gelangt nach Resorption durch die Haut zur systemischen Wirkung.	Zur kontinuierlichen Anwendung von Wirkstoffen, v. a. wenn diese wegen schneller Metabolisierung bei der ersten Leberpassage per os wenig wirksam sind. Beispiele: Estradiol, Glyceroltrinitat, Scopolamin.

Kurzbezeichnungen von Arzneiformen (nach ABDA, Bundesvereinigung Deutscher Apothekerverbände)

ATR = Augentropfen
AUS = Augensalbe
BSC = Basiscreme
DOS = Dosieraerosol
DRG = Dragee
ESU = Erwachsenensuppositorien
HSA = Hustensaft
HTA = Halstabletten
KPS = Kapseln
KSU = Kindersuppositorien
LOT = Lotio
NSA = Nasensalbe
REK = Retardkapseln
TBL = Tabletten
TRP = Tropfen
TSA = Trockensaft
VTA = Vaginaltabletten

mit der Einnahmeanweisung für den Patienten erkennen kann, ob eine Verschreibung wegen versehentlicher **Überschreitung** der Normdosen nicht beliefert werden darf.

Kennzeichnung einer gewollten Überschreitung der Normdosen. Um das therapeutisch angestrebte Ziel zu erreichen, ist es in manchen Fällen notwendig, die Normdosen zu überschreiten. Dies ist gestattet wenn der Verschreibende die Überschreitung besonders kennzeichnet und damit dem Apotheker zu erkennen gibt, dass es sich nicht um ein Versehen handelt. Die Kennzeichnung geschieht dadurch, dass man hinter die Zahlenangabe der Wirkstoffmenge ein Ausrufezeichen (!) setzt und dann die Angabe in Worten wiederholt. Ein Beispiel dazu findet sich in Abb. 4.5. Das Beispiel zeigt gleichzeitig, dass die Überschreitung, beispielsweise der normalen Tagesdosis, erst unter Hinzunahme der Dosierungsanweisung für den Patienten beurteilt werden kann.

Bezeichnung der Maßeinheit. Der Konvention entsprechend bedeuten bei den Mengenangaben auf einer Verschreibung Ziffern ohne die weitere Bezeichnung einer Einheit immer »Gramm«. Unter der Angabe 10,0 versteht man also 10,0 Gramm der verschriebenen Substanz. Bei allen anderen Mengeneinheiten muss nach der Zahl die entsprechende Bezeichnung (z. B. mg oder ml) eingesetzt werden. Um eine Verwechslung durch fehlerhafte Stellung des Dezimalkommas zu vermeiden, sollten Mengen, die kleiner als 0,1 g sind, besser in mg angegeben werden (z. B. 1 mg statt 0,001 g).

Maßeinheiten für flüssige Arzneimittel. Zum Abmessen flüssiger Arzneimittel werden häufig die im Haushalt gebräuchlichen Löffel benutzt.

Nach DAB bedeuten:

- 1 Esslöffel = 15 ml;
- 1 Kinderlöffel = 10 ml;
- 1 Teelöffel = 5 ml.

. . . .

Rp.

Catapresan 300 Tbl. N3

S. 2 x täglich 2 (! zwei) Tabletten einnehmen

. . . .

Abb. 4.5. Kennzeichnung einer Überschreitung der normalen Tagesdosis

Tab. 4.4. Beispiele für die Tropfenzahl pro ml einer Flüssigkeit

Flüssigkeit	Tropfen
Wenig konzentrierte wässrige Lösung	20
Alkoholische Lösungen	40–50
Ätherische Öle	ca. 40–55

Bei der Überprüfung von haushaltsüblichen Teelöffeln wurden jedoch Abweichungen bis zu ±34% gefunden, das heißt es handelt sich bei den Haushaltslöffeln um eine sehr ungenaue Dosierungsmöglichkeit. Bei allen stärker wirkenden Arzneimitteln müssen deshalb die in der Packung mitgegebenen Messlöffel oder Messbecher benutzt werden. Bei einer Rezeptur ist dem Apotheker bereits durch das DAB die Beigabe eines Messlöffels bzw. Messbechers vorgeschrieben. Der Arzt braucht deshalb auf dem Rezept nicht besonders darauf hinzuweisen. Kleinere Mengen werden in Tropfen verordnet (Tab. 4.4).

Kennzeichnung von Stückzahl und Packung. Die verschriebene Stückzahl sollte sich danach richten, welche Menge zur Behandlung des Patienten oder, bei länger dauernder Einnahme, bis zum nächsten Arztbesuch benötigt wird. Früher war es üblich, die Stückzahl in römischen Zahlen anzugeben. Das ist auch jetzt noch erlaubt. Wegen der größeren Verwechslungsgefahr bei den römischen Zahlen sollte man jedoch arabische Zahlen vorziehen. Diese werden der Konvention entsprechend als Nr. (Nummer) bezeichnet und der Wirkstoffmenge pro abgeteilter Arzneiform nachgestellt (z. B. Abb. 4.1, Nr. 40 für 40 Stück).

Packungsgröße und Wirtschaftlichkeit. Vom wirtschaftlichen Standpunkt aus sollten Fertigarzneimittel stets in ganzen Packungen verschrieben werden. Dies geschieht dadurch, dass sich der Arzt über die Stückzahlen der im Handel angegebenen Packungsgrößen informiert und die Stückzahl der gewünschten Packung auf der Verschreibung einträgt. Er kann sich diesen Zeitaufwand sparen, wenn er die unten angegebenen Bezeichnungen für Normpackungsgrößen (»therapiegerechte Packungsgrößen«) auf der Verschreibung einträgt (Abb. 4.9). Fehlt auf einem Rezept die Angabe der Stückzahl bzw. Packungsgröße, so gilt die kleinste Packung als verschrieben.

Kennzeichnung »therapiegerechter Packungsgrößen«

- **N1** Stückzahl bzw. Menge* zur Erprobung oder Behandlung bei kurzfristigen Erkrankungen
- **N2** Stückzahl bzw. Menge* zur Behandlung bei mittlerer Krankheitsdauer
- **N3** Stückzahl bzw. Menge* für Dauerbehandlung

* Die Stückzahlen bzw. Mengen (z. B. einer Salbe) sind, je nach Indikationsgruppe und/oder Arzneiform unterschiedlich in einer Liste der »Zuzahlungsverordnung«14 (Kap. 4.4) aufgeführt. Bei nicht festen Arzneimitteln wird an Stelle der Stückzahl ml oder g als Bemessungseinheit verwandt.

Abgabe von Teilen einer Packung. Nach den Arzneilieferverträgen mit den gesetzlichen Kassen ist der Apotheker verpflichtet, Fertigarzneimittel immer in ganzen Packungen abzugeben. Teile aus der geöffneten Packung darf er nur dann abgeben, wenn er dazu vom Arzt die Anweisung erhält. Im Sinne der Wirtschaftlichkeit einer Verschreibung sollte sich der Arzt dazu nur bei ernsthafter Begründung entschließen. In diesem Fall wird empfohlen, die Stückzahl durch ein beigefügtes Ausrufezeichen besonders hervorzuheben.

Anweisungen für den Apotheker. Anweisungen zur Abgabe können z. B. in dem Zusatz »noctu« bestehen (Tab. 4.1 und Abb. 4.9). Eine Anweisung zur Herstellung des Arzneimittels ist nur bei den Rezepturen erforderlich (Kap. 4.3).

Anweisungen für den Patienten (Signatur). Anweisungen in der Signatur bestehen beispielsweise aus dem Dosierungsschema, d. h. Angaben zur Art der Einnahme (wann, wie, wie viel, wie oft). Der Patient erfährt dadurch, wie viele Tabletten, Dragees oder Suppositorien er als Einzeldosis nehmen, und in welchen Abständen (Dosierungsintervall) dies geschehen, soll. Die Größe des notwendigen Dosierungsintervalls hängt von der Wirkungsdauer des Arzneistoffes ab und lässt sich in der Regel aus der Eliminationshalbwertszeit der Substanz abschätzen. Man hüte sich vor der routinemäßigen Anweisung »3-mal täglich«. Denn, um z. B. bei kurzer Halbwertszeit, eine gleich bleibende therapeutische Wirkung zu erreichen, muss das Dosierungsintervall kürzer als 8 Stunden sein. Dagegen darf bei lang wirkenden Substanzen u. U. täglich nur eine Dosis eingenommen werden, um Kumulation zu vermeiden. Bei einigen Arzneimitteln (z. B. Theophyllin) wird man zur gezielten Wirkung oder besseren Verträglichkeit die Einnahme dem circadianen Rhythmus des Krankheitsgeschehens und/oder der Pharmakodynamik bzw. -kinetik des Wirkstoffes anpassen.

Bei **Kindern und alten Menschen** gelten zumeist andere Dosierungsrichtlinien als im mittleren Lebensalter (Kap. 33 und Kap. 34).

Bei vielen Arzneimitteln ist auch die Information wichtig, ob der Patient das Mittel **zu einer Mahlzeit** bzw. **vor oder nach einer Mahlzeit** einnehmen soll. Bei Magenreizenden Stoffen sind in der Regel die unerwünschten Wirkungen geringer, wenn die Einnahme nicht auf leeren Magen, sondern zu einer Mahlzeit erfolgt. Der Wirkungseintritt wird bei Einnahme zu einer Mahlzeit nicht immer verlangsamt, sondern kann bei einigen Arzneistoffen auch beschleunigt sein. Bei säureempfindlichen Arzneimitteln wird der Patient angewiesen, diese 2 Stunden vor oder nach einer Mahlzeit einzunehmen. Ein Intervall von zwei Stunden gilt auch bei Wechselwirkungen zweier Arzneimittel, die bei gleichzeitiger

Einnahme eine Hemmung ihrer Resorption aus dem Darm bewirken würden (► Kap. 35.3).

Bei Fertigarzneimitteln kann der Arzt auf die Signatur verzichten, wenn er die Anweisungen zur Einnahme auf der Packungsbeilage des Herstellers übernimmt. Dies sollte jedoch nur geschehen, wenn der Arzt beim Verschreiben eines Fertigarzneimittels den Patienten mündlich oder besser schriftlich informiert, wie dieser das Mittel einnehmen soll. Die Angaben der Packungsbeilage lassen oft einen weiten Spielraum oder enthalten mehrere Versionen, bei denen der Patient nicht entscheiden kann, welche für ihn die richtige ist. Außerdem ist jede Therapie individuell auf die Bedürfnisse des betreffenden Patienten abzustellen und erfordert häufig eine empirische Abstimmung der Dosis, bis der Patient optimal eingestellt ist.

Hält der Arzt eine von der Packungsbeilage abweichende Dosierung für erforderlich und glaubt diese beim Patienten am besten durch eine Signatur sichern zu können, kann er diesen Weg wählen. Der Apotheker muss in solch einem Fall die Signatur vom Rezept auf die Packung übertragen, denn bei einem Kassenrezept wird dem Kunden das Rezeptformular nicht mit der abgegebenen Arzneimittelpackung zurückgegeben, sondern der Apotheker behält es zur Abrechnung mit der Krankenkasse. Eine andere Möglichkeit besteht darin, dass der Arzt dem Patienten eine schriftliche Einnahmeanweisung mitgibt und auf dem Rezept vermerkt »Gemäß schriftlicher Anweisung« bzw. die Abkürzung »Gem. schriftl. Anw.«.

Name des Patienten. Nach der Verordnung über verschreibungspflichtige Arzneimittel[5] muss auf der Verschreibung der Name (Vor- und Nachname) des Patienten aufgeführt sein. Bei Kindern sollte außerdem auch das Alter genannt werden (◘ Abb. 4.6). Bei tierärztlichen Verschreibungen werden der Name des Tierhalters und die Tierart eingetragen.

Wiederholte Abgabe. Eine Wiederholung der Abgabe auf dasselbe Rezept ist – auch mit dem früher üblichen Wiederholungsvermerk – bei verschreibungspflichtigen Arzneimitteln nicht mehr erlaubt.

Verschreibungen für Praxisbedarf oder den Rettungsdienst. Solche Verschreibungen werden durch einen entsprechenden Vermerk, beispielsweise »für Praxisbedarf« (»p. c.« = pro communitate) oder »für den Rettungsdienst« gekennzeichnet (◘ Abb. 4.8).

Abgabe ohne Rezept. In dringenden Fällen darf der Apotheker verschreibungspflichtige Mittel auch auf telefonische Anweisung des Arztes an einen Kunden aushändigen. Er muss sich allerdings Gewissheit verschafft haben, dass der Anrufende zur Verschreibung berechtigt ist. Außerdem muss der Patient das Rezept nachträglich dem Apotheker vorlegen.

Gültigkeitsdauer. Der Verschreibende muss auf dem Rezept angeben, wie lange es gültig ist (◘ Abb. 4.1). Fehlt ein solcher Vermerk, so erlischt bei Privatrezepten die Gültigkeit nach 3 Monaten. Bei Rezepten auf Formularen der gesetzlichen Krankenkassen hängt die Gültigkeit von den Verträgen mit den Kassen auf Länderebene ab und bezieht sich in der Regel auf eine Frist von 1 bis 2 Monaten. Bei BtM-Rezepten beträgt die Gültigkeit nur 7 Tage.

Name, Adresse und Berufsbezeichnung des Arztes (Tel.: . . .) | Datum

Rp.

Milchzucker 0,1
Suppositorienmasse q.s.

6 solcher Suppositorien

Für Kind . . . . . 3 J.

S. 2 x täglich ein Zäpfchen in den Mastdarm einführen

Unterschrift des Arztes

◘ **Abb. 4.6.** Verschreibung eines Placebos in Form von Suppositorien

4.2.3 Substitution durch den Apotheker

»Aut idem«, »aut simile«. Nach der Apothekenbetriebsordnung muss der Apotheker dasjenige Arzneimittel abgeben, das der verschreibende Arzt namentlich auf der Verschreibung genannt hat (z. B. Aspirin®). Selbst wenn er dieses Mittel nicht vorrätig hat, oder nicht schnell genug beschaffen kann, ist es ihm (ohne Rückfrage beim Arzt) nicht erlaubt, ein anderes »gleichwirkendes« (»aut idem«) oder »ähnlich wirkendes« (»aut simile«) Mittel abzugeben (Substitutionsverbot). Von diesem Substitutionsverbot ausgenommen sind Regelungen des SGB V für den Bereich der gesetzlichen Krankenkassen, die den Apotheker dazu verpflichten, bei nicht wirtschaftlicher Verordnung durch den Arzt ein preisgünstigeres Handelspräparat gleicher Zusammensetzung und Qualität abzugeben (»aut idem«). Durch Ankreuzen des »aut-idem«-Feldes auf den Kassenrezeptformularen kann der

Arzt diesen Austausch verbieten. Details werden derzeit zwischen den Krankenkassen und dem Apothekerverband verhandelt.

Der Arzt kann den Apotheker von diesem Substitutionsverbot entbinden, wenn er auf der Verschreibung den Vermerk »aut idem« oder »aut simile« anbringt (◘ Tab. 4.1). Auch wenn er dies nicht tut, ist der Apotheker bei Verordnungen zu Lasten der GKV in jedem Fall durch die Verträge mit den gesetzlichen Krankenkassen dazu verpflichtet, namensgleiche Reimport-Arzneimittel abzugeben, sofern sich dann ein günstigerer Preis ergibt.

Nach der Apothekenbetriebsordnung darf der Apotheker allerdings bei der Dienstbereitschaft außerhalb der allgemeinen Ladenöffnungszeiten ein anderes Arzneimittel abgeben (»aut-idem«-Substitution), wenn:

- das verschriebene Arzneimittel nicht verfügbar ist und
- ein dringender Fall vorliegt, der die unverzügliche Anwendung des Arzneimittels erforderlich macht.

Das substituierte Arzneimittel muss mit dem verschriebenen Arzneimittel

- nach Anwendungsgebiet und
- nach Art der wirksamen Bestandteile **identisch** sowie
- in der Darreichungsform und
- in der pharmazeutischen Qualität **vergleichbar sein**.
- Die Gesamtmenge darf die verordnete Menge nicht überschreiten.

4.3 Verschreibung zur individuellen Zubereitung (Rezeptur)

Prinzipiell müssen individuelle Rezepturen dieselben Positionen enthalten wie die Verschreibung von Fertigarzneimitteln (◘ Abb. 4.2). Bei Rezepturen muss der Apotheker allerdings das Arzneimittel selber herstellen, so dass die folgenden Positionen der Verschreibung besonders sorgfältig auszuführen sind:

- genaue Bezeichnung der Wirkstoffe;
- Angabe der Mengen, die verarbeitet werden sollen;
- Angaben zu den Arzneihilfsstoffen;
- Stückzahl der abgeteilten Arzneiformen;
- Anweisung zur Verarbeitung der Stoffe;
- Anweisungen für die Verpackung;
- Signatur.

Namen der Wirkstoffe. Diese müssen wegen der unterschiedlichen Molekularmassen chemisch korrekt und vollständig bezeichnet werden. Zum Beispiel »Morphin«, wenn die Base gemeint ist, bei den Salzen des Morphins »Morphinhydrochlorid« bzw. »Morphinsulfat«. Missverständnisse sind auch durch den Gebrauch von nicht eindeutigen Abkürzungen möglich. So kann »Kal. sulf.« als Abkürzung für drei verschiedene Substanzen verstanden werden, nämlich Kaliumsulfid, -sulfit oder -sulfat.

Mengenangaben. Bei einer Rezeptur werden die Mengen der zu verarbeitenden Wirkstoffe nicht als Gesamtmenge, sondern pro Tablette, Zäpfchen, Ampulle usw. angegeben (Dispensiermethode). Danach folgt die Anweisung für die gewünschte Stückzahl, z. B. »6 solcher Zäpfchen«. Ein Beispiel dafür zeigt ◘ Abb. 4.6. Bei flüssigen Arzneizubereitungen oder Salben verschreibt man allerdings immer die Gesamtmenge (◘ Abb. 4.7 und ◘ Abb. 4.8). Der Patient misst sich dann nach der Anweisung die Einzeldosis (Tropfen, Messlöffel usw.) selbst ab.

Arzneihilfsstoffe
- Lösungsmittel;
- Tabletten- oder Suppositoriengrundmasse;
- Salbengrundlage;
- Stabilisierungs- und Konservierungsmittel.

Art und Menge der Arzneihilfsstoffe können i. d. R. dem Apotheker überlassen werden, der von deren galenischer Eignung meist mehr versteht als der Arzt. Man gibt nur die allgemeine Bezeichnung für die Grundmasse an (◘ Abb. 4.6) und fügt zur Bezeichnung der Menge die Abkürzung »q. s.« (quantum satis = so viel wie nötig) an. Soll dem Wirkstoff Lösungsmittel oder z. B. eine

Name, Adresse und Berufsbezeichnung des Arztes (Tel.: . . .) — Datum

Rp.

Hydrocortisonacetat 1,0
Weißes Vaselin ad 100,0
Als Salbe in einer Tube

Hydrocortison-Salbe
Für Frau . . . . .

S. 1 x täglich einen 1 cm langen Salbenstrang auf der erkrankten Hautstelle verteilen.

Unterschrift des Arztes

◘ **Abb. 4.7.** Verschreibung einer Hydrocortison-Salbe als Rezeptur

Name, Adresse und Berufsbezeichnung des Arztes (Tel.: . . .) — Datum

Rp.

Natriumchlorid 4,5
Wasser für Injektionszwecke ad 500,0
Als sterile Infusionslösung!

Isotone Kochsalzlösung
für den Gebrauch in der Praxis

Unterschrift des Arztes

Abb. 4.8. Verschreibung einer Infusionslösung als Rezeptur

Salbengrundmasse bis zu einer bestimmten Gesamtmenge zugesetzt werden (Abb. 4.7 und Abb. 4.8), so schreibt man z. B. »Wasser für Injektionszwecke ad 100,0« oder »Polyethylenglykolsalbe ad 50,0«.

Stückzahl. Die Stückzahl muss gegebenenfalls an die Herstellung und die Kostenberechnung in der Apotheke angepasst werden. Bei Zäpfchen sollten aus diesem Grunde 6 Stück oder ein Mehrfaches davon verschrieben werden (Abb. 4.6).

Anweisungen zur Verarbeitung. In der Regel ist es überflüssig, dem Apotheker zu beschreiben, wie er die Wirk- und Hilfsstoffe zur fertigen Arznei verarbeiten soll, denn dafür ist er der Fachmann. Es genügt zu schreiben: »als Salbe«, »als Zäpfchen«, »als Injektionslösung« (Abb. 4.6 bis Abb. 4.8 und Abb. 4.11). Schließlich gehören hierher auch noch Anweisungen zur Sterilisation, Konservierung oder Isotonie und Isohydrie der Lösung soweit das dem Apotheker nicht bereits durch das DAB vorgegeben ist (Tab. 4.3 »Augentropfen«). Im Interesse der Eindeutigkeit einer Verschreibung ist es ratsam, lieber ein Wort zuviel als eines zuwenig zu schreiben.

Anweisungen zur Verpackung. Der Arzt kann dem Apotheker auch vorschreiben in welches Gefäß er die fertige Zubereitung abfüllen soll, doch ist auch dies meist überflüssig. Man darf voraussetzen, dass der Apotheker eine Salbe nicht in eine Ampulle und eine Injektionslösung nicht in ein Salbengefäß einfüllt. Zur Verpackung bei Abgabe »sine confectione« Tab. 4.1.

Signatur. Bei Rezepturen wird die Angabe einer Gebrauchsanweisung durch die Verordnung über verschreibungspflichtige Arzneimittel[5] zwingend vorgeschrieben.

Bedeutung von Rezepturen. Im Gegensatz zu früher handelt es sich heute um relativ seltene Verschreibungsarten, die im Wesentlichen noch bei Salben und manchmal bei Injektionslösungen oder Suppositorien, auch bei der Herstellung von Arzneimitteln zur Substitution von Drogenabhängigen vorkommen. Bei den festen Arzneiformen haben am ehesten noch Kapseln eine Bedeutung. Eine Rezeptur der übrigen Formen ist so selten geworden, dass sich eine Beschreibung an dieser Stelle erübrigt.

4.4 Verschreibung auf Formularen der gesetzlichen Krankenkassen (GKV)

Rezeptformulare. Für Rezepte, die zu Lasten der gesetzlichen Krankenkassen gehen, müssen besondere Formulare benutzt werden (Muster 16 Formular Abb. 4.9). Andere Träger wie z. B. Bundeswehr, benutzen davon abweichende Formulare. Gemeinsam ist jedoch allen, dass auf den Formularen zusätzlich zur Verschreibung noch Angaben zum »Status« des Patienten bzw. der mitversicherten Familienangehörigen gemacht werden müssen. Darüber hinaus sind vom Arzt maschinenlesbar die Kassennummer, Versichertennummer, Vertragsarztnummer, Gültigkeitsdauer der Versichertenkarte und das Ausstellungsdatum einzutragen.

Wirtschaftlichkeit der Verschreibung. Diese sollte zwar bei jeder Verschreibung beachtet werden, sie hat aber bei den Kassenrezepten eine besondere Bedeutung, weil der Arzt durch die Verträge mit den Kassen sowie auch durch die Bestimmungen des SGB V gehalten ist, das angestrebte therapeutische Ziel mit möglichst geringem Kostenaufwand zu erreichen (▶ Kap. 1.9) sowie ein vorgegebenes Gesamtbudget für sein Verschreibungsvolumen nicht zu überschreiten. Verstößt er dagegen, kann er regresspflichtig gemacht werden. Der Arzt darf also bei der Auswahl eines Arzneimittels nicht nur von den therapeutischen Eigenschaften ausgehen, sondern muss den Preis mit einbeziehen. Eine Hilfe bei diesen Überlegungen können folgende Publikationen geben.

Festbeträge. Eine Kostenersparnis wird auch durch die mit dem Gesundheitsreformgesetz (GRG) eingeführten Festbeträge angestrebt. Dies sind Obergrenzen, bis zu denen die gesetzlichen Krankenkassen die Kosten für ein Arzneimittel übernehmen. Die Festbeträge werden für jede Arzneimittelgruppe im »Bundes-

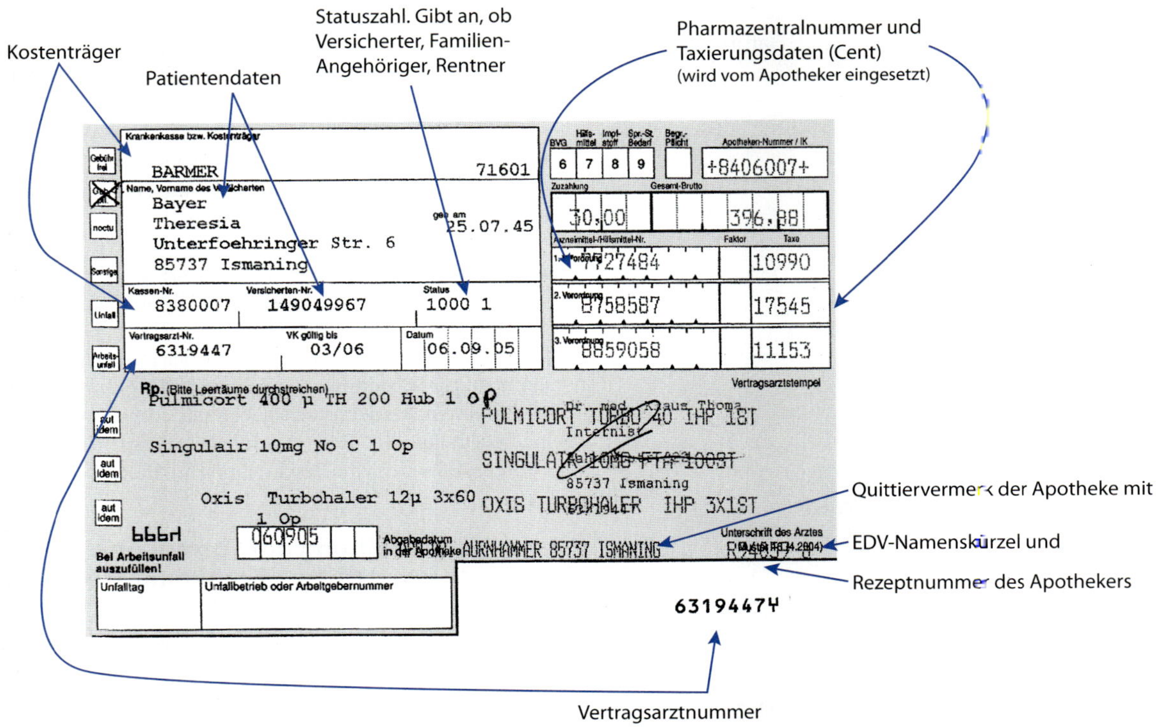

Abb. 4.9. Verschreibungsformular für Rezepte zu Lasten der gesetzlichen Krankenkassen, geeignet für maschinelle Lesbarkeit und EDV-gestützte Ausfertigung

Arzneimittel - Preisvergleiche

Vergleichende Bewertung von Arzneimitteln, Literatur über Preisvergleiche bei gleichartig wirkenden Arzneimitteln:

- »Transparenzlisten«, herausgegeben vom Bundesinstitut für Arzneimittel und Medizinprodukte, MMV Medizin Verlag, München
- »Arzneimittelbrief«, Westkreuz-Verlag, Berlin; monatlich
- »Arzneitelegramm«, Arzneimittelinformationsdienst GmbH, Berlin (ATI); monatlich
- »Arzneiverordnung in der Praxis (AVP)«, Arzneimittelkommission der Deutschen Ärzteschaft, Köln, vierteljährlich
- »Taschenbuch der Arzneibehandlung«, Urban u. Fischer, München. 12. Auflage, 2000
- »Arzneiverordnungs-Report«, Springer-Verlag, Berlin, Heidelberg, jährlich
- »Arzneiverordnungen« Deutscher Ärzteverlag Köln, 20. Auflage, 2003

anzeiger« bekannt gemacht und in der medizinischen und pharmazeutischen Fachpresse veröffentlicht. Verschreibt der Arzt ein Arzneimittel, das den Festbetrag überschreitet, muss der Patient die Differenz selbst zuzahlen. Der Arzt ist verpflichtet, den Patienten darauf hinzuweisen! Die meisten Hersteller von Fertigpräparaten haben inzwischen ihre Arzneimittelpreise dieser Obergrenze angepasst.

Festbeträge

Festbeträge betreffen folgende drei Gruppen:

- Arzneimittel mit denselben Wirkstoffen;
- Arzneimittel, deren Wirkstoffe sich pharmakologisch und chemisch ähnlich sind (sog. Molekülvarianten);
- Arzneimittel mit pharmakologisch-therapeutisch vergleichbarer Wirkung, insbesondere Kombinationen.

Auf Kassenrezept nicht verschreibbare Mittel. Einige Arzneimittel sind von der kassenärztlichen Verordnung gänzlich ausgeschlossen (Negativliste)[9, 10]:

Der Ausschluss von Präparaten mit mehr als 3 Wirkstoffen gilt nicht für Arzneimittel, die nach dem 1. Februar 1987 zugelassen wurden und für die ein positiver Beitrag eines jeden Bestandteils ausreichend begründet ist.

»Negativliste«
- alle nicht verschreibungspflichtigen Arzneimittel (Ausnahmen gibt es nur für Kinder bis 12 Jahren und für weitere wenige, noch festzulegende Sonderfälle. Die Ausnahmeliste soll bis 31.03.2004 vorliegen);
- Arzneimittel mit nicht erforderlichen Bestandteilen;
- Kombinationspräparate mit mehr als 3 Wirkstoffen;
- Arzneimittel mit nicht nachgewiesenem therapeutischem Nutzen;
- Arzneimittel zur Anwendung bei Erkältungskrankheiten und grippalen Infekten, sofern es sich um geringfügige Gesundheitsstörungen handelt;
- Mund- und Rachentherapeutika (mit Ausnahmen);
- Abführmittel (mit Ausnahmen);
- Arzneimittel gegen Reisekrankheit.

Patientenzuzahlung. Bei den gesetzlichen Krankenkassen Versicherte (ausgenommen Personen unter 18 Jahre, Schwangere bei Medikation im Zusammenhang mit der Schwangerschaft und Versicherungsnehmer bei bestimmten Trägern (z. B. Bundeswehr, pro Familia) haben für jede Position einer Verordnung eine Eigenbeteiligung zu leisten. Ab dem 01.01.2004 richtet sich diese Patientenzuzahlung[13] nach dem Apothekenverkaufspreis des entsprechenden Handelspräparates, seit 01.06.2006 entfällt sie ganz, wenn ein Präparat aus dem unteren Preisdrittel abgegeben wird:
- Fertigarzneimittel bis € 50,–: Zuzahlung € 5,–
- Fertigarzneimittel € 50,– bis € 100,–: Zuzahlung in Höhe von 10% des Verkaufspreises
- Fertigarzneimittel über € 100,–: Zuzahlung € 10,–
- Hilfsmittel: Zuzahlung in Höhe von 10% des Verkaufspreises (Obergrenze € 10,– pro Monat pro Indikation für zum Verbrauch bestimmte Hilfsmittel, z. B. Inkontinenzprodukte)
- Vom Apotheker hergestellte Rezeptur wie Fertigarzneimittel

Die Zuzahlung darf den Preis des Arzneimittels nicht übersteigen. Durch die Neuregelung der Vergütung der Apotheke fällt jedoch ab dem 01.01.2004 bei jedem verschreibungspflichtigen Arzneimittel an Stelle des bisherigen prozentualen Apothekenaufschlages ein Beratungshonorar in Höhe von € 8,10 (abzüglich € 2,– Kassenrabatt bei GKV-Versicherten) an. Das führt zu deutlichen Preissenkungen bei teuren Arzneimitteln, aber gleichzeitig zu Preisanhebungen bei bisher sehr günstigen Arzneimitteln. Eine Unterschreitung der Rezeptgebühr von mindestens € 5,– ist damit bei verschreibungspflichtigen Arzneimitteln nicht mehr möglich. Nur noch in den seltenen Fällen einer Verschreibung eines nicht verschreibungspflichtigen Arzneimittels im Rahmen der Ausnahmeregelungen kann dies in Zukunft vorkommen, da hier die alte Arzneimittelpreisverordnung fortbestehen wird.

4.5 Verschreibung von Betäubungsmitteln

Betäubungsmittelgesetz (BtMG). Das Betäubungsmittelgesetz (▶ Kap. 4.1) definiert den Begriff »Betäubungsmittel« nicht, sondern listet in den Anlagen I-III alle Stoffe auf, die als Betäubungsmittel im Sinne des Gesetzes gelten.

Anlagen zum Betäubungsmittelgesetz
- **Anlage I:** Nicht verkehrsfähige Stoffe: Diese Stoffe sind gesundheitsgefährdend oder werden nicht zu therapeutischen Zwecken verwendet (z. B. Heroin, LSD, Mescalin, Haschisch).
- **Anlage II:** Verkehrsfähige, aber nicht verschreibungsfähige Stoffe: Diese Stoffe werden nur als Rohstoffe, Grundstoffe, Halbsynthetika und Zwischenprodukte verwendet, in Form einer Arzneimittelzubereitung können sie jedoch nicht verschrieben werden (Ausnahmen in Abhängigkeit von der Konzentration ▶ Kap. 4.5.1) (z. B. Thebain, Pethidin-Zwischenprodukte).
- **Anlage III:** Verkehrs- und verschreibungsfähige Stoffe: Diese Stoffe können in Form einer Arzneimittelzubereitung als Betäubungsmittel verschrieben werden (z. B. Codein, Morphin, Opioide, Barbiturate, Benzodiazepine).

Der im Gesetz verwendete Ausdruck »Betäubungsmittel« hat historische Gründe und wirkt heute irreführend. Denn neben »**betäubend**« wirkenden Stoffen, wie z. B. Morphin, befinden sich darunter auch zentral erregende Stoffe, wie z. B. Methylphenidat. Unter dem Begriff »Betäubungsmittel« fasst das Gesetz solche Substanzen zusammen, bei denen – besonders bei unsachgemäßem Gebrauch – die Gefahr der Entwicklung einer Abhängigkeit gegeben ist (▶ Kap. 7.2.1). Das Gesetz regelt außerdem Anbau, Einfuhr, Herstellung, Abgabe und Erwerb der BtM.

Betäubungsmittel-Verschreibungsverordnung (BtMVV). Diese Verordnung[7] (▶ Kap. 4.1) hat im Wesentlichen zum Ziel, die ärztliche Verschreibung von Betäubungsmitteln auf einen bestimmungsgemäßen Gebrauch einzuengen. Als Grundsatz gilt:

! Ein Betäubungsmittel darf nur verschrieben werden, wenn eine zwingende Indikation vorliegt. Die Anwendung eines BtM ist nicht begründet, wenn das therapeutische Ziel auf anderen Wegen erreicht werden kann (§ 13 Abs. 1 BtMG).

Ein anderer Weg ist z. B. Schmerzstillung durch ein Analgetikum, das nicht unter die BtM-Regelung fällt und kein Abhängigkeitspotential hat (▶ Kap. 7.5) oder Entzugstherapie bei der Substitution von Drogenabhängigen. Andererseits darf der Arzt einem an schweren Schmerzen leidenden Patienten ein BtM nicht vorenthalten, nur weil er z. B. die komplizierten Vorschriften scheut. Betäubungsmittel dürfen nur im Rahmen einer ärztlichen Behandlung verschrieben werden. Darunter fällt ebenfalls die Substitutionsbehandlung bei Drogenabhängigen, wenn die Substitution unter bestimmten, in der BtMVV festgelegten Bedingungen durchgeführt wird (► Kap. 4.5.5). Auch der Erwerb und die Verwendung von BtM zu analytischen Zwecken (z. B. Chromatographie) erfordert eine besondere Erlaubnis, die vom Bundesinstitut für Arzneimittel und Medizinprodukte[17] auf begründeten Antrag hin erteilt wird.

4.5.1 Welche Betäubungsmittel sind verschreibbar?

Nach der BtMVV darf ein Arzt, Zahnarzt oder Tierarzt nur Betäubungsmittel aus Anlage III BtMG verschreiben. Die BtMVV führt die von den einzelnen Berufsgruppen verschreibungsfähigen Stoffe namentlich getrennt, unter Angabe einer Verschreibungs-Höchstmenge auf. Jedoch dürfen diese Stoffe **niemals als Substanz,** sondern nur in Form einer Arzneimittelzubereitung verschrieben werden.

In den ◘ Tab. 4.5 bis ◘ Tab. 4.7 sind die wichtigsten Stoffe zusammengefasst, deren Verschreibung durch den Arzt und den Zahnarzt zulässig ist, nämlich:

- Analgetika und Antitussiva (Opioide) (◘ Tab. 4.5)
- Zentral erregende Stoffe (◘ Tab. 4.6).
- nur für den Praxisbedarf verschreibungsfähige Betäubungsmittel (◘ Tab. 4.7)

Besondere Regelungen enthält die Verordnung über **Cocain.** Seine therapeutische Anwendung ist jedoch entbehrlich, da es durch andere, nicht zur Abhängigkeit führende Lokalanästhetika ersetzt werden kann. Es wird daher hier nicht besprochen.

Nicht-verschreibungsfähige Betäubungsmittel. Bei einer Reihe von namentlich im BtMG aufgeführten Betäubungsmitteln ist jede Verschreibung verboten. Sie sind in Anlage I und II zum BtMG zusammengefasst.

Einstufung als BtM in Abhängigkeit von der Konzentration. Bei einigen Stoffen der Anlagen II und III BtMG hängt die Verschreibungsfähigkeit von ihrer Konzentration in der arzneilichen Zubereitung bzw. der Menge pro abgeteilter Form ab. Werden diese in den Anlagen II und III BtMG als Ausnahmen aufgeführten Grenzkonzentrationen nicht überschritten (»ausgenommene Zubereitungen«), gelten diese Zubereitungen (Handelspräparate) nicht als BtM, können somit auf normalem Rezept, ja **dürfen nicht** auf Betäubungsmittel-Rezeptformulare verschrieben werden. Ausgenommen hiervon ist die Verschreibung von Codein, Dihydrocodein und Flunitrazepam in jeglicher Form an BtM-Abhängige und Alkoholkranke; diese muss **stets**, also auch bei der Verschreibung von ausgenommenen Zubereitungen, auf BtM-Rezept erfolgen.

Es ist weitgehend unbekannt, dass Codein, Dihydrocodein, die Benzodiazepine sowie Barbiturate in der Anlage III BtMG aufgeführt sind und somit als BtM gelten. Die gängigen Fertigarzneimittel sind jedoch solche ausgenommenen Zubereitungen. Die Kenntnis der Grenzkonzentration, von der ab diese Stoffe als BtM zu handhaben sind, ist im Wesentlichen für eine Verschreibung in Form der recht selten vorkommenden Rezepturen notwendig. Für homöopathische Zubereitungen ist wichtig, dass **Opium** ab der Verdünnung D6 nicht mehr als BtM gilt.

Ausnahmen. Bestimmte Stoffe gelten nicht als BtM, wenn in der fertigen Arzneizubereitung nicht nur ihre Menge begrenzt ist, sondern außerdem noch bestimmte **Zusatzstoffe** enthalten sind, (z. B. Tilidin zusammen mit dem Opiat-Antagonisten Naloxon zur oralen Applikation).

4.5.2 »Höchstmenge«

Verschreibung für einen Patienten. Bei jeder Verschreibung von Betäubungsmitteln ist die in der BtMVV für jeden Wirkstoff angegebene Höchstmenge zu beachten. Sie gibt die Gesamtmenge an, bis zu der dieser Wirkstoff innerhalb von 30 Tagen für **einen Patienten** verschrieben werden darf. Die Höchstmengen sind mittlerweile so reichlich bemessen, dass in der Regel keine Schwierigkeiten auftreten (► Kap. 4.5.6: Ausnahmen!).

Verschreibung für Krankenhaus und den Bedarf in der Praxis. Die Höchstmengen dürfen für den Bedarf eines Krankenhauses überschritten werden. Für seinen Praxisbedarf darf der Arzt Betäubungsmittel bis zur Menge seines durchschnittlichen Zweiwochenbedarfs verschreiben. Sein BtM-Vorrat soll den Bedarf eines Monats nicht überschreiten.

4.5.3 Zahl der verschreibbaren BtM

- Von den in der BtmVV namentlich mit Angabe der Höchstmenge aufgelisteten Wirkstoffen (◘ Tab. 4.5) dürfen für einen Patienten innerhalb von 30 Tagen bis zu zwei Betäubungsmittel unter Einhaltung der Höchstmengen verschrieben werden.
- Alternativ darf einer der übrigen in Anlage III BtMG aufgeführten Wirkstoffe (im Wesentlichen Schlaf- und Beruhigungsmittel ► Kap. 4.5.1) außer Alfentanil, Cocain, Etorphin, Pentobarbital, Remifentail und Sufentanil innerhalb dieser 30 Tage ohne Beachtung einer Höchstmenge verschrieben werden, sofern die in der Anlage III angegebene Grenzdosierung überschritten werden soll (in der Praxis nicht vorstellbar ► Kap. 4.5.1). Selbstverständlich darf ein bestimmtes Betäubungsmittel in mehreren Arzneiformen gleichzeitig verschrieben werden, wenn dabei insgesamt die Höchstmenge nicht überschritten wird (◘ Abb. 4.10).

---

[17] Bundesopiumstelle im Bundesinstitut für Arzneimittel und Medizinprodukte, Friedrich-Ebert-Allee 38, 53113 Bonn

Tab. 4.5. Verschreibungsfähige Betäubungsmittel: Analgetika und Antitussiva (Auswahl)

Arzneistoff	Handelspräparat	Höchstmengen [mg]		Arzneiform und BtM-Menge pro abgeteilter Arzneiform [mg]	
		Arzt	Zahnarzt		
Buprenorphin	Temgesic®	150	40	Amp.	0,324
				Tbl.	0,216/0,432
Fetanyl	Durogesic®	1000	–	Amp.	0,157
				Amp.	0,785
				TTS	2,5/5/7,5/10
Hydrocodon	Dicodid®	1200	300	Amp.	15
				Tbl.	10
Hydromorphon	Dilaudid®	5000	120	Amp.	2,0
Levacetylmethadol	Orlaam®	2000	–	Lösung zum Einnehmen	
					10 mg/ml (entspr.1%)
Levomethadon	L-Polamidon®	1500	200	Amp.	2,5/5,0
				Tropflsg.	50 (10 ml, entspr. 0,5%)
Methadon	Methaddict®	3000	–	Lösung zum Einnehmen	
	Rezeptut®				10 mg/ml (entspr. 1%)
				Tbl.	5/10/40
Morpin	Morphin Merck®	20.000	5000	Amp. 10/20/100/200	
	MSI Mundipharma®				
	MSR Mundipharma®			Supp	10/20/30
	MST Mundipharma®			Retardtbl.	10/20/30/60/100/200
	MST continus®			Retardkps.	30/60/100/200
Oxycodon	Oxygesic®	15.000	4000	Retardtbl.	10/20/40
Pethidin	Dolantin®	10.000	2500	Amp.	50/100
				Tropffl.	500 (10 ml)
				Supp.	100
Pentazocin	Fortral®	15.000	4000	Amp.	30
				Kps.	50
				Supp.	60
Piritramid	Dipidolor®	6000	1500	Amp.	15
Tilidina	Injektionslsg. Gödecke®	18.000	4500	Amp.	100

* auch mit Zusatz von Naloxon (z. B. Valoron® N) im Handel und in dieser Form von der BtM-Verschreibungsordnung ausgenommen.

Tab. 4.6. Verschreibungsfähige Betäubungsmittel: Zentral erregende Wirkstoffe (Auswahl)

Arzneistoff	Handelspräparat	Höchstmengen [mg]		Arzneiform und BtM-Menge pro abgeteilter Arzneiform [mg]
		Arzt	Zahnarzt	
Fenetyllin	Captagon®	2500	–	Tbl. 50
Methylphenidat	Ritalin®	1500	–	Tbl. 10
Modafinil	Vigil®	12.000	–	Tbl. 100

Tab. 4.7. Nur für den Praxisbedarf verschreibungsfähige Betäubungsmittel (Auswahl)

Arzneistoff	Handelspräparat	Für den Praxisbedarf von Arzt und Zahnarzt
Alfentanyl	Rapifen®	Bis auf die Menge seines durchschnittlichen Bedarfs für 2 Wochen. Mindestens aber die kleinste Verpackungseinheit. Der Vorrat jedes dieser Betäubungsmittel soll einen Monatsbedarf nicht überschreiten.
Remifentanil	Ultiva®	
Sufentanil	Sufenta®	

4.5.4 Zeitraum für die Verschreibung von BtM

Die Beschränkung der Zahl der Betäubungsmittel und die angegebenen Höchstmengen gelten für einen Zeitraum von 30 Tagen.

4.5.5 Zeitliche Gültigkeit eines BtM-Rezeptes

Vom Ausstellungsdatum an bleibt das Rezept 7 Tage gültig. Danach kann es nicht mehr eingelöst werden.

4.5.6 Ausnahmen

Für einen Patienten in Dauerbehandlung darf der Arzt in »begründeten Einzelfällen« und unter Wahrung der »erforderlichen Sicherheit des Betäubungsmittelverkehrs«

- die festgesetzten Höchstmengen überschreiten;
- mehr als zwei BtM verschreiben und
- vom Zeitraum für die Verschreibung abweichen. Ein solches Rezept muss mit dem Buchstaben A gekennzeichnet werden.

4.5.7 Ausführung der Verschreibung

Keine Angst vor der Ausstellung von Betäubungsmittelrezepten! Im Gegensatz zu früher ist heute das Rezeptieren von Betäubungsmitteln nichts Außergewöhnliches mehr. Wenn man sich angewöhnt, Verschreibungen stets mit **allen** Angaben zu versehen, also neben den vorgeschriebenen auch die »nur« empfohlenen Angaben zu machen (Abb. 4.1), so wird man feststellen, dass sich Betäubungsmittelrezepte von normalen Rezepten nur noch im Formular unterscheiden: Trotzdem ist noch immer der häufigste Fehler, der bei Erstellen von BtM-Rezepten gemacht wird, ein benötigtes Betäubungsmittel aus Angst, das BtM-Rezept falsch auszufüllen, erst gar nicht zu verschreiben.

Rezeptformulare. Zur Verschreibung von »Betäubungsmitteln« muss ein 3-teiliges **amtliches Formular** benutzt werden, das vom Bundesinstitut für Arzneimittel und Medizinprodukte[17] herausgegeben wird. Der Arzt kann es von dort beziehen. Die Formulare sind gelblich gehalten mit rot-violettem Aufdruck (Abb. 4.11). Sie sind fortlaufend nummeriert, tragen die Registriernummer des betreffenden Arztes bei der Bundesopiumstelle und dürfen nur von diesem persönlich oder seiner Vertretung verwendet werden. Die 3 Teile werden im Durchschreibeverfahren beschriftet. Teil I und Teil II sind zur Vorlage in der Apotheke bestimmt. Teil III bleibt beim Verschreibenden und muss 3 Jahre aufbewahrt werden, um auf Verlangen den Aufsichtsbehörden vorgelegt werden zu können. Auch fehlerhaft ausgefüllte BtM-Rezepte (Teil I, II und III) müssen 3 Jahre lang aufbewahrt werden. Die Formulare dürfen zur Verschreibung anderer Arzneimittel nur dann benutzt werden, wenn deren Verschreibung zusammen mit einem BtM erfolgt. Dem Arzt ist von der BtMVV auferlegt, die Formulare gegen Entwendung zu sichern. Ein Verlust ist unverzüglich dem Bundesinstitut für Arzneimittel und Medizin-

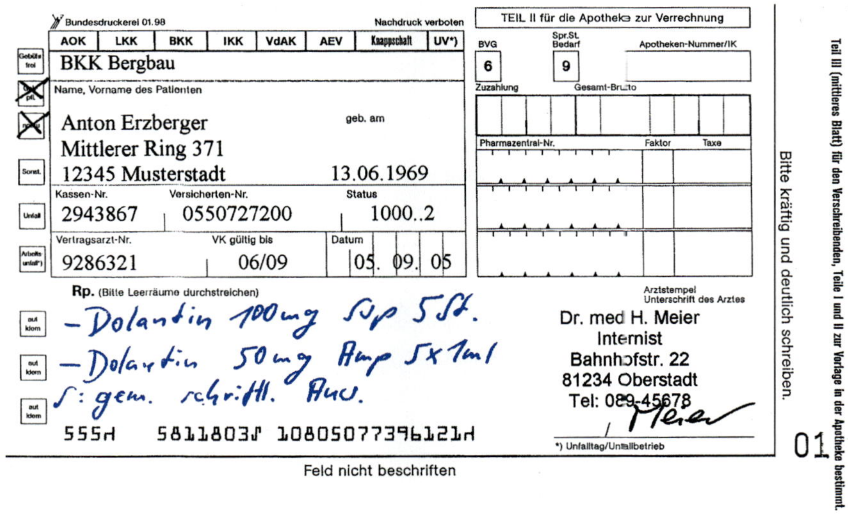

Bundesdruckerei 01.98 Nachdruck verboten

AOK | LKK | BKK | IKK | VdAK | AEV | Knappschaft | UV*)

Gebühr frei / geb. pfl. / noctu / Sonst. / Unfall / Arbeitsunfall

BKK Bergbau

Name, Vorname des Patienten geb. am

Anton Erzberger
Mittlerer Ring 371
12345 Musterstadt 13.06.1969

Kassen-Nr. 2943867 | Versicherten-Nr. 0550727200 | Status 1000..2

Vertragsarzt-Nr. 9286321 | VK gültig bis 06/09 | Datum 05. 09. 05

Rp. (Bitte Leerräume durchstreichen)

aut idem – Dolantin 100mg Sup 5 St.
aut idem – Dolantin 50mg Amp 5x1ml
aut idem S: gem. schriftl. Anw.

555H 5811803J 10805077396121H

TEIL II für die Apotheke zur Verrechnung

BVG 6 | Spr.St. Bedarf 9 | Apotheken-Nummer/IK

Zuzahlung | Gesamt-Brutto

Pharmazentral-Nr. | Faktor | Taxe

Arztstempel Unterschrift des Arztes

Dr. med H. Meier
Internist
Bahnhofstr. 22
81234 Oberstadt
Tel: 089-45678

Meier

*) Unfalltag/Unfallbetrieb

Feld nicht beschriften

Bitte kräftig und deutlich schreiben.

01

Teil III (mittleres Blatt) für den Verschreibenden, Teile I und II zur Vorlage in der Apotheke bestimmt.

Abb. 4.10. Gleichzeitige Verschreibung eines Betäubungsmittels in zwei verschiedenen Arzneiformen

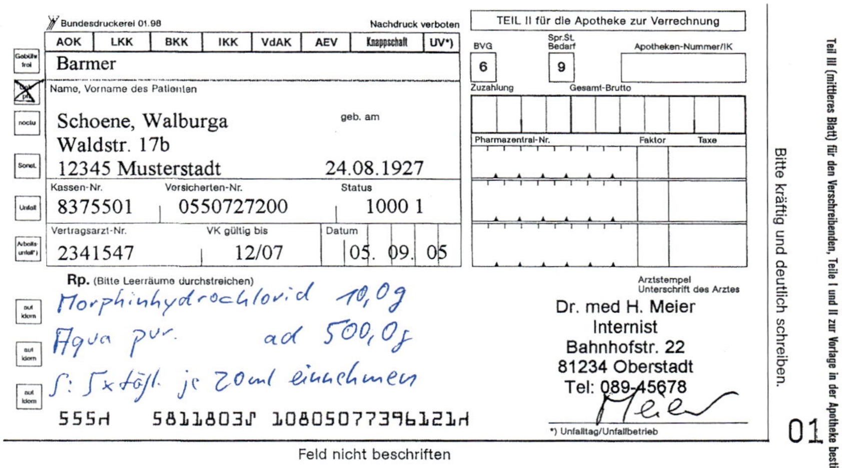

Bundesdruckerei 01.98 Nachdruck verboten

AOK	LKK	BKK	IKK	VdAK	AEV	Knappschaft	UV*)

Gebühr frei · Geb.-pfl. · noctu · Sonst. · Unfall · Arbeits-unfall*)

Barmer

Name, Vorname des Patienten · geb. am

Schoene, Walburga
Waldstr. 17b
12345 Musterstadt 24.08.1927

Kassen-Nr. 8375501 · Versicherten-Nr. 0550727200 · Status 1000 1

Vertragsarzt-Nr. 2341547 · VK gültig bis 12/07 · Datum 05. 09. 05

Rp. (Bitte Leerräume durchstreichen)

aut idem · aut idem · aut idem

Morphinhydrochlorid 10,0 g
Aqua pur. ad 500,0 g
S: 5x tägl. je 20 ml einnehmen

555H 5811803ʃ 10805077396121H

TEIL II für die Apotheke zur Verrechnung

BVG 6 · Spr.St. Bedarf 9 · Apotheken-Nummer/IK

Zuzahlung · Gesamt-Brutto

Pharmazentral-Nr. · Faktor · Taxe

Arztstempel
Unterschrift des Arztes

Dr. med H. Meier
Internist
Bahnhofstr. 22
81234 Oberstadt
Tel: 089-45678

*) Unfalltag/Unfallbetrieb

Bitte kräftig und deutlich schreiben.

01

Teil III (mittleres Blatt) für den Verschreibenden, Teile I und II zur Vorlage in der Apotheke bestimmt.

Feld nicht beschriften

Abb. 4.11. Rezeptur einer Morphinlösung zur oralen Anwendung. Gemäß BtMVV braucht nicht angegeben zu werden, für welchen Zeitraum verschrieben wurde. Aus der Signatur lässt sich jedoch errechnen, dass die Gesamtmenge für einen Zeitraum von 5 Tagen gedacht ist

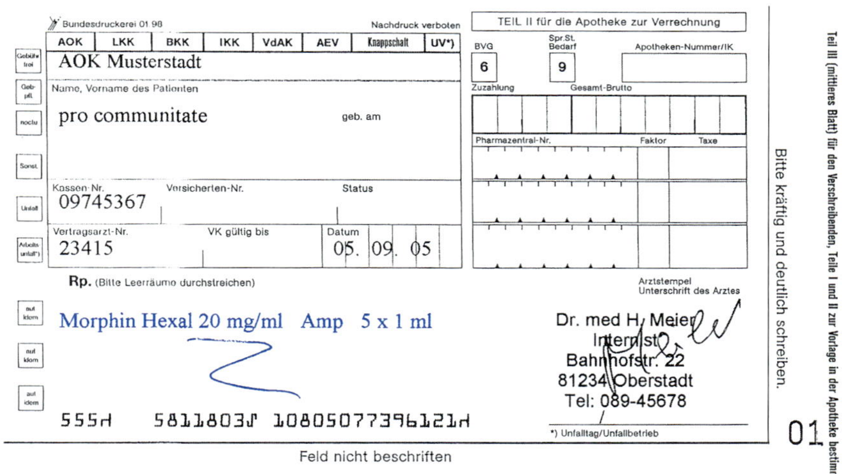

Bundesdruckerei 01.98 Nachdruck verboten

AOK	LKK	BKK	IKK	VdAK	AEV	Knappschaft	UV*)

Gebühr frei · Geb.-pfl. · noctu · Sonst. · Unfall · Arbeits-unfall*)

AOK Musterstadt

Name, Vorname des Patienten · geb. am

pro communitate

Kassen-Nr. 09745367 · Versicherten-Nr. · Status

Vertragsarzt-Nr. 23415 · VK gültig bis · Datum 05. 09. 05

Rp. (Bitte Leerräume durchstreichen)

aut idem · aut idem · aut idem

Morphin Hexal 20 mg/ml Amp 5 x 1 ml

555H 5811803ʃ 10805077396121H

TEIL II für die Apotheke zur Verrechnung

BVG 6 · Spr.St. Bedarf 9 · Apotheken-Nummer/IK

Zuzahlung · Gesamt-Brutto

Pharmazentral-Nr. · Faktor · Taxe

Arztstempel
Unterschrift des Arztes

Dr. med H. Meier
Internist
Bahnhofstr. 22
81234 Oberstadt
Tel: 089-45678

*) Unfalltag/Unfallbetrieb

Bitte kräftig und deutlich schreiben.

01

Teil III (mittleres Blatt) für den Verschreibenden, Teile I und II zur Vorlage in der Apotheke bestimmt.

Feld nicht beschriften

Abb. 4.12. Verschreibung eines Betäubungsmittels für den Praxisbedarf

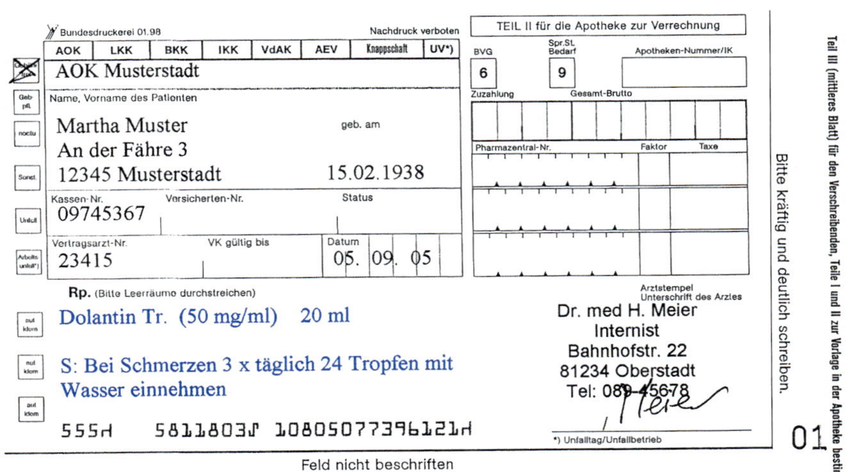

Bundesdruckerei 01.98 Nachdruck verboten

AOK	LKK	BKK	IKK	VdAK	AEV	Knappschaft	UV*)

Gebühr frei · Geb.-pfl. · noctu · Sonst. · Unfall · Arbeits-unfall*)

AOK Musterstadt

Name, Vorname des Patienten · geb. am

Martha Muster
An der Fähre 3
12345 Musterstadt 15.02.1938

Kassen-Nr. 09745367 · Versicherten-Nr. · Status

Vertragsarzt-Nr. 23415 · VK gültig bis · Datum 05. 09. 05

Rp. (Bitte Leerräume durchstreichen)

aut idem · aut idem · aut idem

Dolantin Tr. (50 mg/ml) 20 ml

S: Bei Schmerzen 3 x täglich 24 Tropfen mit Wasser einnehmen

555H 5811803ʃ 10805077396121H

TEIL II für die Apotheke zur Verrechnung

BVG 6 · Spr.St. Bedarf 9 · Apotheken-Nummer/IK

Zuzahlung · Gesamt-Brutto

Pharmazentral-Nr. · Faktor · Taxe

Arztstempel
Unterschrift des Arztes

Dr. med H. Meier
Internist
Bahnhofstr. 22
81234 Oberstadt
Tel: 089-45678

*) Unfalltag/Unfallbetrieb

Bitte kräftig und deutlich schreiben.

01

Teil III (mittleres Blatt) für den Verschreibenden, Teile I und II zur Vorlage in der Apotheke bestimmt.

Feld nicht beschriften

Abb. 4.13. Kennzeichnung der Gesamtmenge eines Betäubungsmittels bei einem Fertigarzneimittel ohne abgeteilte Arzneiformen

produkte anzuzeigen. An dieses Institut sind auch bei Aufgabe der ärztlichen Tätigkeit nicht verwendete Exemplare zurück zu gegeben.

Auf dem BtM-Formular müssen folgende Eintragungen enthalten sein (Abb. 4.10 bis Abb. 4.13):

Angaben auf Betäubungsmittelrezepten

- *Name, Vorname und Anschrift des Patienten:* Bei Verschreibungen für den Praxisbedarf wird anstelle von Name und Anschrift des Patienten der Vermerk »Praxisbedarf« eingetragen (Abb. 4.12). Das Formular bietet außerdem alle Möglichkeiten, die für gesetzliche Krankenkassen vorgeschriebenen Eintragungen zu machen;
- Ausstellungsdatum,
- Arzneimittelbezeichnung,
- Arzneiform,
- BtM-Menge.
- Bei nicht abgeteilten Formen wird die Gesamtmenge pro Packungseinheit angegeben (Abb. 4.13), bei abgeteilten Arzneiformen, die BtM-Menge pro abgeteilter Form und die Stückzahl. Die Menge ist in g oder ml anzugeben. Die Stückzahl kann in arabischen oder auch römischen Zahlen geschrieben werden. Beides ist erlaubt. Wegen der geringeren Verwechslungsgefahr ist jedoch die arabische Form vorzuziehen.
- Gebrauchsanweisung (Signatur) Angabe von Einzel- und Tagesdosis oder Vermerk »Gemäß schriftlicher Anweisung« (Abk.: »Gem. schriftl. Anw.«).
- Buchstabe A, wenn der Arzt bei Patienten in Dauer-behandlung von der Ausnahmeregelung für Zahl der BtM, Höchstmenge und Verschreibungszeitraum Gebrauch macht.
- Name, Anschrift, Berufsbezeichnung und Telefonnummer des Arztes.
- Unterschrift des Arztes. **Eigenhändig!!**
- Im Falle einer ärztlichen Vertretung - Vermerk »in Vertretung«.
- Anmerkung: **Lediglich die Unterschrift des Arztes muss noch handschriftlich vorgenommen werden.** Alle anderen Angaben können auch von einer anderen Person oder per EDV erstellt werden.

4.5.8 Mitführen von BtM im Grenzüberschreitenden Verkehr

Patienten, die aufgrund einer ärztlichen Behandlung BtM verschrieben bekommen und verreisen wollen, dürfen bei einer Reise in die Vertragsstaaten des Schengener Abkommens BtM für den Bedarf von bis zu 30 Tagen mit sich führen, wenn sie eine ärztliche Bescheinigung auf einem besonderen ärztlichen Vordruck mit sich führen. In diesem Falle sind die üblichen betäubungsmittelrechtlichen Formalitäten (z. B. Ein- und Ausfuhrgenehmigungen) nicht mehr erforderlich. Die erforderlichen Vordrucke können beim Bundesinstitut für Arzneimittel und Medizinprodukte[17] angefordert werden.

4.5.9 BtM-Rezepte für eine Substitutionsbehandlung

Der Arzt darf zur Substitutionsbehandlung von Drogenabhängigen Levomethadon, Methadon oder ein anderes zur Substitution zugelassenes Betäubungsmittel bzw. in anders nicht behandelbaren Ausnahmefällen auch Codein oder Dihydrocodein verschreiben, wenn die Anwendung unter der Voraussetzung des § 13 Abs. 1 BtMG erfolgt. Diese Bestimmung ist jedoch an eine ganze Reihe von Voraussetzungen geknüpft (§ 5 BtMVV), von denen einige hier wiedergegeben sind:

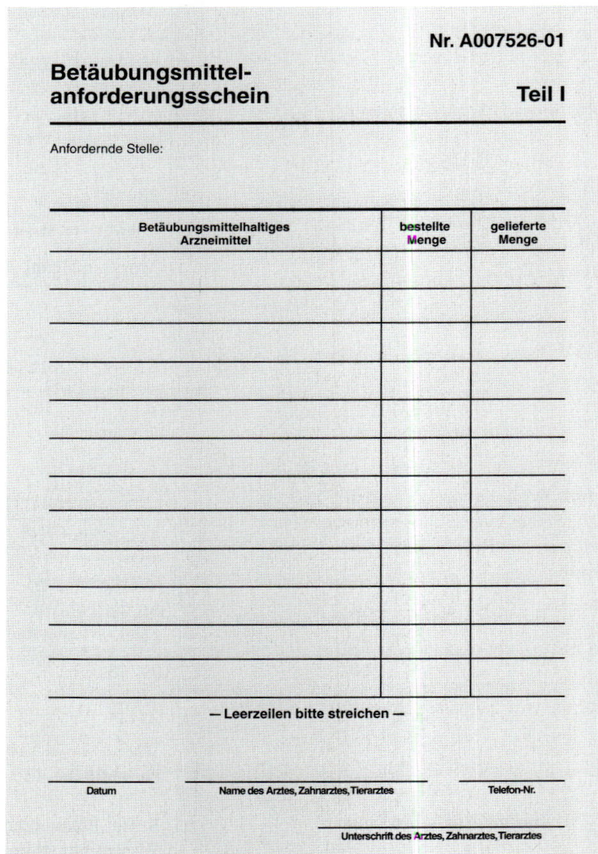
Nr. A007526-01

Betäubungsmittel-anforderungsschein Teil I

Anfordernde Stelle:

Betäubungsmittelhaltiges Arzneimittel	bestellte Menge	gelieferte Menge

— Leerzeilen bitte streichen —

Datum / Name des Arztes, Zahnarztes, Tierarztes / Telefon-Nr.

Unterschrift des Arztes, Zahnarztes, Tierarztes

Abb. 4.14. Formular für die Anforderung von Betäubungsmitteln für den Stationsbereich von Krankenhäusern

- laufende Blutuntersuchung in unregelmäßigen Abständen auf andere Drogen oder Arzneimittel;
- gleichzeitige psychosoziale Betreuung;
- Vorschriften zur Überwachung der Einnahme;
- Anlegen einer Dokumentation durch den behandelnden Arzt, aus der alle geforderten Maßnahmen hervorgehen.

Die Verschreibung eines Substitutionsmittels ist mit dem Buchstaben S zu kennzeichnen.

4.5.10 Anforderung von Betäubungsmitteln für den Bedarf in Krankenhäusern

Zu diesem Zweck werden **Betäubungsmittelanforderungsscheine**[18] nach dem in Abb. 4.14 gezeigten Muster verwendet. Wie die BtM-Rezeptformulare bestehen sie aus drei Teilen, von denen Teil I und II zur Vorlage in der Apotheke bestimmt sind. Teil III verbleibt in der Klinik und muss 3 Jahre aufbewahrt werden. Bei fehlerhaftem Ausfüllen von Anforderungsscheinen müssen alle 3 Teile 3 Jahre lang in der betreffenden Klinik aufbewahrt werden, damit sie auf Verlangen den Behörden vorgelegt werden können. Im Gegensatz zu den BtM-Rezeptformularen bieten sie mehr Raum für die meist umfangreicheren Bestellungen von Krankenhäusern. Sie müssen alle Angaben enthalten (ausgenommen die Signatur), die für BtM-Rezepte vorgeschrieben sind.

[18] Erhältlich für Ärzte und Zahnärzte, die ein Krankenhaus oder eine Krankenhausabteilung leiten, von der Bundesopiumstelle im Bundesinstitut für Arzneimittel und Medizinprodukte, Friedrich-Ebert-Allee 38, 53113 Bonn

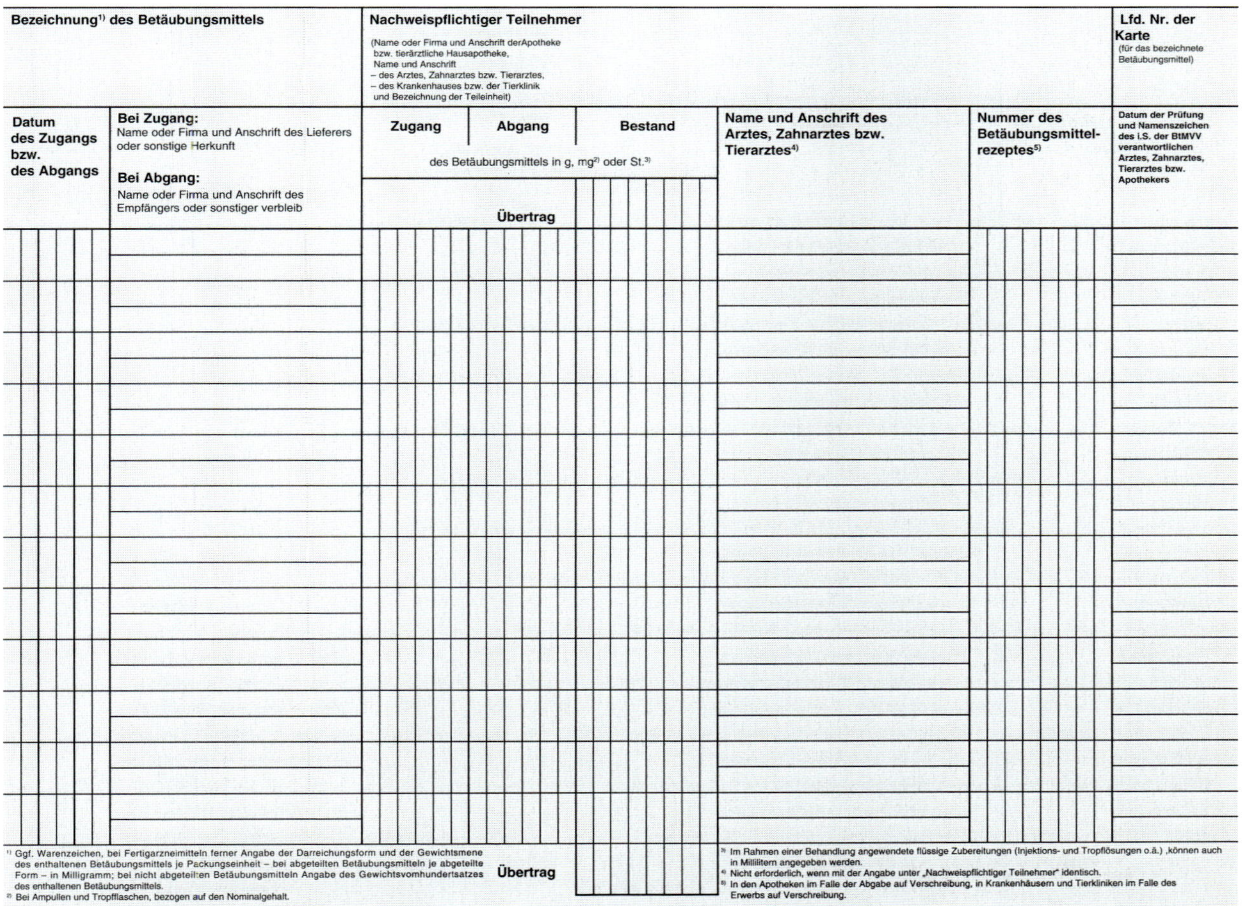
Bezeichnung[1)] des Betäubungsmittels

Nachweispflichtiger Teilnehmer
(Name oder Firma und Anschrift derApotheke bzw. tierärztliche Hausapotheke, Name und Anschrift – des Arztes, Zahnarztes bzw. Tierarztes, – des Krankenhauses bzw. der Tierklinik und Bezeichnung der Teileinheit)

Lfd. Nr. der Karte (für das bezeichnete Betäubungsmittel)

Datum des Zugangs bzw. des Abgangs	Bei Zugang: Name oder Firma und Anschrift des Lieferers oder sonstige Herkunft Bei Abgang: Name oder Firma und Anschrift des Empfängers oder sonstiger verbleib	Zugang	Abgang	Bestand	Name und Anschrift des Arztes, Zahnarztes bzw. Tierarztes[4)]	Nummer des Betäubungsmittelrezeptes[5)]	Datum der Prüfung und Namenszeichen des i.S. der BtMVV verantwortlichen Arztes, Zahnarztes, Tierarztes bzw. Apothekers
		des Betäubungsmittels in g, mg[2)] oder St.[3)]					
		Übertrag					
		Übertrag					

[1)] Ggf. Warenzeichen, bei Fertigarzneimitteln ferner Angabe der Darreichungsform und der Gewichtsmene des enthaltenen Betäubungsmittels je Packungseinheit – bei abgeteilten Betäubungsmitteln je abgeteilte Form – in Milligramm; bei nicht abgeteilten Betäubungsmitteln Angabe des Gewichtsvomhundertsatzes des enthaltenen Betäubungsmittels.
[2)] Bei Ampullen und Tropfflaschen, bezogen auf den Nominalgehalt.
[3)] Im Rahmen einer Behandlung angewendete flüssige Zubereitungen (Injektions- und Tropflösungen o.ä.) ,können auch in Millilitern angegeben werden.
[4)] Nicht erforderlich, wenn mit der Angabe unter „Nachweispflichtiger Teilnehmer" identisch.
[5)] In den Apotheken im Falle der Abgabe auf Verschreibung, in Krankenhäusern und Tierkliniken im Falle des Erwerbs auf Verschreibung.

Abb. 4.15. Karteikarte zur Eintragung des Bestandes und Verbleibs von Betäubungsmitteln für den Praxisbedarf

4.5.11 Nachweis über den Verbleib der Betäubungsmittel

Über den Verbleib von Betäubungsmitteln, die für den Praxisgebrauch dienen, müssen Eingang und Ausgang des Betäubungsmittels auf Karteikarten nach amtlichem Formblatt[19] (Abb. 4.15) mit Tinte oder Kugelschreiber eingetragen werden. Der Arzt muss mindestens einmal im Monat die **vorschriftsmäßige Führung** der Karteikarten überprüfen und Änderungen des Bestandes durch Namenszeichen und Datum bestätigen. Heute werden diese »Karteikarten« zunehmend elektronisch geführt. In diesem Fall muss der Arzt die Eintragungen mindestens einmal im Monat ausdrucken, überprüfen und mit Datum und Namenszeichen abzeichnen. Diese Unterlagen sind, von der letzten Eintragung an gerechnet, 3 Jahre lang aufzubewahren und müssen den zuständigen Landesbehörden auf Verlangen zur Überprüfung vorgelegt werden. In Krankenhäusern und Kliniken werden die Eintragungen auf den einzelnen Krankenstationen vorgenommen und vom Stationsarzt überprüft. Statt Karteikarten können hier Betäubungsmittelbücher nach amtlichem Muster verwendet werden.

Weiterführende Literatur

Hügel H, Junge WK: Deutsches Betäubungsmittelrecht. Recht des Verkehrs mit Suchtstoffen einschließlich der psychotropen Stoffe. Deutscher Apotheker Verlag: Stuttgart, Loseblattsammlung

Haen E, Forth W: Wirkstoffprofile für die Arzneimitteltherapie, Datenblätter für Ärzte und Apotheker, experimentelle und klinische Pharmakologen, ECOMED-Verlag, Landsberg/Lech, Loseblattsammlung

[19] Erhältlich bei: Bundesanzeiger Verlagsgesellschaft mbH, Postfach 10 05 34, 50445 Köln

5 Therapie von Ödemen

J. Greven, H. J. Kramer

5.1 Begriffsbestimmung

Ödeme sind kein einheitliches Krankheitsbild, sondern ein **Symptom**, das verschiedene Erkrankungen begleitet. Generalisierte Ödeme entstehen im Allgemeinen durch isoosmotische Vergrößerung des interstitiellen Flüssigkeitsraumes. Klinisch werden generalisierte Ödeme erst manifest, wenn der interstitielle Raum um 3–5 l vergrößert ist.

Pathogenetisch lassen sich verschiedene **generalisierte** und **lokale** Ödemformen abgrenzen. Dazu gehören das kardial bedingte Stauungsödem, Eiweißmangelödeme unterschiedlicher Genese, wie Aszites bei Leberzirrhose und Ödem beim nephrotischen Syndrom, gestagene Ödeme, akutes Lungen- oder Hirnödem, Ödeme bei venöser Insuffizienz, das Lymphödem, sog. idiopathische Ödeme und schließlich das angioneurotische Ödem. Auch die Anwendung bestimmter Arzneimittel, insbesondere von Glukokortikoiden, nichtsteroidalen Antirheumatika sowie einiger Antihypertensiva kann zu Flüssigkeitsretention und Ödembildung führen.

Beim generalisierten Ödem ist das **Plasmavolumen** entweder normal oder sogar vermindert. Die Volumenvergrößerung betrifft den interstitiellen Raum. Der Bestand an Na^+ als dem osmotisch wichtigsten Kation bestimmt die Größe des extrazellulären Raumes. Das Auftreten von generalisierten Ödemen ist bei intakter Osmoregulation daher stets mit einer **pathologischen Retention von Na^+** gekoppelt. Wichtigstes Organ für die Regulation des Na^+-Bestandes ist die Niere, der daher eine wesentliche Bedeutung für die Ödempathogenese und Therapie zukommt.

Zur **positiven Na^+-Bilanz** muss aber noch eine **Störung des Flüssigkeitsaustausches** zwischen dem intravasalen und dem interstitiellen Raum hinzutreten. Dieser Flüssigkeitsaustausch unterliegt den Starlingschen Kräften, einem Wechselspiel zwischen hydrostatischem und kolloidosmotischem Druck in den Kapillaren.

5.2 Allgemeine therapeutische Maßnahmen

Die Behandlung hat sich zunächst und vor allem nach der Grundkrankheit zu richten, in deren Gefolge die Ödeme aufgetreten sind. Häufig ist es jedoch notwendig, sie durch eine symptomatische Therapie mit Diuretika zu unterstützen. Da eine Überprüfung der Flüssigkeitsein- und -ausfuhr erhebliche Schwierigkeiten bereitet, ist für eine Erfolgskontrolle die **tägliche Bestimmung des Körpergewichtes** besonders wichtig. **Bettruhe** erleichtert die Ödemausschwemmung z. B. bei Herzinsuffizienz und orthostatischen Ödemen. Die Diät soll kochsalzarm mit einer Zufuhr von höchstens 5–6 g Kochsalz/Tag und im übrigen Eiweiß-, Vitamin- und K^+-reich sein. Übermäßiges Trinken ist zu vermeiden, strenge Flüssigkeitsbeschränkung ist dagegen nur beim Lungenödem und bei Ödemen mit gleichzeitig bestehender Hyponatriämie angezeigt.

5.3 Behandlung mit Diuretika

Wesentlich für die Wirkung von Diuretika ist, dass durch sie nicht nur **Flüssigkeit**, sondern auch entsprechende Mengen von **Elektrolyten** eliminiert werden, wobei quantitativ als Kation das Na^+ und als Anionen Cl^- und HCO_3^- im Vordergrund stehen. Die vermehrte renale Flüssigkeitsausscheidung führt zu einer Abnahme des Plasmavolumens mit Anstieg des kolloidosmotischen Druckes, wodurch der Rückstrom von interstitieller Flüssigkeit in das Kapillarsystem erleichtert wird.

Die heute verfügbaren Diuretika unterscheiden sich erheblich in ihrem Angriffspunkt, ihrer Wirkungsdauer, der Wirkungsstärke und dem nach ihrer Applikation auftretenden Ionenmuster im Harn. Ein Teil der unerwünschten Wirkungen beruht darauf, dass Ionen nicht in dem Verhältnis ausgeschieden werden, wie sie im extrazellulären Raum vorkommen.

Osmotische Diuretika lösen eine starke Diurese aus, die Ausscheidung von Kochsalz wird aber nur gering erhöht. Carboanhydrasehemmer, wie **Acetazolamid**[1], werden als Diuretika nur selten eingesetzt. Sie werden aber wegen ihres Hemmeffektes auf die Produktion von Kammerwasser im Auge zur Therapie des Glaukoms verwendet, außerdem zur Prophylaxe der Höhenkrankheit (► Kap. 5.4.1). Die osmotisch wirkenden Diuretika, beispielsweise **Mannitol**[2], müssen in hypertoner Lösung parenteral zugeführt werden. Mannitol wird glomerulär filtriert, tubulär aber nicht resorbiert und bindet dadurch osmotisch Wasser.

5.3.1 Thiaziddiuretika (Benzothiadiazin-Derivate und gleichartig wirkende Verbindungen)

Alle Diuretika dieser Gruppe wirken im Prinzip ähnlich. Sie hemmen die Na^+-und Cl^--Resorption vorwiegend im Anfangsteil des distalen Tubulus durch Blockade eines Na^+/Cl^--Cotransporters in der apikalen Zellmembran, wobei maximal 5–10% des glomerulär filtrierten Na^+ ausgeschieden werden. Die Cl^--Ausscheidung steigt fast ebenso stark, die Ausscheidung von HCO_3^- weniger ausgeprägt an. Auch die K^+-Ausscheidung nimmt zu, wobei zwischen den verschiedenen Substanzen keine deutlichen Unterschiede bestehen. Die K^+-Ausscheidung wird wesentlich durch die K^+-Sekretion im distalen Tubulus bestimmt. Bei vermehrtem distalem Na^+-Angebot, wie es nach Gabe von Diuretika entsteht, erfolgt ein vermehrter Austausch zwischen Na^+- und K^+-Ionen, wodurch die K^+-Ausscheidung ansteigt. Dagegen ist es typisch für die Diuretika dieser Gruppe, dass sie die Konzentration von Ca^{2+} im Harn durch eine gesteigerte tubuläre Ca^{2+}-Resorption herabsetzen. Diese Wirkung hat auch klinische Bedeutung bei der Therapie und Prophylaxe Ca^{2+}-haltiger Nierensteine erlangt.

---

[1] Diamox®, Glaupax®

[2] Osmofundin®, Osmosteril®

Bei Niereninsuffizienz mit einer glomerulären Filtrationsrate von unter ca. 30 ml/min (Plasmakreatinin >2 mg/100 ml) lässt die Wirkung dieser Diuretikagruppe mit Ausnahme von **Xipamid** nach bzw. kann völlig sistieren.

Unerwünschte Wirkungen. Sie sind bei allen Substanzen dieser Gruppe nahezu identisch. Bei länger dauernder Anwendung diuretisch wirkender Dosen entwickeln sich in 20–40% der Fälle eine **Hypokaliämie** und weniger häufig auch eine **Hypomagnesiämie.** Eine stärker auftretende Volumenkontraktion kann, wenn auch selten, mit einer **Hyponatriämie** verbunden sein. Durch die Volumenänderung und die Elektrolytverschiebungen aktivieren Diuretika das sympathoadrenale System und regen die Renin-, Aldosteron- und Vasopressinsekretion an, wodurch der diuretische Effekt stark abnehmen kann, die renale K^+-Ausscheidung aber durch die Aldosteronerhöhung gesteigert wird.

Eine weitere unerwünschte Wirkung betrifft den Kohlenhydratstoffwechsel. Im Zusammenhang mit K^+-Verlusten kann es vorübergehend zu einer **Abnahme der Glucose-Toleranz** bzw. bei prädiabetischer Stoffwechsellage zu einem manifesten Diabetes mellitus kommen. Auch der Fettstoffwechsel kann in ungünstiger Weise beeinflusst werden, allerdings nur bei höheren Dosen und erst nach einer Anwendungsdauer von mehreren Wochen. Bei länger dauernder Behandlung steigt auch der Harnsäurespiegel im Plasma an, bei einem Viertel der Patienten um mehr als 3 mg/100 ml. **Gichtanfälle** treten während einer diuretischen Therapie allerdings sehr selten auf. Gelegentlich kommt es zu Arzneimittelexanthemen (z. B. bei Sulfonamidallergie), sehr selten zu Anämie oder Pankreatitis.

Kinetik und Dosierung. Nach oraler Gabe wird das Wirkungsmaximum in etwa 4–6 Stunden erreicht. Das Verteilungsvolumen ist in Abhängigkeit von der Lipidlöslichkeit sehr unterschiedlich. Bei der Mehrzahl dieser Verbindungen ist es größer als der extrazelluläre Raum. Die renale Ausscheidung erfolgt durch glomeruläre Filtration und aktive Sekretion im proximalen Tubulus. Letztere interferiert mit der physiologischen Harnsäuresekretion und trägt, neben einer erhöhten proximal-tubulären Resorption, zu dem erwähnten Anstieg dieses Metaboliten im Plasma bei (◘ Tab. 5.1).

5.3.2 Schleifendiuretika

Zu den Schleifendiuretika gehören **Furosemid, Piretanid, Bumetanid und Torasemid.** Nach i.v.-Gabe steigt die Nierendurchblutung um bis zu 30% an, während die glomeruläre Filtrationsrate weitgehend unverändert bleibt. Die diuretische Wirkung ist außerordentlich stark. Sie kommt durch eine Hemmung des $Na^+/K^+/2Cl^-$-Cotransporters im dicken aufsteigenden Schenkel der Henle-Schleife zustande, wodurch zum Zeitpunkt der stärksten Wirkung bis zu 30% des filtrierten Na^+ ausgeschieden werden können. Der Harn wird, unabhängig von der Ausgangssituation, stets plasmaisoton. Die Ausscheidung von Cl^- übertrifft die von Na^+, die HCO_3^--Ausscheidung ist dementsprechend niedrig. Auch K^+, Ca^{2+} und Mg^{2+} werden deutlich vermehrt ausgeschieden. Das Säure-Basen-Gleichgewicht des Organismus verschiebt sich in Richtung einer **metabolischen Alkalose**, ohne dass die diuretische Wirkung dadurch nachlässt. Schleifendiuretika wirken auch bei stark eingeschränkter glomerulärer Filtrationsrate (<5 ml/min, Plasmakreatinin >10 mg/100 ml) oft noch diuresesteigernd.

Unerwünschte Wirkungen. Sie sind prinzipiell die gleichen wie bei den Thiaziddiuretika. Wegen des besonders starken und schnell einsetzenden Effektes kann es außerdem zu einer Hämokonzentration mit der Gefahr von **Thrombenbildung** und unter Umständen zum **Kreislaufkollaps** kommen. Auch eine Hyponatriämie kann auftreten. Nach hohen Dosen von Schleifendiuretika ist das Auftreten von Hörstörungen unterschiedlichen Schweregrades bis zu permanentem Hörverlust, besonders bei Niereninsuffizienz, beobachtet worden. In einigen Fällen hatten die Patienten zusätzlich auch Aminoglykosid-Antibiotika erhalten, sodass hier an unerwünschte Wechselwirkungen mit anderen ototoxisch wirkenden Substanzen gedacht werden muss (▶ Kap. 10.1.7).

Kinetik und Dosierung. Die pharmakokinetischen Daten der Schleifendiuretika sind in ◘ Tab. 5.2 zusammengefasst. In den in der Tabelle angegebenen Dosierungen sind die Schleifendiuretika annähernd gleich effektiv. Von den Schleifendiuretika liegen auch hochdosierte Zubereitungen vor (Furosemid 250–500 mg,

◘ Tab. 5.1. Thiaziddiuretika (Benzothiadiazin-Derivate und gleichartig wirkende Diuretika). Pharmakokinetische Daten und Dosierung

Arzneistoff	Handelsname (Beispiele)	Mittlere orale Dosis[a]	Orale Bioverfügbarkeit [%]	Plasmaeiweißbindung [%]	Eliminationshalbwertszeit [h]	Wirkungsdauer [h]
Hydrochlorothiazid	Esidrix® HCT-CT	25–75 mg/Tag	71	58	3–8	6–12
Bendroflumethiazid	Tensoflux®	2,5–5	80	94	9	12–24
Xipamid	Aquaphor®	10–40 mg/Tag	73	99	5–8	12–24
Chlortalidon	Hygroton®	100–200 mg/Tag[c] (50–100 mg, 3-mal wöchentlich)[d]	64	75	35–54	48–72

[a] vgl. jedoch niedrigere Dosis bei antihypertensiver Therapie (▶ Kap. 14); [b] Kombinationspräparat mit Amilorid; [c] Initialdosis; [d] Erhaltungsdosis

Tab. 5.2. Schleifendiuretika. Pharmakokinetische Daten und Dosierung

Arzneistoff	Handelsname (Beispiele)	Mittlere orale Dosis [mg/Tag]	Orale Bioverfügbarkeit [%]	Plasma-eiweißbindung [%]	Eliminationshalbwertszeit [h]	Wirkungsdauer [h]
Furosemid	Lasix®, Furosemid A2®	40–80	50–65	99	0,6–1,0	4–6
Piretanid	Arelix®	3–6	80–90	96	0,8–1,5	4–6
Bumetanid	Burinex®	0,5–1	80–95	99	1,0–1,5	4–6
Torasemid	Unat®, Torem®	5–10	80–90	98	2,2–3,8	6–12

Piretanid 60 mg, Bumetanid 5 mg, Torasemid 200 mg), die ausschließlich dann indiziert sind, wenn in Folge einer stark verminderten glomerulären Filtrationsrate mit den üblichen Dosen keine diuretische Wirkung zu erzielen ist. Furosemid, Piretanid und Bumetanid werden zu etwa zwei Drittel renal durch aktive Sekretion in den proximalen Tubulus eliminert. Die renale Ausscheidung von Torasemid erfolgt zu 25% als unveränderte Substanz und zu 58% in Form von Metaboliten, die teilweise noch diuretisch wirksam sind. Aufgrund der kurzen Halbwertszeiten der Elimination ist die diuretische Wirkungsdauer der Schleifendiuretika wesentlich kürzer als die der Thiazid-Diuretika. Die Wirkung beginnt nach oraler Einnahme nach 30–60 Minuten. Bei i. v.-Injektion tritt die Wirkung ohne Verzug ein.

5.3.3 Kaliumsparende Diuretika

Triamteren und **Amilorid** sind zwei im spätdistalen Tubulus und in im Sammelrohr angreifende Diuretika, die Na^+-Kanäle in der apikalen Zellmembran blockieren. Ihre Bedeutung liegt jedoch weniger in der natriuretischen Wirkung als in einer Hemmung der **K^+-Sekretion**, die an die Na^+-Resorption gekoppelt ist. Da auch die H^+-Sekretion abnimmt, steigt die HCO_3^--Ausscheidung an. Die natriuretische Wirkung beider Substanzen ist relativ schwach. Triamteren hemmt die Resorption von 2–4% des filtrierten Na^+, Amilorid wirkt etwas stärker. Sie werden wegen ihres K^+-retinierenden Effekts in Kombination mit Thiazid- oder Schleifendiuretika angewendet.

Unerwünschte Wirkungen. Wichtigste unerwünschte Wirkung ist eine **Hyperkaliämie** als Folge der K^+-Retention, die bei Niereninsuffizienz lebensgefährliche Ausmaße annehmen kann und eine laufende Kontrolle der Plasmakaliumwerte erfordert. Weitere unerwünschte Wirkungen bestehen in Erbrechen, Wadenkrämpfen, Exanthemen und Pruritus. Nach Triamteren kann in seltenen Fällen eine megaloblastäre Anämie auftreten, wahrscheinlich weil Triamteren auch eine schwache Hemmwirkung auf die Dihydrofolatreduktase aufweist.

Kinetik und Dosierung. Triamteren unterliegt in der Leber einer raschen Hydroxylierung zu Hydroxytriamteren, das dann weiter zum Schwefelsäureester umgewandelt wird. Dieser Metabolit wird renal ausgeschieden und ist noch diuretisch wirksam. Als unveränderte Substanz wird Triamteren zu 4% renal ausgeschieden.

Die Wirkung von Amilorid setzt nach 2 Stunden ein und erreicht nach 10 Stunden ihr Maximum. Amilorid wird nicht metabolisiert und jeweils zur Hälfte mit dem Harn und den Fäzes ausgeschieden (Tab. 5.3).

5.3.4 Aldosteron-Antagonisten

Spironolacton und das wasserlösliche i. v. injizierbare **Kaliumcanrenoat** sind kompetitive Antagonisten des Aldosteron an dessen Rezeptor. Diese Substanzen wirken daher nur in **Gegenwart von Aldosteron**, dessen Na^+-retinierende und kaliuretische Wirkungen aufgehoben werden. Da Aldosteron nur die Ausscheidung von 2% des filtrierten Na^+ kontrolliert, ist die natriuretische Wirkung kurzfristig relativ schwach, doch hat die Ausscheidung von 2% des Glomerulumfiltrats langfristig einen erheblichen Effekt auf die Flüssigkeitsbilanz. Die Cl^--Ausscheidung nimmt geringfügig, die von HCO_3^- stärker zu, sodass der pH-Wert des Harns ansteigt. Aldosteron-Antagonisten sollten zur Ausschwemmung von Ödemen eingesetzt werden, wenn andere Diuretika aufgrund eines Hyperaldosteronismus keine ausreichende Diurese bewirken.

Unerwünschte Wirkungen. Als unerwünschte Wirkung ist v. a. auf eine **Hyperkaliämie** zu achten, die selbst bei gleichzeitiger Gabe von Schleifen- oder Thiaziddiuretika auftreten kann. Ferner sind Exantheme und gastrointestinale Beschwerden beobachtet worden (Häufigkeit ca. 2%). Eine typische unerwünschte Wirkung bei Männern ist die Gynäkomastie, die dosisabhängig bei ca. 10–50% der Patienten auftritt und in ca. 30% der Fälle von Potenzstörungen begleitet ist. Bei Frauen kann es zu Regelstörungen wie Zwischenblutungen und Amenorrhoe kommen. Selten treten Stimmveränderungen wie Heiserkeit oder Änderung der Stimmlage auf, die irreversibel sein können und für manche Berufe (Lehrer, Sänger) große Probleme mit sich bringen. Die unerwünschten endokrinen Wirkungen beruhen zum Teil auf antagonistischen Effekten von Spironolacton an Androgen- und Progesteron-Rezeptoren. Bei Männern wurde nach Gabe von Spironolacton auch

Tab. 5.3.

Arzneistoff	Handelsname (Beispiele)	Mittlere orale Dosis [mg/Tag]	Orale Bioverfügbarkeit [%]	Plasmaeiweißbindung [%]	Eliminationshalbwertszeit [h]	Wirkungsdauer [h]
Triamteren	nur in Kombinationspräparaten, z. B. in Dytide H®	50–100	30–70	61	4,2	7–9
	Triamteren/HCT AL®					
Amilorid	nur in Kombinationspräparaten, z. B. in Moduretik®	5–10	15–25	40	21	24
	Amilorid/HCT AL®					
Spironolacton	Aldactone®	50–200	70–90	90	1,4	48–72
	Spironolactonratiopharm®				17[a]	
Eplerenon	Inspra®	25–50	98	49	3,8	12–24

[a] Diese Angabe bezieht sich auf den wirksamen Metaboliten Canrenon

eine vermehrte Umwandlung von Testosteron zu Estradiol und eine Hemmung der Testosteronbiosynthese nachgewiesen.

In hochdosierten, chronischen Toxizitätsuntersuchungen an Ratten traten nach Kaliumcanrenoat, nicht jedoch nach Spironolacton, vermehrt Tumore und Leukämien auf. Es sollte daher, wenn sein Einsatz erforderlich ist, nur für kurze Zeit gegeben werden.

Kinetik und Dosierung. Nach der enteralen Resorption von Spironolacton finden sich im Plasma unverändertes Spironolacton und insbesondere wirksame schwefelhaltige Metabolite, wie 7α-Thiomethylspironolacton und Canrenon. Aufgrund der guten Lipidlöslichkeit ist das Verteilungsvolumen groß. Die Wirkung setzt am zweiten Tag ein und erreicht erst nach 3 bis 5 Tagen das Maximum. Kaliumcanrenoat bewirkt dagegen in Gegenwart von Aldosteron bereits nach 3 bis 6 Stunden eine Natriurese (Tab. 5.3).

Eine **Neuentwicklung** stellt das Spironolactonderivat **Eplerenon**[3] dar. Die aldosteronantagonistische Wirkung von Eplerenon entspricht der von Spironolacton, allerdings weist Eplerenon im Unterschied zu Spironolacton nur noch eine geringe Affinität zu Androgen- und Progesteron-Rezeptoren auf. Demzufolge treten unerwünschte endokrine Wirkungen nach Applikation dieser Substanz nur noch selten auf.

5.4 Differentialtherapeutische Gesichtspunkte

5.4.1 Generalisierte Ödeme

Kardiales Ödem

Zusammen mit der Senkung der Vor- und Nachlast des Herzens durch Vasodilatatoren und Angiotensin-Hemmstoffe sowie der Steigerung der Kontraktionskraft des Herzens durch Herzglykoside bildet die Verringerung des zirkulierenden Blutvolumens mit Diuretika eine der 3 Säulen der Behandlung der Herzinsuffizienz (▶ Kap. 16.5).

Der Einsatz von Diuretika als die Therapie der ersten Wahl ist indiziert bei allen Formen der hydropischen und nichthydropischen Herzinsuffizienz (Stadium NYHA II bis IV, in den Stadien III und IV meistens in Kombination mit Herzglykosiden und ACE-Hemmern bzw. AT_1-Rezeptor-Antagonisten oder anderen Vasodilatatoren ▶ Kap. 16.5). Bei fortgeschrittenen Klappenvitien steht allerdings die operative Behandlung im Vordergrund.

Eingesetzt werden in erster Linie Thiaziddiuretika. Aufgrund seiner protrahierten Wirkung bietet **Chlortalidon** den Vorteil des längeren Dosisintervalls. Die tägliche Gewichtsabnahme sollte während der Ödemausschwemmung 1 kg nicht überschreiten. Reicht die Wirkung der mittelstarken Thiaziddiuretika nicht aus, können **Furosemid** oder andere Schleifendiuretika verwendet werden. Ein Vorteil der Schleifendiuretika bei der Behandlung der Herzinsuffizienz besteht darin, dass sie eine Abnahme der glomerulären Filtrationsrate, die aus einer Aktivierung des über die Macula-densa-Zellen gesteuerten so genannten **tubuloglomerulären Feedback** resultiert, verhindern. Sie blockieren das von den Macula densa-Zellen durch den $Na^+/K^+/2Cl^-$-Cotransporter vermittelte Signal an den juxtaglomerulären Apparat.

Eine **Hypokaliämie** ist vor allem bei gleichzeitiger Digitalis-Behandlung zu vermeiden und erfordert laufende Kontrollen. Wenn eine K^+-reiche Ernährung mit viel Gemüse und Obst zur Stabilisierung nicht ausreicht, kommt die Substitution mit **K^+-Salzen**[4] in Form von Brausetabletten oder Retard-Dragees

[3] Inspra®
[4] Kalinor®, Kalitrans®

in Frage (▶ Kap. 6.5.1). Eine oftmals gewählte Alternative ist die Kombination eines Thiazid- oder Schleifendiuretikums mit einem der K^+-sparenden Diuretika Triamteren und Amilorid. Bei sekundärem Hyperaldosteronismus bzw. fortgeschrittener Herzinsuffizienz sollte allerdings als K^+-sparender Kombinationspartner ein Aldosteron-Antagonist eingesetzt werden.

Der Aldosteron-Antagonist **Eplerenon** besitzt eine sehr viel größere Selektivität zum Mineralocorticoid-Rezeptor als Spironolacton, so dass dessen unerwünschte endokrine Wirkungen weitgehend vermieden werden. In einer durchgeführten Studie (EPHESUS im Jahre 2003) wurde Eplerenon bei Patienten mit Herzinsuffizienz nach Myokardinfarkt in Dosen von 25–50 mg/Tag zusätzlich zur Standard-Therapie (ACE-Hemmer oder AT_1-Rezeptorblocker, β-Blocker, Diuretika) eingesetzt. Analog zu einer vorausgegangenen Studie mit Spironolacton (RALES, 1999) führte Eplerenon zu einer deutlichen Abnahme der Gesamtmortalität und der Mortalität aufgrund kardiovaskulärer Ereignisse. Die günstige Wirkung der Aldosteron-Antagonisten bei Patienten mit Herzinsuffizienz ist offenbar weitgehend unabhängig von ihren renalen Effekten und beruht wahrscheinlich auf einer Hemmung der durch Aldosteron ausgelösten myokardialen Fibrose. Aufgrund der EPHESUS-Studie wurde Eplerenon zur Behandlung von stabilen Herzinfarktpatienten mit linksventrikulärer Dysfunktion (linksventrikulärer Ejektionsfraktion <40%) mit klinischen Zeichen einer Herzinsuffizienz zusätzlich zu einer Standardtherapie, die Betablocker einschließt, zugelassen. In den USA ist Eplerenon zudem für die Behandlung des Bluthochdrucks zugelassen. Auch bei Anwendung von Eplerenon besteht wie bei allen K^+-sparenden Diuretika v. a. bei eingeschränkter Nierenfunktion (endogene Kreatininclearance <50 ml/min) oder bei der Kombination mit ACE-Hemmern oder AT_1-Rezeptorblockern die Gefahr einer Hyperkaliämie.

Zur Therapie des **kardial bedingten Lungenödems** wird auf ▶ Kap. 16.11 verwiesen.

Nephritisches und nephrotisches Ödem

Das nephritische Ödem resultiert aus renaler Na^+-Retention und gesteigerter Gefäßpermeabilität. Bei einer glomerulären Filtrationsrate von weniger als 20–30 ml/min sind Thiaziddiuretika in der Regel unwirksam und müssen durch Furosemid oder andere Schleifendiuretika ersetzt werden. Da die Wirkung nicht sicher vorhersehbar ist, sollte vorsichtig dosiert werden, um gegebenenfalls zu große Elektrolyt- und Wasserverluste zu vermeiden. Bei Patienten mit oligurischem Nierenversagen gelingt es manchmal, durch Gabe von Schleifendiuretika, eventuell in Kombination mit **Dopamin**[5], den Harnfluss zu steigern. Schleifendiuretika müssen zu diesem Zweck sehr hoch dosiert werden, beispielsweise 500–1500 mg Furosemid pro Tag. Bei anurischem Nierenversagen ist diese Therapie wirkungslos und nicht indiziert. Zur Vermeidung von Hörschäden darf bei i. v.-Applikation die Infusionsgeschwindigkeit 4 mg/min nicht überschreiten. Die K^+-sparenden Diuretika und Aldosteron-Antagonisten sollten bei Filtrationsraten von unter 50 ml/min wegen der Gefahr der Hyperkaliämie nicht mehr eingesetzt werden.

Beim nephrotischen Syndrom stehen die renalen Eiweißverluste, die zur Abnahme des kolloidosmotischen Druckes im Plasma führen, im Vordergrund. Ein Hyperaldosteronismus ist oft vorhanden. Bei der Glomerulonephritis mit Minimalveränderung ist eine Therapie mit Glucocorticoiden, z. B. **Prednison**[6], angezeigt. Bei ungenügendem Ansprechen, Rezidiven oder bei Vorliegen anderer Formen einer Glomerulonephritis kann eine zusätzliche immunsuppressive Therapie z. B. mit **Cyclophosphamid**[7] zur Behandlung der Nierenerkrankung und damit zur Verringerung der Eiweißverluste versucht werden. Infusionen von Humanalbumin sind nur ganz kurzfristig wirksam. Diuretika sind bei diesen Patienten zur symptomatischen Therapie, das heißt zur Ödemausschwemmung angezeigt, wobei häufig der Einsatz stark wirkender Diuretika notwendig ist. Er muss aber vorsichtig erfolgen, da Patienten mit schwerem nephrotischem Syndrom zu thromboembolischen Komplikationen neigen, die durch Hämokonzentration gefördert würden. Eine gerinnungshemmende Therapie mit **Heparin** oder **Vitamin-K-Antagonisten** (▶ Kap. 9.2.3 und ▶ Kap. 9.2.4) ist daher zu erwägen.

Hepatisches Ödem

Ödeme und Aszites entwickeln sich bei der Leberzirrhose durch Pfortaderhochdruck, mangelnde Albuminsynthese und oft sehr ausgeprägten Hyperaldosteronismus, der auch durch den verminderten Aldosteronabbau in der Leber gefördert wird.

Diuretika bieten sich bei der dekompensierten Leberzirrhose an, um der gesteigerten tubulären Na^+-Resorption zu begegnen. Die tubuläre Na^+-Resorption kann jedoch so erheblich sein, dass selbst der Einsatz der stark wirkenden Schleifendiuretika nicht zur gewünschten Diurese und Natriurese führt. In solchen Fällen kann die zusätzliche vorsichtige Gabe von Diamox als Carboanhydasehemmer durch Hemmung der proximal-tubulären Na^+-Resorption zur Diurese führen.

! Intravasaler Volumenmangel als Folge einer forcierten Behandlung des Ascites kann häufig Ursache eines hepatorenalen Sydroms sein.

In aller Regel ist eine Therapie mit Aldosteron-Antagonisten indiziert. Bei schmerzhafter Gynäkomastie beim Mann können andere K^+-sparende Diuretika wie Amilorid und Triamteren in Kombination mit Schleifen- oder Thiaziddiuretika verwendet werden. Beim Einsatz von Thiaziddiuretika ist allerdings wegen des möglichen Anstiegs der Blutammoniak-Konzentration Vorsicht geboten. Alle K^+-sparenden Diuretika sind bei höhergradig eingeschränkter Nierenfunktion wegen der Gefahr der Hyperkaliämie kontraindiziert.

---

5 Dopamin Fresenius®, Dopamin ratiopharm®

6 Decortin®, Prednison-ratiopharm®

7 Endoxan®

Bei Ansprechen der Ödeme und des Ascites auf die Therapie sollte der tägliche Gewichtsverlust 300 g nicht überschreiten. Entwickelt sich eine Hyponatriämie und steigt die Plasmakreatinin-Konzentration an, muss die diuretische Therapie reduziert oder abgesetzt und die Flüssigkeitszufuhr auf etwa 1–1,5 l/Tag beschränkt werden. Bei Therapieversagen ist zusätzlich eine Albumininfusion zur Erhöhung des kolloidosmotischen Drucks im Plasma angezeigt.

Ödeme

Ödeme sind Symptome einer Grundkrankheit. Diese ist daher vordringlich zu behandeln (Herzinsuffizienz, Niereninsuffizienz, Leberversagen). Diuretika kommen sowohl bei der Behandlung der Herzinsuffizienz als auch bei der symptomatischen Therapie von Ödemen zum Einsatz.

Im Unterschied zu den Diuretika der Benzothiadiazin-Gruppe sind Schleifendiuretika auch noch bei stark eingeschränkter Nierenfunktion wirksam.

Die chronisch venöse Insuffizienz wird mit Kompressionsstrümpfen behandelt. Diuretika sind bei lokalen Ödemen dieser Genese nicht indiziert.

Das so genannte idiopathische Ödem kann häufig auf einen Diuretika-Missbrauch zurückgeführt werden. Therapeutisch kann eine Kochsalzrestriktion empfohlen werden. Diuretika sind naturgemäß nicht indiziert.

Schwangerschaftsödem

Im Allgemeinen sollen **Diuretika** nicht zur Anwendung kommen, weil das intravasale Volumen bei der Präeklampsie bereits vermindert ist und es somit zu einer weiteren Störung der uteroplazentaren Durchblutung kommen würde. Der Einsatz von Diuretika ist hier nur bei Vorliegen einer Herz- oder Niereninsuffizienz gerechtfertigt

Medikamenteninduziertes Ödem

Zahlreiche Arzneimittel, insbesondere nichtsteroidale Antirheumatika, Glucocorticoide und einige Antihypertensiva (beispielsweise direkte Vasodilatoren wie **Dihydralazin**[8]) können zu renaler Flüssigkeitsretention sowie Ödembildung führen. Die nach Gabe von Ca^{2+}-Kanal-Blockern vom Dihydropyridin-Typ gelegentlich auftretenden Ödeme beruhen nicht auf einer Salz- und Flüssigkeitsretention, sondern sind die Folge eines erhöhten Kapillardruckes (▶ Kap. 14.3.6).

Paradox erscheint, dass auch durch Diuretika Ödeme ausgelöst werden können. Beobachtet wird dieses Phänomen bei Frauen, die primär keine Ödeme aufweisen und zur Gewichtsreduktion Diuretika einnehmen. Nach Absetzen der fehlverwendeten Diuretika kommt es als Folge des stimulierten Renin-Angiotensin-Aldosteron-Systems zu einer Salz- und Wasserretention, zum Gewichtsanstieg sowie zur Ausbildung von Ödemen, die wiederum zur Diuretika-Einnahme führen. Dadurch wird die Ödembildung im Sinne eines »Circulus vitiosus« aufrechterhalten (▶ Kap. 5.4.2). Auch der Genuss von Lakritze (Glycyrrhizin) kann wegen seines Mineralocorticoid-Effekts zum Ödem und Bluthochdruck führen.

Die therapeutischen Maßnahmen bestehen im **Absetzen bzw. der Dosisreduktion der Ödem-induzierenden Substanzen**. Bei Diuretika-induzierten Ödemen kann eine Kochsalzrestriktion (z. B. Obst-/Reistage) empfohlen werden. Bei antihypertensiver Behandlung sollten direkte Vasodilatatoren wie Dihydralazin mit Diuretika und β-Rezeptorantagonisten kombiniert werden.

Lungen- und Hirnödem bei Höhenkrankheit

Das Risiko einer Höhenkrankheit, insbesondere eines Lungen- oder Hirnödems, wird u. a. von der individuellen Disposition bestimmt. Es ist ratsam, eine langsame Höhenakklimatisierung anzustreben (nach Erreichen einer Höhe von 2500 m jeweils Übernachtungen nach Höhenanstiegen von nicht mehr als 300 m/Tag). Unter Umständen kommt eine prophylaktische Einnahme von Acetazolamid (täglich 2-mal 250 mg oder 1-mal 500 mg) für die Dauer von einer Woche in Frage. Auch die orale Einnahme von Nifedipin (20 mg retardierte Form alle 8 Stunden während des Aufstieges und an den folgenden 3 Tagen) oder die Inhalation von β_2-Rezeptor-Agonisten sollen prophylaktisch wirksam sein. Für den Notfall sollte die Möglichkeit eines raschen Verlassens der Höhe gegeben sein. Ansonsten sind die Inhalation von Sauerstoff (O_2) und die i.v.-Gabe von Furosemid (40–80 mg) angezeigt.

Im Hinblick darauf, dass das Lungenödem mit pulmonalem Hochdruck, einer erhöhten pulmonalen Kapillarpermeabilität und ausgeprägter Hypoxie einhergeht, zeigen neuere Untersuchungen, dass die gleichzeitige Inhalation von Stickoxid (NO) mit 50% O_2 einen additiven Effekt besitzt (ca. 50% Abnahme des Lungengefäßwiderstandes und 20% Zunahme des pulmonalarteriellen O_2 Drucks). NO scheint dabei den Lungenblutfluss von ödematösen zu nichtödematösen Lungensegmenten zu verschieben.

Erhöhter Hirndruck bei Hirnödem

Die Therapie mit Diuretika ist in diesem Fall wenig befriedigend. In Frage kommen intravenöse Osmotherapie mit 20-prozentiger **Mannitol**-Lösung oder die i.v.-Gabe von **Furosemid** (20 mg oder mehr). Gleichzeitig ist die i. v.-Injektion von **Dexamethason**[9] (20–40 mg) angezeigt.

Wenn der Hirndrucksteigerung eine intrakranielle Blutung zugrunde liegt, besteht die Gefahr einer Nachblutung durch die Druckentlastung. Eine diuretische Therapie ist dann nicht indiziert.

---

8 Nepresol®, Depressan®

9 Fortecortin®, Dexa CT®

So genannte Diuretika-resistente Ödeme

Trotz ausreichender Gabe auch der stark wirkenden Schleifendiuretika gelingt es manchmal nicht, Ödeme auszuschwemmen. Dieses Versagen einer diuretischen Therapie kann zahlreiche Ursachen haben:

Ursachen einer Diuretikaresistenz bzw. einer abgeschwächten Diuretikawirkung (mod. nach Kröger u. Frenzel 1993)
- Mangelnde Patienten-Compliance;
- kochsalzreiche Kost;
- Hypalbuminämie, reduziertes Blutvolumen;
- ungenügende Diuretika-Resorption (z. B. bei Ödem der Darmschleimhaut);
- verminderte tubuläre Diuretika-Sekretion durch organische Säuren bei
  - Urämie;
  - Arzneimittel-Interaktion: z. B. nichtsteroidale Antirheumatika;
- vermehrte Na^+-Rückresorption durch
  - nichtsteroidale Antirheumatika;
  - Rebound-Phänomene (postdiuretische Na^+-Retention);
  - erhöhte proximal-tubuläre Na^+-Resorption und
  - erhöhte distal-tubuläre Na^+-Resorption (sekundärer Hyperaldosteronismus).

Bei einer **kochsalzreichen** Kost lösen Schleifendiuretika einen besonders starken **Rebound-Effekt** aus. Dadurch wird der Nettoeffekt des Diuretikums auf die Na^+-Ausscheidung deutlich vermindert. Andererseits kann aber auch eine ausgeprägte Hyponatriämie zum Verlust der Wirkung eines Diuretikums führen.

Bei einer **Hypalbuminämie** wird die Sekretion von Schleifendiuretika im proximalen Tubulus, die für ihre diuretische Wirkung notwendig ist, durch einen bisher nicht geklärten Mechanismus vermindert. Außerdem können Arzneimittel, sofern es sich chemisch um **organische Säuren** handelt (z. B. nichtsteroidale Antirheumatika), die tubuläre Diuretikasekretion kompetitiv hemmen. Nichtsteroidale Antirheumatika vermindern zusätzlich durch ihre hemmende Wirkung auf die Prostaglandin-Synthese direkt die renale Na^+-Ausscheidung und interferieren so mit der Wirkung von Diuretika.

Bei reduziertem zirkulierendem Blutvolumen im Rahmen von Herzinsuffizienz, Leberzirrhose und nephrotischem Syndrom kann durch eine gesteigerte Resorption in den **proximalen Tubuli** die Na^+- und Flüssigkeitsmenge, die in die nachfolgenden Tubulussegmente einströmt, so stark vermindert sein, dass in der Henle-Schleife und weiter distal angreifende Diuretika nicht mehr ausreichend zur Wirkung kommen.

Ein häufiger Grund für eine verminderte Wirkung der Schleifendiuretika ist die **erhöhte** Na^+- **und Flüssigkeitsresorption in distalen Tubulusabschnitten**. Sie ist vor allem Folge eines sekundären Hyperaldosteronismus, der durch diese Substanzen ausgelöst wird. Außerdem wird beim Einsatz von Schleifendiuretika die Na^+- und Flüssigkeitsresorption in den distalen Tubuli kompensatorisch gesteigert, da durch die Resorptionshemmung in der Henle-Schleife vermehrt Flüssigkeit in diese Tubulussegmente einströmt. Tierexperimentell ließ sich nach länger dauernder Furosemid-Anwendung sogar eine Hypertrophie der distalen Tubuluszellen nachweisen.

Aufgrund der geschilderten Mechanismen ist bei der Diuretika-Resistenz eine **Erhöhung der Diuretikadosis** wenig sinnvoll. Stattdessen ist eine »sequentielle Nephronblockade« empfehlenswert, d. h. es sollten Diuretika aus verschiedenen Klassen in niedriger Dosierung gleichzeitig eingesetzt werden. Empfehlenswert ist die Kombination eines Schleifen- mit einem Thiazid-Diuretikum, da dadurch der distale Kompensationsmechanismus durchbrochen wird. Eine Kombination von Schleifendiuretika mit **Acetazolamid**, das als Carboanhydrase-Hemmstoff die Flüssigkeitsresorption in proximalen Tubuli vermindert, wird nur kurzfristig wirksam, da die auftretende metabolische Azidose zu einem Verlust der Wirkung dieses Diuretikums führt. Gegen das aktivierte Aldosteron-System können **Aldosteron-Antagonisten**, eingesetzt werden. Um ein **Rebound**-Phänomen zu vermeiden, sollten Schleifendiuretika zudem in kurzen Zeitintervallen oder durch kontinuierliche intravenöse Infusion verabreicht werden.

5.4.2 Lokale Ödeme

Venöse Insuffizienz und Lymphödem

Aufgrund der pathophysiologischen Ausgangssituation lässt sich der lokale Venendruck bei der venösen Insuffizienz im Gegensatz zum kardial bedingten Stauungsödem durch Diuretika kaum senken. Wirksam werden kann nur der durch die Diurese hervorgerufene Anstieg des kolloidosmotischen Druckes im Plasma. Doch ist auch dieser Effekt meist gering, weil gerade bei länger bestehender venöser Stauung, die manchmal noch mit einer entzündlichen Komponente verbunden ist, der kolloidosmotische Druck auch im Interstitium erhöht ist.

Eine langfristige Therapie dieser Ödemform mit Diuretika ist nicht nur wenig erfolgversprechend, sondern auch nicht ohne Risiko. Diuretika sollten, wenn überhaupt, nur für wenige Tage bei ausgeprägten Ödemen und vor dem Anpassen eines Kompressionsstrumpfes angewendet werden. Sofern Diuretika eingesetzt werden, sollten ausschließlich protrahiert wirkende Substanzen in der möglich niedrigsten Dosierung zur Anwendung gelangen. Der Einsatz schnell und stark wirkender Diuretika könnte zur Hämokonzentration führen und dadurch sogar eine Thromboseneigung verstärken.

Auch beim **Lymphödem** sind Diuretika nicht indiziert; angezeigt sind physikalische Maßnahmen wie z. B. Lymphdrainage.

So genanntes idiopathisches Ödem

Mit diesem Begriff wird ein oft orthostatisch bedingtes Ödem bezeichnet, das bei sonst gesunden Personen vorkommt. Zumeist handelt es sich um jüngere Frauen, bei denen Knöchel-, Unterschenkel-, aber auch Hand- oder Gesichtsödeme oder ein allgemeines Spannungsgefühl auftreten. Gelegentlich stehen die Symptome in einem zeitlichen Zusammenhang mit dem hormonellen Zyklus.

Vielfach kann die Ödemneigung bei »idiopathischem Ödem« durch eine salzarme Diät oder Obst-Reis-Diät alleine behoben oder zumindest gebessert werden. Nicht immer wird man das Ödem zum völligen Verschwinden bringen, sodass in Ausnahmefällen geringe Dosen von Spironolacton gegeben werden können. Eine Therapie mit Thiazid- oder Schleifendiuretika ist nicht indiziert, weil sie einen sekundären Hyperaldosteronismus mit Hypokaliämie hervorrufen können. Dieser kann nach Absetzen des Diuretikums eine erneute Ödembildung auslösen und so einen »Circulus vitiosus« in Gang setzen (► Kap. 5.4.1)

Angioneurotisches Ödem und *Capillary-Leak-Syndrom*

Ein angioneurotisches Ödem stellt keine Indikation zur Behandlung mit Diuretika dar. Dagegen ist im akuten Notfall ein **C_1-Esterase-Inhibitor**[10] zu verabreichen.

Auch beim **Capillary-Leak-Syndrom** sind Diuretika nicht indiziert. Frühere Therapieversuche mit β-Sympathikomimetika sind weitgehend erfolglos geblieben. In letzter Zeit wird, wie auch beim angioneurotischen Ödem, eine Behandlung mit einem C_1-Esterase-Inhibitor empfohlen.

Weiterführende Literatur

Anand IS, Prasad BAK et al. (1998) Effects of inhaled nitric oxide and oxygen in high-altitude pulmonary edema. Circulation 98: 2441-2445

Bartsch P, Maggiorini M et al. (1991) Prevention of high-altitude pulmonary edema by nifedipine. New Engl. J. Med 31: 1284-9

Greger RF, Knauf H, Mutschler E (Ed.) (1995) Diuretics. Handbook of Experimental Pharmacology, Vol 117, Springer-Verlag

Greven J (1987) The pharmacological basis of the action of loop diuretics. In: Diuretics II: Chemistry, pharmacology, and clinical application. Puschett JB, Greenberg A (Ed.) Elsevier Science Publ., Amsterdam, New York, pp 173-81

Hackett P, Rennis D (2002) High-altitude pulmonary edema. JAMA 287: 2275-2278

Kramer HJ (1990) Diuretics. Chapter 2. In: Handbook Exp. Pharmacol. Vol 93, Pharmacology of Antihypertensive Therapeutics (Ganten D, Mudrow PJ, ed.) Springer, Berlin-New York, pp 21-63

Kramer HJ (1993) Ödeme. Kap. XI.4. In: Gerok W et al. (Hrsg) Klinik der Gegenwart. Urban & Schwarzenberg, München-Wien-Baltimore, S 1-23

Kröger N, Frenzel H (1993) Diuretikaresistenz bei kongestiver Herzinsuffizienz. Dtsch. Med. Wschr 118: 383-389

Pitt B, Zannad F et al. (1999) The effect of spironolactone on morbidity and mortality in patients with severe heart failure. Randomized Aldactone Evaluation Study Investigators (RALES) New Engl. J. Med. 341: 709-17

Pitt B, Remme W et al. (2003) Eplerenone, a selective aldosterone blocker, in patients with left ventricular dysfunction after myocardial infarction (EPHESUS). New Engl. J. Med. 348: 1309-1321

Scherrer U, Vollenweider L et al. (1996) Inhaled nitric oxide for high-altitude pulmonary edema. New Engl. J. Med 334: 624-629

Stier CT (2003) Eplerenone: a selective aldosterone blocker. Cardiovasc. Drug Rev. 21: 169-184

[10] Berinert® P

6 Therapie mit Elektrolyt- und Infusionslösungen

U. Ravens, P. Gross

6.1 Begriffsbestimmung und Pathophysiologie

In diesem Kapitel werden Grundsätze für die Wiederherstellung einer gestörten Homöostase, das heißt einer über längere Zeit nicht ausgeglichenen Bilanz zwischen Zufuhr und Ausscheidung von Flüssigkeit und Elektrolyten, dargestellt. Dabei steht die Korrektur von Hypovolämien (Volumenkontraktion) und von Störungen des Säure-Basen- und des Elektrolythaushalts im Vordergrund. Die Behandlung von Ödemen wurde im ▶ Kap. 5 beschrieben, sodass auf Zustände mit vergrößertem extrazellulärem Flüssigkeitsraum (Volumenexpansion) nur kurz eingegangen wird. Fragen der Volumensubstitution und des Plasmaersatzes zur Wiederauffüllung des Kreislaufs werden in ▶ Kap. 19.2 besprochen.

6.1.1 Störungen der Flüssigkeits- und Natrium-Bilanz

Der menschliche Körper besteht zu 50–70% aus Wasser, von dem sich etwa ⅓ im **Extrazellulärraum** (EZR) und ⅔ im **Intrazellulärraum** (IZR) befinden. Interstitielle Flüssigkeit und Plasma zusammen verhalten sich somit zum Zellwasser wie 1:2.

Alle Bilanzstörungen betreffen zunächst den EZR. Solange dessen **Osmolalität,** die vor allem von der Konzentration von Natrium und den entsprechenden Anionen bestimmt wird, nicht verändert wird, bleibt das Volumen des IZR unbeeinflusst. Nur wenn die Natrium-Konzentration und damit die Osmolalität des EZR über den Normbereich von 136–144 mmol/l bzw. 285 mosmol/l hinaus erhöht oder erniedrigt ist, wird das Volumen des Zellwassers (IZR) verändert. Die Natrium-Konzentration der extrazellulären Flüssigkeit hängt ausschließlich vom Verhältnis der Wasserbilanz zum Natrium-Bestand ab. Sie ist kein geeignetes Maß für die Größe des Natrium-Bestandes.

Eine Steigerung der Osmolalität des EZR, z. B. durch **Glucose** oder **Mannitol**[1], bewirkt einen Ausstrom von Wasser aus dem IZR in den EZR, das heißt einen Wasserentzug der Zellen. Dagegen beeinflussen Stoffe wie **Harnstoff** oder **Alkohol**, die sich schnell gleichmäßig im EZR und IZR verteilen, weder die Osmolalität in einem der Flüssigkeitsräume, noch die Größe des IZR.

Bei einer **isotonen Volumenänderung** des EZR ist der IZR nicht betroffen. Dagegen führt sowohl die **hypotone Volumenexpansion** als auch die **hypotone Volumenkontraktion** des EZR zu einem Wassereinstrom in die Zellen und damit zu einer Vergrößerung des IZR; die Zellen schwellen. Umgekehrt kommt es bei **hypertoner Volumenänderung** des EZR zu einer Diffusion von Wasser aus den Zellen (Kontraktion des IZR), und damit schrumpfen die Zellen.

Die Osmolalität der extrazellulären Flüssigkeit wird von Osmorezeptoren im Hypothalamus überwacht, während das Plasmavolumen über Barorezeptoren im Carotissinus, Aortenbogen und linken Ventrikel sowie über Volumenrezeptoren in den Vorhöfen und zentralen Venen reguliert wird. Bei Anstieg der Plasma-Osmolalität löst die Stimulation der Osmorezeptoren einerseits Durstgefühl, andererseits die Ausschüttung von **antidiuretischem Hormon** (ADH, identisch mit Vasopressin) mit Drosselung der renalen Ausscheidung von osmotisch freiem Wasser aus. Ein Volumenmangel führt zur Aktivierung des Sympathikus sowie des Renin-Angiotensin-Aldosteron-Systems mit renaler Vasokonstriktion. So wird Natrium renal zurückgehalten. Bei ausgeprägtem Volumenmangel wird ebenfalls ADH ausgeschüttet (so genannte nichtosmolare ADH-Stimulation).

Hypotone Flüssigkeitsverluste, wie sie z. B. gastrointestinal durch Erbrechen oder Diarrhoe, bei flächigen Verbrennungen durch Exsudate oder renal im Rahmen einer osmotischen Diurese durch **Mannitol**[1] oder nach Gabe stark wirkender Diuretika (▶ Kap. 5.3.2) auftreten können, führen ohne Gegenregulation zu einem Anstieg der Osmolalität im EZR. Durch kompensatorische Mechanismen, insbesondere eine erhöhte ADH-Freisetzung, kann die initial erhöhte Natrium-Konzentration in den Normbereich oder darunter abgesenkt werden, wodurch die Osmolalität auf isotone oder hypotone Werte abnimmt. Zu dem gleichen Ergebnis führt die Gabe von elektrolytarmen Infusionslösungen.

Eine isotone Volumenkontraktion beobachtet man bei renalen Flüssigkeitsverlusten oder bei der Sequestrierung von Flüssigkeit in Körperhöhlen, z. B. bei Aszites, Pleuraerguss oder massivem Gewebsödem durch Rhabdomyolyse. Eine hypotone Volumenkontraktion tritt bei Morbus Addison auf sowie bei einigen Patienten als eine Reaktion auf Diuretika der Benzothiadiazin-Gruppe (▶ Kap. 5.3.1), wenn durch Polydipsie, erhöhte ADH-Freisetzung und Verlust der renalen Verdünnungsleistung die Natrium-Konzentration im EZR abfällt.

Bei Volumenexpansion wird aus dem gedehnten rechten Vorhof **Atriales Natriuretisches Peptid** (ANP) freigesetzt. Dieses Hormon fördert die renale Natrium-Ausscheidung und die Diurese. Eine verminderte Natrium-Konzentration und damit eine Hypotonie des EZR bei gleichzeitiger Volumenexpansion treten vor allem bei fortgeschrittener Herzinsuffizienz und Leberzirrhose auf. Ursache ist eine überschießende ADH-Freisetzung, die durch die Abnahme des effektiven arteriellen Blutvolumens ausgelöst wird. Dadurch wird ein geringes Volumen eines hoch konzentrierten Harns ausgeschieden. Bei fortgeschrittener Niereninsuffizienz kann durch die verminderte Fähigkeit der Niere, einen gegenüber dem Plasma hypotonen Harn auszuscheiden, ebenfalls eine Hyponatriämie auftreten. Zu einer Volumenexpansion mit Hypernatriämie kann es unter der Wirkung von Mineralocorticoiden, durch Infusion hypertoner Elektrolytlösung oder bei Verschlucken von Meerwasser kommen.

6.1.2 Störungen des Säure-Basen-Haushalts

Die physiologische Wasserstoffionen-Konzentration im Plasma beträgt etwa 40 nmol/l, entsprechend einem pH von 7,4.

[1] Osmofundin® 15% Infusionslösung, Sterofundin®

Die mit dem Leben noch vereinbaren Extremwerte liegen bei 16–100 nmol/l, d. h. in einem pH-Bereich von 7,8–7,0. Die Konzentration von H^+ und damit der Blut-pH wird durch die Hydrogencarbonat-, Phosphat-, Plasmaprotein- und Hämoglobin-Puffersysteme, die untereinander im Gleichgewicht stehen, reguliert. Für diagnostische Zwecke ist das **Hydrogencarbonat-Puffersystem** von besonderer Bedeutung. Das Mengenverhältnis von H_2CO_3 zu HCO_3^- beträgt bei normaler Wasserstoffionen-Konzentration etwa 1:20. Der pH des Blutes bleibt so lange normal, wie das Verhältnis von H_2CO_3 zu HCO_3^- im Blut 1:20 beträgt. Die Beziehung zwischen den Konzentrationen von Wasserstoffionen, Hydrogencarbonationen und gelöster Kohlensäure ist durch folgende Formel definiert:

$$pH = pK + \log \frac{\left[HCO_3^-\right]}{\left[H_2CO_3\right]}$$

wobei der numerische Wert für pK im Plasma 6,1 beträgt.

Störungen des Säure-Basen-Haushalts können im Prinzip auf zwei Wege entstehen:

- durch eine gestörte alveoläre Ventilation (respiratorische Acidose bzw. Alkalose);
- durch einen erhöhten metabolischen Anfall oder eine verminderte renale Ausscheidung von Säureäquivalenten (metabolische Acidose).

Im Organismus fallen saure Stoffwechselendprodukte an (täglich 20.000 mmol der flüchtigen Säure CO_2, 80 mmol nichtflüchtige Säureäquivalente), die durch Lunge und Nieren ausgeschieden werden müssen. Daher droht immer die Gefahr einer Entgleisung zur sauren Seite. Eine **Acidose** kann respiratorischen oder metabolischen Ursprungs sein. Bei der ersten Form handelt es sich um eine verminderte pulmonale Elimination von Kohlendioxid mit erhöhtem arteriellen pCO_2 und damit erhöhter Konzentration von gelöster Kohlensäure. Die metabolische Acidose ist durch eine Verminderung der Konzentration von Hydrogencarbonat-Anionen gekennzeichnet. Sie wird u. a. beobachtet als Additionsacidose bei erhöhter Zufuhr oder Produktion von nichtflüchtigen Säuren, z. B. bei nichtkompensierter diabetischer Stoffwechsellage (Ketoacidose), erhöhter anaerober Glykolyse bei verschiedenen Formen der Gewebshypoxie (Lactacidose) oder verminderter renaler Säureausscheidung (distal-tubuläre oder global-renale Acidose) oder als Subtraktionsacidose bei renalen oder intestinalen Hydrogencarbonat-Verlusten.

Alkalotische Stoffwechsellagen sind seltener. Eine respiratorische **Alkalose** mit erniedrigter CO_2-Konzentration kann als Folge von Hyperventilation bei primären Lungenerkrankungen, Leberinsuffizienz, cerebrovaskulären Ereignissen, Angstsyndrom (nervöses Atmungssyndrom) oder Sepsis auftreten. Eine metabolische Alkalose mit erhöhter Hydrogencarbonat-Konzentration wird z. B. nach Verlust von saurem Magensaft oder unter Behandlung mit Diuretika sowie bei primärem oder sekundärem Hyperaldosteronismus, Cushing- oder Bartter-Syndrom beobachtet.

Es bestehen enge Beziehungen zwischen Störungen des Kalium- sowie des Säure-Basen-Haushalts (◘ Abb. 6.1). Bei Hypokaliämie wird intrazelluläres K^+ gegen extrazelluläres H^+ mit der Folge einer intrazellulären Acidose ausgetauscht, während im Extrazellulärraum eher eine Alkalose besteht. Die Hypokaliämie ist die häufigste Ursache der metabolischen Alkalose im EZR. Diese Alkalose sollte daher konsequenterweise durch Gabe von KCl und nicht durch Gabe von Säure-Äquivalenten behandelt werden. Dies gilt auch für hypochlorämische Alkalosen, da bei einem Mangel an Chloridionen neben der Alkalose oft auch eine Hypokaliämie besteht. Offenbar wird ein Teil der sonst in den Nierentubuli zusammen mit Cl^- erfolgenden Natrium-Resorption bei fehlenden Chloridionen gehemmt und gleichzeitig mehr Na^+ in distalen Nephronabschnitten im Austausch gegen sezerniertes H^+ oder K^+ resorbiert. Dadurch kommt es zum Verlust von Wasserstoff- und Kalium-Ionen, wodurch eine Hypokaliämie und Alkalose entsteht bzw. verstärkt wird. Auch in einem solchen Fall ist die Behandlung mit Kaliumchlorid zweckmäßig.

6.1.3 Störungen des Kalium-Haushalts

Der Gesamt-Kalium-Bestand des menschlichen Körpers befindet sich zu 98% im IZR und nur zu 2% im EZR. Die Plasmakonzentration von Kalium, deren Normalwert 3,6–5,0 mmol/l beträgt, wird bestimmt vom Gesamtkörperkalium, von der internen Kalium-Homöostase, der Nierenfunktion und zu einem geringen Teil von der Funktion des Kolons. Die hohe intrazelluläre Kalium-Konzentration und der Konzentrationsunterschied auf beiden Seiten der Zellmembran werden durch einen aktiven Austausch von Kalium gegen Natrium Aufrecht erhalten. Einflussfaktoren für die Feineinstellung des intra-/extrazellulären Ionengleichgewichts sind vor allem Aldosteron und die Aktivität der Na^+/K^+-ATPase, die von Insulin, dem pH der Extrazellulärflüssigkeit und dem Grad der Anpassung an die Kalium-Zufuhr abhängt. Bei einem Mangel an Mineralocorticoiden verlässt Kalium die Zellen. Insulin schleust Kalium auch bei Abwesenheit von Glucose in die Zellen ein.

Die engen Beziehungen zwischen dem Kalium- und dem Säure-Basen-Haushalt sind in ◘ Abb. 6.1 schematisch dargestellt. Ein Abfall der Kalium-Konzentration im Plasma und damit im EZR führt zu einem zellulären Kalium-Verlust mit gleichzeitiger Aufnahme von Wasserstoffionen; das Ergebnis ist eine Alkalose mit intrazellulärer Acidose (◘ Abb. 6.1a). Bei Hyperkaliämie nimmt dagegen die intrazelluläre Kalium-Konzentration zu, und es kommt durch den Austritt von Wasserstoffionen aus den Zellen zu einer extrazellulären Acidose (◘ Abb. 6.1b). Umgekehrt kann die Kalium-Konzentration im EZR und damit im Plasma durch eine Acidose erhöht (◘ Abb. 6.1c) und durch eine Alkalose erniedrigt (◘ Abb. 6.1d) werden. Von praktischer Bedeutung ist, dass eine normale Kalium-Konzentration im Plasma bei acido-

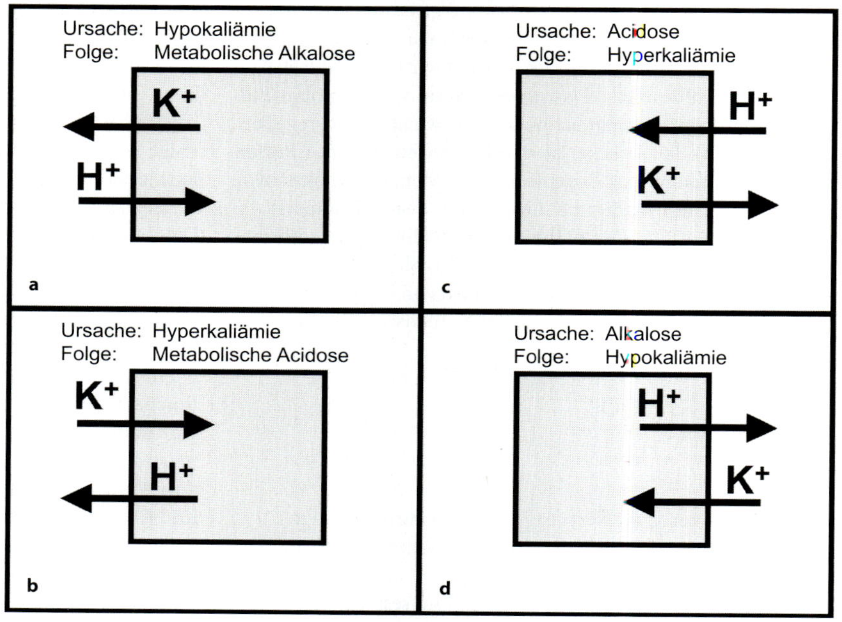

Abb. 6.1a–d. Beziehung zwischen Kalium- und Säure-Basen-Haushalt. Der Austausch von H+ und K+ zwischen EZR (*weiß*) und IZR (*grau*) ist vereinfacht dargestellt; andere beteiligte Ionen sind weggelassen

tischer Stoffwechsellage Kalium-Mangel signalisiert, während sie bei alkalotischer Stoffwechsellage auf einen Kalium-Überschuss hindeutet. Dem ist bei der Korrektur von Störungen des Säure-Basen-Haushalts Rechnung zu tragen. Bei der alkalisierenden Behandlung einer Acidose (z. B. bei diabetischer Ketoacidose) muss auch bei normalem Plasma-Kalium frühzeitig Kalium substituiert werden, um einem Abfall der Kalium-Konzentration im EZR vorzubeugen.

Unter den Störungen des Kalium-Haushalts ist der **Kalium-Mangel mit Hypokaliämie** die häufigere Form. Bilanzstörungen können durch intestinale oder renale Kalium-Verluste zustande kommen. Intestinale Verluste treten bei Erbrechen oder Diarrhoe auf, u. a. bei Morbus Crohn, renale bei Conn- oder Bartter-Syndrom, bei Morbus Cushing, bei renovaskulärer Hypertonie, bei der polyurischen Phase des akuten Nierenversagens, ferner durch Diuretika oder Glucocorticoide. Eine Hypokaliämie kann auch durch Störungen der Kalium-Verteilung bedingt sein. Solche treten außer bei Alkalose auch bei der hypokaliämischen periodischen Paralyse, bei parenteraler Ernährung ohne Kalium-Zufuhr, bei der Rückverteilung von Kalium bei der Behandlung eines diabetischen Coma oder durch Arzneimittel, z. B. Theophyllin oder α_2-Adrenozeptor-Agonisten auf.

Die **klinischen Folgen und Symptome des Kalium-Mangels** betreffen die Skelettmuskulatur durch Schwäche, Myalgie, „restless legs", Muskellähmungen und Rhabdomyolyse und das Herz durch Begünstigung von atrialen und ventrikulären Extrasystolen und Erhöhung der Empfindlichkeit für Digitalis-Glykoside. Im EKG kommt es zur Abflachung der T-Welle, zu einer Senkung der ST-Strecke und zum Auftreten einer U-Welle und TU-Verschmelzungswelle. Die Nieren reagieren mit einer Verringerung der glomerulären Filtrationsrate und der Konzentrierungsfähigkeit, der Darm mit einer Neigung zu Obstipation und der Stoffwechsel mit gesteigerter Bildung von Ammoniak, metabolischer Alkalose, erhöhter Sekretion von Renin und verminderter Sekretion von Insulin und Aldosteron.

Kalium-Überschuss und **Hyperkaliämie** können nach Hämolyse oder umfangreichen Gewebsschädigungen (Trauma, Verbrennung, Tumorzellzerfall) auftreten, vor allem aber bei renaler Ausscheidungsinsuffizienz und bei Nebennierenrindeninsuffizienz. Die renale Kalium-Ausscheidung ist vermindert, wenn das Glomerulusfiltrat auf <10 ml/min reduziert ist, aber auch bei leicht eingeschränkter glomerulärer Filtration (50 ml/min) unter der Wirkung so genannter Kaliumsparender Diuretika (► Kap. 5.3.3). Die Gefahr der Hyperkaliämie ist größer beim akuten Nierenversagen; bei chronischer Niereninsuffizienz kommt es zu einer Adaptation an die vermehrte Kalium-Beladung und erst im präterminalen Stadium zur Hyperkaliämie. Ein Aldosteron-Defizit kann außer bei Morbus Addison und Diabetes mellitus z. B. auch unter der Behandlung mit ACE-Hemmern (► Kap. 14.3.4) auftreten. Weitere Ursachen können nicht-selektive α-Adrenozeptor-Antagonisten, Insulin-Mangel oder metabolische Acidose sein. Auch nach schwerer körperlicher Belastung, z. B. nach einem Marathonlauf, kann eine Hyperkaliämie beobachtet werden, die ihre Ursache in einer Verarmung an ATP zusammen mit einer metabolischen Acidose hat.

Die klinischen Folgen und Symptome sind vielfältig: Parästhesien, Schwäche und schlaffe Lähmungen kennzeichnen die neuromuskulären Störungen; Übelkeit, Erbrechen, Bauchschmerzen, Obstipation die intestinalen; Abnahme der Ausscheidung von Ammoniak mit Begünstigung einer metabolischen Acidose die renalen Störungen. Als Ausdruck kardialer Symptome wird im EKG in Abhängigkeit von der Schwere der Hyperkaliämie eine zeltförmige Überhöhung der T-Welle (Kirchturm-T), Abflachung der P-Welle, Verlängerung des PR-Intervalls bis zum Vorhofstillstand sowie eine Verbreiterung des QRS-Komplexes beobachtet. Schließlich können atrioventrikuläre oder ventrikuläre Leitungsstörungen auftreten mit Kammerflimmern oder Asystolie. Die Symptome manifestieren sich besonders ausgeprägt bei gleichzeitigem Calcium- oder Natrium-Mangel.

6.1.4 Störungen des Calcium-Haushalts

Die Gesamtcalcium-Konzentration im Plasma beträgt 2,25–2,7 mmol/l. Davon liegen 45–60% als Calciumionen vor, der Rest ist an Proteine oder komplex gebunden und nicht ionisiert. In der Klinik wird häufig eine Erniedrigung der Calcium-Konzentration im Plasma infolge von vermindertem Plasma-Albumin beobachtet. Dabei handelt es sich zumeist um eine isolierte Abnahme der eiweißgebundenen Calcium-Fraktion, während die ionisierte Form normal ist. Die Konzentration des ionisierten Calciums im Plasma wird auch vom Säure-Basen-Haushalt beeinflusst. Alkalose senkt und Acidose steigert den Ionisationsgrad von Calcium.

Allein der ionisierten Calcium-Fraktion kommt funktionelle Bedeutung zu. Calcium-Ionen sind unerlässlich für die Blutgerinnung, für die elektromechanische Koppelung in Herz- und Skelettmuskulatur sowie für die elektrosekretorische Kopplung in endokrinen Organen, wie beispielsweise dem Hypophysenhinterlappen, dem Nebennierenmark oder den B-Zellen des Pankreas. Die calciumabhängige Zellaktivierung erfolgt in vielen Geweben im Zusammenwirken mit zyklischen Nukleotidmonophosphaten (cAMP, cGMP).

Mangel an ionisiertem Calcium tritt bei Hypoparathyreoidismus, Hypomagnesiämie, akuter Pankreatitis, Mangel an Vitamin D, z. B. durch einseitige Ernährung, Malabsorption, chronische Nieren- und Lebererkrankungen oder unter der Behandlung mit Antiepileptika, Glucocorticoiden oder Schleifendiuretika auf. Klinisch führt die Abnahme der ionisierten Calcium-Fraktion zu gesteigerter neuromuskulärer Erregbarkeit bis zu tetanischen Anfällen und Krämpfen. Im EKG fallen Verlängerung von QT-Zeit, ST-Intervall und T-Inversion auf.

Beachtung verdient der funktionelle Antagonismus zwischen Kalium- und Calcium-Ionen in Nervensystem, Skelett- und Herzmuskulatur. So kann z. B. eine hypocalcämische Tetanie nach Korrektur einer Hypokaliämie auftreten, während eine Hypocalcämie klinisch oft nicht in Erscheinung tritt, so lange diese funktionell durch eine Hypokaliämie maskiert ist.

Eine **Hypercalcämie** wird vor allem bei Patienten mit chronischer Niereninsuffizienz, mit neoplastischen Erkrankungen (Bronchial- und Mammakarzinome, aber auch maligne Lymphome und akute lymphatische Leukämien) sowie bei Patienten mit einem primären Hyperparathyreoidismus beobachtet. Sie kann ebenfalls bei Thyreotoxikose, Sarkoidose, Vitamin-D-Intoxikation, Morbus Addison, Hypophosphatämie, lang dauernder Immobilisation oder unter der Behandlung mit Diuretika der Benzothiadiazin-Gruppe (► Kap. 5.3.1) auftreten. Die Symptome können sich vielfältig manifestieren, neurologisch durch Lethargie, Konfusion und Schwäche, psychiatrisch durch Depression und Halluzinationen, gastrointestinal durch Anorexie und Nausea, renal durch gesteigerte Diurese, Nephrocalcinose und Nephrolithiasis und schließlich kardiovaskulär durch verstärkte Ventrikelkontraktilität, verkürzte QT-Dauer und in Frühstadien durch Hypertonie.

6.1.5 Störungen des Magnesium-Haushalts

Magnesium liegt im Organismus zu 60% im Knochen, zu 39% im IZR, v. a. der Muskulatur, und zu 1% im EZR vor. Das Plasma-Magnesium, dessen Konzentration normalerweise 0,75–1,0 mmol/l beträgt, liegt zu ca. 55% in ionisierter Form vor, der Rest ist an Proteine gebunden. Die extrazelluläre Magnesium-Konzentration wird u. a. renal und gastrointestinal reguliert. Zwischen der Magnesium-Konzentration im Plasma und dem Magnesium im Knochen besteht ein Gleichgewicht. Die Magnesium-Konzentration im Plasma ist aber nicht repräsentativ für den Magnesium-Bestand des Organismus.

Magnesium ist Cofaktor zahlreicher Enzyme. Der gesamte Energiestoffwechsel und die neuromuskuläre Erregbarkeit sind ebenso wie die Proteinsynthese und die Regulation der Membranpermeabilität von Magnesium abhängig. Enge Beziehungen bestehen zum Calcium-Haushalt. Chronischer Magnesium-Mangel kann eine Hypocalcämie unterhalten, z. T. durch Suppression der Parathormon-Sekretion.

Magnesium-Mangel kann durch verminderte Zufuhr, gestörte intestinale Aufnahme bei Malabsorption, Steatorrhoe oder Diarrhoe oder durch renale Verluste auftreten. Eine **Hypomagnesiämie** wird ferner beobachtet nach akutem Herzinfarkt, chronischem Alkoholismus, langem Hungern und parenteraler Ernährung mit Magnesiumfreien Lösungen. Von Arzneimitteln können v. a. stark wirkende Diuretika, α_2-Adrenozeptor-Agonisten, Cisplatin, Ciclosporin und Aminoglykosid-Antibiotika eine Hypomagnesiämie hervorrufen. Klinisch bestehen Zeichen erhöhter neuromuskulärer Erregbarkeit, die sich in Parästhesien, Tetanie, Tremor und Muskelschwäche äußern, Konzentrationsstörungen, Apathie und Depression, sowie am Herzen Arrhythmie und ventrikuläre Tachykardie mit der Gefahr des Kammerflimmerns. Die Symptome des Magnesium-Mangels sind oft nicht von einer meist gleichzeitig bestehenden Hypocalcämie abgrenzbar.

Indikationen zur Magnesium-Therapie

- **Myokardinfarkt:** Zahlreiche Studien deuten darauf hin, dass im Rahmen eines akuten Myokardinfarktes in hohen Dosen intravenös verabreichtes Magnesium die Inzidenz maligner Herzrhythmusstörungen senkt und möglicherweise die Überlebensrate verbessert; der endgültige Nachweis der Wirksamkeit steht allerdings noch aus! Der Wirkungsmechanismus ist bisher nicht gut verstanden;
- **Torsade-de-pointes-Tachykardie:** Mittel der Wahl;
- **Schwangerschafteklampsie:** Mittel der Wahl;
- **nächtliche Wadenkrämpfe:** Magnesium wird häufig zur Therapie eingesetzt, ohne dass die Wirksamkeit in klinischen Studien gesichert wurde.

Eine **Hypermagnesiämie** beobachtet man mit wenigen Ausnahmen bei Patienten mit fortgeschrittener Niereninsuffizienz, v. a. wenn Magnesiumhaltige Antacida oder Abführmittel genommen werden. Bei normaler Nierenfunktion kann eine exzessive orale, rektale oder parenterale Magnesium-Zufuhr zur Hypermagnesiämie führen. Auch unter der Behandlung mit Lithium wurde bei Niereninsuffizienz das Auftreten einer Hypermagnesiämie beschrieben. Die Symptome der Hypermagnesiämie resultieren aus der verminderten neuromuskulären Erregbarkeit, wodurch der Muskeltonus vermindert ist und Sehnenreflexe fehlen, und aus Überleitungsstörungen am Herzen mit Bradykardie und AV-Block. Der Blutdruck ist erniedrigt; es drohen Somnolenz, Atemdepression und Herzstillstand.

6.1.6 Störungen des Phosphat-Haushalts

Phosphat ist im Organismus zu 85% im Skelettsystem, zu 14% im IZR und lediglich zu 1% im EZR lokalisiert. Hauptfunktion des Knochenphosphats ist die Sicherstellung der Mineralisation des Knochens. Intrazellulär ist Phosphat insbesondere für den Energiestoffwechsel von Bedeutung durch die Bildung und Spaltung von ATP.

Ein Defizit von Phosphat kann bedingt sein durch renale Verluste, die beispielsweise durch Parathormon, (häufig nach Nierentransplantation) metabolische Acidose oder Volumenexpansion ausgelöst werden; durch verminderte intestinale Absorption, die z. B. nach Aluminiumhaltigen Antacida, bei Vitamin-D-Mangel, vor allem bei der Kombination eines chronischen Alkoholismus mit Mangelernährung und Malabsorption auftreten; oder durch Verteilungsstörungen. Die Folgen des **Phosphat-Mangels** umfassen Schäden des hämopoetischen Systems, die sich in verkürzter Erythrozytenüberlebenszeit, gestörter Phagozytose der Granulozyten und Plättchendysfunktion äußern, des zentralen sowie des peripheren Nervensystems, die sich in Irritabilität, Konzentrationsschwäche, Parästhesie und Neuropathie niederschlagen können, und Schädigungen der Muskulatur in Form von Rhabdomyolyse und Kardiomyopathie und des Skeletts in Form von Osteomalacie. Dazu kommt eine metabolische Acidose.

Erhöhungen der extrazellulären Phosphat-Konzentration treten bei Niereninsuffizienz (GFR <30 ml/min), bei Hypoparathyreoidismus, bei Vitamin D-Intoxikation oder bei Rhabdomyolyse auf. Die Folgen der Hyperphosphatämie bestehen in erster Linie in Weichteilverkalkungen, die durch Überschreiten des kritischen Calcium-Phosphat-Produktes (>70 mg/dl; >5,7 mmol/l) begünstigt werden.

6.2 Prinzipien der Behandlung

Die Substitution von Flüssigkeit und Elektrolyten muss 2 Ziele verfolgen: Ersatz von verloren gegangener extra-zellulärer Flüssigkeit und Bilanzausgleich. Der Gesamtbedarf an Flüssigkeit, Elektrolyten und Puffersubstanzen ergibt sich somit aus der Summe von Korrektur- und Erhaltungsbedarf. Eine erfolgreiche Substitutionstherapie setzt regelmäßige Kontrollen des klinischen Bildes, der Blutchemie, d. h. der Elektrolytkonzentrationen einschließlich der Parameter des Säure-Basen-Haushalts, des Hämatokrit und der Proteinkonzentration, der Messung von Körpergewicht und zentralem Venendruck und die Bilanzierung externer Flüssigkeitsverluste voraus. Die Schätzungen der letzteren werden dann schwierig, wenn Flüssigkeitsverluste nicht nach außen, sondern nach innen, in Körperhöhlen (»third space«), in den Magen-Darm-Trakt oder in Gewebe erfolgt sind. Bei schwerkranken Patienten muss ein täglicher Gewichtsverlust von ca. 300 g infolge Katabolismus in Rechnung gestellt werden.

Bei Volumenkontraktion oder -expansion sollten, insbesondere wenn sie mit einer gegenüber dem Plasma erhöhten oder erniedrigten Osmolalität des EZR, also mit einer Hyper- oder Hyponatriämie, einhergehen, die Ursachen beseitigt werden. Dies bedeutet, Erbrechen oder Diarrhoe zu behandeln, Diuretika abzusetzen, oder bei einem Diabetes insipidus centralis das Vasopressin-Analogon **Desmopressin**[2] oder bei einem Diabetes insipidus renalis ein **Benzothiadiazin-Derivat** einzusetzen (► Kap. 5.3.1). Zur symptomatischen Behandlung gibt man bei leichten Formen extrazellulärer Volumenkontraktion zuckerhaltige Kochsalzlösung oral, wobei der Zusatz von Glucose die intestinale Resorption von Natrium verbessert. Ein schweres Volumendefizit muss durch die Infusion plasmaisotoner Elektrolytlösung, sog. Vollelektrolytlösung, ausgeglichen werden.

Bei hypertoner Volumenkontraktion besteht Bedarf an freiem Wasser, oftmals auch von Elektrolyten. Elektrolytfreie Kohlenhydratlösungen sollten nur mit Vorsicht gegeben werden, da sie leicht die Osmolalität des EZR in ein anderes Extrem entgleisen lassen. Auch Lösungen, die in erster Linie zur Energiezufuhr gedacht sind, sollten aus Gründen der Wahrung der Osmolalität des EZR halbisoton oder wenigstens ⅓-isoton Elektrolyte enthalten. Die Korrektur einer Hyperosmolalität, (Hypernatriämie) durch hypotone Elektrolytlösungen muss langsam erfolgen, da bei schneller Anflutung die Gefahr eines Hirnödems droht.

---

2 Minirin®, Desmogalen® Nasenspray

Die Konzentration von Natrium im Plasma sollte pro Stunde nicht mehr als 1–2 mmol/l gesenkt werden.

Die Korrektur einer metabolischen Acidose sollte nur bei exzessiven Formen und auf der Grundlage des ermittelten Basendefizits erfolgen (▶ Kap. 6.4.1). Die Korrektur einer Acidose muss langsam erfolgen, um drohende Natrium-Überladung, Hypokaliämie, Abnahme der ionisierten Calcium-Fraktion und eine überschießende Alkalose zu vermeiden. Eine sofortige Vollkorrektur sollte nicht angestrebt werden.

Bei metabolischer Alkalose ist die Zufuhr von Säureäquivalenten weit seltener erforderlich, da die Korrektur einer alkalotischen Stoffwechsellage in den meisten Fällen durch den Ausgleich der gestörten Kalium- und Chlorid-Bilanz erfolgt.

6.3 Behandlung der Volumenkontraktion

Die Indikation zur Behandlung einer bestehenden oder zur Prävention einer drohenden Volumenkontraktion soll weit gestellt werden. Als Beispiele für eine notwendige **Substitutionstherapie** seien hier aufgeführt: Großflächige Verbrennungen, Hypovolämien durch chirurgische Eingriffe, postoperativer Salz- und Wasserverlust, Fieber und starke Schweißverluste, anhaltende Diarrhoe und Erbrechen, Ileus und Flüssigkeitssequestierung in den Gastrointestinaltrakt und Flüssigkeitsverluste durch Fisteln.

Vollelektrolytlösungen enthalten die Kationen Natrium, Kalium, Calcium und Magnesium in etwa den Konzentrationen, in denen sie im Plasma vorkommen, und als Anionen Chlorid und z. T. Acetat oder Lactat.

Daneben gibt es ⅔-, ½- oder ⅓-Elektrolytlösungen mit entsprechenden Mengen von **Kohlenhydraten**, um die Plasma-Isotonie zu erreichen. Mit diesen kann ein relativer Wassermangel behandelt werden. ½- und ⅓-Elektrolytlösungen können auch als Trägerlösungen für Elektrolytkonzentrate dienen. Elektrolytkonzentrate sind meist 1-molare Lösungen von Natrium-, Kalium-, Calcium- oder Magnesium-Salzen mit Chlorid, Hydrogencarbonat, Acetat oder Lactat, die man nach Bedarf zumischen kann. Für spezielle Indikationen liegen auch fertige Lösungen mit entsprechenden Zusätzen, mit unterschiedlichen Konzentrationen einzelner Kationen oder Anionen oder mit Zusätzen von Kohlenhydraten, Puffern oder anderen pharmakologisch wirksamen Bestandteilen vor.

6.4 Behandlung von Störungen des Säure-Basen-Haushalts

6.4.1 Acidose

Therapieziel ist die Senkung der erhöhten Konzentration von Wasserstoffionen durch Zufuhr von Verbindungen, die als H^+-Akzeptoren wirken. Der wichtigste physiologische Puffer im EZR ist **Hydrogencarbonat**, das als isotone, 1,4-prozentige $NaHCO_3$-Lösung direkt zugeführt werden kann und als Protonenakzeptor wirkt. Der Basenbedarf errechnet sich aus der Formel: Basenbedarf in mmol = negativer Basenexzess × 0,3 × kg Körpergewicht.

> **Acidose**
> Natriumhydrogencarbonat ist im Rahmen der Intensivmedizin die meistgebrauchte Puffersubstanz. Der Einsatz wird allerdings zunehmend zurückhaltender gehandhabt. Die routinemäßige Gabe im Rahmen einer Reanimation wird nicht mehr empfohlen, da sie paradoxerweise die intrazelluläre Acidose verstärkt und eine hohe Natriumbelastung darstellt.
> Die Serum-Kaliumkonzentration muss immer zusammen mit dem Säure-Basen-Status bewertet werden. Eine Änderung des Blut-pH um 0,1 führt zu einer gegensinnigen Veränderung der Serum-Kaliumkonzentration von 0,4–0,5 mmol pro Liter. Ein Acidoseausgleich kann daher eine klinisch bedeutsame Hypokaliämie auslösen.

Bei der Behandlung acidotischer Stoffwechsellagen ist Hydrogencarbonat der Puffer der Wahl. Lactatlösungen sind ebenso wie Trometamol (Tris-Puffer) nicht mehr gebräuchlich. Trometamol kann zu Atemdepression durch Reduktion des pCO_2 führen. Nur bei akuter respiratorischer Acidose mit hohem pCO_2 und bei Zuständen mit positiver Natrium-Bilanz hat Trometamol möglicherweise Vorteile. Die Geschwindigkeit der Pufferung sollte 5 mmol/min nicht überschreiten. Man muss auch daran denken, dass durch die Behandlung der Acidose eine Hypokaliämie und eine Abnahme der ionisierten Calcium-Fraktion auftreten kann (▶ Kap. 6.1.3 und ▶ Kap. 6.1.4), deren Folgen für den Patienten unter Umständen denen der unbehandelten Acidose nicht nachstehen.

6.4.2 Alkalose

Aus den pathophysiologischen Überlegungen geht hervor (▶ Kap. 6.1.2), dass bei den meisten Fällen metabolischer Alkalose die Gabe von Natrium- und/oder Kaliumchlorid indiziert ist. Wenn eine Zufuhr von K^+ nicht geboten ist oder wenn wegen sehr hoher Hydrogencarbonat-Konzentrationen in seltenen Fällen Säureäquivalente zugeführt werden sollen, kann dies in Form von Arginin- oder Lysinhydrochlorid erfolgen, die als Elektrolytkonzentrate zum Zumischen oder aber in gebrauchsfertigen Infusionslösungen erhältlich sind.

6.5 Behandlung von Störungen des Kalium-Haushalts

6.5.1 Kalium-Mangel

Die Zufuhr von Kalium sollte als Chlorid[3] (KCl) und nach Möglichkeit oral erfolgen. Auf die Bedeutung des Chlorid-Anions bei der Kalium-Substitution wurde im Rahmen der pathophysiologischen Überlegungen bereits hingewiesen (► Kap. 6.1.2). Die gleichzeitige Zufuhr von Chlorid, gegebenenfalls als NaCl über das Maß dessen hinaus, was zusammen mit K^+ verabreicht wird, ist vor allem dann angezeigt, wenn eine Hypochlorämie oder Alkalose besteht.

Unerwünschte Wirkungen. Die unerwünschten Wirkungen bei der zu schnellen oder zu großen Kalium-Gabe sind dieselben wie bei Hyperkaliämie aus anderer Ursache (► Kap. 6.1.3). Eine QT-Verlängerung gebietet sofortiges Eingreifen zur Senkung der Kalium-Konzentration im Plasma. Bei digitalisierten Patienten kann die Hyperkaliämie das Risiko eines AV-Blocks erhöhen (► Kap. 16.3.3). Daher ist K^+ bei der Behandlung einer Digitalis-Intoxikation kontraindiziert, wenn bereits Überleitungsstörungen bestehen.

Kinetik und Dosierung. KCl ist schlecht magenverträglich und sollte deshalb entweder in gelöster Form jeweils nach den Mahlzeiten getrunken werden oder in Tabletten- oder Drageeform in einer Matrix eingebettet sein, aus der es im Darm langsam und verzögert abgegeben werden kann. KCl-Tabletten mit magensaftresistentem Überzug sind wegen der Gefahr von Darmulcera durch hohe lokale KCl-Konzentrationen abzulehnen. Bei Vorliegen einer Hypokaliämie mit metabolischer Acidose empfiehlt sich der Einsatz von **Kaliumhydrogencarbonat**[4]. Jede parenterale Kalium-Gabe muss vorsichtig, langsam und unter Kontrolle der Plasma-Kaliumkonzentration und des EKG erfolgen. Die Geschwindigkeit der Zufuhr sollte im Allgemeinen 10 mmol K^+/h nicht überschreiten, damit sich jeweils ein Gleichgewicht mit dem intrazellulären Kalium einstellen kann. Erfolgt die Zufuhr von K^+ schneller als die Auffüllung des Kaliums im IZR möglich ist, kann eine Hyperkaliämie auftreten. Ein additiver Effekt kann durch eine gleichzeitige Natrium-Restriktion (70–80 mmol/Tag) entstehen.

6.5.2 Kalium-Überschuss

Sofortmaßnahmen sind geboten, wenn die Plasma-Kaliumkonzentration 6,5 mmol/l überschreitet oder wenn bei niedrigeren Plasmakonzentrationen im EKG typische Zeichen der Hyperkaliämie auftreten. Folgende Maßnahmen kommen in Frage:

- Infusion von 200–500 ml 20%iger **Glucose-Lösung** zusammen mit 20–50 I.E. **Alt-Insulin;**
- Alkalisierung des Blutes durch Infusion einer plasmaisotonen Lösung von **Natriumhydrogencarbonat** (50–100 ml);
- i. v. -Injektion von Calcium-Salzen. Dabei können 5–20 ml einer 10%igen Lösung von Calcium-Gluconat langsam injiziert werden, um die Wirkungen von Kalium am Herzen durch den funktionellen Antagonismus mit Calcium herabzusetzen; die Plasma-Kaliumkonzentration wird dadurch allerdings nicht beeinflusst. Dieses Vorgehen sollte nur bei nichtdigitalisierten Patienten erwogen werden;
- Kationenaustauscher zum enteralen Entzug von Kalium. Ihre Wirkung setzt allerdings wesentlich langsamer ein als die der vorgenannten Interventionsmöglichkeiten;
- Hämodialyse als schnellste und wirksamste Korrekturmaßnahme;
- Gabe von Diuretika.

Durch die Gabe von Insulin oder Hydrogencarbonat werden Kalium-Ionen aus dem EZR in den IZR verlagert.

6.6 Behandlung von Störungen des Calcium-Haushalts

Die klinische Situation kann die sofortige Erhöhung oder Verminderung der Calcium-Konzentration im Plasma erforderlich machen. Zur Erhöhung der Calcium-Konzentration bei Tetanie oder subklinischen Zeichen wird **Calcium** meist als **Gluconat** oder mit anderen organischen Anionen per os gegeben oder in 10-prozentiger Lösung langsam i. v. injiziert. Die Dosis richtet sich nach der Schwere der Erscheinungen und nach dem Therapieerfolg und beträgt i. A. 5–20 ml. Die Injektion muss langsam, während einiger Minuten erfolgen, da eine zu rasche Calcium-Anflutung zu einer Vasodilatation mit Kreislaufkollaps führen kann. Ein gleichzeitiger Magnesium-Mangel muss korrigiert werden, da er ein Calcium-Defizit unterhalten kann. Die Behandlung der chronischen Hypocalcämie erfolgt meist in der Kombination von 1 bis 2 g elementarem Calcium mit Vitamin-D-Metaboliten.

Bei Hypercalcämie ist die erste Behandlungsmaßnahme die Korrektur einer gleichzeitigen Volumenkontraktion, die durch die diuretische Eigenwirkung von Calcium-Ionen unterhalten wird. Diuretika der Calcium-retinierenden Benzothiadiazin-Gruppe sind abzusetzen. Ist der Volumenausgleich erfolgt und dadurch keine Normocalcämie erreicht worden, kann eine weitere Senkung der Plasma-Calciumkonzentration durch eine forcierte Diurese erzielt werden, d. h. durch Gabe von stark wirkenden Diuretika (► Kap. 5.3.2) unter Ersatz der ausgeschiedenen Flüssigkeit und Elektrolyte. Die wichtigste Maßnahme bei Malignom-assoziierter Hypercalcämie besteht in der Gabe von **Bisphosphonaten** (z. B. **Clodronsäure**[5]) durch die die Osteoklastenaktivität und damit der Knochenabbau gehemmt werden. Bis

---

[3] Rekawan®-Granulat, KCl-retard Zyma®

[4] Kalitrans®-Brausetabletten, Kalinor® Brausetabletten

[5] Bonefos®, Ostac®

zum Wirkungseintritt vergehen allerdings ca. 48 Stunden. Das zytostatisch wirkende **Plicamycin**[6] hemmt auch die Osteoklastentätigkeit. Seine Wirkung tritt bereits nach 12 Stunden ein. **Calcitonin**[7] normalisiert die Calcium-Konzentration im Plasma durch verminderte Calcium-Mobilisierung aus dem Knochen und vermehrte renale Calcium-Ausscheidung. Mit **Glucocorticoiden** (z. B. **Prednison**[8]) lässt sich die Hypercalcämie bei einigen Tumorformen, nicht jedoch bei Hyperparathyreoidismus, senken.

Dosierung

- Plicamycin[6] 10–25 µg/kg über 6 Stunden i. v.;
- Calcitonin[7] 3–4 (bis zu 10) I.E./kg KG langsam i. v., dann 4 I.E./kg s. c. alle 12 Stunden;
- Prednison[8] 50–100 mg/Tag.

Eine schnelle Senkung der Calcium-Konzentration im Plasma gelingt durch Infusion des Chelatbildners **Edetinsäure** als Dinatrium-Salz[9]. Durch die Bildung des Chelats wird Calcium entionisiert und in dieser Form beschleunigt renal ausgeschieden. Die Infusion von Edetinsäure muss jedoch auf schwere, lebensbedrohliche Hypercalcämien beschränkt bleiben, da Edetinsäure nephrotoxisch ist. Wirksamste Akutmaßnahme bei bedrohlicher Hypercalcämie ist die Durchführung einer extrakorporalen Hämodialyse unter Verwendung einer Ca^{2+}-armen oder -freien Dialyselösung. Die Wirkung hält allerdings nur wenige Stunden an.

Calcium-Salze bei Niereninsuffizienz

Bei der chronischen Niereninsuffizienz findet sich häufig eine Hypocalcämie. Bevor eine Substitution begonnen wird, ist unbedingt die erhöhte Serum-Posphatkonzentration in den Normbereich zu senken. Bei ungezielter Substitution drohen Calciumphosphat-Ausfällungen in den Weichteilen, wenn das Löslichkeitsprodukt überschritten wird. Die nierenabhängige Hydroxylierung von Vitamin D3 ist in der Regel gestört, das Vitamin ist daher in seiner Wirkform zu supplementieren.

6.7 Behandlung von Störungen des Magnesium-Haushalts

Eine milde Hypomagnesiämie von 0,6–0,7 mmol/l bedarf i. A. keiner Therapie. Bei intestinalen Magnesium-Verlusten empfiehlt sich eine tägliche Substitution von etwa 500 mg etwa 20 mmol Magnesium, am besten in 4 Einzelportionen, z. B. als **Magnesiumhydrogenaspartat**[10] oder **Magnesiumoxid**[11]. Bei schwerer Hypomagnesiämie mit Krampfanfällen kann eine Lösung von Magnesiumsulfat[12] in 5-prozentiger Glucoselösung langsam intravenös infundiert werden. Bei parenteraler Ernährung ist auf die tägliche Gabe von etwa 100 mg etwa 4 mmol Magnesium zu achten. Eine gleichzeitig bestehende Hypokaliämie und Hypocalcämie dürfen erst nach Ausgleich des Magnesium-Mangels behandelt werden.

Eine Hypermagnesiämie bedarf der Behandlung, wenn Atemdepressionen oder kardiale Störungen auftreten. Die Notfalltherapie besteht in der intravenösen Gabe von Calcium oder in einer Dialysebehandlung, durch die Magnesium aus dem Blut entfernt werden kann. Die renale Magnesium-Elimination kann durch Kochsalzinfusion und Gabe von **Furosemid**[13] erhöht werden.

6.8 Behandlung von Störungen des Phosphat-Haushalts

Die erfolgreiche Behandlung einer Hypophosphatämie setzt voraus, dass die zugrunde liegenden Ursachen aufgedeckt werden. Bei milder Hypophosphatämie sind Milchprodukte eine geeignete und effiziente Phosphat-Quelle, da 1 l Milch ca. 33 mmol Phosphat enthält. Ferner können Phosphat-Tabletten oder Phosphat-Gel in Dosen bis zu 3 g angeboten werden.

Bei schwerer Hypophosphatämie kann eine Substitution von 5–10 g Phosphat oral notwendig werden. Bei gastrointestinalen Störungen kommt die intravenöse Gabe von Phosphat in Betracht. Dabei droht allerdings die Gefahr der Hyperphosphatämie mit Hypocalcämie und der Präzipitation von Calciumphosphat im Gewebe, u. a. im Reizleitungssystem des Herzens.

Bei der Behandlung der Hyperphosphatämie besteht das wichtigste Ziel in der Korrektur des zugrunde liegenden pathogenetischen Defekts. Der nächste Schritt ist die Reduktion der Phosphat-Aufnahme mit der Nahrung auf 600 bis 800 mg/Tag und die Hemmung der intestinalen Phosphat-Absorption durch sog. Phosphat-Binder. Als solche haben sich Calciumcarbonat sowie Calciumacetat bewährt. Der Einsatz von Aluminiumhaltigen Phosphat-Bindern birgt bei Niereninsuffizienz die Gefahr einer Aluminium-Intoxikation. Der seit kurzem zugelassene Ca^{2+}- und Aluminiumfreie Phosphatbinder **Sevelamer**[14] soll sicher und gut verträglich sein.

---

[6] Mithracin (Schweiz)
[7] Karil®, Calcitonin Rotexmedica®
[8] Decortin®, Prednison-rationpharm®
[9] EDTA-Lösung Hameln
[10] Basti-Mag® Brausetabletten, Magnesium Verla® Brausetabletten
[11] Magium®10 Brause, Magnetrans® forte
[12] Cormagnesin® Injektionslösung, Magnesium-Diasporal®
[13] Lasix®, Furorese®
[14] Renagel®

Weiterführende Literatur

McLaughlin ML, Kassirer JP (1990) Rational treatment of acid-base disorders. Drugs 39: 841-855

Ritz E, Andrassy K (1990) Störungen des Elektrolyt- und Wasserhaushaltes. In: Schettler G, Greten H (Hrsg.) Innere Medizin, Bd. 1. Thieme, Stuttgart

Seeling W-D, Ahnefeld FW (1988) Störungen des Wasser-, Elektrolyt- und Säure-Basen-Status. Wissenschaftliche Verlagsgesellschaft, Stuttgart

Stein G, Ritz E (1995) Diagnostik und Differentialdiagnostik der Nierenerkrankungen. Gustav Fischer, Stuttgart

7 Therapie mit Analgetika und Lokalanästhetika

H. U. Zeilhofer, R. Sittl

7.1 Begriffsbestimmung und Pathophysiologie

Schmerz ist eine unangenehme sensorische und emotionale Erfahrung, die mit einer tatsächlichen oder vermeintlichen Gewebeschädigung einhergeht oder als solche beschrieben wird. Der Körper nimmt potentiell Gewebeschädigende (**noxische**) Reize mit Hilfe von langsam leitenden dünn oder nicht myelinisierten Nervenfasern wahr, so genannten Nociceptoren, die das periphere Gewebe mit dem zentralen Nervensystem verbinden. Dieses nociceptive System erfüllt eine lebensnotwendige Funktion, indem es vor potentieller Gewebeschädigung warnt. Im Rahmen von Entzündungen, Verletzungen und Nervenschädigungen kann es aber zu einer Sensibilisierung des nociceptiven Systems kommen, bei der der Schmerz seine physiologische Warnfunktion verliert und stattdessen zu einer körperlichen und seelischen Belastung für den Patienten wird. Solche pathologischen Schmerzen können sich verselbständigen und die ihnen ursprünglich zugrunde liegende Ursache wesentlich überdauern. In der Folge kann sich eine eigenständige »Schmerzkrankheit« entwickeln. Im Extremfall kann ein Patient unerträgliche Schmerzen in einer nicht mehr vorhandenen Extremität etwa nach Amputation verspüren.

Anhand von zugrunde liegenden Mechanismen können verschiedene Schmerzformen unterschieden werden. Schmerzen bei operativen Eingriffen oder bei akuten Verletzungen beruhen in erster Linie auf der Aktivierung von Nociceptoren. Sie werden als Nociceptorschmerzen bezeichnet.

Eine pathologische Schmerzsensibilisierung kann sich in der Folge von Entzündungen zum Beispiel bei rheumatoider Arthritis entwickeln. Diesem Entzündungsschmerz liegen meist Sensibilisierungsprozesse an primären (peripheren) Nociceptoren und im zentralen Nervensystem vor allem im Rückenmark zugrunde. Prostaglandine, insbesondere Prostaglandin-E2 spielt sowohl in der Peripherie als auch im Rückenmark eine wichtige Rolle für die entzündungsbedingte Schmerzsensibilisierung. Eine Verminderung der Produktion solcher pronociceptiver Substanzen durch Cyclooxygenase-Inhibitoren ist eine häufig und erfolgreich angewandte Strategie zur Behandlung von Entzündungsschmerzen.

Neuropathische Schmerzen entstehen definitionsgemäß aus einer Schädigung von peripheren oder zentralen Neuronen, z.B. durch Verletzungen, Infektionen, toxische Substanzen oder metabolische Störungen. Obwohl neuropathische Schmerzen damit eine sehr heterogene Gruppe darstellen, ist ihnen gemeinsam, dass sie mit klassischen Analgetika häufig nur sehr unzureichend behandelt werden können. Ergebnisse der experimentellen Schmerzforschung belegen, dass neuropathische Schmerzen häufig mit einem Verlust endogener Schmerzhemmung einhergehen, was zu Epilepsie-ähnlichen Entladungsmustern in Rückenmarksneuronen führt. Ein wichtiger Ansatz bei der Behandlung von neuropathischen Schmerzen besteht daher in der Verwendung von Antikonvulsiva.

Klinisch wichtige Schmerzen, wie etwa Tumorschmerzen, postoperative oder posttraumatische Schmerzen stellen häufig Mischformen von entzündungsbedingten und neuropathischen Schmerzen dar. Zudem können Schmerzen Symptome psychischer Erkrankungen, etwa von Depressionen, sein.

Therapeutisch stehen dem Arzt verschiedene Möglichkeiten zur Verfügung in das nociceptive System einzugreifen. Lokalanästhetika blockieren weit gehend unspezifisch die Fortleitung von Aktionspotentialen entlang von Nervenfasern und entkoppeln so die periphere Nociceptorendigung vom zentralen Nervensystem. Opioide wirken analgetisch indem sie die Transmission nociceptiver Signale durch das Rückenmark hemmen und endogene deszendierende antinociceptive Systeme aktivieren. Cyclooxygenase-Inhibitoren und verwandte Wirkstoffe vermindern die Bildung von Prostaglandinen und reduzieren so die Sensibilisierung des nociceptiven Systems beim Entzündungsschmerz. Wie oben dargelegt, findet man bei neuropathischen Schmerzen häufig Epilepsie-ähnliche Entladungsmuster. Dementsprechend stellen Antikonvulsiva eine wichtige Substanzgruppe bei der Behandlung von neuropathischen Schmerzen dar.

7.2 Opioidanalgetika

7.2.1 Wirkungsweise, erwünschte und unerwünschte Wirkungen

Opioidanalgetika sind Agonisten an Opioidrezeptoren. Die endogenen Aktivatoren der Opioidrezeptoren sind Opioidpeptide. Opioidrezeptoren und Opioidpeptide sind im Körper weit verbreitet. Sie finden sich in hoher Dichte in ZNS Regionen, die der Verarbeitung von Schmerzreizen (Rückenmark, Hirnstamm, Mittelhirn), der Kontrolle vegetativer Funktionen (Hirnstamm) und der Kontrolle von Emotionen (limbisches System, Belohnungssystem) dienen. Daneben finden sich Opioidrezeptoren auch in peripheren Geweben, etwa in der Darmwand und besonders bei Entzündungen auch im peripheren entzündeten Gewebe.

Opioidrezeptoren sind G-Protein-gekoppelte Rezeptoren, die Adenylylcyclasen und damit die Bildung von cAMP hemmen, und die zu einer vermehrten Öffnung von Kaliumkanälen und zu einer verminderten Öffnung von Ca^{2+}-Kanälen führen. Opioidrezeptoraktivierung hemmt im ZNS die Freisetzung von Neurotransmittern und erschwert die Übertragung von Signalen zwischen Neuronen.

Die Aktivierung von Opioidrezeptoren im Hirnstamm und Rückenmark bewirkt eine Hemmung der Transmission nociceptiver Signale im ZNS. Es existieren drei klassische Opioidrezeptoren (μ, κ und δ). Für die analgetische Wirkung und für die meisten unerwünschten Wirkungen von Morphin, dem prototypischen Opioid, ist in erster Linie die Aktivierung von μ-Opioidrezeptoren verantwortlich. Neben der erwünschten Analgesie vermittelt die Aktivierung von Opioidrezeptoren eine Reihe von weiteren, zumeist unerwünschten, Wirkungen. Zu den zentralen unerwünschten Wirkungen zählen Atemdepression, Sedation, Übelkeit und, besonders bei nicht bestimmungsgemäßem Gebrauch, Euphorisierung und Abhängigkeit, zu den peripheren Wirkungen Obstipation, Blutdruckabfall, Histaminfreisetzung und Miosis. Die zentralen Wirkungen unterliegen einer Toleranzentwicklung. Unter Toleranz wird verstanden, dass eine Substanz in immer höheren Dosen appliziert werden muss, um die gleiche Wirkung zu erzielen ohne dass die Schwere der Grundkrankheit dafür verantwortlich gemacht werden kann. Obstipation (und Miosis) unterliegen einer geringeren Toleranz. Bei regelrecht durchgeführter Behandlung sind Obstipation (häufig) und Juckreiz (selten), bedingt durch die Histaminfreisetzung, die wichtigsten unerwünschten Wirkungen. Wegen der Obstipation muss Morphin bei chronischer Gabe praktisch immer mit einem Laxans kombiniert werden.

Narkotische Analgetika können eine physische und psychische Abhängigkeit auslösen. Sie unterstehen daher dem **Betäubungsmittelgesetz**. Bei korrekt behandelten Patienten – regelmäßige Gabe »nach der Uhr« – ist die Gefahr einer psychischen Abhängigkeit sehr gering. Der höhere Aufwand bei der Verschreibung von Opiaten darf in keinem Fall dazu führen, dass einem schmerzkranken Patienten eine wirkungsvolle Analgesie vorenthalten wird. Wie die Zunahme der Verordnungen in den letzten Jahren zeigt, wird dieses auch mehr und mehr in der Praxis beachtet. Physische Abhängigkeit und Toleranzentwicklung sind beim lege artis behandelten Patienten ebenfalls selten und von untergeordneter Bedeutung. Bei Fixern treten physische Abhängigkeit und Toleranz regelmäßig auf und können zu beträchtlichen Dosissteigerungen (bis über das Einhundertfache) führen. Das abrupte Absetzen führt dann zum, unter Umständen lebensbedrohlichen Entzugssyndrom, das im Wesentlichen durch Symptome gekennzeichnet ist, die der akuten Wirkung von Morphin entgegengesetzt sind.

Opioide werden eingeteilt in reine Agonisten, partielle Agonisten, gemischte Agonisten-Antagonisten sowie reine Antagonisten. Aus praktischen Gründen werden die reinen Agonisten noch einmal in schwach und stark wirksame Opioide unterschieden. Bei schwach wirksamen Opioiden tritt ein »Ceiling-Effekt« auf, was bedeutet, dass mit diesen Substanzen keine maximale Opioidrezeptoraktivierung erreicht werden kann. Entsprechend sind das Abhängigkeitspotenzial und die Toxizität dieser Substanzen geringer als das der stark wirksamen Opioide. Gemischte Agonisten-Antagonisten sind Wirkstoffe, die einem Opioidrezeptor agonistisch an anderen antagonistisch wirken.

Überdosierungen mit lebensbedrohlichen Symptomen treten häufig bei Abhängigen auf. Sie sind gekennzeichnet durch die Trias Atemdepression, Bewusstlosigkeit und Miosis. Der Opioidantagonist Naloxon kann lebensrettend sein. Zu bedenken sind jedoch seine im Vergleich zu vielen Agonisten kurze Halbwertszeit und die Gefahr der Auslösung eines akuten Entzugsyndroms. Besser, aber auch aufwendiger, sind Beatmung und Schutz vor Auskühlung bis die Vergiftung abklingt.

7.2.2 Spezielle Substanzen

Agonisten

Morphin: Trotz einer Fülle von verfügbaren neueren Opioiden ist Morphin nach wie vor eines der wichtigsten Opioide. Besondere Bedeutung hat es bei der Behandlung schwerer akuter Schmerzen, auch bei Myokardinfarkt und Lungenembolie, wo die vasodilatierende Wirkung ausgenutzt wird, sowie bei Tumorschmerzen. Seine orale Bioverfügbarkeit beträgt etwa 30%, sodass bei der Umstellung von parenteraler auf orale Gabe die Dosis in etwa verdreifacht werden muss. Aufgrund seiner relativ kurzen Halbwertszeit von 2–3 Stunden ist bei chronischen Schmerzen eine mehrmalige Gabe pro Tag oder die Gabe eines Retardpräparates nötig. Morphin wird hepatisch metabolisiert in den aktiven Metaboliten Morphin-6-Glucuronid, der bei Niereninsuffizienz kumulieren kann, und in das analgetisch unwirksame Morphin-3-Glucuronid.

Diamorphin (Diacetylmorphin, Heroin) ist in den meisten Staaten kein verkehrsfähiger Stoff. Es ist illegal leicht herzustellen und überwindet die Bluthirnschranke schneller als Morphin. Im Körper (auch im Gehirn) wird es zu Monoacetylmorphin und Morphin metabolisiert. Wegen seiner schnelleren Kinetik ist der »Kick« ausgeprägter. Unter anderem deshalb wird es von Abhängigen bevorzugt.

Codein und Dihydrocodein[1] sind methylierte Derivate des Morphins. Sie müssen erst hepatisch durch langsame CYP2D6-abhängige Demethylierung zu Morphin metabolisiert werden. Dieser Stoffwechselweg fehlt bei etwa 7% der mitteleuropäischen Bevölkerung (**poor metabolizer**). Die analgetische Wirkung ist geringer als die von Morphin. Außer zur Schmerztherapie wird es häufig als Antitussivum eingesetzt.

Fentanyl[2] ist lipophiler und deutlich potenter als Morphin. Nach intravenöser Gabe wirkt es nur kurz vermutlich, weil es wegen seiner Lipophilie wie Kurzzeitnarkotika umverteilt wird. Ebenfalls wegen seiner Lipophilie ist Fentanyl für transdermale Applikationsformen (Pflaster) geeignet, die sich zunehmender Beliebtheit erfreuen. Hier ist zu bedenken, dass die Resorption stark von der Hautdurchblutung abhängt. Bei gesteigerter Hautdurchblutung (warme Umgebung, Bad, Sauna) besteht die Gefahr zu hoher Resorption. **Alfentanil**[3] hat gegenüber Fentanyl eine kürzere Wirkdauer. **Remifentanil**[4] wird durch Endopeptidasen abgebaut und hat daher eine sehr kurze Wirkdauer. Dadurch ist es besonders gut steuerbar und wird zur Analgesie während operativer Eingriffe eingesetzt.

Pethidin[5] wurde wegen seiner geringer ausgeprägten Wirkung auf die glatte Muskulatur des Gastrointestinaltrakts früher häufig gern bei schmerzhaften Untersuchungen ver-

1 Paracodin®, Tiamon®
2 Durogesic®, Fentanyl-ratiopharm®
3 Rapifen®
4 Ultiva®
5 Dolantin®

wendet. Sein Metabolit (Norpethidin) besitzt prokonvulsive Eigenschaften und verursacht so starke unerwünschte psychische Wirkungen, dass es heute nur noch relativ selten verwendet wird.

Levomethadon[6] hat eine sehr lange Halbwertszeit. Trotzdem scheint die analgetische Wirkung einer Einzeldosis nur 4–5 Stunden anzuhalten. Es wird als Analgetikum vor allem aber aufgrund seiner langsamen Kinetik auch zur Substitutionstherapie von Drogenabhängigen eingesetzt. Der Entzug verläuft wesentlich protrahierter.

Tramadol[7] besitzt opioiderge und nichtopioiderge (serotoninerge) Mechanismen. Seine analgetische Wirkungsstärke ist geringer als die von Morphin, es zählt somit zu den so genannten schwach wirksamen Opioiden. Es unterliegt nicht der Betäubungsmittelverordnung.

7.2.3 Gemischte Agonisten/Antagonisten und partielle Antagonisten

Pentazocin ist ein Antagonist an μ und Agonist an κ-Rezeptor. Es hat die in ihn gesetzten Erwartungen (geringere unerwünschte μ Rezeptor-vermittelte Wirkungen bei ausreichender κ-Rezeptor vermittelter Analgesie) letztlich nicht erfüllt. Deswegen und wegen unangenehmer psychischer Nebenwirkungen wird Pentazocin nur selten verwendet. Bei Abhängigen kann die Gabe von Pentazocin ein Entzugssyndrom auslösen.

Buprenorphin[8] bindet sehr fest an den Rezeptor, was vermutlich dessen Desensitisierung fördert. Es verhält sich häufig wie ein partieller Agonist, führt also im Gegensatz zu Morphin nicht zu einer maximalen Opioidrezeptoraktivierung. Bei sehr hoher Dosierung (>5–6 mg) können sogar antiopioiderge Wirkungen auftreten. Auch für Buprenorphin liegt eine transdermale Applikationsform vor[9]. Seine feste Bindung bedingt vermutlich, dass Vergiftungen nur mit sehr hohen Dosen von Naloxon antagonisiert werden können.

Antagonisten

Naloxon[10] kann alle Opioidwirkungen aufheben ohne selber pharmakologisch aktiv zu werden. Es ist ein reiner Antagonist. Er wird eingesetzt zur Beendigung der Wirkung von Opioiden nach Narkosen, bei Überdosierungen und bei Vergiftungen, außerdem kommt Naloxon in Kombinationspräparaten vor (siehe unten). Wegen eines hohen **First-pass-Metabolismus** wirkt Naloxon nur nach parenteraler Gabe. Seine Plasmahalbwertszeit beträgt bei Erwachsenen etwa 70 Minuten. Da viele Opioidrezeptoragonisten eine längere Halbwertszeit haben, kann es einige Zeit nach Naloxon-Gabe zum erneuten Auftreten von Opioidwirkungen kommen. Bei Abhängigen löst die Gabe von Naloxon ein Entzugssyndrom aus.

Naltrexon[11] ist ein weiterer reiner Antagonist. Anders als Naloxon ist Naltrexon oral bioverfügbar. Seine Plasmahalbwertszeit beträgt 4 Stunden.

Fixe Kombinationen von Agonisten und Antagonisten

Tilidin und Naloxon[12]. Hinter dieser Kombination steht die Idee, einen Agonisten (Tilidin), der erst hepatisch aktiviert werden muss (Tilidin), mit einem Antagonisten, der hepatisch inaktiviert wird, gemeinsam zu verabreichen. Bei bestimmungsgemäßer oraler Einnahme unterliegen beide Substanzen der hepatischen Metabolisierung, so dass im Wesentlichen das aktive Nortilidin die systemische Zirkulation erreicht. Zudem werden prähepatische Opioidrezeptoren im Darm, die für die Obstipation verantwortlich sein könnten, durch Naloxon blockiert. Valoron N® scheint tatsächlich eine geringere Obstipation zu verursachen. Zudem ist bei missbräuchlicher (intravenöser) Anwendung wegen des Auftretens von Naloxon in der systemischen Zirkulation und der fehlenden **First-pass-Aktivierung** von Tilidin nur mit einer geringen und langsam einsetzenden Wirkung zu rechnen.

Zentral wirkende Analgetika ohne Affinität zu Opioidrezeptoren

Flupirtin[13] ist ein zentral wirksames Analgetikum ohne Affinität zu Opioidrezeptoren. Sein Wirkmechanismus ist nicht vollständig aufgeklärt.

Dosierung bei Nieren- oder Leberfunktionsstörungen. Hier müssen bei verschiedenen Medikamenten Dosiskorrekturen durchgeführt werden. Bei Niereninsuffizienz ist eine Dosisreduktion bei Methadon und bei Morphin erforderlich, da dessen wirksamer Hauptmetabolit Morphin-6-Glucuronid renal eliminiert wird. Keine Dosisreduktion bei Niereninsuffizienz ist erforderlich bei Fentanyl[2], Alfentanil[3], Sufentanil[14] und Buprenorphin[8].

Bei Leberfunktionsstörungen ist eine Verringerung der Dosis bei Morphin und Pethidin[5], also bei vorwiegend hepatisch metabolisierten Opioiden erforderlich. Tilidin, Tramadol[7] und Codein sind Prodrugs, die erst hepatisch aktiviert werden müssen. Bei schweren Leberfunktionsstörungen sollten statt dieser andere Analgetika verwendet werden. Tramadol und Codein werden in einem CYP2D6-abhängigen Prozess enzymatisch zu O-Desmethyltramadol, bzw. zu Morphin aktiviert. Bei **poor metabolizer** Varianten des CYP2D6 Isoenzyms muss mit einer verminderten analgetischen Wirkung gerechnet werden (Dosierungen ◻ Tab. 7.1).

6 L-Polamidon®
7 Tramal®, Tramadol-ratiopharm®
8 Temgesic®
9 Transtec®
10 Narcanti®, Naloxon-ratiopharm®
11 Nemexin®
12 Valoron N®, Nalidin®
13 Katadolon®, Trancopal® Dolo
14 Sufenta®, Sufentanil HEXAL®

Tab. 7.1. In der analgetischen Therapie gebräuchliche Opioide

	Orale Bioverfügbarkeit [%]	Halbwertszeit [h]	Einmaldosis*
Schwach wirksame Opioide			
Codein	50	4–6	25–50 mg (max. 200 mg)
Tramadol[7]	70	6	50–100 mg (max. 400 mg)
Stark wirksame Opioide			
Morphin	20–30	2–5	i. v.: 5–10 mg;
			i. m., s. c.: 10–30 mg;
			p. o. (retardiert): 10–200 mg
Levomethadon[6]	40–90	15–40 (Wirkdauer: 4–5)	i. v.: 2,5 mg
			s. c., i. m.: 7,5 mg
Buprenorphin[8]		2–3	i. v.: 0,006 mg/kg
	50	20–25	s. l.: 0,2–0,4 mg
		25–36	t. d.: 0,035–0,070 mg/h (max. 0,024 mg/kg/Tag)
Fentanyl[2]		3–12	i. v.: 0,025–0,100 mg/h (max. 0,150 mg/kg)
	30–60	17	t. d.: 0,0125–0,100 mg/h
Pethidin[5]	50 %	3–4 hrs	25–150 mg
Pentazocin[15]	20 %	2–5 hrs	1 mg/kg; max: 360 mg

* max. Tagesdosierung

7.3 Antipyretische Analgetika

7.3.1 Wirkungsweise

Der gemeinsame Wirkungsmechanismus der antipyretischen Analgetika ist vermutlich eine Hemmung der Prostaglandinsynthese. Diese bewirkt neben der Analgesie auch die antipyretische und, bei den sauren antipyretischen Analgetika, den nichtsteroidalen entzündungshemmenden Wirkstoffen (engl. **non-steroidal antiinflammatory drugs** = NSAIDs), auch die antiphlogistische Wirkung. NSAIDs sind potente und effiziente Hemmstoffe der beiden Cyclooxygenasen (COX 1 und COX 2), die den geschwindigkeitsbestimmenden Schritt der Prostaglandinsynthese vermitteln. Prostaglandine, insbesondere das Prostaglandin E2, spielen eine bedeutende Rolle bei der Schmerzsensibilisierung im Rahmen von Entzündungen. Die Blockade ihrer Synthese kann die entzündungsbedingte Schmerzsensibilisierung weitgehend verhindern. Sie wirken daher antihyperalgetisch bei verschiedenen Entzündungsformen, auch bei Verletzungen, postoperativen Schmerzen, Tumorschmerzen und bei Kopfschmerzen. Die klassischen nichtsauren Verbindungen, wie **Paracetamol**[16] und **Metamizol**[17], hemmen die Cyclooxygenasen wesentlich geringer. Sie wirken nicht antiphlogistisch.

Die Acetylsalicylsäure nimmt eine Sonderstellung ein, da nur sie zu einer Acetylierung und damit zu einer irreversiblen Hemmung der Cyclooxygenasen führt. Dieser Wirkung liegt die Verwendung der Acetylsalicylsäure als Thrombozytenaggregations-Hemmer zugrunde (▶ Kap. 9.2.2). Im Körper wird Acetylsalicylsäure schnell mit einer Halbwertszeit von etwa 15 Minuten durch Esterasen in Essigsäure und Salicylsäure gespalten. Ihre Anwendung zur Analgesie ist umstritten, da Cyclooxygenase-Inhibitoren mit geringerer gastrointestinaler Toxizität existieren, die zudem die Thrombzytenaggregation weitgehend unbeeinflusst lassen.

7.3.2 NSAIDs

Gemeinsam ist dieser Gruppe die analgetische, antipyretische und entzündungshemmende Wirkung. Alle drei Wirkungen beruhen sehr wahrscheinlich auf der Hemmung der Prostaglandinproduktion (Tab. 7.2).

[15] Fortral®

[16] ben-u-ron®, Paracetamol-ratiopharm®

[17] Novalgin®, Metamizol 1A-Pharma®

Tab. 7.2. In der analgetischen Therapie gebräuchliche antipyretische Analgetika

	HWZ [h]	Tagesdosierung
Salicylsäure-Derivate		
Acetylsalicylsäure	0,25	500–3000 mg
Arylpropionsäure-Derivate		
Ibuprofen[18]	1,8–3,5	3-mal 200–400 mg (bis 1200 mg/Tag)
Ketoprofen[19]	1,5–2,5	1- bis 3-mal 50–100 mg (300 mg/Tag)
Naproxen[20]	14	2- bis 3-mal 250 mg (1250 mg)
Dexketoprofen-Trometamol	1–2,7	bis 3-mal 50 mg

Indikationen. NSAIDs werden als Analgetika vor allem bei akuten, passageren Schmerzen (z. B. Kopfschmerzen, Zahnschmerzen, Menstruationsbeschwerden) eingesetzt. Erwünscht ist hier in erster Linie ein schnelles Einsetzen der analgetischen Wirkung. Notwendig dafür ist ein schnelles Anfluten des Wirkstoffs nach oraler Gabe. Über die Verwendung bei rheumatischen Schmerzen ► Kap. 23. In der Tumorschmerztherapie bilden sie die unterste (erste) Stufe der Schmerztherapie (► Kap. 7.6). Hier wird ein möglichst gleichmäßiger Wirkstoffspiegel im Körper angestrebt. Eine lange Halbwertszeit ist hier wichtiger als schnelles Anfluten. Zudem werden hier so genannte Retardpräparate mit prolongierter Wirkstofffreisetzung verwendet. Als einziges NSAID ist Dexketoprofen-Trometamol zur i. v. Injektion zugelassen.

Unerwünschte Wirkungen. Auch die unerwünschten Wirkungen sind ebenfalls Folge der Cylooxygenasehemmung. Im Vordergrund steht die Entstehung von **Magen- und Duodenalulcera**. Weitere UAWs sind das so genannte **Analgetika-Asthma** und **Natrium- und Wasserretention**. Lang dauernde Einnahme kann zur so genannten Analgetika-Nephropathie bis hin zur dialysepflichtigen Niereninsuffizienz führen. Bei Kopfschmerzpatienten können antipyretische Analgetika bei lang dauernder Einnahme selbst Kopfschmerzen auslösen (so genannter Analgetika-Kopfschmerz).

Kontraindikationen. NSAIDs dürfen nicht bei bestehenden Magen- oder Duodenalulcera eingenommen werden. Weitere Kontraindikationen sind Asthma bronchiale, Leber- und Niereninsuffizienz. Acetylsalicylsäure darf in der Schwangerschaft insbesondere im letzten Trimenon nicht angewendet werden; andere NSAIDs (Ibuprofen) nur nach strenger Indikationsstellung. Wegen der Gefahr der Auslösung eines Reye-Syndroms (Encephalopathie und Leberdegeneration nach Virusinfekt) dürfen Kinder vor der Pubertät nicht mit Acetylsalicylsäure behandelt werden.

7.3.3 Selektive Cyclooxygenase 2-Hemmer (»Coxibe«)

Die Entdeckung zweier unterschiedlicher Cyclooxygenasen, von denen eine konstitutiv exprimiert wird (COX 1) und vorwiegend »physiologische« Funktionen erfüllen soll, während die andere (COX 2) erst unter anderem im Rahmen von Entzündungsreaktionen gebildet wird, hat zu der Hoffnung geführt, die erwünschte analgetische und antiphlogistische Wirkung von den unerwünschten Wirkungen, v. a. der gastrointestinalen Toxizität, trennen zu können. Klassische NSAIDs hemmen beide Enzyme weit gehend unselektiv, während die neueren Coxibe selektiv die COX 2 blockieren.

Diese selektiven COX 2-Hemmer besitzen eine ähnliche analgetische und antiphlogistische Wirksamkeit wie klassische NSAIDs. Von den klassischen NSAIDs unterscheiden sie sich in erster Linie durch ihre niedrigere gastrointestinale Toxizität und eine fehlende Hemmung der Thrombozytenaggregation. Andere z. B. nephrologische unerwünschte Wirkungen, etwa Blutdruckanstieg durch Wasser und Natriumretention, sind dagegen ähnlich ausgeprägt wie bei klassischen NSAIDs. Verglichen mit den meisten anderen antipyretischen Analgetika haben sie nach oraler Gabe einen langsameren Anstieg der Plasmakonzentration, was ihre Eignung für die Behandlung akuter Schmerzen einschränkt. Tab. 7.3 gibt einen Überblick über die derzeit verfügbaren Coxibe und deren pharmakologische Eigenschaften.

Die Beobachtung, dass nach lang dauernder Einnahme (≥18 Monate) von **Rofecoxib**[21] kardiovaskuläre Ereignisse (Myokard- und Hirninfarkte) signifikant häufiger als nach Placebo auftraten, hat zur freiwilligen Rücknahme des Präparats vom Markt geführt. Sehr wahrscheinlich handelt es sich dabei um einen Gruppeneffekt. Patienten mit erhöhtem kardiovaskulären Risiko sollten

Tab. 7.3. Selektive COX 2-Hemmer

	t_{max} [h]	HWZ [h]	Bioverfügbarkeit [%]	Tagesdosierung [mg]
Sulfonamide				
Celecoxib[22]	~3	~10	20–60	400 (200)
Parecoxib[23]	~0,5 (i. v.) ~1 (i. m.)	~8		40 (80)
Methylsulfonate				
Etoricoxib	~1	~22	~80–90	60–120

[18] Aktren®, Ibu-ratiopharm®
[19] Gabrilen®, Ketoprofen-ratiopharm®
[20] Proxen®, Naproxen-CT®
[21] Vioxx® (Präparat vom Markt genommen)
[22] Celebrex®
[23] Dynastat®

nicht längere Zeit mit Coxiben behandelt werden. Auch bei klassischen NSAIDs mit Ausnahme von niedrig dosierter Acetylsalicysäure ist Vorsicht geboten. Grundsätzlich gilt, dass die Behandlung mit möglichst niedrigen Dosen und so kurz wie möglich erfolgen sollte.

7.3.4 Nichtsaure antipyretische Analgetika

Das Wirkspektrum der nicht-sauren antipyretischen Analgetika (antipyretische Wirkung und Analgesie) legt eine Hemmung der Prostaglandinproduktion v. a. im ZNS nahe. **In vitro** ist eine direkte Hemmung der Cyclooxygenasen in analgetischen Konzentrationen nicht nachweisbar. Über eine selektive Hemmung im ZNS wird spekuliert. Entsprechend haben diese Wirkstoffe weder eine klinisch relevante antiphlogistische Wirkung noch eine ulcerogene Wirkung und beeinflussen die Thrombocytenaggregation kaum (◘ Tab. 7.4).

Paracetamol[16] besitzt eine relativ schwache analgetische und gute antipyretische Wirkung. Eingesetzt wird es bei leichten (bis mittelgradigen) Schmerzen. Besonders bei Kindern wird es häufig auch als Antipyretikum verwendet. Darüber hinaus liegen ausreichende epidemiologische Daten vor, die zeigen, dass Paracetamol kein teratogenes Risiko besitzt und daher in der Schwangerschaft eingenommen werden kann. In jüngster Zeit wurde allerdings berichtet, dass die Einnahme von Paracetamol im letzten Trimenon der Schwangerschaft mit einen erhöhten Asthma bronchiale Risiko beim Kind verbunden sei. Problematisch ist Paracetamol bei Überdosierung. Paracetamol wird in therapeutischer Dosierung in einer Phase-2-Reaktion eliminiert. Bei Überdosierung entstehen jedoch in einer Phase-1-Reaktion in der Leber cytotoxische Metaboliten, die anfänglich noch über Glutathion-abhängige Prozesse entgiftet werden können. Sind die Glutathionreserven aufgebraucht, kommt es zum häufig tödlich verlaufenden Leberversagen. Als toxische Grenzdosis gilt etwa 1 g/10 kg Körpergewicht. Bei Patienten mit vorgeschädigter Leber liegt diese Dosis niedriger. Bei gesicherter Paracetamolvergiftung kann **N-Acetylcystein**[24] als Antidot verwendet werden.

Metamizol[17] besitzt eine sehr gute analgetische und antipyretische Wirkung und wirkt zudem spasmolytisch, aber wie Paracetamol in therapeutischer Dosierung nicht antiphlogistisch. Wichtigste unerwünschte Wirkung ist die Agranulocytose. Deren Häufigkeit variiert von Studie zu Studie, ist aber eine potentiell lebensbedrohliche Komplikation. Metamizol darf daher derzeit nur verordnet werden, wenn andere therapeutische Maßnahmen nicht indiziert sind. Neben der Agranulocytose sind mehrere Fälle von lebensbedrohlichen Schockzuständen nach schneller intravenöser Injektion aufgetreten. Intravenös darf Metamizol daher nur in Form von (Kurz-)Infusionen verabreicht werden.

Phenazon[25] und **Propyphenazon**[26] sind Bestandteile einiger analgetischer Mischpräparate, die zusätzlich zumeist Paracetamol und Codein enthalten. Das Risiko schwerer unerwünschter Wirkungen wird zwar als geringer als bei Metamizol eingeschätzt, detailliertere Untersuchungen fehlen aber zu diesen schon lange auf dem Markt befindlichen Wirkstoffen.

◘ Tab. 7.4. In der analgetischen Therapie gebräuchliche nicht-saure antipyretische Analgetika

	HWZ [h]	Tagesdosierung [mg]
Paracetamol[16]	1–4	3- bis 4-mal 500–1000 pro Tag (bis 50 mg/kg KG und Tag)
Metamizol[17]	1,8–4,6	1- bis 4-mal 500–1000 pro Tag (bis 5000 mg/Tag)
Propyphenazon[26]	1,5	2- bis 3-mal 200–500 pro Tag
Phenazon[25]	11–12	2- bis 3-mal 500 pro Tag

7.4 Lokalanästhetika

7.4.1 Wirkungsweise, chemische Struktur

Lokalanästhetika verhindern die Entstehung von Aktionspotentialen oder unterbrechen deren Fortleitung durch **Blockade schneller spannungsabhängiger Natriumkanäle**. Bei Injektion in die Umgebung eines peripheren Nervens fallen dessen Funktionen in charakteristischer Reihenfolge aus. Zuerst werden langsam leitende nicht oder dünn myelinisierte Nervenfasern blockiert. Dazu gehören nociceptive (»schmerzleitende«) und temperatursensitive Fasern sowie vegetative Fasern. Später fallen auch die dick myelinisierten niedrigschwelligen mechanosensitiven Nervenfasern aus, die Berührung und Druck vermitteln, zuletzt die motorischen Funktionen der peripheren Nerven. Erwünscht ist die Blockade der nociceptiven Nervenfasern. Die unerwünschte Blockade vegetativer v. a. sympathischer postganglionärer Fasern führt zu einer Vasodilatation am Injektionsort, die Blutungen bei kleinen operativen Eingriffen und die systemische Resorption des Lokalanästhetikums vom Injektionsort begünstigt. Letzteres verkürzt die Wirkdauer und kann zum Auftreten systemischer unerwünschter Wirkungen v. a. am Herzen und im Gehirn führen (s. unten).

Die meisten **Lokalanästhetika sind schwache Basen** mit einem pK_a-Wert im leicht alkalischen Bereich (7,5 bis 8,5). Sie liegen damit bei physiologischem pH-Wert zum größeren Teil protoniert, elektrisch geladen vor, zum kleineren Teil in der unprotonierten lipophileren Form vor. Unprotoniert können die Lokalanästhetika durch Diffusion ihren Wirkort in der Pore der

[24] Fluimucil® Antidot, ACC®
[25] Demex® Zahnschmerztabletten, Optalidon® N (Kombination mit Coffein)
[26] Migräne-Kranit®, Mono-Migränin gegen Kopfschmerzen®

Natriumkanäle erreichen, in der protonierten Form blockieren sie den Kanal. Niedriger pH-Wert etwa im entzündeten Gewebe kann ihre Wirksamkeit abschwächen.

Aufgrund ihrer chemischen Struktur können **Ester** (z. B. Procain[27]) und **Säureamide** (z. B. Lidocain[28]) unterschieden werden. Beide Gruppen unterscheiden sich in ihrem Metabolismus. Ester werden häufig schon am Injektionsort durch unspezifische Esterasen gespalten und inaktiviert. Säureamide werden erst nach systemischer Resorption in der Leber abgebaut. Ihre lokalanästhetische Wirkung wird durch Resorption vom Injektionsort und Umverteilung beendet. Die Wirkung von Lokalanästhetika hält je nach Präparat und Zugabe eines vasokonstriktorischen Zusatzes etwa 1–4 Stunden an.

7.4.2 Anwendung

Lokalanästhetika werden zur Schmerzausschaltung bei kleineren operativen Eingriffen (z. B. auch Zahnextraktionen), bei sonstigen operativen Eingriffen ohne Allgemeinnarkose und bei juckenden oder schmerzenden Hauterkrankungen eingesetzt.

Entsprechend der Anwendung der Lokalanästhetika werden verschiedene Formen der Lokalanästhesie unterschieden:

- **Oberflächenanästhesie**: Haut und Schleimhaut (z. B. zur Bronchoskopie) können lokalanästhetisch mit Lösungen, Salben und Gelen behandelt werden. Die Gefahr der allergischen Sensibilisierung ist bei oberflächlicher Anwendung höher als bei Injektion. Über die Schleimhaut können systemisch wirksame Mengen resorbiert werden. Verwendet werden z. B. Lidocain[28], Procain[27], Tetracain[29], Mepivacain[30].
- **Infiltrationsanästhesie**: Durch Infiltration des Areals in dem ein Eingriff durchgeführt werden soll, wird dort die Auslösung von Aktionspotentialen verhindert. Das infiltrierte Areal wird anästhetisch.
- **Leitungsanästhesie**: Die Blockade der Fortleitung von Aktionspotentialen im injizierten Abschnitt führt zur Anästhesie im gesamten vom distalen Nervenabschnitt innervierten Areal. Die Leitungsanästhesie wird häufig in der Zahnmedizin und in der Chirurgie (z. B. Oberstsche Leitungsanästhesie) angewendet.
- **Spinal- und Epiduralanästhesie**: Injektion eines Lokalanästhetikums in den Spinalkanal (Spinalanästhesie) oder extradural (Epiduralanästhesie) verursacht eine Anästhesie der unteren Körperhälfte und des Thorax. Häufig angewendet z. B. in der Geburtshilfe. Bei der Spinalanästhesie muss das Aufsteigen des Lokalanästhetikums in die oberen Bereiche des Spinalkanals und in supraspinale Regionen vermieden werden. Hyperbare Lösungen z. B. von Bupivacain vermindern diese Gefahr.

Zudem kann eine **therapeutische Lokalanästhesie** etwa in Form von Sympathikusblockaden bei bestimmten Schmerzerkrankungen durchgeführt werden. Lidocain ist auch als Pflaster zur transdermalen Applikation bei Post-Zoster-Neuralgie erhältlich. Außerdem wird es als Antiarrhythmikum bei ventrikulärer Tachykardie (► Kap. 18.6) eingesetzt.

7.4.3 Unerwünschte Wirkungen

Spannungsaktivierte Natriumkanäle finden sich nicht nur auf peripheren Nerven, sondern auch auf beinahe allen elektrisch erregbaren Zellen. Unerwünschte Wirkungen können insbesondere am Herzen und im ZNS auftreten, wenn Lokalanästhetika in Folge von Überdosierung, versehentlicher intravasaler Injektion oder übermäßiger Resorption vom Injektionsort in relevanter Konzentration in die systemische Zirkulation gelangen. Am Herzen kommt es durch Blockade der Natriumkanäle v. a. zu **bradykarden Rhythmusstörungen** (z. B. AV-Block), im ZNS zunächst zu Agitation mit Unruhe und Rededrang sowie zu **zerebralen Krampfanfällen**, später zu Lähmungen, Bewusstlosigkeit, Koma, Atemdepression und Kreislaufversagen. Systemische unerwünschte Wirkungen werden vermieden durch Einhaltung der Höchstdosen, Vermeidung intravasaler Injektionen (Aspirieren vor der Injektion!) und bestimmungsgemäßen Gebrauch der Anästhetika (keine Oberflächenanästhetika zur Injektionsanästhesie verwenden!). **Allergische Reaktionen** bis hin zum anaphylaktischen Schock kommen vor. Sie sind bei Estern häufiger als bei den Säureamiden. Deshalb und wegen der längeren Wirkung im Gewebe werden heute die Säureamide bevorzugt.

Ein AV-Block kann die Anlage eines temporären Schrittmachers erforderlich machen. Zerebrale Krämpfe werden nötigenfalls mit **Diazepam**[31] 10 mg langsam i. v. behandelt.

Auch bei sachgerechter Anwendung kann das **Reaktionsvermögen** eingeschränkt werden. Der behandelnde Arzt muss entscheiden, ob der Patient am Straßenverkehr teilnehmen oder gefährliche Maschinen bedienen darf.

7.4.4 Vasokonstriktorische Zusätze

Die durch die Lokalanästhetika verursachte Vasodilatation kann durch Zusatz von vasokonstriktorischen Zusätzen verhindert werden. Am häufigsten verwendet wird **Adrenalin**, das Gefäße in der Haut und Schleimhaut kontrahiert. Die Wirkdauer wird so verlängert und die Gefahr einer systemischen Wirkung vermindert. Vorsicht ist geboten bei Patienten mit arterieller Hypertonie, Herzrhythmusstörungen und koronarer Herzkrankheit. Antidepressiva, die die Wiederaufnahme von Adrenalin oder dessen

[27] Procain Jenapharm®, Procain DeltaSelect®
[28] Xylocain®, Lidocain Braun®
[29] Gingicain®, Acoin®
[30] Scandicain®, MepiHEXAL®
[31] Valium®, Diazepam-ratiopharm®

Abbau hemmen, können die Gefahr von unerwünschten Wirkungen durch Adrenalin erhöhen. Alternativen zu den Katecholaminen bei besonders gefährdeten Patienten sind peptiderge Vasokonstringentien (**Felypressin**[32], Vasopressinanaloges), die keine direkten Wirkungen auf das Erregungsleitungssystem des Herzens besitzen. Zu den Nachteilen vasokonstriktorischer Zusätze gehören außerdem Wundheilungsstörungen, die durch die verminderte Gewebeperfusion verursacht werden. Nicht zugesetzt werden dürfen Vasokonstringentien bei der Lokalanästhesie an Akren (z. B. Finger und Zehen), da sie hier zu ischämischen Nekrosen führen können.

7.5 Medikamentöse postoperative Schmerztherapie

Die Wahl des Analgetikums richtet sich nach der Schwere der Schmerzen und nach der Schwere des Eingriffs. Während Schmerzen nach kleinen chirurgischen Eingriffen häufig mit antipyretischen Analgetika erfolgreich behandelt werden können, sollte die analgetische Therapie nach mittleren und großen chirurgischen Eingriffen mit schwach wirksamen Opioiden (Tramadol[7]) bzw. stark wirksamen Opioiden (Morphin, Fentanyl[2], Buprenorphin[8]) begonnen werden. Antipyretische Analgetika können hier zusätzlich gegeben werden, dagegen macht die Kombination von schwach und stark wirksamen Opioiden keinen Sinn. Bei kolikartigen Schmerzen können Spasmolytika (**N-Butylscopolamin**[33]), bei Nervenschmerzen Antikonvulsiva (**Clonazepam**[34]) oder Antidepressiva (**Amitriptylin**[35]) zusätzlich gegeben werden. Grundsätzlich kann der Stufenplan der WHO zur Tumorschmerztherapie (◘ Tab. 7.5) auch bei der postoperativen Schmerztherapie angewendet werden. Häufig wird man entsprechend der abnehmenden Stärke der Schmerzen auf Stufe 3 beginnen und dann mit nachlassenden Schmerzen auf Stufe 2 und Stufe 1 zurückgehen.

7.5.1 Patientenkontrollierte Analgesie (PCA)

Unter PCA wir die Zufuhr von kleinen Analgetikamengen durch den Patienten selbst über spezielle Spritzenpumpen verstanden. Die PCA ist eine sinnvolle Maßnahme bei starken Schmerzzuständen, insbesondere der postoperativen Schmerztherapie, in der Geburtshilfe und in der Tumorschmerztherapie. Sie erfordert kooperative Patienten und geschultes Pflegepersonal. Geeignete Substanzen sind **Piritramid**[36], Morphin und Tramadol[7].

7.5.2 Periduralanalgesie

Injektion (Infusion) einer Kombination eines Lokalanästhetikums (z. B. **Ropivacain**[37], **Bupivacain**[38]) und eines starken Opioids (Sufentanil[14], Morphin) in den Periduralraum. Auch als patientenkontrollierte Periduralanalgesie möglich. Geeignet bei operativen Eingriffen vom Thorax (einschließlich) abwärts. Neben der periduralen Analgesie ist auch eine intrathekale Analgesie mit Morphin (einmalig 0,1–0,5 mg) möglich. Sie erfordert ein kontinuierliches Atemmonitoring. Die Wirkung hält ungefähr 12–18 Stunden an.

7.6 Schmerztherapie in der Notfallmedizin

Im Vordergrund stehen Unfallverletzungen und der Myokardinfarkt. Medikament der ersten Wahl zur Schmerzbekämpfung beim Myokardinfarkt ist Morphin (5 mg), wenn notwendig danach wiederholte Gaben von 2 mg und eventuell zusätzlich **Midazolam**[39] (0,05–0,1 mg). Neben der Analgesie wirkt sich Morphin, durch eine Vasodilatation und das so genannte venöse Pooling, positiv auf die Symptomatik des Myokardinfarkts aus.

Bei akuten traumatischen Schmerzen eignet sich besonders Fentanyl (0,1 mg) evtl. zusammen mit **S-Ketamin**[40] (0,125 mg/kg KG). Ketamin zeichnet sich hierbei durch eine sehr gute analgetische Wirksamkeit aus und verursacht keinen bei traumatisierten Patienten unerwünschten Blutdruckabfall.

7.7 Medikamentöse Tumorschmerztherapie

Die WHO hat Richtlinien für die Therapie von Patienten mit Tumorschmerzen erarbeitet, die inzwischen allgemein anerkannt sind (◘ Tab. 7.5). Nach diesem Stufenschema beginnt man eine Schmerztherapie mit nichtopioidergen Analgetika (z. B. Ibuprofen[18], Diclofenac[41], Celecoxib[22], Paracetamol[16]). Ist dadurch eine zufrieden stellende Analgesie nicht zu erreichen, wird zusätzlich zum Nicht-Opioidanalgetikum ein schwaches Opioid (z. B. Tramadol[7], Dihydrocodein[1]) verwendet. Ist auch damit kein ausreichender analgetischer Effekt zu erzielen, wird das schwache Opioid durch ein starkes Opioid (z. B. Morphin, Levomethadon[6], Hydromorphon, **Oxycodon**[42], Buprenorphin[8]) ersetzt. **Je nach Stärke der Schmerzen kann auf jeder Stufe mit der Therapie begonnen werden.** Im Einzelnen richtet sich die Therapie zusätzlich nach der pathophysiologischen Schmerzursache. Bei spezifischen Schmerzen werden daher sog. Koanalgetika eingesetzt,

---

[32] Xylonest® DENTAL mit Octapressin®
[33] Buscopan®, BS-ratiopharm®
[34] Rivotril®, Antelepsin®
[35] Saroten®, Amitriptylin-neuraxpharm®
[36] Dipidolor®
[37] Naropin®
[38] Carbostesin®, Bupivacain JENAPHARM®
[39] Dormicum®, Midazolam-ratiopharm®
[40] Ketanest® S
[41] Voltaren®, Diclac®
[42] Oxygesic®

Tab. 7.5. Stufenschema zur Tumorschmerztherapie der WHO

Stufe 3	starkes Opioid, mit oder ohne Koanalgetikum
Stufe 2	schwaches Opioid, mit oder ohne Koanalgetikum
Stufe 1	antipyretisches Analgetikum, mit oder ohne Koanalgetikum

Tab. 7.6. Dosierung von wichtigen Analgetika in der Tumorschmerztherapie (orale Applikation)

Wirkstoff	Dosierung		Tageshöchstdosis
Antipyretische Analgetika			
Ibuprofen[18]	3-mal 600–800 mg		2400 mg
Diclofenac[41]	2- bis 3-mal 100 mg		300 mg
Celecoxib[18]	1- bis 2-mal 100–200 mg		400 mg
Metamizol[17]	4- bis 6-mal 500–1000 mg		5000 mg
Paracetamol[16]	4- bis 6-mal 500–1000 mg		60 mg/kg KG
Schwach wirksame Opioide			
Tramadol[7]	2-mal 100 mg		3-mal 200 mg
Dihydrocodein[1]	2-mal 60 mg		2- bis 3-mal 120 mg
Tilidin (+ Naloxon)[12]	2-mal 100 mg		2-mal 300 mg
Stark wirksame Opioide			
Morphin	2-mal 30 mg		unbegrenzt
Levomethadon[6]	2- bis 3-mal 2,5–5 mg		unbegrenzt
Hydromorphon[44]	2-mal 4 mg		unbegrenzt
Oxycodon[42]	2-mal 10 mg		unbegrenzt
Buprenorphin[8]	3 -mal 0,2 mg		3 – 4 mg
Transdermale Applikation			
Fentanyl[2]	12,5 – 50,0 µg/h	0,6 – 1,2 mg/Tag	unbegrenzt
Buprenorphin[8]	35 – 52,5 µg/h	0,8 – 1,2 mg/Tag	3 – 4 mg

z. B. Antikonvulsiva oder Antidepressiva bei Nervenschmerzen oder Calcitonin und **Pamidronsäure**[43] bei Knochenmetastasen (Dosierung Tab. 7.6).

7.8 Wirkstoffe zur Behandlung von Migräne

Unter Migräne werden Anfallsweise auftretende Kopfschmerzen verstanden, die wenigstens zu Beginn auf eine Kopfhälfte beschränkt sind, sich häufig pulsierend oder pochend anfühlen und sich bei körperlicher Anstrengung verstärken. Migräneanfälle sind häufig mit Übelkeit und meist mit gesteigerter Licht- und Lärmempfindlichkeit verbunden. Unter einer Aura werden sensorische (visuelle, akustische oder taktile) Störungen verstanden, die vor der eigentlichen Schmerzattacke auftreten. Man unterscheidet eine klassische **Migräne mit Aura** und **Migräne ohne Aura**. Daneben existieren seltene Migräneformen wie die familiäre hemiplegische Migräne. Etwa 10% der Bevölkerung leiden unter Migräne, die Mehrzahl unter Migräne ohne Aura. Eine genetische Komponente gilt bei der Migräne als gesichert. Bei der familiären hemiplegischen Migräne konnten Mutationen in einem Calciumkanal-Gen bei betroffenen Familien nachgewiesen werden. Die Pathophysiologie der Migräne ist bis heute nur unzureichend verstanden. Eine weit verbreitete Theorie vermutet, dass die Migräne auf einer gestörten Vasomotorik intra- und extrakranieller Gefäße beruht. Therapeutisch wird eine analgetische Therapie im Anfall von einer Migräneprophylaxe oder Intervalltherapie unterschieden.

7.8.1 Therapie des Migräneanfalls

Beim akuten Migräneanfall sollte zunächst ein Therapieversuch mit antipyretischen Analgetika unternommen werden (Stufe 1). Geeignet ist z. B. **Ibuprofen**[18] (200–400 mg bis zu 3-mal/Tag), bei leichteren Schmerzattacken auch **Paracetamol**[16] (500 mg bis 1 g bis zu 3-mal/Tag). Die früher häufig verwendete Acetylsalicylsäure sollte als Analgetikum im Hinblick auf ihre im Vergleich zu anderen antipyretischen Analgetika höhere gastrointestinale Toxizität nicht mehr verwendet werden. Migräneattacken gehen häufig mit Übelkeit und einer verminderten Magenmotilität einher, die die Resorption von oral verabreichten Medikamenten beinträchtigen. Eine Kombination mit propulsiv wirkenden Wirkstoffen (z. B. **Metoclopramid**[45]) ist daher sinnvoll.

Wenn sich Migräneattacken mit antipyretischen Analgetika nicht ausreichend behandeln lassen, stehen als Alternative Wirkstoffe zur Verfügung, die i. A. nicht analgetisch wirken, aber die Schmerzen bei Migräne lindern können (Stufe 2). Früher wurden hierzu Wirkstoffe aus der Gruppe der Mutterkornalkaloide (**Ergotamin**[46] und **Dihydroergotamin**[47]) verwendet. Diese Wirkstoffe verursachen eine lang anhaltende Vasokonstriktion. Beide sind daher bei Patienten mit arteriellen Gefäßerkrankungen kontraindiziert. Vasospasmen können auch an den Koronararterien ausgelöst werden. Längere Therapie mit hohen Dosen kann zum Ergotismus mit ischämischen Schmerzen bis hin zu Gangrän von Extremitäten führen. Wegen lokal sehr hoher Gewebekonzentrationen ist auch beim Gebrauch von Zäpfchen Vorsicht geboten. Mittlerweile sind diese Substanzen von den so genannten Triptanen weitgehend verdrängt worden.

---

43 Aredia®, Pamidron HEXAL®

44 Dilaudid®, Palladon®

45 Paspertin®, MCP-ratiopharm®

46 Ergo-Kranit®

47 Dihydergot®, DHE-ratiopharm®

Tab. 7.7. Stufenschema der Therapie des akuten Migräneanfalls

Stufe 3	Triptan plus antipyretisches Analgetikum
Stufe 2	Triptan, evtl. plus Antiemetikum
Stufe 1	antipyretisches Analgetikum, evtl. plus Antiemetikum

Tab. 7.8. Triptane

	Dosierung	Orale Bioverfügbarkeit [%]	HWZ [h]
Sumatriptan[48]	50–100 mg, max. 300 mg/Tag	14	2
Almotriptan[49]	12,5 max. 25 mg/Tag	70	3,5
Eletriptan[50]	20–40 mg, max. 80 mg/Tag	50	4
Frovatriptan[51]	2,5 mg, max. 5 mg/Tag	22–30	26
Naratriptan[52]	2,5 mg, max. 5 mg/Tag	63–74	6
Rizatriptan[53]	5–10 mg, max. 20 mg/Tag	40–45	2–3
Zolmitriptan[54]	2,5–5 mg, max. 10 mg/Tag	40	2,5–3

Triptane sind Agonisten an Serotoninrezeptoren von 5-HT1B- und 5-HT1D-Subtyp, deren Aktivierung zur Kontraktion kranieller Gefäße und zur Hemmung der Freisetzung proinflammatorischer Neuropeptide führt. **Sumatriptan**[48] steht zur oralen, rektalen und subkutanen Applikation (auch zur Injektion durch den Patienten selbst) oder als Nasenspray zur Verfügung. Der schnellste Wirkungseintritt wird nach subkutaner Injektion erreicht. Da eine Vasokonstriktion auch an den Koronarien auftreten kann, dürfen Triptane nicht von Patienten mit kardiovaskulären Erkrankungen, insbesondere nicht von solchen mit koronarer Herzkrankheit eingenommen werden. Andere unerwünschte Wirkungen sind recht unspezifisch und umfassen Benommenheit, Schwindel und Übelkeit. Bei einigen Patienten treten die Kopfschmerzen nach etwa 24 Stunden erneut auf. Je nach Stärke der wieder auftretenden Schmerzen können dann entweder antipyretische Analgetika oder eine zweite Dosis eines Triptans gegeben werden.

Lässt sich auch mit Triptanen keine ausreichende Analgesie erreichen, können sie mit antipyretischen Analgetika kombiniert werden (Stufe 3 Tab. 7.7). Wie beim Stufenplan zur Tumorschmerztherapie kann je nach Schwere der Attacken die Therapie auf jeder Stufe begonnen werden.

Zur Notfalltherapie einer schweren akuten Migräneattacke kann Acetylsalicylsäure (500–1000 mg i. v.) zusammen mit Metoclopramid (10 mg i. v.) verwendet werden. Alternativ kann Sumatriptan (6 mg s. c.) verabreicht werden (Tab. 7.8).

7.8.2 Intervalltherapie

Wenn Migräneattacken häufiger als zweimal pro Monat auftreten oder mit besonderer Beeinträchtigung einhergehen, ist eine medikamentöse Prophylaxe (Intervalltherapie) sinnvoll. Zu bedenken ist aber, dass auf längere Sicht die Therapie nur zu etwa 50–60% wirksam ist. Wirkstoffe der ersten Wahl mit erwiesener prophylaktischer Wirksamkeit gegen Migräne sind **β-Blocker**

[48] Imigran®
[49] Almogran®
[50] Relpax®
[51] Allegro®
[52] Naramig®
[53] MAXALT®
[54] AscoTop®

Tab. 7.9. Wirkstoffe zur Prophylaxe von Migräneanfällen

	Dosierung	HWZ	UAWs	Bemerkungen
Mittel der ersten Wahl				
β-Blocker				
Propranolol[56]	40–240 mg/Tag	4–5 h	Müdigkeit	Variable Bioverfügbarkeit
Metoprolol[55]	23,75–190 mg/Tag	3–4 h	Müdigkeit	Variable Bioverfügbarkeit
Ca^{2+}-Kanalblocker				
Flunarizin[57]	5–10 mg/Tag	1–3 Wochen		
Mittel der zweiten Wahl				
5-HT-Antagonisten				
Lisurid[59]	0,075 mg/Tag	2–3 h		Therapiepause nach 12 Monaten
Antikonvulsiva				
Valproat[61]		12–16 h		wg. UAW nur in Ausnahmefällen

(Metoprolol[55], Propranolol[56]) und **Ca2+-Kanalblocker** (Flunarizin[57], Cyclandelat[58]). In zweiter Linie kommen das Antiepilektikum Valproat, trizyklische Antidepressivum Amitriptylin[35] das Mutterkornalkaloid Dihydroergotamin[47] oder NSAIDs sowie der Dopaminrezeptoragonist und 5-HT-Rezeptorantagonist Lisurid[59] in Frage. NSAIDs und Acetylsalicylsäure sollten insbesondere bei älteren Patienten und anderen mit erhöhtem Ulcusrisiko vermieden werden. Ob selektive COX 2-Hemmer bei geringerer gastrointestinaler Toxizität hinsichtlich ihrer prophylaktischen Wirksamkeit den klassischen NSAIDs ebenbürtig sind, ist noch nicht bekannt. β-Blocker, Triptane und Nikotin erhöhen die Gefahr der Auslösung von Vasospasmen durch Ergotamin[46] oder Dihydroergotamin[47]. Bei einigen anderen Wirkstoffen (hoch dosiertes Magnesium (24 mmol/Tag), Gabapentin[60] oder Riboflavin) ist die Wirksamkeit nicht sicher belegt (Tab. 7.6).

Weiterführende Literatur

AWMF-Leitlinie der Deutschen Interdisziplinären Vereinigung für Schmerztherapie Nr. 041/001 Behandlung akuter perioperativer und posttraumatischer Schmerzen

AWMF-Leitlinie Nr. 032/039 (2002) Interdisziplinäre kurzgefasste Leitlinie der Deutschen Krebsgesellschaft, der Deutschen Gesellschaft für Palliativmedizin, der Deutschen Gesellschaft zum Studium des Schmerzes und der Deutschen Interdisziplinären Vereinigung für Schmerztherapie. Deutsche Krebsgesellschaft: Kurzgefasste Interdisziplinäre Leitlinien 2002; 3. Auflage

AWMF-Leitlinie Nr. 062/001 (2000) Therapie der Migräneattacke und Migräneprophylaxe. Nervenheilkunde 19: 345–353

Böger RH und Schmidt G (2003) Analgetika. In: Schwabe U und Paffrath D: Arzneiverordnungsreport. Springer, Berlin

Bruera ED, Portenoy RK (2003) Cancer Pain. Assessment and Management. Cambridge University Press, New York

Diener HC (2005) Migräne. TA spezial. Thieme, Stuttgart

McMahon SB, Klotzenburg M (2006) Wall and Melzack's Textbook of Pain. Elsevier, Churchill Livingstone, Edinburgh

Schadrack J und Zieglgänsberger W (1998) Pharmacology of pain processing systems. Z Rheumatol. 57 Suppl 2: 1–4

Scholz J und Woolf CJ (2002) Can we conquer pain? Nat Neurosci. 5 Suppl: 1062–1067

Tegeder I, Geisslinger G, Lötsch J (1999) Einsatz von Opioiden bei Leber- und Niereninsuffizienz. Der Schmerz 13, 183–195

[55] Beloc®, MetoHEXAL®
[56] Dociton®, Propra-ratiopharm®
[57] Sibelium®, Flunarizin-ratiopharm®
[58] Natil®
[59] Dopergin®
[60] Neurontin®, Gabapentin-neuraxpharm®
[61] Orfiril®, Valproat-neuraxpharm®

8 Therapie mit Antipsychotika und Antidepressiva

P. Dominiak

8.1 Antipsychotika

8.1.1 Definitionen

Antipsychotika, früher auch Neuroleptika genannt, gehören zur großen Gruppe der Psychopharmaka, zu der ebenfalls auch die Antidepressiva, die Tranquillantien und die Psychostimulantien zählen. Ausserdem existieren Pharmaka zur Phasenprophylaxe wie z. B. Lithium und daneben Schlafmittel sowie Betäubungsmittel, Schmerzmittel und Antikonvulsiva, die ebenfalls zur Gruppe der Psychopharmaka gezählt werden müssen, kurzum, alle Medikamente, die die Psyche in irgendeiner Weise beeinflussen. Deshalb gehören eigentlich auch Placebopräparate zur Gruppe der Psychopharmaka im weitesten Sinne.

Der Begriff »Antipsychotika« erläutert besser den Einsatz und die Indikationen dieser Medikamentengruppe als die alte Bezeichnung »Neuroleptika«, die sich eigentlich von den unerwünschten Wirkungen dieser Substanzklasse ableitet.

8.1.2 Behandlung der Schizophrenie (schizophrene Psychosen)

Schizophrenie (Schizophrene Psychosen)

Nach Definition der WHO ist die Psychose eine Geisteskrankheit, nach der »die Beeinträchtigung der seelischen Funktion ein so großes Ausmaß erreicht hat, dass dadurch Einsicht und Fähigkeit, einigen der üblichen Lebensanforderungen zu entsprechen, oder auch der Realitätsbezug erheblich gestört sind«. Die schizophrenen Psychosen sind gekennzeichnet durch Denk- und Wahrnehmungsstörungen, Veränderungen der Affektivität, des Antriebs und der Persönlichkeit. Bei den **positiven Symptomen** leiden die Patienten unter Wahnvorstellungen und Halluzinationen, es treten Sprachstörungen sowie Verhaltens- und Aufmerksamkeits-Störungen auf.

Affektverflachung und Apathie werden zu den **negativen Symptomen** gerechnet.

Die **Prävalenz** der Schizophrenie liegt weltweit zwischen 1,4 und 6,4 Patienten pro tausend Einwohner. Im Durchschnitt erlebt etwa eine von 100 Personen einmal im Leben eine schizophrene Episode. Fasst man die Definition der Schizophrenie sehr eng, dann liegt die **Neuerkrankungsrate** innerhalb eines Jahres bei 0,01%. Schizophrene Psychosen treten meistens zwischen dem 15. und 35. Lebensjahr auf, bei 65% der Erkrankten sogar vor dem 30. Lebensjahr. Die **Geschlechstverteilung** betrifft gleichermaßen Frauen und Männer, wobei Männer ca. 4 Jahre früher als Frauen erkranken. **Prognostisch** ungünstig gepaart sind ein sehr frühes Erkrankungsalter (<30 Jahre) und männliches Geschlecht. Im Postklimakterium dagegen ist der Krankheitsverlauf bei Frauen ungünstiger als bei Männern, die in höherem Alter seltener und milder erkranken.

Die Schizophrenie bedeutet für das Gesundheitswesen einen beträchtlichen ökonomischen Faktor, da sie in Deutschland die **teuerste psychiatrische Erkrankung** darstellt mit durchschnittlichen Jahrestherapiekosten von >14.000€.

Eine mehr neurobiologisch geprägte pathophysiologische Betrachtungsweise geht von einer Störung der dopaminergen Übertragung aus, da vor allem die **typischen Antipsychotika** die Freisetzung und Wirkung von Dopamin reduzieren und damit auch zu den spezifischen unerwünschten Wirkungen der typischen Antipsychotika beitragen. Das Vollbild der Erkrankung kann aber nicht allein mit einer Modifikation der dopaminergen Übertragung und –Wirkung erklärt werden. Möglicherweise sind eine ganze Reihe anderer Transmitter wie z. B. Serotonin, Noradrenalin und GABA beteiligt und auch verschiedene Subtypen ihrer Rezeptoren, was auch die Angriffspunkte und Effekte der **atypischen Antipsychotika** erklären würde.

Ein erhöhtes **genetisches Risiko**, an Schizophrenie zu erkranken, wurde nachgewiesen. So erhöht sich das Morbiditätsrisiko bei Kindern mit zwei betroffenen Elternteilen auf ca. 46%, während Kinder mit einem erkrankten Elternteil sonst ein Risiko von 13% haben.

Die **Lebenserwartung** von schizophrenen Patienten ist mit 15 Jahren geringer, im Vergleich zur Gesamtbevölkerung deutlich, reduziert, was vor allem auf der relativ hohen Suizid- und Unfallrate dieser Patienten beruht. Auch kardiovaskuläre und respiratorische Erkrankungen treten häufiger auf.

Typische und atypische Antipsychotika

Zu den typischen Antipsychotika gehören die klassischen »Neuroleptika«, deren erster Vertreter das **Chlorpromazin**[1] war, das die Therapie der schizophrenen Psychosen revolutioniert hat, indem es die Patienten einer Psychotherapie erst zugänglich gemacht hat. Auch heute noch wird die antipsychotische (neuroleptische) Potenz der klassischen Antipsychotika in Chlorpromazin-Äquivalenten (CPZ) angegeben, worunter man die Multiplikation mit 1 mg einer Substanz versteht, die eine vergleichbare antipsychotische Wirkung wie 100 mg Chlorpromazin entfaltet. Die atypischen Antipsychotika sind neueren Datums, mit ihrem ersten Vertreter **Clozapin**[2], und greifen vor allem an serotonergen und dopaminergen Rezeptor-Subtypen an. Ihnen wird deshalb eine geringere Nebenwirkungsrate im Vergleich zu den typischen Antipsychotika nachgesagt.

Typische Antipsychotika (AP)

Bei den typischen (klassischen, konventionellen) Antipsychotika korreliert das Auftreten der antipsychotischen Wirkung sehr eng mit den extrapyramidal-motorischen Nebenwirkungen (EPMS). Die antipsychotische Potenz ist dabei von der Bindungsstärke der einzelnen Pharmaka am D_2-Rezeptor abhängig. Hochpotente Antipsychotika haben z. B. Chlorpromazin-Äquivalenzdosen von weniger als 5 mg bezogen auf 100 mg Chlorpromazin, dafür

1 Propaphenin®

2 Clozapin HEXAL®, Leponex®

Tab. 8.1. CPZ-Äquivalenzdosen einiger konventioneller Antipsychotika

Substanz	CPZ-Äquivalent (orale Dosierung) [mg]
Benperidol[3]	1
Haloperidol[4]	2
Fluphenazin[5]	2
Flupentixol[6]	2
Perphenazin[7]	10
Chlorprothixen[8]	30–150
Levomepromazin[9]	30–150
Perazin[10]	100
Chlorpromazin[11]	100
Thioridazin[12]	100

aber erzeugen sie bei den Patienten ein wesentlich höheres EPMS Risiko. Als niederpotente Antipsychotika werden Substanzen bezeichnet, die Chlorpromazin Äquivalente von mehr als 40 mg aufweisen und dafür im Vergleich zu den hochpotenten AP anticholinerge, antisympathotone und sedierende Nebenwirkungen hervorrufen. Einige Äquivalenzdosen sind in Tab. 8.1 aufgelistet.

Hoch- und niederpotente typische AP

Zu den hochpotenten typischen AP zählen: Benperidol[3], Bromperidol[13], Haloperidol[4], Flupentixol[6], Fluphenazin[5], Perphenazin[14], Pimozid[15] und Zuclopentixol[16].

Niederpotente typische AP sind: Chlorpromazin[11], Chlorprothixen[17], Levomepromazin[18], Melperon[19], Perazin[10], Sulpirid[20] und Thioridazin[12].

Dabei macht Sulpirid eine Ausnahme, weil es nur wenig sedierende Eigenschaften besitzt.

Die hochpotenten AP sind daher gut für die Therapie von produktiven Symptomen am Tag geeignet, während die niederpotenten AP mit ihrer sedierenden Nebenwirkung sich eher für die nächtliche Therapie eignen.

Atypische Antipsychotika

Atypische AP leiten ihre Bezeichnung von der Tatsache ab, dass ihre antipsychotische Wirkung viel weniger an das Auftreten von EPMS gekoppelt ist und bei einigen sogar nicht/kaum auftreten. Ihre Affinität zum D_2-Rezeptor ist gering, sie besitzen aber eine höhere Affinität zu Serotonin-Rezeptoren (5-HT). Daher erhöhen sie nur gering den Prolaktinspiegel verursachen weniger Katalepsie und haben ein breiteres psychopathologisches Wirkungsspektrum. Wie bereits oben erwähnt, war Clozapin das erste atypische AP, da es unter seiner Anwendung praktisch keine EPMS gab. Es wurde in den frühen 50er Jahren synthetisiert und bereits Mitte der 60er Jahre klinisch getestet. Mitte der 70er Jahre wurde die Substanz in vielen Ländern vom Markt genommen, da unter der Therapie mit Clozapin vermehrt Todesfälle, bedingt durch eine Agranulozytose, auftraten. Es sollte aber nicht unerwähnt bleiben, dass etliche Agranulozytosefälle in Kombination mit dem Analgetikum Metamizol auftraten, das ebenfalls Agranulozytose als Nebenwirkung erzeugen kann. Heute wird Clozapin nur zur Behandlung der therapieresistenten Schizophrenie mit der Auflage regelmäßiger Blutbildkontrollen angewendet.

Da die atypischen AP keine homogene Pharmaka-Gruppe sind und sich teilweise erheblich in ihren Angriffspunkten, Wirkungen und Nebenwirkungen unterscheiden, werden sie nachfolgend einzeln besprochen.

In Deutschland sind folgende atypische AP auf dem Markt:

Amisulprid[21], Aripiprazol[22], Clozapin[2], Olanzapin[23], Quetiapin[24], Risperidon[25], Ziprasidon[26] und Zotepin[27].

Aminsulprid[21] blockiert in niedriger Dosierung vor allem präsynaptische D_2-/D_3-Rezeptoren und kann so vorübergehend zu einer gesteigerten Dopaminausschüttung führen. Seine Wirkung ist überwiegend im mesolimbischen und tuberoinfundibulären System und weniger in der Substantia nigra und im Striatum lokalisiert. Aminsulpirid ist zu ca. 48% bioverfügbar und hat eine

---

[3] Glianimon®, Benperidol-neuraxpharm®
[4] Haldol®, Haloperidol-ratiopharm®
[5] Dapotum®, Lyogen®
[6] Fluanxol®, Flupentixol-neuraxpharm®
[7] Decentan®, Perphenazin-neuraxpharm®
[8] Truxal®, Chlorprothixen-neuraxpharm®
[9] Levium®, Neurocil®
[10] Taxilan®, Perazin-neuraxpharm®
[11] Propaphenin®
[12] Melleril®, Thioridazin-neuraxpharm®
[13] Tesoprel®, Impromen®
[14] Decentan®, Perphenazin-neuraxpharm®
[15] Orap®
[16] Ciatyl-Z®
[17] Truxal®, Chlorprothixen-neuraxpharm®
[18] Levium®, Neurocil®
[19] Eunerpan®, Melperon-ratiopharm®
[20] Dogmatil®, Sulpirid-ratiopharm®
[21] Solian®, Amisulprid-neuraxpharm®
[22] ABILIFY®
[23] ZYPREXA®
[24] Seroquel®
[25] Risperdal®
[26] ZELDOX®
[27] Nipolept®

Halbwertzeit (HWZ) von 12–20 Stunden. Die Substanz wird nur gering in der Leber verstoffwechselt und hauptsächlich unverändert über die Nieren eliminiert. Als endokrine Nebenwirkungen sind erhöhte Prolaktinspiegel mit Amenorrhoe, Galaktorrhoe und sexuellen Funktionsstörungen berichtet. Aminsulprid kann das QT-Intervall verlängern und sollte deswegen nicht mit Antiarrhythmika der Klasse I und – III kombiniert werden. Weitere Nebenwirkungen ◘ Tab. 8.4

Aripiprazol[22] besitzt antagonistische Wirkungen an D_3-, 5-HT_{2A}-, 5-HT_{2C}-, α_1- und H_1-Rezeptoren. Es wirkt partiell agonistisch an D_2- und 5-HT_{1A}- Rezeptoren und hemmt die neuronale Wiederaufnahme von Serotonin.

Die Substanz ist zu 87% oral bioverfügbar und besitzt eine HWZ von 60 bis 80 Stunden, die sich bei schlechten Metabolisierern auf bis zu 146 Stunden verlängern kann. Die Verstoffwechselung in der Leber erfolgt über die Enzyme CYP 3A4 und CYP 2D6. Weitere Nebenwirkungen ◘ Tab. 8.4

Clozapin[2] besitzt antagonistische Wirkungen an D_{1-5}-Rezeptoren, 5-HT_{1A}-, 5-HT_{2A}-, 5-HT_{2C}- und 5-HT_3-Rezeptoren. Außerdem sind Affinitäten an muskarinergen Rezeptoren (M_{1-5}), α_1- und α_2-Adrenozeptoren sowie an H_1-Rezeptoren nachgewiesen worden. Seine Bioverfügbarkeit beträgt 50–60%, die HWZ beträgt 12–16 Stunden, wobei einige Metaboliten eine HWZ von ca. 23 Stunden aufweisen. Clozapin wird überwiegend in der Leber durch die Enzyme CYP 1A2, 3A4 und wenig über 2D6 metabolisiert. Agranulozytosen (siehe oben) treten in bis zu 1% der Fälle und epileptische Anfälle in ca. 2% der Fälle auf. Myokarditiden, Kardiomyopathien und EPMS werden nur sehr selten beobachtet (◘ Tab. 8.4). Vor der Therapie mit Clozapin muss ein Differentialblutbild gemacht werden und danach die Behandlung mit einer niedrigen Dosis begonnen werden, die langsam bis zur Zieldosis gesteigert wird (◘ Tab. 8.2, ◘ Tab. 8.3). Während der ersten 4 Monate der Therapie mit Clozapin sollten wöchentliche Blutbildkontrollen erfolgen, danach sind monatliche Kontrollen ausreichend. Die Substanz muss bei einer Gesamtleukozytenzahl von <3000/μl und/oder einer neutrophilen Granulozytenzahl von <1500/μl abgesetzt werden. Unter Clozapin kann sich auch ein **Metabolisches Syndrom** entwickeln.

Olanzapin[23] zeichnet sich durch ein ähnliches Wirkspektrum an verschiedenen Rezeptoren wie Clozapin aus. Es besitzt antagonistische Effekte an D_{1-5}-Rezeptoren, 5-HT_{2A}- und 5-HT_{2C}-Rezeptoren, sowie an muskarinergen Rezeptoren ($M_{1-3,5}$), H_1-Rezeptoren und α_1- und α_2-Adrenozeptoren. Die Bioverfügbarkeit von Olanzapin wird mit 80% angegeben, seine HWZ beträgt 30–60 Stunden. Der hepatische Metabolismus erfolgt über CYP 1A2 und 2D6. Olanzapin kann ähnlich wie Clozapin ein **metabolisches Syndrom** hervorrufen (◘ Tab. 8.4). Der in der Anfangsphase häufig beobachteten Sedierung begegnet man am besten mit abendlicher Gabe der Substanz.

Quetiapin[24] zeigt antagonistische Wirkungen an D_{1-3}-Rezeptoren, 5-HT_{1A}-, 5-HT_{2A}-und 5-HT_{2C}- Rezeptoren, sowie an und α_1- und α_2-Adrenozeptoren und H_1-Rezeptoren. Die Bioverfügbarkeit von Quietapin ist mit 9% sehr gering, seine HWZ wird mit 7 Stunden angegeben. Die Substanz wird in der Leber durch CYP 3A4 abgebaut. Obwohl die HWZ relativ kurz ist, reicht im Allgemeinen die 2-mal tägliche Gabe aus. EPMS wurden bisher nur selten beobachtet, aber häufiger eine Akathisie. Wie bei den vorhergehenden Substanzen, wird auch unter Quetiapin häufiger ein **metabolisches Syndrom** beobachtet. Während der Titrierphase sollte auf Sedierung und Blutdruckschwankungen geachtet werden (◘ Tab. 8.2, ◘ Tab. 8.3 und ◘ Tab. 8.4).

Risperidon[25] wirkt vornehmlich antagonistisch auf D_2-Rezeptoren, aber auch auf $D_{1,3,4}$-Rezeptoren. Ansonsten ist die antagonistische Wirkung dem Quietapin vergleichbar, mit der Ausnahme, dass Risperidon auch antagonistische Effekte auf 5-HT_7-Rezeptoren besitzt. Die orale Bioverfügbarkeit beträgt 66–80% und die HWZ ca. 3–19 Stunden. Die hepatische Verstoffwechselung erfolgt mehr über CYP 2D6 als über 3A4. Anticholinerge Nebenwirkungen und Sedierung werden unter der Risperidon-Therapie nur selten beobachtet, EPMS, Gewichtszunahme, Prolaktinanstieg, sexuelle Funktionsstörungen sowie orthostatische Dysregulation mit Tachykardie dagegen häufiger (◘ Tab. 8.4).

Ziprasidon[26] antagonisiert D_2-Rezeptoren, 5-HT_{2A}-, 5-HT_{2C}- und 5-HT_{1D}-Rezeptoren sowie α_1-Adrenozeptoren und H_1-Rezeptoren. Auf 5-HT_{1A}-Rezeptoren wirkt Ziprasidon partiell agonistisch.

Außerdem hemmt es die neuronale Wiederaufnahme von Noradrenalin und Serotonin.

Die Affinität von Ziprasidon ist am höchsten an Serotoninrezeptoren, weniger hoch an Dopaminrezeptoren und sehr gering an cholinergen Rezeptoren.

Seine Bioverfügbarkeit wird mit 60% angegeben, die HWZ mit 6–7 Stunden. Die Substanz wird in der Leber durch CYP 3A4 und 1A2 metabolisiert. Bei mehr als 12% der Patienten unter Ziprasidontherapie wurde eine dosisabhängige QT-Verlängerung beobachtet. Dauert diese länger als 500 ms, wird das Absetzen der Substanz angeraten, sie soll außerdem nicht in Kombination mit anderen QT-Dauer verlängernden Medikamenten gegeben werden. Eine EKG-Aufzeichnung wird vor Behandlungsbeginn und bei signifikanter Dosissteigerung empfohlen (◘ Tab. 8.4).

Zotepin[27] zeigt antagonistische Eigenschaften an 5-HT_{2A}-, 5-HT_{2C}- und 5-$HT_{6/7}$-Rezeptoren, sowie an α_1-Adrenozeptoren und H_1-Rezeptoren. Die Effekte auf $D_{1,2}$-Rezeptoren sind schwächer, die auf muskarinerge Rezeptoren sehr gering ausgeprägt. Zotepin hemmt außerdem die neuronale Wiederaufnahme von Noradrenalin.

Die Substanz besitzt mit 10% eine nur geringe Bioverfügbarkeit, die HWZ liegt zwischen 14 und 16 Stunden. Die geringe BV ist durch den ausgeprägten **First-pass-Effekt** bedingt. Zotepin wird über CYP 3A4 zu teilweise aktiven Metaboliten abgebaut. Im Vordergrund der unerwünschten Wirkungen stehen vegetative Effekte wie orthostatische Dysregulation und ein erhöhtes Risiko für zerebrale Krampfanfälle (◘ Tab. 8.4).

Vergleich typischer zu atypischen AP

Eine Meta-Analyse (52 randomisierter Studien, 12 649 Patienten) ergab keine gesicherte Evidenz, dass die atypischen AP wirksamer oder besser toleriert werden als die typischen AP. Atypische AP verursachten geringere EPMS, ihre Verträglichkeit war jedoch ähnlich der von typischen AP (Geddes et al. 2000).

In der jüngst veröffentlichten CATIE-Studie (Liebermann et al. 2005) wurden in einem 18-monatigen Vergleich die atypischen AP **Olanzapin, Quetiapin, Risperidon** und **Ziprasidon** mit dem typischen AP **Perphenazin** bei chronischer Schizophrenie verglichen. Die Studie zeigte, dass

- mindestens $^{2}/_{3}$ der Patienten die Therapie vorzeitig wegen Unwirksamkeit bzw. nicht tolerablen Nebenwirkungen absetzten;
- Quetiapin, Risperidon, Ziprasidon keinen Wirkvorteil gegenüber Perphenazin hatten;
- Olanzapin das effektivste Mittel zu sein schien;
- keine Unterschiede in der Gesamtverträglichkeit bestanden (Abbruchrate unter Olanzapin am höchsten);
- EPMS ähnlich häufig vorkamen;
- ein Prolaktinanstieg nur unter Risperidon zu beobachten war;
- unter Olanzapin die stärkste Gewichtszunahme und Blutzuckeranstieg auftraten.

Therapieziele und Therapiestrategien

Die Pharmakotherapie verfolgt das Ziel, die Symptome des Patienten zu minimieren und ihm zu einer selbst bestimmten Lebensführung zu verhelfen. Er soll aktiv in die therapeutischen Maßnahmen einbezogen werden, damit er Nutzen und Risiko seiner Therapie selbst abzuwägen lernt.

Bedingt durch die teilweise sehr häufigen und starken Nebenwirkungen sollte vor Beginn der Pharmakotherapie eine Routineuntersuchung erfolgen, die dazu dient, das individuelle Risiko der Therapie abzuschätzen und gegebenenfalls zu minimieren.

---

[28] Ciatyl-Z®

Tab. 8.2. Empfohlene Dosierung (oral) der Antipsychotika in der Akuttherapie

Substanz	Empfohlene Startdosis [mg/d]	DI[1]	Zieldosis Ersterkrankte [mg/d]	Zieldosis Mehrfacherkrankte [mg/d]	Höchst empfohlene Dosis[2] [mg/d]
Atypika					
Amisulprid[21]	200	(1)–2	100–300	400–800	1200
Aripiprazol[22]	(10)–15	1	15–(30)	15–30	30
Clozapin[2]	25	2–(4)	100–250[3]	200–450	900
Olanzapin[23]	5–10	1	5–15	5–20	20
Quetiapin[24]	50	2	300–600	400–750	750
Risperidon[25]	2	1–2	1–4	3–6(10)	16
Ziprasidon[26]	40	2	40–80	80–160	160
Konventionelle Antipsychotika					
Fluphenazin[5]	0,4–10	2–3	2,4–10	10–20	20–(40)
Flupentixol[6]	2–10	1–3	2–10	10–60	60
Haloperidol[4]	1–10	(1)–2	1–4	3–15	100
Perazin[10]	50–150	1–2	100–300	200–600	1000
Perphenazin[7]	4–24	1–3	6–36	12–42	56
Pimozid[15]	1–4	2	1–4	2–12	16
Zotepin[27]	25–50	2–(4)	50–150	75–150	450
Zuclopenthixol[28]	2–50	1–3	2–10	25–50	75

[1] DI (Dosierungsintervall):Empfohlene Verteilung der genannten Gesamtdosis über den Tag – Ein Zeitpunkt=1, Zwei Zeitpunkte = 2 usw., Höchstdosierungen müssen ggf. auf mehrere Zeitpunkte verteilt werden.

[2] Höchste zugelassene Dosis nach Angaben der Fachinformationen. Insbesondere bei den neuen Antipsychotika werden jedoch auch in der klinischen Praxis oft höhere Dosierungen verwendet (»off-label-use«) und positive Erfahrungen damit (kasuistisch) berichtet.

[3] Clozapin wird üblicherweise nicht zur Behandlung von Ersterkrankungen eingesetzt.

Bei der Pharmakotherapie unterscheidet man eine Akuttherapie von der Langzeittherapie bzw. Rezidivprophylaxe.

Akuttherapie. Patienten mit einer Erstmanifestation zeigen im Vergleich zu mehrfach Erkrankten (nach Behandlungsleitlinie Schizophrenie) im Durchschnitt:

- Eine höhere Ansprechrate auf die antipsychotische Pharmakotherapie;
- niedrigere Rückfallraten während der Erhaltungstherapie;
- ein Ansprechen bereits auf eine niedrigere antipsychotische Dosierung und
- eine höhere Empfindlichkeit für unerwünschte Arzneimittelwirkungen, insbesondere für EPMS.

Tab. 8.3. Empfohlene Dosierung der Antipsychotika in der Langzeittherapie

Substanz	Patienten mit mehreren Krankheitsepisoden	Höchste Dosis* [mg/d]
Atypika		
Amisulprid[21]	100–800	1200
Aripiprazol[22]	15–30	30
Clozapin[2]	200–550	900
Olanzapin[23]	10–20	20*
Quetiapin[28]	300–750	750*
Risperidon[25]	2–6	16
Ziprasidon[26]	80–160	160
Risperidon Depot	25–50	50
Konventionelle Antipsychotika		
Fluphenazin[5]	3–15	15
Flupentixol[6]	2–15	20–(60)
Haloperidol[4]	2–20	25–(100)
Perphenazin[7]	6–36	56
Pimozid[15]	2–8	16
Flupentixol Decanoat (mg/2–3 Wochen)	20–60	100
Fluphenazin Decanoat (mg/2–4 Wochen)	12,5–50	100
Haloperidol Decanoat (mg/4Wochen)	50–200	300
Perphenazin Decanoat (mg/2–4Wochen)	12–200	200

* Höhere Dosierungen werden laut Fachinformation nicht empfohlen, wurden aber unter bestimmten Behandlungsbedingungen (z.B. bei Therapieresistenz) in klinischen Studien verwendet.

Daraus folgt, dass, bei einer akuten schizophrenen Episode, Antipsychotika Mittel der Wahl sind. Da die atypischen AP eine geringere Rate an EPMS aufweisen, sollten sie bei der akuten Schizophrenie den konventionellen AP als Mittel der ersten Wahl vorgezogen werden, es sei denn, der Patient bevorzugt die konventionellen AP. Wurde eine Entscheidung für die typischen AP getroffen, sollten **Haloperidol**[4], **Flupentixol**[6], **Fluphenazin**[5] oder **Perazin**[10] bevorzugt werden, da für diese eine hohe Evidenz für die Anwendung vorhanden ist.

Bei der akuten Schizophrenie sollte die Monotherapie bevorzugt werden. Stehen als Symptome krankhafte Erregung, Angst oder innere Unruhe im Vordergrund, so empfiehlt sich eine zeitlich befristete Kombination mit Benzodiazepinen (z. B. **Oxazepam**) nach geltenden Bestimmungen (s. Literatur).

Ist der Patient mit einem konventionellen AP gut kontrolliert eingestellt, dann sollte nicht ohne zwingenden Grund auf ein atypisches AP umgestellt werden. Bei mangelnder Wirksamkeit sollte man frühestens nach 2–4 Wochen die Dosis erhöhen bzw. auf ein anderes AP umstellen. Die Dosierungen für die Akuttherapie sind in Tab. 8.2 dargestellt.

Langzeittherapie/Rezidivprophylaxe. Hauptziel der Langzeittherapie ist neben der Unterdrückung der Symptome die Verhinderung von Rezidiven.

Auch für die Langzeittherapie sollten AP Verwendung finden, dabei sollte dem typischen oder atypischen AP der Vorzug gegeben werden, mit dem bei der Akuttherapie eine Remission bei guter Verträglichkeit erzielt werden konnte.

Typische Depot-AP und das bisher einzig verfügbare atypische AP **Risperidon** sind wegen der gesicherten Applikation und guten Bioverfügbarkeit eine Alternative zu oralen AP.

Nebenwirkungsprofil und Injektionsintervall sollten bei der Auswahl typischer Depot-AP eine Rolle spielen, da bisher keine Überlegenheit eines einzelnen Depot-AP berichtet wurde.

Bei der Erstmanifestation sollte die Pharmakotherapie mindestens ein Jahr lang erfolgen, nach einem ersten Rezidiv dagegen 2 bis 5 Jahre lang. Die empfohlenen Dosierungen für die Langzeittherapie sind in Tab. 8.3 dargestellt.

Nebenwirkungen der Antipsychotika

Die Nebenwirkungen der typischen AP (z. B. **Haloperidol**) und atypischen AP sind mit ihrer Häufigkeit in Tab. 8.4 wieder gegeben.

Bei Auftreten von EPMS während der Therapie mit einem typischen AP ist nach Nutzen-Risiko-Abwägung die Umstellung auf ein atypisches AP sinnvoll. Frühdyskinesien können mit einem Anticholinergikum (z. B. **Biperiden**[29]) behandelt werden. Ein Parkinson-Syndrom sollte zur Dosisreduktion des AP führen, wenn diese Maßnahme mit dem psychopathologischen Befund vereinbar ist. Die Akathisie sollte unter Beachtung der Richtlinien zur Anwendung mit Benzodiazepinen (z. B.

[29] Akineton®, Biperiden-neuraxpharm®

Oxazepam[30]) mit einem solchen behandelt werden oder auch mit einem Beta-Adrenozeptor-Antagonisten (z. B. **Metoprolol**[31]).

Das Auftreten eines malignen neuroleptischen Syndroms muss zum Absetzen des AP führen und bei gesicherter Diagnose soll in erster Linie **Dantrolen**[32], **Bromocriptin**[33] und **Amantadin**[34] eingesetzt werden.

Bei Gewichtszunahme unter der Therapie mit einem typischen AP kann auf ein atypisches AP umgesetzt werden, allerdings sind auch unter atypischen AP Gewichtszunahmen beobachtet worden.

Nach neueren Untersuchungen und Metaanalysen sind Todesfälle unter der Therapie mit atypischen AP wohl genau so häufig wie unter den konventionellen typischen AP.

8.2 Antidepressiva

8.2.1 Definitionen

Antidepressiva sind keine homologe Gruppe von Pharmaka. Sie werden bei depressiven Störungen verschiedener Genese eingesetzt und wirken meist stimmungsaufhellend. Ihr Wirkspektrum geht allerdings über die reine Stimmungsaufhellung hinaus, so dass sie auch bei anderen Störungen eingesetzt werden und daher der Begriff »Antidepressiva« nur eine Komponente dieser Pharmaka beschreibt. Antidepressiva können antriebssteigernd, antriebsneutral, antriebsdämpfend sowie sedierend und anxiolytisch wirksam sein.

Einteilung der Antidepressiva

Antidepressiva werden aufgrund ihrer Angriffspunkte, mit einer Ausnahme, die die chemische Struktur beschreibt, eingeteilt in:

- **Trizyklische Antidepressiva (TZAD, chemische Bezeichnung),**
- **Monoaminoxidase Hemmer (MAOI),**
- Selektive Serotonin-Wiederaufnahme-Hemmer (SSRI),
- Noradrenalin-Wiederaufnahme-Hemmer (NARI),
- Dopamin-Wiederaufnahme-Hemmer (DRI,)
- Substanzen mit verschiedenen Angriffspunkten: Serotonin-Noradrenalin-Wiederaufnahme-Hemmer (SNRI), Noradrenalin-Serotonin-selektive Antidepressiva (NaSSA), Duale serotonerge Antidepressiva (DSA) und Serotonin-Wiederaufnahme-Verstärker (SRE),
- Atypische Antidepressiva (AAD) und
- Phytopharmaka.

[29] Akineton®, Biperiden-neuraxpharm®
[30] Adumbran®, Oxazepam-ratiopharm®
[31] Beloc®, MetoHEXAL®
[32] Dantamacrin®
[33] Pravidel®, Bromocriptin-ratiopharm®
[34] PK-Merz®, Amantadin STADA

8.2.2 Behandlung von Depressionen

Depressionen

Depressionen sind psychische Störungen, die sich durch Antriebslosigkeit, Interessenlosigkeit, gedrückte Stimmung und Freudlosigkeit, gestörtes Selbstwertgefühl und Minderung von Fremdwertgefühlen bemerkbar machen.

Neben den erwähnten Hauptsymptomen können außerdem Minderwertigkeitsgefühle, Schuldgefühle, Müdigkeit, verringerte Konzentrations- und Entscheidungsfähigkeit, Hoffnungslosigkeit, sinnloses Gedankenkreisen, Denkverlangsamung, Reizbarkeit und verringertes sexuelles Interesse beobachtet werden.

Depressionen können sich auch somatisch äußern wie z. B. in Schlafstörungen, Appetitlosigkeit, Gewichtsabnahme und -zunahme, Schmerzempfindungen am ganzen Körper und verlangsamte Bewegungen. Schlafstörungen können dabei alle Arten von Störungen wie Ein- und Durchschlafstörungen, frühmorgendliches Aufwachen und Tagesmüdigkeit betreffen.

Man nimmt an, dass in Deutschland der überwiegende Teil der ca. 12.000 Suizide pro Jahr auf Depressionen zurückgeführt werden kann, d. h., in Deutschland sterben pro Jahr mehr Menschen an einer Depression als an Autounfällen. Fast jeder Zehnte, der in Deutschland eine Praxis besucht, leidet an Depressionen. Damit ist die Depression eine der am häufigsten gestellten Diagnose. Bei Frauen wird die Diagnose »Depression« etwa doppelt so häufig wie bei Männern gestellt, dafür sterben signifikant mehr Männer an depressionsbedingten Suiziden. In den entwickelten Ländern und ganz besonders in den industrialisierten Ländern wurde in den letzten Jahren ein starker Anstieg depressiver Erkrankungen beobachtet.

Es werden unterschiedliche Formen von Depressionen beschrieben, die sich entweder an analytisch ausgerichteten Theorien orientieren (ältere Diagnose-Schemata) wie **endogene Depression**, **neurotische Depression** oder auch **reaktive Depression.** Neue Diagnose-Schemata sind eher deskriptiv und unterscheiden Episoden von rezidivierenden Störungen. Der Schweregrad der Erkrankung wird dabei mit **leicht**, **mittelgradig** und **schwer** charakterisiert.

Als Ursache einer Depression spielen verschiedene Faktoren wie Genetik, entwicklungsgeschichtliche Erlebnisse und aktuelle Ereignisse eine Rolle. Wie bei vielen Erkrankungen ist auch bei der Depression die Ursache multikausal, letztlich aber ist sie nicht vollständig aufgeklärt. Diskutiert werden psychische und physische Ursachen sowie Depressionen als Begleiterscheinung anderer Erkrankungen und genetische Dispositionen. Ähnlich wie bei der Schizophrenie ist das Risiko für Kinder, bei denen ein Elternteil erkrankt ist 10–15%; während bei Erkrankung beider Elternteile das Risiko auf 30–40% ansteigt.

Bipolare Störung (Zyklothymie)

Die bipolare Störung wurde früher **Manische Depression** genannt. Sie ist durch eine affektive Störung gekennzeichnet, die sich durch Schwankungen der Stimmung zwischen extremer Hochstimmung oder Fröhlichkeit und schwerer Depression bemerkbar macht. Die Hochstimmung wird Manie genannt. Die Patienten werden durch stark gehobenen Antrieb, aggressives Verhalten, Reizbarkeit, Rededrang, hemmungsloses und unkritisches Verhalten, gesteigerte Impulsivität und Spontaneität, gesteigertes Selbstbewusstsein, und wenig Schlafbedürfnis auffällig. Während der depressiven Phase leiden die Patienten unter einer niedergedrückten Stimmung, vermindertem Antrieb, Schlafstörungen, Appetitlosigkeit mit Gewichtsverlust, fehlendem Selbstbewusstsein, Selbstvorwürfen und haben Selbstmordgedanken. Die bipolare Störung tritt ebenfalls meist vor dem 30. Lebensjahr auf und kann sich erstmals im jugendlichen Alter entwickeln. Die manischen Phasen sind häufig etwas kürzer als die depressiven, mit fortschreitender Dauer nehmen jedoch die depressiven Phasen zu und die manischen ab. Zwillings- und Familienforschungen deuten auf eine gewisse Vererblichkeit der Erkrankung hin.

Antidepressiv wirksame Pharmaka

Antidepressiva lassen sich nach ihren pharmakologischen Angriffspunkten und Wirkspektren einteilen, wie weiter oben geschehen (► Kap. 8.2.1). Der Einfachheit halber lassen sich drei große Gruppen differenzieren, nämlich die

- **trizyklischen Antidepressiva**,
- die **Monoaminoxidase-Hemmer (MAO-Hemmer)**
- und die **selektiven Serotonin-Wiederaufnahmehemmer (SSRI)**.

Daneben existieren diverse Antidepressiva mit dualen oder mehreren Angriffspunkten, die sowohl Serotonin als auch Noradrenalin betreffen wie **Noradrenalin-Wiederaufnahme-Hemmer (NARI), Dopamin-Wiederaufnahme-Hemmer (DRI), Serotonin-Noradrenalin-Wiederaufnahme-Hemmer (SNRI), Noradrenalin-Serotonin-selektive Antidepressiva (NaSSA), Duale serotonerge Antidepressiva (DSA)** und **Serotonin-Wiederaufnahme-Verstärker (SRE)**.

Speziell zur Therapie der bipolaren Störungen (Zyklothymie) wird zur Phasenprophylaxe **Lithium** eingesetzt, das zusammen mit anderen Antidepressiva oder Antipsychotika kombiniert wird und deren Wirkungen verstärken soll.

Für leichte bis mittelschwere Depressionen steht auch Johanniskraut zur Verfügung, dessen Wirksamkeit aber umstritten ist, da klinische Studien sowohl seine Wirksamkeit als auch Unwirksamkeit gegenüber Placebopräparaten nachgewiesen haben.

Neurobiologische und pathophysiologische Betrachtungen der Depressionen gehen von einem Defizit der Neurotransmitter Serotonin, Noradrenalin und Dopamin im Gehirn aus. Dabei wird dem Serotonin eine mehr stimmungsaufhellende Wirkung, dem Noradrenalin dagegen ein antriebssteigernder Effekt zugeschrieben. Der Wirkungsmechanismus der verschiedenen Antidepressiva führt zu einer vermehrten Verfügbarkeit der diversen Neurotransmitter im synaptischen Spalt, sei es durch Hemmung ihrer neuronalen Wiederaufnahme oder durch Hemmung ihres abbauenden Enzyms, der MAO. Diese Wirkungsmechanismen sind gleichzeitig auch für die meisten Nebenwirkungen verantwortlich, denn die Effekte der Antidepressiva sind nicht nur auf Strukturen im ZNS beschränkt sondern auch in der Peripherie lokalisiert.

Trizyklische Antidepressiva (TzAd). Sie wurden bis zum Aufkommen der SSRI in den späten 80er Jahren am häufigsten bei Depressionen verschrieben. Ihr erster Vertreter war **Imipramin**, das 1956 von der Firma Geigy entwickelt wurde. Trizyklische

Tab. 8.5. Derzeit in Deutschland im Handel befindliche Antidepressiva und deren Dosierung für Depressionen

Internationale Freiname (INN)	Dosis/Tag [mg]	Angriffspunkt*
Amitriptylin[37]	75–225	TZAD
Amitriptylinoxid[41]	90–300	TZAD
Citalopram[42]	20–60	SSRI
Clomipramin[36]	75–225[I]	TZAD
Desipramin[38]	75–250	TZAD
Dosulepin[43]	75–250	TZAD
Doxepin[39]	75–250	TZAD
Fluoxetin[44]	20–80[II]	SSRI
Fluvoxamin[45]	100–300[III]	SSRI
Imipramin[35]	75–250	TZAD
Johanniskraut-Gesamtextrakt[#]	900	Phytopharmakon
Maprotilin[46]	50–225	TZAD
Mianserin[47]	30–180	AAD
Mirtazapin[48]	15–60	NaSSA
Moclobemid[49]	300–900	MAOI
Nortriptylin[50]	75–250	TZAD
Paroxetin[51]	20–50[IIII]	SSRI
Reboxetin[52]	8–12	NARI
Sertralin[53]	50–200	SSRI
Tranylcypromin[54]	20–60	MAOI
Trazodon[55]	100–600	AAD
Trimipramin[56]	100–400	TZAD
Venlafaxin[57]	75–375	SNRI

* Abkürzungen: TZAD = trizyklische Antidepressiva, SSRI = selektive Serotonin-Wiederaufnahme-Hemmer, AAD = atypische Antidepressiva, NaSSA = Noradrenalin-Serotonin-selektive Antidepressiva, MAOI = Monoaminoxidase-Hemmer, NARI = Noradrenalin-Wiederaufnahme-Hemmer

[I] bei Zwangsstörung: 150–300 mg;

[II] bei Bulimie und bei Zwangsstörung: 60 mg;

[III] bei Zwangsstörung: 200–300 mg;

[IIII] bei Zwangsstörung: 60 mg;

[#] bei leichter bis mittelgradiger Depression; bei schwerer Depression z. Zt. keine Dosisempfehlung möglich

Tab. 8.6. Indikationen für Antidepressiva

Indikation	Substanzen, Substanzklassen
Depressive Störungen	Antidepressivum
Wahnhafte Depression	Antidepressivum + Neuroleptikum
Atypische Depression	iMAOI (Tranylcypromin[54])
Angststörungen, Panikstörung, Generalisierte Angststörung	TZAD (Imipramin[35]), SSRI (Paroxetin[51]), iMAOI (Tranylcypromin[54]), TZAD, SSRI, SNRI (Venlafaxin[57])
Zwangsstörungen	Clomipramin[36], SSRI (Fluvoxamin[45], Paroxetin[51], Sertralin[53], Fluoxetin[44])
Essstörungen, Anorexia nervosa	AD nicht belegt, aber positiv auf begleitende Depression
Bulimie	SSRI (Fluoxetin[44]), TZAD, MAOI
Chronische Schmerzsyndrome	Clomipramin[36], Doxepin[39], Trimipramin[56]
Somatoforme Störungen	Antidepressiva
Entzugssyndrome	Doxepin[39]
Schlafstörungen	Mirtazapin[48]
Persönlichkeitsstörungen	MAOI
Weitere Indikationen	
Postschizophrene Depression	Imipramin[35]
Posttraumatische Belastungsstörung	MAOI, SSRI
Prämenstruell-dysphorisches Syndrom	Fluoxetin[44]
Neurasthenie	SSRI oder nicht sedierende TZAD

Antidepressiva wirken auf mehrere Neurotransmittersysteme. Sie hemmen die neuronale Wiederaufnahme von Dopamin, Noradrenalin und Serotonin und steigern damit ihre Konzentration im synaptischen Spalt und an ihren Rezeptoren. Nach **Imipramin**[35] folgten **Clomipramin**[36] und **Amitryptilin**[37]. Der Amitryptilin-Typ zeichnet sich durch eher beruhigende und dämpfende Wirkungen aus, die meisten Vertreter der trizyklischen Antidepressiva gehören dem Amitryptilin-Typ an. Der Imipramin-Typ dagegen wirkt eher antriebsneutral, während Antidepressiva vom **Desipramin**[38]-Typ wachmachende und antriebssteigernde Effekte auslösen. Letztere sind auch gut gegen Angst- und Panikstörungen wirksam. Weitere Antidepressiva mit trizyklischer Struktur sind: **Doxepin**[39] und **Trimipramin**[40]. Trizyklische Antidepressiva werden heute seltener als Mittel der ersten Wahl eingesetzt, da ihre Nebenwirkungen aufgrund der multiplen Angriffspunkte beträchtlich sind (Tab. 8.8). Sie spielen aber nach wie vor eine wichtige Rolle bei schweren und chronischen Depressionen und in Fällen, in denen die moderneren Substanzen weniger wirksam sind. Dosierungen, Indikationen und Wechselwirkungen sind in den Tab. 8.5, Tab. 8.6 und Tab. 8.7 wiedergegeben.

Monoaminoxidasehemmer (MAO-Hemmer). Sie hemmen den neuronalen Abbau verschiedener Transmitter wie Dopamin, Noradrenalin und Serotonin. Dadurch steht eine höhere Transmitter-Konzentration in der Nervenendigung und für die Freisetzung zur Verfügung. Man unterscheidet zwei Typen des Enzyms, nämlich MAO-A und MAO-B. Während Substanzen, die die MAO-A hemmen, zur Behandlung von Depressionen eingesetzt

35 Tofranil®, Imipramin-neuraxpharm®
36 Anafranil®, Clomipramin-neuraxpharm®
37 Saroten®, Amitriptylin-neuraxpharm®
38 Petylyl®
39 Aponal®, Doxepin-ratiopharm®
40 Stangyl®, Trimipramin STADA®
41 Equilibrin®, Amioxid-neuraxpharm®
42 Cipramil®, citadura®
43 Idom®
44 Fluctin®, Fluxet®
45 Fevarin®, FluvoHEXAL®
46 Ludiomil®, Maprotilin-ratiopharm®
47 Tolvin®, Mianeurin®
48 Remergil®, Mirtazapin-ratiopharm®
49 Aurorix®, Moclobemid-ratiopharm®
50 Nortrilen®
51 Seroxat®, paroxedura®
52 Edronax®, Solvex®
53 Gladem®, Sertralin STADA®
54 Jatrosom®
55 Thombran®, Trazodon-neuraxpharm®,
56 Stangyl®, Trimipramin STADA®
57 Trevilor®

Tab. 8.7. Praktisch wichtige Wechselwirkungen von tri- und tetrazyklischen Antidepressiva mit anderen Medikamenten

Beispiele	Wechselwirkung
Anästhetika/Muskelrelaxanzien	Arrhythmierisiko wird erhöht
Antazida, Adsorbenzien, L-Dopa	verringerte intestinale AD-Absorption, dadurch evtl. niedrigere AD-Plasmaspiegel
Antiarrhythmika (Chinidin, Lidocain, Procainamid, Flecainid)	Verlängerung der kardialen Überleitungszeit, verringerte Myokardkontraktilität, Herzinsuffizienz
Antimykotika (Flucaonazol, Ketokonazol)	erhöhte Plasmakonzentrationen von TZA durch Inhibition von CYP 3A3/4, dadurch vermehrte UAW
β-Rezeptor-Antagonisten (Propranolol)	Blutdrucksenkung kann verstärkt werden, Anstieg der Plasmaspiegel von TZA und Propranolol, dadurch vermehrte und verstärkte UAW
Cimetidin	Erhöhung der Plasmaspiegel von AD (Antidepressiva), dadurch vermehrte und verstärkte UAW möglich (evtl. Ranitidin verwenden, bisher keine Wechselwirkungen beobachtet)
Diuretika	verstärkte Blutdrucksenkung möglich
Insulin	Verstärkung des blutzuckersenkenden Effekts möglich
orale Antidiabetika (Tolbutamid)	Plasmaspiegel von Tolbutamid kann erhöht werden, eine Verstärkung des blutzuckersenkenden Effekts ist möglich
Phenothiazine	erhöhte Serumkonzentrationen der TZA mit vermehrten und verstärkten Nebenwirkungen; Verlängerung der QT-Zeit!
orale Kontrazeptiva	Erniedrigung der Plasmaspiegel von TZA
Omeprazol	durch Hemmung von CYP 2C19 sind erhöhte Plasmaspiegel der TZA möglich (allerdings wirkt Omeprazol als Induktor bei CYP 1A2), Klarheit über den tatsächlichen Interaktionseffekt durch TDM
L-Thyroxin	Tachykardie, evtl. verstärkte Arrhythmien

werden, finden Medikamente, welche die MAO-B hemmen, Verwendung bei der Therapie des Morbus Parkinson.

Man unterscheidet reversible von irreversiblen MAO-Hemmern. **Tranylcypromin** ist schon seit langer Zeit auf dem Markt und wird als irreversibler und nicht selektiver MAO-Hemmer charakterisiert. Diese Substanz zeichnet sich durch schwerwiegende Interaktionen mit Tyraminhaltigen Lebensmitteln wie Wein und Käse aus, da bei gleichzeitiger Einnahme Blutdrucksteigerungen auftreten können, außerdem muss zwischen der Einnahme von Tranylcypromin und einem anderen Antidepressivum eine Wartezeit eingehalten werden, um ernste Wechselwirkungen zu vermeiden (Tab. 8.7).

Moclobemid[47] ist ein reversibler MAO-A Hemmer und zeigt vergleichsweise weniger schwere Nebenwirkungen und Interaktionen (Tab. 8.5 bis Tab. 8.8).

Trotz dieser Unterschiede wurde Tranylcypromin im Jahr 2004 erstmals wieder häufiger verschrieben als Moclobemid.

Selektive Serotonin-Wiederaufnahme-Hemmer (SSRI). Sie blockieren selektiv den Transporter für die neuronale Wiederaufnahme von Serotonin, was zu einer erhöhten Bioverfügbarkeit von Serotonin im synaptischen Spalt und damit an den Serotonin-Rezeptoren führt. Daraus resultieren weniger Nebenwirkungen als unter der Therapie mit trizyklischen Antidepressiva, da letztere die Transporter für mehrere Transmitter blockieren. Etliche Substanzen der SSRI werden u. a. auch zur Therapie von Angststörungen

Tab. 8.8. Nebenwirkungen der Antidepressiva

Antidepressivum*	Nebenwirkung
TZAD	Mundtrockenheit, Schwitzen, Obstipation, Hypotension, Miktionsstörungen, Akkommodationsstörungen, Subileus, Delir, erektile Dysfunktion, Schlaflosigkeit, Krampfanfälle
SSRI	gastrointestinale Störungen, innere Unruhe, verzögerte Ejakulation
NARI	Schlaflosigkeit, Schwitzen, Tachykardie, Miktionsbeschwerden, Potenzstörungen, Schwindel
SNRI	Übelkeit, Schwindel, Tremor, Nervosität, Ejakulationsstörungen
NaSSA	wie AAD, jedoch deutlich weniger anticholinerge NW
AAD	Wie TZAD, jedoch weniger ausgeprägte anticholinerge NW, dämpfende Komponente ausgeprägt
MAOI	Schlafstörungen, Übelkeit, Kopfschmerzen, nach Moclobemid häufig Mundtrockenheit, nach Tranylcypromin Krampfanfälle, Hepatitiden

* Abkürzungen: TZAD = trizyklische Antidepressiva, SSRI = selektive Serotonin-Wiederaufnahme-Hemmer, NARI = Noradrenalin-Wiederaufnahme-Hemmer, SNRI = Serotonin-Noradrenalin-Wiederaufnahme-Hemmer, NaSSA = Noradrenalin-Serotonin-selektive Antidepressiva, AAD = atypische Antidepressiva, MAOI = Monoaminoxidase-Hemmer

und Panikattacken eingesetzt (▫ Tab. 8.6). SSRI werden seit Mitte der 80er Jahre gegen Depressionen verschrieben und sind seit 1990 die am häufigsten verwendeten Antidepressiva, da sie meistens weniger unerwünschte Wirkungen als TzAd hervorrufen. Sie zeigen vor allem weniger Nebenwirkungen im Herz-Kreislauf-Bereich, erzeugen aber häufig sexuelle Funktionsstörungen.

Folgende Substanzen gehören zu den SSRI: **Fluvoxamin**[45], **Fluoxetin**[44], **Citalopram**[42], **Sertralin**[58] und **Paroxetin**[51]. Dosierungen, Interaktionen und Nebenwirkungen sind in den ▫ Tab. 8.5, ▫ Tab. 8.7 und ▫ Tab. 8.8 dargestellt.

Noradrenalin-Wiederaufnahme-Hemmer (NARI) blockieren selektiv den Transporter, der Noradrenalin aus dem synaptischen Spalt in die sympathischen Nervenendigungen zurück pumpt. Als Folge davon wird die Noradrenalin-Konzentration im synaptischen Spalt erhöht und damit seine Wirkung an den Adrenozeptoren gesteigert. NARI werden bevorzugt bei leichten bis mittelschweren Depressionen verwendet, die mit Antriebsstörungen verbunden sind. Die Nebenwirkungen sollen geringer sein als bei allen anderen Antidepressiva. Zu den NARI gehören **Reboxetin**[59] und Viloxazin. Sie auch ▫ Tab. 8.5 bis ▫ Tab. 8.8.

Dopamin-Wiederaufnahme-Hemmer (DRI) blockieren analog zu den SSRI und NARI den Transporter für die Wiederaufnahme von Dopamin in die dopaminerge Nervenendigung. Die einzige Substanz, Amineptin, steht wegen ihres Abhängigkeitspotentials in Deutschland nicht mehr zur Verfügung.

Substanzen mit verschiedenen Angriffspunkten. Diese Substanzen fassen Antidepressiva zusammen, die vorwiegend mehr als einen Hauptangriffspunkt besitzen:

Serotonin-Noradrenalin-Wiederaufnahme-Hemmer (SNRI) hemmen die neuronale Aufnahme beider Transmitter in die jeweilige Nervenendigung und sorgen damit für eine erhöhte Konzentration von Noradrenalin und Serotonin im synaptischen Spalt und an den entsprechenden Rezeptoren. Sie werden hauptsächlich bei Depressionen und Angststörungen eingesetzt. In Deutschland ist als SNRI **Venlafaxin**[60] verfügbar.

Dosierungen, Indikationen, Neben- und Wechselwirkungen sind auf den ▫ Tab. 8.5 bis ▫ Tab. 8.8 dargestellt.

Noradrenalin-Serotonin-selektive Antidepressiva (NaSSA) wirken auf sympathische und serotonerge Strukturen. In Deutschland ist **Mirtazapin**[48] auf dem Markt, das zentrale präsynaptische α_2-Adrenozeptoren blockiert, was zu einer vermehrten Freisetzung von Noradrenalin führt. Ausserdem blockiert es postsynaptische 5-HT_2- und 5-HT_3-Rezeptoren (jedoch nicht die 5-HT_{1A}-Rezeptoren) und bewirkt so eine vermehrte Serotonin-Ausschüttung.

Daneben wurden auch Wirkungen an H_1-Histaminrezeptoren berichtet.

Die Substanz wird vorwiegend bei Schlaf- und Angststörungen, sowie bei Gewichtsverlust und gehemmten Depressionen eingesetzt (▫ Tab. 8.5 bis ▫ Tab. 8.8).

Duale serotonerge Antidepressiva (DSA) hemmen postsynaptische Serotoninrezeptoren und blockieren präsynaptisch die Wiederaufnahme von Serotonin. In Deutschland war als DSA Nefazodon auf dem Markt, das aber vor zwei Jahren wegen Hepatotoxizität aus dem Handel genommen wurde.

Serotonin-Wiederaufnahme-Verstärker (SRE) steigern die Wiederaufnahme von Serotonin aus dem synaptischen Spalt in die serotonerge Nervenendigung und erhöhen die Feuerrate von Neuronen im Hippocampus. Die Substanz Tianeptin ist in Deutschland nicht auf dem Markt, wird aber in Österreich unter dem Handelsnamen Stablon® bei ängstlich depressiven Zustandbildern, bei Angst und Depression älterer Menschen und bei Alkoholikern verschrieben.

Atypische Antidepressiva. Im Gegensatz zu den bisher besprochenen Antidepressiva steigern die atypischen AP die Konzentration von Serotonin im synaptischen Spalt, indem sie die Autorezeptoren blockieren, die üblicherweise die weitere Freisetzung des Transmitters vermindern und somit zu einer vermehrten Freisetzung von Serotonin führen. Sie wirken hauptsächlich stimmungsaufhellend, angstlösend und beruhigend.

Mianserin[47] ist ein atypisches Antidepressivum mit tetrazyklischer Struktur, das durch Blockade präsynaptischer α_2-Rezeptoren zu einer verstärkten Freisetzung von Noradrenalin aber auch Serotonin führt. Es wird bei Depressionen hauptsächlich zur Stimmungsaufhellung und Anxiolyse eingesetzt, wirkt aber auch beruhigend (▫ Tab. 8.6).

Trazodon[61] blockiert sowohl den Serotonin-Rücktransport als auch Serotoninrezeptoren und wirkt ebenfalls stimmungsaufhellend, angstlösend und beruhigend. Ausserdem soll es die sexuelle Leistungsfähigkeit und das sexuelle Empfindungsvermögen steigern (▫ Tab. 8.6)

Dosierungen, Wechsel- und Nebenwirkungen ▫ Tab. 8.5, ▫ Tab. 8.7 und ▫ Tab. 8.8

Phytopharmaka. Zur Behandlung der Depression wird bei leichten und mittelschweren Fällen Johanniskraut eingesetzt. Höchstwahrscheinlich ist der antidepressive Wirkstoff im Johanniskraut Hyperforin und nicht Hypericin, wie man lange angenommen hat. Hyperforin kommt auch im Johanniskraut in ausreichenden Mengen vor, nicht dagegen Hypericin. Die klinische Wirksamkeit von Johanniskraut ist umstritten, da sowohl klinische Studien existieren, die eine Wirksamkeit belegen als auch solche, die keine Überlegenheit gegenüber Placebo demonstrieren konnten.

Wahrscheinlich spielt die Dosis dabei eine entscheidende Rolle, denn in Studien, in denen eine Wirksamkeit nachgewiesen wurde, sind Extrakte von 900 mg bis zu 1800 mg eingesetzt worden. Die meisten Zubereitungen, ob Tees oder Dragees, die in Droge-

---

58 Gladem®, Sertralin STADA®

59 Edronax®, Solvex®

60 Trevilor®

61 Thombran®, Trazodon-neuraxpharm®

rien oder sogar Supermärkten frei verkauft werden, sind Präparate mit ca. 180 mg Extrakt. Sie liegen also weit unter der Wirksamkeitsgrenze. Außerdem wurde die Wirksamkeit bisher immer nur in alkoholischen Extrakten nachgewiesen, von öligen Extrakten existieren bisher keine positiven Studien. Johanniskraut ist nicht neben- und wechselwirkungsfrei. Es induziert eine Photosensibilität und Enzyme in der Leber, die zu einem schnelleren Abbau anderer Pharmaka, z. B. Cumarinderivate, Ciclosporin, Tacrolimus, HIV-Proteasehemmstoffe, Theophyllin, Digoxin führt. Besonders bedeutsam sind Interaktionen mit Antidepressiva (Wirkungsverstärkung von z. B. Paroxetin, Sertralin, MAO-Hemmer) sowie die Auslösung des potentiell lebensbedrohlichen Serotoninsyndroms (Akathisie-ähnliche Unruhe, Hyperreflexie, Schwitzen, Schüttelfrost, Tremor, bis hin zu Krämpfen und Koma).

Therapieziele und Therapiestrategien

Die Eckpfeiler der antidepressiven Therapie sind die Pharmako- und Psychotherapie. Häufig werden beide miteinander kombiniert.

Da die neurobiologisch orientierte Pathophysiologie von einem Defizit zentraler Transmitter-Konzentrationen ausgeht, liegt es nahe, Medikamente einzusetzen, die für eine erhöhte Bioverfügbarkeit der Transmitter Dopamin, Noradrenalin und Serotonin an den entsprechenden Rezeptoren sorgen. Diese Bedingung erfüllen alle hier besprochenen Pharmaka.

Die große Anzahl an verfügbaren Präparaten und die unterschiedlichen Angriffspunkte führen zur Frage der Differentialtherapie. Kriterien für die Auswahl eines Antidepressivums sind:

- Der Prägnanztyp und die Ausprägung der Symptomatik;
- die Wirksamkeit der Substanz;
- die Verträglichkeit der Substanz und
- die Behandlungsvorgeschichte.

Der Prägnanztyp fasst gehemmte, agitiert-ängstliche, larvierte, zwanghafte und wahnhafte Depressionen zusammen. Neben dem klinischen Symptom sind der Verlauf und Schweregrad maßgeblich für die Auswahl des Medikaments. Antidepressiva lassen sich grob in sedierende und nicht-sedierende Pharmaka unterscheiden. Es gibt bisher allerdings keinen wissenschaftlich belegten Vorteil für sedierende Antidepressiva bei der agitierten Depression oder bei Depressionen mit Suizidalität. Nicht sedierend wirkende Antidepressiva sollten bei diesen Formen der Depression kurzfristig mit sedierend wirksamen Substanzen wie Benzodiazepinen kombiniert werden. Depressive Patienten mit Schlafstörungen können dagegen mit einem sedierend wirksamen Antidepressivum zur Nacht behandelt werden (z. B. **Amitryptilin**[37], **Doxepin**[39] oder **Trimipramin**[40]). Sollten diese Patienten ein nicht sedierendes Antidepressivum verordnet bekommen, dann ist auch hier an den nächtlichen Einsatz eines Hypnotikums zu denken (▣ Tab. 8.6). Bei Suizidalität sollte immer an eine sedierende Begleitmedikation gedacht werden.

Alle Antidepressiva besitzen ausreichende antidepressive Wirkungen. Gesicherte Unterschiede in der Wirksamkeit mit Ausnahme der Zwangsstörungen und atypischen Depression existieren nicht. Es gibt bisher auch keine Untersuchungen, die eine Überlegenheit in der antidepressiven Wirkung der neueren Antidepressiva gegenüber den klassischen trizyklischen Antidepressiva berichtet hätten. Allerdings gibt es bei den Neueren Vorteile bezüglich der Nebenwirkungen, Verträglichkeit und Compliance, was sich in weniger Therapieabbruchraten und geringerer eingeschränkter Fahrtauglichkeit bemerkbar macht.

Die Antidepressiva zeigen hinsichtlich antidepressiver Wirkung eine Wirklatenz von 1–3 Wochen, bei Zwangsstörungen dauert sie sogar bis zu 10 Wochen an. Mit Schlafentzug kann man die Wirkung des Antidepressivums verbessern und den Wirkeintritt beschleunigen.

Behandlungsdauer. Die Behandlung der Depression differenziert sich in eine Akuttherapie und eine Erhaltungstherapie sowie Rezidivprophylaxe. Nach Stellung der Diagnose »Depression« sollte die Pharmakotherapie möglichst umgehend beginnen. Da die Wirklatenz ca. 3 Wochen dauert, ist auch eine Beurteilung der Wirksamkeit bzw. Unwirksamkeit frühestens nach drei Wochen möglich und bei Zwangsstörungen erst nach ca. 10 Wochen. Daher sollte ein frühzeitiges Absetzen oder Umstellen auf eine andere Substanz nur bei schwerwiegenden Nebenwirkungen vorgenommen werden. Man sollte beachten, dass zu Beginn einer antidepressiven Therapie sehr viele Nebenwirkungen auftreten können, die aber auch passager sind.

Ist die Therapie mit einem bestimmten Antidepressivum unwirksam, dann soll auf ein Antidepressivum mit einem anderen Wirkmechanismus umgestellt werden.

Handelt es sich bei der Erkrankung um eine Erstmanifestation, dann soll eine Erhaltungstherapie über 6 Monate mit gleich bleibender Dosierung erfolgen.

Unipolare Episoden: Bei entsprechender Indikation, also bei Suizidversuchen in der Anamnese oder bei einer entsprechenden Familienanamnese, kann sich an die Erhaltungstherapie die Rezidivprophylaxe anschließen, die auch als Phasenprophylaxe verstanden werden kann. Dafür können auch die üblichen Antidepressiva eingesetzt werden (▣ Tab. 8.6). Man verwendet dazu das gleiche Antidepressivum, mit dem auch eine Remission erreicht wurde. Die Dosierung bleibt dieselbe wie bei der Akutbehandlung (▣ Tab. 8.5).

Bipolare Episoden: Nach Remission einer Depression im Rahmen einer bipolaren Störung wird das Antidepressivum meist abgesetzt und die Phasenprophylaxe mit **Lithium**[62] oder auch mit **Carbamazepin**[63] oder Valproat weitergeführt. Unter Umständen muss bei diesen Patienten die Therapie über mehrere Jahre beibehalten werden, bevor man einen Absetzversuch wagen kann, oder sie muss sogar lebenslang erfolgen.

Therapieresistenz: Wird eine akute Störung mit zwei Antidepressiva in ausreichender Dosierung und Plasmakonzentration

---

[63] Tegretal®, Carbamazepin-ratiopharm®

[62] Quilonum®, Lithium Apogepha®

Tab. 8.9. Empfohlene Untersuchungen vor und während der Therapie mit Antidepressiva (Kontrolluntersuchungen)

	vor Therapie	Woche									
Laborparameter		**1**	**2**	**4**	**6**	**8**	**10**	**12**	**16**	**20**	**24**
Blutbild:											
Trizykl. AD	+	O	+	+		+		+		+	
Mianserin	+	+	+	+	+	+	+	+	+	+	+
Andere AD	+			+		+		+		+	
GOT, GPT, γ-GT:											
Trizykl. AD	+			+		+		+			+
Andere AD	+			+						+	
Harnstoff, Kreatinin	+	O		+				+			+
Puls, Blutdruck	+	O		+	+	+	+	+	+	+	+
EKG	+	O		+							+
EEG	+			+							
Schwangerschaftstest	+										

+: Kontrolle notwendig
O: Kontrolle notwendig bei pathologischen Ausgangswerten und unter (evtl.) erfolgter Behandlung

nach vier bis sechs Wochen nur um weniger als 50% gebessert, so gilt sie als therapierefraktär. Trizyklische Antidepressiva sollen dann auf hochnormale Plasmakonzentrationen für zwei Wochen eingestellt werden, SSRI, NARI, SNRI und NaSSA erfahren solange eine Dosissteigerung, bis die Verträglichkeitsgrenze bzw. die in der Tab. 8.5 angegebenen oberen Dosisgrenzen erreicht sind. Falls damit kein ausreichender Effekt erzielt werden kann, empfiehlt sich die Umstellung auf den MAO-Hemmer **Tranylcypromin**[64].

Dosierung. Trizyklische Antidepressiva (AD) werden von 75 mg bis zu 300 mg täglich dosiert. Dabei ist Imipramin die Leitsubstanz, zu der die übrigen in Relation gesetzt werden. Gaben von <75mg Imipramin bzw. Imipramin-Äquivalenten erzeugen meistens keine ausreichende antidepressive Wirksamkeit. Die Standard-Dosis beträgt 150 mg Imipramin-Äquivalent pro Tag (Tab. 8.5). Üblicherweise beginnt man einschleichend mit 25–75 mg Imipramin-Äquivalent, bei schweren Depressionen ist jedoch auch zu Beginn die volle Tagesdosis zu empfehlen. Da die trizyklischen AD und SSRI über eine genügend lange HWZ verfügen, können sie in einer Tagesdosis verabreicht werden. Auf die einschleichende Dosierung kann bei den neueren AD wie SSRI, NARI etc. verzichtet werden, da sie praktisch keine kardiovaskulären Nebenwirkungen besitzen. Das gleiche gilt für den MAO-Hemmer **Moclobemid**[49].

Nicht depressive Erkrankungen wie Panikstörungen werden mit AD in niedriger Dosierung (Imipramin-Äquivalent 25 mg/Tag) behandelt, das gilt auch für die Schmerztherapie mit AD.

[64] Jatrosom®

Kontrolluntersuchungen. Vor und während der Therapie mit AD sind Routine- und Kontrolluntersuchungen zu empfehlen, die in Tab. 8.9 aufgelistet sind.

Therapie der bipolaren Störungen (Zyklothymie)

Für die Therapie der Phasenprophylaxe affektiver und schizoaffektiver Depressionen werden Lithium und Carbamazepin verordnet, bei unipolaren Depressionen auch Antidepressiva. Ist die Ansprechbarkeit auf Lithium und Carbamazepin nur gering, kommen auch Antipsychotika in Betracht. Lithium hat einen belegten Suizid- und Mortalitätsreduzierenden Effekt, wohingegen für Carbamazepin keine ausreichenden Daten hinsichtlich Rezidivprophylaxe bei unipolaren Störungen vorliegen.

Auch die akute Manie kann mit Lithium und Carbamazepin behandelt werden. Hier ist aber häufig die Kombination mit einem Antipsychotikum oder Benzodiazepin notwendig.

Lithium wird so dosiert, dass der Plasmaspiegel zwischen 0,6 und 0,8 mmol/l liegt. Der phasenprophylaktische Effekt tritt allerdings erst nach einigen Monaten ein. Die Therapie beginnt einschleichend mit zunächst 10–20 mmol/Tag, wobei der Lithium-Spiegel im ersten Monat wöchentlich, dann monatlich und nach einem halben Jahr dreimonatlich kontrolliert wird. Bei der akuten Manie wird der Plasmaspiegel zwischen 1,0 und 1,2 mmol/l eingestellt, wobei Lithium rasch aufdosiert wird. Man beginnt mit 30–40 mmol/Tag und kontrolliert den Spiegel im Abstand von 2–3 Tagen.

Zur Phasenprophylaxe mit Carbamazepin werden die gleichen Plasmaspiegel angestrebt wie bei der antikonvulsiven Therapie, nämlich 6–12 µg/ml, bei der akuten Manie 10–12 µg/ml.

Tab. 8.10. Kontraindikationen für Antidepressiva

Antidepressivum*	Kontraindikation
TZAD	Ileus, Pylorusstenose, frischer Myokardinfarkt, akute Ischämiezeichen im EKG, instabile Angina pectoris, AV-Block II und III, Rechtsschenkelblock, ventrikuläre Arrhythmie nach Therapiebeginn, Engwinkelglaukom, iMAOI in den letzten 14 Tagen, Krampfanfälle, Herz-Kreislaufstörungen
SSRI	iMAOI in den letzten 14 Tagen, Moclobemid in den letzten 2 Tagen, gleichzeitige Antikoagulantien-Therapie, relative KI: gleichzeitige Lithium-Therapie, Sick-Sinus-Syndrom,
NARI	Schwangerschaft und Stillzeit, siehe SSRI
SNRI	gleichzeitige Einnahme von MAOI, siehe SSRI
NaSSA	siehe SSRI
AAD	siehe SSRI
MAOI	Phäochromozytom, Thyreotoxikose, Karzinoid, opiatartige Narkoanalgetika (Pethidin), SSRI in den letzten 2 Wochen (Fluoxetin: 5 Wochen), Clomipramin oder anderes serotonerges Pharmakon
Alle AD	akute Alkohol-, Schlafmittel-, Analgetika- und Psychopharmaka-Intoxikationen; akute Delirien; akute Harnverhaltung; relevante Herz-Kreislauf-Erkrankungen; schwere Leberschäden; schwere Nierenschäden bzw. eingeschränkte GFR; relevante Blutbildstörungen. relative KI: Schilddrüsen- und Stoffwechselstörungen, hirnorganische Schädigungen, Störungen der Harnentleerung, Blutbildstörungen, Schwangerschaft und Stillzeit

* Abkürzungen: TZAD = trizyklische Antidepressiva, SSRI = selektive Serotonin-Wiederaufnahme-Hemmer, NARI = Noradrenalin-Wiederaufnahme-Hemmer, SNRI = Serotonin-Noradrenalin-Wiederaufnahme-Hemmer, NaSSA = Noradrenalin-Serotonin-selektive Antidepressiva, AAD = atypische Antidepressiva, MAOI = Monoaminoxidase-Hemmer, AD = Antidepressiva

Dafür muss der Patient Dosen von 600 bis 1600 mg/Tag einnehmen.

Nebenwirkungen und Kontraindikationen

Anzahl und Schwere der Nebenwirkungen der **trizyklischen AD** sind beträchtlich. Im Vordergrund stehen dabei anticholinerge, hypotensive und je nach Substanz, sedierende unerwünschte Wirkungen (Tab. 8.8). Außerdem ist eine erektile Dysfunktion beschrieben. Gravierende Nebenwirkungen sind Miktionsstörungen, Akkommodationsstörungen, Subileus und Delirien.

Bei den **SSRI** werden am häufigsten gastrointestinale Nebenwirkungen und innere Unruhe beobachtet, außerdem eine verzögerte Ejakulation.

Bei der Ein- oder Umstellung auf sedierend wirksame AD ist die Fahrtauglichkeit für etwa 14 Tage eingeschränkt. Eine Erhaltungstherapie hat dagegen nur wenig Einfluss auf die Fahrtauglichkeit.

Die wichtigsten Kontraindikationen sind in Tab. 8.10 dargestellt.

Suizidalität bei SSRI

Vor allem die SSRI sind durch Fluoxetin[44], das in den USA als Prozac® verkauft wird, zu so genannten »Life-Style-Drugs« verkommen. Dabei muss darauf hingewiesen werden, dass auch die SSRI hochwirksame Medikamente sind und Nebenwirkungen haben (Tab. 8.8), die eine kritiklose Anwendung verbieten. Bei Kindern und Jugendlichen wurden sogar gehäuft Suizide unter der Einnahme von SSRI beobachtet, die Suizidrate betrug ca. 4% im Vergleich zu Placebo (2%). Eine große Metaanalyse aus 702 Studien, in die insgesamt knapp 90.000 Patienten eingeschlossen waren, zeigte eine signifikante Suizid-Zunahme unter SSRI, wobei aus der Studie berechnet wurde, dass man 648 Patienten mit einem SSRI behandeln muss, damit ein Suizid auftritt (»number needed to treat to harm«). Deshalb muss vor der kritiklosen Anwendung der SSRI deutlich gewarnt werden.

Weiterführende Literatur:

Behandlungsleitlinie Psychopharmakotherapie (2003) Springer-Heidelberg

Behandlungsleitlinie Schizophrenie (2006) Hrsg.: Deutsche Gesellschaft für Psychiatrie Psychotherapie und Nervenheilkund DGPPN, Steinkopff-Darmstadt

Ferguson D, Doucette S, Glass C, Healy D, Hebert P and Hutton B (2005) Assocoation between suicide attempts and selective serotonin reuptake inhibitors: systematic review of randomised controlled trials. Brit Med J 330: 1–7

Geddes J, Freemantle N, Harrison P, Bebbington P (2000) Atypical antipsychotics in the treatment of schizophrenia: systematic overview and meta-regression analysis. Brit Med J 321: 1371–1376

Liebermann JA, Stroup TS, McEvoy JP et al. (2005) Effectiveness of antipsychotic drugs in patients with chronic schizophrenia. New Engl J Med 353: 1209–1223

9 Therapie mit Antikoagulanzien, Plättchenfunktionshemmern und Thrombolytika

K. Schrör, A. Greinacher

9.1 Gerinnungsphysiologische Grundlagen

Die Blutgerinnung (Hämostase) ist eine Vitalfunktion des Organismus. Verletzungen der Gefäßwand erfordern rasch wirksame, innerhalb von Sekunden aktivierbare Sofort-Mechanismen, **die die Verletzungsstelle durch Thrombusbildung verschließen und gleichzeitig sicherstellen, dass die Thrombusbildung auf den Verletzungsort beschränkt bleibt.**

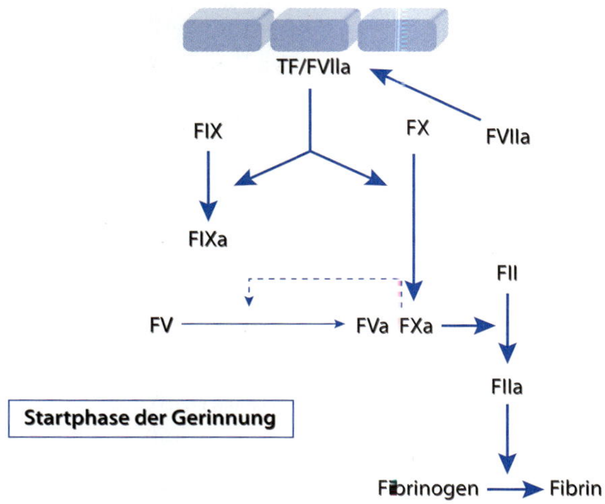

Abb. 9.1a. Startphase der Gerinnungskaskade.
Der zentrale Beginn der Gerinnungsaktivierung ist die Bindung von FVIIa an den Gewebefaktor (*tissue factor*, TF). Dieser Komplex aktiviert FVII, FX, FXa aktiviert Prothrombin zu Thrombin (FIIa)

Blutgerinnung. Im arteriellen System sind vor allem Thrombozyten und von Willebrand Faktor wichtig, im venösen System die plasmatischen Gerinnungsfaktoren. Thrombozyten adhärieren an die verletzte Gefäßwand (Subendothel), setzen vasoaktive und thrombozytenaktivierende Faktoren und Gerinnungsfaktoren aus ihren Speichergranula frei und schnüren Mikropartikel ab, auf deren Phospholipid-Oberfläche die plasmatische Gerinnungskaskade katalysiert wird. Die Aktivierung der plasmatischen Gerinnungsfaktoren erfolgt über Gewebefaktor (**tissue factor**, TF) der im Subendothel in hoher Konzentration vorliegt und FVIIa. FVIIa ist der einzige Gerinnungsfaktor, der unter physiologischen Bedingungen bereits in geringen Mengen aktiv im Blut zirkuliert und damit sofort zur Verfügung steht. TF/FVIIa aktiviert Faktor X zu Faktor Xa, der Prothrombin (FII) zu Thrombin (FIIa) umwandelt. Thrombin spaltet Fibrinogen zu Fibrin (Abb. 9.1a), verstärkt im Sinne einer positiven Rückkopplung über FV, FVIII, FXI die Gerinnungsaktivierung ca. 1000 fach (Abb. 9.1b) und aktiviert ebenfalls Thrombozyten. Im Ergebnis entsteht an der Verletzungsstelle ein Thrombozyten/Fibrinthrombus, der über Adhäsionsproteine am Subendothel haftet. Ein lokaler Vasospasmus, verstärkt durch vasokonstriktorische Faktoren aus dem Thrombus, verhindert die Mobilisation des Thrombus und fördert seine Fixierung.

Thrombin induziert auch eine negative Rückkopplung. Wenn es an endotheliales Thrombomodulin bindet, kann Thrombomodulin Protein C aktivieren (aPC). Aktiviertes Protein C inaktiviert FVa und FVIIIa. Neben Protein C ist Antithrombin (AT) das wichtigste antikoagulatorische Enzym. Heparansulfat auf der Endothelzelloberfläche katalysiert die Hemmung von Thrombin durch AT (Abb. 9.1c).

Fibrinolyse. Thrombin und aPC aktivieren die Fibrinolyse. Schlüsselvorgang ist hier die Aktivierung von Plasminogen zu Plasmin, das Fibrinogen und Fibrin spaltet. Die dabei entstehenden Spaltprodukte, wie D-Dimer, haben große Bedeutung bei der Diagnostik thromboembolischer Erkrankungen. Die Fibrinolyse verhindert ein unkontrolliertes Thrombuswachstum und eröffnet die Gefäße wieder. Während aus didaktischen Gründen Throm-

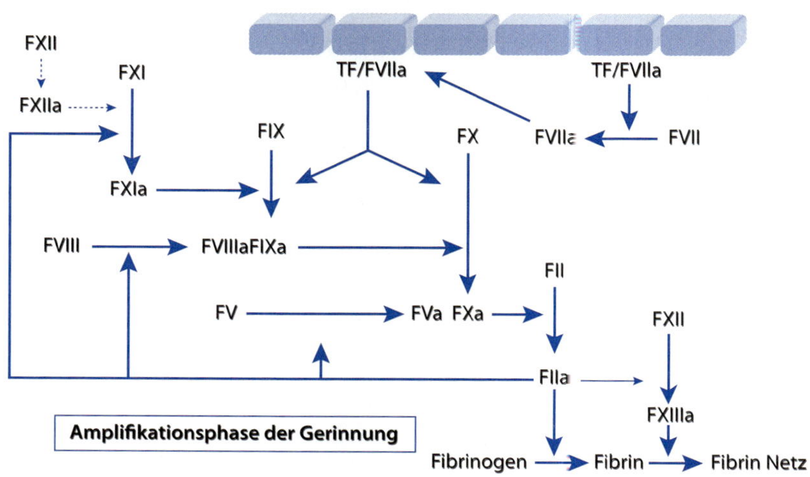

Abb. 9.1b. Amplifikationsphase der Gerinnungskaskade
Entsteht Thrombin, verstärkt dies die Gerinnungskaskade um mindestens den Faktor 1000 über die Rückkopplung der Aktivierung von FV, FVIII, FXI und FIX. Die früher als intrinsischer Gerinnungsweg bezeichnete Aktivierung über FXII hat klinisch wahrscheinlich keine Bedeutung (Patienten mit FXII Mangel haben keine erhöhte Blutungsneigung). Thrombin aktiviert auch den FXIII, der die entstandenen Fibrinfäden vernetzt und den Thrombus darüber stabilisiert.

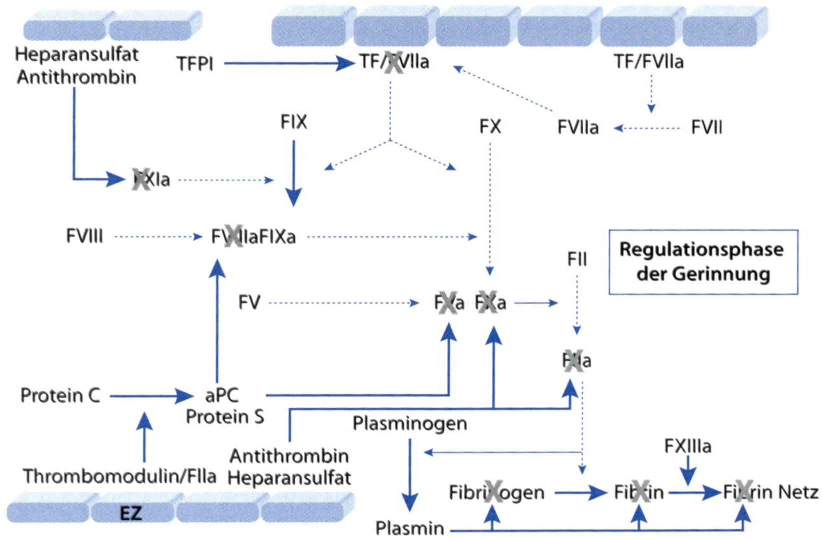

Abb. 9.1c. Regulationsphase der Gerinnungskaskade
Thrombin bindet auch an Thrombomodulin und ist hier der Cofaktor zur Aktivierung von Protein C zu aPC. Dieses spaltet zusammen mit Protein S FVIIIa und FVa und hemmt so die Gerinnungskaskade. Antithrombin wird über Endothelzellständiges Heparansulfat katalysiert und hemmt darüber FXa, FXIa und Thrombin. Die Fibrinolyse wird durch Thrombin und aPC aktiviert, wodurch die entstandenen Fibrinmoleküle gespalten werden.

bozyten, plasmatische Gerinnung, Endothelzellfunktion und Fibrinolyse oft getrennt abgehandelt werden, bestehen zwischen ihnen komplexe Wechselwirkungen im Sinne einer funktionellen Einheit.

9.2 Hyperkoagulabilität

9.2.1 Pathophysiologische Vorbemerkungen

Das unter physiologischen Bedingungen gut aufeinander abgestimmte Gleichgewicht zwischen den zahlreichen Komponenten des hämostatischen Systems und ihren ebenso zahlreichen Kontrollmechanismen ist bei degenerativen **Veränderungen der Gefäßwand** gestört. Eine pathologische Endothelzellfunktion mit der Expression von Adhäsionsmolekülen, der Aktivierung des plasmatischen Gerinnungssystems und einer Thrombozytenhyperreaktivität fördern die Entstehung von Gefäßverschlüssen. Gleichzeitig ist die Bildung von antithrombotischen, fibrinolytischen und vasodilatierenden Faktoren reduziert. Daraus resultiert eine weitere Verschiebung des Hämostasegleichgewichts in Richtung einer Hyperkoagulabilität.

Ein erhöhtes Risiko **arterieller Thrombosen** besteht bei fortgeschrittenen Stadien der **Artherosklerose**, bei **Lipidstoffwechselstörungen** und bei **Diabetes mellitus**. Im Vordergrund steht bei arteriellen Thrombosen eine **Hyperreaktivität** der Thrombozyten mit Aktivierung der Thromboxansynthese, Freisetzung von Thrombozyteninhaltsstoffen (Serotonin, Wachstumsfaktoren) und Expression von Adhäsionsmolekülen (P-Selektin, Integrine), die eine Anlagerung der Thrombozyten an die Gefäßwand und Bildung von Thrombozytenaggregaten fördern. Wichtige Komplikationen akutthrombembolischer arterieller Gefäßverschlüsse sind Myokardinfarkt und (ischämischer) Schlaganfall sowie die kritische Extremitätenischämie bei peripheren arteriellen Durchblutungsstörungen (▶ Kap. 20.3.2).

Tiefe Venenthrombosen sind durch die Aktivierung der plasmatischen Gerinnung bedingt. Die Aktivierung der plasmatischen Gerinnung erfolgt durch den **tissue factor** der auf glatten Muskelzellen, aktivierten Monozyten, thrombozytären Mikropartikeln und im artheromatösen Plaque exprimiert wird. Risikofaktoren für die Entstehung tiefer Beinvenenthrombosen sind größere operative Eingriffe bzw. Verletzungen, Tumorerkrankungen, intravaskuläre Katheter und Immobilisation von Extremitäten, hohe Konzentrationen von Gerinnungsfaktor VIII und Fibrinogen, niedrige Konzentrationen an AT, Protein C und Protein S, sowie Mutationen, die zu erhöhten Spiegeln an Prothrombin führen bzw. die Spaltung von FVa durch aPC erschweren (FV-Leiden). Eine lebensbedrohende akute Komplikation der tiefen Venenthrombose ist die Lungenembolie, eine wichtige Spätkomplikation das postthrombotische Syndrom.

Zur Beeinflussung der Hämostase stehen 2 Hauptgruppen von Pharmaka zur Verfügung:

- Hemmstoffe der Thrombozytenfunktion;
- Hemmstoffe der plasmatischen Gerinnungssysteme. Neben diesen Substanzgruppen kommen bei der Akuttherapie thrombotischer Ereignisse Aktivatoren der Fibrinolyse zum Einsatz.

9.2.2 Hemmung der Thrombozytenfunktion

Acetylsalicylsäure

Acetylsalicylsäure ist die Standardsubstanz für eine Hemmung der Thrombozytenaktivierung (Tab. 9.1). Der Wirkungsmecha-

Tab. 9.1. Wichtige Eigenschaften von Hemmstoffen der Thrombozytenfunktion

Parameter	Acetylsalicylsäure[1]	Ticlopidin[2], Clopidogrel	Abciximab[3], Tirofiban, Eptifibatid
Mechanismus der Funktionshemmung	Hemmung der Thromboxanbildung	Hemmung der ADP-Wirkung	Hemmung der Fibrinogenbindung an den GPIIb/IIIa-Rezeptor
Plättchenspezifisch	Nein	Ja	Ja
Wirkung reversibel	Nein	Nein	Ja
Orale Therapie möglich	Ja	Ja	Nein[a]
Wichtige UAW	Gastrointestinale Intoleranz, Blutung, Acetylsalicylsäure-sensitives Asthma	beide Substanzen: gastrointestinale Intoleranz, Blutung, thrombotisch-thrombozytopenische Purpura nur Ticlopidin: Neutropenie, Hautveränderungen, (»rash«)	Blutung

[a] Abciximab ist oral unwirksam. Orale Nicht-Peptid-Inhibitoren des GPIIb/IIIa-Rezeptors haben sich bei der klinischen Prüfung bisher nicht bewährt. Orale Inhibitoren von Thrombin und Faktor Xa sind in klinischer Prüfung.

nismus besteht in einer für Thrombozyten **irreversiblen Hemmung der Thromboxansynthese** durch Blockade der Cyclooxygenase-1. Andere Plättchenfunktionen, beispielsweise die Thrombozytenadhäsion an die Gefäßwand, werden durch die Thromboxansynthesehemmung nicht beeinflusst. Auch wird die Thrombozytenaggregation, das heißt die Zusammenlagerung von Thrombozyten über aktivierte Fibrinogenrezeptoren (GPIIb/IIIa), nicht direkt gehemmt, sondern lediglich ein Verstärkungsmechanismus der Thrombozytenaktivierung ausgeschaltet. Acetylsalicylsäure führt in antithrombotischen Dosierungen (75–300 mg pro Tag) bei Patienten mit atherosklerotischen Gefäßwandveränderungen auch zu einer Reduktion der vaskulären Prostacyclinbildung, des funktionellen Gegenspielers von Thromboxan A_2 mit antithrombotischen und vasodilatierenden Eigenschaften. Auch die Prostaglandinbildung der Magenmucosa ist reduziert. Allerdings scheint für eine Schädigung der Magenmucosa ein direkter Kontakt der Substanz mit der Magenschleimhaut erforderlich zu sein.

Acetylsalicylsäure[1] ist Mittel der Wahl für die **Sekundärprophylaxe des Myokardinfarktes** und cerebraler Insulte (▶ Kap. 17.3.6 und ▶ Kap. 20.1.2) sowie Basistherapie für die Prävention akuter atherothrombotischer Syndrome, z. B. bei akutem Koronarsyndrom (instabile Angina pectoris, akuter Myokardinfarkt) und perkutanen Koronarinterventionen (PTCA, Stentimplantation), letzteres in Kombination mit Clopidogrel.

Unerwünschte Wirkungen. Unerwünschte Wirkungen von Acetylsalicylsäure sind, neben einer Verlängerung der Blutungszeit und damit einhergehender Blutungsneigung, **Reizungen der Schleimhaut im Magen-Darm-Trakt** mit einem **erhöhten Risiko für Magen-Darm-Ulcera**. Die Hemmung der Prostaglandinbildung im Bronchialsystem kann in seltenen Einzelfällen die Auslösung von Asthma-Anfällen begünstigen (Aspirin-sensitives Asthma bronchiale). Eine verlängerte Blutungszeit ist nach Absetzen der Substanz noch über 4 bis 5 Tage nachweisbar und bei operativen Eingriffen zu berücksichtigen.

Pharmakokinetik. Die orale Bioverfügbarkeit von Acetylsalicylsäure beträgt ca. 50%. Bei Retardformulierungen kann sie auf 20% und weniger reduziert sein. Die Eliminationshalbwertszeit von Acetylsalicylsäure beträgt etwa 20 Minuten. Dabei entsteht Salicylsäure als primärer Metabolit. Die Ausscheidung erfolgt renal in Form von Salicylsäure und Salicylsäure-Metaboliten. Die rasche Metabolisierung (▶ Kap. 7.3.1) beeinträchtigt die antithrombotische Wirkung nicht, weil die Acetylierung der Cyclooxygenase der Thrombozyten im Wesentlichen bereits im **Pfortaderkreislauf** stattfindet. Die antithrombotische Wirkung ist daher von der systemischen Plasmakonzentration unabhängig, wobei keiner der Acetylsalicylsäure-Metaboliten eine thrombozytenfunktionshemmende Wirkung zeigt. Für die Langzeitprophylaxe bei bestehendem arteriellen Thromboserisiko empfehlen sich v. a. dünndarmlösliche Formulierungen mit besserer Magenverträglichkeit und Patientencompliance (z. B. Aspirin-protect®). Einige Patienten zeigen trotz Acetylsalicylsäure Einnahme keine ausreichende Hemmung der Thrombozytenfunktion (Acetylsalicylsäure-Resistenz). Der prospektive Wert einer verminderten Acetylsalicylsäurewirkung **in vitro** für die klinische Effektivität der Behandlung ist noch offen.

Dosierung

Antithrombotische Dosierung von Acetylsalicylsäure:

- ▶ 1-mal 75–300 mg täglich zu den Mahlzeiten.

Clopidogrel und Ticlopidin

Clopidogrel[4] und Ticlopidin[2] sind chemisch eng verwandte Thienopyridinderivate und hemmen die Thrombozytenfunktion **irreversibel**. Die Substanzen selbst sind **Prodrugs**; ein wirksamer

1 Aspirin protect®, ASS-ratiopharm® 100 mg
2 Tiklyd®, Ticlopidin-ratiopharm®
3 Reopro®
4 Plavix®, Iscover®

Metabolit mit sehr kurzer Halbwertszeit entsteht in der Leber. Der Wirkungsmechanismus liegt in der Blockade eines purinergen, thrombozytenspezifischen Membranrezeptors für ADP ($P2Y_{12}$), weshalb die ADP-vermittelte Aktivierung der Thrombozyten gehemmt ist. Dies führt zur Hemmung der ADP-induzierten Aktivierung des Fibrinogenrezeptors (GPIIb/IIIa) auf Thrombozyten sowie höheren thrombozytären cAMP-Konzentrationen, einer Hemmung der ADP-induzierten Freisetzung mitogener Plättchenfaktoren sowie der Thrombozytenadhäsion am Subendothel. Beide Substanzen scheinen nach dem Ergebnis von Tierversuchen besonders effektiv die Thrombozytenaktivierung durch Scherstress zu hemmen, ohne dass sie einen Einfluss auf den Prostaglandinstoffwechsel haben.

Ticlopidin ist als Thrombozytenfunktionshemmer zur Prophylaxe von Schlaganfällen der Acetylsalicylsäure überlegen, wird aber aufgrund der unerwünschten Wirkungen (sehr selten Auslösung irreversibler Agranulozytosen) heute kaum noch angewandt. **Clopidogrel** ist das Nachfolgepräparat des Ticlopidins und ist besser verträglich, ohne die Gefahr einer Neutropenieauslösung. Klinisch konnte bei Hochrisikopatienten in der CAPRIE Studie eine geringgradig stärkere Wirksamkeit von Clopidogrel im Vergleich zu Acetylsalicylsäure, signifikant aber nur für einen kombinierten vaskulären Endpunkt (Myokardinfarkt, Schlaganfall, peripherer Gefäßverschluss) nachgewiesen werden. Die wichtigste Indikation für Clopidogrel ist (in Kombination mit Acetylsalicylsäure) die Verhinderung von kardiovaskulären Ereignissen nach koronaren Stentimplantationen und anderen akuten Koronarinterventionen. Hierbei werden der unterschiedliche Wirkungsmechanismus von Clopidogrel und Acetylsalicylsäure und ein daraus resultierender Synergismus der Wirkung ausgenutzt. Clopidogrel ist eine therapeutische Alternative zur Acetylsalicylsäure bei Acetylsalicylsäureresistenz oder -unverträglichkeit.

Arterieller Schenkel – Thrombozytenfunktionshemmung

Zur Prophylaxe thromboembolischer Ereignisse im arteriellen Schenkel haben sich Hemmstoffe der Thrombozytenfunktion wie Acetylsalicylsäure oder/und Clopidogrel als wirksam erwiesen. Ein standardisierter und allgemein akzeptierter Labortest zur Wirksamkeitskontrolle ist nicht verfügbar.
Gesicherte Indikationen sind:

- Sekundärprävention bei koronarer Herzkrankheit, insbesondere während und 1 Jahr nach akutem Koronarsyndrom;
- Sekundärprävention nach transitorischer ischämischer Attacke bei cerebralen Durchblutungsstörungen;
- periphere arterielle Verschlusskrankheit;
- Zustand nach perkutanen Koronarinterventionen;
- Zustand nach Bypassoperationen im arteriellen Stromgebiet.

Clopidogrel verursacht eine Verlängerung der Blutungszeit, wird oral gut resorbiert und nach Leberpassage in den aktiven Metaboliten überführt. Eine maximale Thrombozyten-funktionshemmende Wirkung tritt nach 3 bis 5 Tagen ein und hält nach Absetzen etwa ebenso lange an. Bei Bedarf, z. B. akuten perkutanen Koronarinterventionen, kann Clopidogrel als Aufsättigungsdosis (300 bzw. 600 mg am Tag 1) gegeben werden, so dass sich bereits nach wenigen Stunden eine therapeutisch ausreichende Aggregationshemmung einstellt. Die häufigen Diarrhoen (20%) und Neutropenien (2–5%) unter Ticlopidin, die bis zur Agranulozytose führen können, treten bei Clopidogrel sehr viel seltener ein.

Dosierung Start

Clopidogrel:

- 75 mg 1-mal täglich, Aufsättigungsdosis zum raschen Wirkungseintritt 300 bzw. 600 mg am Tag 1.

Abciximab

Abciximab[3] ist das chimäre (Maus/Mensch) Fab-Fragment eines monoklonalen Antikörpers gegen den GPIIb/IIIa-(Fibrinogen)-Rezeptor der Thrombozyten. Die Substanz verhindert die Bildung von Thrombozytenaggregaten durch Besetzung der Fibrinogenrezeptoren. Die physiologischen Mechanismen der Thrombozytenaktivierung werden nicht gehemmt, so dass eine kombinierte Anwendung von GPIIb/IIIa Blockern mit Thrombozytenfunktionshemmern (z. B. Acetylsalicylsäure) sinnvoll und notwendig ist. Für eine klinisch relevante Wirkung müssen mindestens 70–80% der verfügbaren GPIIb/IIIa-Rezeptoren blockiert werden. Da sich diese Rezeptoren nur in Megakaryozyten bzw. daraus hergeleiteten Zellen finden lassen, ist die Wirkung von Abciximab für Thrombozyten spezifisch.

Die antithrombotische Wirkung von Abciximab wird bei klinischen Akutsituationen wie Katheterinterventionen beim akuten Koronarsyndrom genutzt. Untersuchungen in Kombination mit Fibrinolytika bei der Reperfusionstherapie von akuten ST-Elevations-Myokardinfarkten habe eine raschere koronare Reperfusion gezeigt, es konnte aber keine Abnahme der Sterblichkeit nachgewiesen werden.

Unerwünschte Wirkungen. Unerwünschte Wirkungen sind vor allem eine erhöhte Rate schwerer Blutungskomplikationen. Um die Blutungsrate zu reduzieren, muss die Dosis des gleichzeitig applizierten Heparins reduziert werden. Abciximab löst zwar eine Antikörperbildung aus, es handelt sich aber um nichtblockierende Antikörper. Abciximab kann das Laborartefakt einer Pseudothrombozytopenie (bis zu 3% der Patienten; Thrombozyten verklumpen im EDTA Röhrchen) und, häufiger als die anderen GPIIb/IIIa Inhibitoren ausgeprägte, passagere Immunthrombozytopenien (~1%) induzieren.

Pharmakokinetik. Abciximab wird i. v. als Bolus mit anschließender 12-stündiger Infusion appliziert. Trotz einer relativ kurzen Plasmahalbwertszeit bindet Abciximab sehr viel länger an die thrombozytären Fibrinogenrezeptoren, so dass auch noch nach 3–5 Tagen eine Hemmung der Thrombozytenaggregation nachgewiesen werden kann.

> **Dosierung**
>
> **Abciximab:**
>
> ▶ 0,25 mg/kg i. v.-Bolus, nachfolgend 0,125 µg/kg/min für 12 Std.

Tirofiban

Tirofiban[5] ist ein synthetischer und nicht-peptidischer GPIIb/IIIa-Rezeptorantagonist, der den Rezeptor reversibel blockiert und eine kurze Halbwertszeit und Wirkdauer hat. Dadurch ist die Wirkung während der 48- bis 108-stündigen Infusionstherapie gut steuerbar. Die Wirksamkeit der Substanz zur Prävention von Myokardinfarkten bei Patienten mit instabiler Angina und nicht-transmuralem Infarkt ist nachgewiesen. Insbesondere die am höchsten gefährdeten Patienten mit Erhöhung der myokardialen Ischämiemarker profitieren am meisten von der Therapie.

> **Dosierung**
>
> **Tirofiban:**
>
> ▶ Aufsättigung: 0,4 µg/kg/min über 30 min; Dauerinfusion 0,1 µg/kg/min für 48–108 Std.

Eptifibatid

Eptifibatid[6] ist ein synthetisches zyklisches Heptapeptid, das den thrombozytären GPIIb/IIIa-Rezeptor ebenfalls kompetitiv hemmt. Aufgrund einer kurzen Wirkdauer kann die Thrombozyten-inhibitorische Wirkung über die Infusionsrate gesteuert werden und ist rasch reversibel. Die Substanz ist zugelassen für die Prävention eines drohenden Myokardinfarktes bei Patienten mit instabiler Angina pectoris oder nicht-transmuralem Infarkt, wobei die Behandlung am ehesten den Patienten zugute kommt, die einer frühzeitigen Ballondilatation der Herzkranzgefäße unterzogen werden.

> **Dosierung**
>
> **Eptifibatid:**
>
> ▶ Aufsättigung: 180 µg/kg als Bolus; Dauerinfusion 2 µg/kg/min für 72 Std.

9.2.3 Hemmung der plasmatischen Gerinnung

Zentraler Mechanismus der Aktivierung der plasmatischen Gerinnung ist die Bildung von Thrombin mit nachfolgender Umsetzung von Fibrinogen zu Fibrin (◘ Abb. 9.1). Für die Hemmung der Gerinnungskaskade werden zurzeit fünf pharmakologische Ansätze verfolgt:

- indirekte Hemmung des Thrombins durch Aktivierung von Antithrombin;
- indirekte Hemmung des Faktor Xa durch Aktivierung von Antithrombin;
- direkte Hemmung des Thrombins;
- direkte Hemmung des Faktor Xa;
- Hemmung der Carboxylierung der Gerinnungsfaktoren (FX, FIX, FVII, FII; Merkhilfe »1972«) durch Vitamin-K-Antagonisten.

Indirekte Hemmung von Thrombin und FXa

Heparin

Heparin (unfraktioniertes Heparin, UFH)[7] wird aus Schweinedarmmucosa gewonnen. Es ist ein Gemisch sulfatierter Glykosaminoglykane mit einem medianen Molekulargewicht von 15 kDa (entspricht einer Kette von ca. 45 Zuckermolekülen) aber einer breiten Verteilung der Molekülgrößen. Ungefähr ein Drittel der Heparinmoleküle enthält eine spezifische Sequenz aus fünf Zuckern, das Pentasaccharid. Nur über diese Sequenz bindet Heparin an AT und katalysiert die Reaktion zwischen AT und Gerinnungsfaktoren (insbesondere Thrombin und Faktor Xa). Ohne AT haben Heparine praktisch keine antikoagulatorische Wirkung. Heparin-Moleküle binden aufgrund ihrer stark negativen Ladung an sehr viele Moleküle. Sie können z. B. durch Freisetzung einer Lipoproteinlipase aus dem Gewebe die Auflösung von Chylomikronen im Blut bewirken, aber auch durch Komplexbildung mit positiv geladenen Proteinen, wie z. B. Plättchenfaktor 4 Immunreaktionen auslösen.

! Heparin und Heparinoide dürfen nie mit anderen Arzneistoffen außer Elektrolyten etc. in einer Spritze aufgezogen oder in einer Infusion verabreicht werden.

Die biologische Funktion von Heparin, das in menschlichen Leber- und Mastzellen vorkommt, ist unklar. Seine wichtigste therapeutisch genutzte Eigenschaft ist die Hemmung der plasmatischen Gerinnung durch Aktivierung von AT. Heparin ist damit ein indirekt wirkendes Antikoagulans. Die Länge des Heparinmoleküls ist wichtig für seine biologischen Eigenschaften. Zur Inaktivierung von Thrombin muss das Heparinmolekül sowohl an AT als auch an Thrombin binden (◘ Tab. 9.2). Dies können nur Heparinmoleküle ab einer Kettenlänge von 18 Zuckern (ab ca. 6

---

[5] Aggrastat®

[6] Integrilin®

[7] Liquemin®, Heparin-Natrium Braun®

Tab. 9.2. Eigenschaften von Heparin, niedermolekularem Heparin und Fondaparinux

	Unfraktioniertes Heparin	Niedermolekulares Heparin	Fondaparinux
Mittleres Molekulargewicht	~ 15000 Da	~ 5000 Da	1727 Da
Bindung an Proteine außer AT	+++	+	((+))
Halbwertszeit	i. v. ~ 1 h s. c. ~ 4h	i. v. ~ 2h s. c. ~8h	s. c. ~ 14h
Bioverfügbarkeit	ca. 20%	~ 90%	~ 99%
Wirkspiegel nach Festdosis	sehr variabel	konstant	konstant
Wirkeintritt nach s.c.-Gabe	20–60 min	60–120 min	60–120 min
Monitoring (Therapie)	+++	(+)	(+)
HIT	++	(+)	((+))
Antagonisierbarkeit	+++	(–)	–

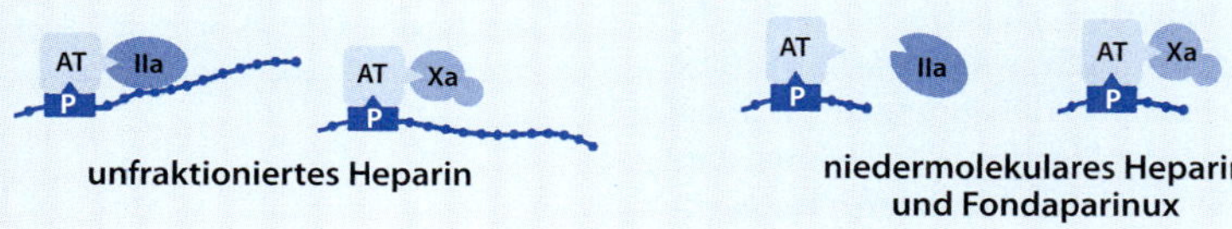

KDa Molekulargewicht). Kleinere Heparinmoleküle katalysieren nur die Inaktivierung von Faktor Xa durch AT.

Grundsätzlich hemmen alle Heparine nur die weitere Aktivierung der Gerinnungskaskade. Heparine können bestehende Gerinnsel nicht auflösen (dies erfolgt über die endogene Fibrinolyse). Sie können nur freies Thrombin im Plasma inaktivieren, aber nicht Thrombus-gebundenes Thrombin, da die Heparin-AT-Komplexe zu groß sind, um in den Thrombus zu diffundieren, und außerdem ist die Heparin-Bindungsstelle des Thrombins durch Fibrin im Thrombus bereits besetzt.

Zunehmend werden fraktionierte Heparinmoleküle verwendet, die so genannten niedermolekularen Heparine. Diese werden durch verschiedene chemische und enzymatische Verfahren aus unfraktioniertem Heparin hergestellt. Je nach Verfahren sind diese Moleküle unterschiedlich lang und unterscheiden sich auch in ihren pharmakologischen Eigenschaften. Allen niedermolekularen Heparinen gemeinsam ist, dass der größte Teil der Moleküle kürzer als 18 Zuckermoleküle ist. Niedermolekulare Heparine katalysieren daher vor allem die Inaktivierung von FXa durch AT aber nur zu einem geringen Teil die Inaktivierung von Thrombin.

Das biologische Ausgangsmaterial bedingt, dass Heparine uneinheitliche Molekülgemische sind. Jede Charge wird deshalb anhand ihrer Gerinnungsaktivität im Vergleich zu einem WHO Standard standardisiert. Für unfraktionierte Heparine werden anti-Thrombin Einheiten und für niedermolekulare Heparine anti-FXa Einheiten verwendet. Während unfraktionierte Heparine verschiedener Hersteller vergleichbar sind, bieten die anti-FXa-Einheiten für niedermolekulare Heparine nur einen Richtwert, erlauben aber keinen direkten Vergleich der Präparate. Für jedes niedermolekulare Heparinpräparat muss daher, vor der Zulassung, seine biologische Wirksamkeit in der jeweiligen Indikation in klinischen Studien gezeigt werden. Alle Messparameter für Heparine (PTT und anti-FXa-Einheiten) sind Surrogatmarker, die nur einen Anhaltspunkt für die Stärke der Antikoagulation darstellen. Es gibt bislang keinen Parameter, der eine genaue Einschätzung der Gerinnungssituation des Patienten erlaubt. Dieser müßte neben dem plasmatischen Gerinnungspotential auch die Funktion von Thrombozyten und Endothelzellen erfassen.

Pharmakokinetik. Unfraktioniertes und niedermolekulares Heparin werden aufgrund ihrer Molekülgröße und negativen Ladung nur sehr schlecht aus dem Darm oder von anderen Schleimhäuten resorbiert und müssen daher parenteral zugeführt werden. Heparine passieren die Plazentaschranke nicht. Durch lokale Anwendung auf der Haut lassen sich keine systemischen Heparin-Wirkungen erzielen. Aufgrund der Gefahr der Entstehung ausgedehnter Hämatome sollen Heparine nicht intramuskulär, sondern intravenös infundiert oder tief (zur Vermeidung von Blutungen aus dem Stichkanal) subkutan injiziert werden. Bei letzterer Anwendungsweise entsteht eine Depotwirkung. Zwischen Calcium- und Natrium-Salzen des unfraktionierten Heparins besteht kein Wirkungsunterschied. Die Elimination von großen Heparinmolekülen erfolgt zum Teil durch Phagozytose und teilweise durch Spaltung in der Leber. Kleine Heparinmoleküle werden bis zu 50% von der Niere ausgeschieden/abgebaut. Der Abbau des Heparins ist sättigbar. Seine Halbwertszeit ist daher abhängig von der applizierten Dosis und der Größe der Heparinmoleküle. Je höher die Dosis und je kleiner das Molekül, desto länger ist die Halbwertszeit.

Die ladungsabhängige Bindung von großen Heparinmolekülen an zahlreiche Proteine des Blutes und der Gefäßwand bedingt eine relativ kurze Halbwertszeit (0,5–2,5 Stunden) (◻ Tab. 9.2). Da diese Bindung von der Konzentration der Plasmaproteine abhängig ist, kann sie zwischen verschiedenen Patienten und auch im Verlauf einer Behandlung bei dem gleichen Patienten (akute Phase Proteine) sehr unterschiedlich sein. Deshalb muss unfraktioniertes Heparin durch Messung der Partiellen Thromboplastinzeit (PTT) überwacht und gesteuert werden, wenn es in therapeutischer Dosierung gegeben wird. Die Verwendung eines Nomogramms erleichtert die Dosisfindung (◻ Tab. 9.4).

Im Extremfall binden alle großen Heparinmoleküle an andere Proteine als AT. Dies führt dazu, dass trotz hoher Heparingaben keine PTT Verlängerung zu messen ist. Bei dieser so genannten PTT-Resistenz akkumulieren jedoch die kleineren Heparinmoleküle, die die PTT nicht beeinflussen. Ab einer Dosis von 35.000 IE unfraktioniertem Heparin/Tag sollte die Therapie daher mit einem anti-FXa Test überwacht werden, wenn die PTT eine unzureichende Verlängerung zeigt. Sonst besteht die Gefahr schwerer Blutungskomplikationen durch eine Akkumulation der kleineren (niedermolekularen) Heparinmoleküle, die über ihre anti-FXa Aktivität die Gerinnungskaskade hemmen.

Die Elimination der niedermolekularen Heparine erfolgt langsamer (Halbwertszeit ca. 2–4 Stunden) als die des unfraktionierten Heparins. Sie haben aufgrund ihrer kürzeren Kettenlänge und homogeneren Zusammensetzung eine wesentlich bessere Bioverfügbarkeit (ca. 90%) und konstantere Kinetik.

Für die prophylaktische (niedrigdosierte) Antikoagulation wird für alle Patienten eine fixe Dosis verwendet sowohl für unfraktioniertes, als auch für niedermolekulares Heparin. In therapeutischer Dosierung wird niedermolekulares Heparin, je nach Präparat und Studienlage, entweder in einer fixen Dosis für alle Patienten, oder körpergewichtsbezogen dosiert. Das Antikoagulationsniveau unter niedermolekularem Heparin ist stabiler als unter unfraktioniertem Heparin. Eine Bestimmung der Wirkspiegel anhand des anti-FXa Spiegels ist bei den meisten Patienten nicht notwendig (◻ Tab. 9.3). Ausnahmen sind: Niereninsuffizente Patienten (reduziertes Clearance); stark übergewichtige Patienten (Heparine verteilen sich im Intravasalraum, da Fettgewebe verhältnismäßig schlecht durchblutet ist, führt die körpergewichtsbezogene Dosierung zu hohen Spiegeln); Schwangerschaft.

Ein großer Vorteil des unfraktionierten Heparins ist seine Antagonisierbarkeit durch Protamin. Protamin ist stark positiv geladen und komplexiert/inaktiviert dadurch Heparin. Aufgrund ihrer geringen Wechselwirkungen mit positiv geladenen Molekülen können niedermolekulare Heparine nur zu einem geringen Teil durch Protamin antagonisiert werden. Die Antagonisierbarkeit ist der wichtigste Grund, unfraktioniertes Heparin für die therapeutische Antikoagulation bei einigen Patientengruppen bevorzugt einzusetzen. Typische klinische Situationen sind Operationen an der Herz-Lungen-Maschine, die therapeutische Antikoagulation bei blutungsgefährdeten Patienten oder bei Patienten, bei denen innerhalb der nächsten 24 h ein größerer invasiver Eingriff geplant ist. Es gibt keine überzeugenden Argumente für eine Antikoagulation in prophylaktischer Dosierung mit unfraktioniertem Heparin. Hier sollte niedermolekulares Heparin gegeben werden.

◻ Tab. 9.3. Nomogramm zur Dosierung von unfraktioniertem Heparin

Dosierung i. v.-Heparin (Bolus: 80 IE/kg KG, dann 18 IE/kg x h i. v.)			
aPTT (sec)	**Änderung der Dosierung (IE/kg/h)**	**zusätzlich**	**Kontrolle der aPTT nach**
< 35	+4	Rebolus mit 80 IE/kg	6 h
35–45	+2	Rebolus mit 40 IE/kg	6 h
46–70	0	–	6 h (aPTT alle 6 h während der ersten 24 h)
71–90	–2	–	6 h
>90	–3	Stoppen der Infusion für 1 h	6 h

Für die Anwendung eines Nomogramms ist es zwingend erforderlich, dass das Labor die PTT an den anti-Faktor Xa Einheiten kalibriert
1,5 – 2,5fache PTT Verlängerung = 0,3–0,7 anti-FXaE

Unerwünschte Wirkungen. Unerwünschte Wirkungen von unfraktioniertem Heparin:
1. Prophylaktische Dosierung: Heparin-induzierte Thrombozytopenie (bis zu 3%; Wechselwirkungen mit Plättchenfaktor 4)
2. Therapeutische Dosierung: Blutungen (bis zu 10%) >> Heparin-induzierte Thrombozytopenie (bis zu 2%) > Osteoporose (aber bei langfristiger Gabe >50%; Wechselwirkung mit Osteoklasten).

Unerwünschte Wirkungen von niedermolekularem Heparin:
1. prophylaktische Dosierung: Heparin-induzierte Thrombozytopenie (<0.1%)

Therapeutische Dosierung: Blutungen >> Heparin-induzierte Thrombozytopenie (<0.5%)

Heparin-induzierte Thrombozytopenie

Die Interaktionen von Heparin und Thrombozyten kann zu einem nicht-immunologischen (harmlos; HIT Typ I) und einem immunologisch (gefährlich; HIT Typ II) verursachten Thrombozytenabfall führen.

Bei der immunologischen Form der Heparin-induzierten Thrombozytopenie bilden Patienten Antikörper gegen Komplexe aus negativ geladenem Heparin und dem positiv geladenen Thrombozytenprotein Plättchenfaktor 4. Diese Antikörper aktivieren Thrombozyten intravasal. Auf der Oberfläche der aktivierten Thrombozyten (und Endothelzellen) wird die Gerinnungskaskade massiv aktiviert und Thrombin entsteht. Damit wirkt das Antikoagulans Heparin paradoxerweise prothrombotisch. Je mehr Heparin gegeben wird und je stärker die Thrombozyten aktiviert werden, desto höher ist das Risiko für eine neue Thrombose. Da B-Zellen einige Tage benötigen um Antikörper zu bilden manifestiert sich die HIT typischerweise zwischen Tag 5 und 14 nach Beginn der Heparintherapie mit einem Abfall der Thrombozytenwerte >50% und/oder neuen Thrombosen; Blutungen sind sehr selten. Die HIT tritt gleich häufig unter Heparin in therapeutischer und prophylaktischer Dosierung auf, aber unter unfraktioniertem Heparin 10 mal häufiger als unter niedermolekularem Heparin.

Die Letalität beträgt bei zu spät erkannter HIT bis zu 20% mit einem ebenso hohen Risiko für einen Schlaganfall oder den Verlust einer Extremität. Frühzeitige Diagnose und Wechsel auf ein anderes Antikoagulans (z. B. Lepirudin, Danaparoid, Argatroban) sind entscheidend für die Prognose.

Weitere unerwünschte Wirkungen sind:

- Reversibler, klinisch unbedeutender Anstieg von Transaminasen (GOT, GPT), Gamma-GT, LDH, Diaminoxydase und Lipase im Serum (bis zu 10%).
- Beeinflussung von Labortests z. B. Blutsenkungsgeschwindigkeit, Erythrozytenresistenz, Komplementbindungsteste.
- Reversibler Haarausfall, der nach 4 bis 12 Wochen Langzeittherapie auftritt (5–40%).

Danaparoid[8] ist eine Mischung aus niedermolekularem Heparansulfat, Dermatansulfat und Chondroitinsulfat. Es hat vor allem anti-FXa Wirkung mit einer langen Halbwertszeit (22 h für die anti-FXa Aktivität). Danaparoid ist ein Reservemedikament für die weitere Antikoagulation bei HIT.

Fondaparinux[9] ist die vollsynthetische Pentasaccharidsequenz des Heparins und hat ausschließlich anti-FXa Aktivität. Die Substanz ist ebenso wirksam (therapeutische Antikoagulation) oder wirksamer (prophylaktische Antikoagulation) wie niedermolekulares Heparin. Fondaparinux hat eine lange Halbwertszeit (17–21 Stunden) und es steht kein Antidot zur Verfügung. Alle unerwünschten Wirkungen, die durch die Bindung der Heparine an andere Proteine als AT bedingt sind (HIT, Osteoporose, variable Dosis-Wirkungsbeziehung) sind unter Fondaparinux zu vernachlässigen (Tab. 9.3).

Idraparinux[10] (2006 in der Phase III der klinischen Prüfung) ist eine modifizierte Form des Pentasaccharids mit einer sehr langen Halbwertszeit (80 h), die mit einer Dosis subkutan eine Vollantikoagulation für eine Woche ermöglicht. Allerdings gibt es auch hier kein Antidot.

Direkte Hemmung von FXa

Mehrere, auch oral applizierbare Substanzen, die den FXa direkt (unabhängig von AT) hemmen befinden sich zurzeit in der Phase III der klinischen Prüfung (z. B. Rivaroxaban).

Abb. 9.3. Direkte Thrombininhibitoren
1 = Fibrinogenbindungsstelle; 2 = Heparinbindugsstelle; 3 = katalytisches Zentrum des Thrombins

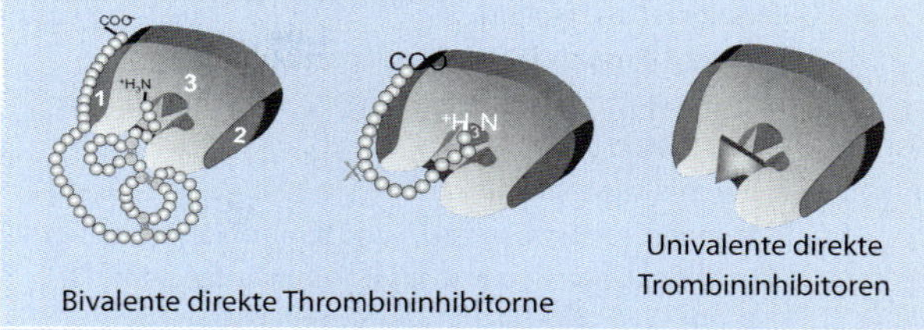

	Lepirudin	Bivalirudin	Argatroban
Molekulargewicht	6980 Da	2180 Da	527 Da
Clearance	renal	enzymatisch > renal	hepatisch
Bindung	irreversibel	reversibel	reversibel
Effekt auf INR	+	++	++++
Immunogenität	+++	+	–

Direkte Hemmung von Thrombin

Mehrere, auch oral applizierbare Substanzen, befinden sich zurzeit in der Phase III der klinischen Prüfung (z. B. Dabigatran).

Rekombinante **Hirudine** (Desirudin, Lepirudin) sind direkte, sehr spezifische, parenteral anwendbare Thrombininhibitoren und führen zur irreversiblen Hemmung des Thrombins. Die Substanzen sind für die Prophylaxe tiefer Beinvenenthrombosen bei Patienten nach Hüft- oder Kniegelenksersatzoperationen (Desirudin) oder für die Behandlung von Patienten mit Heparin-induzierter Thrombozytopenie Typ II (Lepirudin) zugelassen. Hirudin und seine synthetischen Derivate wirken unabhängig von AT und inaktivieren auch Thrombin im Thrombus. Die Halbwertszeit von Hirudin beträgt 1–2 Stunden. Da Hirudin zu >90% über die Niere ausgeschieden wird, muss die Dosis bereits bei geringer Einschränkung der Nierenfunktion deutlich reduziert werden. Der Hirudinwirkspiegel sollte engmaschig überwacht werden (PTT (Standardlabortest); Ecarin-Clotting-Time (hohe Dosierung); chromogener, Prothrombin-unabhängiger Test (Intensivpatienten)). Für Hirudin steht kein Antidot zur Verfügung. Als Fremdprotein (Blutegel) können Hirudine zur Bildung von Antikörpern führen (>50%), die die Halbwertszeit des Wirkstoffs im Plasma verlängern und damit die Wirkung meist verstärken, selten auch reduzieren.

Bivalirudin[11] (Abb. 9.2): ist ein synthetischer direkter, bivalenter Thrombininhibitor bei dem die Bindungssequenzen für seine beiden Bindungsstellen an Thrombin über einen Spacer verbunden sind. Der Spacer wird durch Thrombin gespalten und

---

[8] Orgaran®
[9] Arixtra®
[10] in Entwicklung
[11] Angiox®

Dosierung

Heparin:

- Unfraktioniertes Heparin
  Thrombose-Prophylaxe (Indikation fraglich):
  - bei internistischen Indikationen 2- bis 3-mal täglich 5000–7500 I.E. s. c.;
  - bei chirurgischen Indikationen je 5000 I.E. s. c. 10 und 2 Stunden vor der Operation und dann ab 6–8 Stunden nach der Operation in 6- bis 8-stündigem Abstand je 5000 I.E. s. c. über 8–10 Tage bis zur vollständigen Mobilisierung oder bis zur ausreichenden Wirkung von Vitamin-K-Antagonisten. Nach Hüftgelenksoperationen wird die Dosis am 3. postoperativen Tag auf 3-mal 7500 I.E. s. c. erhöht.

  Therapeutische Antikoagulation:
  - zur Thrombosetherapie 300–600 I.E./kg/24 Std.;
  - bei schwerer Lungenembolie bis 1000 I.E./kg/ 24 Stunden;
  - Kinder erhalten ca. 20 I.E./kg/ Stunden;
  - In der Regel wird eine Verlängerung der anti-PTT auf das 2- bis 3-fache der Norm angestrebt (Therapie der *Heparin-Überdosierung* ► Kap. 9.3.5).
- Niedermolekulares Heparin
  Thromboseprophylaxe:
  - 1-(Europa)- bis 2-(Nordamerika) mal 2500–5000 anti-FXa I.E, je nach Zulassung des Präparates

  Therapeutische Antikoagulation:
  - 100 anti-FXa Einheiten/kg Körpergewicht 2x/Tag subkutan, oder 175 anti-FXaE/kg KG 1x/Tag subkutan, oder 8000 anti-FXa Einheiten 2x/Tag subkutan (je nach Zulassung des Präparates)

Fondaparinux:

- Prophylaktische Antikoagulation: 2,5 mg 1x/Tag subkutan
- Therapeutische Antikoagulation: 7,5 mg 1x/Tag subkutan

Danaparoid:

- Prophylaktische Antikoagulation: 750 anti-FXaE 2–3x/Tag subkutan
- Therapeutische Antikoagulation:
- Bolus intravenös 2500 anti-FXaE, dann 400 E/h für 4h i. v., dann 300 E/h für 4h i. v., dann 200 I.E./h Erhaltungsdosis

Hirudine:

- Prophylaktische Antikoagulation: 15–20 mg 2x/Tag subkutan
- Therapeutische Antikoagulation: 0,1 mg/kg KGxh i. v (PTT Kontrolle alle 4h bis *steady state* erreicht ist)

Argatroban:

- 1–2 µg/kg KG x min i. v.

das Medikament so inaktiviert. Daher ist die Gefahr der Akkumulation geringer als bei Hirudin. Bivalirudin wird anhand der PTT oder ACT überwacht. Es ist für die Antikoagulation bei perkutanen Koronar-Interventionen zugelassen.

Argatroban[12] (◘ Tab. 9.2): ist ein niedermolekularer, synthetischer, univalenter Thrombininhibitor, der reversibel an das katalytische Zentrum des Thrombins bindet. Seine Halbwertszeit beträgt ca. 45 min. Da Argatroban über die Leber abgebaut wird, ist seine Halbwertszeit bei Leberinsuffizienz verlängert. Argatroban wird über die PTT überwacht (es erhöht auch die INR!). Es ist für die Antikoagulation bei HIT zugelassen.

9.2.4 Hemmung der Biosynthese von Gerinnungsfaktoren

Die Vitamin K-Antagonisten **Warfarin**[13] oder die Derivate des 4-Hydroxycumarins **Phenprocoumon**[14] hemmen kompetitiv die Vitamin K_1-Epoxidreduktase in der Leber und damit die Regeneration von Vitamin K_1-Hydrochinon, das zur Carboxylierung N-terminaler Glutaminsäurereste der Gerinnungsfaktoren X, IX, VII und II sowie der antikoagulatorischen Proteine C und S nötig ist. Die nicht carboxylierten Gerinnungsfaktoren sind zwar als Proteine vorhanden, können aber keine Calcium-Ionen mehr binden, da ihnen die negativ geladenen Carboxylgruppen fehlen. Deshalb können sie die für ihre Aktivierung notwendige Komplexbildung mit Phospholipiden nicht mehr eingehen (◘ Abb. 9.1).

Eine klinisch relevante Hemmung der Blutgerinnung tritt ein, wenn die im Blut zirkulierende Menge aktiver Faktoren auf mindestens 20% vermindert ist. Dies ist abhängig von der Dosis des verwendeten Arzneistoffs. Cumarinderivate haben **keinen direkten Effekt** auf bereits vorhandene Thromben. Sie hemmen aber das weitere Thrombuswachstum und verhindern damit sekundäre thrombembolische Komplikationen.

Die wichtigsten unerwünschten Wirkungen der Vitamin K-Antagonisten sind Blutungen (cerebrale Blutungen, Nasen- und Gingivablutungen, Hämaturie), die auch bei korrekt eingestelltem INR-Wert auftreten können. Dabei scheinen insbesondere starke Schwankungen der INR-Werte für Blutungen zu prädestinieren. Schwere Blutungen treten bei 2% der Patienten/Jahr auf. Im ersten Jahr der Therapie scheint die Blutungsrate höher zu sein, als in den Folgejahren bei stabil eingestellten Patienten (Selektion von Patienten mit niedrigerem Risiko). Vor allem cerebrale Blutungen sind als Komplikation gefürchtet (ca. 0,5%/ Behandlungsjahr). Weitere seltenere unerwünschte Wirkungen sind Netzhautblutungen, reversibler Haarausfall, Urticaria und Dermatitis.

Wegen der komplexen Pharmakokinetik von Vitamin K-Antagonisten können zahlreiche Arzneimittelinteraktionen eintreten, die die antikoagulatorische Wirkung verstärken oder abschwächen. Die Wirkung der Vitamin K-Antagonisten kann durch den Vitamin K-Gehalt der Nahrung direkt beeinflusst wer-

[12] Argatra
[13] Coumadin®
[14] Marcumar®, Falithrom®

Tab. 9.4. Vitamin K-Antagonisten. Pharmakodynamische Daten und Dosierung

Arzneistoff	Dosis initial [mg/Tag]	Eliminationshalbwertszeit [h]	Spitzeneffekt nach Gabe [h]	Wirkungsdauer [Tage]	Eliminationsweg
Phenprocoumon[14]	6–18	150	48–72	4–7(–14)	Umsatz (Leber)
Warfarin[13]	15–20	36	36–72	4–6	Umsatz (Leber)
Acenocoumarol	4–12	24	24–48	2–4	unverändert im Urin

den (z. B. Wirkungsverminderung durch Grünkohl oder Spinat und Wirkungserhöhung durch Papaya). Um die Gefahr der Überdosierung von Vitamin K Antagonisten zu reduzieren werden zwei viel versprechende Ansätze zur Zeit klinisch geprüft: 1. kombinierte Gabe von geringen Mengen Vitamin K zusammen mit Vitamin K Antagonisten (verringert die Schwankungen der Vitamin K-Aufnahme mit der Nahrung) und 2. die Genotypisierung von Vitamin K_1-Epoxidreduktase Polymorphismen, die mit einer unterschiedlichen Enzymaktivität assoziiert sind (z. B. benötigen Asiaten viel weniger Vitamin K-Antagonisten als Europäer).

Wechselwirkungen mit Vitamin-K-Antagonisten

- Wirkungsverstärkung (verstärkte Blutungsbereitschaft): Acetylsalicylsäure, Pyrazol-Derivate, Piroxicam[15], Clofibrat[16] und Bezafibrat[17], Chloramphenicol[18], Tetracycline, Sulfonamide, Imidazol-Derivate, Allopurinol[19], Disulfiram[20], anabole Steroide, Amiodaron[21], Schilddrüsenhormone, Chinidin[22] und Propafenon[23], Sulfonylharnstoffe, Cephalosporine;

Wirkungsabschwächung (unzureichende therapeutische Wirkung): Barbiturate, Carbamazepin[24], 6-Mercaptopurin[25], Thiouracil, Colestyramin[26], Alkohol (chronisch), Phenytoin[27]

Die Vitamin K-Antagonisten werden nach oraler Gabe rasch und vollständig resorbiert. Die Plasmaproteinbindung beträgt >97%. Schon eine geringe Verdrängung der Substanzen aus der Plasmaproteinbindung kann daher akut zu einem erheblichen Anstieg der freien Konzentration im Blut und damit zu einer Verstärkung der antikoagulatorischen Wirkung führen. **Phenprocoumon**[14] und **Warfarin**[13] werden in der Leber metabolisiert (Tab. 9.2).

Cumarine passieren die Placentaschranke und können aufgrund ihrer Teratogenität ein sog. fetales Warfarin-Syndrom verursachen. Daher ist ihre Anwendung im ersten Trimenon der Schwangerschaft kontraindiziert und sie sollten im weiteren Verlauf der Schwangerschaft nur nach sorgfältiger Nutzen/Risiko Abwägung gegeben werden. Cumarine gehen in die Muttermilch über und sind bei stillenden Müttern kontraindiziert.

Therapie und Therapiekontrolle. Die **Wirkungskontrolle** einer Therapie mit oralen Antikoagulanzien erfolgt durch die Bestimmung der Gerinnungszeit im Thromboplastintest (Thromboplastinzeit nach Quick). Wegen der unterschiedlichen Thromboplastinpräparate sollte statt des sog. Quick-Wertes in % grundsätzlich nur noch die INR (International Normalized Ratio) verwendet werden. Nur die INR erlaubt einen Vergleich der Antikoagulationsstärke unter Cumarinen in verschiedenen Laboratorien (Zielbereich: INR Wert von 2,0–3,5 je nach Indikation). Es ist wichtig, die Cumarintherapie unter konsequentem Schutz eines parenteralen Antikoagulanz (z. B. Heparin) zu beginnen und nur mit maximal 6 mg Phenprocoumon/Tag. Zu Beginn der Phenprocoumon-Gabe kommt es aufgrund der mit 8 h kurzen Halbwertszeit des Protein C (wichtiges antikoagulatorisches Protein) zu einem iatrogenen Protein-C Mangel. Ohne gleichzeitige parenterale Antikoagulation wird durch diesen passager induzierten Protein-C Mangel bei noch nicht verminderten prokoagulatorischen Gerinnungsfaktoren (die eine längere Halbwertszeit haben: Faktoren VII, IX, X und II: 6, 24, 40 und 60 Stunden) die Bildung mikrovaskulärer Thrombosen und von Hautnekrosen (selten) erhöht. Daher sollten die parenterale Antikoagulation frühestens nach 5 Tagen und erst nach Erreichen einer therapeutischen INR abgesetzt werden. Wird eine therapeutische INR bereits vor Tag 5 der Cumaringabe erreicht liegt meist ein Laborartefakt durch einen isolierten FVII Mangel vor.

Verschlechtert sich nach Beginn der oralen Antikoagulation eine vorbestehende Thrombose, akut oder treten Hautnekrosen auf, sollten unbedingt Vitamin K (z. B. 20 mg oral), um die Protein C Spiegel zu normalisieren, gegeben werden und gleichzeitig

[15] Felden®, Piroxicam-ratiopharm®
[16] Clofibrat STADA®
[17] Cedur®, Bezafibrat-ratiopharm®
[18] Paraxin pro injectione®
[19] Zyloric®, Allopurinol-ratiopharm®
[20] Antabus®
[21] Cordarex®, Amiodaron-ratiopharm®
[22] Chinidin Duriles®, Cordichin®
[23] Rytmonorm®, Propafenon-ratiopharm®
[24] Tegretal®, Carbamazepin-ratiopharm®
[25] Puri-Nethol®
[26] Quantalan®, Colestyramin-ratiopharm®
[27] Phenhydan®, Phenytion AWD®

ein parenterales Antikoagulans. Bei folgenden Grunderkrankungen sind diese Komplikationen zu erwarten: Adenokarzinome > HIT > angeborener Protein C Mangel. Diese Differenzialdiagnosen sollten in entsprechenden Fällen ausgeschlossen werden.

Ist die Ziel INR erreicht, benötigen die meisten Patienten 1,5–3 mg Phenprocoumon/Tag (0,5–1 Tablette à 3 mg). Dosisänderungen lassen sich bei Phenprocoumon oft erst 3 bis 4 Tage später aus den Gerinnungstests sicher ablesen. Abrupte Veränderungen der Dosis sollten vermieden werden. Die INR Bestimmung muss anfangs täglich, später alle 2–4 Wochen durchgeführt werden.

Indikationen. Indikationen für Vitamin K-Antagonisten sind vor allem die Sekundärprophylaxe und die Therapie venöser Thrombosen, die Prävention einer cerebralen Embolie bei Vorhofflimmern, künstliche Herzklappenprothesen, sowie ggf. periphere Bypass-Operationen.

9.3 Hypokoagulabilität (hämorrhagische Diathesen)

9.3.1 Pathophysiologische Vorbemerkungen

Eine verminderte Gerinnungsfähigkeit des Blutes beruht auf einem Mangel an:

- funktionsfähigen Thrombozyten;
- funktionsfähigen plasmatischen Gerinnungsfaktoren;
- Mangel an Vitamin K (bei ungenügender Aufnahme oder Überdosierung von Vitamin K-Antagonisten einschließlich Vergiftungen mit Pestiziden (Mäuse- und Rattengift auf Cumarin-Basis);
- zu starkem Umsatz von Gerinnungsfaktoren (z. B. Sepsis, Verlust- und Verbrauchskoagulopathie);
- Inaktivierung von Gerinnungsfaktoren (z. B. bei Immunkoagulopathie, Amyolidose).

Eine Hypokoagulabilität des Blutes besteht, wenn ein Gerinnungsfaktor auf unter 20% der Norm reduziert ist.

Thrombozytär bedingte hämorrhagische Diathesen. Beruhen entweder auf einer Hemmung der Thrombopoiese, einem erhöhten Thrombozytenumsatz oder einer Thrombozytopathie. Erworbene Thrombozytopenien können entstehen durch:

- Knochenmarksdepression (häufige unerwünschte Wirkung einer Zytostatikatherapie; Virusinfekte; Medikamente),
- erhöhten Thrombozytenverbrauchs (intravasal bei disseminierter intravasaler Gerinnungsaktivierung, extravasal bei der Verbrauchskoagulopathie) oder
- immunologisch (Autoantikörper, Medikament-induzierte Antikörper (Häufigkeit: Heparin-induzierte Antikörper > GPIIb/IIIa Inhibitor-induzierte Antikörper > alle anderen Medikamentinduzierten Antikörper) bedingt sein.

Die häufigste Ursache für erworbene Thrombozytopathien sind Medikamente (z. B. Acetylsalicylsäure).

Plasmatisch bedingte hämorrhagische Diathesen. Können angeboren (Hämophilie) oder erworben sein. Zu Letzteren gehört Vitamin K-Mangel bei vollständig parenteral ernährten Patienten, besonders wenn gleichzeitig eine Therapie mit Breitspektrumantibiotika erfolgt. Grund ist die therapiebedingte Elimination der Vitamin K-bildenden Darmflora.

Eine schwerwiegende erworbene Gerinnungsstörung ist die Verbrauchskoagulopathie mit intravasaler Thrombinbildung und reaktiver Steigerung der Fibrinolyse. Die hämorrhagische Diathese resultiert aus der Kombination von verstärkter Aktivierung der Gerinnung, bei gleichzeitig verstärkter Fibrinolyse, wodurch Gerinnungsfaktoren verbraucht werden und nebeneinander Mikrothromben und diffuse Blutungen entstehen.

9.3.2 Prinzipien der Behandlung

Bei hereditärer oder irreversibler erworbener **Hypokoagulabilität** muss häufig, vor allem in Notfällen, eine Substitutionsbehandlung vorgenommen werden (für einzelne Behandlungsregimes siehe Leitlinien der Bundesärztekammer).

Hierfür kommen neben der Behandlung der Grunderkrankung in Frage:

- bei Thrombozytopenien: Transfusion frischer Thrombozytenkonzentrate;
- bei Thrombozytenfunktionsstörungen: Desmopressin
- bei Mangel an einzelnen Gerinnungsfaktoren: Transfusion von Konzentraten virusinaktivierter Gerinnungsfaktoren;
- bei generalisiertem Mangel aller Gerinnungsfaktoren (Verbrauchskoagulopathie, Verlustkoagulopathie, Lebersynthesestörung): Transfusion von Frischplasma.
- bei Hyperheparinämie mit lebensbedrohlicher Blutung: Neutralisierung des Heparins (► Kap. 9.3.5);
- bei Intoxikation mit Cumarinen: Vitamin K; bei schweren Blutungen Gerinnungsfaktoren
- bei Immunkoagulopathien (Hemmkörper): rFVIIa.

9.3.3 Behandlung mit Desmopressin

Für **keinen** der klinisch verwendeten Thrombozytenfunktions-Hemmer gibt es ein spezifisches **Antidot**. Bei nicht aufschiebbaren operativen Eingriffen, z. B. bei Patienten unter einer Behandlung mit Acetylsalicylsäure, kann eine symptomatische Therapie mit **Desmopressin**[28] versucht werden. Allerdings stehen größere kontrollierte klinische Studien, die den Erfolg einer derartigen Maßnahme zweifelsfrei belegen, aus. Desmopressin führt zur Freisetzung von Gerinnungssubstanzen aus den Granula der Endothelzel-

[28] Minirin®, Desmogalen® Nasenspray

len, z. B. von Willebrand-Faktor. Es führt bei den meisten Formen erworbener (auch durch Medikamente) oder angeborener Thrombozytopathien zu einer ausreichenden Blutstillung. Wichtigste unerwünschte Wirkungen sind Thrombosen und Überwässerung (Grundregel: der Patient darf nach der Infusion erst wieder trinken, wenn er Wasser gelassen hat). Alternative ist Aprotinin[48], ein nichtselektiver Inhibitor verschiedener Proteasen (▶ Kap. 9.5.2).

Dosierung

Desmopressin:

- 0,3 μg/kg als i. v.-Infusion über 20–30 Minuten. Der Effekt ist 1–2 Stunden nach Gabe maximal und bis etwa 4 Stunden nach Substanzgabe nachweisbar. Die Gabe kann im Abstand von 12 – 24 h maximal zweimal wiederholt werden, dann sind die Speichergranula der Endothelzellen erschöpft.

9.3.4 Behandlung mit Vitamin K

Vitamin K_1[29] wirkt als Cofaktor der Synthese der Gerinnungsfaktoren II, VII, IX und X und ist nur bei Vitamin-K-Mangel bzw. beim Neugeborenen indiziert. Die natürlichen Vitamine K_1 und K_2 sind fettlöslich und werden aus dem Darm nur bei Anwesenheit von Gallensalzen resorbiert. Vitamin K wird im Organismus nicht nennenswert gespeichert. Nach Einnahme von Vitamin K beginnen die Werte für die Thromboplastinaktivität nach einigen Stunden dosisabhängig anzusteigen (INR-Wert fällt); nach 24 Stunden ist die Gerinnungsfähigkeit des Blutes in der Regel normalisiert.

Vitamin K wird bei therapeutischer Indikation fast immer oral in Tropfenform verabreicht, lediglich bei Schwangeren und Neugeborenen kann Vitamin K prophylaktisch (s. Dosierung) gegeben werden. Bei intravenöser Gabe können Blutdruckabfälle und schwere allergische Reaktionen ausgelöst werden.

Dosierung

Vitamin K:

- Prophylaxe der **Neugeborenen**:
  - 1–2 mg oral am 1., zwischen dem 4. und 6. Tag sowie nach 4 Wochen;
- bei **Schwangeren**:
  - die Antikonvulsiva oder Tuberkulostatika einnehmen,
  - 10–20 mg oral oder
  - 2–5 mg parenteral 2 Tage bis einige Stunden vor der Entbindung;
- bei **allen übrigen Indikationen**:
  - initial 10–20 mg parenteral,
  - zur Erhaltung 1–10 mg,
  - bei Cumarin-Intoxikationen (Rattengift!) bis 60 mg.

9.3.5 Behandlung mit Heparin-Antagonisten

Unfraktioniertes Heparin bindet aufgrund seiner stark negativen Ladung an positiv geladene Proteine wie **Protamin**[30]. Die Wirkung von Heparin (aber nicht von niedermolekularem Heparin) kann mit ausreichenden Dosen solcher Polybasen sofort aufgehoben werden. Üblicherweise wird hierfür Protamin verwendet, ein Arginin-reiches Protein, das i. v. gegeben werden muss.

Protamin wird **nach Wirkung** dosiert, wobei bei Heparin-Überdosierung die Regel gilt, dass 1 E Protamin die Wirkung von 1 I.E. Heparin neutralisiert. Dies gilt für niedermolekulare Heparine nur begrenzt. Protamin soll nur in abgestimmter Dosierung zum Heparin verabreicht werden, da bei Überdosierung des Protamins die Fibrinolyse einsetzt. Die Halbwertszeit von Protamin ist kürzer, als die von Heparin. Daher sollte bei Heparinüberdosierung ca 60–90 min nach Protamingabe die PTT nochmals kontrolliert und ggf. erneut Protamin gegeben werden.

9.3.6 Rekombinanter aktivierter Faktor VII (rFVIIa)

Rekombinanter FVIIa ist zugelassen für die Behandlung von Patienten mit Antikörpern gegen FVIII und für die Behandlung von Blutungen bei Patienten mit einer sehr seltenen, schweren Thrombozytenfunktionsstörung, bei der den Patienten der Fibrinogenrezeptor auf den Thrombozyten fehlt (homozygote Glanzmannsche Thrombasthenie). rFVIIa ermöglicht bei diesen seltenen Blutungsursachen eine ausreichende Blutgerinnung, wahrscheinlich über verstärkte Thrombinbildung auf der Thrombozytenoberfläche, die in Anwesenheit hoher Konzentrationen von FVIIa auch ohne FVIII Aktivierung erfolgen kann.

rFVIIa kann als **ultima ratio** bei schweren traumatischen Blutungen (90μg/kg Körpergewicht als Bolus i.v.) angewendet werden.

9.4 Fibrinolyse

9.4.1 Pathophysiologische Vorbemerkungen

Mit der Bildung des Thrombozyten-Fibrin-Thrombus und dessen Vernetzung durch FXIII ist die (lokale) Blutgerinnung abgeschlossen. Eine Auflösung oder zumindest Rekanalisierung bereits bestehender Thromben erfolgt durch die endogene Fibrinolyse. Hierzu ist **aktives Plasmin** erforderlich (◘ Abb. 9.1c). Die Aktivierung von Plasminogen zu Plasmin ist der Schlüsselvorgang der Fibrinolyse und erfolgt durch zwei natürliche **Plasminogenaktivatoren: Urokinase** (**urokinase-type plasminogen**

[29] Konakion®, Kanavit®
[30] Protamin Valeant®

activator, u-PA) und **Gewebeplasminogenaktivator** (**tissue-type plasminogen activator**, t-PA).

Die Plasminogenaktivierung sollte möglichst auf den Ort der Fibrinbildung, d. h. den Thrombus, begrenzt sein. Dies wird durch endogene Serin-Protease-Inhibitoren erreicht. Spezifische Inhibitoren von t-PA und Urokinase sind Plasminogenaktivator-Inhibitor (PAI-I) und α_2-Antiplasmin.

9.4.2 Fibrinolytika

Folgende Stoffe sind als Plasminogenaktivatoren in klinischem Gebrauch (Tab. 9.5).

Streptokinase[31], ein Protein aus hämolysierenden Streptokokken, ist eine Lysokinase. Streptokinase ist kein Enzym, d. h. ohne direkte fibrinolytische Wirkung, sondern stimuliert über die Bildung eines Plasminogen/Aktivatorkomplexes die Bildung von Plasmin. Streptokinase spaltet Fibrin im Thrombus aber auch freies Fibrinogen im Plasma.

Urokinase[32] ist eine Serinprotease, die in verschiedenen molekularen Formen vorkommt. Sie kann Plasminogen direkt zu Plasmin aktivieren.

Alteplase[33] (t-PA) ist eine rekombinante Serinprotease mit einer Molekularmasse von 70 kDa. Die Plasminogenaktivierung durch t-PA ist 100- bis 1000fach effektiver in Gegenwart von Fibrin, da dieses die Affinität von t-PA zu Plasminogen erhöht. Dies bedeutet eine gewisse Thrombusspezifität und eine reduzierte systemische Fibrin(ogen)olyse.

Reteplase[34] ist eine Serinprotease mit vergleichbarer Wirkung und therapeutischer Aktivität wie t-PA. Wegen ihrer längeren Halbwertszeit kann sie als Doppelbolus im Abstand von 30 min appliziert werden.

Tenecteplase[35] ist eine rekombinante, gentechnisch modifizierte Mutante des t-PA. Sie hat eine höhere Spezifität für Fibrin, eine geringere Affinität für ihre natürlichen Antagonisten (PAI-I) und eine längere Halbwertszeit. Dies ermöglicht eine therapeutische Applikation als einmaligen Bolus.

Tab. 9.5. Gebräuchliche Fibrinolytika zur Revaskularisierung thrombotischer Gefäßverschlüsse

Arzneistoff	Dosierung	Infusionsdauer	Eliminationshalbwertszeit [min]
Streptokinase[31]	1,5-mal 106 I.E.	1 Std.	23
Anistreplase[36]	30 I.E.	2–5 min	88
Alteplase[33]	80–150 mg	~ 6 Std.	3–5
(Pro-)Urokinase[32]	3-mal 106 I.E.	90 min	15
Tenecteplase[35]	0,5 mg/kg als i. v.-Bolus	5–10 sec	17–20

Die angegebenen Dosierungen sind mittlere Erfahrungswerte und bedürfen der individuellen Einstellung. Initiale Bolusgabe bzw. höhere Dosierung ist vor allem bei Streptokinase zur Absättigung evtl. vorhandener Streptokinase-Antikörper im Plasma erforderlich.

Unerwünschte Wirkungen. Unerwünschte Wirkungen der Fibrinolytika sind Blutungen durch die Spaltung von Fibrinogen sowie der Gerinnungsfaktoren V und VIII.

Die Fibrin- und Fibrinogenabbauprodukte können Thrombozyten und das plasmatische Koagulationssystem aktivieren und dadurch initial eine paradoxe Zunahme der Gerinnungsaktivität verursachen. Bei Streptokinase und Anistreplase[36] können bei Patienten die sich aufgrund vorangegangener Streptokokkeninfektionen gegen Streptokokkenproteine immunisiert haben, allergische, selten anaphylaktische Reaktionen auftreten.

9.4.3 Fibrinolytische Behandlung

Indikationen. Indikationen für Fibrinolytika sind **akuter Herzinfarkt, vor allem wenn eine Ballondilatation nicht möglich ist** (▶ Kap. 17.3.3), und schwere Lungenembolie mit Rechtsherzbelastung, ggf. frühzeitige Therapie des akuten Schlaganfalls und eventuell akute Verschlüsse der Extremitätenarterien ▶ Kap. 17.3.3).

Absolute Kontraindikationen sind alle schweren hämorrhagischen Diathesen, manifeste oder kurz zurückliegende Blutungen, Therapie mit Vitamin K-Antagonisten, therapieresistente Hypertonie (>200/110 mmHg), Streptokokkensepsis, Endocarditis lenta, latente lokale Blutungsbereitschaft (z. B. Ulcera oder Karzinome im Respirations- oder Verdauungstrakt, postoperativ), cerebrale Hämorrhagie, kurz zurückliegende Lumbalpunktion oder Punktionen nicht komprimierbarer Gefäße.

Relative Kontraindikationen sind weit fortgeschrittene Atherosklerose, diabetische Retinopathie, kurz zurückliegende Reanimation mit nachgewiesener Verletzung innerer Organe, schwere Lebererkrankungen, frische Lungen-Tbc (vorhergegangene Gabe von Streptokinase, Anistreplase oder Antistreptokinase >300 I.E./ml Blut).

In Einzelfällen kann bei kritischem Zustand des Patienten trotz bestehender Kontraindikationen eine Lysetherapie gerechtfertigt sein.

Alle Fibrinolytika müssen i. v. zugeführt werden, entweder als Bolus oder als Dauerinfusion (Tab 9.5). Die Inaktivierung des Streptokinase-Plasminogenkomplexes erfolgt durch Bindung

[31] Streptase®
[32] Urokinase medac®, rheothromb®
[33] Actilyse®
[34] Rapilysin®
[35] Metalyse®
[36] Cyklokapron®

an α_2-Antiplasmin und Proteolyse, die Inaktivierung von t-PA im Plasma durch Bindung an einen zirkulierenden Plasminogen-Aktivator-Inhibitor (PAI-I). Urokinase und t-PA werden in der Leber abgebaut. Die klinische Wirksamkeit dieser Fibrinolytika wird deshalb auch entscheidend vom Aktivitätszustand des antifibrinolytischen Systems (α_2-Antiplasmin; PAI-I) sowie, im Falle von t-PA und Urokinase, vom Leberstatus bestimmt.

Die Fibrinolyse bei Herzinfarkt und akuter Lungenembolie erfolgt in hoher Dosierung über eine kurze Zeit, so dass keine Therapiekontrolle möglich ist.

Thrombolyse beim Myokardinfarkt
In klinischen Studien haben sich verschiedene Thrombolytika als annähernd gleichwertig erwiesen, wobei allerdings Alteplase Vorteile bezüglich der cerebralen Blutungen der Patienten hatte. Die gleichzeitige Gabe von Acetylsalicylsäure ist unbedingt zur Aufrechterhaltung einer erfolgreichen Reperfusion notwendig.

Thrombolyse bei tiefer Beinvenenthrombose
Standardtherapie der tiefen Beinvenenthrombose ist die lokale Kompression und Antikoagulation. In klinischen Studien zur Lyse bei tiefen Venenthrombosen war das Risiko schwerer Blutungskomplikationen höher als der Vorteil der Lyse.

9.5 Hyperfibrinolyse

9.5.1 Pathophysiologische Vorbemerkungen

Plasmin aktiviert die Fibrinolyse. Plasmin wird aktiviert durch Thrombin, Gewebezerstörung in Prostata und Uterus, und Freisetzung aus Pro-Myelocyten bei der AML. Bei Lebersynthesestörungen sind die Inhibitoren des Plasmins vermindert (PAI, α2-Antiplasmin). Eine Hyperfibrinolyse kann schwere Blutungen verursachen. Diese beruhen jedoch nicht auf der Auflösung von Thromben, sondern auf einer Verminderung der Thrombozytenaggregation sowie auf der Spaltung von Fibrinogen und der Gerinnungsfaktoren VIII und V. Verstärkt wird dieser Effekt durch die gerinnungshemmenden (Antithrombin-) Eigenschaften der anfallenden Fibrinogen- und Fibrin-Spaltprodukte.

9.5.2 Therapeutische Maßnahmen

Von zahlreichen Substanzen, die die Umwandlung von Plasminogen zu Plasmin hemmen, haben **Tranexamsäure** und **p-Aminomethylbenzoesäure**[37] therapeutische Bedeutung erlangt. Auch **Aprotinin**[38] wird verwendet. Es ist ein basisches Polypeptid, das verschiedene Proteasen inhibieren kann. Es hemmt die Wirkung von Plasmin, bei hoher Dosierung aber auch die der Gerinnungsfaktoren VIIIa, IXa, XIIa und IIa.

Bei der Verbrauchskoagulopathie ist der Nutzen einer fibrinolytischen Therapie gegen das Risiko von unter Umständen bedrohlichen Fibrinablagerungen im Bereich der Mikrozirkulation abzuwägen.

Die übrigen unerwünschten Wirkungen dieser Stoffe sind gering und beschränken sich auf gelegentliche Diarrhöen oder leichte Schwindelzustände. Bei schwerer **Niereninsuffizienz** besteht allerdings **Kumulationsgefahr**. Die Substanzen sollten Patienten mit Thromboseneigung und Schwangeren nur bei strengster Indikationsstellung gegeben werden.

Aprotinin wird nicht aus dem Gastrointestinaltrakt resorbiert und muss daher parenteral zugeführt werden. Es wird in der Leber gespalten. Die anderen Fibrinolysehemmstoffe werden nach oraler Gabe gut resorbiert und rasch, teilweise nach Glucuronidierung, wieder über die Nieren ausgeschieden.

Dosierung

Fibrinolysehemmstoffe:
- **Aprotinin:** initial 500.000 K.I.E., dann weiter 100.000 K. I.E./Std. i. v. bis zum Blutungsstillstand;
- **Tranexamsäure:** initial 500 mg langsam i. v., dann als Infusion 250 mg/Std. oder 3-mal 500–1000 mg/Tag oral; p-Aminomethylbenzoesäure 50–150 mg langsam i. v. oder 300–600 mg/Tag oral

Bei Blutungen nach Zahnextraktionen bei Patienten mit Lebersynthesestörungen, kann Tranexamsäure lokal angewendet werden. 500 mg auf 1 Glas Wasser; alle 30 min Mundspülungen.

9.6 Lokale Anwendung von Heparin

Heparin-haltige Salben werden seit vielen Jahren zur lokalen Behandlung sehr unterschiedlicher Beschwerden angeboten. Die Wirksamkeit der Heparinbeimengungen ist umstritten. Systemische Wirkungen treten sicher nicht auf.

[37] Gumbix®, Pamba®
[38] Trasylol®

Weiterführende Literatur

Antithrombotic Trialists' Collaboration (2002) Collaborative meta-analysis of randomised trials of antiplatelet therapy for prevention of death, myo-cardial infarction, and stroke in high risk patients. Br. Med. J. 324: 71–86

Barthels M, von Depka M (2003) Gerinnungskompendium, Thieme Verlag

Coller BS, Anderson K, Weisman HF (1995) New antiplatelet agents: platelet GPIIb/IIIa antagonists. Thromb. Haemost. 74: 302–308

Colman RW, Hirsh J, Marder VJ, Clowes AW, George JN (2001). Hemostasis and Thrombosis. JB Lippincott, Philadelphia

Gent M et al. (1996) A randomised, blind trial of clopidogrel versus aspirin in patients at risk of ischaemic events (CAPRIE). Lancet 348: 1329–1339

Hirsh J, O´Donnell M, Weitz JI (2005) New anticoagulants. Blood 105: 453–463

Leitlinien der Bundesärztekammer für die Therapie mit Blut und Blutprodukten und Faktorenkonzentraten in der jeweils aktuellen Fassung: http://www.bundesaerztekammer.de/30/Richtlinien/Richtidx/Blutprodukte/Haemo.pdf

Pötzsch B und Madlener K (2002) Gerinnungskonsil, Thieme Verlag

Schrör K (2000) Ticlopidine and clopidogrel. In: Fergusson III JJ, Chronos NAF, Harrington RA (eds.) Antiplatelet Therapy in Clinical Practice. Martin Dunitz, London, p. 93–111

Schrör K (1997) Aspirin and platelets: The antiplatelet action of aspirin and its role in thrombosis treatment and prophylaxis. Semin. Thromb. Hemost. 23: 349–356

Schrör K. (Ed.) (2004) Aspirin – »Resistance« or »Non-Responsiveness«. Dr.Schrör Verlag, Frechen

Schrör K, Weber A-A (2003) Comparative pharmacology of GPIIb/IIIa antagonists. J. Thromb. Thrombol. 15: 71–80

The Seventh ACCP Conference on Antithrombotic and Thrombolytic Therapy (2004)Chest.126 (3 Suppl)

Thiagarajan P, Wu KK (1999) Mechanisms of antithrombotic drugs. Adv. Pharmacol. 46: 297–324

Topol EJ, Byzova TV, Plow, EF (1999) Platelet GPIIb-IIIa blockers. Lancet 353: 227–231

Warkentin TE and Greinacher A (2004) Heparin-induced thrombocytopenia 3rd edition Marcel Dekker, New York

10 Therapie mit Antibiotika und Chemotherapeutika (Infektionen)

B. Drewelow, E. Reisinger

10.1 Bakterielle Erkrankungen

10.1.1 Allgemeine Prinzipien der antibakteriellen Therapie

Indikationsstellung

Für den Erfolg einer antibakteriellen Therapie ist die exakte Indikationsstellung ausschlaggebend. Zu berücksichtigen sind die klinische Situation, die Dringlichkeit einer antibakteriellen Therapie, die mikrobiologische Verdachtsdiagnose oder das Ergebnis mikrobiologischer Untersuchungen wie Mikroskopie, Antibiogramm, Antigennachweis sowie klinisch-chemische Untersuchungen und bildgebende Verfahren. Vor Therapiebeginn sollte nach Möglichkeit Untersuchungsmaterial für Erregernachweis und Antibiogramm abgenommen werden. Es ist zu bedenken, dass Fieber und allgemeine uncharakteristische Symptome nicht immer bakteriellen Ursprungs sind und daher nicht immer einer Antibiotikatherapie bedürfen. So sind akute respiratorische Infekte meist viralen Ursprungs und keine Indikation für den Antibiotikaeinsatz.

Anders als in der üblichen Pharmakotherapie, ist der pharmakologisch gewünschte Angriffspunkt bei der antiinfektiven Therapie nicht der Makroorganismus selbst, sondern der krankheitsverursachende Mikroorganismus, der mit Resistenzentwicklung reagieren kann. Antiinfektiva haben wie alle Pharmaka eine Reihe von therapeutisch nicht erwünschten Effekten, z. B. toxische Wirkungen oder Immunsuppression (Nebenwirkungen) und im Makroorganismus laufen die allgemein gültigen pharmakokinetischen Mechanismen zur Verteilung und Elimination auch für Antiinfektiva ab. Weiterhin gibt es die Interaktion von Mikro- und Makroorganismus (Infektion, Immunität), so dass sich bei der medikamentösen Therapie von Infektionen eine Dreiecksbeziehung ergibt. Diese Komplexität ist prinzipiell bei der antiinfektiven Therapie zu berücksichtigen und auch im Einzelfall muss entsprechend der speziellen klinischen Situationen jeder Einzelaspekt bewertet und beachtet werden.

Kalkulierte und gezielte Therapie

Bei klinischer Notwendigkeit des Therapiebeginns vor dem Vorliegen der Ergebnisse der Erregerdiagnostik oder des Antibiogramms, z. B. bei septischen Infektionen, wird eine **kalkulierte antimikrobielle Chemotherapie** durchgeführt, d. h. das für die Erkrankung relevante Erregerspektrum wird, unter Berücksichtigung der aktuellen Resistenzlage kalkuliert und ein geeignetes Antibiotikum auf Grundlage der Kenntnis des Wirkungsspektrums ausgewählt. Dabei müssen unter Berücksichtigung der pathophysiologischen Situation des Patienten, z. B. Nierenschäden, die Nebenwirkungen der auszuwählenden Substanz beachtet werden.

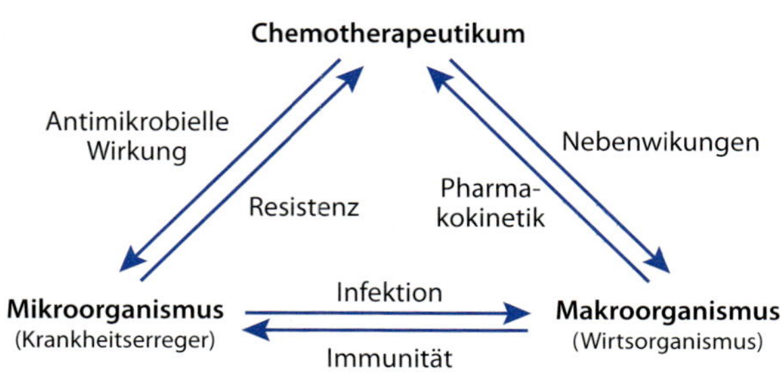

Abb.10.1. Schematische Darstellung der grundsätzlichen Konstellation in der antiinfektiven Therapie (»Dreiecksbeziehung«)

Tab. 10.1. »Zwingende« Indikationen und Befunde für die mikrobiologische Untersuchung (Erregernachweis und Antibiogramm)

▶ septische Temperaturen/Sepsis
▶ Verdacht auf Infektionen mit hämolysierenden Streptokokken im Kindesalter
▶ Verdacht auf Staphylokokkenangina
▶ jedes »trübe« Punktat, insbesondere trüber Liquor
▶ chirurgische Wundinfektionen
▶ chronische/komplizierte Harnwegsinfektionen
▶ purulentes Sputum bei komplizierten Atemwegsinfektionen
▶ eitrige/chronisch-rezidivierende Sinusitis
▶ unklare Durchfallerkrankungen

Bei der **gezielten Chemotherapie** ist der Infektionserreger durch mikrobiologische Untersuchungsmethoden (Erregernachweis und Antibiogramm) bekannt und es können gegebenenfalls auch Antibiotika mit schmalem Wirkspektrum gezielt eingesetzt werden, um dem allgemeinen Grundsatz zu entsprechen: Wirkspektrum so schmal wie möglich und so breit wie nötig. Nachteilig ist hierbei häufig, dass der Befund z.T. erst nach Tagen vorliegt.

In der ambulanten Praxis ist die kalkulierte Therapie die Hauptstrategie; häufig auch in der Klinik. Bei bestimmten Konstellationen und Indikationen ist die mikrobiologischen Diagnostik jedoch nahezu zwingend erforderlich (Tab. 10.1).

! Wirkspektrum so schmal wie möglich und so breit wie nötig.

Selbst wenn im Sinne der gezielten Therapie das Chemotherapeutikum wirksam sein müsste, kann es zum Therapieversagen kommen. Mögliche Ursache dafür sind in Tab. 10.2 aufgeführt.

Transportzeit und bakteriologischer Befund

Lange Transportzeiten können zu falschen mikrobiologischen Ergebnissen, z. B. im Sputum, führen.

! Deshalb: Die Gefahr des Absterbens von Erregern, z. B. Pneumokokken, oder ihrer Überwucherung, z. B. durch Enterobacteriaceae, muss durch raschen Transport (maximal 2 bis 3 Stunden) vermieden werden.

Oder: In Ausnahmefällen Sputum bis zum Versand in das mikrobiologische Labor gekühlt bei + 4°C lagern.

Tab. 10.2. Gründe für klinischen Misserfolg bei Empfindlichkeit des Erregers

- Zu geringe Konzentrationen des Antibiotikums am Infektionsort durch Unterdosierung
- mangelnde Compliance
- erschwerte Diffusion in die Zielkompartimente
- Immundefekte
- schwere Grunderkrankungen
- Resistenzentwicklung unter Therapie
- möglicher Antagonismus von Antibiotika-Kombinationen
- Erregerwechsel unter der Behandlung
- Interaktionen mit anderen Arzneimitteln
- fehlende bakterizide Aktivität des Antibiotikums, die im Einzelfall notwendig sein kann
- falsch-positive bakteriologische Befunde

Therapie-Grundsätze

Orale Therapie bei leichten Infektionen, die meist ambulant behandelt werden.

Sequenztherapie bei mittelschweren bis schweren Infektionen parenteral (hohe initial wirksame Konzentration) beginnen und nach 2 bis 3 Tagen auf orale Therapie umstellen.

Geeignet sind dafür beispielsweise:

- Aminopenicilline (z. B. Ampicillin/Amoxycillin),
- Cephalosporine (z. B. Cefuroxim/Cefuroximaxetil),
- Fluorchinolone (z. B. Moxifloxacin-HCl/Moxifloxacin),
- Tetracycline (z. B. Doxycyclin-HCl/Doxycyclin) und
- Makrolide (z. B. Erythromycin/Erythromycinstinoprat).

Parenterale Therapie ist nötig bei schweren und lebensbedrohlichen Infektionen wie Sepsis, Peritonitis, Meningitis, Endokarditis und bei immunsupprimierten Patienten. Es sollen in solchen Fällen bakterizid wirkende Antibiotika mit breitem Wirkspektrum ausgewählt werden, die die zu erwartenden Erreger im Sinne einer kalkulierten Therapie erfassen. Nach vorheriger Asservierung von Untersuchungsmaterial für den Erregernachweis und das Antibiogramm, kann man auf die gezielte Therapie wechseln, wenn die isolierten Erreger nicht die erwartete Empfindlichkeit zeigen.

Dosierung und Verteilung

Häufig werden Antibiotika aus Furcht vor Nebenwirkungen unterdosiert, was zu Therapieversagen führen kann und die Resistenzentwicklung begünstigt. Deshalb sollte insbesondere bei schwereren Verläufen der Erkrankung unter Berücksichtigung der pathophysiologischen Besonderheiten des Patienten (z. B. Nieren- und Leberfunktionsstörungen) und der Komedikation (z. B. intensive Infusionstherapie mit Vergrößerung des Verteilungsvolumens) eine ausreichend hohe Dosierung gewählt werden. Insbesondere bei der Behandlung von Infektionen, die sich in Geweben und Organen (Kompartimenten) manifestieren, wo Penetrationsbarrieren das Eindringen der Antiinfektiva behindern, ist eine ausreichend hohe Dosierung und längere Anwendung für das Erreichen therapeutischer Gewebskonzentrationen und die klinischen Heilung notwendig (Tab. 10.3).

Tab. 10.3. Verteilung von Antibiotika in unterschiedliche Kompartimente

Ordinary Sites (leichte Erreichbarkeit)	Specialized Sites (schwere Erreichbarkeit)
Bindegewebe	Abszesse
Intraabdominalorgane (z. B. Leber)	Glaskörper des Auges
Lunge	Herzklappen
Muskel	Knochen/Knochenmark
Niere	Pankreas
Peritoneum	Prostata
u.a.	ZNS (Liquor)

Für einen ausreichenden therapeutischen Effekt müssen viele Antiinfektiva aufgrund ihrer relativ kurzen Halbwertszeit mehrmals am Tag verabreicht werden. Für einige Substanzen ist jedoch eine **Einmalgabe pro Tag** aufgrund pharmakokinetischer Eigenschaften und z. T. bedingt durch den postantibiotischen Effekt (PAE) sowie entsprechender klinischer Studienergebnisse möglich. Beispiele dafür sind: Aminoglykoside (PAE), Ceftriaxon, Ceftibuten (Bronchitis, Harnwegsinfektion), Teicoplanin, Doxycyclin, Moxifloxacin, Levofloxacin.

Kombinationstherapie

Kombinationen von Chemotherapeutika können sinnvoll sein zur Erweiterung des Spektrums (z. B. bei kalkulierter Chemotherapie), zur Vermeidung von schneller Resistenzentwicklung (z. B. antituberkulöse Therapie; antiretrovirale Therapie bei HIV) und wenn synergistische Effekte nachgewiesen sind (z. B. Cotrimoxazol, β-Lactam-Antibiotika plus Aminoglykoside). Die Kombination eines **β-Lactamase-Inhibitors** wie Clavulansäure, Sulbactam oder Tazobactam mit einem Penicillin verhindert die Inaktivierung durch β-Lactamase bildende Erreger. Die Kombination von Imipenem mit Cilastatin blockiert die Dehydropeptidase I im renalen Bürstensaum und erhöht damit die Wirksamkeit bei Verminderung der Nephrotoxizität. Bei Mischinfektionen mit aeroben und anaeroben Keimen können β-Lactam-Antibiotika mit Metronidazol kombiniert werden. Auch die Kombination von Acylureido-Penicillinen mit β-Lactamase-Inhibitoren ist bei derartigen Infektionen i. d. R. wirksam.

Bakteriologische Gründe für eine Kombinationstherapie können sein: Enterokokken-, Pseudomonas-Infektion, Tuberkulose- oder Toxoplasmose-Nachweis.

Klinische Indikationen für eine Kombinationstherapie können sein: Fremdkörperinfektionen (z. B. Ciprofloxacin + Rifampicin), Endokarditis (infizierte Herzklappen sind ebenso schwer zu sanieren wie ein Fremdkörper), hochgradige Abwehrschwäche (z. B. Leukämie, Infektionen bei hämatologisch-onkologischen Patienten, Immunsuppression), Mischinfektionen (z. B. bei Peritonitis oder Bronchiektasen), initiale Chemotherapie bei schweren, z. B. septischen Infektionen.

Bei immungeschwächten Patienten kann eine Infektion mit normalerweise harmlosen Erregern zu schweren und tödlichen Verläufen führen. Daher muss man meist Antibiotika-Kombinationen einsetzen, die ein breites Erregerspektrum erfassen und bakterizid wirken. Sinnvoll ist z. B. die Kombination von β-Lactam-Antibiotika mit Aminoglykosiden zur Erfassung des grampositiven und gramnegativen Bereichs. Außerdem haben diese beiden Gruppen von Antibiotika einen synergistischen Effekt, da β-Lactam-Antibiotika die intrabakterielle Konzentration von Aminoglykosiden erhöhen. Gegebenenfalls müssen auch Carbapeneme wie Imipenem oder Meropenem und zusätzlich bei systemischen Mykosen Antimykotika, wie Fluconazol, Itraconazol, Caspofungin, Voriconazol oder Amphotericin B verabreicht werden.

Chemoprophylaxe

Eine Chemoprophylaxe ist selten indiziert, jedoch z. B. sinnvoll bei:

- Malaria;
- Streptokokken-Prophylaxe nach rheumatischem Fieber, Rezidivprophylaxe;
- Tuberkulose bei tuberkulinnegativen, beruflich und familiär Exponierten; bei tuberkulinpositiven Immungeschwächten Personen (z. B. auch bei hochdosierter Glukocortikoid-Therapie);
- Heimbewohnern und Familienmitgliedern bei Meningokokken-Infektionen;
- Endokarditis-Prophylaxe bei zahnmedizinischen Eingriffen (auch andere invasive Eingriffe);
- chirurgische Eingriffe, insbesondere in der Abdominalchirurgie, Gynäkologie, Urologie, Kardiochirurgie, Gefäßchirurgie;
- jede Art von Eingriffen bei Abwehrgeschwächten und zur
- Reiseprophylaxe (Darmerkrankungen) bei schwerer Grundkrankheit, Immunschwäche oder HIV.

Wirkungstyp von Antibiotika (Bakteriostase und Bakterizidie) Bakterizidie (Abtötung der Keime durch Antibiotika) sollte immer angestrebt werden. Bei bakteriostatisch (Wachstumshemmung erzeugend) wirkenden Antibiotika muss die körpereigene Immunabwehr die Antibiotikawirkung zur Infektionsüberwindung ergänzen. Deshalb sollten bei immunsupprimierten Patienten stets Bakterizida eingesetzt werden.

Die minimale Hemmkonzentration (MHK) und die minimale bakterizide Konzentration (MBK) sind **in vitro** Maße für die antibakterielle Aktivität, die durch spezielle mikrobiologische Methoden bestimmt werden können und deren Kenntnis im Einzelfall hilfreich für die optimale Dosierung sein kann.

Beispiele für bakteriostatisch wirkende Antibiotika sind Tetracycline, Makrolide und Sulfonamide. Bakterizid wirkende Antibiotika sind z. B. β-Lactam-Antibiotika, Aminoglykoside und Fluorchinolone. Die bakterizide Wirkung hängt jedoch u. a. wesentlich ab von der Höhe der Dosierung und der Konzentration am Wirkort sowie der Wachstumsphase der Keime und der Einwirkzeit der Antibiotika. In Tab. 10.4 sind die Antibiotikaklassen mit wichtigen Vertretern der Bakterizida und Bakteriostatika zusammengestellt.

Tab. 10.4. Einteilung der Antibiotikaklassen mit wichtigen Vertretern nach Wirkungstyp

Einteilung und Wirkungstyp von Antibiotika (Antibakterielle Chemotherapeutika)	
Bakterizida	**Bakteriostatika**
β-Lactam-Antibiotika	**Makrolide** z. B. Erythromycin, Clarithromycin, Azithromycin
► Penicilline (mehrer Untergruppen)	**Tetracycline** z. B. Doxycyclin
► Cephalosporine (4 Generationen; orale/parenterale)	**Lincosamide** z. B. Lincomycin, Clindamycin
► Carbapeneme, z. B. Imipenem, Meropenem	**Sulfonamide/Folsäuresynthesehemmer** z. B. Sulfamethoxazol/ Trimethoprim (Co-trimoxazol)
► Monobactame, z. B. Aztreonam	**Oxazolidinone** z. B. Linezolid
Chinolone (Gyrasehemmer)	(**Polymyxine**, **Chloramphenicol**, wegen starker Nebenwirkungen kaum noch therapeutisch relevant)
► nichtfluorierte Chinolone	
► fluorierte Chinolone Gruppe I – IV z. B. Ciprofloxacin, Levofloxacin, Moxifloxacin	
Aminoglykoside z. B. Gentamicin, Tobramycin, Streptomycin	
Glykopeptide z. B. Vancomycin, Teicoplanin	
Ketolide z. B. Telithromycin	
Fosfomycin	
Rifamycine z. B. Rifampicin	
Substanzen ohne klinisch relevante antibakterielle Eigenwirkung sind β-Lactamase-Inhibitoren: Sulbactam, Clavulansäure und Tazobactam.	

Beurteilung der therapeutischen Wirksamkeit durch Konbination pharmakokinetischer und pharmakodynamischer Parameter (PK/PD-Beziehungen)

Wichtig für die klinische Wirkung eines Antibiotikums sind neben den pharmakodynamischen Parametern, insbesondere die Sensibilität der Erreger gegenüber dem Wirkstoff in Form der MHK, auch pharmakokinetische Kenngrößen, wie die Fläche unter der Konzentrations-Zeit-Kurve (AUC) oder die Spitzenkonzentration (C_{max}). In jüngerer Zeit hat man durch die Kombination von pharmakokinetischen (PK) und pharmakodynamischen (PD) Kenngrößen tiefergreifende Erkenntnisse zur Wirkung von Antiinfektiva erhalten. Für die Beurteilung der potentiellen klinischen Wirkung von Antibiotika und bei deren präklinischer Entwicklung werden vor allem drei Indizes genutzt, die sich aus pharmakokinetischen und pharmakodynamischen Parametern (PK/PD-Korrelation) ableiten:

- Das Verhältnis von Spitzenkonzentration zur minimalen Hemmkonzentration des Erregers: **Cmax/MHK** (z. B. für Aminoglykoside),
- die Fläche unter der 24 Stunden-Konzentrations-Zeit-Kurve oberhalb der minimalen Hemmkonzentration: **AUC/MHK** (z. B. für Fluorchinolone) und
- die Zeitdauer im Dosierungsintervall oberhalb der minimalen Hemmkonzentration: **T>MHK** (z. B. für β-Lactam-Antibiotika).

Dementsprechend werden unterschiedliche Dosierungsstrategien eingesetzt. So stützen diese Erkenntnisse die Einmaldosierung der Aminoglykoside oder die häufige Gabe relativ niedriger Dosen von β-Lactam-Antibiotika. Bei dieser Klasse wird gegenwärtig geprüft, ob die kontinuierliche Infusion die optimale Dosierungsform ist.

Pharmakoökonomische Betrachtungen der antiinfektiven Therapie

Im Hinblick auf die pharmakoökonomische Bewertung der Therapie mit Antiinfektiva stehen die Kriterien »klinische Wirksamkeit« und »unerwünschte Wirkungen« im Vordergrund. In diesem Zusammenhang sind die aktuellen Therapieempfehlungen von Bedeutung, deren Beachtung dazu beiträgt, die stationäre Verweildauer zu senken und so nosokomialen Infektionen vorzubeugen sowie den Umfang zusätzlicher therapeutischer und diagnostischer Maßnahmen zu reduzieren. Durch die Wahl des am besten verträglichen, geeigneten Antiinfektivums werden unnötige Belastungen des Patienten und Folgekosten, durch die Behandlung von unerwünschten Wirkungen, vermieden.

Im Rahmen der initialen, kalkulierten antiinfektiven Therapie sollte bei schwer Erkrankten nach Vorliegen des Antibiogramms, die Auswahl des Arzneimittels ggf. angepasst werden. Bei leichteren Infektionen erfolgt in der klinischen Praxis lediglich in 6% der Erkrankungen eine Umstellung der medikamentösen Therapie nach Erregerbefund, so dass für diese Fälle die mikrobiologische Eingangsdiagnostik von geringer Bedeutung ist. Da insgesamt weniger als 5% der Therapiekosten auf mikrobiologische Untersuchungen entfallen, bietet der Verzicht auf diese Maßnahmen jedoch allenfalls geringes Einsparpotenzial bei Verlust wichtiger Informationen zur Resistenzsituation.

Von weit größerer wirtschaftlicher Bedeutung ist die Frage, ob und wann eine intravenöse Therapie durch eine Sequenztherapie (s. oben) ersetzt werden kann. Für eine Vielzahl von Indikationen wurde in pharmakoökonomischen Studien die wirtschaftliche Überlegenheit der Sequenztherapie bei äquivalentem klinischem Ergebnis belegt. Die Vorteile sind gegenüber der ausschließlichen parenteralen Therapie vor allem in geringeren Personal- und Arzneimittelkosten sowie einer niedrigeren Komplikationsrate mit kürzeren Krankenhausaufenthalten begründet. Weitere Einsparmöglichkeiten bietet im Einzelfall der Verzicht auf Kombinationstherapien zugunsten der Monotherapie, die häufig bereits per se billiger ist und weniger unerwünschte Wirkungen aufweist. Für Antibiotika mit einer ausreichend langen Halbwertszeit (>4–6 h) und lang andauerndem postantibiotischem Effekt kann außerdem eine tägliche Einmalgabe statt niedriger dosierten Mehrfachgaben in Betracht kommen. Schließlich führt auch die Verbilligung der instrumentellen Arzneistoff-Analytik zu einem immer kostengünstigeren **Therapeutic Drug Monitoring** (TDM), das sich so zunehmend als Steuerungsinstrument der antibakteriellen Therapie amortisiert. Es konnte in mehreren randomisierten Studien gezeigt werden, dass ein Therapeutic Drug Monitoring von Aminoglykosiden zu einer Verkürzung der Verweildauer auf Intensivstationen führt und somit die Kosten für das Drug Monitoring mehr als kompensiert werden.

Unerwünschte Wirkungen, Nebenwirkungen

Zu den so genannten unerwünschten biologischen Wirkungen gehören Ausbreitung resistenter Populationen bei einem Patienten als Veränderung der Standortflora (z. B. Darm- und Hautflora) oder der Infektionsflora (Erregerwechsel) sowie in einem Krankenhaus resultierend aus dem Selektionsdruck durch übermäßigen und einseitigen Einsatz von Antibiotika. Dies führt schließlich zum »Nachlassen« der Wirksamkeit von Antibiotika. Es besteht eine Korrelation zwischen Häufigkeit und Intensität des Antibiotikaeinsatzes und dem Ausmaß des Auftretens von Resistenzen. Zur Vermeidung bzw. Reduktion der Resistenzentwicklung wird deshalb auch das alternierende Therapieregime empfohlen (z. B. Wechsel der »Standardmedikamente« alle 3 bis 6 Monate auf einer Station).

Durch die Selektion resistenter Populationen kann für den Patienten unmittelbar Gefahr entstehen, wenn besonders pathogene Erreger, wie z. B. Clostridium difficile, selektioniert werden, die eine pseudomembranöse Enterokolitis hervorrufen können. Sehr häufig treten diese schweren, z. T. lebensbedrohlichen Enteritiden unter Aminopenicillinen (auch in Kombination mit β-Lactamase-Inhibitoren), Clindamycin und Cephalosporinen auf. Bis zu 25% dieser Patienten müssen medikamentös (z. B. mit Metronidazol und Vancomycin) behandelt werden.

Zu den unerwünschten biologischen Wirkungen zählt auch die massive inflammatorische Reaktion durch bakterielle Lyse und Endotoxinfreisetzung bei Therapie mit bakteriziden Antibiotika. Klassischerweise in der Luestherapie (Herxheimer-Reaktion) beschrieben, spielt sie auch eine Rolle bei anderen Endotoxinbildnern wie Shigellen, Salmonellen, Brucellen, Leptospiren und Enterobakteriaceae. Klinisch kommt es zur Temperaturerhöhung, Tachykardie und ggf. zur Organbeteiligung bis zum Endotoxinschock.

Wie alle Medikamente haben Antibiotika toxische (dosisabhängige) unerwünschte Wirkungen, die sowohl von der Spitzen- oder Talkonzentration als auch von der verabreichten Gesamtdosis abhängen können. Ein Beispiel ist die dosisabhängige Hemmung der Kaliumkanäle u.a. durch Fluorchinolone mit der Folge einer QT-Verlängerung im EKG und der Gefahr von Herzrhythmusstörungen (**Torsades de pointes**) bis hin zum Kammerflimmern. Die individuelle Patientendisposition, wie Leber- und/oder Nierenfunktionsstörungen, begünstigen die Entwicklung toxischer unerwünschter Wirkungen und sind bei der Dosierung des Antibiotikums zu beachten. Akut-toxische Wirkungen (z. B. neurologische Störungen bei Fluorchinolonen) haben häufig eine bessere Rückbildungstendenz als chronisch-toxische Schädigungen (z. B. Innenohrschwerhörigkeit bei Aminoglykosiden). Man kann davon ausgehen, dass die Hälfte der in Kliniken hervorgerufenen akuten Nierenversagen auf Kosten der Aminoglykoside gehen.

Allergische unerwünschte Wirkungen schränken häufig die Auswahl von Antibiotika ein. Hier kommen die Sofortreaktionen vom anaphylaktischen Typ, insbesondere bei Anwendung von Penicillin G (Benzylpenicillin), als auch beschleunigte allergische Reaktionen sowie allergische Spätreaktionen (80–90% der allergischen Reaktionen) vor (siehe auch Arzneimittel-Allergie).

Eine weitere wichtige Ursache für unerwünschte Nebenwirkungen können Interaktionen mit anderen Arzneimitteln sein. Insbesondere die Hemmung hepatischer Monooxygenasen, der Cytochrom-P450-Enzyme, z. B. durch einige Makrolide und Fluorchinolone, bedingen meist ein höheres Nebenwirkungsrisiko. Weitere wichtige Beispiele für interaktionsbedingte Nebenwirkungen sind in der ◘ Tab. 10.5 dargestellt.

Resistenz, Persistenz, Superinfektion

Bei der **natürlichen Resistenz** (Speziesresistenz) hat das Antibiotikum bei einer gegebenen Erregerart keine Wirkung, d. h. der Erreger gehört nicht zum Wirkspektrum des Chemotherapeutikums, z. B. wirkt Penicillin G nicht gegenüber Enterobakteriaceae.

Eine **sekundäre Resistenz** entwickelt sich durch die Behandlung mit Antibiotika.

Die Mechanismen können sein:

- Bildung bakterieller Enzyme, die den Wirkstoff inaktivieren (Aminoglykoside, β-Lactam-Antibiotika);
- verringerte Aufnahme in die Bakterienzelle oder Zunahme des Efflux aus dem Erreger (z. B. Tetracycline, Makrolide, Fluorchinolone) und
- molekulare Veränderungen am Angriffsort des Chemotherapeutikums (z. B. Fluorchinolone, Tetracycline, β-Lactam-Antibiotika).

Kreuz- oder Parallelresistenz besteht häufig bei pharmakologisch bzw. chemisch verwandten Antibiotika. Auch Multiresistenzen (extrachromosomal durch Plasmide übertragen) gegen völlig unterschiedliche Chemotherapeutika kommen bevorzugt bei Mykobakterien, aber auch bei Enterokokken und Pseudomonas-Arten vor. Relevant ist z. B. die Übertragung von Mehrfachresistenzen zwischen Enterobakterien und anderen gramnegativen Erregern. Sie spielt für die nosokomialen Infektionen eine Rolle.

Persister sind Bakterien, die trotz einer Antibiotikatherapie überlebt haben, aber nicht resistent geworden sind. Von ihnen kann ein Rezidiv ausgehen. Beispielsweise setzt die erfolgreiche Therapie von intrazellulär liegenden Keimen (z. B. Chlamydien, Listerien, Mykobakterien, Legionellen, Treponemen, Salmonellen, Brucellen) voraus, dass eine ausreichend hohe intrazelluläre Konzen-tration des Chemotherapeutikums erreicht wird. Aufgrund ihrer molekularen Eigenschaften erreichen z. B. β-Lactam-Antibiotika und Aminoglykoside keine ausreichend hohe intrazelluläre Konzentration und sind daher meist wirkungslos.

Die antimikrobielle Chemotherapie kann das mikrobiologische Gleichgewicht stören und so **Superinfektionen** hervorrufen, wie z. B. die pseudomembranöse Kolitis durch Clostridium difficile (s. o.). Auch Pilz-Infektionen mit z. B. Candida albicans und anderen Spezies sind häufig und nehmen in den Intensivtherapiebereichen mit hohem Antibiotikaverbrauch deutlich zu.

Niereninsuffizienz und Chemotherapie

Renal eliminierte Chemotherapeutika müssen bei eingeschränkter Nierenfunktion niedriger dosiert werden, da bei höheren Konzentrationen mit vermehrten unerwünschten Wirkungen gerechnet werden muss. Auch eine Verlängerung des Dosierungsintervalls kommt in Frage (◘ Tab. 10.6). Bei Aminoglykosiden trifft dies wegen der Nephro- und Ototoxizität besonders zu. Bei einem Plasmakreatinin-Wert von über 6 mg/100 ml sollten Co-trimoxazol und renal eliminierte Tetracycline (außer Doxycyclin) nicht mehr verordnet werden.

Leberschädigung und Chemotherapie

Bei Vorliegen von Leberschäden sollten hepatotoxische Substanzen (◘ Tab. 10.7) nur nach sorgfältigem Abschätzen von möglichem therapeutischen Nutzen und Risiko bei nicht anders therapierbaren Infektionen in Erwägung gezogen werden. Dabei sollte eine enge Kontrolle der Leberwerte (z. B. ASAT, ALAT) erfolgen. Substanzen, wie z. B. Chloramphenicol, Rifampicin, Isoniazid, Ethionamid und Protionamid, Fluorchinolone, Clindamycin, Flucloxacillin, Trimethoprim und Sulfonamide sollten nicht verwendet werden. Cholestatische Leberveränderungen treten bei Verwendung von Erythromycin-Estolat-Präparationen beim Erwachsenen häufig auf.

Tab. 10.5. Interaktionen von Antibiotika mit anderen Arzneimitteln

Antibiotika	Komedikation	Folge
Aminoglykoside	nichtdepolarisierende Muskelrelaxanzien	Begünstigung/Auslösung/Potenzierung einer neuromuskulären Blockade
	Halothan, Magnesiumsalze, Procainamid, Chinidin	Prädisponiert sind Patienten mit Myasthenia gravis
	Nephro- oder ototoxische Pharmaka, z. B. Vancomycin, Colistin, Amphotericin B, Cyclosporin A, Cisplatin, Schleifendiuretika	gesteigertes Risiko von Gehör- und/oder Nierenschäden
Cephalosporine	Nephrotoxische Substanzen, z. B. Aminoglykoside	Verstärkung der Nephrotoxizität, Interaktion ist nicht bei exzessiver Dosierung der Cephalosporine zu erwarten
Penicilline	saure Pharmaka, z. B. Probenecid, Salicylate, Indometacin, Sulfinpyrazon, Phenylbutazon	Verminderung der tubulären Penicillin-Sekretion, Penicillin-abhängige ZNS-Reaktionen können bei hoher Dosierung zunehmen
	Methotrexat	erhöhte Methotrexat-Toxizität durch Reduktion der renalen Methotrexat-Elimination, ggf. muss die Dosis reduziert werden
	Cumarin-artige Antikoagulanzien, Heparine, Thrombozytenfunktionshemmer	Verstärkung des antikoagulatorischen Effektes unter hochdosierter Penicillin-Therapie durch verminderte thrombozytäre Koagulation. Häufigere Kontrollen der Gerinnungsparameter notwendig
	Diuretika	Reduzierte Penicillin-Aktivität. Diuretika erhöhen die renale Elimination von Penicillinen
Tetracycline (Doxycyclin)	Barbiturate, Phenytoin, Carbamazepin	beschleunigter Tetracyclin-Abbau durch Enzyminduktion
	Substanzen mit hoher Proteinbindung, z. B. Sulfonylharnstoffe, Methotrexat, Cumarin-Analoga	Wirkungsverstärkung von stark proteingebundenen Substanzen. Etwa 95% an Plasmaprotein gebundenes Doxycyclin verdrängt diese Komedikamente aus ihrer Eiweißbindung
	Hirndrucksteigernde Substanzen, z. B. Isotretinoin	erhöhter intrakranieller Druck
Makrolide (Erythromycin, Clarithromycin)	Theophyllin	Gefahr einer Theophyllin-Intoxikation durch reduzierten Theophyllin-Metabolismus
	Mutterkornalkaloide	Gefahr eines Ergotismus durch kompetetive Hemmung des hepatischen Abbaus der Mutterkornalkaloide
	Carbamazepin	Gefahr von Carbamazepin-Überdosierungs-erscheinungen (z. B. Übelkeit, Erbrechen) durch herabgesetzte Carbamazepin-Metabolisierung
	Cyclosporin A	erhöhte Nephrotoxizität durch reduzierten Metabolismus von Cyclosporin
	Terfenadin Astemizol	bedrohliche kardiale Repolarisationsstörungen durch veränderten Metabolismus der Komedikamente
	Warfarin	verstärkte Blutungsgefahr durch reduzierte Warfarin-Metabolisierung
Lincosamide	nichtdepolarisierende Muskelrelaxanzien	verstärkte neuromuskuläre Blockade mir Atemdepression, Apnoe
Glykopeptide	Nephro- oder ototoxische Pharmaka, z. B. Aminoglykoside, Colistin, Amphotericin B, Cyclosporin, Cisplatin, Schleifendiuretika	gesteigertes Risiko von Gehör- und Nierenschäden
Fluorchinolone (Ciprofloxacin)	nichtsteroidale Antiphlogistika	erhöhte Krampfneigung
	Warfarin	Verstärkung der Warfarin-Wirkung. Manche Fluorchinolone hemmen die hepatische Elimination der R-Form des Warfarins
	Theophyllin Koffein	verstärkte Nebenwirkung von Theophyllin und Koffein. Wechselwirkung ist substanzabhängig unterschiedlich stark ausgeprägt. Ursache ist die Hemmung der Metabolisierung der Purine

Tab.10.6. Angaben zur Notwendigkeit der Dosisreduktion wichtiger Antibiotika bei Niereninsuffizienz

Antibiotika-Gruppe	Dosisreduktion bei renaler Clearance unter 20 ml/min	Antibiotika-Gruppe	Dosisreduktion bei renaler Clearance unter 20 ml/min
β-Lactam-Antibiotika		Tobramycin	ja
Penicilline		Amikacin	ja
Penicillin G	ja	**Makrolide**	
Penicillin V[1]	nein	Azithromycin[16]	nein
Flucloxacillin[2]	ja	Clarithromycin[17]	ja
Amoxycillin[3]	ja	Erythromycin[18]	nein
Sultamicillin[4]	ja	Roxithromycin[19]	nein
Piperacillin[5]	ja	**Ketolide**	
Cephalosporine		Telithromycin[20]	nein
Cefazolin[6]	ja	**Fluorchinolone**	
Cefepim[7]		Norfloxacin[21]	ja
Ceftriaxon[8]	nein	Ciprofloxacin[22]	ja
Cefuroxim[9]	ja	Ofloxacin[23]	ja
Loracarbef[10]	ja	Levofloxacin[24]	ja
Carbapeneme		Moxifloxacin[25]	nein
Imipenem plus Cilastatin[11]	ja	**Oxazolidinone**	
Meropenem[12]	ja	Linezolid[26]	nein
Ertapenem[13]	ja	**Sonstige**	
Monobactame		Clindamycin[27]	ja
Aztreonam[14]	ja	Doxycyclin[28]	nein
Aminoglykoside[15]	ja	Teicoplanin[29]	ja
Gentamicin	ja	Vancomycin[30]	ja

[1] Megacillin®, Penicillin V-ratiopharm®
[2] Staphylex®, Flucloxacillin Delta Select®
[3] Amoxypen, Amoxicillin-ratiopharm®
[4] Unacid® PD oral
[5] Tazobac®
[6] Cephazolin Fresenius®, Cefazolin HEXAL®
[7] Maxipime®
[8] Rocephin®, Ceftriaxon-ratiopharm®
[9] Elobact®, Cefuroxim-ratiopharm®
[10] Lorafem®
[11] Zienam®
[12] Meronem®
[13] Invanz®
[14] Azactam®
[15] Refobacin®, Gentamicin-ratiophram®
[16] Zithromax®
[17] Klacid®, Clarithromycin HEXAL®
[18] Erythro von ct®, EryHEXAL®
[19] Rulid®, Roxidura®
[20] Ketek®
[21] Barazan®, Norfloxacin-ratiopharm®
[22] Ciprobay®, Ciprohexal®
[23] Tarivid®, Oflohexal®
[24] Tavanic®
[25] Avalox®
[26] Zyvoxid®
[27] Sobelin®, Clinda-saar®
[28] Supracyclin®, Doxycyclin AL®
[29] Targocid®
[30] Vancomycin® CP Lilly, Vancomycin-ratiopharm®

Tab. 10.7. Chemotherapeutika, deren Einsatz bei gestörter Leberfunktion vermieden bzw. unter Kontrolle der Leberenzyme erfolgen soll

Möglichst vermeiden (potentiell hepatotoxisch)	**Mit Vorsicht anwendbar** (stärkere biliäre Ausscheidung oder Metabolisierung)
Clavulansäure	Cefoperazon
Clindamycin	Cefotaxim
Griseofulvin	Ceftriaxon
Isoniazid	Chloramphenicol
Ketoconazol	Co-Trimoxazol
Linezolid	Doxycyclin
Miconazol	Fluorchinolone
Nitrofurantoin	Erythromycin – Eslolat
Pyrazinamid	Fusidinsäure
Rifampicin	Metronidazol
	Mezlocillin
	Sulfonamide u.a.

Therapeutisches Drug Monitoring von Antibiotika

Viele Antibiotika sind durch erhebliche interindividuelle Unterschiede der pharmakokinetischen Eigenschaften, vor allem im Eliminationsverhalten und Verteilungsvolumen, gekennzeichnet. Dies trifft im besonderen Maße auf Intensivpatienten mit Multiorganversagen und starken Veränderungen in den Verteilungsräumen, z. B. durch Infusionsbehandlungen, zu. Dadurch können die resultierenden Plasmakonzentrationen nach Standarddosen in weiten Bereichen streuen, wodurch einerseits die Gefahr der Unterdosierung mit unzureichender therapeutischer Wirkung, andererseits überhöhte Plasmaspiegel mit dem Risiko unerwünschter toxischer Wirkungen drohen.

Ziel des Therapeutischen Drug Monitoring (TDM) ist es, unter Nutzung pharmakokinetischer Prinzipien und Messungen der Arzneimittelkonzentration im Patientenblut die individuell optimale Dosierung für den Patienten zu finden.

Voraussetzung für die Durchführung eines TDM ist vor allem, dass die betreffenden Substanzen

- signifikante Konzentrations-Wirkungs-Beziehungen für therapeutische und toxische Effekte aufweisen,
- einen engen therapeutischen Bereich (geringe therapeutische Breite) haben und sie anhand ihrer klaren klinischen Wirkungen nicht sicher dosiert werden können.

Zu den Arzneimitteln, für deren sicheren Einsatz ein TDM dringend empfohlen wird, gehören die Aminoglykosid- und Glykopeptidantibiotika. Darüber hinaus kann ein TDM auch für Antimykotika und Virustatika sinnvoll sein.

Das TDM für Antibiotika ist besonders für schwerkranke, intensivmedizinisch betreute Patienten indiziert, deren arzneimittelausscheidende Organe (Leber, Niere) in der Regel eingeschränkt funktionsfähig bzw. funktionsuntüchtig sind. Wichtig ist das TDM auch für immunsupprimierte Patienten aufgrund ihrer verminderten Infektionsabwehr, bei Langzeittherapie oder wenn trotz Standarddosierung kein therapeutischer Erfolg erzielt wird bzw. toxische, insbesondere nephrotoxische, Effekte auftreten.

Unter Berücksichtigung verschiedener Patientenkollektive sind in Tab. 10.8 Empfehlungen zu den Zielbereichen für den Tal- und Spitzenspiegel der am häufigsten eingesetzten Aminoglykoside und Glykopeptide zusammengefasst.

Für die meisten Antibiotika, wie zum Beispiel Penicilline, Cephalosporine, Makrolide oder einige Fluorchinolone, ist die Gefahr unerwünschter toxischer Wirkungen eher gering, da sie eine relativ große therapeutische Breite besitzen. Für diese Antibiotika ist eine blutspiegelorientierte Therapie im Sinne des TDM nur selten notwendig.

Tab. 10.8. Empfohlene Zielbereiche für Tal- und Spitzenspiegel im Rahmen des TDM von Aminoglykosid- und Glykopeptidantibiotika bei »konventiolneller« Anwendung

Antibiotikum	Patientengruppe/ Indikation	Talspiegel	Spitzenspiegel
Gentamicin, Netilmicin, Tobramycin	Weniger schwere Infektionen, vorbestehende Niereninsuffizienz, Patienten im höheren Lebensalter	<1 mg/l	6–10 mg/l *
	Schwerste, lebensbedrohliche Infektionen	<2 mg/l	6–10 mg/l *
Amikazin		<5 mg/l	20–25 mg/l *
Vancomycin		5–10 (15) mg/l	nein
Teicoplanin	Bakterielle Infektionen	>10 mg/l	nein
	Bakterielle Endokarditis	>20 mg/l	nein

* Unter Beachtung anerkannter PK/PD-Parameter für Aminoglykoside (optimal C_{max}/MHK 8 bis 10) können für intermediär empfindliche Erreger (höhere MHK) oder bei Einmalgabe der Tagesdosis auch Spitzenspiegel oberhalb der aufgeführten Grenzen sinnvoll und notwendig sein.

10.1.2 Therapie mit antibakteriellen Chemotherapeutika

Chemotherapeutika im engeren Sinne sind chemisch synthetisch hergestellte Substanzen, die entweder antimikrobiell (antimikrobielle Chemotherapie) oder antineoplastisch (antineoplastische Chemotherapie) wirksam sind. Die antimikrobielle Chemotherapie kann sich gegen Bakterien, Viren, Pilze oder Protozoen richten. Antibiotika im eigentlichen Sinne sind Substanzen, die von Mikroorganismen gebildet und gewonnen werden und als Naturstoffe antibakteriell wirksam sind. Da viele Antibiotika auch chemisch synthetisch oder halbsynthetisch hergestellt werden können, ist eine Abgrenzung zwischen den Begriffen Chemotherapeutika und Antibiotika zunehmend schwierig. Der Begriff Antibiotika wird in der Regel bevorzugt. Die Begriffe Antibiotika und Chemotherapeutika werden hier synonym verwendet.

β-Lactam-Antibiotika

Zu den β-Lactam-Antibiotika werden die Penicilline, Cephalosporine, Carbapeneme und Monobactame gerechnet. Strukturell werden dieser Gruppe auch die β-Lactamase-Inhibitoren (z. B. Sulbactam, Tazobactam) zugerechnet, die jedoch über keine klinisch relevante antibakterielle Aktivität verfügen. Die Gruppe der β-Lactam-Antibiotika umfasst eine Vielzahl von Stoffen mit unterschiedlichem antibakteriellen Wirkspektrum sowie unterschiedlicher Pharmakokinetik (Tab. 10.9). Zu den wichtigsten β-Lactam-Antibiotika in Klinik und Praxis gehören:

Penicilline

Benzylpenicillin (Penicillin G) kann aufgrund seiner Säurelabilität nur intravenös oder in Bindung an schwache organische Basen (Benzathin-Benzylpenicillin, Procain-Benzylpenicillin, Clemizol-Benzylpenicillin) intramuskulär als Depot verabreicht werden. Indikationen können sein Infektionen mit Streptokokken (z. B. Erysipel), Meningokokken (z. B. Meningitis), Pneumokokken (z. B. akute Exazerbation einer chronischen Bronchitis, Pneumonie) und Gonokokken (z. B. Gonorrhoe; Resistenzen beachten!).

Oralpenicilline (Penicillin V, Propicillin) sind säurefest und daher oral wirksam.

Das Wirkspektrum ist gleich dem des Benzylpenicillins, wegen der nur geringen Bioverfügbarkeit mit i.d.R. niedrigen Plasmakonzentrationen sind sie jedoch nur für leichtere ambulante Infektionen, z. B. Atemwegsinfektionen, Tonsillitis, indiziert.

Isoxazolylpenicilline (Oxacillin, Cloxacillin/Dicloxacillin, Flucloxacillin) sind i. d. R. gegen β-Lactamase-bildende Staphylokokken und Enterokokken wirksam, da der β-Lactamring nicht von Penicillinase gespalten werden kann. Sie sind oral und parenteral wirksam.

Aminopenicilline (Ampicillin, Amoxycillin) haben ein erweitertes Spektrum im gramnegativen Bereich. Sie sind zusätzlich wirksam gegen H. influencae und Enterokokken. Unterschiedlich empfindlich sind E. coli und Proteus mirabilis. Sie sind nicht β-Lactamase-fest, aber säurestabil und daher oral wirksam. Durch Zugabe der β-Lactamase-Inhibitoren Clavulansäure oder Sulbactam wird deren Wirkspektrum gegen Staphylokokken und gramnegative Bakterien, auch für Penicillin G, erweitert. Amoxycillin wird im Gegensatz zu Ampicillin (Resorption 30–40%) zu ca. 80% aus dem Darm resorbiert und verursacht daher weniger gastrointestinale unerwünschte Wirkungen (z. B. Diarrhoeen) als Ampicillin.

Acylaminopenicilline (Mezlocillin, Piperacillin) haben gegenüber Aminopenicillinen ein zusätzlich erweitertes Spektrum im gramnegativen Bereich. Mezlocillin ist besonders gegen Proteus vulgaris wirksam. Mezlocillin und Piperacillin sind teilweise noch wirksam gegen Pseudomonas aeruginosa. Die β-Lactamase-Inhibitoren Tazobactam und Sulbactam können in Kombination zur Erweiterung des Spektrums führen, z. B. Tazobactam in fixer Kombination mit Piperacillin. Sulbactam steht zur freien Kombination mit verschiedenen β-Lactam-Antibiotika als Monosubstanz zur Verfügung.

Unerwünschte Wirkungen. Die Häufigkeitsangaben über das Auftreten allergischer Reaktionen schwanken in einem weiten Bereich von 0,6 bis 10%. Anaphylaktische Schockreaktionen treten bei 1–5 von 10.000 mit Penicillin behandelten Patienten auf. Es können alle Allergieformen auftreten (Arzneimittelallergien ► Kap. 36).

Schwere anaphylaktische Reaktionen können mit einer Häufigkeit von 1:7.000 und tödlich verlaufende Schocks mit einer Inzidenz von 1:50.000 auftreten.

Die Sensibilisierung kann auch ohne vorherige Therapie mit Penicillinen, z. B. durch Kontakt mit Schimmelpilzen, auftreten. Die lokale Anwendung soll wegen der hohen Allergisierungsrate vermieden werden. Bei Oralpenicillinen treten schwere unerwünschte Wirkungen seltener auf, z. B. sehr selten Blutbildveränderungen, interstitielle Nephritis, pseudomembranöse Enterocolitis. Neurotoxische unerwünschte Wirkungen mit Krampfbereitschaft treten nur bei hochdosierter i.v.-Gabe oder bei intrathekaler Applikation (Niereninsuffizienz und Krampfbereitschaft!) und 12–72 h nach Beginn der Therapie auf. Herxheimer-Reaktionen treten insbesondere bei Behandlung von Lues und Meningitis auf. Nach hochdosierter parenteraler Gabe von Penicillin-Kaliumpräparaten ist eine Hyperkaliämie mit Herzrhythmusstörungen möglich. Hohe i. v.-Dosen zusammen mit Antikoagulantien und Thrombozytenaggregationshemmern können zu Blutungskomplikationen führen. In Einzelfällen wurde bei i. v.-Gabe über das Auftreten einer Hepatitis und/oder Cholestase berichtet.

Cephalosporine

Cephalosporine sind β-Lactam-Antibiotika mit hoher Wirkstärke und Stabilität gegenüber β-Lactamasen von Staphylokokken, relativ geringer Toxizität und großer therapeutischer Breite. Aufgrund ihres breiten Spektrums gehören sie im Krankenhausbereich zu den am häufigsten eingesetzten Antibiotika. Allerdings

■ **Tab.10.9.** Wichtige pharmakokinetische Parameter und Dosierung von β-Lactam-Antibiotika

Arzneistoff	Eliminations-HWZ [min]	Plasmaeiweißbindung [%]	Renale Elimination [%]	Dosierung
Pharmakokinetik, Penicilline (parenteral und oral)		*** ME: Millionen Internationale Einheiten**		
Penicillin G (i. m., i. v.)	30	45	50–70	3- bis 4-mal 2 (–10) ME*/d i. v.
Penicillin V (p. o.)	30	65	30–50	3-mal 0,5–1 ME/d oral
Propicillin (p.o.)	30	75	30–50	3-mal 1 ME/d oral
Flucloxacillin (p. o., i.v.)	45	95	65	3-mal 1–2 g/d oral, i.m. oder i. v.
Ampicillin (p. o., i. v.)	60	15–25	30 (oral) –60 (i. v.)	3- bis 4-mal 1 g/d oral, 3-mal 0,5–5 g/d i. v.
Piperacillin (i. v.)	60	20	80	3- bis 4-mal 2–4 g/d i. v.
Mezlocillin (i. v.)	55	30	60	3-mal 2–3 g/d i. v.
Cephalosporine und Carbapeneme (parenteral, vorzugsweise i. v.)				
Cefazolin	94	84	65	2- bis 3-mal 1–2 g/d i. v.
Cefuroxim	70	20	80	3-mal 1–2 g/d i. v.
Cefotaxim	60	50	50 (30 aktiver Metabolit)	2-mal 1–2 g/d i.v., max. 12 g/d
Ceftriaxon	420	93	60	1- bis 2-mal 2 g/d i. v.
Cefoxitin	45	50	90	3- bis 4-mal 1–2 g/d i. v.
Ceftazidim	120	25	70	2- bis 3-mal 1–2 g/d i. v.
Cefepim	120	20	85	2-mal 1–2 g/d i. v.
Cefotiam	40–60	40	50–70	2–4g/d i. v. in 2–3 Einzeldosen
Aztreonam	120	55	70	3- bis 4-mal 2 g/d i. v.
Imipenem plus Cilastatin (in Zienam)	60	25	70 (mit Cilastatin)	3- bis 4-mal 0,5–1 g/d i. v.
Meropenem	60	2	70	4-mal 0,5–1 g/d i. v.
Ertapenem	240	95	80	1-mal 1 g/d i. v.
Cephalosporine (orale Anwendung)				
Cefalexin	40–60	15	90	4-mal 0,25–2 g/d
Cefaclor	45–60	50	90	3-mal 0,5 g/d
Loracarbef	70–100	25	80	2-mal 0,2–0,4 g/d
Cefixim	180–300	60	20–40	1-mal 0,4 g/d
Cefuroximaxetil	70	20	50	2-mal 0,25–0,5 g/d
Cefpodoximproxetil	120–170	40	80	2-mal 0,1–0,2 g/d
Cefadroxil	70–150	20	90	2-mal 1g/d
Ceftibuten	120–240	60	60–70	1-mal 400 mg/d

sind Enterokokken, Listerien und Methicillin-resistente Staphylokokken (MRSA, MRSE) gegenüber sämtlichen Cephalosporinen resistent. Sie wirken wie Penicilline bakterizid auf proliferierende Keime durch Hemmung der Zellwandsynthese. Sie werden häufig in Erst-, Zweit-, Dritt- und Viert-Generations-Cephalosporine unterteilt. Diese Einteilung ist zwar etwas willkürlich, sie hat sich aber im Sprachgebrauch eingebürgert. Dabei werden parenterale und orale Cephalosporine unterschieden (Tab. 10.9). Neben anderen Einteilungen hat sich für die parenteralen Cephalosporine die Einteilung der Paul-Ehrlich-Gesellschaft für Chemotherapie (PEG) in der letzten Zeit weitgehend durchgesetzt. Deshalb werden beide Einteilungen dargestellt.

Einteilung der Cephalosporine nach Generationen

- **Erst-Generations-Cephalosporine** wie Cefazolin, Cefadroxil und Cefalexin haben gute antimikrobielle Aktivität im grampositiven Bereich.
- **Zweit-Generations-Cephalosporine** wie Cefuroxim und Cefaclor sind besser wirksam gegen gramnegative Erreger aber geringer gegen grampositive Erreger. Sie sind wirksam gegen E. coli, Klebsiella, Proteus, H. influenzae, Moraxella catarrhalis. Cefoxitin ist auch gegen Bacteroides-Arten wirksam.
- **Dritt-Generations-Cephalosporine** wie Cefotaxim und Ceftriaxon sind generell weniger aktiv gegen grampositive Kokken, aber deutlich aktiver gegen Enterobacteriaceae inklusive β-Lactamase produzierende Stämme. Ceftazidim ist auch aktiv gegen Pseudomonas aeruginosa, Serratia, Neisseria gonorrhoeae. Die Aktivität gegenüber den anaeroben Bacteroides-Arten ist geringer als bei Zweit-Generations-Cephalosporinen.
- **Viert-Generations-Cephalosporine** wie Cefepim haben gegenüber Dritt-Generations-Cephalosporinen hauptsächlich eine verbesserte β-Lactamase-Festigkeit gegenüber β-Lactamasen chromosomalen und Plasmid-Ursprungs. Sie kommen zum Einsatz bei schweren Infektionen durch aerobe gramnegative Bakterien, die resistent gegenüber Dritt-Generations-Cephalosporinen sind.

Die pharmakodynamischen Eigenschaften (Wirkungsmechanismus) parenteraler Cephalosporine entsprechen denen der Penicilline. Bei den pharmakokinetischen Parametern zeigen sich teilweise erhebliche Unterschiede bei einzelnen Substanzen in der Elimination. Die meisten Cephalosporine werden überwiegend unverändert renal ausgeschieden, die durchschnittlichen Halbwertszeiten bei nierengesunden Patienten liegen bei etwa 2 Stunden. Davon abweichende pharmakokinetische Parameter zeigt Ceftriaxon mit einer durchschnittlichen Halbwertzeit von etwa 8 Stunden und etwa 50%iger biliärer Elimination. Cephalosporine verteilen sich extrazellulär wie die Penicilline mit einem relativen Verteilungsvolumen von 0,2–0,4 l/kg Körpergewicht.

Unerwünschte Wirkungen. In der Regel treten keine Kreuzallergien mit Penicillin auf. Gelegentlich werden allergische Reaktionen – teilweise schon nach Erstanwendung – beobachtet. Ähnlich wie bei Penicillinen treten alle Allergieformen auf (Arzneimittelallergien ► Kap. 36). In Einzelfällen kann es zum lebensbedrohlichen anaphylaktischen Schock kommen. Auswirkungen auf das Blutbild sind toxischer und allergischer Art (hämolytischer Anämie, Neutro-, Granulo-, Thrombo-, Leukozytopenie und Eosinophilie). Diese treten selten auf und sind reversibel (z. B. unter Cefazolin, Cefuroxim, Ceftazidim und ältere Oralcephalosporine). Orale Cephalosporine und starker biliär eliminierte, β-Lactamase-stabile Vertreter, wie z. B. Ceftriaxon führen häufiger zu gastrointestinalen Beschwerden (Erbrechen, Diarrhoe) sowie zur Reduktion der physiologischen Darmflora (in Einzelfällen pseudomembranöse Enterocolitis).

Bei Anwendung von Cefazolin und Loracarbef wurden eine Verlängerung der Prothrombinzeit und eine erhöhte Blutungsneigung beobachtet. Eine Substitution mit Vitamin K kann erforderlich werden. Thromboplastinzeit und Blutungszeit müssen bei Anwendung dieser Cephalosporine kontrolliert werden. Vorsicht bei der Anwendung von Antikoagulanzien. Störungen der Leber- (z. B. Transaminasenanstieg) und Nierenfunktion sowie Cholestase werden in Einzelfällen beobachtet.

Probenecid kann die Serumspiegel von Cefazolin, Cefuroxim und Cefotaxim erhöhen.

Einteilung der Cephalosporine in Gruppen nach den Empfehlungen der PEG

- **Cephalosporine Gruppe 1:**
  - **Cefazolin**
    Cefazolin wirkt vorwiegend auf Staphylokokken und Streptokokken. Bei Methicilin-resistenten Staphylokokken ist Cefazolin wie alle Cephalosporine unwirksam. Die Empfindlichkeit gramnegativer Erreger wie Haemophilus influenzae, Escherichia coli oder Klebsiellen ist nur sehr schwach ausgeprägt. Zugelassene Indikationen sind Infektionen durch empfindliche Erreger unterschiedlicher Lokalisation wie Atemwegs-, Urogenital-, Haut-, Weichgewebe-, Knochen-, Gelenkinfektionen, Sepsis und die perioperative Prophylaxe. Für eine kalkulierte Initialtherapie ist Cefazolin aufgrund seines Wirkungsspektrums meist nicht geeignet.
- **Cephalosporine Gruppe 2:**
  - **Cefuroxim, Cefotiam**
    Cefuroxim und Cefotiam besitzen gegenüber Cefazolin ein erweitertes Spektrum im gramnegativen Bereich und eine gute Aktivität gegenüber Staphylokokken (nicht MRSA/MRSE), Streptokokken, Haemo-

▼

philus influenzae, Moraxella catarrhalis, Escherichia coli und Klebsiellen. Bei Enterobacter und Indol-positiven Proteus-Keimen muss mit einer hohen Resistenzrate gerechnet werden. Cefuroxim und Cefotiam sind zugelassen für die perioperative Prophylaxe, bei Atemwegs-, Urogenital-, HNO-, Haut-, Weichgewebe-, Knochen-, Gelenkinfektionen und Sepsis, Cefotiam zusätzlich bei Infektionen der Bauch- und Beckenorgane. Cefuroxim ist als Esterverbindung (Cefuroximaxetil) oral verfügbar und ist deshalb zur Sequenztherapie geeignet.

- **Cephalosporine Gruppe 3**:
  - **3a: Cefotaxim, Ceftriaxon**
  - **3b: Ceftazidim**

  Cefotaxim, Ceftriaxon, Ceftazidim haben ein sehr breites Wirkungsspektrum mit einer ausgeprägten antibakteriellen Aktivität gegenüber gramnegativen Bakterien. Die Aktivität von Cefotaxim und Ceftriaxon gegenüber Staphylokokken ist im Vergleich zu den vorher genannten Cephalosporinen schwächer, die von Ceftazidim unzureichend. Für die Behandlung von Infektionen, bei denen Staphylokokken vermutet oder nachgewiesen werden, sind diese Ce phalosporine daher nicht Mittel der Wahl. Cefotaxim und Ceftriaxon (Gruppe 3a) zeigen keine, Ceftazidim (Gruppe 3b) eine gute zusätzliche Pseudomonas-Wirksamkeit. Cefotaxim, Ceftriaxon und Ceftazidim sind zugelassen bei schweren bakteriellen Erkrankungen unterschiedlicher Lokalisation wie Atemwegs-, Urogenital-, Haut-, Weichgewebe-, Knochen-, Gelenk-, ZNS-, Bauchrauminfektionen, Sepsis, Endokarditis, perioperativer Prophylaxe und Infektionsprophylaxe bei Abwehrschwäche. Aufgrund der langen Halbwertszeit von 8 Stunden wird Ceftriaxon nur einmal täglich verabreicht.
- **Cephalosporine Gruppe 4:**
  - **Cefepim, Cefpirom**

  Cephalosporine der Gruppe 4 zeigen eine den Cephalosporinen der Gruppe 3 vergleichbare Wirksamkeit auf gramnegative Erreger und eine dem Ceftazidim vergleichbare Aktivität gegenüber Pseudomonaden. Ihre Wirksamkeit gegen grampositive Erreger einschließlich Staphylokokken ist gut. Diese Substanzen können alle 12 Stunden gegeben werden. Cefpirom ist derzeit nur in Österreich im Handel. Haupteinsatzgebiete für Cefepim sind nach der Zulassung Sepsis, schwere Pneumonien, schwere Infektionen der Harnwege, der Gallenblase und Gallenwege, Infektionen des Bauchraums einschließlich Peritonitis und die empirische Behandlung neutropenischer Patienten bei Verdacht auf bakterielle Infektionen.
- **Cephalosporine Gruppe 5:**
  - **Cefoxitin**

  Cefoxitin ist auch gegen Anaerobier wirksam. Gegen gramnegative und grampositive Erreger ist die Wirksamkeit im Vergleich zu anderen Cephalosporinen schwächer. Cefoxitin hat eine geringe Penetrationsfähigkeit durch die äußeren Bakterienzellwandschichten (Kryptizität) und ist Induktor der β-Lactamase-Produktion einiger gramnegativer Erreger. Bei Komedikation mit Antikoagulanzien besteht eine erhöhte Blutungsgefahr. Zugelassene Indikationen sind insbesondere aerob/ anaerobe Mischinfektionen im Intraabdominalraum, Infektionen des weiblichen Genitaltrakts, Sepsis, Endokarditis, Harnwegs-, Atemwegs-, Knochen- und Gelenkinfektionen, Haut- und Weichgewebeinfektionen sowie perioperative Prophylaxe. Cefoxitin hat seinen Standort vor allem in der perioperativen Antibiotikaprophylaxe, in der Bauchchirurgie und in der Gynäkologie.

Carbapeneme

Imipenem, Meropenem, Ertapenem

Carbapeneme sind im Allgemeinen gut verträgliche Substanzen, die aufgrund ihres Wirkungsspektrums in 2 Gruppen eingeteilt werden. Sie zeigen ein sehr breites Wirkungsspektrum im gramnegativen und grampositiven Bereich einschließlich der Anaerobier und eine hohe β-Lactamase-Stabilität. Zur **Gruppe 1** zählen die älteren Vertreter **Imipenem/Cilastatin** und **Meropenem**. Zur **Gruppe 2** zählt das im Jahr 2002 neu eingeführte **Ertapenem**, das sich von den anderen Carbapenemen durch eine geringere Wirksamkeit auf Pseudomonas spp. und Acinetobacter spp. unterscheidet. Imipenem wird in der Niere durch eine renale Dipeptidase (Dehydropeptidase I) in einen nephrotoxischen Metaboliten umgewandelt. Durch die Kombination mit dem Dihydropeptidase-Inhibitor Cilastatin (im Zienam in Kombination mit Imipenem) werden die Hydrolyse und damit die Nephrotoxizität vermindert. Meropenem und Ertapenem sind stabil gegenüber diesem Enzym und brauchen keinen Kombinationspartner.

Alle Carbapeneme sind weitestgehend β-Lactamase-stabil. Auf Methycillin-resistente Staphylokokken (MRSA) zeigen sie keine Wirkung. Ein weiteres Unterscheidungsmerkmal sind die pharmakokinetischen Parameter. Die Verteilung der Carbapeneme erfolgt überwiegend extrazellulär, das relative Verteilungsvolumen liegt zwischen 0,1 l/kg KG (Ertapenem) und 0,2 l/kg KG (Imipenem, Meropenem). Die Proteinbindung wird für Ertapenem mit > 90%, für Imipenem/Cilastatin und Meropenem deutlich niedriger mit 20% bzw. 2% angegeben. Alle Carbapeneme werden teilweise metabolisiert und vorzugsweise renal eliminiert. Die Halbwertszeit bei nierengesunden Patienten liegt bei den älteren Carbapenemen bei einer Stunde. Ertapenem zeigt wegen der höheren Pharmaproteinbindung eine längere Halbwertszeit von etwa 4 Stunden und kann daher 1 x täglich dosiert werden. Carbapeneme wirken wie alle β-Lactam-Antibiotika bakterizid und zeigen eine zeitabhängige Pharmakodynamik.

Sie sind für folgende **Indikationen** zugelassen: Pneumonien, intraabdominelle und gynäkologische Infektionen, Sepsis (nur Meropenem und Imipenem), Haut- und Weichgewebeinfektionen, kalkulierte Behandlung neutropenischer Patienten bei Verdacht auf bakterielle Infektionen (nur Meropenem und Imipenem), Knochen- und Gelenkinfektionen (nur Imipenem), Meningitis in Kombination mit Dexamethason (nur Meropenem) und Infektionen der Niere und ableitenden Harnwege.

Unerwünschte Wirkungen. Die wichtigste unerwünschte Wirkung besteht in der Selektion von resistenten Mikroorganismen aufgrund der breiten Wirksamkeit. Auch Hefen können selektioniert werden und zur sekundären Infektionsgefahr für den Patienten werden (z. B. orale Candidiasis). Weiter können Allergien (auch Kreuzallergien mit Penicillinen!) auftreten. Krampfanfälle sind in erster Linie auf Cilastatin zurückzuführen und treten daher unter Meropenem und Ertapenem seltener auf. Außerdem treten Übelkeit, Erbrechen und Durchfälle auf. Phlebitiden an der Injektionsstelle, Veränderungen des Blutbildes und der Blutgerinnung, Erhöhung der Transaminasen (häufig während der Behandlung bei Kindern beobachtet) und pseudomembranöse Kolitis können vorkommen.

Monobactame

Aztreonam ist ein Monobactam mit spezieller Wirkung gegen Enterobactericeae. Die Aktivität gegen Pseudomonas aeruginosa ist unterschiedlich. Gegen grampositive Erreger ist Aztreonam nahezu unwirksam. In Deutschland findet es relativ selten Anwendung.

Unerwünschte Wirkungen. Hautreaktionen und gastrointestinale Beschwerden stehen im Vordergrund. In Einzelfällen wurden pseudomembranöse Enterocolitis, neurologische Nebenwirkungen (Kopfschmerz, Schwindel, Verwirrtheit), Blutbildveränderungen, Leber- und Nierenfunktionsstörungen und EKG-Veränderungen beobachtet.

Fluorchinolone

Norfloxacin war das erste in 6-Stellung fluorierte Chinolon. Es wird seit Anfang der achtziger Jahre zur Behandlung bakterieller Infektionen eingesetzt. Da durch die Fluorierung eine Aktivitätssteigerung erreicht wird, ist es sinnvoll, die heute üblichen Substanzen dieser Arzneimittelgruppe als »Fluorchinolone« zu bezeichnen. Wegen ihres Hemmeffekts auf die bakterielle DNA-Gyrase werden Chinolone auch als »Gyrasehemmer« bezeichnet, jedoch wirken die neueren Derivate nicht nur auf die Gyrase, sondern auch auf andere bakterielle Enzyme (z. B. Topoisomerase IV), so dass diese Nomenklatur nicht mehr empfehlenswert und international unüblich ist.

Fluorchinolone wirken in Abhängigkeit von der Dosis rasch bakterizid und haben gegenüber einigen Bakterien einen »postantibiotischen Effekt«, d. h. sie hemmen die Profileration der Erreger trotz Absinken der Wirkkonzentration. Der Anteil resistenter Bakterienstämme hat in den letzten Jahren kontinuierlich zugenommen (z. B. bei E. coli). Bedenklich ist in diesem Zusammenhang auch die übermäßig häufige Verwendung von Fluorchinolonen bei Bagatellinfektionen und in der Veterinärmedizin. Seit kurzem werden Generika angeboten, die z. T. stark unterdosiert sind und dadurch auftretende subtherapeutische Konzentrationen zu einer weiteren Verschlechterung der Resistenzsituation führen können.

Fluorchinolone haben ein großes Verteilungsvolumen. Sie erreichen hohe Gewebespiegel und wirken teilweise auch gegen intrazellulär gelagerte Bakterien, wie Chlamydien, Mykoplasmen, Listerien und Legionellen (bedeutsamer Unterschied zu β-Lactam-Antibiotika und Aminoglykosiden!). Von der Paul-Ehrlich-Gesellschaft für Chemotherapie ist eine Einteilung der Fluorchinolone in die folgenden vier Gruppen vorgeschlagen worden, die auch die Einordnung weiterer Derivate zulässt.

- **Gruppe I:** Orale Fluorchinolone mit im Wesentlichen auf **Harnwegsinfektionen** eingeschränkter Indikation (z. B. Norfloxacin)
- **Gruppe II:** Systemisch anwendbare Fluorchinolone mit **breiter Indikation** (z. B. Ciprofloxacin, Ofloxacin, Enoxacin)
- **Gruppe III:** Fluorchinolone mit verbesserter Aktivität gegen **grampositive** und **»atypische«** Erreger (z. B. Levofloxacin)
- **Gruppe IV:** Fluorchinolone mit verbesserter Aktivität gegen **grampositive und »atypische« Erreger sowie gegen Anaerobier** (z. B. Moxifloxacin)

Gruppe I. Norfloxacin[21] besitzt eine hohe Aktivität gegen gramnegative Bakterien (z. B. Enterobakterien). Aufgrund der antibakteriellen und pharmakokinetischen Eigenschaften kommt es bevorzugt zur Therapie von Harnwegsinfektionen.

Norfloxacin wird in erster Linie bei Harnweginfektionen angewandt. Auch bei bakterieller Enteritis, Gonorrhoe und Prostatitis wird es eingesetzt.

Gruppe II. Ciprofloxacin[22] und Ofloxacin[23] verfügen über eine sehr hohe **in vitro** Aktivität gegen Enterobakterien und Haemophilus influenzae. Sie besitzen jedoch nur mittlere bzw. relativ schwache antibakterielle Aktivität gegen Staphylokokken, Pneumokokken, Enterokokken und Chlamydien und Mykoplasmen. Ciprofloxacin ist derzeit das wirksamste Fluorchinolon gegen Pseudomonas aeruginosa. Beide Fluorchinolone sind sowohl oral als auch parenteral anwendbar und daher zur Sequenztherapie geeignet. Ciprofloxacin ist das einzige Antibiotikum zur oralen Therapie von Infektionen durch Pseudomonas aeruginosa; dieser Keim tritt häufig bei chronischer Otitis media und externa auf.

In diese Gruppe wird auch Enoxacin[31] eingeordnet, das allerdings gegen die meisten Bakterien nur gering aktiv ist und eine vergleichsweise ungünstige Nutzen-Risiko-Relation aufweist.

Ciprofloxacin und Ofloxacin besitzen im Gegensatz zu den Substanzen der Gruppe I ein wesentlich breiteres Indikationsspektrum. Hauptindikationen sind neben den komplizierten Harnwegsinfektionen auch Infektionen der Atemwege (z. B. nosokomiale Pneumonie), insbesondere verursacht durch gramnegative Erreger, Haut-, Weichteil- sowie Knocheninfektionen (Osteomyelitis) und Sepsis. Ciprofloxacin ist das Mittel der Wahl bei schweren typhösen Salmonellenerkrankungen und bei symptomatischen Dauerausscheidern. Auch bei Shigellen-Infektionen und Cholera ist Ciprofloxacin klinisch oft wirksam. Es ist für viele Infektionen zur Sequenztherapie vorgeschlagen worden. Bei der ambulanten Pneumonie (meist durch Pneumokokken hervorgerufen) ist es aufgrund ungenügender Aktivität gegen diese Erreger nicht geeignet, wird aber oft falsch indiziert eingesetzt. Das ist einer der häufigsten Fehler in der Antibiotikaanwendung überhaupt.

! Bei der ambulanten Pneumonie ist Ciprofloxacin aufgrund ungenügender Aktivität gegen Pneumokokken nicht geeignet.

Gruppe III. Levofloxacin[24] weist im Gegensatz zu den Fluorchinolonen der Gruppe II eine verbesserte Aktivität gegen grampositive Erreger wie Staphylokokken, Streptokokken, Pneumokokken und Enterokokken auf, bei vergleichbarer Aktivität gegen Chlamydien und Mykoplasmen. Levofloxacin wirkt auch gegen Mykobacterium tuberculosis (Reservemittel bei Tuberkulose). Levofloxacin stellt den antibakteriell wirksamen Anteil von Ofloxacin dar (Ofloxacin ist ein racemisches Gemisch, Levofloxacin das L-Enantiomer).

Die Indikationen von Levofloxacin entsprechen denen von Ofloxacin, darüber hinaus kann es auch bei Pneumokokken-Infektionen (ambulant erworbene Pneumonie, akute Exazerbation der chronischen Bronchitis) angewandt werden. Sparfloxacin ist aufgrund des photo- und kardiotoxischen Potentials vor wenigen Jahren vom Markt genommen worden.

Gruppe IV. Moxifloxacin[25] ist derzeit das einzig verfügbare Fluorchinolon aus dieser Gruppe. Es ist das aktivste Chinolon gegen Pneumokokken und andere grampositive Erreger. Außerdem besitzt es auch eine hohe Aktivität gegen »atypische« Erreger und Anaerobier sowie gegen M. tubercolosis. Weitere Substanzen in dieser Gruppe sind Gatifloxacin (Starox) und Gemifloxacin (Factive); sie sind in Deutschland jedoch derzeit nicht zugelassen.

Neben den bakteriellen Infektionen der Atemwege kommt Moxifloxacin aufgrund seines antibakteriellen Spektrums auch für Infektionen durch Anaerobier in Betracht (abdominelle Infektionen, gynäkologische Infektionen, Infektionen der Haut- und Weichgewebe). Weitere klinische Erfahrungen sind bei einigen Indikationen notwendig, um den therapeutischen Stellenwert der hochpotenten Substanz in der Therapie weiterer Krankheitsbilder zu definieren.

Unerwünschte Wirkungen. Unerwünschte Wirkungen der Fluorchinolone betreffen insbesondere den Gastrointestinal-Trakt und das Zentralnervensystem (z. B. Kopfschmerzen, Schwindel, Benommenheit, Schlaflosigkeit, Verwirrung, Halluzinationen). Allergische Hautreaktionen kommen selten vor, doch besitzen alle Fluorchinolone ein phototoxisches Potenzial. Bei allen Fluorchinolonen sind auch EKG-Veränderungen (Verlängerung des QT-Intervalls) beobachtet worden. Deshalb ist die Kombination mit Antiarrhythmika zu meiden, die Einfluss auf die QT-Zeit haben (Antiarrhythmika der Klassen Ia, z. B. Chinidin, Disopyramid, und III, z. B. Amiodaron, Sotalol). Außerdem ist aus diesem Grund auch die Co-Medikation mit einigen Neuroleptika, z. B. Phenothiazinen, Haloperidol und trizyklischen Antidepressiva, kontraindiziert. Funktionsstörungen der Leber und Niere treten gelegentlich auf; Trovafloxacin wurde 1999 wegen schwerer, z. T. tödlicher hepatischer Reaktionen vom Markt genommen. Fluorchinolone können zu Tendopathien führen; während oder auch noch mehrere Wochen nach Abschluss der Therapie wurden Entzündungen und Rupturen der Achillessehne und anderer Sehnen beobachtet. Die Therapie mit Glukocorticoiden ist ein zusätzlicher Risikofaktor für Tendopathien.

Fluorchinolone wirken toxisch auf die Entwicklung des Gelenk- und Epiphysenknorpels (bisher nur tierexperimentell nachgewiesen). Sie sind daher bei Kindern und Jugendlichen kontraindiziert. Unter sorgfältiger Abwägung von Nutzen und Risiko kann Ciprofloxacin jedoch zur Behandlung von Infektionen bei Kindern und Jugendlichen mit zystischer Fibrose eingesetzt werden, da die bisherigen Erfahrungen zeigen, dass unter diesen Bedingungen das Risiko für Arthropathien nicht erhöht ist und Ciprofloxacin die beste Option für die orale Behandlung der meist durch Pseudomonas aeruginosa verursachten respiratorischen Infektionen darstellt.

Enoxacin und in geringem Maße auch Ciprofloxacin hemmen den Abbau von Theophyllin[32] durch Inhibition hepatischer Monooxygenasen (CYP 1A2). Bei gleichzeitiger Gabe ist ein Drug Monitoring von Theophyllin sinnvoll. Da Fluorchinolone mit mehrwertigen Metallkationen Chelatkomplexe bilden, ist die Resorption aus dem Gastrointestinal-Trakt bei gleichzeitiger Einnahme von mineralischen Antazida und anderen metallhaltigen Medikamenten (Eisenpräparate, Vitaminpräparate mit Zinkzusatz) unter Umständen so stark reduziert, dass mit einem Therapieversagen gerechnet werden muss. Deshalb sind mindestens 2 bis 3 Stunden zwischen der oralen Einnahme von Präparaten aus diesen Gruppen einzuhalten. Bisherige Erfahrungen geben keinen Hinweis auf teratogene Wirkungen einer Chinolontherapie, doch sollten Schwangere und Stillende nicht mit Fluorchinolonen behandelt werden.

---

[31] Enoxor®

[32] Bronchoretard®, Theophyllin Stada®

Tab.10.10. Pharmakokinetik und Dosierung der Fluorchinolone

Fluorchinolon (Dosis 400/500mg)	C_{max}	HWZ [h]	Bioverfügbarkeit [%]	Renale Ausscheidung [%]	Dosierung pro Tag
Norfloxacin[21]	1,5	3–4	30–40	33–48	2-mal 400 mg
Ciprofloxacin[22]	2,5	3–5	70–80	56	2-mal 100–750 mg je nach Indikation
Ofloxacin[23]	4,0	5,7–7	95	80–90	2-mal 100 mg – 200 mg
Levofloxacin[24]	5,2	6–8	95	85	1- bis 2-mal 250–500 mg je nach Indikation
Moxifloxacin[25]	4,5	12	90	35	1-mal 400 mg

Tab.10.11. Pharmakokinetik und Dosierung von Makrolid-Antibiotika

Arzneistoff	Bioverfügbarkeit [%]	Plasmaproteinbindung [%]	HWZ [h]	Verteilungsvolumen [l/kg]	Dosierung pro Tag
Erythromycin[33]	40	80	2	0,78	3- bis 4-mal 500 mg
Roxithromycin[19]	60	80–90	12	0,6	2-mal 150 mg
Clarithromycin[17]	55	45	4,5–11,3 (dosisabhängig)	3,5–4	2-mal 250–500 mg
Azithromycin[16]	40	20	40	31	1-mal 500 mg

Makrolide und Ketolide

Makrolide

Makrolid-Antibiotika inhibieren die Proteinsynthese, wirken bakteriostatisch und in Abhängigkeit von Keim und Konzentration z. T. bakterizid. Sie wirken hauptsächlich gegen grampositive Stäbchen und Kokken, Bordetellen, Mykoplasmen, Legionellen, Spirochäten, Corynebakterien, Helicobacter pylori, und Actinomyceten. Azithromycin ist deutlich besser wirksam gegen Haemophilus influenzae und andere gramnegative Erreger. Gegen grampositive Erreger ist es weniger wirksam als andere Makrolide aber i. d. R. ausreichend.

Makrolide sind indiziert bei ambulant erworbenen Pneumonien und Exerbationen chronischer Bronchitiden, bei Keuchhusten, bei Legionellosen. Bei Scharlach, Erysipel und Diphtherie sind sie Alternativen bei Penicillinallergie.

Pharmakokinetik. Makrolide erreichen intrazellulär wirksame z. T. sehr hohe Konzentrationen. Azithromycin16 wird besonders stark angereichert aufgrund seines großen Verteilungsvolumens (Tab. 10.11). Dadurch bleiben lang anhaltende hohe Gewebespiegel bestehen. Dies ermöglicht eine Kurzzeitbehandlung als sog. Dreitagetherapie mit je 500 mg/Tag. Die Liquorgängigkeit ist nicht hoch. Sie treten in die Muttermilch und den fetalen Kreislauf über. Die Makrolide werden überwiegend in der Leber metabolisiert und können durch Hemmung der Cytochrom-P450-abhängige Monooxygenasen (z. B. CYP 3A4 und 2E1) die Metabolisierung, z. B. von Carbamazepin, Cyclosporin A und Theophyllin blockieren (Tab. 10.5). In diesen Fällen sollten Blutspiegelkontrollen im Sinne des TDM durchgeführt werden. Diese Interaktion tritt nicht bei Azithromycin auf und ist bei Roxithromycin19 geringer ausgeprägt.

Unerwünschte Wirkungen. Unter Makrolid-Therapie kommt es nur gelegentlich zu allergischen Reaktionen. Schwere Hauterscheinungen wurden vor allem von Kindern aller Altersstufen entwickelt. Gastrointestinale Störungen mit Übelkeit, Erbrechen, Durchfällen und pseudomembranöse Enterocolitis sowie allergische Hauterscheinungen und dosisabhängig Ohrensausen und reversibler Hörverlust kommen vor. Besonders bei längerer Gabe von Erythromycin wurden Leberfunktionsstörungen mit intrahepatischer Cholestase beobachtet. Erythromycin[33] hat im Darm prokinetische Wirkung, die zu einer Verstärkung der gastrointestinalen Symptome führt. Wegen der besseren gastrointestinalen Verträglichkeit sollten bei der oralen Therapie die neueren Makrolide bevorzugt werden. Auch mit zentralnervösen Störungen (Kopfschmerzen, Schwindel, Benommenheit) ist zu rechnen.

Ketolide

Telithromycin ist ein orales, bakterizid wirkendes Antibiotikum und das erste zugelassene Präparat dieser neuen Klasse, welche aus den Makroliden hervorgegangen ist.

Es blockiert den Translationskanal und damit die Proteinsynthese durch Wirkung auf die Ribosomen. Durch seinen dualen Wirkmechanismus ist eine Resistenzentwicklung relativ unwahrscheinlich.

---

[33] Eryhexal®, Erythro von ct®

Sein Wirkspektrum umfasst sowohl grampositive als auch gramnegative Erreger.

Empfindlich sind Streptococcus pneumoniae, Streptokokken, Staphylococcus aureus und Enterococcus faecalis bei den Grampositiven, sowie Moraxella catarrhalis, Legionellen und Bordetella pertussis bei den Gramnegativen. Intermediär empfindlich sind Haemophilus influenzae und parainfluenzae.

Weiterhin werden erfasst Chlamydia pneumoniae, Chlamydia psittaci und Mykoplasma pneumoniae, also v. a. Erreger, die bei Atemwegsinfektionen als »atypische Erreger« eine wesentliche Rolle spielen.

Indikationen bei Erwachsenen sind die Behandlung von leichten bis mittelschweren ambulant erworbenen Pneumonien, akute Exazerbation einer chronischen Bronchitis, akute Sinusitis und Tonsillitis/Pharyngitis, verursacht durch β-hämolysierende A-Streptokokken, sofern β-Lactam-Antibiotika nicht geeignet sind. Letzteres gilt auch für Patienten im Alter von 12 bis 18 Jahren.

Dosierung

Telithromycin:

- 800 mg einmal täglich (Behandlungszeitraum bei ambulant erworbenen Pneumonien 7–10 Tage und ansonsten 5 Tage).

Bei Patienten mit leicht oder mäßig eingeschränkter Nierenfunktion ist keine Dosierungsanpassung erforderlich, dagegen soll bei stark eingeschränkter Nierenfunktion die Dosis halbiert werden.

Unerwünschte Wirkungen. Bei mehr als 10% der Patienten kommt es zu Durchfällen, welche größtenteils leicht verlaufen. Weitere häufige unerwünschte Nebenwirkungen sind Übelkeit, Erbrechen, Schwindel, Bauchschmerzen, Kopfschmerzen und Geschmacksstörungen. Es kann zu einem Anstieg der Leberenzyme kommen. Neuesten Publikationen zufolge traten auch schon nach kurzfristiger Therapie mit Telithromycin[20] schwerste Leberschäden auf.

Telithromycin ist ein stärkerer Inhibitor des CYP 3A4-Enzyms und ein schwacher Inhibitor von CYP 2D6. Es kann die Plasmaspiegel von Mutterkornalkaloiden, Cisaprid, Pimozid, Astemizol und Terfenadin erhöhen. Eine gleichzeitige Anwendung ist kontraindiziert, da diese zu einer QT-Verlängerung und zu kardialen Arrhythmien führen kann.

Es darf nicht gleichzeitig eingenommen werden mit Simvastatin, Atorvastatin und Lovastatin. Da unter Telithromycin-Einnahme auch Fälle von Exazerbationen und Myasthenia gravis auftraten, ist die Komedikation mit Statinen steng kontraindiziert. Eine Behandlung mit diesen Arzneimitteln (»Statine«) muss während der Einnahme von Telithromycin unterbrochen werden.

Das Antibiotikum ist kontraindiziert bei Patienten mit angeborenem QT-Syndrom in der Anamnese oder Familienanamnese und bei Patienten mit erworbener QT-Intervall-Verlängerung, bei bekannter Überempfindlichkeit gegen Telithromycin oder Makrolide und in der Schwangerschaft und Stillzeit.

Da Ketolide möglicherweise wie die Makrolide die QT-Zeit verändern, ist besondere Vorsicht geboten bei Patienten mit koronarer Herzkrankheit, bekannten ventrikulären Arrhythmien, nicht ausgeglichener Hypokaliämie oder Hypomagnesiämie, Bradykardie oder bei gleichzeitiger Anwendung von anderen Substanzen, die die QT-Zeit verlängern (s. oben).

Tetracycline

Doxycyclin und Minocyclin sind die klinisch relevantesten Tetracycline und werden aufgrund ihrer hohen Bioverfügbarkeit heute bevorzugt. Tetracycline wirken bakteriostatisch gegen eines breites Spektrum grampositiver und gramnegativer Erreger wie Staphylokokken, Streptokokken, Pneumokokken, Actinomyceten und gegen intrazelluläre Erreger wie Rickettsien, Chlamydien, Legionellen und Mykoplasmen. Allerdings bestehen heute recht hohe Resistenzraten, so dass sie bei einer Reihe von klinisch relevanten Infektionen nicht mehr eingesetzt werden können. Eine Therapie mit Tetracyclinen als Mittel der ersten Wahl kommt in Frage bei Infektionen durch Borrelien, Rickettsien, Bartonellen, Brucellen (in Kombination mit Gentamicin), Chlamydien, Helicobacter pylori, Bukholderia, Vibrionen.

Minocyclin wird in niedriger Dosierung bei der Akne vulgaris und schweren Formen der Rosacea eingesetzt.

Die älteren Tetracycline Tetracyclin (Supramycin), Oxytetracyclin (Oxytetracyclin) und Chlortetracyclin (Aureomycin) werden wegen der unsicheren Bioverfügbarkeit kaum noch systemisch eingesetzt. Sie stehen z. T. noch zur topischen Anwendung bei Haut und Augeninfektionen zur Verfügung.

Pharmakokinetik. Doxycyclin und Minocyclin werden zu über 90% enteral resorbiert und die Bioverfügbarkeit wird, anders als bei den älteren Tetracyclinen, durch die Nahrungsaufnahme, insbesondere von Milchprodukten, nicht wesentlich (zu beachten wären Aluminium, Calcium, Magnesium, Colestyramin) beeinträchtigt. Die Halbwertszeit von Doxycyclin beträgt 15–24 Stunden, die Wirkdauer bis zu 24 Stunden und die Plasmaeiweißbindung 80–93%. Doxycyclin hat eine recht hohe Gewebegängigkeit und verteilt sich gut in Galle, Milz, Pankreas, Knochen, Zähnen und Synovialflüssigkeit. Wegen der geringen Konzentration im Liquor ist es zur Therapie der Meningitis nicht geeignet. Doxycyclin wird zu 40% in der Leber konjugiert und mit der Galle in den Darm ausgeschieden (durch Enzyminduktion beschleunigter Abbau Tab. 10.5). 35–60% werden über die Niere eliminiert, davon ca. 40% unverändert. Bei Niereninsuffizienz ist jedoch keine Dosisanpassung erforderlich. Doxycyclin kann auch intravenös verabreicht werden.

Dosierung

Doxycyclin:

- 0,1–0,2 g/d.

Häufig wird es in Sequenztherapie (initial i. v., nach 2 bis 3 Tagen oral) eingesetzt.

Unerwünschte Wirkungen. Gastrointestinale Störungen durch Schleimhautreizung und Beeinträchtigung der Darmflora mit Superinfektionen (Pseudomembranöse Enterocolitis!) kommen vor. Aufgrund von Chelatbildung mit mehrwertigen Kationen (Calcium!) findet eine Einlagerung in Knochen und Zähnen, mit Störungen des Knochenwachstums und Schmelzhypoplasie sowie Gelbfärbungen der Zähne (keine Gabe an Kinder unterhalb des 8. Lebensjahres!) statt. Photodermatose mit Onycholyse, Fetteinlagerung in der Leber, evtl. mit Ikterus, Azotämie, Azidose und Schock als Folge sind in seltenen Fällen möglich. Selten sind Leukozytose, thrombozytopenische Purpura, reversible Leukopenie sowie allergische Hauterscheinungen und Angioödem. Wegen des ulcerogenen Potentials sollten oral Tetracycline mit reichlich Flüssigkeit (keine Milchprodukte) eingenommen werden. Leberschäden traten bei Überdosierungen oder in Kombination mit potenziell lebertoxischen Substanzen und in der Schwangerschaft auf. Tetracycline können renale Schäden verursachen oder bestehende Nierenfunktionsstörungen verschlimmern. Gelegentlich wurden Blutgerinnungsstörungen festgestellt.

Aminoglykoside

Zu den Aminoglykosiden zählt Streptomycin[34], das nur für die Therapie der Tuberkulose eingesetzt wird und hier deshalb nicht berücksichtigt wird (► Kap. 10.2.). Weiterhin gehören dazu Gentamicin[35], Tobramycin[36], Amikacin[37], Netilmicin[38] und Neomycin[39] sowie das nur am Auge angewendete Kanamycin[40].

Sie sind wirksam im gramnegativen Bereich, vor allem gegen Enterobakterien. Bei Pseudomonas-Infektionen besitzen Tobramycin und Amikacin einen Vorteil gegenüber anderen Aminoglykosiden. Die Wirkung auf grampositive Erreger ist wenig ausgeprägt, doch werden sie auch für Infektionen mit Enterokokken in Kombination mit β-Lactam-Antibiotika eingesetzt, um deren Wirkung zu verstärken und den **Eagle-Effekt** aufzuheben.

Die Substanzen zeigen eine ausgeprägte, schnell einsetzende Bakterizidie und eine konzentrationsabhängige Abtötungskinektik. Der Serum- bzw. Gewebespiegel sollte dabei nach Möglichkeit mindestens das 5-fache der MHK des Erregers überschreiten. Der postantibiotische Effekt der Aminoglykoside kann in Abhängigkeit vom Serumspiegel, dem Kombinationspartner und dem Immunstatus des Patienten mehrere Stunden andauern. Die Wirkung der Aminoglykoside ist abhängig vom pH-Wert; im sauren anaeroben Milieu sind sie unwirksam, z. B. in Abszessen, in die sie aufgrund ihrer Struktur ohnehin nur in geringem Maße penetrieren.

Aminoglykoside verteilen sich extrazellulär. Das relative Verteilungsvolumen liegt bei etwa 0,25 l/kg mit einer Schwankungsbreite von 0,1–0,8 l/kg. Die Halbwertszeit der unverändert, ausschließlich renal eliminierten Substanzen, liegt bei nierengesunden Patienten bei etwa 2 Stunden, doch können bei Patienten mit eingeschränkter Nierenfunktion deutlich längere Werte erreicht werden. Eine Berücksichtigung der Kreatinin-Clearance und ein Therapeutisches Drug Monitoring (TDM) ist daher insbesondere bei Risikopatienten erforderlich. Einer einmal täglichen Gabe der Gesamttagesdosis sollte der Vorzug vor allem in der Kombinationstherapie mit β-Lactam-Antibiotika gegenüber der konventionellen 3x täglichen Dosierung gegeben werden, um einen möglichst hohen Spitzenspiegel zu erreichen. Es gibt Hinweise auf eine geringere Toxizitätsrate bei günstigeren klinischen Erfolgen unter der 1x täglichen Dosierung. Als therapeutische Zielbereiche innerhalb eines 24-Stunden Dosierungsintervalls werden Talspiegel von <1 mg/l und (extrapolierte) Spitzenspiegel von 15–20 mg/l für Gentamicin und Tobramycin, >20 mg/l für Netilmicin und etwa 60 mg/l für Amikacin bei Patienten mit normaler Nierenfunktionsleistung angestrebt.

Bei der Behandlung von Endokarditiden und neutropenischen Patienten ist die Datenlage für die Einmalgabe nicht ausreichend, so dass in diesen Fällen i. d. R. weiterhin konventionell behandelt werden sollte.

Aminoglykoside sind Antibiotika mit einem ausgeprägten oto- und nephrotoxischen Potenzial, die nur nach strenger Indikationsstellung eingesetzt werden sollten. Bei sachgerechter Anwendung (1x täglich, kurze Behandlungsdauer, Therapeutisches Drug Monitoring) sind sie auch heute noch als wertvolle Substanzen mit akzeptabler Verträglichkeit anzusehen.

Indikationen. Zugelassene Indikationen sind schwere (nosokomiale) Infektionen durch gramnegative Stäbchen, Fieber bei Neutropenie und Pseudomonas-Infektionen bei zystischer Fibrose. Aminoglykoside dürfen für diese Behandlungen **niemals** in Monotherapie gegeben werden. Nach Möglichkeit werden sie mit einem β-Lactam-Antibiotikum kombiniert, um einen additiven Effekt zu erzielen. Möglich ist auch die Kombination mit Fluorchinolonen. In der Regel (außer bei der Behandlung der Endokarditis) werden die Aminoglykoside nur zur Kurzzeittherapie (3–5 Tage) eingesetzt.

Geeignet sind sie auch zur Behandlung von schweren Infektionen wie Pyelonephritis, Sepsis, Peritonitis, Endokarditis, Pneumonie, Meningitis, Osteomyelitis durch gramnegative Bakterien. Sie werden auch in Kombination mit Cephalosporinen

[34] Streptomycin®, StreptoHefa®
[35] Refobacin®, Gentamicin-ratiopharm®
[36] Gernebcin®, Tobramycin mp®
[37] Biklin®, Amikacin Fresenius®
[38] Certomycin®
[39] Nebacetin®, Vagicillin®
[40] Kanamytrex®, Kanamycin POS®

angewendet. Wegen ihrer geringen therapeutischen Breite sollen sie nur angewendet werden, wenn die Erreger gegen besser verträgliche Antibiotika resistent sind oder bei lebensgefährlichen Infektionen. Ihre Anwendung ist der Klinik vorbehalten. Wegen der geringen therapeutischen Breite ist eine Blutspiegel-gestützte Therapie (**Therapeutic Drug Monitoring**) anzuraten, wobei die Spitzenspiegel entscheidend für die therapeutische Wirkung sind und die Talspiegel zur Vermeidung der Toxizität bestimmt werden sollen (► Kap. 10.1.1.). Alle Aminoglykoside werden gastrointestinal nur geringfügig resorbiert und müssen deshalb für systemische Wirkung parenteral gegeben werden. Die inhalative Anwendung von Tobramycin kann bei Patienten mit cystischer Fibrose (Mukoviszidose) erwogen werden.

Unerwünschte Wirkungen. Die wichtigsten und schwerwiegendsten unerwünschten Wirkungen bestehen in Ototoxizität durch Schädigung des 8. Hirnnerven und in Nephrotoxizität, deren Häufigkeit und Schweregrad unter anderem davon abhängen, wie häufig diese Antibiotika pro Tag gegeben werden. Die Einmalgabe erwies sich als günstiger als eine fraktionierte Verabreichung der Tagesdosis. Deshalb sollten vor und während der Therapie in regelmäßigen Abständen die Kreatinin-Clearance überprüft und ggf. Audiogramme aufgenommen werden.

Durch die Einmalgabe ist auch die klinische Wirksamkeit verbessert, da neuere Daten zeigen, dass diese mit der Höhe der Spitzenspiegel korrelieren.

Das Risiko für toxische Wirkungen steigt auch mit der Behandlungsdauer deutlich an (deshalb möglichst nur maximal 3–5 Tage mit Aminoglykosiden behandeln!).

Da Aminoglykoside im Nierengewebe in den Zellen des proximalen Tubulus über mehrere Wochen nach Abschluss der Behandlung persistieren, stellt eine vorangegangene Aminoglykosid-Therapie einen wichtigen Risikofaktor für Nierenschäden dar. Allergische Reaktionen treten besonders bei lokaler Anwendung auf. Sie sind bei den Aminoglykosiden aber insgesamt vergleichsweise selten. Bei gleichzeitiger Anwendung von Muskelrelaxanzien und Anästhetika muss mit Atemstillstand bei neuromuskulärer Blockade gerechnet werden.

Glykopeptide (Vancomycin, Teicoplanin)

Diese Antibiotika wirken auf grampositive Bakterien. Sie werden überwiegend bei Penicillinallergie und bei Staphylokokken-Infektionen, insbesondere durch MRSA und MRSE, eingesetzt.

Vancomycin[30] und Teicoplanin[29] haben ausschließlich Wirkung im grampositiven Bereich. Sie hemmen die Zellwandsynthese und sind dadurch bakterizid wirksam gegen Staphylokokken, auch Methycillin-resistente Stämme, Enterokokken und Pneumokokken sowie Clostridium difficile (bei pseudomembranöser Kolitis). Sie werden zur parenteralen Therapie bei schweren Staphylokokken-Infektionen, die gegen andere Antibiotika resistent sind oder bei Patienten, die gegen andere Antibiotika allergisch sind, und oral bei pseudomembranöser Kolitis, die gegen Metronidazol therapierefraktär ist, eingesetzt. Ein wichtiges Anwendungsgebiet sind Infektionen bei hämatologisch-onkologischen Patienten in Kombination mit Breitband-β-Lactam-Antibiotika (z. B. Carbapeneme); bei Verdacht auf Pilzinfektionen entsprechende Antimykotika. Wegen der Toxizität sind therapiebegleitend Blutspiegelkontrollen mit entsprechender Dosisanpassung (Therapeutic Drug Monitoring) indiziert.

Unerwünschte Wirkungen. Allergien mit Fieber, Urticaria und Exanthem und Thrombophlebitiden treten häufig auf (5–10%). Interstitielle Nephritis, Nierenschädigung und Hörverlust (insbesondere bei Kombination mit Aminoglykosiden), Schwindel, Ohrensausen und Neutropenie sowie Thrombopenie sind möglich. Das sog. **Red Man-Syndrom** (Hautrötung des Oberkörpers) ist wahrscheinlich durch Hyperosmolarität bedingte Histaminausschüttung bei Infusion hervorgerufen. Teicoplanin ist besser verträglich (keine Thrombophlebitis, kein Red Man-Syndrom), hat aber auch ototoxisches Potential. Bei Patienten mit ausgedehnter Schädigung der Darmschleimhaut und gleichzeitiger Nierenfunktionsstörung ist bei oraler Therapie mit klinisch bedeutsamen Serumkonzentrationen zu rechnen (Nebenwirkungen wie nach i. v.-Infusion). Akutes Nierenversagen, Schwerhörigkeit und Schwangerschaft (parenterale Therapie) sind ebenfalls Kontraindikationen.

Lincosamide (Clindamycin, Lincomycin)

Lincosamide blockieren das Enzym Peptidyltransferase und unterbrechen dadurch die Kettenverlängerung während der Proteinbiosynthese. Sie wirken, je nach Konzentration, bakteriostatisch bis bakterizid und sind im Wirkmechanismus und im Wirkspektrum den Makroliden ähnlich.

Eine Kombination mit Aminoglykosiden oder Chinolonen ist möglich. Vorsicht gilt bei gleichzeitiger Gabe von Ganglienblockern, da eine Verstärkung der Wirkung dieser eintreten kann (Muskelrelaxation).

Die Resistenzrate in Deutschland liegt für Staphylococcus aureus bei nosokomialen Infektionen um etwa 10–15% und für MRSA bei 50–60%. Es gibt kaum Resistenzen bei Staphylococcus aureus aus ambulanten Infektionen und auch sehr selten bei Streptokokken.

Lincomycin[41]

Lincomycin ist das erste Präparat dieser Gruppe. In der Humanmedizin hat es jedoch weniger Bedeutung, da es **in vitro** schwächer wirkt und schlechter resorbiert wird als Clindamycin.

Sein Wirkspektrum umfasst hauptsächlich Staphylokokken, Streptokokken und Anaerobier. Weiterhin wirkt es gegen Corynebacterium diphtheriae, Coxiella burnetii, Mykoplasma pneumoniae, Actinomyces spp. und Bacteroides fragilis.

---

41 Albiotic®

Es wird hauptsächlich eingesetzt zur Behandlung von Staphylokokken-Infektionen (bei Penicillin-Allergie oder Resistenz gegen andere Antibiotika), bakteriologisch bestätigten oder klinisch typischen Anaerobier-Infektionen, Peridonitis, Endometritis und Lungenabszessen.

Dosierung

Lincomycin:

Die Verabreichung ist sowohl p.o. als auch i.v. und i.m. möglich:

- Oral gibt man beim Erwachsenen 3- bis 4-mal täglich 500 mg,
- i. m. 600 mg (2 ml) alle 8–12 Stunden und
- i. v. 600 mg alle 8–12 Stunden als Infusion in einer 5%igen Glukose oder isotonischen Kochsalzlösung.

Für Kinder wird die Dosis nach Körpergewicht berechnet. Neugeborenen und Säuglingen im ersten Lebensmonat darf es nicht i. v. gegeben werden.

Bei Leber- und Nierenfunktionsstörungen ist die Notwendigkeit eine Dosierungsanpassung zu prüfen, bei schweren Nierenfunktionsstörungen muss die Dosis reduziert werden.

Wechselwirkungen treten mit Erythromycin auf. Schwere Leberfunktionsstörungen, Virusinfektionen der oberen Luftwege, schwere Störungen des Magen-Darm-Trakts sowie Schwangerschaft und Stillzeit sind kontraindiziert.

Unerwünschte Wirkungen. Unerwünschte Wirkungen sind gastrointestinale Störungen (Übelkeit, Durchfall, Erbrechen), Hautreaktionen, Ikterus verbunden mit Transaminasenanstieg, Herz-Kreislauf-Störungen (nach zu schneller i. v.-Applikation), Erhöhung des Bilirubins und Scheidenkatarrh.

Es besteht eine besonders hohe Gefahr einer pseudomembranösen Enterocolitis.

Clindamycin[27]

Clindamycin ist das semisynthetische Derivat von Lincomycin mit einer besseren Wirksamkeit (2–10fach stärker als Lincomycin).

Es hat eine sehr gute Gewebegängigkeit vor allem in die Knochen, allerdings eine schlechte Liquorgängigkeit. Seine Bioverfügbarkeit liegt bei 80%, die Halbwertzeit beträgt 2–3 Stunden und die Plasmaeiweißbindung liegt bei 80–90%. Clindamycin wird vorwiegend biotransformiert, teilweise zu wirksamen Metaboliten. 10–40% werden im Urin ausgeschieden. Es besteht eine Kreuzresistenz zu Makroliden.

Clindamycin erfasst hauptsächlich Staphylokokken, Streptokokken und Anaerobier. Empfindlich sind auch Diphtheriebakterien, Milzbrandbazillen, Gardnerella vaginalis und Mykoplasma hominis.

Die Hauptindikationen sind auch hier Staphylokokken- und Anaerobier-Infektionen bei Penicillin-Allergie oder Resistenz gegen andere Antibiotika. Weiterhin wird Clindamycin eingesetzt zur oralen Nachbehandlung der Staphylokokken-Osteomyelitis und zur Therapie der ZNS- und Augen-Toxoplasmose (besonders bei AIDS).

Dosierung

Clindamycin:

- 600–1800 mg pro Tag aufgeteilt auf 3–4 Dosen.

Es kann sowohl oral als auch i. v. verabreicht werden. Für Kinder wird auch hier die Dosis nach Körpergewicht (ca. 8–25 mg/kg) berechnet. In der Schwangerschaft und Stillzeit sowie bei Magen-Darm-Erkrankungen und schweren Leberfunktionsstörungen ist es kontraindiziert.

Unerwünschte Wirkungen. Gelegentlich treten Bauchschmerz, Übelkeit, weiche Stühle, Diarrhoe und Erbrechen (5–20%) auf (die nach Absetzen meistens abklingen), selten allergische Haut-Reaktionen, Leukopenie und pathologische Leberfunktionswerte (mit Ikterus). Eine zu schnelle i. v.-Gabe kann zu Blutdruckabfall führen. Clindamycin kann die Wirkung von Muskelrelaxanzien verstärken. Die gefährlichste Komplikation der Therapie ist die pseudomembranöse Enterocolitis, die im Vergleich zu anderen Antibiotika relativ häufig auftritt. Im ersten Lebensmonat darf Clindamycin wegen möglicher Atemstörungen durch das Lösungsmittel Benzylalkohol nicht parenteral gegeben werden. Bei schwererer Niereninsuffizienz kann eine Dosisanpassung oder Intervalländerung erforderlich werden.

Oxazolidinone (Linezolid)

Linezolid[26] ist der einzige Vertreter einer neuartigen Strukturklasse antibakterieller Chemotherapeutika.

Es greift in den Translationsprozess der bakteriellen Proteinsynthese bei der Bildung des Initiationskomplexes ein und wirkt bakteriostatisch. Auf Grund des Wirkungsmechanismus ist eine rasche Resistenzentwicklung wenig wahrscheinlich. Dennoch sind erste resistente Mutanten beschrieben worden.

Das Wirkungsspektrum umfasst ausschließlich grampositive Bakterien: Enterokokken, auch bei Vancomycin-Resistenz, Staphylokokken, auch Methycillin-resistente Keime (MRSA, MRSE), sensible und resistente Streptokokken sowie Listerien und Mykobakterien.

Indikationen sind schwere Infektionen mit nachgewiesenen resistenten Erregern aller Lokalisationen und bei begründetem Verdacht auf Beteiligung solcher Keime, z B. Pneumonie, Haut- und Weichgewebsinfektionen. Die Behandlung sollte derzeit nur im Klinikumfeld nach Konsultation eines Infektiologen begonnen werden.

> **Dosierung**
>
> **Linezolid:**
> - 2-mal 600 mg über 10–14 Tage.
>
> Eine Dosisanpassung bei Niereninsuffizienz ist nicht erforderlich.

Unerwünschte Wirkungen. Die häufigsten Nebenwirkungen, die während klinischer Studien beobachtet wurden, waren Kopfschmerzen, Diarrhoe, Übelkeit und Candidiasis. Unter Anwendung von Linezolid tritt bei einigen Patienten eine Myelosuppression (einschließlich Leukopenie, Panzytopenie, Anämie und Thrombozytopenie) auf, die nach Absetzen reversibel ist. Diese Nebenwirkung korreliert offensichtlich mit der Dauer der Anwendung und tritt bei Niereninsuffizienz häufiger auf. Deshalb sind dann häufiger (mindestens wöchentlich) eine Blutbildkontrollen erforderlich. Deshalb soll die Anwendungsdauer maximal 30 Tage betragen.

Bei Leberinsuffizienz ist Linezolid möglichst zu meiden. Häufiger als bei anderen Antibiotika (ca. 3% der Patienten) tritt eine arzneimittelbedingte Candidiasis auf. Weiterhin können periphere und optische Neuropathien mit Visuseinschränkungen teilweise mit nachfolgender Erblindung auftreten (opthalmologische Abklärung erforderlich).

Da Linezolid ein reversibler, nichtselektiver MAO-Hemmer ist, sollte die Kombination mit Antidepressiva von MAO-Hemmer-Typ (z. B. Moclobemid, Selegelin, Isocarboxacid, Phenelzin) gemieden werden. Der Blutdruck muss bei schwerer Hypertonie engmaschig kontrolliert werden, insbesondere bei psychischen Erkrankungen und entsprechender medikamentöser Therapie.

Streptogramine (Quinupristin/Dalfopristin)

Quinupristin (30%) und Dalfopristin (70%) sind in Synercid® in Kombination im Handel. Sie wirken synergistisch gegen Staphylokokken, Streptokokken und Pneumokokken. Auch Methycillin-resistente Staphylokokken, Vancomycin-resistente Enterokokken und Penicillin-resistente Pneumokokken werden erfasst. Das Präparat ist ein absolutes Reserve-Antibiotikum. Die Halbwertszeit beträgt 1 Stunde.

> **Dosierung Start**
>
> **Synercid®:**
> - 2- bis 3-mal 7,5 mg/Tag pro kg als Infusion.
>
> Die Wirkstoffe werden überwiegend extrarenal eliminiert.

Unerwünschte Wirkungen. Unerwünschte Wirkungen sind Venenreizung an der Infusionsstelle, Hautreaktionen, Gelenk- und Muskelschmerzen, Übelkeit und Erbrechen. Transaminasen- und Bilirubin-Anstieg sind häufiger. Eine Hemmung Cytochrom-P450-abhängiger Monooxygenasen kann zu Interaktionen mit anderen hepatisch metabolisierten Pharmaka führen, insbesondere solcher Substanzen, die über das CYP 3A4 (z. B. Cyclosporin A, Benzodiazepine) metabolisiert werden.

Fosfomycin

Fosfomycin[42], ein Derivat der Phosphorsäure, ist ein bakterizides Breitspektrumantibiotikum ohne strukturelle Verwandtschaft zu anderen Antibiotika.

Es hemmt die Pyruvyltransferase, die für einen frühen Schritt der Bakterienzellwandsynthese nötig ist. Sein Transport in die Bakterienzelle ist Glucose-6-Phosphat-abhängig. Es dient in erster Linie als Reserveantibiotikum bei Infektionen mit empfindlichen Erregern, z. B. bei Penicillin- oder Cephalosporinallergie und z. B. bei Staphylokokken-Osteomyelitis. Die orale Zubereitung Fosfomycin-Trometamol[43] wird zur oralen Therapie unkomplizierter Harnwegsinfekte eingesetzt. Sekundäre Resistenzentwicklung ist möglich.

Die orale Zubereitung hat eine Halbwertszeit von ca. 2 bis 3 Stunden und eine Bioverfügbarkeit von ca. 40%, ist gut gewebegängig und penetriert in den Liquor cerebrospinalis und ist deshalb auch zur Therapie der Meningitis geeignet. Ca. 90% werden im Urin wieder gefunden, weshalb es in der Dosierung an die Nierenfunktion angepasst werden soll.

> **Dosierung Start**
>
> **Fosfomycin:**
> - bei Erwachsenen 6–15 g auf 2–3 Dosen verteilt als Infusion oder
> - 1-mal 3 g als Einmaldosis (oral).
>
> Bei Nierenfunktionsstörungen muss die Dosis halbiert oder gedrittelt werden.

Unerwünschte Wirkungen. Die wichtigsten unerwünschten Wirkungen sind gastrointestinale Symptome (z. B. Brechreiz), allergische Reaktionen und reversible Erhöhung von Transaminasen. Wegen des Natriumgehalts der i. v.-Zubereitung ist Vorsicht geboten bei Herzinsuffizienz, Ödemen und sekundärem Hyperaldosteronismus. Schwangerschaft gilt als Kontraindikation.

Sulfonamide und Trimethoprim (Folsäureantagonisten)

Sulfonamide sind in Monotherapie durch Resistenzentwicklung praktisch nicht mehr antibakteriell ausreichend wirksam. Als Monotherapeutika finden sie nur noch bei der Behandlung der

---

[42] Infectofos pro infusione®

[43] Monuril®

Nocardiose Verwendung. Sulfonamide werden heute in Kombination mit Trimethoprim angewandt. Am verbreitetsten ist die Kombination aus Sulfamethoxazol und Trimethoprim (Co-trimoxazol). Die Kombination aus Pyrimethamin mit Sulfonamiden findet bei der Therapie der Malaria (► Kap. 10.5.1.) Anwendung.

Co-trimoxazol

Trimethoprim und Sulfamethoxazol, die Kombinationspartner in Co-trimoxazol[44], weisen ähnliche pharmakokinetische Eigenschaften auf. Trimethoprim sollte nicht allein zur Therapie verwendet werden, da es rasch zur Resistenzentwicklung kommen kann. Co-trimoxazol wird heute überwiegend zur Therapie von Harnwegsinfektionen eingesetzt; es kann auch als Alternativ-Präparat bei Salmonellen- und Shigellen-Infektionen angewandt werden. Der jahrzehntelange häufige Gebrauch hat allerdings zu ausgeprägten Resistenzen bei klinisch wichtigen Erregern geführt (z. B. Salmonellen, Shigellen und E. coli). Co-trimoxazol wird zur Prophylaxe und Therapie einer Pneumocystis-jiroveci-Pneumonie bei AIDS-Patienten angewandt.

Unerwünschte Wirkungen. Unerwünschte Wirkungen der Sulfonamid-Komponente bestehen insbesondere in Form von allergischen Reaktionen. Außerdem kommen gastrointestinale Beschwerden und Hauterscheinungen vor. Das oftmals letal verlaufende Lyell-Syndrom (toxische epidermale Nekrolyse) gehört zu den seltenen aber fatalen unerwünschten Wirkungen der Sulfonamid-Komponente. Als Folge des Folat-Mangels kann es bei bis zu 4% der Behandlungsfälle zu reversiblen Thrombozytopenien, hyperchromen, makrozytären Anämien und Leukopenien kommen, die in seltenen Einzelfällen bis zur reversiblen Agranulozytose führen können. Die Rate an Unverträglichkeiten ist bei AIDS-Patienten besonders hoch. Teratogene Wirkungen wurden im Tierversuch beobachtet; eine Therapie mit Co-trimoxazol sollte daher während der Schwangerschaft nicht erfolgen. Bisher gibt es allerdings keine Hinweise auf ein erhöhtes Fehlbildungsrisiko beim Menschen bei unbeabsichtigter Exposition im ersten Trimenon.

Nitroimidazole (Metronidazol,Tinidazol)

Metronidazol[45] ist wirksam gegen Protozoen (z. B. Trichomonas vaginalis, Entamoeba histolytica, Giardia lamblia, Balantidum coli) und wirkt darüber hinaus rasch bakterizid gegen anaerobe Bakterien, wie z. B. Bacteroides, Fusobakteriumarten, anaerobe grampositive und gramnegative Kokken und Clostridien. Metronidazol weist ein hohes Verteilungsvolumen auf (ca. 80% des Körpergewichts). Wegen seiner guten Penetrationseigenschaften ist seine klinische Anwendung bei Gehirnabszessen, Anaerobier-Meningitis, intraabdominalen Abszessen, Peritonitiden und gynäkologischen Infektionen (unspezifische Vaginitis) sowie Anaerobier-Infektionen des Knochens und der Gelenke von Bedeutung. Metronidazol kann zur Behandlung der pseudomembranösen Kolitis eingesetzt werden. Analoge Substanzen sind Tinidazol (Simplotan) und Nimorazol. Sie haben eine längere Halbwertszeit (13 bzw. 10 Stunden).

Unerwünschte Wirkungen. Unerwünschte Wirkungen von Metronidazol sind gastrointestinale Störungen, wie Bauchschmerzen, Übelkeit, Erbrechen, sowie Reaktionen des Nervensystems (z. B. Schwindel, Krampfanfälle, Parästhesien) und in Einzelfällen Pankreatitis. Wegen der Entwicklung einer Leuko- und Granulozytopenie sind regelmäßige Blutbildkontrollen empfohlen. Selten werden anaphylaktische Reaktionen, pseudomembranöse Enterocolitis, Leberfunktionsstörungen, Dysurie, Zystites oder Candida-Superinfektionen beschrieben. Bei gleichzeitigem Alkoholgenuss kann es zum sog. »Antabus-Syndrom« kommen. Im Tierexperiment wurden mutagene und karzinogene Wirkungen beobachtet. Beobachtungen beim Menschen gaben bisher keinen Anhalt auf ein derartiges Risiko. Es wird aber empfohlen, die Behandlungsdauer auf maximal 10 Tage zu begrenzen.

Chloramphenicol

Chloramphenicol wirkt gegen grampositive und gramnegative Bakterien und erfasst auch Rickettsien, Spirochäten und Chlamydien. Allerdings bestehen bei vielen klinisch wichtigen Erregern hohe Resistenzquoten, wodurch die Bedeutung dieses Antibiotikums eingeschränkt wird.

Wegen schwerwiegender Knochenmarkstoxizität (reversible und irreversible Formen mit letalem Ausgang) muss die Behandlung mit Chloramphenicol auf wenige Krankheitsbilder beschränkt bleiben. Es ist niemals Mittel der ersten Wahl, stellt aber ein wichtiges Reservemedikament zum Beispiel bei folgenden Indikationen dar: Typhus abdominalis (durch Salmonella typhi), Paratyphus A und B, Salmonellen-Sepsis, Salmonellen-Meningitis, Haemophilus-Meningitis (bei Ampicillin-Resistenz), eitrige bakterielle Meningitis und Rickettsiosen.

10.1.3 Lokale antibakterielle Chemotherapie

Die Verwendung von Antibiotika auf Schleimhäuten, z. B. bei Pharyngitiden, Sinusitiden, Anginen, Tonsillitiden, Infektionen der oberen Atemwege und des Mittelohres (Otitis media), ist sinnlos und stellt i. d. R. eine grundsätzliche Kontraindikation dar. Analoges gilt für die Anwendung auf der Haut, bei Abszessen, Furunkeln und Mastitiden. Angesichts der besonders häufigen Resistenzentwicklung und Allergisierung (besonders häufig bei topischer Anwendung) sollten systemisch gebrauchte Antibiotika nur in Ausnahmefällen lokal angewandt werden.

Antiseptika wie Polyvidon-Iod[46] sowie Chlorhexidin[47] sind zu bevorzugen.

---

[44] Cotrim HEXAL®, Cotrim-Diolan®
[45] Clont®, Metronidazol-ratiopharm®
[46] Betaisodona®, PVP-Jod-ratiopharm®
[47] Chlorhexamed®, Chlorhexidinpuder

Polyvidon-Iod kann bei oberflächlichen Wunden und zur Hautinfektion vor Inzisionen die meisten Keime stark reduzieren. Gegenüber Staphylococcus aureus, Escherichia coli und Pseudomonas aeruginosa ist die Wirkung mangelhaft. Für die Behandlung offener Wunden, für Körperhöhlenspülungen, zur Mund- oder Vaginalspülung sowie zur Händedesinfektion ist Polyvidon-Iod ungeeignet. Im Frühgeborenen-, Neugeborenen- und Säuglingsalter sowie bei Schilddrüsenkranken ist es kontraindiziert.

Chlorhexidin ist ebenfalls ein gut verträgliches Haut-Antiseptikum, das 0,1–0,5 %ig angewendet werden kann. Es ist für Händedesinfektion, Vaginalspülungen und Katheterpflege besonders gut geeignet. Hospitalkeime können resistent sein. Es können Kontaktdermatitiden sowie Photosensibilität auftreten. Lebensbedrohliche anaphylaktische Reaktionen durch Chlorhexidin sind beschrieben worden.

Taurolidin[48] bzw. sein Abbauprodukt wirkt gegen aerobe und anaerobe Bakterien und ihre Sporen sowie gegen Endo- und Exotoxine. Die klinische Wirksamkeit ist umstritten.

Tyrothricin[49] wirkt gegen grampositive Bakterien und Kokken.

Der Wirkungsbereich von **Bacitracin**[50] umfasst grampositive Bakterien und Kokken sowie gramnegative Kokken. Wegen seiner ausgesprochenen Nephrotoxizität kann Bacitracin nur lokal appliziert werden. Bei oraler Gabe ist keine Resorption zu erwarten.

Das Aminoglykosid **Neomycin** wirkt gegen grampositive und gramnegative Bakterien. Es wird gelegentlich noch vor Darmoperationen oder bei Leberkoma oral zur Keimzahlreduktion verabreicht (nur geringe Resorption). Risiken bestehen durch die mangelnde Wirksamkeit und Toxizität der Substanz durch unerwartet hohe Resorption, z. B. bei bestehenden Schädigungen der Darmschleimhaut.

Mupirocin[51] (Pseudomoninsäure A) ist ein topisches, antibakteriell wirksames Antibiotikum mit einem einzigartigen Wirkmechanismus. Dieser beruht auf einer kompetitiven Hemmung der bakteriellen Isoleucyl-RNA-Synthetase.

Es zeigt keine Kreuzresistenzen gegenüber anderen Antibiotika und auch sonst ist das Risiko einer Resistenzentwicklung bei vorschriftsmäßiger Anwendung gering.

Sein Wirkspektrum umfasst hauptsächlich Staphylococcus aureus und Staphylococcus epidermidis, auch Methycillin-resistente Stämme (MRSA, MRSE). **In vivo** hat es sich als wirksam gegen β-hämolysierende Streptokokken erwiesen und **in vitro** werden auch Koagulase-negative Staphylokokken und Streptococcus ssp. erfasst.

Eingesetzt wird Mupirocin als Wirkstoff in einer Nasensalbe zur Elimination von Staphylokokken, einschließlich Methicilin-resistenter Stämme auf der Nasenschleimhaut.

[48] Taurolin®
[49] Tyrosur®
[50] Nebacetin®
[51] Turixin®, InfectoPyoderm®

Dosierung

Mupirocin:

- bei Kindern und Erwachsenen über 5–7 Tage 2- bis 3-mal täglich Einbringen einer streichholzkopfgroßen Menge (max. 30 mg Salbe) in den vorderen Bereich der Nase.

Unerwünschte Wirkungen sind selten. Gelegentlich kommt es unter Mupirocin-Anwendung zu Unverträglichkeitsreaktionen der Nasenschleimhaut und sehr selten zu systemischen Überempfindlichkeitsreaktionen. Im Falle einer schweren lokalen Reaktion sollte die Behandlung abgebrochen werden. Wechselwirkungen mit anderen Mitteln sind nicht bekannt. Es liegen keine Erfahrungen für die Anwendung beim Menschen in Schwangerschaft und Stillzeit vor, daher sollte diese mit Vorsicht erfolgen.

10.1.4 Wichtige Antibiotika zur Anwendung in der Praxis

Im Sinne einer kalkulierten Infektionstherapie im ärztlichen Praxisalltag haben sich die folgenden Antiinfektiva als Mittel der ersten Wahl bewährt und sind bei den genannten Erkrankungen zu empfehlen:

Antibiotika

- **Phenoxymethylpenicillin (Penicillin V):** Streptokokken-Angina (10 Tage lang), Erysipel, Scharlach, Zahninfektionen; auch prophylaktisch bei Zahnextraktion bei Endokarditis-Risiko.
- **Amoxicillin:** Infektionen der Atemwege: Akute Exazerbation der chronischen Bronchitis, Otitis media, Sinusitis; bei Infektionen der Harnwege nicht mehr Mittel der ersten Wahl wegen häufiger Resistenz der wichtigsten Erreger; bei Verdacht auf β-Lactamase-bildende Bakterien zusammen mit Clavulansäure (alternativ: Sultamicillin, Verbindung aus Ampicillin und Sulbactam, die bei der Resorption in beide Bestandteile gespalten wird).
- **Clarithromycin, Roxithromycin, Azithromycin:** Infektionen der Atemwege: Akute Exazerbation der chronischen Bronchitis, Otitis media, Sinusitis; ambulant erworbene Pneumonien (einschließlich Legionellen, Mykoplasmen und Chlamydien); Keuchhusten
- **Doxycyclin:** nicht-gonorrhische Urethritis.
- **Co-trimoxazol:** Harnwegsinfektionen, Salmonellosen; Pneumocyctis corinii-Infektionen.
- **Moxifloxacin:** Atemwegsinfektionen bei Älteren und Risikopatienten.

10.1.5 Differentialindikationen bei verschiedenen bakteriellen Erkrankungen

Infektionen der Atemwege und der Lunge

Diese Infektionen sind die häufigsten bakteriellen Erkrankungen und werden deshalb ausführlich entsprechend der aktuellen Leitlinien dargestellt.

Akute Exazerbation einer chronischen Bronchitis (AECB)

Bei ambulanten Patienten mit relativ kurzer Bronchitis-Anamnese herrschen Pneumokokken und Haemophilus influenzae vor. Therapie: Amoxicillin. Wegen zunehmender Häufigkeit von resistenten Pneumokokken sind Makrolide und Doxycyclin heute nur noch als Alternative bei leichten bis mittelschweren Exazerbationen geeignet.

Im Folgenden werden die Empfehlungen der PEG für die Behandlung der akuten Exazerbation einer chronischen Bronchitis (AECB) bei Vorliegen einer Indikation zur Antibiotikatherapie (Zunahme von Luftnot, erhöhtes Sputumvolumen und vermehrte Sputumpurulenz) dargestellt. Die Antibiotikatherapie muss dabei dem Schweregrad der Lungenfunktionseinschränkung angepasst und es muss das Risiko der Beteiligung von Pseudomonas aeruginosa berücksichtigt werden (◘ Tab. 10.12 bis ◘ Tab. 10.14).

Eine intravenöse Therapie wird nur empfohlen, wenn der Patient nicht schlucken kann, unsichere Resorptionsverhältnisse bestehen oder eine schwere AECB vorliegt.

◘ Tab.10.12. AECB-Therapie bei leichter bis mittlerer Einschränkung der Lungenfunktion (FEV_1 zwischen 50 und 80% des Solls)

Antiinfektivum	Dosierung oral (pro Tag)	Dosierung i. v. (pro Tag)	Therapiedauer
Mittel der Wahl			
Amoxicillin	≥70 kg: 3-mal 1,0 g		7–10 Tage
Alternativen			
Azithromycin	1-mal 500 mg		3 Tage
Clarithromycin	2-mal 500 mg 3 Tage, anschl.2-mal 250 mg		7–10 Tage
Roxithromycin	1-mal 300 mg		7–10 Tage
Doxycyclin	1-mal 200 mg initial, dann ≥70 kg: 1-mal 200 mg <70 kg: 1-mal 100 mg		7–10 Tage

Pneumonie. Bei der Therapie der Pneumonie muss die ambulant erworbene Pneumonie (CAP = **community acquired pneumonia**) von der nosokomialen (NAP = **nosocomial acquired pneumonia**) unterschieden werden.

Ambulant erworbene Pneumonien (CAP)

Die Behandlung richtet sich nach dem Alter des Patienten und dem Schweregrad der Erkrankung. Bei Patienten ohne Risikofaktoren unter 60 Jahren ist Amoxicillin Mittel der Wahl. Falls eine Grunderkrankung vorliegt oder der Patient älter ist, kommen Aminopenicilline mit β-Lactamase-Inhibitoren oder Cephalosporine in Frage. Gegebenenfalls kann ein Makrolid (z. B. Erythromycin i. v.) zusätzlich gegeben werden, um atypische Erreger zu erfassen. Auch Pneumokokken-wirksame Fluorchinolone (Levofloxacin, Moxifloxacin), die auch gegen atypische Erreger wirken, stellen eine Alternative dar.

Bei der Behandlung der **CAP bei hospitalisierten Patienten** muss man bei der Auswahl der Antibiotika neben dem Schweregrad der Erkrankung berücksichtigen, ob ein Risiko besteht, dass Pseudomonas aeruginosa beteiligt ist. Risikofaktoren dafür sind pulmonale Komorbidität, z. B. Bronchiektasen, vorangegangener stationärer Aufenthalt, Glukokortikoidtherapie, Aspiration, antibiotische Vorbehandlung und Malnutrition. In diesen Fällen ist die intravenöse Therapie über 8–10 (–15) Tage mit Pseudomonas-wirksamen β-Lactam-Antibiotika (z. B. Piperacillin/Tazobactam, Cefepim, Imipenem, Meropenem) jeweils plus Makrolid

◘ Tab.10.13. AECB-Therapie bei schwerer Einschränkung der Lungenfunktion (FEV_1 <50% des Solls) ohne Risikofaktoren für eine Infektion durch P. aeruginosa

Antiinfektivum	Dosierung oral (pro Tag)	Dosierung i. v. (pro Tag)	Therapiedauer
Ampicillin + Clavulansäure	≥70 kg: 3-mal 1,0 g <70 kg: 2-mal 1,0 g	3-mal 2,2 g	7–10 Tage
Sultamicillin	2-mal 750 mg		7–10 Tage
Ampicillin + Sulbactam		3-mal 3,0 g	7–10 Tage
Ceftriaxon		1-mal 2,0 g	7–10 Tage
Cefotaxim		3-mal 2,0 g	7–10 Tage
Oder			
Levofloxacin	1-mal 500 mg	1-mal 500 mg	5 Tage
Moxifloxacin	1-mal 400 mg	1-mal 400 mg	5 Tage

Tab.10.14. Therapie der AECB bei schwerer Einschränkung der Lungenfunktion mit Risikofaktoren für eine Infektion durch P. aeruginosa oder beatmeten Patienten

Antiinfektivum	Dosierung oral (pro Tag)	Dosierung i. v. (pro Tag)	Therapiedauer
Piperacillin/ Tazobactam		3-mal 4,5 g	7–10 Tage
Cefepim		3-mal 2,0 g	7–10 Tage
Ceftazidim		3-mal 2,0 g	7–10 Tage
Imipenem		3-mal 1,0 g	7–10 Tage
Meropenem		3-mal 1,0 g	7–10 Tage
Oder			
Levofloxacin	2-mal 500 mg	2-mal 500 mg	5 Tage
Ciprofloxacin	2-mal 750 mg	3-mal 400 mg	7–10 Tage

Tab.10.15. Therapieempfehlung für ambulante Patienten mit unkomplizierter CAP ohne Risikofaktoren

Antiinfektivum	Dosierung (pro Tag)	Therapiedauer
Mittel der Wahl		
Aminopenicillin		
► Amoxicillin	≥70 kg: 3x 1,0 g oral <70 kg: 3x 0,75 g oral	7–10 Tage
Alternativen		
Makrolid		
► Azithromycin	1-mal 500 mg oral	3 Tage
► Clarithromycin	2-mal 500 mg oral 3 Tage, anschl. 2-mal 250 mg	7–10 Tage
► Roxithromycin	1-mal 300 mg oral	7–10 Tage
Oder		
Tetracyclin		
► Doxycyclin	1-mal 200 mg oral initial, ≥ 70 kg: 1-mal 200 mg < 70 kg: 1-mal 100 mg	7–10 Tage

oder auch in Kombination mit Levofloxacin oder Ciprofloxacin erforderlich.

Nosokomiale Pneumonien (NAP)

Die Anfangsbehandlung schwerer nosokomialer Pneumonien, die eine Letalität von 20–70% aufweißen, wird unter Berücksichtigung von Schweregrad und Zeitpunkt des Auftretens der Infektion sowie zusätzlichen Risikofaktoren ausgerichtet. Dementsprechend hat die **American Thoracic Society** (ATC) drei Therapiegruppen gebildet.

FürdiehäufigstenFormendernosokomialenPneumonie (Therapiegruppe A: mittelschwere und schwere Verlaufsformen, mit und ohne Risikofaktoren, je nach Zeitpunkt des Beginns der NAP) ist das therapeutische Vorgehen in Tab. 10.17 zusammengefasst.

Tab.10.16. Therapieempfehlung für ambulante Patienten mit CAP mit Risikofaktoren

Antiinfektivum	Dosierung (pro Tag)	Therapiedauer
Mittel der Wahl		
β-Lactam		
► Amoxicillin/ Clavulansäure	≥70 kg: 3-mal 1,0 g oral <70 kg: 2-mal 1,0 g oral	7–10 Tage
Sultamicillin	2-mal 0,75 g oral	7–10 Tage
Alternativen		
► Levofloxacin	1-mal 500 mg oral	7–10 Tage
► Moxifloxacin	1-mal 400 mg oral	7–10 Tage
► Cefpodoximproxetil	2-mal 0,2 g oral	7–10 Tage
► Cefuroximaxetil	2-mal 0,5 g oral	7–10 Tage

Bei komplizierten Verläufen unter Beteiligung multiresistenter Erreger muss eine Antibiogramm-basierte (gezielte) Therapie erfolgen. Untersuchungsmaterial dafür kann z. B. durch Absaugen von Bronchialsekret oder bronchoalveoläre Lavage gewonnen werden. Bei Nachweis von Anaerobiern ist die Kombination mit Metronidazol sinnvoll, bei multiresistenten Kokken mit Linezolid und bei Pseudomonas spp. mit Aminoglykosiden und/oder Ciprofloxacin. In jedem Fall ist die Behandlung auf einer Intensivstation erforderlich.

Infektionen des Mund- und Rachenraumes sowie der Nasennebenhöhlen

Otitis media

Bei leichter, meist viraler Otitis kann auf Antibiotika verzichtet werden. Erforderlich ist die antibiotische Therapie bei bakterieller Otitis media. Bei fehlendem Erregernachweis entsprechend dem zu erwartenden Erregerspektrum Aminopenicilline oder orale Cephalosporine, Therapiedauer 7–10 Tage. Bei Verdacht

Tab. 10.17. Therapeutisches Vorgehen bei der nosokomialen Pneumonie (Gruppe A nach ATC)

Nosokomiale Pneumonie (Gruppe A)* (mittelschwer, keine Risikofaktoren, Beginn der NAP zu jeder Zeit; schwer, keine Risikofaktoren, früher Beginn = **early onset**)	
Häufigste Erreger	**Antibiotikatherapie**
Streptococcus pneumoniae Staphylococcus aureus (MSSA) Haemophilus influenzae Escheria coli Klebsiella spp. Proteus spp. Serratia spp.	**Cephalosporin Gr. 2,** evtl. **Cephalosporin Gr. 3** **Acylureidopenicillin ±** **β-Lactamase-Inhibitor** Bei β-Lactam-Allergie: **Ciprofloxacin + Clindamycin**

* In Anlehnung an das Consensus Statement der American Thoracic Society (Am. J. Respir. Crit. Care Med. (1996) 153: 1711–25)

auf Infektion mit Staphylococcus aureus oder Moxarella catarrhalis: Aminopenicillin mit β-Lactamase-Hemmer. Bei Penicillinallergie Makrolidantibiotika.

Akute Otitis media. Typische Erreger sind Streptococcus pneumoniae, Haemophilus influenzae, Moraxella catarrhalis und Staphylokokken. Mittel der Wahl sind Cephalosporine Gr. 2/Gr. 3 oder ein Aminopenicillin in Kombination mit einem β-Lactamase-Inhibitor (Sulbactam + Clavulansäure) für 7–10 Tage.

Alternative Mittel: Makrolide, Doxycyclin.

Chronische Otitis media und externa. Typische Erreger sind Staphylokokken, Pseudomonas aeruginosa, Proteus und andere Enterobakteriaceae. Mittel der Wahl sind Aminopenicillin + β-Lactamase-Inhibitor, Cephalosporin Gr. 2/Gr. 3, Fluorchinolon Gr. 2/Gr. 3/Gr. 4 (außer Enoxacin und Fleroxacin). Therapiedauer nach mikrobiologischem Befund; Pseudomonas-Infektionen erfordern häufig eine längere Kombinationstherapie, z. B. bestehend aus Ciprofloxacin und einem Pseudomonas-wirksamen β-Lactam (z. B. Ceftazidim), ggf. auch mit einem Aminoglykosid: Ototoxizität!.

Die Otitis externa maligna ist durch Pseudomonaden hervorgerufen und sollte bis zu 6 Monaten in Sequenztherapie mit Ciprofloxacin und einem Pseudomonas-wirksamen β-Lactam-Antibiotikum behandelt werden.

Sinusitis

Akute Sinusitis. Bei dringendem Verdacht auf bakterielle Infektion ist eine antibiotische Behandlung notwendig; ist kein Erregernachweis möglich, ist eine kalkulierte Antibiotikatherapie nach erwartetem Erregerspektrum erforderlich. Typische Erreger sind Streptococcus pneumoniae, Haemophilus influenzae, Moraxella catarrhalis, Staphylokokken und A-Streptokokken. Mittel der Wahl sind Cephalosporine Gr. 2/Gr. 3, Aminopenicillin mit einem β-Lactamase-Inhibitor. Alternative Mittel sind Makrolide, Ketolide und Fluorchinolone Gruppe 3/4; bei Penicillinallergie: Makrolide. Die Therapiedauer beträgt 2 (–3) Wochen.

Chronische Sinusitis. Typische Erreger sind Staphylokokken, Haemophilus influenzae, Streptokokken und vermehrt Mischinfektionen mit anaeroben Keimen. Mittel der Wahl sind Ketolide und Makrolide. Alternative Mittel sind Aminopenicillin + β-Lactam-Inhibitor, Fluorchinolone Gr. 2/Gr. 3/Gr. 4 (außer Enoxacin und Fleroxacin) sowie Cephalosporine Gr. 2/ Gr. 3. Die Therapiedauer richtet sich, nach mikrobiologischem Befund, ggf. endoskopischer Eingriff.

Tonsillitis

Die typischen Erreger sind A-Streptokokken. Mittel der Wahl ist Phenoxymethylpenicillin (Penicillin V) mit einer Therapiedauer über 10 Tage; alternativ kommen Cephalosporine der Gr. 2/Gr. 3, ein Makrolid oder Telithromycin in Frage.

Diphtherie

Penicillin G (600.000 I.E. täglich für 7 Tage) oder Erythromycin (40–60 mg/kg Tag für 7–10 Tage) dienen der Erreger-Elimination, beeinflussen aber nicht die produzierten Toxine und ihre Wirkungen.

Haut- und Weichgewebsinfektionen

Erysipel

Typische Erreger sind A-Streptokokken (Streptococcus pyogenes). Mittel der Wahl ist Penicillin G (10–20 Mio. I.E. i. v.); bei leichteren Verläufen Penicillin V. Als alternative Mittel gelten Cephalosporine Gr. 1/Gr. 2, Clindamycin sowie Makrolide. Die Therapiedauer sollte etwa 2 Wochen betragen.

Furunkel

Typischer Erreger ist Staphylococcus aureus. Mittel der Wahl sind Isoxazolylpenicilline, z. B. Flucloxacillin, Cephalosporine Gr. 1/ Gr. 2 und Clindamycin. Alternative Mittel sind Aminopenicilline + β-Lactam-Inhibitor, z. B. Sultamicillin. Die Therapiedauer beträgt etwa 7–10 Tage.

Tier- und Menschenbisse

Typische Erreger sind Streptokokken, Staphylokokken, Pasteurella multocida, Bartonellen und Anaerobier. Mittel der Wahl ist Aminopenicillin + β-Lactam-Inhibitor. Alternative Mittel sind Fluorchinolon der Gruppe 4, Cephalosporin der Gruppe 2, Clindamycin sowie Doxycyclin.

Diabetisches Fußsyndrom/Gangrän bei arterieller Verschlusskrankheit

Es sind meist Mischinfektionen. Typische Erreger sind Staphylococcus aureus, Anaerobier, Escherichia coli und Pseudomonas aeruginosa. Mittel der Wahl sind Clindamycin, Aminopenicillin + β-Lactam-Inhibitor, Cephalosporin der Gruppe 2 und Ciprofloxacin. Alternatives Mittel ist ein Fluorchinolon der Gr. 3/Gr. 4.

Lyme-Borreliose/Erythema migrans

Typischer Erreger ist Borrelia burgdorferi. Mittel der Wahl sind Amoxicillin, Penicillin V, Cefuroximaxetil und Doxycyclin. Alternative Mittel sind Makrolide. Die Therapiedauer beträgt etwa 21 Tage.

Therapie von Knochen- und Gelenkinfektionen

Bei diesen Infektionen ist eine Antibiotikabehandlung indiziert. Sie sollte initial hoch dosiert parenteral erfolgen. Eine Sequenztherapie ist möglich, wenn mit der oralen Medikation adäquate Wirkspiegel in den infizierten Arealen sichergestellt werden können. Das therapeutische Vorgehen sollte entsprechend den Empfehlungen der PEG (Tab. 10.18) erfolgen.

Magen-Darm- und intraabdominale Infektionen

Akute Enteritis

Typische Erreger sind Salmonellen, Campylobacter jejuni, Yersinien und Shigellen. Mittel der Wahl ist Ciprofloxacin. Alternative Mittel sind Aminopenicillin, Trimethoprim/Sulfonamid und Makrolid nur bei Campylobacter.

Infektionen durch Salmonellen, Campylobacter oder Yersinien sind beim Erwachsenen nur in Ausnahmefällen antibakteriell zu behandeln. Es ist für einen ausgeglichenen Elektrolyt- und Flüssigkeitshaushalt zu sorgen.

Ulcus duodeni/ventriculi

Typischer Erreger ist Helicobacter pylori. Mittel der Wahl sind Amoxicillin + Clarithromycin zusammen (Azithromycin) + Protonenpumpenhemmer, wie Pantoprazol oder Omeprazol. Alternative Mittel sind Clarithromycin + Metronidazol + Protonenpumpenhemmer. Die Therapiedauer beträgt etwa 1 Woche.

Intraabdominale Infektionen

Antibiotika für die Behandlung intraabdomineller Infektionen nach den Empfehlungen der *Surgical Infection Society of North America* (SISNO)

- Ampicillin/Sulbactam
- Ertapenem
- Imipenem/Cilastatin
- Meropenem
- Piperacillin/Tazobactam
- Aminoglykoside + Clindamycin oder Metronidazol
- Aztreonam + Clindamycin
- Cefoxitin
- Cefuroxim + Metronidazol
- Cefotaxim, Ceftriaxon; Ceftazidim jeweils + Metronidazol
- Cefepim + Metronidazol
- Ciprofloxacin + Metronidazol

Divertikulitis

Typische Erreger sind Escherichia coli, Enterokokken und Anaerobier, insbesondere Bacteroides fragilis. Mittel der Wahl sind Amoxicillin + β-Lactamase-Inhibitor, Amoxicillin + Metronidazol, Fluorchinolone der Gr. 2/Gr. 3 + Metronidazol oder Clindamycin. Alternatives Mittel ist ein Fluorchinolon der Gruppe 4.

Pseudomembranöse Enterocolitis

Dabei handelt es sich um eine z.T. lebensbedrohliche Erkrankung durch Clostridium difficile, die meist nach Breitband-Antibiotikaanwendung auftritt. Therapie: Metronidazol (2x 500 mg oral) oder Vancomycin (4–6 x 500 mg oral), bei schweren Verläufen beide Substanzen kombinieren.

Gallenwegsinfektionen

Typische Erreger sind Escherichia coli, Enterokokken, Klebsiellen, anaerobe und aerobe Streptokokken und selten Clostridium perfringens (1–3%). Mittel der Wahl sind Fluorchinolone der Gr. 2/Gr. 3 (außer Enoxacin und Fleroxacin) und Aminopenicillin + β-Lactam-Inhibitor.

Tab.10.18. Therapieempfehlungen der PEG bei Knochen- und Gelenkinfektionen

Diagnose	Bakterielle Erreger	Initialtherapie	Therapiedauer
Hämatogene Osteomyelitis	Staphylococcus aureus Streptokokken	Aminopenicillin/BLI Cephalosporin Gruppe 2 + Clindamycin Fluorchinolon Gruppe 2 oder Fluorchinolon Gruppe 3 jeweils + Clindamycin Fluorchinolon Gruppe 4	1 bis 4 Wochen i.v., gefolgt von 2–6 Wochen oral Insgesamt mindestens 8 Wochen
Bakterielle Arthritis	Staphylococcus aureus Streptokokken Enterokokken Anaerobier	Aminopenicillin/BLI Cephalosporin Gruppe 2 Clindamycin bei MRSA/MRSE Linezolid	

Bei Steinen ist eine endoskopische bzw. chirurgische Therapie nötig! Endoskopische Untersuchungen der Gallenwege: Prophylaxe mit Ciprofloxacin.

Bei der Cholangitis kann nach chirurgischer Sanierung ein Carbapenem der Gruppe 1, Piperacillin/Tazobactam oder ein Fluorchinolon (s. oben) oder ein Cephalosporin Gruppe 4 in Kombination mit Metronidazol gegeben werden. Bei Pseudomonaden muss ein Aminoglykosid dazu gegeben werden.

Pankreatitis (sekundär infiziert bei hämoragisch-nekrotisierender Verlaufsform)

Bei dieser primär abakteriellen Erkrankung steigt mit dem Schweregrad und der Dauer der Erkrankung das Risiko einer bakteriellen Superinfektion (nach 10 Tagen sind ca. 40% der Nekrosen bakteriell besiedelt). Etwa 80% der Todesfälle bei akuter Pankreatitis werden durch septische Komplikationen verursacht. Neben interventionellen und chirurgischen Maßnahmen besteht eine Indikation für Antibiotika bei nachgewiesenen infizierten Nekrosen, Abszessen und anderen extrapankreatischen Infektionen. Unter Berücksichtigung der Pankreasgängigkeit kommen Fluorchinolone der Gr. 2/Gr. 3, Metronidazol, Piperacillin/Tazobactam, Imipenem/Cilastatin und Meropenem in Betracht. Moxifloxacin kommt alternativ in Frage, besitzt jedoch noch keine Zulassung in dieser Indikation und wirkt nicht ausreichend auf Pseudomonaden.

Peritonitis

Die Peritonitis ist meist eine Komplikation der Perforation von intraabdominalen Hohlorganen, iatrogen oder traumatisch. Diese sekundäre Peritonitis ist zu 80% die häufigste Form; es ist immer eine Operation notwendig zur Drainage und Beseitigung der Ursache.

Meist handelt es sich um eine Mischinfektion. Typische Erreger sind Enterobacteriaceae, Enterokokken sowie Anaerobier, seltener Staphylokokken.

Von der PEG wird als Initialtherapie ein Cephalosporin Gruppe 3 + Metronidazol für 3–5 Tage, in Abhängigkeit vom klinischen und bakteriologischen Befund gegeben. Alternativ kommt ein Carbapenem Gruppe 1 oder Piperacillin/Tazobactam oder ein Cephalosporin Gruppe 4 + Metronidazol in Betracht.

Harnwegsinfektionen

Typische Erreger sind Escherichia coli (75–85%), Proteus mirabilis (10–15%), Staphylokokken (5–15%). Andere Erreger sind selten. Mittel der Wahl sind Trimethoprim, Co-trimoxazol, Fluorchinolone, u.a. das vorwiegend renal ausgeschiedene Levofloxacin (hohe Urinkonzentrationen), Fosfomycin-Trometamol und Pivmecillinam (Österreich). Alternatives Mittel ist Cephalosporin der Gr. 2/Gr. 3. Aminopenicilline sind Mittel der Wahl, wenn eine Schwangerschaft nicht ausgeschlossen ist. Bei typischen Beschwerden (akute Dysurie) und Leukocyturie sollte die Therapie als Kurzzeittherapie (bis 3 Tage) erfolgen. Kontrolle nach 1–2 Wochen empfohlen.

Akute unkomplizierte Pyelonephritis

Typische Erreger sind Escherichia coli, Proteus mirabilis, Klebsiella pneumoniae, Enterobakteriaceae sowie Staphylokokken. Andere Erreger sind selten. Mittel der Wahl sind Ciprofloxacin, Levofloxacin, Trimethoprim/Sulfonamid oder Trimethoprim. Alternative Mittel sind Cephalosporine Gr. 2/Gr. 3, Aminopenicillin + β-Lactamase-Inhibitor. Bei typischem klinischem Bild (Flankenschmerz, Fieber) und Leukozyturie kann die Therapie (Dauer 7–14 Tage) ggf. ohne mikrobiologische Untersuchung begonnen werden.

Bei atypischem Verlauf ohne Rezidiv ist eine mikrobiologische Untersuchung erforderlich.

Komplizierte Harnwegsinfektionen

Typische Erreger sind Escherichia coli (30–50%), Proteus mirabilis (10–15%), sonstige Enterobakteriaceae (10–20%), Pseudomonas aeruginosa 5–10%, Enterokokken (10–20%) sowie Staphylokokken (10–20%). Mittel der Wahl nach Testung ist ein Cephalosporin Gr. 2/Gr. 3. Alternative Mittel sind Trimethoprim/Sulfonamid, Ciprofloxacin, Levofloxacin, Gatifloxacin, Aminopenicillin + β-Lactam-Antibiotika. Die Therapiedauer sollte mindestens 7–10 Tage und länger (bis zu 6 Wochen) betragen. Wegen der Multiresistenz vieler Erregerarten sollte die antiinfektiöse Therapie grundsätzlich nur nach Resistenztestung erfolgen; in Ausnahmefällen (Fieber etc.): Therapie nach Uringewinnung (zur bakteriologischen Untersuchung) mit einem Breitband-Antiinfektivum; gleichzeitig ist die Wiederherstellung der Urodynamik anzustreben.

Akute Prostatitis/Prostataabszess

Typische Erreger sind Escherichia coli, andere Enterobakterien, Pseudomonaden, Enterokokken sowie Staphylokokken. Die Initialtherapie besteht in einem Fluorchinolon Gr. 2/Gr. 3; alternativ ein Cephalosporin Gr. 3/Gr. 4. Die Therapiedauer beträgt 2–4 Wochen.

Genitalinfektionen

Lues

Typischer Erreger ist Treponema pallidum. Mittel der Wahl ist Benzylpenicillin parenteral. Alternative Mittel sind Doxycyclin oder ein Makrolid. Die Therapiedauer beträgt etwa 14 Tage.

Gonorrhoe

Typische Erreger sind Gonokokken. Mittel der Wahl sind Cefixim oder ein Cephalosporin Gr. 2/Gr. 3 parenteral. Alternativen sind Doxycyclin und Ciprofloxacin. Die Therapiedauer beträgt 10 bis 14 Tage.

Unspezifische Urethritis

Typische Erreger sind Chlamydia trachomatis. Mittel der Wahl ist Doxycyclin. Alternativ kommt ein Makrolid in Betracht. Die Therapiedauer beträgt etwa 14 Tage.

■ **Tab.10.19.** Therapieempfehlungen der PEG bei der Sepsis

Infektionsherd und häufigste Erreger	Nosokomial	Ambulant erworben
Infektionsherd unbekannt:		
Staphylococcus aureus Streptococcus spp. Escherichia coli Koagulase-negative Staphylokokken Enterokokken Klebsiellen Pseudomonaden	Acylaminopenicillin/BLI ± Fluorchinolon Gr. 2/Gr. 3 oder Aminoglykosid Cephalosporin Gruppe 4 ± Fluorchinolon Gr. 2/Gr. 3 oder Aminoglykosid Fluorchinolon Gr. 2/Gr. 3 + Cephalosporin Gruppe 4 Carbapenem Gruppe 1 ± Fluorchinolon Gr. 2/Gr. 3 oder Aminoglykosid	Cephalosporin Gr. 2/Gr. 3a ± Fluorchinolon Gr. 2/Gr. 3 oder Aminoglykosid Aminopenicillin/BLI + Fluorchinolon Gr. 2/Gr. 3 oder Aminoglykosid Acylaminopenicillin/BLI ± Fluorchinolon Gr. 2/Gr. 3 oder Aminoglykosid

Gynäkologische Infektionen

Kolpitis

Typische Erreger sind Candida albicans, Staphylokokken, Streptokokken und Escherichia coli. Mittel der Wahl sind Clotrimazol, Penicillin/Aminopenicillin, Clindamycin, Metronidazol. Alternative Mittel sind Nystatin und Cephalosporin Gruppe 2.

Endometritis

Typische Erreger sind Streptokokken, Anaerobier sowie Enterobacteriaceae. Mittel der Wahl ist Aminopenicillin + β-Lactamase-Inhibitor. Alternative Mittel sind Makrolid + Metronidazol, Ciprofloxacin + Clindamycin oder Metronidazol, Levofloxacin + Clindamycin oder Metronidazol.

Die Therapiedauer beträgt etwa 10 Tage bis 2 Wochen.

Salpingitis

Typische Erreger sind Chlamydia trachomatis, Streptokokken, Anaerobier sowie Enterobakteriaceae. Mittel der Wahl sind Doxycyclin + Metronidazol. Alternative Mittel sind Aminopenicillin + β-Lactamase-Inhibitor. Die Therapiedauer beträgt 10 Tage bis 2 Wochen.

Therapieempfehlungen zur Behandlung der Sepsis

Die Therapie der Sepsis stellt für den klinischen tätigen Arzt eine der größten Herausforderungen dar. Insbesondere im Bereich der Intensivmedizin kommt der Sepsis und dem septischen Schock aufgrund der unverändert hohen Letalität von 40–60% eine besondere Bedeutung zu. Deshalb muss die parenterale hochdosierte bakterizide Initialtherapie unverzüglich beginnen. Vorher müssen jedoch Blutkulturen für das Antibiogramm entnommen werden, damit ggf. eine Korrektur einer initial kalkulierten Therapie vorgenommen werden kann. Im Folgenden sind die Therapieempfehlungen der PEG für die Sepsis mit einem unbekannten Infektionsherd zusammengestellt.

Bei Risikopatienten (Beatmung, vorhergehende Antibiotikatherapie, großer chirurgischer Eingriff, langer Aufenthalt auf Intensivstation) jeweils in Kombination mit einem Oxazolidinon oder einem Glykopeptid, insbesondere bei hoher Rate an MRSA/MRSE.

Bei Sepsis mit bekanntem Infektionsherd, z. B. mit Ursprung bei Infektionen der Atemwege, Gallenwege, gynäkologischen Organe, Haut/Weichgewebe, des Harntrakts, Darms und von Fremdkörpern, z. B. Katheter, sind bei der Auswahl der Antibiotika die jeweiligen Haupterreger zu berücksichtigen.

Konkrete Handlungsanleitungen finden sich in den »Empfehlungen zur kalkulierten parenteralen Initialtherapie Bakterieller Erkrankungen bei Erwachsenen« der Paul-Ehrlich-Gesellschaft für Chemotherapie e.V. (www.P-E-G.de).

Meningitis

Die Prognose der Meningitis ist Alters- und Erreger-abhängig. Die häufigsten Erreger sind Pneumokokken und Meningokokken, die häufig mit foudroyanten Verläufen verbunden sind. Daher muss eine Initialtherapie der Meningitis ohne Verzögerung einsetzen, das heißt unmittelbar nach der Lumbalpunktion, spätestens aber in den ersten 30 Minuten nach Eintreffen des Patienten in der Klinik.

! Frühtherapie der Meningitis!

Bei unbekanntem Erreger wird empirisch unter Berücksichtigung des Alters des Patienten, der prädisponierenden Faktoren und der damit wahrscheinlichsten Bakterien behandelt. Bei eitrigem Liquor gibt man initial sofort 2 g Ceftriaxon i. v. als Kurzinfusion. Vorher muss Liquor zur mikrobiologischen Diagnostik entnommen werden; nach Antibiogramm soll die intravenöse Antibiotikatherapie entsprechend angepasst werden (siehe PEG-Leitlinien und ■ Tab. 10.20).

Die intraventrikuläre Gentamicinapplikation (z. B. Refobacin-L®, 5–10 mg/Tag bei Erwachsenen) bleibt Einzelfällen vorbehalten:

- Bei einer gramnegativen Meningitis,
- wenn ein Aminoglykosid-empfindlicher Erreger nachgewiesen ist,
- eine externe Liquordrainage aufgrund einer Liquorabflussstörung bereits gelegt wurde,
- eine Ventrikulitis nachgewiesen ist,
- ein schweres klinisches Bild vorliegt (z. B. komatöser Patient) oder
- keine klinische und mikrobiologische Besserung unter intravenöser Antibiotikatherapie zu erkennen ist.

Tab. 10.20. Initialtherapie der bakteriellen Meningitis

Bakterielle Erreger	Initialtherapie	Therapiedauer
Neisseria meningitidis Streptococcus pneumonite Listerien Haemophilus influenzae Typ b	Cephalosporin Gruppe 3a (Ceftriaxon)	>7 Tage bei N. meningitidis
	+ Ampicillin	>10 Tage bei anderen Erregern

Endokarditis

Die Endokarditis ist eine lebensbedrohliche Erkrankung mit einer hohen Letalität. Sie ist abhängig vom Alter, der Grundkrankheit, dem Erreger, der Dauer der Erkrankungsvorbehandlung und der infizierten Klappe (Lokalisation, Nativklappe, Prothese). Die Prothesenendokarditis stellt stets ein sehr schweres Krankheitsbild, mit einer altersabhängigen Letalität von 30–50%, dar.

Die Endokarditis wird meist durch Streptococcus viridans oder bovis, Enterokokken und Staphylokokken hervorgerufen. Die Behandlung der Infektion ist eine Herausforderung an den klinisch tätigen Arzt und komplizierte Verlaufsformen sollten nur nach Absprache mit einem Mikrobiologen/Infektiologen erfolgen. In jedem Fall ist ein Erregernachweis anzustreben, wozu mehrfach Blutkulturen abzunehmen sind. In den folgenden Tabellen sind die kalkulierte Therapie bei unbekannten Erregern sowie das spezielle Vorgehen bei der Endokarditis durch Virians-Streptokokken dargestellt (Tab. 10.21 und Tab. 10.22).

Tab. 10.21. Therapie der Endokarditis bei unbekannten Erregern

Bedingung	Kalkulierte Therapie	Therapiedauer
Nativklappen	Vancomycin 2 g/Tag i.v. (2–3 ED)	4–6 Wochen
	+ Gentamicin 3 mg/kg/Tag i. v. (3 ED)	2 Wochen
	+ Cefotaxim 2 g/Tag i. v. (3 ED)	4–6 Wochen
	oder Ceftriaxon 2 g/Tag i. v. (1 ED)	4–6 Wochen
Klappen-prothesen	Vancomycin 2 g/Tag (2–3 ED) +Gentamicin 3 mg/kg/Tag i. v. (3 ED) + Rifampicin 900 mg/-Tag i. v. (3 ED)	>6 Wochen 2 Wochen >6 Wochen

Tab. 10.22. Therapie der Endokarditis durch Viridans-Streptokokken (Endokarditis lenta)

Antibiotikum/Dosis	Therapiedauer
Benzylpenicillin 20 Mio E/Tag i. v. (3 bis 4 ED) + Gentamicin 3 mg/kg/Tag i.v. (3 ED)	2 bis 4 Wochen
Ceftriaxon 2 g/Tag i. v. (1 ED) + Gentamicin 3 mg/kg/Tag i. v. (3 ED)	2 bis 4 Wochen

10.2 Behandlung der Tuberkulose

10.2.1 Begründung der Kombinationsbehandlung

Grundsätzlich wird die medikamentöse Therapie der Tuberkulose mit der kombinierten Anwendung von drei oder vier Chemotherapeutika mit unterschiedlichen Wirkungsmechanismen eingeleitet, um eine Resistenzentwicklung der Erreger zu verhindern.

10.2.2 Wahl der Kombinationspartner

Die Wahl der einzelnen Kombinationspartner (Tab. 10.23) soll grundsätzlich nach der Empfindlichkeit des betreffenden Mykobakterien-Stammes erfolgen. Eine primäre Resistenz gegen eines der Antituberkulotika liegt in Deutschland in etwa 5–10% vor. Eine Zunahme von mehrfachresistenten Mykobakterien wird v. a. in den USA (z. B. bei HIV-Patienten), in Entwicklungsländern (z. B. Afrika) und in einigen osteuropäischen Ländern (z. B. Russland) beobachtet. Bis zur Erstellung eines Antibiogramms wird mit einer empirischen 4-fach Therapie begonnen. Als so genannte Standardmedikamente gelten Rifampizin (RMP), Ethambutol (EMB), Isoniazid (INH), Pyrazinamid (PZA) und Streptomycin (SM). Entscheidend für die Wahl der Kombinationspartner sind die Wirksamkeit gegen Mycobacterium tuberculosis (INH, RMP, PZA > EMB, SM > übrige), bakterizide Eigenschaften bei großen Bakterienmengen (INH > RMP, EMB, SM), sterilisierende Eigenschaften bei langsamem Wachstum (PZA > INH) oder bei Wachstumsschüben (RMP > INH) bzw. bei persistierenden Bakterien (RMP > INH, SM) sowie die intrazelluläre Wirksamkeit (nicht: SM; schlecht: Rifabutin) und die unerwünschten Wirkungen. Grundsätzlich wird jedes Antituberkulotikum nur einmal am Tag gegeben und auf Basis des Körpergewichtes dosiert. Als Reservemittel gelten: Rifabutin, Gyrasehemmer, Protionamid, Terizidon und Paraaminosalizylsäure (PAS).

Daraus ergeben sich die Therapievorschläge der Tab. 10.23 (Gesamtdauer der Behandlung 6 oder 9 Monate). In der Initialphase werden 3 oder 4 Präparate für 2 Monate kombiniert, in den darauf folgenden 4 bis 7 Monaten (Kontinuitätsphase, Sicherungsphase) werden 2 Präparate kombiniert.

Die Inzidenz der Tuberkulose hat in den letzten Jahren weltweit zugenommen. Ein Drittel der Weltbevölkerung ist mit M. tuberculosis infiziert, ca. 8 Mio. Menschen erkranken jährlich und ca. 2 Mio. Menschen sterben jedes Jahr an Tuberkulose. Ca. 20% der Infizierten erkranken während ihres Lebens an einer Tuberkulose. Ein Problem stellt die Multiresistenz von Mykobakterien dar. Hier ist, neben einer entsprechenden Testung und der überwachten Arzneimitteleinnahme (DOT, **directly observed treatment**) eine strikte Isolierung der Patienten, Schutz des Pflegepersonals, ein Behandlungsbeginn in der Klinik mit 5 Tuberkulostatika und damit ein Einbeziehen zusätzlicher Reservemittel nötig.

Tab.10.23. Tuberkulose-Standard-Therapie

	1. Phase	2. Phase
	2 Monate	4 Monate
Gesamtdauer: 6 Monate	INH + RMP + PZA + EMB oder SM	INH + RMP
Dosierung:		
	Dosis täglich:	**Dosis 2-mal wöchentlich:**
Isoniazid[52] (INH)	4–6 mg/kg	15 mg/kg
Rifampicin[53] (RMP)	8–12 mg/kg	8–12 mg/kg
Pyrazinamid[54] (PZA)	20–30 mg/kg	50–60 mg/kg
Ethambutol[55] (EMB)	15–25 mg/kg	40–50 mg/kg
Streptomycin (SM)	15–20 mg/kg parenteral	15–20 mg/kg parenteral
Rifabutin[56]	4–6 mg/kg	
Prothionamid[57] (PTH)	5–7,5 mg/kg	

Bei Niereninsuffizienz und Dialyse-Patienten werden Rifampicin, Moxifloxacin und Isoniazid (+ Vitamin B6) täglich gegeben, Pyrazinamid und Ethambutol 2x/Woche. Es empfiehlt sich die Gabe jeweils unmittelbar nach der Hämodialyse. Dialysabel sind INH, EMB und SM. Die nephrotoxische Wirkung von SM muss beachtet werden.

Die Prognose der tuberkulösen Meningitis ist ungünstig. Eine bewährte Therapie besteht in der Gabe von INH, RMP und PZA für 9 Monate, mit Streptomycin für die ersten 3 Monate. Gleichzeitig erhöht Dexamethason in ausschleichender Dosierung in den ersten 8 Wochen die Überlebenswahrscheinlichkeit von 60–70%.

Bei AIDS-Patienten sind die Wechselwirkungen von Antituberkulotika und der hochaktiven antiretroviralen Therapie (HAART) zu beachten. Insbesondere Rifampicin beeinflusst über die Cytochrom-P450-abhängigen Monooxygenasen in der Leber die Serumspiegel der Nicht-Nukleosidischen-Reverse-Transkriptase-Inhibitoren (NNRTI) und der Protease-Inhibitoren (PI). So kann bei ausreichender Immunfunktion (CD4 + Lymphozyten über 200/μl) während der antituberkulösen Standard-Therapie für 6 Monate auf die HAART verzichtet werden.

Alternativ kann bei dringend indizierter HAART auf Rifampicin verzichtet werden, wobei dann in der Initialphase INH, PZA, ETH, SM für 2 Monate und in den Kontinuitätsphase INH, PZA und ETH für weitere 7 Monate gegeben werden. Für Sonderfälle stehen noch weitere Therapieschemata zur Verfügung.

Bei AIDS-Patienten treten vermehrt auch Infektionen durch atypische Mykobakterien auf, gegen die PZA aber auch INH unwirksam sein können. Es sind neben RMP und SM auch Clarithromycin, Fluorchinolone oder Clofazimin zu erwägen, und es ist die Therapiedauer auf mindestens 9 Monate auszudehnen. Soweit eine Chemoprophylaxe durchgeführt werden muss (z. B. bei Tuberkulin-positiven Patienten, bei offenen Tuberkulosefällen in der Familie), gilt INH über 9 bis 12 Monate als Standard.

10.2.3 Unerwünschte Wirkungen von Antituberkulotika

Die Therapie mit Antituberkulotika birgt eine große Zahl unerwünschter z. T. schwerer Nebenwirkungen. Bei Leberschäden müssen Pyrazinamid, Isoniazid, Protionamid und Rifampicin (in abnehmender Stärke und Häufigkeit angegeben) mit Vorsicht verwendet werden. Bei Trägern von HBs-Antigen kommen fulminante Leberschäden vor.

Als unerwünschte Wirkungen von Isoniazid treten periphere Polyneuropathien und zentrale Störungen wie herabgesetzte Merkfähigkeit, seltener Psychosen und Krämpfe auf. Wegen seines Antagonismus zu Vitamin B6 ist die Zufuhr von Vitamin B6 (40–80 mg/Tag) insbesondere bei Diabetikern und Alkoholikern notwendig. Die chemotherapeutische Wirkung wird dadurch nicht beeinträchtigt. Darüber hinaus kommen Allergien, Obstipation und Störungen der Leberfunktion vor. Erhöhungen der Serumtransaminasen nach INH sind nach Absetzen des Medikamentes meist reversibel.

Leberfunktionsstörungen und gastrointestinale Beschwerden gehören zu den häufigsten unerwünschten Wirkungen des Rifampicin (RMP), während neurologische Reaktionen seltener sind. Bei intermittierender Therapie können Thrombozytopenien und reversible Nierenschädigungen vorkommen. Weil im Tierexperiment teratogene Wirkungen beobachtet wurden, darf Rifampicin in der Schwangerschaft nicht verwendet werden. Rifampicin induziert Cytochrom-P450-abhängige Monooxygenasen. Gleichzeitig gegebene Arzneimittel, die über diesen Weg eliminiert werden, müssen unter der Therapie mit Rifampicin u. U. höher dosiert (z. B. hormonelle Kontrazeptiva) oder abgesetzt (z. B. HAART) werden.

Bei Rifabutin (RB), das lipophiler als RMP ist, stehen gastrointestinale und hämatotoxische unerwünschte Wirkungen im Vordergrund. Pyrazinamid (PZA) kann bei $^2/_3$ der Patienten eine reversible Hyperurikämie erzeugen und die gleichzeitige Gabe von Allopurinol erfordern. Hepatotoxische Reaktionen sind nicht selten.

Als seltene (0,001–0,3%), aber gravierende Nebenwirkung nach Ethambutol (EMB) sind irreversible Schäden des N. opticus

---

52 Isozid®, tebesium®
53 Rifa®, Eremfat®
54 Pyrafat®, PZAHefa®
55 Myambutol®, EBM-Fatol®
56 Alfacid®
57 Ektebin®, Petaha®

beschrieben worden (Verlust des Grünsehens). Die Gefahr nimmt bei eingeschränkter Nierenfunktion zu. Bei niereninsuffizienten Patienten sollte daher vor und während der Therapie der Visus und das Farbsehen kontrolliert werden. Seltener treten Allergien, Hyperurikämie und gastrointestinale Störungen auf.

Nach Streptomycin (SM) sind ototoxische Nebenwirkungen wegen Anreicherung in der Perilymphe möglich. Daher sollte die Vestibularisfunktion regelmäßig überprüft werden. Weitere unerwünschte Wirkungen von Aminoglykosid-Antibiotika sind Nierenschäden.

10.3 Behandlung von Virusinfektionen mit Chemotherapeutika

Die Chemotherapie von Viruserkrankungen hat in den vergangenen Jahren große Fortschritte gemacht. Die enge Beziehung von Virus und Wirtszelle macht eine wirksame und gut verträgliche Therapie, die selektiv Virusfunktionen hemmt, sehr schwierig. Die wichtigsten Virustatika sind in Tab. 10.24 zusammengefasst.

10.3.1 Behandlung von Herpes-Infektionen

Herpes-Infektionen haben die Neigung nach inapparenter Primärinfektion eine latente Infektion auszubilden und rezidivierend zu asymptomatischen oder klinisch manifesten Virusaktivierungen zu führen.

Aciclovir[58] ist ein Nukleosid-Analogon und Prodrug, das nach Phosphorylierung zum Triphosphat als kompetitiver Hemmer der DNA-Polymerase zum Abbruch neu gebildeter DNA

[58] Zovirax®, Aciclovir AL®
[59] Famvir®
[60] Cymeven®
[61] Foscavir®, Triapten®
[62] Virazole®, Copegus®
[63] PegIntron®
[64] Hepsera®
[65] Tamiflu®
[66] Relenza®
[67] Retrovir®
[68] Epivir®
[69] Crixivan®
[70] Sustiva®

Tab. 10.24. Ausgewählte Chemotherapeutika zur antiviralen Therapie

Arzneistoff	Gruppe (Wirkungs-mechanismus)	Wirksam bei	Unerwünschte Wirkung, Toxizität	Dosis (pro Tag)
Aciclovir[58]	Nukleosidanalogon	Herpesviren	Kristallurie	i. v.: 3-mal 5–10 mg/kg
				oral: 5-mal 0,2–0,8 g
Famciclovir[59]	Nukleosidanalogon	Herpesviren	gastrointestinal	oral: 2-mal 0,25 g
Ganciclovir[60]	Nukleosidanalogon	Cytomegalieviren	Hämatotoxizität	i. v.: 7,5–15 mg/kg
Foscarnet[61]	Pyrophosphat	Cytomegalieviren	gastrointestinal Nephrotoxizität	i. v.: 200 mg/kg
Ribavirin[62]	Nukleosidanalogon	RS-Viren, Hepatitis C-Viren	Bronchospasmen, Hämatotoxizität	2% als Aerosol
				oral: 2-mal 500 mg
Peginterferon α-2b[63]	Immunmodulator	Hepatitis C	Depression, Husten, Hypothyreose, Leukopenie	s. c.: 1-mal 120 µg
Adefovir[64]	Nukleosidanalogon NRTI	Hepatitis B	gastrointestinal	oral: 1-mal 10 mg
Oseltamivir[65]	Neuraminidase-Inhibitor	Influenzaviren A und B	gastrointestinal	oral: 2-mal 75 mg
Zanamivir[66]	Neuraminidase-Inhibitor	Influenzaviren A und B		per Inhalation: 2-mal 10 mg
Zidovudin[67]	Nukleosidanalogon (NRTI)	HIV	gastrointestinal, Hämatotoxizität	2-mal 250 mg
Lamivudin[68]	Nukleosidanalogon (NRTI)	HIV, Hepatitis B	gastrointestinal Hauterkrankung	2-mal 150 mg
Indinavir[69]	Protease-Inhibitor (PI)	HIV	Fettstoffwechsel, Kristallurie, Nierensystem, gastrointestinal, Haut, Niere	3-mal 800 mg
Efavirenz[70]	nicht-nukleosidischer Inhibitor der reversen Transkriptase (NNRTI)	HIV	gastrointestinal, Exantheme, psychiatrische NW, ZNS-Symptome	1-mal 600 mg

führt. Es hat eine weitgehend selektive Wirkung gegen Herpes simplex (HSV)- und Varizella-Zoster-Viren (VZV). Trotz einer oralen Bioverfügbarkeit von nur 20% kann es oral angewendet werden, bei schweren Infektionen ist allerdings die i. v. Behandlung nötig. Aciclovir wird auch lokal bei Herpesbläschen angewandt. Die Behandlung sollte innerhalb der ersten 72 Stunden nach Auftreten der Symptomatik beginnen. Eine posttherapeutische Schmerzfreiheit der neuralgischen Schmerzen bei Gürtelrose ist nicht immer möglich. Aciclovir ist im Tierversuch bei sehr hohen Dosen teratogen, daher ist die Indikation insbesondere in der Frühschwangerschaft sehr streng zu stellen. Bei HSV und VZV in der Schwangerschaft sollte die Schwangere peripartal zu Vermeidung einer maternofetalen Transmission systemisch behandelt werden. Bei Verdacht auf konnatale Infektion muss das Neugeborene sofort i.v. mit Aciclovir behandelt werden.

Unerwünschte Wirkungen. Unerwünschte Wirkungen sind u. a. gastrointestinale Beschwerden und Überempfindlichkeitsreaktionen der Haut. Nach intravenöser Gabe kann es zum Auskristallisieren in der Niere (ausreichende Hydratation beachten) und in der Folge zur Erhöhung von Kreatinin und Harnstoff im Serum kommen. In hoher Dosierung können Krämpfe, Halluzinationen und Tremor auftreten.

Valaciclovir[71] hat eine ca. 4-fach bessere orale Bioverfügbarkeit als Acyclovir. Famciclovir[59] ist ein »Prodrug«, das in Penciclovir umgewandelt wird und die Dauer postherpetischer Zosterschmerzen verringern kann. Famciclovir hat eine hohe Virusselektivität und gelegentlich treten Kopfschmerzen, Übelkeit und Verwirrtheit auf. Zu Aciclovir besteht meist Kreuzresistenz.

10.3.2 Behandlung von Cytomegalievirus-Infektionen.

Ganciclovir[60] unterscheidet sich von Aciclovir nur durch eine Hydroxymethyl-Gruppe, die aber sowohl das Erregerspektrum als auch die unerwünschten Wirkungen deutlich verändert. Die orale Bioverfügbarkeit beträgt nur ca. 10%, deshalb sollte Ganciclovir oral nur zur Prophylaxe bzw. zur Erhaltungstherapie der CMV-Retinitis eingesetzt werden. Alle manifesten Erkrankungen Immunsupprimierter müssen intravenös behandelt werden. Von vielen Transplantationszentren wird eine sog. präventive Therapie bei positiver CMV-Antigenämie durchgeführt. Wegen renaler Elimination muß die Dosis bei Niereninsuffizienz reduziert werden. Die Konzentration im Liquor kann 40–70% der Plasmakonzentration betragen.

An unerwünschten Wirkungen kommen Übelkeit, Erbrechen, Verwirrtheit, Krampfanfälle und Nephrotoxizität vor. Wegen Myelodepression sollte es nicht gemeinsam mit Zidovudin verwendet werden. Es kann die Spermatogenese hemmen.

Foscarnet[61] ist kein Nukleosid-Analogon. Es hat ein breites Spektrum und wird nicht durch die Phosphorylierung durch Thymidinkinasen aktiviert. Es ist daher auch bei Aciclovir- und Ganciclovir- resistenten Stämmen wirksam und wird bei Immunsupprimierten bei CMV und Aciclovir-resistenten HSV-Infektionen eingesetzt.

Zu den unerwünschten Wirkungen der renal eliminierten Substanz gehört vor allem die Nephrotoxizität, die durch Infusion von je 500 ml Kochsalz vor und nach der Infusion von Foscarnet vermindert werden kann. Die regelmäßige Kontrolle der Nierenfunktion ist indiziert. Fieber, Schüttelfrost, Exantheme, Blutbildveränderungen (bei Kombination mit Co-trimoxazol vermehrt Neutropenie und Anämie), Unruhe, Kopfschmerz, Tremor, psychotische Episoden und Ulzerationen am Penis und an der Vulva sind möglich.

Cidofovir[72] ist ein Nukleotid-Analogon das als Alternative bei AIDS-Patienten mit CMV-Retinitis eingesetzt werden kann. Eine ausgeprägte Nephrotoxizität mit Kreatininanstieg im Serum und Proteinurie ist dosislimitierend und schränkt die Anwendung ein. Die intravenöse Hydratation mit NaCl wird zusammen mit hochdosiertem oralem Probenicid durchgeführt. Daher kann es auch zu Interaktionen mit anderen Arzneimitteln kommen. Seltener sind Neutropenien und Übelkeit. Im Tierversuch ist Cidofovir teratogen und kanzerogen. Daher muss bei behandelten Männern und Frauen eine Antikonzeption sichergestellt sein.

Wegen der langen Verweildauer in der Zelle kann es nur einmal wöchentlich appliziert werden. Initial werden in den ersten beiden Wochen einmal wöchentlich 5 mg/kg Körpergewicht verabreicht und danach in 2 wöchentlichen Abständen. Zusätzlich werden 2 g oral Probenicid 1 Stunde vor sowie 2 g 10 Stunden nach Cidofovir gegeben. Eine Zidovudintherapie sollte aufgrund verminderter Clearance unterbrochen werden.

10.3.3 Behandlung der chronischen Hepatitis C

Ribavarin[62] ist ein Nukleosidanalogon mit einem breiten Spektrum sowohl bei RNA als auch bei DNA-Viren. Es ist bei Hepatitis C in Kombination mit pegyliertem Interferon α über 6 bis 12 Monate indiziert. Hier werden in Abhängigkeit des Genotyps die Ansprechraten von über 50–90% erreicht. Eine sorgfältige Nutzen/Risiko-Abschätzung unter Berücksichtigung des Alters des Patienten, des Risikos der Zirrhoseentstehung und des möglichen Therapieerfolges ist erforderlich. Es ist auch wirksam gegen Erreger viraler Atemwegserkrankungen (RSV, Influenza- und Parainfluenzaviren) und gegen einige hämorrhagische Fieber-Viren. Bei schwerkranken Kindern mit RSV-Infektionen wird es inhalativ angewendet. Ribavarin wird nach oraler Gabe nahezu vollständig resorbiert. Bei systemischer Anwendung kann es zur Hyperurikämie und zur Uratnephropathie mit Nephrolithiasis kommen. Es zeigt eine Kanzerogenität und Mutagenität im Tierversuch. Zu den unerwünschten Wirkungen gehören Kopfschmerzen, Hautausschlag, Bauchkrämpfe, Anämie und Erhöhung des Bilirubins.

---

[71] Valtrex®

[72] Vistide®

10.3.4 Behandlung der chronischen Hepatitis B

Die Hepatitis B manifestiert sich in den meisten Fällen als akute Hepatitis. Bei Verläufen über 6 Monate spricht man von chronischer Hepatitis B. Bei Transaminasen-Erhöhung über das 1,5-fache der Normalwerte erfolgt die Therapie mit pegyliertem Interferon α (s. c.) oder mit den Nukleosidanaloga Lamivudin[73] oder Adefovir[64]. Lamivudin und Adefovir werden täglich verabreicht. Die Erfolgsrate nach 24 Wochen liegt bei pegyliertem Interferon α bei 37%, bei den Nukleosidanaloga ist mit 50% nach 3 bis 4 Jahren zu rechnen. Beide Nukleosidanaloga sind im Vergleich zu Interferon α relativ gut verträglich.

Die Nebenwirkungen von Interferon α sind u. a. Schüttelfrost, Fieber, Gelenk-, Glieder- und Kopfschmerzen, Alopezie, Knochenmarkschädigung und Depressionen. Lamivudin führt selten zu Müdigkeit, Kopfschmerzenund Diarrhoe. Adefovir kann Übelkeit, Diarrhoe, Asthenie und einen Anstieg des Serumkreatinins verursachen.

10.3.5 Antiretrovirale Therapie

Zur Hemmung des AIDS Erregers HIV sind in den letzten Jahren eine Reihe von antiretroviralen Substanzen entwickelt worden. Ziel der Therapie ist eine vollständige Unterdrückung der Virusreplikation. Man unterscheidet zwischen Nukleosidischen Inhibitoren (NRTI) und Nicht-Nukleosidischen Inhibitoren (NNRTI) der reversen Transkriptase, Protease Inhibitoren (PI) und Fusions-Inhibitoren (FI).

Die wichtigste Usache für das Versagen einer Therapie ist die Resistenzentwicklung. Je nach verwendetem Pharmakon führen Resistenzmutationen zu Aminosäurenaustausch in der reversen Transkriptase oder der HIV-Protease. Da bei Monotherapie eine rasche Resistenzentwicklung beobachtet wird, ist grundsätzlich eine Kombinationstherapie durchzuführen (hochaktive antiretrovirale Therapie = HAART). Die PI-basierte Kombination von 2 Nukleosid Analoga (z. B. Zidovudin plus Lamivudin) und 1 bis 2 Protease Inhibitoren (z. B. Indinavir) ist Standard. Ein NNRTI-basiertes Schema zur Initialtherapie sieht 1 NNRTI und 2 NRTI vor. Daneben ist auch eine »triple NRTI« Kombination möglich. Die wissenschaftliche Entwicklung schreitet rasch voran; aktuelle Informationen sind im Internet erhältlich (http://www.hiv.net, http://www.aidsinfo.nih.gov).

Eine detailliertere Betrachtung der HAART würde hier aufgrund der sehr komplexen und rasch sich wandelnden Richtlinien den Rahmen sprengen. Die Therapie sollte nur von Spezialisten durchgeführt werden, die über Erfahrungen bei einer großen Anzahl von Patienten verfügen.

NRTI

Zidovudin[67] wird bei HIV-Infektion seit 1990 verwendet und ist nach wie vor ein Standardmedikament. Die Anwendung von Zidovudin in der zweiten Hälfte der Schwangerschaft und postnatal reduziert das Risiko einer HIV-Übertragung auf das Neugeborene, insbesondere, wenn eine Sectio am noch wehenfreien Uterus erfolgt.

Anämien und Neutropenien treten häufig auf. In Kombination mit Ganciclovir, Pyrimethamin, Dapson und Sulfonamiden kann die Myelosuppression verstärkt sein. Darüber hinaus werden Kopfschmerzen, Schwindel, Übelkeit, Hautreaktionen, Muskelschmerzen, Parästhesien, Erhöhung der Leberenzyme und Hepatomegalie beobachtet.

Pharmakokinetik. Die Bioverfügbarkeit nach oraler Gabe beträgt etwa 60–70%. Zidovudin weist eine gute Gewebegängigkeit auf, die Konzentration im Liquor beträgt ca. 50% der Plasmakonzentration. Mit einer Halbwertzeit von etwa 1 Stunde wird Zidovudin überwiegend als Glucuronid über die Niere ausgeschieden.

Neben der Anwendung zur antiretroviralen Therapie ist Lamivudin auch zur Behandlung von Patienten mit chronischer Hepatitis B indiziert. Es stellt damit eine orale und besser verträgliche Alternative zu Interferon α dar.

> **Dosierung Start**
> **Zidovudin:**
> ▶ täglich 2x 250 mg bis 2x 300 mg

NNRTI

Mit Nevirapin und Efavirenz stehen Hemmstoffe der reversen Transkriptase zur Verfügung, die sich nicht von Nukleosiden ableiten. Sie lagern sich nicht an das katalytische Zentrum der Reversen Transkriptase, sondern an benachbarte Stellen an. Die genannten Substanzen weisen gute Aktivität gegen HIV-1 auf, wirken aber nicht ausreichend gegen HIV-2. Ihr Einsatz wird durch das Risiko von Arzneimittel-Interaktionen limitiert.

Protease-Inhibitoren

Hemmstoffe der HIV-Protease wie Saquinavir, Rintonavir, Indinavir und Nelfinavir stellen sinnvolle Kombinationspartner für die NRTI und NNRTI dar, weil sie die Virusvermehrung über einen anderen Mechanismus hemmen. Die HIV-Protease spaltet mehrere für die Replikation der Viren essentielle Proteine aus einem Vorläuferprotein heraus. Durch Hemmung dieses virusspezifischen Enzyms wird der Zusammenbau der Viren in der Zelle unterdrückt.

Fusions-Inhibitoren

Enfuvirtide[74] ist ein Peptidderivat des gp41-Transmembranproteins. Es verhindert die Fusion von HIV mit der Zielzelle.

[73] Zeffix®
[74] Fuzeon®

Prophylaxe opportunistischer Infektionen

Bei Patienten mit Immunsuppression (z. B. AIDS) stellen opportunistische Infektionen mit Bakterien (Mykobakterien, Nocardia etc.), Protozoen (Toxoplasma, Cryptosporidien etc.), Pilzen (Candida, Pneumocystis jirovecii, Cryptococcus etc.) und Viren (Cytomegalieviren, Herpesviren etc.) häufige Komplikationen dar. Eine prophylaktische Gabe diverser Chemotherapeutika (z. B. Co-trimoxazol gegen Toxoplasmose und Pneumocystis jirovecii Pneumonie) ist bei fortgeschrittener Immunsuppression notwendig, um schwere Infekte zu verhindern. Dabei unterscheidet man die Primärprophylaxe vor dem ersten Auftreten einer Infektion (z. B. bei CD4 + Zellen unter 200/µl) und die Sekundärprophylaxe nach dem Auftreten einer Infektion.

10.3.6 Therapie der Influenza und der Hühnergrippe mit Neuraminidase-Inhibitoren

Die wichtigste Maßnahme gegen Influenza ist die jährliche Schutzimpfung von Personen mit erhöhtem Infektionsrisiko (ältere Menschen, Patienten mit chronischen Erkrankungen, Personen mit Publikumsverkehr etc.).

Neuere therapeutische Möglichkeiten eröffnen sich durch die Neuraminidase-Inhibitoren. Das Enzym Neuraminidase ist ein essentieller Bestandteil von Influenzaviren. Es erleichtert die Ausbreitung der Viren in den Epithelzellen des Respirationstraktes. Zanamivir und Oseltamivir sind Hemmstoffe dieses viralen Enzyms.

Zanamivir liegt in Pulverform vor und wird mit Hilfe eines speziellen Gerätes (Diskhaler) inhaliert. Oseltamivir stellt eine »Prodrug« dar, die nach oraler Gabe rasch in den eigentlichen Wirkstoff metabolisiert wird. Die Plasmahalbwertszeit liegt bei 6–8 Stunden.

Zanamivir und Oseltamivir sind bei Influenza A und B wirksam. Bei frühzeitigem Behandlungsbeginn kann der Erkrankungsverlauf um 1 bis 2 Tage verkürzt werden. Bei Patienten mit relativ milden Verläufen einer Influenza (kein Fieber) ist ein therapeutischer Nutzen nicht nachweisbar. Auch bei Infektionen durch andere Viren (»grippaler Infekt«) sind die Neuraminidase-Hemmstoffe unwirksam.

Zanamivir und Oseltamivir werden auch bei Hühnergrippe zur Therapie verwendet. Der prophylaktische Einsatz insbesondere von Oseltamivir ist wegen der raschen Resistenzentwicklung umstritten.

Dosierung

Zanamivir:
- 2-mal täglich zwei Inhalationen über 5 Tage.

Oseltamivir:
- 2x täglich oral (75 mg) 5 Tage lang.

Zur medikamentösen Prophylaxe und frühzeitigen Therapie steht seit langem auch orales Amantadin zur Verfügung. Allerdings wirkt die Substanz nur gegen Influenza A und wird aufgrund unerwünschter zentralnervöser Wirkungen selten eingesetzt, obwohl der potentielle Nutzen nachgewiesen wurde.

Unerwünschte Wirkungen. Die Inhalation von Zanamivir ist gut verträglich. In klinischen Studien waren keine Unterschiede bzgl. der Nebenwirkungen zwischen Zanamivir und Placebo zu sehen. Auch Oseltamivir ist gut verträglich, gelegentlich kommt es zu Übelkeit, Erbrechen und Diarrhoe.

10.4 Behandlung von Mykosen

10.4.1 Behandlung systemischer Mykosen

Die Häufigkeit invasiver Mykosen hat in den vergangenen Jahren stetig zugenommen, insbesondere bei Patienten mit prädisponierenden Faktoren. Einige dieser prädisponierenden Faktoren für die Entwicklung einer systemischen Mykose sind in ◘ Tab. 10.25 dargestellt.

Unter den am häufigsten isolierten nosokomialen Erregern im Blut nehmen Candida spp. die vierte Stelle ein. 25–50% dieser nosokomialen Candidainfektionen passieren auf der Intensivstation. Candida albicans (Anteil ca. 50%) stellt weiterhin den häufigsten Erreger dar, allerdings nimmt der Anteil isolierter **non-albicans-Candida-Stämme** (z. B. Candida glabrata, Candida krusei) zu. Neben Candida spp. ist Aspergillus spp. die zweithäufigste Erregergruppe invasiver Mykosen. Häufigstes Isolat ist Aspergillus fumigatus (Anteil 80–90%), seltener A. flavus, A. terreus und A. niger. Ein besonders hohes Risiko für eine invasive

◘ Tab.10.25. Prädisponierende Faktoren für die Entwicklung einer systemischen Mykose

- Zustand nach Organtransplantation
- lang andauernde und schwere Neutropenie
- Graft-vs-Host-Erkrankung
- Aufenthalt auf der Intensivstation (Dauer der Intensivtherapie, Dauer der Beatmung)
- Kolonisierung mit Pilzen
- längere Breitband-Antibiotikatherapie
- parenterale Ernährung
- hochdosierte Kortikosteroidtherapie
- HIV-Infektion
- große chirurgische Eingriffe
- onkologische Patienten

Aspergillose haben Patienten mit hämatologischen malignen Erkrankungen und nach Knochenmarktransplantation. Die infektionsbedingte Letalität invasiver Candidosen und besonders invasiver Aspergillosen ist hoch (>50%).

Zur Therapie invasiver Mykosen steht eine wachsende Zahl von Arzneimitteln mit unterschiedlichem Wirkmechanismus und Angriffspunkt zur Verfügung.

Polyen-Antimykotika

Amphotericin B

Amphotericin B ist das älteste der bei invasiven Mykosen verwendeten Antimykotika. Es hat zahlreiche, z.T. therapielimitierende Nebenwirkungen.

Wirkungsmechanismus: Einlagerung in die Zytoplasmamembran der Pilze durch Anlagerung an das Ergosterol; dadurch Störung der Membranpermeabilität, so dass die Zelle essentielle zytoplasmatische Komponenten verliert.

Wirkspektrum: Candida spp., Aspergillus spp. und Cryptococcus neoformans.

Pharmakokinetik: Amphotericin B wird oral nicht resorbiert. Es reichert sich in parenchymatösen Organen an.

Nebenwirkungen: Nebenwirkungen sind häufig und teilweise therapielimitierend. Zu unterscheiden sind akute Nebenwirkungen, die bereits unter der Infusion auftreten, und chronische Nebenwirkungen nach längerer Anwendung. Akute Nebenwirkungen sind Fieber, Schüttelfrost, Hautausschläge, Übelkeit und Erbrechen. Unter den chronischen Nebenwirkungen ist insbesondere die Nephrotoxizität hervorzuheben, die ca. $^2/_3$ der Patienten betrifft und sich u. a. als Kreatinin- bzw. Harnstoffanstieg, Hypokaliämie oder Azotämie äußert. Weitere häufige Nebenwirkungen sind eine Anämie und Thrombophlebitis. Das Auftreten der Nephrotoxizität kann bei einigen Patienten durch eine Verlängerung der Infusionsdauer (6–9 h), gute Hydratation und Kochsalz-Infusion **vor** Gabe (s. Wechselwirkungen) von Amphotericin B vermindert werden.

Inkompatibiliäten und Wechselwirkungen: Amphotericin B fällt in elektrolythaltigen Lösungen (z. B. NaCL 0,9%, Ringer Laktat) aus, daher wird es in Glukose 5% aufgelöst. Die nephrotoxischen Wirkungen können durch Gabe anderer nephrotoxischer Substanzen (z. B. Cisplatin, Cyclosporin A, Aminoglykoside) bzw. durch Gabe von Diuretika verstärkt werden.

Applikation: Amphotericin B wird als Infusion über mind. 6 Stunden verabreicht. Da die Verträglichkeit sehr unterschiedlich ist, wird die maximal tolerierte Dosis bei jedem Patienten mehr oder weniger individuell eingestellt. Ziele bei invasiver Candidiasis sind 0,5–0,6 mg/kg/Tag und bei invasiver Aspergillose 1–1,5 mg/kg/Tag.

Liposomales Amphotericin B

Liposomales Amphotericin B ist eine spezielle Formulierung, in der der Wirkstoff Amphotericin B in einem Liposom verpackt wurde. Dieses zeichnet sich insbesondere durch eine bessere Verträglichkeit aus. Nachteil ist der deutlich höhere Preis.

Pyrimidinderivate

Flucytosin

Wegen schneller Resistenzentwicklung sollte der Einsatz von Flucytosin in Kombination mit anderen Antimykotika erfolgen. Insbesondere die Kombination mit Amphotericin B hat sich bei der Cryptokokken-Meningitis bewährt.

Wirkungsmechanismus: Hemmung der Proteinsynthese durch Einbau in die RNS.

Wirkspektrum: Candida spp. und Cryptococcus neoformans.

Pharmakokinetik: Gute Liquorgängigkeit, renale Elimination (daher Dosisanpassung bei Niereninsuffizienz erforderlich).

Nebenwirkungen: Dosisabhängige Knochenmarkdepression.

Applikation: Flucytosin wird intravenös verabreicht.

Azolantimykotika zur systemischen Anwendung

Fluconazol, Itraconazol, Voriconazol, Posaconazol (weitere sind in der Entwicklung, z. B. Ravuconazol)

Alle Azolantimykotika haben den gleichen Wirkmechanismus, ähnliche Wechselwirkungen und ein ähnliches Nebenwirkungsspektrum. Sie unterscheiden sich im Wirkspektrum (Tab. 10.26) und in den zugelassenen Indikationen (Tab. 10.27).

Wirkungsmechanismus: Hemmung der fungalen Cytochrom-P450-abhängigen 14-α-Sterol-Demethylierung, einem essentiellen Schritt der Ergosterolsynthese. Angriffsort ist damit die Zellmembran.

Nebenwirkungen: Übelkeit, Bauchschmerzen, gelegentlich Anstieg der Transaminasen. Spezifisch für Voriconazol sind kurzzeitige, reversible visuelle Veränderungen.

Wechselwirkungen: Alle Azol-Antimykotika hemmen Cytochrom-P450-abhängige Monooxygenasen und können dadurch zu zahlreichen Interaktionen mit anderen hepatisch eliminierten Substanzen führen. Die Spiegel von Benzodiazepinen, Ca^{2+}-Kanal-Blockern, Immunsuppresiva (Ciclosporin A, Tacrolimus, Sirolimus), HMG-CoA-Reduktase-Hemmern, nicht sedierenden Antihistaminika (z. B. Terfenadin, Astemizol), oralen Antikoagulantien, Sulfonylharnstoffen, HIV-Protease-Hemmern, Vinca-Alkaloiden und vielen anderen Arzneistoffen sind bei gleichzei-

Tab.10.26. In vitro Wirksamkeit von Azolantimykotika zur systemischen Anwendung

	Fluconazol	Itraconazol	Voriconazol	Posaconazol
Candida spp.:				
C. albicans	S	S	S	S
C. glabrata	S-DD	S-DD bis R	S	S
C. krusei	R	S-DD bis R	S	S
Aspergillus spp.	R	S	S	S

S = sensible, S-DD = sensibel dosisabhängig, R = resistent

tiger Gabe erhöht. Voriconazol und Itraconazol werden selbst ebenfalls durch Cytochrom-P450-abhängige Monooxygenasen abgebaut. Dadurch können Induktoren von Cytochrom-P450, wie z. B. Rifampicin, Rifabutin und Phenytoin, zu einer Verringerung der Voriconazol- oder Itraconazol-Spiegel führen.

Fluconazol

Wirkspektrum: Candida spp.(insbesondere C. albicans, C. krusei ist intrinsisch resistent), keine Wirksamkeit gegenüber Aspergillus und Dermatophyten.

Applikation: Intravenös oder oral möglich.

Pharmakokinetik: Überwiegend renale Elimination, daher Dosierungsanpassung bei Niereninsuffizienz notwendig.

Itraconazol

Wirkspektrum: Candida spp, Aspergillus spp. und Dermatophyten.

Applikation: Intravenös und oral (als Kapseln und als Liquid) möglich.

Pharmakokinetik: Itraconazol wird extensiv hepatisch (Cytochrom-P450) metabolisiert, oral variable Bioverfügbarkeit.

Voriconazol

Wirkspektrum: Candida spp., Aspergillus spp., Fusarium und Scedosporum.

Applikation: Intravenös und oral möglich.

Pharmakokinetik: Cytochrom-P450-abhängige Metabolisierung.

Posaconazol

Wirkspektrum: Aspergillus spp., Coccidioides immitis, Fonsecaea pedrosoi und Fusarium spp.

Applikation: Oral (Suspension zum Einnehmen).

Pharmakokinetik: Posaconazol wird überwiegend glukuronidiert und über die Fäces ausgeschieden.

Echinocandine

Caspofungin

Wirkungsmechanismus: Hemmung der Zellwandsynthese durch Hemmung der Synthese von (1,3)-β-Glukan (einem Glukose-Polymer, welches essentiell für die Integrität der Zellwand ist und kein Äquivalent beim Menschen hat).

Wirkspektrum: Candida spp (auch, wenn resistent gegenüber Azolen oder Amphotericin B) und Aspergillus spp.

Pharmakokinetik: Ausgeprägte Verteilungsphase, langsame Elimination, lange terminale Halbwertszeit (12–15 Tage).

Nebenwirkungen: Leichtgradig: Phlebitis, Juckreiz, Fieber, Schüttelfrost, Anämie, Erhöhung der Leberwerte.

Inkompatibilitäten: Caspofungin darf nicht mit glukosehaltigen Lösungsmitteln gemischt werden, da es in glukosehaltigen Lösungen nicht stabil ist.

Applikation: Intravenös.

Tab. 10.28. Zugelassene Anwendungsgebiete der Antimykotika zur Therapie systemischer Mykosen

	Azole				Polyene		Echinocandine	Pyrimidinderivate
Gruppe	Fluconazol	Itraconazol	Voriconazol	Posaconazol	Amphotericin B-Desoxycholat	Liposomales Amphotericin B	Caspofungin	Flucytosin
Zugelassene Indikationen	Invasive Candidiasis	i. v.: Aspergillose, Candidiasis,	invasive Aspergillose	2nd line: invasive Aspergillose bei Versagen/ Unverträglichkeit der Vortherapie	invasive Candidiasis	2nd Line: invasive Mykosen bei Kontraindikation/ Unverträglichkeit von Amphotericin B-Desoxycholat	invasive Candidiasis	nur Kombinationstherapie (Amphotericin B):
	Kryptokokken-Meningitis	Cryptococcose bei Versagen/ Unverträglichkeit anderer Substanzen	Candidämie bei nicht neutropenischen Patienten		invasive Aspergillose		2nd line: invasive Aspergillose bei Versagen/ Unverträglichkeit der Vortherapie	Systemcandidiasis
	Prophylaxe bei immunkompromitierten Patienten	endemische Mykose, Liquid: Prophylaxe bei Knochenmark-Transplantation	invasive Candidiasis (Fluconazoresistent)	2nd line: Fusariose, Chromoblastose, Kokzidioidomykose bei Versagen/ Unverträglichkeit der Vortherapie	Cryptococcose, Histoplasmose u.a.seltene/ endemische Mykosen	empirische Therapie bei neutropenischem Fieber mit Verdacht auf Mykose	empirische Therapie bei neutropenischem Fieber mit Verdacht auf Mykose	Cryptococcose
			Schwere Mykose hervorgerufen durch Scedosporium spp. und Fusarium spp.					Chromoblastose

Weitere Echinocandine (Micafungin, Anidulafungin) befinden sich in der Entwicklung.

Behandlung invasiver Candidosen

Die meisten randomisierten Studien sind für die Behandlung der akuten hämatogenen Candidiasis bei nicht-neutropenen erwachsenen Patienten durchgeführt worden. Grundsätzlich spielen Amphotericin- B-basierende Präparationen, Azol-Antimykotika und Echinocandine eine Rolle in der Therapie. Bei der Auswahl des Arzneimittels ist u. a. die teilweise größere Aktivität der Amphotericin-B-basierenden Präparationen und Echinocandine gegenüber non-albicans-Candida-Spezies (z. B. Candida krusei), die höhere Toxizität von Amphotericin-B gegenüber der besseren Verträglichkeit von Azol-Antimykotika und Echinocandine, die ausschließlich intravenöse Apllizierbarkeit von Amphotericin-B und Caspofungin gegenüber den oral und intravenös verfügbaren Azol-Antimykotika (Möglichkeit der Sequenztherapie) abzuwägen. Die therapeutischen Optionen bei verschiedenen Indikationen ergeben sich aus Tab. 10.27 und sind zusammen mit den Dosierungen in Tab. 10.28 als Leitschnur für die Behandlung invasiver Candida-Infektionen zu betrachten.

Behandlung invasiver Aspergillosen

Am häufigsten äußert sich die invasive Aspergillose als Aspergillus-Pneumonie. Die Letalität ist hoch. Zur initialen Therapie geeignet sind Voriconazol und Amphotericin-B. Bei Unverträglichkeit oder Versagen (keine Besserung nach 7 Tagen) geeignete 2nd line Therapeutika sind Caspofungin, Itraconazol und Posaconazol.

Dosierung

Voriconazol:
- 2-mal 6 mg/kg am 1. Tag, dann 2-mal 4 mg/kg/Tag i. v. bzw. 2-mal 400 mg (1.Tag, dann 2-mal 200 mg oral).

Amphotericin-B:
- 1,0–1,5 mg/kg/Tag i. v.

Caspofungin:
- 70 mg am 1. Tag, dann 50 mg i. v.

Itraconazol:
- 2-mal 200 mg Tag 1 und 2, dann 1-mal 200 mg /Tag i. v.

Posaconazol:
- 2-mal 400 mg/Tag oral.

Empirische antimykotische Therapie bei neutropenen Patienten

Bei neutropenen Patienten mit persistierendem Fieber unklarer Ursache trotz einer geeigneten antibakteriellen Therapie für 4–7 Tage sollte eine antimykotische Therapie erfolgen. Die empirische Therapie sollte sowohl Candida spp. als auch Aspergillus

Tab.10.28. Behandlung invasiver Candidiasis

	Therapie			
	primär	Alternative	Dauer	Kommentare
Candidämie: Nicht-neutropene Erwachsene	Amphotericin-B 0,6–1,0 mg/kg/Tag i. v. Fluconazol 400–800 mg/Tag i. v. (p. o.) Caspofungin 70 mg (1.Tag), dann 50 mg/Tag i. v.	Amphotericin B 0,7 mg/kg/Tag + 800 mg Fluconazol für 4–7 Tage, dann Fluconazol 800 mg/Tag	bis 14 Tage nach der letzten positiven Blutkultur und Auflösung der Infektionszeichen und Symptome	wenn möglich alle intravenösen Katheter entfernen
Neutropenie	Amphotericin-B 0,7–1,0 mg/kg/Tag i. v. liposomales Amphotericin-B 3,0–6,0 mg/kg/Tag Caspofungin 70 mg (1. Tag), dann 50 mg/Tag i. v.	Fluconazol 6–12 mg/kg/Tag i. v. oder p. o.	bis 14 Tage nach der letzten positiven Blutkultur und Auflösung der Infektionszeichen und Symptome sowie Resolution der Neutropenie	
Meningitis	Amphotericin-B 0,7–1,0 mg/kg/Tag plus Flucytosin (150–200 mg in 4 Einzeldosen, Plasmaspiegelkontrolle)	Fluconazol	bis mind. 4 Wochen nach Resolution aller Infektionszeichen und -symptome	
Endophthalmitis	Amphotericin-B (+ Flucytosin)		bis zur kompletten Resolution, häufig 6–12 Wochen	
Peritonitis	Amphotericin-B oder Fluconazol		2–3 Wochen	

Adaptiert aus IDSA-Guidelines-Guidelines for the Treatment of Candidiasis, Clin Infect Dis (2004) 38: 161

spp. erfassen. Diese Therapie sollte bis zur Resolution der Neutropenie fortgeführt werden. (Liposomales) Amphotericin-B und Caspofungin sind geeignete (zugelassene) Therapiemöglichkeiten. Fluconazol ist aufgrund der Aspergillus-Lücke nicht geeignet. Voriconazol und Itraconazol stellen theoretische Alternativen dar.

10.4.2 Behandlungen von Oberflächenmykosen

Typische Indikationen für eine topische Therapie von Mykosen in der Dermatologie sind Candidiasis, Dermatophytosen, Tinea versicolor, Tinea pedis und andere.

Vor der Behandlung von lokalen Mykosen, besonders von Nagelmykosen, muss die Diagnose mikrobiologisch gesichert werden.

Fadenpilz- und Sprosspilzerkrankungen heilen schneller durch gleichzeitige chirurgische (z. B. Nagelextraktion) und lokale antimykotische Maßnahmen ab.

Bei Nagelmykosen ist Terbinafin dem früher üblichen Griseofulvin überlegen. Als häufigste Schleimhautmykose ist der Soor durch Candida albicans anzusehen, der mit Nystatin oftmals lokal behandelt werden kann. Eine vulvovaginale Candidiasis wird überwiegend mit Clotrimazol, Miconazol oder einem anderen Azol-Antimylotikum behandelt (z. B. Bifonazol, Croconazol, Econazol, Fenticonazol, Isoconazol, Oxiconazol, Sertaconazol, Tioconazol). darüber hinaus stehen mit Naftifin, sowie mit Amorolfin, Tolnaftat und anderen Wirkstoffen, zahlreiche weitere Substanzen zur lokalen antimykotischen Therapie zur Verfügung. Die meisten Zubereitungen sind nicht verschreibungspflichtig und stehen zur Selbstmedikation zur Verfügung, obwohl insbesondere bei chronischen Verläufen die fachärztliche Betreuung angebracht ist.

10.5 Behandlung von Erkrankungen durch Protozoen

10.5.1 Malaria

Die weltweite jährliche Inzidenz neuer Malariafälle wird auf 300–500 Millionen geschätzt, die der Todesfälle auf 1,5–2,7 Millionen. Eine Prophylaxe und Behandlung der Malaria muss die unterschiedlichen Malariaformen sowie die unterschiedliche Resistenz in den Verbreitungsgebieten der Malaria (Afrika, Mittel- und Südamerika, Asien) gegenüber den gebräuchlichen Arzneistoffen berücksichtigen.

Prophylaktische Maßnahmen

Für die Prophylaxe in Gebieten ohne Chloroquin-Resistenz wird Chloroquin empfohlen (z. B. Mittelamerika). Bei einem Aufenthalt in Endemiegebieten mit Chloroquin-Resistenz stehen Mefloquin, Atovaquone plus Proguanil oder Doxycyclin zur Verfügung, wobei Doxycyclin in Deutschland zur Malariaprophylaxe nicht zugelassen ist. Mefloquin, Atovaquone plus Proguanil und Artemether plus Lumefantrin sind auch für die notfallmäßige Selbsttherapie (»Stand-by treatment«) geeignet. Die Prophylaxe-Überlegungen müssen neben Reisedauer, Alter und Begleiterkrankungen der Reisenden sowie Ziel und Zweck der Reise auch einen geeigneten Mückenexpositionsschutz (lange Bekleidung, Repellents, Moskitonetz) einbeziehen.

Tab. 10.29. Chemoprophylaxe der Malaria

Wirkstoff	Dosierung
Chloroquindiphosphat[75]	0,5 g /Woche entsprechen 0,3 g Chloroquinbase
Mefloquin[76]	0,25 g/Woche
Doxycyclin[28]	0,1 g täglich
Atovaquon + Proguanil[77]	0,25 g + 0,1 g täglich

Therapeutische Maßnahmen

Chloroquin ist zur Therapie einer Malaria, die in Gebieten ohne Resistenz erworben wurde (in der Regel Malaria tertiana durch Plasmodium vivax und P. ovale oder die M. quartana durch P. malariae) nach wie vor das Mittel der Wahl. Bei unkomplizierter Chloroquin-resistenter Malaria tropica (P. falciparum) werden Mefloquin oder Kombinationen wie Atovaquon plus Proguanil[77] oder Artemether plus Lumefantrin[78] eingesetzt. Artesunat und andere Derivate des Artemisinins, wie Dihydroartemisinin oder Artemether stellen interessante Neuentwicklungen dar.

Bei komplizierter Malaria (starke Parasitämie, Organkomplikationen oder vorherige Mefloquinprophylaxe) kommen intravenös Chinin plus Doxycyclin (oder plus Clindamycin) oder Artemisinin Derivate zum Einsatz.

Unerwünschte Wirkungen. Chloroquin kann Kopfschmerzen, Sehstörungen, gastrointestinale Beschwerden und Hauteffloreszenzen mit Juckreiz verursachen. Nach täglichen Dosen von mehr als 250 mg über Monate und Jahre sind Retinopathien möglich. Mehr als 100 g Chloroquin sollten insgesamt nicht eingenommen werden.

Bei **Mefloquin** kommen Übelkeit, Schwindel, Schlafstörungen und nicht selten neuropsychiatrische Störungen vor. Es sollte daher bei beruflichem Konzentrationserfordernis (z. B. Piloten) nicht angewendet werden. Es ist im ersten Trimenon der Schwangerschaft und bei Kindern <15 kg Körpergewicht kontraindiziert.

[75] Resochin®, Weimer®quin
[76] Lariam®
[77] Malarone®
[78] Riamet®

Tab. 10.30. Therapie der Malaria

Wirkstoff	Dosierung
In Gebieten ohne Chloroquin-Resistenz	
Chloroquinbase[75]	initial 0,6 g; nach 6 und 24 Stunden: 0,3 g p. o.
In Gebieten mit Chloroquin-Resistenz	
a) Mefloquin[76]	0,75 g; nach 8 Stunden 0,5 g; nach 12 Stunden 0,25 g p. o.
b) Atovaquon + Proguanil[77]	1 g + 0,4 g täglich (3 Tage) p. o.
c) Artemether + Lumefantrin[78]	initial 80 mg + 480 mg und nach 8, 24, 36, 48 und 60 Stunden p. o.
Bei starker Parasitämie	
d) Chininsulfat (in Deutschland nicht im Handel)	10 mg/kg KG alle 8 Stunden i. v. (EKG-Monitoring)
e) Doxycyclin (kombiniert mit Chininsulfat)	0,1 g alle 12 Stunden (7 Tage) i. v. oder p. o.
Nachbehandlung bei Malaria tertiana	
Primaquin	15 mg täglich (2 Wochen) p. o. (Vorsicht bei G6PD-Mangel)

Proguanil wird in den zur Prophylaxe üblichen Dosierungen gut vertragen; in höheren Dosierungen kann es gastrointestinale Symptome und hämatologische Nebenwirkungen hervorrufen.

Atovaquon ist relativ gut verträglich; die häufigsten unerwünschten Wirkungen sind Übelkeit, Erbrechen, Durchfall und Hautausschläge.

Artemisin, **Artemether** und **Artesunat** können neurotoxische Erscheinungen, Blutbildveränderungen und einen Anstieg der Transaminasen verursachen, Artesunat ist in hohen Dosen kardiotoxisch und im ersten Trimenon der Schwangerschaft kontraindiziert.

Chinin kann zu Tinnitus, Schwindel, Sehstörungen und Kopfschmerzen führen.

Primaquin wird im Allgemeinen gut vertragen; es kann jedoch Bauchschmerzen, Methämoglobinämie oder Hämolyse (bei G6PD-Mangel) verursachen.

Bei **Sulfadoxin** und **Pyrimethamin** sind Leber- und Hautschäden sowie allergische Reaktionen und Knochenmarkschädigungen beschrieben worden, deshalb wird diese Kombination in Europa nicht mehr zur Prophylaxe eingesetzt.

Halofantrin wird wegen möglicher lebensbedrohlicher ventrikulärer Arrhythmien kaum noch verwendet.

10.5.2 Amöbiasis

Die unterschiedlichen Pathogenitätsmuster von Entamoeba histolytica wurden durch die Entdeckung einer zweiten Spezies aufgeklärt. Die pathogene Spezies wird weiterhin Entamoeba histolytica, die nicht-pathogene Spezies wird nun Entamoeba dispar genannt. Beide Spezies sind weltweit verbreitet, jedoch häufiger in den Tropen.

Metronidazol (Dosierung siehe Tab. 10.31, unerwünschte Wirkungen ► Kap. 10.1.2) ist im Darmlumen wenig aktiv, daher wird sowohl für intestinale als auch extraintestinale (Leberabszesse) Infektionen eine Kombination von Metronidazol plus Iodoquinol, das intraluminal wirksam ist, empfohlen. Asymptomatische Patienten werden mit Iodoquinol oder Diloxanidfuroat alleine therapiert. Chloroquin-diphosphat kann statt Metronidazol und Diloxanidfuroat oder Paromomycin statt Iodochinol verwendet werden. Amöbenleberabszesse sprechen sehr gut auf die medikamentöse Behandlung an, die Nadelaspiration kann jedoch die Perforation von großen Abszessen verhindern. Bei Perforation ist eine chirurgische Drainage indiziert. Die medikamentöse Behandlung ist die einzig effektive Behandlung des Amöboms, dennoch wird die Operation manchmal irrtümlich durchgeführt, da das Amöbom als maligner Tumor fehldiagnostiziert wird. Die Therapie anderer Erkrankungen, die einer Amöbiasis ähneln (z. B. Steroide bei Colitis ulcerosa) muß sorgfältig überlegt werden, da Steroide die Disseminierung der Amöben begünstigen und zu foudroyantem Verlauf führen können.

10.5.3 Giardiasis (Lambliasis)

Giardia lamblia wird weltweit in menschlichen und tierischen Faeces gefunden. Die Inzidenz ist bei Kindern und Reisenden gewöhnlich am höchsten. Ausbrüche treten in Kinder- oder Altenheimen auf.

Die Behandlung ist sowohl bei symptomatischen als auch bei asymptomatischen Patienten indiziert. Metronidazol (Tab. 10.31) oder Quinacrine sind Mittel der Wahl mit Heilungsraten bis 95% nach einer einwöchigen Behandlung. Bei Immundefekt wird Metronidazol für 6–8 Wochen gegeben, in Ausnahmefällen bis 6 Monate. Rezidive können mit einer 2-wöchigen Kombination von Metronidazol mit Quinacrine geheilt werden. Da alle genannten Medikamente gastrointestinale Nebenwirkungen zeigen können, ist ein Therapieversagen erst nach Beendigung der Therapie zu erkennen.

10.5.4 Trichomoniasis

Infektionen mit Trichomonaden werden mit Metronidazol oder mit anderen Nitroimidazolen, z. B. Tinidazol behandelt (◘ Tab. 10.31). Sexualpartner sollten gemeinsam behandelt werden.

10.5.5 Weitere Erkrankungen durch Protozoen

Toxoplasma gondii

Die Therapie richtet sich gegen die Protozoen im Vermehrungsstadium (Trophozoiten). Zysten werden nicht beeinflusst. Eine behandlungsbedürftige Toxoplasmose (z. B. eine cerebrale Toxoplasmose bei AIDS-Patienten wird kombiniert mit Pyrimethamin + Sulfonamiden behandelt ► Kap. 10.1.2). Zur Vermeidung hämatotoxischer Wirkungen kann zusätzlich 5 bis 20 mg Folinsäure pro Tag gegeben werden.

Alternativ kann bei erebraler Toxoplasmose eine Therapie mit Clindamycin durchgeführt werden. Aufgrund der starken Rezidivneigung ist bei Immunsupprimierten eine Rezidivprophylaxe (sekundäre Prophylaxe) mit Co-trimoxazol oder mit Clindamycin erforderlich.

Bei der Behandlung der Toxoplasmose in der Schwangerschaft besteht die Gefahr von Aborten und teratogenen Schäden durch Pyrimethamin. Daher wird die Therapie in der Schwangerschaft vorzugsweise mit Spiramycin bis zur 16. Schwangerschaftswoche, danach wieder Pyrimethamin und Sulfonamiden. Spiramycin kann gastrointestinale Störungen und Allergien auslösen. Therapievorschläge sind in ◘ Tab. 10.31 zusammen gefasst.

Cryptosporidium parvum

Cryptosporidien sind bei Tieren, insbesondere bei Kälbern, weit verbreitet. Gewöhnlich ist die Cryptosporidiose bei Immunkompetenten innerhalb von 2 Wochen selbstlimitierend. Bei Immunsuppression findet man schwere und lange Verläufe.

Eine wirksame Behandlung der Kryptosporidiose ist nicht bekannt. Paromomycin verringert die Symptome und die Zahl der Parasiten für kurze Zeit. Spiramycin und Octreotid zeigten keinen Nutzen.

Cyclospora cayetanensis

Cyclospora cayetanensis (früher großes Cryptosporidium genannt) ist weltweit verbreitet und befällt immunkompentente und immunsupprimierte Patienten. Die Erkrankung beginnt mit leichtem Fieber, Grippe-artigen Symptomen und akuter Diarrhoe, manchmal im Wechsel mit Obstipation. Die Cyclosporiasis ist gewöhnlich innerhalb von 8 Wochen selbstlimitierend, kann aber bei AIDS Patienten länger andauern.

Trimethoprim-Sulfamethoxazol lindert die Symptome, Rezidive treten jedoch in ca. 40% auf.

Isospora belli

Isospora belli ist beim Menschen weltweit verbreitet und wird durch kontaminierte Nahrungsmittel und Wasser aufgenommen, selten erfolgt eine sexuelle Übertragung.

Die Erkrankung ist gewöhnlich nach Wochen oder Monaten selbstlimitierend. Trimethoprim- Sulfamethoxazol gilt als Therapie erster Wahl, jedoch kommt es bei 50% zu Rezidiven. Die wiederholte Behandlung ist sinnvoll. Heilungen wurden auch mit Pyrimethamin plus Sulfadiazine, Primaquine plus Chloroquine, Metronidazol, Tetracyclin oder Furazolidinon beschrieben.

10.5.6 Erkrankungen durch Pneumocystis jirovecii

Pneumocystis jirovecii (früher: P. carinii) Pneumonien werden in Abhängigkeit von der Sauerstoffsättigung in drei Schweregrade eingeteilt.

Bei mittelschwerer und schwerer P. jirovecii Pneumonie ist die intravenöse Gabe von Co-trimoxazol Mittel der Wahl. Die Heilungsrate bei der ersten Episode liegt bei über 95%. Bei Unverträglichkeit von Co-trimoxazol (oft Neutropenie) wird als Alternative Pentamidin in 5% Glucoselösung intravenös gegeben. Die Wirkung ist gleichwertig, aber schwere Nebenwirkungen wie Niereninsuffizienz, Transaminasenanstieg, Hypotension und Blutzuckerentgleisungen werden mit Pentamidin häufiger beobachtet. Trimetrexat ist in seiner Wirkung mit Pentamidin vergleichbar, es wird in 5%iger Glucoselösung über 60 Minuten verabreicht. Unter gleichzeitige Gabe von Folsäure 80 mg/m^2 sind Nebenwirkungen selten, die Kosten der Therapie sind jedoch hoch. Bei schweren Verlaufsformen sollte Trimetrexat mit Dapson kombiniert werden.

Dosierung

Mittelschwere und schwere P. jirovecii Pneumonie:

- Co-trimoxazol:
  Sulfamethoxazol 100 mg/kg KG +
  Trimethoprim 20 mg/kg KG täglich in 3 Dosen.
- Pentamidin:
  4 mg/kg KG über 4 Stunden/Tag in 5% Glucoselösung
- Trimetrexat:
  45 mg/m^2/Tag in 500 ml 5%iger Glucoselösung über 60 Minuten.

Leichte Verlaufsformen der P. jirovecii Pneumonie:

- Co-trimoxazol:
  Sulfamethoxazol 100 mg/kg KG
  plus Trimethoprim 20 mg/kg KG täglich in 3 Dosen.

Tab.10.31. Dosierungsvorschläge zur Behandlung von Protozoonosen

Indikation	Wirkstoff	Dosierung
Amöbiasis		
► invasive Form	Metronidazol	3-mal 500 mg/d für 3–4 (10) Tage
	Tinidazol	1-mal 2 g/d für 3–5 Tage
► intestinale Form	Paromomycin	15–25 (–100) mg/kg KG/d in 3–4 Gaben für mind. 5 Tage
Giardiasis	Metronidazol 3-mal 500 mg/d für 3 bis 4 (10) Tage	
	Tinidazol	1-mal 2 g
	Paromomycin	15–25 (–100) mg/kg KG/d in 3–4 Gaben für mind. 5 Tage
Toxoplasmose	1. Trimenon der Schwangerschaft	
	► Spiramycin	3-mal 1 g/d für 4 Wochen
	2. und 3. Trimenon der Schwangerschaft	
	► Pyrimethamin	1-mal 50 mg am 1. Tag, dann 1-mal 25 mg/d
	► zusätzlich Sulfadiazin	4-mal 0,5 bis 1 g für 4 Wochen
	(bei Säuglingen und Toxoplasma-Enzephalitiden abweichende Dosierung)	
Trichomoniasis	Metronidazol	2-mal 1 g am 1. Tag, 1-mal 1 g am 2. Tag; Frauen zusätzl. 1-mal 100 mg/d vaginal für 6 Tage
Pneumocystis	Co-trimoxazol	20 mg TMP und 100 mg SMZ /kg KG/d i. v. für jirovecii-Pneumonie 14–21 Tage
	Pentamidin	4 mg/kg KG/d i. v. 14–21 Tage
Leishmaniasis	Natriumstibogluconat	10–20 mg Sb^{5+} kg KG/d i. v.-Kurzinfusion (max. 850 mg) für 4 Wochen
	Pentamidin	1-mal 3–4 mg/kg KG/d i. v. jeden 2. Tag (10mal)
	Amphotericin-B	1-mal 0,5 bis 1 mg/kg KG/ i. v. täglich oder jeden 2. Tag für bis zu 8 Wochen
Trypanosomiasis		
► Schlafkrankheit		
– Frühstadium	Suramin	100–200 mg Testdosis, dann 1 g i. v. am 1., 4., 7., 14. und 21. Tag
	Pentamidin	1-mal 3–4 mg/kg/d i. v. jeden zweiten Tag (10mal)
– Spätstadium	Melarsoprol	unterschiedliche Dosierung bei T. brucei gambiense und T. brucei rhodesiense
	Eflornithin	nur bei T. brucei gambiense 4-mal 100 mg/kg KG /d für 2 Wochen 4x 100 mg/kg KG /d für 2 Woch
► Chagaskrankheit	Nifurtimox	8–10 mg/kg KG/d für mind. 8 Wochen

Auch bei leichten Verlaufsformen ist Co-trimoxazol Mittel der ersten Wahl und kann zur ambulanten Therapie oral verabreicht werden.

Bei Unverträglichkeit von Co-trimoxazol (meist Sulfonamid-Allergie) wird die Kombination von Trimethoprim 20 mg/kg/Tag und Dapson 100 mg/Tag empfohlen. Diese Kombination kann auch oral gegeben werden. Die Inhalation von Pentamidin 200 mg/Tag ist durch eine hohe Rezidivrate gekennzeichnet.

Als Reservemedikamente sind Clindamycin, Atovaquon und Primaquin zu nennen. Die Versagerquote und die Rezidivraten sind bei diesen Medikamenten bzw. Kombinationen höher als bei Co-trimoxazol, Pentamidin i. v. oder Trimethoprim/Dapson.

Eine klinische Besserung sollte unter Therapie nach spätestens fünf Tagen eintreten. Die Behandlung sollte für mindestens 2 Wochen, bei HIV-infizierten Patienten für 3 Wochen erfolgen. Bei einer kürzeren Therapiedauer steigt die Rezidivrate stark. Die frühzeitige Gabe von Steroiden bei mittelschwerer bis schwerer P. jirovecii Pneumonie (pO_2 <70 mm Hg) vermindert das Nebenwirkungsrisiko und die Letalität.

10.6 Behandlung von Wurmerkrankungen

Große Teile der Weltbevölkerung sind von Würmern befallen. Die Häufigkeit des Befalls mit dem Spulwurm (Ascariasis) wird auf 30%, die mit dem Hakenwurm (Ancylostomiasis) auf 25% der Weltbevölkerung geschätzt. In unseren Breiten sind v. a. Spulwürmer (Ascaris lumbricoides), Madenwürmer (Enterobius vermicularis) und Bandwürmer (Cestoden) anzutreffen.

Gebräuchliche Anthelminthika mit ihren Indikationen, Kontraindikationen und ausgewählten unerwünschten Arzneimittelwirkungen (UAW) sind im Folgenden zusammengefasst.

Praziquantel wird bei Befall durch Trematoden, bes. Schistosomen sowie Bandwürmern eingesetzt. Die Eignung für eine Hochdosistherapie der durch ein frühes Larvenstadium von Taenia solium ausgelösten Neurozystizerkose wird kontrovers diskutiert. Kontraindikationen sind die okuläre Zystizerkose (irreversible Schädigung des Auges), Schwangerschaft und Laktationsperiode. UAW (gastrointestinale Beschwerden, Benommenheit u. a.) sind meist von geringer Intensität.

Niclosamid ist neben Praziquantel Mittel der Wahl bei intestinalem Befall durch alle Zestodenarten, aber wegen fehlender intestinaler Resorption unwirksam bei Zystizerkose durch Taenia solium oder Echinokokkose. UAW sind selten, es werden vor allem Leibschmerzen, Übelkeit und eine verminderte Alkoholtoleranz unter der Therapie berichtet.

Die Breitband-Anthelminthika **Mebendazol** und **Albendazol** wirken auf Larvenstadien und adulte Würmer (Ascariden, Oxyuren, Ankylostomen, Trichinen) und werden auch bei inoperablem bzw. nicht radikal operierbarem Organbefall durch Echinococcus und gemischtem Wurmbefall angewendet. Kontraindikationen bestehen bei Kindern <2 Jahren bzw. hochdosiert bei Kindern <14 Jahren, bei vorgeschädigter Leber, im 1. und 2. Trimenon der Schwangerschaft und in der Stillperiode. Selten auftretende UAW sind Fieberschübe, allergische Reaktionen, Leber- und Darmfunktionsstörungen, Blutbildveränderungen sowie zentralnervöse Störungen.

Diethylcarbamazin findet Anwendung bei tropischen Nematodeninfektionen, v. a. bei Filariosen durch Wuchereria und Onchocerca und führt zur Reduktion und zum Absterben der Mikrofilarien bei nur geringer Wirkung auf adulte Parasiten. Kontraindikationen bestehen bei erhöhter Krampfneigung und Nierenfunktionsstörungen. Die Indikation ist während der Schwangerschaft und der Stillzeit streng zu stellen. UAW treten häufig, meist aber nur initial auf. Es werden v. a. entzündliche und allergische Reaktionen durch Proteine absterbender Parasiten (Therapiebeginn mit langsam ansteigender Dosierung) und zentralnervöse Symptome beobachtet.

Pyrantel wirkt bei Befall durch Ascaris, Enterobius und Ankylostoma und ist in der Schwangerschaft kontraindiziert. UAW sind selten und äußern sich als gastrointestinale Störungen, Kopfschmerz, Schwindel, Müdigkeit, Schlafstörungen und Hauterscheinungen.

Darüber hinaus kommen **Wirkstoffe** wie Pyrvinium (Oxyuris), Ivermectin (Ascaris, Trichuris und Mikrofilarien, insbes. der Gattung Onchocerca), Triclabendazol (Fasciola hepatica) oder Suramin (adulte Filarien) zum Einsatz.

Die wichtigsten Parasiten und Therapievorschläge mit gebräuchlichen Anthelminthika sind in der Tab. 10.32 zusammengestellt.

Anmerkung der Autoren: »Die überarbeitete Version dieses Kapitels entstand auf der Basis des in den vorangegangenen Auflagen von Herrn Prof. W. Schmitz, Münster, erstellten Textes. Zahlreiche Aspekte und Details wurden übernommen.«

Tab. 10.32. Anthelmintika

Indikation	INN	Dosierung
Taeniasis	Praziquantel	1-mal 10 mg/kg
	Niclosamid	1-mal 2 g
Zystizerkose (Taenia solium)	Praziquantel	50 mg/kg in 2–3 Gaben 15 Tage lang (außer intraokuläre Zystizerkose)
Echinokokkose	Mittel der Wahl: radikale chirurgische Resektion	
	Albendazol	2-mal 400 mg 4 Wochen (Wdhlg. nach 2 Wochen)
	Mebendazol	1. bis 3. Tag: 2-mal 1 g
		4. bis 6. Tag: 3-mal 1 g
		anschl.: 3-mal 1 bis 1,5 g
Oxyuriasis Ascariasis	Mebendazol Pyrantel Mebendazol	1-mal 100 mg (Wdhlg. nach 2–4 Wochen)
		1-mal 10 mg Base/kg
		2-mal 100 mg an 3 d
	Pyrantel	1-mal 10 mg Base/kg
Trichinose	Mebendazol	1. Tag: 3-mal 250 mg
		2. Tag: 4-mal 250 mg
		3. bis 14. Tag: 3-mal 0,5 g
	Albendazol	2-mal 400 mg 6 d lang
Ancylostomiasis	Mebendazol	2-mal 100 mg an 3 d
	Pyrantel	1-mal 10 mg Base/kg
Filariose	Diethylcarbamazin	2- bis 3-mal 2 mg 3–4 Wochen einschleichende Dosierung
Schistosomiasis	Praziquantel	1-mal 40–80 mg/kg

Weiterführende Literatur

Adam D, Lode H (1999) Atemwegsinfektionen – Grundlagen und Praxis der Antibiotikatherapie. Thieme, Stuttgart

Balfour HH (1999) Antiviral drugs. N Engl J Med 340: 1255

Brodt HR et al. (2000) AIDS 2000. Diagnostik and Therapie, 10. Auflage. Steinhäuser, Wuppertal-Beyenburg

Centers of Disease Control (CDC): http://www.cdc.gov

Como JA, Dismukes WE (1994) Oral azole drugs as systemic antifungal therapy. N Engl J Med 330: 263

Deutsche Gesellschaft für Tropenmedizin und Internationale Gesundheit e.V.: http://www.dtg.mwn.de

Einteilung der Fluorchinolone, aus ZCT 1998; 19: 27–28, zuletzt überarbeitet am 12. Mai 2004

European Agency for the Evaluation of Medicinal Products (EMEA): http://www.eudra.org/cmea.html

Ewig S et al. (2006) Behandlungskonzepte ambulant erworbener Pneumonien. Deutsches Ärzteblatt 1–2

Food and Drug Administration (FDA): http://www.fda.gov

Gorbach SL et al. (1998) Infectious Diseases, 2nd Edition. WD Saunders Co., Philadelphia

Graninger W, Reisinger EC (section editors) Infectious Diseases (1999). In: Harrison´s Principles of Internal Medicine. 14. deutsche Ausgabe Mc Graw Hill. New York, Milano

Informationen zu HIV/AIDS: http://www.hiv.net, http://www.aidsinfo.nih.gov

Janata O, Reisinger EC (Hrsg.) (2001) Infektiologie: Aktuelle Aspekte; Jahrbuch 2001/2002. Springer Verlag, Wien, New York

Kayser FH et al. (1998) Medizinische Mikrobiologie, Verstehen – Lernen – Nachschlagen. 9. Auflage Thieme, Stuttgart-New York

Kucers A et al. (1997) The Use of Antibiotics. 5th edition Butterworth-Heinemann, Oxford

Kullberg BJ (2002) Oude Lashof AML: Epidemiology of opportunistic invasive mycoses. Eur J Med Res 7: 183–191

Liu LX, Weller RF (1996) Antiparasitic drugs. N Eng J Med 334: 1178

Mandell GL et al. (2000) Mandell, Douglas, and Bennett's Principles and Practice of Infectious Diseases. 5th Edition Churchill Livingstone, Philadelphia

Mauch H et al. (1999) Infektionen der tiefen Atemwege Teil 1, MIQ 7, Urban & Fischer

Medline-Zugang der NIH-Library (PubMed): National Institutes of Health (NIH): http://www.nih.gov

Naber KG, Adam D unter Mitwirkung einer Expertengruppe der PEG für Chemotherapie e.V. (1998) Einteilung der Fluorchinolone. Chemotherapie J 7: 66

Newton E, White N. (1990) Malaria: new developments in treatment and prevention. Annu Rev Med 50: 179

Pappas PG, Rex JH, Sobel JD, Filler SG, Dismukes WE, Walsh TJ, Edwards JE (2004) IDSA-Guidelines: Guidelines for the treatment of candidiasis. Clin Infect Dis 38: 161–189

Paul-Ehrlich-Gesellschaft: http://www.p-e-g.de/econtext

Reisinger EC (1999) Intestinal Parasites. In: Mc Graw-Hill Clinical Medicine Series. Gastroenterology and Hepatology. Bianchi Porro G, Cremer M, Krejs GJ, Ramadori G, Rask-Madsen J, Isselbacher KJ (ed.). McGraw-Hill Publishers, New York, Mailand

Reisinger EC, Fritzsche C, Krause R, Krejs GJ (2005) Diarrhoea caused by primarily nongastrointestinal infections. Nature Clinical Practice Gastroenterology and Hepatology 2/5: 216–222

Root RK (1999) Clinical Infectious Diseases-A Practical Approach. Oxford University Press: New York, Oxford

Simon C, Stille W (2005) Antibiotika-Therapie in Klinik und Praxis. 11. Auflage Schattauer, Stuttgart , New York

Singh N (2001) Trends in the epidemiology of opportunistic fungal infections: predisposing factors and the impact of antimicrobial use practices. Clin Infect Dis 33: 1692–1696

Stahlmann R, Lode H (1999) Antibakterielle Chemotherapie. In: Paumgartner G. (Hrsg.): Therapie innerer Krankheiten. 9. Auflage Springer: Berlin, Heidelberg, New York

Stahlmann R et al. (1999) Therapie von Infektionen In: Platt D, Mutschler E (Hrsg.) Pharmakotherapie im Alter. S.205. Wissenschaftliche Verlagsgesellschaft mbH, Stuttgart

Vogel F et al. (1999) Parenterale Antibiotika-Therapie bei Erwachsenen. Chemotherapie T 8: 2

Vogel F et al. (2004) Parenterale Antibiotika-Therapie bei Erwachsenen. Chemotherapie: 2

Vogel F et al. (2004) Empfehlungen zur kalkulierten parenteralen Initialtherapie bakterieller Erkrankungen bei Erwachsenen. Chemotherapie: 2

White NJ (1996) The treatment of malaria. N Engl J Med 335: 500

World Health Organisation (WHO): http://www.who.ch

Zeitschrift für Chemotherapie: http://www.zct-berlin.de

11 Pharmakotherapie von Tumoren

M. F. Fromm, M. Gramatzki

11.1 Grundzüge der medikamentösen Tumortherapie

Neben **chirurgischen** und **strahlentherapeutischen** Maßnahmen ist die **Pharmakotherapie** die dritte Säule der Tumorbehandlung. Die besonders auf stark proliferierende Tumoren wirkende **klassische Chemotherapie** (Tab. 11.1) nützt die häufig größere Empfindlichkeit des malignen gegenüber dem normalen Gewebe.

In den letzten Jahren haben sich die Möglichkeiten der medikamentösen Tumortherapie deutlich über die herkömmliche Chemotherapie hinaus erweitert. Die Immuntherapie von Tumoren hat ihre Wirksamkeit mit **monoklonalen Antikörpern** unter Beweis gestellt (► Kap. 11.4). Durch die Identifizierung für die Tumorzelle wachstumsrelevanter, intrazellulärer Signalwege wurde es zudem möglich, mit spezifischen Hemmern dieser Signalkaskaden (**Signaltransduktionshemmern**) spezifisch zytotoxisch zu wirken (Tab. 11.2).

! Antikörpertherapie maligner Tumoren und Hemmung der Signalerkennung in der Zelle werden unter dem Begriff der »Targeted Therapy« zusammengefasst.

Schließlich ist die **Hormonabhängigkeit** mancher Tumorentitäten, wie etwa des Mamma- oder Prostatakarzinoms, lange bekannt und integraler Bestandteil der Therapie dieser Tumoren.

Zu beachten ist, dass häufig eine einzelne Therapiemaßnahme zur Tumorbekämpfung nicht ausreicht, sondern ein multimodales Vorgehen sinnvoll ist. Klar ist auch, dass der spezifische Einsatz verschiedener Substanzen zur Tumortherapie (Indikationsstellung, Therapiezusammenstellung, zeitliche Durchführung) einen fachlich besonders qualifizierten Arzt erfordert. Andererseits sollten die Grundprinzipien der medikamentösen Tumortherapie jedem mit onkologischen Patienten konfrontierten Arzt geläufig sein. Gerade unpräzise Vorstellungen und Erwartungen dritter Ärzte können für einen Tumorkranken eine erhebliche Belastung, sogar Gefahr darstellen.

Bevor eine Pharmakotherapie von Tumorpatienten begonnen wird, muss klar sein, um welche Tumorentität es sich genau handelt und welche Ausbreitung der Tumor aufweist. Auch die Frage nach der körperlichen Verfassung und den Begleiterkrankungen des Patienten muss beantwortet sein. Ein unter der Therapie zu erwartendes Toxizitätsprofil sollte abgeschätzt und die soziale und psychische Verfassung des Patienten berücksichtigt werden.

Der interdisziplinären Zusammenarbeit verschiedener Fachrichtungen kommt große Bedeutung zu. Eventuelle Unstimmigkeiten, zwischen von verschiedenen Ärzten erhobenen Befunden, müssen durch den direkt behandelnden Arzt zu Therapiebeginn ausgeräumt worden sein, gegebenenfalls sollte eine Diskussion Beteiligter veranlasst werden. Kommt eine medikamentöse Behandlung in Betracht, ist die Konzeption derselben festzulegen.

Tab. 11.1. Zentrale Wirkmechanismen bei der klassischen Chemotherapie von Tumoren

Substanzgruppe	Wirkmechanismus	Beispiel
Antimetabolite	Hemmung der Dihydrofolat-Reduktase	Methotrexat
	Purin-Analoge	6-Mercaptopurin
	Pyrimidin-Analoge	5-Fluorouracil
Alkylanzien	DNA-Interkalation	Cyclophosphamid
Mitosehemmstoffe	Hemmung der Mikrotubulifunktion	Vincristin, Paclitaxel
Topoisomerase-hemmstoffe	Hemmstoffe der Topoisomerase I	Irinotecan
	Hemmstoffe der Topoisomerase II	Etoposid
Antibiotika-derivate	DNA-Interkalation, Topoisomerasehemmung	Doxorubicin
Enzyme	Aminosäureabbau	Asparaginase

Festlegung der Therapieziele

Soll in **kurativer Absicht** behandelt, d. h. eine **komplette Remission** erzwungen werden?

Leider sind kurative Ansätze nur bei wenigen Tumoren wie Hodentumoren, Leukämien und Lymphomen mit alleiniger Chemotherapie möglich.

Häufig ist eine **Palliation**, d. h. eine Verlängerung des Lebens und/oder eine Verbesserung der Lebensqualität, Ziel der Pharmakotherapie.

Gerade die Intensität der Therapie, die Inkaufnahme von Nebenwirkungen, wird sehr vom Therapieziel abhängen.

Da für optimale Ergebnisse nicht selten eine Kombination verschiedener Pharmaka erforderlich ist und die Behandlung sich in der Regel über eine längere Zeit erstreckt, wird man die individuelle Therapie auf die Ergebnisse klinischer Studien stützen und nach anerkannten therapeutischen Schemata vorgehen. Im Zweifelsfall kann es ratsam sein, direkt auf die Publikation der jeweiligen, zugrunde liegenden Studie zurückzugehen, beispielsweise um sicherzustellen, dass der zu behandelnde Patient auch der untersuchten Patientenpopulation entspricht (Tumorausdehnung, klinischer Zustand etc.).

Ein wichtiges Problem der medikamentösen Tumortherapie ist die Unempfindlichkeit (Resistenz) von Tumoren gegenüber den eingesetzten Arzneimitteln. Mittlerweile ist eine Vielzahl von Resistenzmechanismen bekannt, beispielsweise der aktive Auswärtstransport von Arzneimitteln aus den Tumorzellen (z. B. durch das Transporterprotein P-Glykoprotein), eine beschleunigte enzymatische Inaktivierung in den Tumorzellen, Verände-

Tab. 11.2. Therapeutika für die Targeted Therapy

Substanzgruppe	Konstruktkomponenten	Freiname	Zielstruktur	Indikation
Antikörper				
		Rituximab[1]	CD20-Antigen auf B-Lymphozyten	B-Non-Hodgkin-Lymphome
		Trastuzumab[2]	Her2-Antigen	Mammakarzinom
		Alemtuzumab[3]	CD-52 Antigen auf B- und T- Lymphozyten	B-Chronische lymphatische Leukämie
		Cetuximab[4]	EGF-Rezeptor exprimierende Zellen	Kolorektales Karzinom
		Bevacizumab[5]	Gefäßendothelwachstums-faktor (VEGF)	Kolorektales Karzinom, Nierenzellkarzinom
Immunkonjugate				
Radioimmunkonjugat	^{90}Yttrium x Anti-CD20-Antikörper	Ibritumomab Tiuxetan[6]	CD20-Antigen auf B-Lymphozyten	B-Non-Hodgkin-Lymphome
Chemoimmunkonjugat	Calicheamicin x Anti-CD33-Antikörper	Gemtuzumab Ozogamicin[7]	CD33-Antigen auf myeloischen Zellen	Akute Myeloische Leukämie
Fusionsprotein				
	IL-2 x Diphtherietoxin	Denileukin Difitox[8]	IL-2-Rezeptor (CD25) auf T- und B-Lymphozyten	Cutanes T-Zelllymphom, Haarzellleukämie
Tyrosinkinaseinhibitor				
		Imatinib[9]	Philadelphia-Chromosom- positive Leukämiezellen, CD117-positive intestinale Stromazellen	Chronische Myeloische Leukämie, Gastrointestinale Stromazelltumoren
		Erlotinib[10]	EGF-Rezeptor-Tyrosinkinase	Bronchialkarzinom, Pankreaskarzinom
Proteasomeninhibitor				
		Bortezomib[11]	26S-Proteasom	Multiples Myelom

rungen in der Expression und Aktivität von Zielmolekülen, vermehrte Expression antiapoptotischer Proteine sowie eine verstärkte DNA-Reparatur.

Die Komplexität der Tumortherapie erlaubt nicht konkrete Behandlungsstrategien für die jeweilige Tumorentität einzeln in diesem Kapitel darzustellen. Aus diesem Grund wurde auch auf Details wie Dosisangaben und Therapieschemata weitgehend verzichtet.

[1] MabThera®
[2] Herceptin®
[3] MabCampath®
[4] Erbitux®
[5] Avastin®
[6] Zevalin®
[7] Mylotarg®
[8] Ontak®
[9] Glivec®
[10] Tarceva®
[11] Velcade®

11.2 Behandlung mit Zytostatika

Unter antitumoröser Chemotherapie wird die Behandlung mit chemisch definierten Substanzen zusammengefasst, die das Wachstum von Tumorzellen stärker hemmen als das gesunder Zellen und so zur Zytoreduktion benutzt werden können. Es besteht dabei häufig nur eine begrenzte Spezifität für eine bestimmte Tumorentität. Da es sich um Blockierungen des Zellteilungszyklus handelt, können schnell proliferierende Gewebe besser inhibiert werden als solche, die sich von normalen Zellen in ihrem Wachstum nur wenig unterscheiden. Eine Akute Leukämie oder ein Hodentumor sprechen somit besser an als eine Chronische Lymphatische Leukämie oder ein hepatozelluläres Karzinom. Es ist auch verständlich, dass Zytostatika regelhaft eine substanzielle Toxizität auf gesundes Gewebe haben. Zytostatika sind durch lange In-vitro- und präklinische Tests hinsichtlich ihrer zellteilungshemmenden Eigenschaften selektioniert, und häufig zeigt sich erst in der klinischen Anwendung das ganze Wirkungs- und Toxizitätsprofil. Die Einteilung von Zytostatika in verschiedene Substanzklassen (Tab. 11.1) hat daher mehr ordnenden Charakter als therapeutische Bedeutung, wenn auch im Regelfall verwandte Substanzen in Polychemotherapien nicht kombiniert werden.

Einige **unerwünschte Arzneimittelwirkungen** sind, wenn auch in unterschiedlicher Ausprägung, bei vielen Zytostatika zu finden. Aufgrund der Hemmung besonders der schnell proliferierenden Zellen sind als allgemeine Nebenwirkungen **gastrointestinale Beschwerden** (Übelkeit, Erbrechen, Diarrhoe), **Haarausfall, Hämatotoxizität** (speziell Neutro- und Thrombozytopenie) und **Mutagenität** zu nennen. Andere sind hingegen unterschiedlich ausgeprägt: Typische unerwünschte Arzneimittelwirkungen sind die **Polyneuropathie** bei Vinca-Alkaloiden (z. B. Vincristin) oder die **Nephrotoxizität** bei Cisplatingabe. Um die Nebenwirkungen bei gleichem antiproliferativem Potential zu vermindern, wird statt einer Monotherapie häufig eine **Polychemotherapie** mit mehreren Substanzen zu einem sog. **Schema** oder **Kurs** kombiniert. Bezeichnungen für diese Chemotherapieprotokolle sind historisch entstanden und oft nicht eindeutig. So steht CHOP für **Cyclophosphamid**, **Doxorubicin** (H, weil chemisch Hydroxydaunorubicin), **Vincristin** (O, weil USA-Handelsname Oncovin®) und **Prednison**.

Die Mono- oder Polychemotherapie wird in genau bestimmten Abständen wiederholt. Die Dosierung ist in ihren Maximaldosen im jeweiligen Schema festgelegt und oft pro m^2 Körperoberfläche oder pro kg Körpergewicht genau angegeben. Diese Dosen dürfen keinesfalls überschritten werden, denn höhere Dosen könnten letal sein. Toxische Arzneimittelwirkungen des vorherigen Behandlungszyklus, beispielsweise ein ausgeprägter Nadir (= tiefster Wert nach Chemotherapie) der Leukozyten und Thrombozyten, oder individuelle Patientenfaktoren können zur Dosisreduktion oder zum Verschieben eines vorgesehenen Kurses zwingen. Allerdings sollte dies aufgrund der oft steilen Dosis-Wirkungs-Beziehung bei Patienten in kurativer Intention nur nach sorgfältiger Abwägung geschehen. Weitere wichtige Aspekte der Durchführung einer antitumorösen Pharmakotherapie werden exemplarisch im ▶ Kap. 11.8 dargestellt.

11.2.1 Antimetabolite

Methotrexat (MTX)[12], das sich von der Folsäure lediglich durch den Ersatz einer Hydroxygruppe durch eine Aminogruppe und durch eine zusätzliche Methylgruppe unterscheidet, ist ein Folsäureanalogon. Methotrexat wirkt durch diese strukturelle Ähnlichkeit als kompetitiver Hemmstoff der Dihydrofolatreduktase, die Dihydrofolsäure zu Tetrahydrofolsäure reduziert. Konsequenz ist eine reduzierte Synthese von Tetrahydrofolatverbindungen, die wiederum zu einer gestörten Nucleinsäuresynthese führt. An diesen Wirkungen sind auch entscheidend die im Normal- und Tumorgewebe gebildeten Methotrexat-Polyglutamate beteiligt, die ebenfalls die Dihydrofolatreduktase sowie die Thymidylatsynthase hemmen. Methotrexat wird unter anderem bei Akuten Leukämien, Lymphomen, Mammakarzinomen, Osteosarkomen sowie bei nichtneoplastischen Erkrankungen (z. B. rheumatoide Arthritis) eingesetzt. Zur Begrenzung der Wirkungsdauer und damit auch zur Reduktion von Toxizitäten, wird bei höheren Dosen oder bei hohen gemessenen Methotrexat-Serumkonzentrationen, das Antidot **Folinsäure**[13] zu definierten Zeitpunkten eingesetzt (Leucovorin-Rescue). Dadurch wird der Pool an Tetrahydrofolatverbindungen vor allem in normalen Körperzellen wieder aufgefüllt. Da MTX renal eliminiert wird, dürfen bei eingeschränkter Nierenfunktion auch geringe Mengen Methotrexat nicht gegeben werden! Bei Überdosierung, auch bei intrathekaler, können hohe Dosen (5-8 g) **Folinsäure**[14] lebensrettend wirken. Vorsicht auch bei Methotrexatumverteilung aus dritten Räumen wie Pleuraergüssen und dadurch verlängerter Elimination! Nichtsteroidale Antiphlogistika verstärken die toxischen Methotrexateffekte durch Reduktion der renalen Methotrexatclearance.

Purinanaloga

Die Purin- und Pyrimidin-Analoga werden nach Aufnahme in die Zelle zu entsprechenden phosphorylierten Nucleotidanaloga bioaktiviert (Ausnahme: Pentostatin). Diese hemmen an verschiedenen Stellen die Purin- bzw. Pyrimidin-Biosynthese. Zudem werden die Triphosphate der Nucleotide als »falsche« Substrate in die DNA eingebaut, was zu einer Hemmung der DNA-Replikation führt.

Die folgenden Medikamente zählen zu den Purinanaloga:

6-Mercaptopurin[15] ist das strukturelle Analogon von Hypoxanthin. Es wird bei der Therapie der Akuten Lymphatischen Leukämie eingesetzt. 6-Mercaptopurin wird über die Xanthinoxidase zu einem inaktiven Stoffwechselprodukt metabolisiert und renal eliminiert. Dies erklärt, warum das als Hemmstoff der Xanthinoxidase wirkende Urikostatikum Allopurinol die Elimination von 6-Mercaptopurin erheblich verzögert. Daher muss bei gleichzeitiger Einnahme von Allopurinol die 6-Mercaptopurindosis deutlich reduziert werden. Ein weiterer wichtiger Abbauweg wird durch das Enzym Thiopurin-Methyltransferase (TPMT) katalysiert. Die TPMT-Aktivität ist bei einem Teil der Patienten durch genetische Polymorphismen erheblich eingeschränkt und kann bei diesen nach Gabe von 6-Mercaptopurin zu einer ausgeprägten Myelosuppression führen.

6-Thioguanin (Tioguanin)[16] ist ein schwefelhaltiges Derivat der Purinbase Guanin. Therapeutisch wird es bei Leukämien eingesetzt. Es wird wie 6-Mercaptopurin über das Enzym TPMT verstoffwechselt und sollte bei reduzierter TPMT-Aktivität ebenfalls erheblich niedriger dosiert werden. Bei gleichzeitiger Gabe von Allopurinol ist i. Ggs. zu 6-Mercaptopurin keine Dosisreduk-

---

[12] Lantarel®, Methotrexat medac®

[13] Leucovorin®, Calciumfolinat-GRY®

[14] Rescuvolin®

[15] Puri-Nethol®

[16] Thioguanin-GSK®

tion erforderlich, da der Abbauweg über die Xanthinoxidase bei 6-Thioguanin keine wesentliche Rolle spielt.

Fludarabin[17] ist ein wasserlösliches, fluoriertes Nucleotidanalogon des Virostatikums Vidarabin. Der aktive Metabolit wirkt wahrscheinlich vorwiegend über eine DNA-Synthesehemmung. Eine günstige Wirkung hat Fludarabin bei der Chronischen Lymphatischen Leukämie und bei indolenten Lymphomen. Seine Wirkung kann durch die gleichzeitige Gabe des B-Zell-Antikörpers **Rituximab**[1] noch verbessert werden.

Cladribin (2-CDA)[18] ist ein chloriertes Derivat von Desoxyadenosin und wird bei Haarzellleukämie eingesetzt. Obwohl die kurze Behandlungsdauer von einer Woche beeindruckend ist, bereiten die schlechte Steuerbarkeit und die bei allen Purinanaloga vorhandene Immunsuppression mit substanzieller Infektneigung Probleme.

Pentostatin[19] wirkt vorwiegend über eine Hemmung der Adenosindeaminase, die besonders hoch in den Zellen des Lymphsystems exprimiert ist. Die Hemmung der Adenosindeaminase bewirkt eine DNA-Synthesehemmung. Pentostatin wird üblicherweise in zweiwöchigen Abständen ambulant gegeben, ist damit besser steuerbar als Cladribin und bei Haarzelleukämie beeindruckend effektiv.

Pyrimidinanaloga

Zu den Pyrimidinanaloga zählen die folgenden Verbindungen:

5-Fluorouracil (5-FU)[20] ist ein selbst inaktives, fluoriertes Pyrimidinderivat. Die phosphorylierten, aktiven Metabolite wirken antineoplastisch über die Hemmung der Thymidilatsynthetase und den Einbau als »falsche« Nucleotide in RNA und DNA. Indikationen sind unter anderem gastrointestinale Karzinome, HNO-Tumoren sowie das Mammakarzinom. Auch in der simultanen Radiochemotherapie wird es oftmals angewendet. Die Inaktivierung erfolgt über das Enzym Dihydropyrimidindehydrogenase (DPD), das wie die TPMT genetischen Polymorphismen unterliegt. Neuere Forschungsergebnisse zeigen allerdings, dass Mutationen im DPD-Gen nur relativ selten eine schwere 5-FU-bedingte Toxizität erklären können. Je nach Applikationsschema zeigt sich eine unterschiedliche Betonung von Nebenwirkungen: Bei Bolusapplikation steht die Knochenmarkshemmung, bei der Dauerinfusion möglicherweise mehr die Mukositis mit Diarrhoen im Vordergrund. 5-FU ist zudem kardiotoxisch und kann zu einer Hand- und Fuß-betonten Dermatitis führen. Die gleichzeitige Gabe von Folinsäure erhöht die zytoreduktive Wirksamkeit von 5-FU durch verstärkte intrazelluläre Bildung eines Cofaktors (5,10-Methylen-Tetrahydrofolat), der für eine ausgeprägte Hemmung der Thymidilatsynthetase erforderlich ist.

Das Fluoropyrimidincarbamat **Capecitabin**[21] ist ein Prodrug, das zu 5-Fluorouracil verstoffwechselt wird. Indikationen sind das kolorektale Karzinom und das Mammakarzinom. Die orale Gabe ist ein nicht zu unterschätzender Vorteil. Tegafur, welches als Kombinationspräparat mit Uracil neu auf den Markt kam (UFT), ist zur Primärtherapie des metastasierten kolorektalen Karzinoms zugelassen. Tegafur wird wie Capecitabin zu 5-Fluorouracil bioaktiviert. Das gleichzeitig verabreichte Uracil hemmt den Abbau von 5-Fluorouracil durch das Enzym DPD zu toxischen und unwirksamen Metaboliten.

Gemcitabin[22] ist ebenfalls ein Pyrimidin-Analogon (Difluor-Cytarabin). Intrazellulär wird es zu den wirksamen Diphosphat- (dFdCDP) und Triphosphat-Nucleosiden (dFdCTP) metabolisiert. dFdCDP hemmt die Ribonucleotidreduktase, die Desoxynucleosidtriphosphate für die DNA-Synthese liefert. dFdCTP konkurriert zudem mit dCTP um den Einbau in die DNA. Eingesetzt wird Gemcitabin unter anderem zur Behandlung von Pankreas-, Blasen- und Bronchialkarzinomen. Die Hämatotoxizität ist die wichtigste Nebenwirkung.

Cytarabin (Cytosin-Arabinosid, Ara-C)[23] unterscheidet sich nur im Zuckeranteil geringfügig vom natürlich vorkommenden Cytosin. Wesentlich für die zytostatische Wirkung ist die intrazelluläre Umwandlung zum Ara-CTP. Ara-CTP hemmt zum einen die DNA-Polymerase, führt aber auch über einen Einbau in die DNA zu DNA-Strukturdefekten. Cytarabin ist von substanzieller Bedeutung für die Therapie von hämatologischen Tumoren, speziell bei Akuten Leukämien. In höheren Dosen ist Cytarabin auch ZNS-gängig. Dies kann therapeutisch genutzt werden (menigealer Befall), aber auch zu unerwünschten Nebenwirkungen führen (cerebellare Ataxie).

Hydroxyharnstoff[24] hemmt die Ribonucleotidreduktase, was zu einer Hemmung der DNA-Synthese führt. Es ist bei chronischen myeloproliferativen Erkrankungen einschließlich der Chronischen Myeloischen Leukämie zur Zytoreduktion nützlich. Eine zunehmende palmare und plantare Verhornung kann die lang dauernde Einnahme limitieren.

11.2.2 Alkylierende Zytostatika

Die Wirkung dieser Arzneimittelgruppe beruht auf einer Alkylierung der DNA. Durch kovalente Bindung, zum Beispiel an Guanin, kommt es zu DNA-Veränderungen wie Einzelstrangbrüchen, Vernetzung von DNA-Strängen und abnormen Basenpaarungen. Dies beeinträchtigt die DNA-Replikation und damit die Zellteilung.

Stickstofflost-Derivate

Mit der Gabe von Stickstofflost begann die Ära der Chemotherapie aufgrund von Beobachtungen an durch Kampfgas verletzten Soldaten im Zweiten Weltkrieg. Ein häufig eingesetztes Stick-

[17] Fludara®
[18] Leustatin®, LITAK®
[19] Nipent®
[20] 5-Fluorouracil-biosyn®, 5-FU HEXAL®
[21] Xeloda®
[22] Gemzar®
[23] Alexan®, ARA-cell®
[24] Litalir®, Syrea®

stofflost-Derivat ist **Cyclophosphamid**[25]. Die Substanz ist selbst inaktiv und wird erst im Körper über Cytochrom-P450-Enzyme bioaktiviert, ist also eine Prodrug. Über mehrere enzymatische und nichtenzymatische Schritte wird in der Leber das eigentliche zytotoxische Agens, nämlich das stark alkylierende Chlorethylphosphorsäurediamid gebildet. Interessant ist, dass es nach mehrmaliger Cyclophosphamidgabe zu einer Zunahme der Clearance durch eine Autoinduktion des Cytochrom-P450-vermittelten Metabolismus kommt. Cyclophosphamid wird breits in der Tumortherapie, bei Mamma-, Ovarial- und Bronchialkarzinomen ebenso wie bei Lymphomen und Leukämien eingesetzt. Zur Konditionierung des Empfängers vor Knochenmarktransplantation werden hohe Dosen gegeben. Dabei wird nicht nur die myelotoxische, sondern auch die immunsuppressive Wirkung der Substanz genutzt. Eine häufige, unerwünschte Wirkung ist das Auftreten einer hämorrhagischen Zystitis, die durch den Cyclophosphamid-Metaboliten Acrolein verursacht wird. Reduzieren kann man diese Nebenwirkung durch Hydrierung und die Gabe von **Mesna**[26], einer hydrophilen Thiolverbindung, die mit Acrolein im Urin reagiert und so das Urothel schützt. Auch die akute Kardiotoxizität von Cyclophosphamid ist zu beachten.

Ifosfamid[27] ist ein Cyclophosphamid-Isomer, das ebenfalls bioaktiviert wird. Wie Cyclophosphamid wird es bei einer Vielzahl von Tumoren eingesetzt, hat speziell auch bei Sarkomen Aktivität. Auch hier muss einer hämorrhagischen Zystitis durch Mesna vorgebeugt werden.

Chlorambucil[28] ist ein aromatisches Stickstofflost-Derivat, das zwei alkylierende Zentren besitzt. Mithilfe einer chemischen Verknüpfung innerhalb eines DNA-Strangs oder zwischen den einzelnen DNA-Strängen werden die DNA-Replikation und damit die Zellproliferation gehemmt. Es wird aufgrund seiner guten Verträglichkeit gerne bei indolenten Lymphomen angewendet.

Melphalan[29] führt wie Chlorambucil durch bifunktionelle Alkylierungen zu DNA-Quervernetzungen. Es wird im Besonderen beim Multiplen Myelom angewendet, ist zudem in oraler Form erhältlich und auch bei alten Patienten gut verträglich und wirksam.

Bendamustin[30] ist ein im Osten Deutschlands schon lange eingesetztes Stickstofflostderivat. Es wird speziell bei Lymphomen in der Sekundärtherapie gegeben.

Das Alkylans **Busulfan**[31] wurde früher bei myeloproliferativen Erkrankungen eingesetzt, ist aber hinsichtlich der Knochenmarksuppression schlecht steuerbar. Zur Konditionierungstherapie vor Knochenmarkstransplantation wird es in Kombination mit Cyclophosphamid häufig angewendet. Nach Busulfangabe wird gelegentlich eine diffuse interstitielle Lungenfibrose beobachtet. Es können zudem epileptische Anfälle (unter hohen Dosen) und eine Lebervenenverschlusserkrankung (VOD) auftreten.

N-Nitrosoharnstoff-Derivate **Carmustin** (BCNU)[32], **Lomustin** (CCNU)[33] sowie **Nimustin** (ACNU)[34] führen ebenfalls zu Alkylierungen und DNA-Quervernetzungen. Zerfallsprodukte der N-Nitrosoharnstoff-Derivate beeinflussen außerdem über eine Carbamoylierung die Funktion zelleigener Proteine. Aufgrund ihrer hohen Lipophilie sind diese Substanzen gut ZNS-gängig und werden deshalb unter anderem bei Hirntumoren, Hirnmetastasen oder bei manchen Lymphomen eingesetzt.

Die Platinverbindungen Cisplatin, Carboplatin und Oxaliplatin können ebenfalls zu den Alkylanzien gerechnet werden. Die wesentliche pharmakologische Wirkung wird über den intrazellulär gebildeten, elektrophilen Aquokomplex vermittelt. Es kommt zu Vernetzungen der DNA-Stränge und einer Störung der Zellteilung. **Cisplatin** (CDDP)[35] und **Carboplatin**[36] werden bei einem breiten Spektrum solider Tumoren eingesetzt und sind etwa bei Hodentumoren wichtiger Bestandteil auch kurativer Chemotherapieschemata. Beide Substanzen sind sehr emetogen. Bei Cisplatingabe muss mittels einer ausreichenden Prä- und Posthydratation eine ansonsten **schwere Nephrotoxizität** vermieden werden. Außerdem kann Cisplatin ototoxisch wirken. Carboplatin ist weniger nephro- und ototoxisch und führt eher zu Thrombo- als zu Neutropenien. Hingegen ist **Oxaliplatin**[37] zur **First-line-Behandlung** des metastasierenden kolorektalen Karzinoms in Kombination mit 5-Fluorouracil und Folinsäure zugelassen, verursacht sehr häufig eine dosislimitierende Neuropathie, die mit Dysästhesien und Parästhesien besonders bei Kälte einhergeht.

Procarbazin[38] und **Dacarbazin** (DTIC)[39] wirken nach ihrer Bioaktivierung ebenfalls alkylierend. Eingesetzt werden sie zur Therapie des M. Hodgkin und Dacarbazin zusätzlich beim Malignen Melanom. Procarbazin hemmt die Aldehyddehydrogenase und führt daher bei Alkoholkonsum zu Antabus-ähnlichen Wirkungen. Zudem ist Procarbazin ein Monoaminooxidasehemmer und kann daher hypertensive Krisen bei gleichzeitiger Verabreichung von Sympathomimetika oder trizyklischen Antidepressiva oder bei tyraminreicher Kost verursachen.

Amsacrin (AMSA)[40] wirkt DNA-interkalierend, aber auch als Topoisomerase-II-Inhibitor (s. unten). Es wird bei Akuter Myeloischer Leukämie im Rahmen von Polychemotherapien angewendet und dort aufgrund einer im Vergleich zu Antrazyklinen (s. unten) geringeren Kardiotoxizität geschätzt.

---

[25] Endoxan®
[26] Uromitexan®, MESNA-cell®
[27] Holoxan®, IFO-cell®
[28] Leukeran®
[29] Alkeran®
[30] Ribomustin®
[31] Myleran®, Busilvex®
[32] Carmubris®
[33] Cecenu®
[34] ACNU®
[35] Cis-GRY®, Cisplatin medac®
[36] Carboplat®, Carboplatin HEXAL®
[37] Eloxatin®
[38] Natulan®
[39] Detimedac®
[40] Amsidyl®

11.2.3 Mitosehemmstoffe

Mitosehemmstoffe im engeren Sinne sind pflanzlichen Ursprungs und beeinflussen über unterschiedliche Mechanismen den Aufbau des Spindelapparates, der unter anderem für die Chromosomentrennung während der Mitosephase verantwortlich ist. Mikrotubuli werden in der Zelle durch Polymerisation des Cytoskelettproteins Tubulin gebildet. Vinca-Alkaloide binden an Tubulin und hemmen dessen Polymerisation. Taxane wirken hingegen als Mitosehemmstoffe über eine Förderung der Tubulin-Polymerisation und eine Hemmung der Depolymerisation. Alle Mitosehemmstoffe sind Substrate für den Effluxtransporter P-Glykoprotein. Eine P-Glykoproteinexpression kann also die intrazellulären Arzneimittelkonzentrationen in bestimmten Tumoren reduzieren und somit als ein Resistenzmechanismus die Wirkung dieser Zytostatika vermindern.

Vinca-Alkaloide

Die Vinca-Alkaloide Vincristin und Vinblastin kommen in Immergrünarten vor; Vindesin und Vinorelbin sind partialsynthetische Derivate. **Vincristin**[41] wird gerade bei lymphatischen Tumoren häufig in Kombination eingesetzt, da es relativ wenig knochenmarkstoxisch ist. Beachtet werden muss aber die ausgeprägte Induktion einer peripheren Neuropathie (Sensibilitätsstörungen, Obstipation), die zu einer Dosisbegrenzung führt. **Vinblastin**[42] ist zwar weniger neuro-, jedoch dafür stärker myelotoxisch. Es wird bei einer Reihe von soliden Tumoren eingesetzt. Bei **Vindesin**[43] findet sich Neuro- wie auch Myelotoxizität. Ein neueres Vincaalkaloid ist **Vinorelbin**[44], das speziell beim nichtkleinzelligen Bronchialcarcinom palliative Wirkung entfaltet.

Taxane

Taxane werden von Eiben gebildet. **Paclitaxel**[45] wurde zunächst aus der Rinde der pazifischen Eibe gewonnen, wird aber mittlerweile semisynthetisch gewonnen. Paclitaxel hat eine breite Wirkungspalette einschließlich des Ovarial-, Bronchial- und Mammakarzinoms. **Docetaxel**[46] hat ein ähnliches Wirkungsspektrum. Taxane können anaphylaktische Reaktionen auslösen, die jedoch durch entsprechende Prämedikation zu vermeiden sind.

11.2.4 Topoisomerase-Hemmstoffe

Topoisomerasen sind eine Familie von Enzymen, die für die Replikation von DNS eine wichtige Rolle spielen. Sie erleichtern die DNA-Replikation bei der Zellteilung, indem sie DNA-Stränge vorübergehend unterbrechen und diese nach DNA-Replikation wieder ligieren. Topoisomerase I-Aktivität führt dabei zu vorübergehenden Einzelstrangbrüchen, Topoisomerase II-Aktivität zu Doppelstrangbrüchen. Eine Hemmung der Topoisomerase-Aktivitäten durch die verschiedenen Arzneimittel bewirkt vor allem eine Stabilisierung des Topoisomerase-DNA-Komplexes, damit DNA-Strangbrüche und schließlich den Zelltod.

Hemmstoffe der Topoisomerase I

Die Hemmstoffe der Topoisomerase I, Irinotecan und Topotecan, sind Derivate des Alkaloids Camptothecin. **Irinotecan**[47] wird durch Carboxylesterasen zu SN-38 metabolisiert, das die Topoisomerase I noch stärker hemmt als die Ausgangssubstanz. Irinotecan wird beim Kolon- und Rektumkarzinom eingesetzt. Dosis-limitierend sind häufig Diarrhoen. **Topotecan**[48] kann neben Hämatotoxizität und Alopezie ebenfalls gastrointestinale Beschwerden auslösen, ist liquorgängig und wird etwa beim Ovarialkarzinom und kleinzelligen Bronchialkarzinom eingesetzt.

Hemmstoffe der Topoisomerase II

Etoposid (VP-16)[49] und **Teniposid** (VM-26)[50] sind partialsynthetische Podophyllotoxin-Derivate, die die Topoisomerase II hemmen. Beide stehen den Vincaalkaloiden nahe. Etoposid wird bei einer Vielzahl von Tumorerkrankungen eingesetzt, insbesondere bei hämatologischen Tumoren, Bronchial- und Ovarialkarzinomen sowie Keimzelltumoren.

11.2.5 Zytostatisch wirksame Antibiotika

Eine wichtige Säule der Chemotherapie sind die **Anthracycline** Doxorubicin, Epirubicin, Daunorubicin sowie Idarubicin. Zu ihrer zytostatischen Wirkung tragen verschiedene Mechanismen bei. Zum einen interkalieren die Moleküle mit der DNA und RNA mit der Folge einer Störung der DNA- und RNA-Synthese. Durch Bildung von Radikalen sowie durch Hemmung der Topoisomerase II werden zudem DNA-Strangbrüche induziert. **Doxorubicin** (Adriamycin)[51] wird bei einer Vielzahl von Tumoren eingesetzt, und zwar nicht nur bei Karzinomen, sondern auch bei Sarkomen und Lymphomen. **Daunorubicin**[52], das sich von Doxorubicin nur durch das Fehlen einer OH-Gruppe unterscheidet, ist wichtig bei der Therapie akuter Leukämien. **Epirubicin**[53] soll etwas weniger kardiotoxisch sein und hat gerade bei gynäkologischen Tumoren Eingang in viele Protokolle gefunden. In der Tat ist die **Kardiotoxizität** eine der wichtigsten Nebenwirkungen der Anthracycline, vermutlich verursacht durch Bildung freier Sauerstoffradikale in den Myokardzellen. Zu beachten ist auch

[41] Farmistim®
[42] Vinblastinsulfat-GRY®, Vinblastin HEXAL®
[43] Eldisine®
[44] Navelbine®
[45] Taxol®, Paclitaxel-ratiopharm®
[46] Taxotere®
[47] Campto®
[48] Hycamtin®
[49] Vepesid®, Etoposid HEXAL®
[50] VM 26-BRISTOL®
[51] Adriblastin®, Doxorubicin HEXAL®
[52] Daunoblastin®, DaunoXome®
[53] Farmorubicin®, Epirubicin HEXAL®

die **Gefährlichkeit von Paravasaten** dieser Substanzgruppe, die zu schwersten Gewebsnekrosen führen können. Deshalb dürfen sie nur bei sicher intravenösem Zugang durch den Arzt gegeben werden, bzw. verlangen bei länger dauernder Applikation einen zentralen Zugang. **Idarubicin**[54] kann im Gegensatz zu den anderen Anthracyclinen auch oral eingenommen werden und hat beim multiplen Myelom und den akuten Leukämien breitere Anwendung gefunden.

Mitoxantron[55] ist ein synthetisches Anthracyclinanalog, das dem Doxorubicin ähnlich ist. Es wird bei soliden Tumoren wie Mamma- und Bronchialkarzinom, aber auch bei hämatologischen Tumoren breit angewandt.

Mitomycin[56], wie Dactinomycin und Bleomycin aus Streptomyces-Kulturen isoliert, ist aufgrund substantieller Toxizitäten einschließlich Pneumonitiden, mikroangiopathischer hämolytischer Anämie und anhaltender Knochenmarkschädigung nur noch Mittel zweiter Wahl bei einer Reihe solider Tumoren. **Dactinomycin** (Actinomycin D)[57] hat beim Ewing-Sarkom, Rhabdomyosarkom und anderen Weichteiltumoren Effektivität. Es ist myelosuppressiv und kann eine Reihe von Hauterscheinungen verursachen. **Bleomycin**[58] ist bei Lymphomen und soliden Tumoren breit eingesetzt und wegen seiner geringen Myelotoxizität ein guter Kombinationspartner. Wegen des Risikos einer substantiellen pulmonalen Schädigung sollen vor Therapiebeginn immer Corticosteroide verabreicht werden. Hautprobleme sind ebenfalls häufig.

11.2.6 Andere Zytostatika

Das Enzym **L-Asparaginase**[59] oder seine polyethylenglykosilierte Form spaltet die Aminosäure L-Asparagin in Asparaginsäure und Ammoniak. Bestimmten Tumorzellen fehlt die Fähigkeit einer ausreichenden L-Asparaginsynthese. Diese sind daher für den nach Asparginaseapplikation eintretenden L-Asparaginmangel sensitiv, was zu einer Hemmung der Proteinsynthese und zum Zelltod führt. Indikationsgebiete sind die Akute Lymphatische Leukämie sowie Non-Hodgkin-Lymphome im Kindesalter. Zu beachten sind Gerinnungsstörungen, verzögert auftretende neurologische Störungen, Hyperglykämien, Pankreatitis und schwerste Leberschäden. Verschiedene Präparate scheinen nicht wirkungs- und nebenwirkungsgleich zu sein.

11.3 Zytokine

Von der modernen Immunologie ausgehend ist in den letzten 25 Jahren eine Vielzahl von für die Zell-Zell-Interaktion wichtigen Zellhormonen, sog. Zytokinen, charakterisiert und rekombinant hergestellt worden. Bei dem Einsatz von Zytokinen als Pharmaka ist zu beachten, dass häufig der therapeutische Zweck nur mittelbar mit der physiologischen Rolle des Zytokins übereinstimmt. So ist etwa das Zytokin Interleukin-2 ein elementarer T-Zell-Wachstumsfaktor und zur Vermittlung einer jedweden zellulären Immunantwort notwendig. In hohen Dosen gegeben, wie etwa bei der Therapie des Nierenzellkarzinoms, führt Interleukin-2 darüber hinaus zu einer Kaskade von weiteren Zytokinfreisetzungen, die durchaus für seine Wirkung als Zytostatikum wichtig sein können. Deutlich wird auch, dass die Nebenwirkungen biologischer Substanzen keineswegs zu bagatellisieren sind. So erfordert die hochdosierte Anwendung von Interleukin-2 mit dem Risiko von Flüssigkeitsretention und Capillary-Leak-Syndrom eine intensive internistische Begleitung. Die Zytokine **G-CSF** (Granulozyten Kolonie-stimulierender Faktor; Filgrastim[60]) bzw. **GM-CSF** (Granulozyten-Makrophagen Kolonie-stimulierender Faktor; Molgramostim), die beide zur Rekonstitution der Granulopoese nach intensiver Chemotherapie genutzt werden können, werden unter ► Kap. 11.8 besprochen.

11.3.1 Interferon-α und Interferon-β

Interferon-α[61] oder **Interferon-β**[62] sind bei einer Vielzahl von Tumoren eingesetzt worden. Die Nebenwirkungen sind mit Fieber, Abgeschlagenheit und Muskelschmerzen grippeähnlich. Eine einschleichende Dosierung kann helfen, diese Problematik zu mildern, ebenso wie die abendliche Applikation und gleichzeitige Einnahme von Paracetamol oder NSAR. Bei längerer Gabe kann es zudem zu anorektischen Bildern und psychischen Veränderungen kommen. Eine ZNS-Metastasierung ist ebenso wie arterioklerotische Veränderungen, speziell koronare Herzerkrankung oder arterielle Verschlusskrankheit, als Kontraindikation zu sehen. Tumortherapeutisch wird Interferon-α zur Behandlung der Chronischen Myeloischen Leukämie eingesetzt und kann bei zytogenetischem Ansprechen zu langdauernden, kompletten Remissionen, in Einzelfällen sogar Heilungen, führen. Bei der Haarzellleukämie ist Interferon wegen der im Vergleich zu den Purinanaloga eingeschränkten Remissionsqualität nur noch Mittel zweiter Wahl. Bei den soliden Tumoren wird Interferon-α speziell bei dem Chemotherapie-unsensiblen Nierenzellkarzinom und malignen Melanom mit individuell unterschiedlichen Erfolgen eingesetzt.

---

54 Zavedos®
55 Novantron®, Mitoxantron-GRY®
56 Mitomycin medac®, Mitomycin HEXAL®
57 Lyovac-Cosmegen®
58 Bleomedac®, BLEO-cell®
59 Oncaspar®
60 Neupogen®
61 Roferon®, Intron A®
62 Fiblaferon, Betaferon®

11.3.2 Interleukin-2

Interleukin-2 (IL-2; Aldesleukin)[63] ist rekombinant synthetisiertes, humanes IL-2 und wird oft in Kombination mit Interferon bei den auf immunologische Effekte besonders sensiblen Tumoren angewandt und hat speziell beim Nierenzellkarzinom bei etwa 20% der Patienten einen substantiellen anhaltenden Effekt. Zu beachten ist, dass die IL-2-Therapie in der üblichen unphysiologisch hohen Dosierung zu Flüssigkeitsretentionen mit prärenalem Nierenversagen und Lungenödem sowie peripheren Ödemen führen kann. Gegenmaßnahmen können etwa die Gabe von 5% Albuminlösung und eine gleichzeitige diuretische Therapie umfassen.

11.4 Monoklonale Antikörper

Es war ein langgehegter Wunsch die Waffen des Immunsystems gegen Tumoren einzusetzen, umso mehr, als es Zusammenhänge zwischen Tumorentwicklung und Versagen der Immunüberwachung gibt. Die von Köhler und Milstein Ende der 70er Jahre entwickelte Zellfusionstechnologie (Hybridomatechnologie) erlaubt, monoklonale Antikörper, die für eine bestimmte Zelloberflächenstruktur (Antigen) spezifisch sind, rein und in praktisch unbegrenzten Mengen herzustellen. Der erste für die Tumortherapie weltweit klinisch zugelassene Antikörper war Rituximab, der gegen das CD20-Antigen auf B-lymphatischen Zellen gerichtet ist. Um Probleme der Immunisierung durch das ursprüngliche Nager-Immunglobulin zu vermeiden und eine längere Halbwertszeit zu erreichen, werden Antikörper heute überwiegend humanisiert, d. h. zumindest die konstanten Immunglobulinregionen werden mit menschlicher Aminosäuresequenz hergestellt (◘ Abb. 11.1).

Mittels aufwendiger gentechnologischer Verfahren oder der Entwicklung der Antikörperinformation in für humanes Immunglobulin transgenen Mäusen, können Antikörper sogar so hergestellt werden, dass sie vom humanen Protein nicht mehr unterscheidbar sind.

Antikörper binden spezifisch an ihr Zielantigen und haben verschiedene Möglichkeiten, tumorizid zu wirken, nämlich durch Apoptoseinduktion, Komplementanlagerung oder Heranführen von Immunzellen, z. B. natürlichen Killerzellen. Zudem können Antikörper wichtige Wachstumsfaktoren bzw. deren Rezeptoren blockieren.

Wichtig ist, dass eine effektive Antikörperdosis von der Zahl der Zielantigene und somit bei tumorbindenden Antikörpern auch von der Tumorlast des Patienten abhängig ist. Da Antikörper als große Moleküle eine eingeschränkte Gewebspenetranz aufweisen, werden derzeit auch kleinere Antikörperfragmente entwickelt. An solche Antikörper oder Antikörperfragmente kann ein zytotoxisches Prinzip angekoppelt werden, etwa ein Radionuklid, ein Toxin oder ein Chemotherapeutikum.

11.4.1 Rituximab

Der chimäre monoklonale Antikörper **Rituximab1** erkennt das auf normalen B-Lymphozyten exprimierte CD20-Antigen ebenso wie praktisch alle reifen, d. h. Immunglobulin-exprimierenden B-Zell-Lymphome. Bei der Akuten Lymphatischen Leukämie vom Vorläufer-B-Zell-Typ wird nur bei einem Teil der Patienten das Antigen auf den Blasten zu finden sein. T-Zell-Lymphome können natürlich mit dem Antikörper nicht behandelt werden. Rituximab hat seine Aktivität als Monotherapie speziell bei indolenten Non-Hodgkin-Lymphomen wie z. B. dem follikulären Lymphom. Die Monotherapie wird auch beim Posttransplantationslymphom und bei Patienten, die nicht (mehr) chemotherapiert werden können, durchgeführt. Rituximab kann mit

[63] Proleukin®

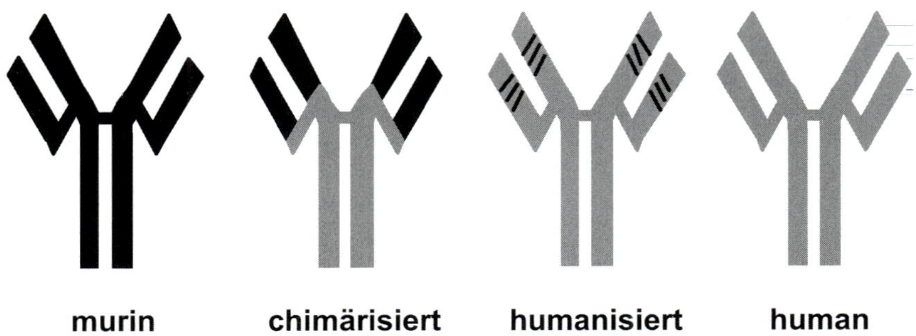

◘ **Abb. 11.1.** Murine monoklonale Antikörper (**schwarz**) können mittels molekularbiologischer Methoden entweder in den nicht-variablen Regionen humanisiert (**grau**) werden (chimärer Antikörper, Beispiel Rituximab) oder nur noch in den **complementarity determing regions** murine Aminosäuresequenzen enthalten (humanisierter Antikörper, Beispiel Alemtuzumab). Durch die **Phage-display-library-Technik** oder in für humanes Immunglobulin transgenen Tieren können auch komplett humane Antikörper hergestellt werden

einer Chemotherapie kombiniert werden, besonders da das Nebenwirkungsspektrum mit Fieber und Schüttelfrost, insbesondere bei der ersten Applikation auftretend, sich von dem der Zytostatika unterscheidet. Corticosteroide können ohne Wirkungsverlust zur Vermeidung bzw. Minderung der Nebenwirkungen gegeben werden, die vorgesehene Laufzeit der Antikörperinfusionen darf aber nicht verkürzt werden. Bei aggressiven Lymphomen älterer Patienten hat sich eine kombinierte Behandlung mit Rituximab und CHOP- Polychemotherapie gegenüber der alleinigen CHOP-Gabe als überlegen erwiesen. Obwohl nach Rituximabtherapie im Blut und Knochenmark für etwa 6 Monate normale B-Zellen weitgehend fehlen, ist eine vermehrte Infektionsrate in der Praxis kaum feststellbar. Eine Re-Therapie kann sinnvoll sein bzw. als Erhaltungstherapie von vornherein vorgesehen werden. Im Zweifelsfall sollte durch Biopsie die CD20-Expression erneut gesichert werden. Allergische Reaktionen im engeren Sinne sind sehr selten. Eine ZNS-Wirksamkeit ist zweifelhaft.

11.4.2 Alemtuzumab

Das CD52-Antigen, das von **Alemtuzumab**[3] erkannt wird, befindet sich nicht nur auf B-, sondern auch auf T-Lymphozyten, ja sogar außerhalb der Lymphopoese. Der Antikörper wird speziell bei der B-chronischen Lymphatischen Leukämie eingesetzt, kann jedoch auch bei Lymphomen vom T-Zell-Typ, wie etwa der T-Prolymphozytenleukämie oder kutanen T-Zell-Lymphomen komplette Remissionen induzieren. Der Antikörper wird in seiner Dosis aufgrund von Schüttelfrost und Fieber, gelegentlich auch Kreislaufreaktionen, langsam erhöht. Alemtuzumab über längere Zeit gegeben, führt zu einer erheblichen, auch T-lymphatischen Immunsuppression und einer klinisch ausgeprägten Infektneigung (v. a. Virusinfekte). Eine prophylaktische antibiotische Begleittherapie ist sinnvoll. Virologische Kontrolluntersuchungen, gerade im Hinblick auf eine Zytomegalovirusinfektion, sind unerlässlich.

11.4.3 Trastuzumab

Trastuzumab[2] ist ein monoklonaler, humanisierter Antikörper gegen das HER2-Protein, den epidermalen Wachstumsfaktorrezeptor 2. Eine Überexpression von HER2 ist bei einem Viertel aller Mammakarzinome zu beobachten und muss vor Therapieeinleitung immunhistochemisch in dem Tumormaterial nachgewiesen sein. Ist HER2 überexprimiert, bedeutet dies häufig ein aggressiveres Tumorwachstum. Trastuzumab wird bei metastasiertem Mammakarzinom oftmals mit einer Chemotherapie kombiniert eingesetzt, wobei nur einige Kombinationen synergistisch wirken. Neben typischen, infusionsbedingten Nebenwirkungen ist die Kardiotoxizität eine charakteristische, unerwünschte Herceptinwirkung, die eventuell durch Anthracycline verstärkt wird.

11.4.4 Cetuximab

Der monoklonale Antikörper **Cetuximab**[4] bindet an den epidermalen Wachstumsfaktor-Rezeptor (EGFR), der bei einer Reihe von Tumoren exprimiert ist, und hemmt damit u.a. die Bindung endogener EGFR-Liganden. Überzeugende Daten haben zur Zulassung des Antikörpers für die Therapie des kolorektalen Karzinoms geführt. Als Nebenwirkung können akneiforme Hauterscheinungen auftreten. Interessanterweise korreliert das Auftreten dieser Nebenwirkungen mit der Antitumorwirkung der Substanz.

11.4.5 Bevacizumab

Mit dem gegen den gefäßendothelialen Wachstumsfaktor (VEGF) gerichteten monoklonalen Antikörper Bevacizumab wurde das Konzept verwirklicht, den Tumoren die Blutversorgung zu erschweren. **Bevacizumab**[5] ist für das kolorektale Karzinom zugelassen, zeigt aber auch bei anderen Tumoren (z. B. Nierenzellkarzinom) Wirkung.

11.4.6 Radionuklid-gekoppelte Antikörper

CD20-Antikörper sind auch an Radionuklide gekoppelt worden. **Yttrium-90 Ibritumomab Tiuxetan**[6] ist auch in Deutschland zugelassen. Damit kann eine interne zielgerichtete Bestrahlung durchgeführt werden, wobei durch den so genannten **Cross-fire-Effekt** eine Bestrahlung über die Einzelzelle hinaus vor Ort stattfindet. Radioimmunkonjugate haben sich gegenüber Rituximab bei Lymphompatienten als potenter erwiesen. Man muss allerdings betonen, dass Rituximab inzwischen oft mit Chemotherapeutika kombiniert wird und dass die Radioimmunkonjugate mit erheblicher Knochenmarktoxizität aufwarten. Speziell in der Konditionierungsphase vor Knochenmarkstransplantation erscheinen Radioimmunkonjugate aber interessant.

11.4.7 Chemotherapeutika-gekoppelte Antikörper

In den USA ist auch ein Chemotherapie-Immunkonjugat, nämlich **Gemtuzumab Ozogamicin**[7], beim Rezidiv der Akuten Myeloischen Leukämie zugelassen worden. Es handelt sich hierbei um ein Konjugat des hochtoxischen Calicheamicin, einem Karbohydrattoxin, mit einem Antikörper gegen CD33. Das CD33-Antigen ist auf einem Teil der normalen myeloischen Zellen und bei den Blasten der meisten Patienten mit Akuter Myeloischer Leukämie exprimiert, und entsprechend kommt es nach der Gabe dieses Konjugates auch zum Abfall nicht maligner myeloischer Knochenmarkszellen. Während die Hämatoxizität der einer konventionellen Polychemotherapie der AML vergleichbar ist, ist das Nebenwirkungsspektrum günstiger, wenn man von einer nennenswerten Lebertoxizität absieht. Gerade zur Behandlung von Patienten mit Akuter Myeloischer Leukämie, die eine intensive Chemotherapie nicht mehr vertragen, bietet Gemtuzumab Ozogamicin eine Alternative.

11.4.8 Fusionsproteine gegen CD25

Denileukin Diftitox[8] ist kein Antikörper-Immunkonjugat, sondern ein gentechnisch hergestelltes Fusionsprotein aus dem Zytokin IL-2 und einem Teil des Diphterietoxins. Es bindet somit an das CD25-Antigen, gegen das im Übrigen auch der CD25-Antikörper **Daclizumab** bzw. **Basiliximab**[64] gerichtet ist. Es ist speziell zur Behandlung von kutanen T-Zell-Lymphomen erfolgreich eingesetzt worden, kann aber auch schwere Nebenwirkungen hervorrufen.

11.4.9 Ausblick

Durch monoklonale Antikörper können gezielt molekulare Strukturen auf Tumorzellen attakiert werden. Komplementbildung, Immunzellen und Apoptosesignale sind die tumoriziden Wirkungsmechanismen. Eine nennenswerte Anzahl von weiteren Antikörpern ist in der klinischen Erprobung und wird es insbesondere erlauben, multimodale Angriffsstrategien zu verfolgen. Das Potential von Antikörpern kann noch grundsätzlich optimiert werden; dabei sind sowohl Modifikationen am Molekül, die ein besseres Heranführen an Immunzellen erlauben, wie auch das Explorieren von kleinen, gut penetrierenden Immunfragmenten notwendig.

11.5 Signaltransduktionshemmer

11.5.1 Imatinib

Der Tyrosinkinaseinhibitor **Imatinib**[9] brachte einen erheblichen Fortschritt in der Behandlung der Philadelphia-Chromosom-positiven Chronischen Myeloischen Leukämie. Durch reziproke Translokation zwischen den Chromosomen 9 und 22 (Philadelphia-Chromosom ist das entstandene kleine Chromosom 22) entsteht ein neuer Genort bcr-abl, der für eine neue Tyrosinkinase kodiert. Bei CML und Philadelphia-Chromosom positiven ALL haben die Tumorzellen damit einen Wachstumsvorteil. Imatinib hemmt spezifisch die Tyrosinkinase bcr-abl. Durch Applikation von Imatinib wird selektiv die Zellproliferation gehemmt und Apoptose induziert. Imatinib wird über CYP3A4 metabolisiert. Eine verzögerte Elimination von Imatinib ist also bei gleichzeitiger Gabe von CYP3A4-Inhibitoren (Erythromycin, Fluconazol) möglich. Die Nebenwirkungen sind erstaunlich gering, Leberenzymerhöhungen stehen im Vordergrund. In wieweit Imatinib langfristig erfolgreich ist, kann noch nicht abschließend beurteilt werden. Aufgrund ähnlicher Wirkmechanismen können auch gastrointestinale Stromazelltumoren behandelt werden, und so diesen schwer zu behandelnden Patienten eine bessere Prognose ermöglicht werden.

11.5.2 Erlotinib

Erlotinib[65] hemmt die intrazelluläre Phosphorylierung der EGFR (Epidermal Growth Factor Receptor)-Tyrosinkinase. Die EGFR-Familie ist für die medikamentöse Tumortherapie ein attraktives Ziel, da sie bei Tumorerkrankungen häufig überexprimiert ist, viele essentielle Zellprozesse reguliert und häufig mit einer schlechteren Prognose assoziiert ist. Erlotinib wird ebenfalls über CYP3A4 metabolisiert. Bei gleichzeitiger Therapie mit anderen Arzneimitteln, die dieses Enzym hemmen oder induzieren, kam es zu einem deutlichen Anstieg bzw. Abfall der Plasmakonzentrationen. Die Substanz wird zurzeit zur Therapie des nicht kleinzelligen Bronchialkarzinoms eingesetzt und zeigt auch beim Pankreaskarzinom Wirkung.

11.5.3 Proteasominhibitoren

Ein weiteres Zielprotein ist das 26S-Proteasom. Dieser Proteinkomplex spielt beim Abbau zellulärer Proteine eine wichtige Rolle. **Bortezomib**[11] führt zu einer reversiblen Hemmung der Proteasomaktivität und damit zu einer Proteolysehemmung. Ein vermutlich wichtiger Wirkungsmechanismus im Hinblick auf die Tumortherapie ist, dass die Proteosominhibition indirekt dazu führt, dass der Transkriptionsfaktor NF-κB nicht seine Proliferations-stimulierenden Effekte im Zellkern auslösen kann. Bortezomib hat die Zulassung für das Multiple Myelom erhalten und wird zurzeit bei soliden Tumoren in Studien getestet. Neuropathien, Thrombopenie und Diarrhoe sind die häufigsten Nebenwirkungen.

11.6 Andere Antitumorsubstanzen

11.6.1 Retinolsäure

Die **Retinolsäure** (ATRA, all-trans-Retinoinsäure, Tretinoin)[66] erlaubt die malignen Promyelozyten der Akuten Promyelozytenleukämie zu Granulozyten reifen zu lassen und dann einen normalen apoptotischen Absterbeprozess einzuleiten. Diese Therapie hilft außerdem Blutungen zu vermeiden, die noch verstärkt

---

[64] Zenapax® bzw. Simulect®
[65] Tarceva®
[66] Vesanoid®

durch die Einleitung der Chemotherapie, durch eine dissiminierte intravasale Gerinnung bei zusätzlicher Thrombopenie bei dieser AML-Untergruppe häufig und vital bedrohend sind. Alleine ist ATRA bei den meisten Patienten nicht kurativ. Kombiniert mit einer Chemotherapie erzielt man jedoch optimale Effizienz und Heilungen bei der Mehrheit der Patienten. Nebenwirkungen sind vor allem Thrombosen sowie ein auf Steroide gut ansprechendes Atemnotsyndrom (ATRA-Syndrom).

11.6.2 Thalidomid

Das als Contergan® in Verruf geratene Hypnotikum zeigt durch seine immunmodulierende und antiangiogenetische Wirkung klinische Nützlichkeit insbesondere bei Patienten mit rezidivierten Plasmazelltumoren (Multiples Myelom), es wird aber auch bei soliden Tumoren getestet. Periphere Polyneuropathie und Müdigkeit sind die dosislimitierenden Faktoren. Bei Frauen im gebärfähigen Alter ist Thalidomid strengstens kontraindiziert. Besser verträgliche Präparate der gleichen Gruppe, so genannte immunomodulatorische Derivate (IMD), sind in klinischer Testung.

11.7 Hormone und Hormonantagonisten

Diese Substanzgruppe kann bei Tumorpatienten einerseits antiproliferativ, und andererseits zur supportiven Therapie eingesetzt werden. Tumoren, deren Wachstum hormonabhängig ist, sind z. B. Prostata-, Mamma- und Endometriumkarzinom. Verwendet werden entweder physiologische Hormone, Hormonanaloga, Hormonantagonisten sowie Hemmstoffe der Hormonsynthese. Man unterscheidet dabei eine **ablative** Ausschaltung der Hormonproduktion, eine **additive** Gabe gegengeschlechtlicher Hormone, die die endogene Hormonproduktion hemmen und eine kompetitive Behandlung mit Hormonantagonisten.

11.7.1 Gonadotropin-releasing-Hormon-Analoge

Gonadotropin-releasing-Hormon (= GnRH = LHRH) stimuliert die Freisetzung von LH/FSH aus der Hypophyse. Eine Bindung von GnRH an seine hypophysären Rezeptoren führt zwar primär zu einer Steigerung der LH/FSH-Freisetzung (Flare-Phänomen), bei lang dauernder Besetzung dieser Rezeptoren kommt es jedoch zu einer Rezeptor-Desensibilisierung mit der Konsequenz eines Abfalls der LH/FSH-Ausschüttung und damit der Testosteronspiegel. Die GnRH-Analoga **Buserelin**[67], **Goserelin**[68] und **Leuprorelin**[69] werden zur Behandlung des fortgeschrittenen Prostatakarzinoms bzw. des Mammakarzinoms eingesetzt.

11.7.2 Antiöstrogene

Zu dieser Substanzgruppe gehören die Östrogenrezeptor-Antagonisten sowie Hemmstoffe der Östrogensynthese.

Östrogenrezeptor-Antagonisten

Der Östrogenrezeptor-Antagonist **Tamoxifen**[70] blockiert die peripheren Östrogenwirkungen durch Bindung an die Östrogenrezeptoren. Dadurch wird die Expression östrogenregulierter Gene (z. B. von Wachstumsfaktoren) gehemmt. Die Wirksamkeit ist beim hormonrezeptorpositiven Mammakarzinom in adjuvanter Situation unabhängig vom Menopausen-Status gut belegt (Reduktion des Rezidivrisikos, Verlängerung der Überlebenszeit). Zu beobachten ist dabei eine Zunahme der Häufigkeit eines Endometriumkarzinoms, bei allerdings gleichzeitig deutlicher Reduktion der Häufigkeit des kontralateralen Mammakarzinoms. Tamoxifen wird außerdem zur Palliativbehandlung metastasierter Mammakarzinome eingesetzt. Das dem Tamoxifen strukturell sehr ähnliche **Toremifen**[71] wird ebenfalls zur Behandlung hormonabhängiger, metastasierender Mammakarzinome eingesetzt.

Aromatasehemmer

Das Enzym Aromatase katalysiert einen wichtigen Schritt der Östrogensynthese. Es wird im Ovar, in verschiedenen anderen peripheren Geweben (Fett, Muskulatur), aber auch im Mammakarzinom exprimiert. Bei postmenopausalen Frauen wird Östradiol hauptsächlich in peripheren Geweben unter Mitwirkung der Aromatase gebildet. Durch Gabe von Aromatase-Hemmstoffen kommt es somit zu reduzierten Plasmakonzentrationen von Östradiol im Blut. Vermutlich spielt für die Antitumorwirkung von Aromatase-Hemmstoffen auch die verminderte intratumorale Östradiolbildung eine Rolle. Die Aromatasehemmer können in die nichtsteroidalen Substanzen (**Aminoglutethimid**[72], **Anastrozol**[73], **Letrozol**[74]), die reversible Hemmstoffe sind, sowie die steroidalen Substanzen (**Exemestan**[75]), die irreversibel die Aromatase hemmen, unterteilt werden. Indiziert sind sie beim fortgeschrittenen Mammakarzinom bei postmenopausalen Frauen.

---

67 Profact®
68 Zoladex®
69 Enantone-Gyn®
70 Tamoximerck®, Tamox AbZ®
71 Fareston®
72 Orimeten®
73 Arimidex®
74 Femara®
75 Aromasin®

11.7.3 Gestagene

Gestagene können das Wachstum bestimmter Tumore (Mamma- und Endometriumkarzinom) hemmen. Der zugrunde liegende Mechanismus ist komplex und noch nicht komplett verstanden. Eine wesentliche Rolle scheinen die antiöstrogenen Wirkungen (z. B. Abnahme der Östrogen-Rezeptoren an den Tumorzellen) zu spielen. Beobachtet wird auch ein direkter, Östrogen-unabhängiger, wachstumshemmender Effekt. Die Substanzen **Megestrolacetat**[76] und **Medroxyprogesteronacetat**[77] werden zur palliativen Behandlung von Mamma- und Endometriumkarzinomen eingesetzt.

11.7.4 Antiandrogene

Antiandrogene unterbinden den Androgenstimulus auf die Prostatakarzinomzelle. Zur palliativen Therapie des fortgeschrittenen Prostatakarzinoms werden das steroidale Antiandrogen **Cyproteronacetat**[78] sowie die nicht-steroidalen Antiandrogene **Bicalutamid**[79] und **Flutamid**[80] eingesetzt.

11.7.5 Glucocorticoide

Glucocorticoide finden in der medikamentösen Tumortherapie einen breiten Einsatz. Dies beruht zum einen auf der antiproliferativen Wirkung bei einigen Tumoren (Multiples Myelom, Leukämien, Lymphome). Zum anderen haben sie eine antiemetische Wirkung. Bei tumorbedingten Schwellungen, wie etwa Hirnödem, können sie ebenfalls eingesetzt werden.

11.8 Therapiedurchführung

Die internistisch-onkologische Behandlung setzt voraus, dass eine suffiziente Diagnostik durchgeführt wurde, die die Erkrankungsart und -ausdehnung zu beurteilen erlaubt. Lediglich in Notfällen, wie etwa bei einer tumorbedingten oberen Einflussstauung oder aber einer nicht angehbaren ZNS-Manifestation, darf eine Behandlung vorher begonnen werden. Bei intravasaler Gabe ist auf einen zuverlässigen Venenzugang zu achten. Besonders gewebstoxische Stoffe wie Doxorubicin sollen langsam i. v. unter ärztlicher Beobachtung gegeben werden, ein Zytostasenotfallset sollte zur Hand sein.

Die Zytokine G-CSF (Granulozyten-Kolonie-stimulierender-Faktor; Filgrastim) und GM-CSF (Granulozyten-Makrophagen-Kolonie-stimulierender-Faktor; Molgramostim) dienen zur **Rekonstitution der Granulopoese** nach intensiver Chemotherapie. Sie können die Häufigkeit von Fieberepisoden senken und dazu beitragen, schwere neutropenische Infektionen zu bekämpfen. G-CSF, das ebenfalls bei der Gewinnung peripherer Blutstammzellen zur autologen Knochenmarkstransplantation von unschätzbarem Wert ist, wird GM-CSF vorgezogen, da es kein Fieber induziert.

Supportive Therapie bei Tumorerkrankungen

Die internistische Tumortherapie, die oft aus der Kombination verschiedener Chemotherapeutika besteht, wird um eine **supportive Therapie** ergänzt. Diese beginnt mit einer ausreichenden **Hydrierung** vor der Chemotherapie zur Verhinderung eines Tumorlyse-Syndroms. Bei bestimmten Substanzen erfolgt eine **Urinalkalisierung** und bei Tumoren mit hoher Zellzahl und schnellem Zerfall die Gabe von Allopurinol[81]. Corticosteroide (Prednison[82], Dexamethason[83]) werden gern wegen ihrer antiödematösen und antiemetischen Wirkung mitgegeben; zu beachten ist neben psychischen und diabetogenen Effekten auch eine lymphozide Wirkung, die bei lymphatischen Leukämien und Lymphomen genutzt werden kann. Ein bedrohlich schneller Zellzerfall kann jedoch bei einschleichender Dosierung meist vermieden werden.

Eine suffiziente **Antiemese** ist auch für eine kontinuierliche, weitere Therapiedurchführung von hohem Wert, nimmt sie der Chemotherapie für den Patienten ganz wesentlich den Schrecken. 5-HT3-Serotoninantagonisten wie Ondansetron[84] haben das größte antiemetische Potential und können bei Bedarf um Steroide und Benzodiazepine ergänzt werden. NK1 (Neurokinin 1)-Rezeptorenblocker bereichern mittlerweile das Spektrum der antiemetischen Therapie (Aprepitant[85]). Allerdings sollte das bewährte Metoclopropamid[86] mit seiner propulsorischen Wirkung nicht unterschätzt werden. Der obstipierenden, bei neutropenischen Patienten nicht ungefährlichen Wirkung der 5-HT3-Serotoninantagonisten, kann so begegnet werden.

Bei einigen Tumoren können Hyperkalzämie und Knochenschmerzen mit oder ohne pathologischer Fraktur führend sein. Bei hohen Serum-Calciumwerten können (auch hypertonische) Kochsalzlösungen, Diuretika, Calcitonin und moderne Bisphosphonate wie **Zoledronat**[87] eingesetzt werden.

---

[76] Megestat®
[77] Clinovir®
[78] Androcur®, Cyproteronacetat-GRY®
[79] Casodex®
[80] Fugerel®
[81] Zyloric®, Allopurinol-ratiopharm®
[82] Decortin®, Prednisolon-ratiopharm®
[83] Fortecortin®, Dexamethason-ratiopharm®
[84] Zofran®
[85] Emend®
[86] Paspertin®, MCP-ratiopharm®
[87] Zometa®

Weiterführende Literatur

Arteaga CL (2003) Inhibiting tyrosine kinases: success and limitations. Cancer Biol Ther 2 (4 Suppl 1): S79-S83

Berger DP, Engelhardt R, Mertelsmann R (2002) Das Rote Buch, Hämatologie und Internistische Onkologie. Ecomed Verlag, Landsberg

Blakey DC (2003) Anti-cancer drug discovery and development summit. Expert Opin Investig Drugs 12: 1577-1582

Deutsche Gesellschaft für Hämatologie und Onkologie, www.dgho.de

Nahta R, Esteva FJ (2003) HER-2 targeted therapy: lessons learned and future directions. Clin Cancer Ther 9: 5078-5084

National Cancer Institute, USA, www.nci.nih.gov

12 Therapie mit Immunsuppressiva und Immunmodulatoren

K. Resch, M. Szamel

12.1 Pathophysiologische Vorbemerkungen

Alle Lebewesen stehen in einer ständigen Auseinandersetzung mit ihrer Umwelt. Diese bietet nicht nur Nahrung und nimmt Stoffwechselprodukte auf, sondern enthält auch Gifte oder Krankheitserreger. Das Immunsystem hat die Aufgabe, in den Organismus eingedrungene Fremdstoffe zu erkennen und auf geeignete Weise unschädlich zu machen. Dabei reagieren Lymphozyten mit der großen Vielfalt ihrer spezifischen Rezeptoren ($>10^8$) sehr präzise mit Antigenen und lösen so eine sehr spezifische Immunantwort aus. Die Elimination des Antigens geschieht durch Aktivierung humoraler (zum Beispiel Antikörper, Komplement) oder zellulärer (zum Beispiel zytotoxische T-Lymphozyten, aktivierte Monozyten/Makrophagen, Granulozyten) Effektormechanismen, die sich häufig als Entzündung äußern. Alle diese Mechanismen sind sehr wirksam und werden daher physiologisch in engen Grenzen gesteuert und geregelt. Dabei ist es wichtig, dass sie begrenzt bleiben und sich nicht gegen das Lebewesen selbst richten und dieses schädigen.

Die Kontrolle kann gestört sein, und dann können Immunreaktionen schwere Krankheiten, wie **Allergien** oder **Autoimmunerkrankungen**, hervorrufen. Immunreaktionen sind auch unerwünscht, wenn sie den Erfolg ärztlicher Eingriffe, wie bei Transplantation von Fremdorganen oder -zellen, zunichte machen. Hier wird die Notwendigkeit einer **immunsuppressiven Therapie** unmittelbar verständlich. Immer mehr wird klar, dass auch bei allen chronisch-entzündlichen Erkrankungen Immunreaktionen die entzündliche Reaktion auslösen und perpetuieren. Wenngleich bei diesen Erkrankungen zunächst die Beeinflussung der Entzündung durch Antiphlogistika im Vordergrund steht, stellen Immunsuppressiva zumindest bei schweren Verlaufsformen eine sinnvolle Ergänzung dar.

Immunreaktionen können auch **defizient** sein und keinen ausreichenden Schutz gegen z. B. ubiquitäre Infektionserreger bieten. Dies ist bei allen angeborenen oder erworbenen Immundefekterkrankungen der Fall. Wichtigstes therapeutisches Ziel ist hier die Wiederherstellung einer ausreichenden Abwehrleistung. Eine **Immunstimulation** bei normalem Immunsystem geschieht in der Vorstellung, bei schwer beherrschbaren Infekten oder malignen Tumoren Abwehrleistungen gegen schwache Antigene zu ermöglichen oder zu verstärken.

12.2 Behandlung mit Immunsuppressiva

12.2.1 Prinzipien der Behandlung

Bei jeder Immunreaktion reagieren von allen vorhandenen Lymphozyten lediglich einige wenige spezifische Lymphozytenklone. Das ideale therapeutische Ziel wäre daher, diese Klone gezielt auszuschalten. Dies ist wegen der großen Vielfalt der Lymphozyten mit mehr als 10^8 unterschiedlichen Rezeptoren, z. B. durch Rezeptor-Antagonisten, nur sehr schwer möglich. Damit ergibt sich für die Immunsuppression vor allem die Möglichkeit, Lymphozyten unspezifisch zu treffen. Dies stellt einen schweren Eingriff in den Organismus dar, da neben der erwünschten Suppression, beispielsweise bei einer Autoimmunerkrankung, auch lebensnotwendige Abwehrleistungen in Mitleidenschaft gezogen werden. Die Folge kann eine verminderte Abwehr von Infektionen mit evtl. letalem Ausgang sein.

Als Immunsuppressiva werden insbesondere die in ◘ Tab. 12.1 aufgeführten Arzneistoffe genutzt. Ein Teil gehört zu den Zytostatika, die aufgrund ihrer allgemeinen Wirkungsweise zytotoxisch wirken und daher auch die Zahl von Lymphozyten vermindern; Glucocorticoide und die moderneren Immunsuppressiva sind für Lymphozyten **nicht zytotoxisch,** sondern hemmen deren Aktivierung oder Vermehrung. Bei allen Immunsuppressiva ist die Häufigkeit von Malignomen und lymphoproliferativen Erkrankungen erhöht.

12.2.2 Immunsuppressiva aus der Gruppe Zytostatika

Cyclophosphamid

Cyclophosphamid gehört zu den alkylierenden Zytostatika (► Kap. 11.2). Durch kovalente Quervernetzung von DNA-Strängen kommt es zur Hemmung der Replikation aller sich teilenden Zellen, nachfolgend zu Funktionsverlust und Zelltod. Lymphozyten reagieren sehr empfindlich auf **Cyclophosphamid**.

Durch Cyclophosphamid wird die Zahl von T- und B-Lymphozyten gleichermaßen vermindert; dadurch werden sowohl humorale (= Antikörperproduktion) wie auch zelluläre Immunreaktionen beeinflusst; bei niedriger Dosierung scheinen die Letzteren bevorzugt gehemmt zu werden. Bei Dosen unter 1 mg/kg/Tag kann es zu einer Verstärkung von Immunreaktionen kommen, da suppressive T-Lymphozyten besonders empfindlich gegenüber Cyclophosphamid sind.

Als wichtigste unerwünschte Wirkung kommt es zur allgemeinen **Knochenmarkdepression** und damit zur Verminderung aller zellulären Blutelemente (Panzytopenie); relativ selten werden Thrombozytopenien gefunden. Zudem können auftreten: reversibler Haarausfall, Störungen der Funktion des ZNS, Stomatitis und Gastroenteritis. Durch die Anhäufung toxischer Metaboliten kommt es bei Gesamtdosen von mehr als 500 mg zu therapieresistenter hämorrhagischer Cystitis, die prophylaktisch durch Mesna gemildert werden kann (► Kap. 11.2).

Azathioprin

Die Substanz wird **in vivo** rasch in 6-Mercaptopurin umgewandelt. Dieses hemmt als Antimetabolit die physiologische Biosynthese der Purinnukleotide; zudem wird es in DNA und RNA eingebaut und stört als falscher Baustein deren Funktion. Dies führt zu Funktionsverlust und Tod der Zelle.

Tab. 12.1. Wichtige Immunsuppressiva – Bioverfügbarkeit und Dosierung

Wirkstoff	Handelsname (Beispiele)	Bioverfügbarkeit (oral) [%]	Halbwertszeit	Mittlere Tagesdosis
Cyclophosphamid	Endoxan®	70–80	7,5 h	2–10 mg/kg KG
Azathioprin	Imurek®	90	2 h	1,5–3 mg/kg KG
Methotrexat	Methotrexat Lederle®	variabel	2–4 h	0,1 mg/kg KG
Methotrexat niedrig dosiert	MTX-Hexal®	variabel	2–4 h	7,5–25 mg/Woche
Mycophenolat mofetil	CellCept®	94	16 h	2 g
Prednison	Decortin®	85	1,5–2 h	nach den allgemeinen Richtlinien für Glucocorticoide
Ciclosporin	Sandimmun®	20–50	19 h	4–8 mg/kg KG
Tacrolismus	Prograf®	5–55	12–16 h	0,1–0,2 mg/kg KG
Sirolismus	Rapamune®	14–18	62 h	2 mg
Everolimus	Certican®	variabel	28 h	1,5 mg in zwei Einzeldosen
Muromonab-CD3	Orthoclone OKT3®	nur i. v.	n. b.	5 mg
Basiliximab	Simulect®	nur i. v.	7 Tage	20 mg (2-mal gesamt)
Daclizumab	Zenapax®	nur i. v.	20 Tage	1 mg/kg KG (5-mal gesamt)

Azathioprin (bzw. 6-Mercaptopurin) trifft stärker T- als B-Lymphozyten; daher beeinflusst es bevorzugt zelluläre Immunreaktionen. Auf die Antikörpersynthese hatte Azathioprin in mehreren klinischen Studien keinen nachweisbaren Einfluss.

Azathioprin trifft alle sich teilenden Zellen. Die wichtigsten unerwünschten Wirkungen betreffen das Knochenmark. Durch Hemmung der Schleimhautproliferation wird Nausea, Erbrechen und Anorexie hervorgerufen; seltener ist eine cholestatische Hepatose.

Methotrexat

Es hemmt als Antimetabolit der Folsäure die Dihydrofolatreduktase (► Kap. 11.2). Dadurch wird vermindert Tetrahydrofolsäure gebildet, die zur Übertragung von Methylgruppen gebraucht wird. Als Folge ist die Bildung von Thymidin und der Purin-Basen vermindert, was zu Funktionsverlust und Tod der Zelle führt. Durch (indirekte) Hemmung von Adenosin- und AMP-Desaminasen kommt es zudem zur Freisetzung von Adenosin, das über Adenosin-Rezeptoren immunsuppressiv und entzündungshemmend wirkt.

B-Lymphozyten scheinen gegenüber **Methotrexat** empfindlicher als T-Lymphozyten zu sein. Dementsprechend wurde eine größere Wirksamkeit bei der Antikörperbildung als bei den zellulären Immunreaktionen gefunden.

Die wichtigste unerwünschte Wirkung ist eine allgemeine Knochenmarkdepression. Häufig sind Leberschäden, Magenulzeration und hämorrhagische Enteritis. Wegen des hohen Anteils von Methotrexat, der unverändert renal ausgeschieden wird, sind Nierenschädigungen häufig.

Methotrexat hemmt in niedriger Dosierung (z. B. 7,5–25 mg 1-mal pro Woche) die Aktivität von Entzündungszellen und wirkt damit antiinflammatorisch, ohne messbar das Immunsystem zu supprimieren. Dies wird bei der »Basistherapie« der chronisch-rheumatischen Arthritis ausgenutzt (► Kap. 23.3).

Mycophenolat mofetil, Mycophenolat

Das Prodrug Mycophenolat mofetil wird **in vivo** rasch in Mycophenolsäure metabolisiert. Mycophenolsäure hemmt die Inosinmonophosphatdehydrogenase, ein Schlüsselenzym bei der **de novo**-Synthese von Purin-Basen, auf die T- und B-Lymphozyten angewiesen sind, während andere Zellen einen großen Teil ihrer Purin-Basen wiederverwerten können. Dadurch wird die DNA-Synthese von Lymphozyten bevorzugt (»selektiv«) gehemmt.

Unerwünschte Wirkungen sind Diarrhoe, Erbrechen, Harnwegs- und andere Infektionen, Leukopenie, Anämie sowie Hypertonie.

12.2.3 Aktivierungshemmende Antikörper

Muromonab-CD3

Die Anzahl von Lymphozyten kann durch Antikörper gegen Antigene vermindert werden, die auf allen Lymphozyten einer Klasse vorkommen. Der murine monoklonale Antikörper Muromonab-CD3 richtet sich gegen invariable Bestandteile des Antigenrezeptor-Komplexes humaner T-Lymphozyten (CD3). Es hemmt die Aktivierung und vermindert durch Komplementlyse selektiv diese Klasse von Lymphozyten. Muromonab-CD3 wird bei Abstoßungskrisen nach Organtransplantation eingesetzt. Eine wichtige Indikation ist die **postoperative Phase** nach **Lebertransplantation**, wenn aufgrund der noch nicht stabilisierten Leberfunktion keine konstanten Blutspiegel von Immunsuppressiva, z. B. von Ciclosporin oder Tacrolimus, erreicht werden.

Wichtige unerwünschte Wirkung ist das **Zytokin-Freisetzungs-Syndrom**, das durch die initiale Aktivierung der Lymphozyten verursacht wird (bevor sie durch Aktivierung von Komplement zerstört werden) und mehrere Stunden anhalten kann. Die Symptome reichen von grippeähnlichen Erscheinungen bis zu schockähnlichen Reaktionen mit schwerwiegender Beteiligung von Atmung, Herz und Kreislauf. Daneben treten reversible neuro-psychiatrische Reaktionen auf.

Als muriner Antikörper führt Muromonab-CD3 sehr rasch zur Bildung von Anti-Antikörpern. Neben humanen anti-Maus-Antikörpern (HAMA) werden häufig auch antiidiotypische Antikörper gebildet. Die rasche immunologische Blockade begrenzt die Therapie auf 10 bis 14 Tage.

12.2.4 Glucocorticoide

Wie sämtliche Glucocorticoide binden **Prednison** und **Prednisolon** an den spezifischen zytosolischen Glucocorticoid-Rezeptor. Nach der Translokation des Rezeptor-Glucocorticoid-Komplexes in den Zellkern wird die Transkriptionsrate der mRNA von 50 bis 100 Proteinen verändert. Neben der gesteigerten Synthese vor allem von Enzymproteinen kann auch die Synthese anderer Proteine abgeschaltet werden. Auf dem letzten Mechanismus beruht die immunsuppressive wie auch die anti-phlogistische Wirkung. Bedeutsam für die immunsuppressive Wirkung ist v. a. die Hemmung der Synthese von Zytokinen, wie Interleukin-1, Interleukin-2 und Tumor-Nekrose-Faktor, die an der Aktivierung von Lymphozyten beteiligt sind.

Glucocorticoide hemmen bevorzugt die Aktivierung von T-Lymphozyten; dadurch haben sie eine starke suppressive Wirkung auf zelluläre Immunreaktionen (► Kap. 23.1.4). Die Antikörpersynthese wird nicht oder nur bei sehr hohen Konzentrationen geringfügig beeinflusst.

Die unerwünschten Wirkungen hängen von der Dosis der Glucocorticoide und der Behandlungsdauer ab und resultieren aus der zu starken Ausprägung ihrer physiologischen Wirkungen. Die häufigsten sind Osteoporose, Wachstumsstörungen bei Kindern, Manifestation oder Entgleisen eines Diabetes mellitus (weitere Einzelheiten ► Kap. 24.3).

12.2.5 Calcineurin-Inhibitoren

Ciclosporin

Ciclosporin ist ein wasserunlösliches cyclisches Peptid aus 11 Aminosäuren, das von dem Pilz **Tolypocladium inflatum** gebildet wird. Es hemmt die Bildung von Interleukin-2 (und anderen Zytokinen), sodass die Vermehrung antigenreaktiver T-Lymphozyten unterbleibt. Ein zytosolischer Rezeptor (Cyclophilin) wurde als das Enzym Prolincis/trans-Isomerase identifiziert. Als molekularer Mechanismus der Wirkung wurden gefunden: Eine direkte Beeinflussung der Transkription von mRNA für z. B. Interleukin-2 durch Hemmung der Proteinphosphatase Calcineurin (Calcineurin Inhibitor), wodurch der Transkriptionsfaktor NFAT nicht in den Kern transloziieren kann, und die Blockierung der Signaltransduktion bei der Aktivierung durch den Antigenrezeptor.

Ciclosporin hemmt vorwiegend die Aktivierung von T-Lymphozyten; dadurch werden bevorzugt zelluläre Immunreaktionen unterdrückt. Die Antikörpersynthese wird nur wenig vermindert.

Bei Konzentrationen im therapeutischen Bereich führt Ciclosporin zu (reversiblen) Nierenfunktionsstörungen. Es ist bei hoher Dosierung, bei Vorliegen einer Nierenschädigung oder in Kombination mit anderen nephrotoxischen Arzneistoffen (z. B. Aminoglykosiden) akut nephrotoxisch. Andere unerwünschte Wirkungen sind Störung der Leberfunktion, mit Hyperlipidämie und Hypercholesterinämie, Tremor, Hypertrichose und Hypertrophie der Gingiva, selten Ödeme und Bluthochdruck.

Wegen der unsicheren Bioverfügbarkeit und Metabolisierung muss die Therapie mit Ciclosporin unter fortlaufender Kontrolle der Blut- (oder Plasma-)Konzentration erfolgen. Angestrebt werden Talspiegel in einem sog. »therapeutischen Fenster« zwischen 100 und 200 ng/ml Vollblut.

Tacrolimus

Das Makrolid-Antibiotikum Tacrolimus (FK 506) hemmt nach Bindung an einen zytosolischen Rezeptor (**FK-binding protein** = FKBP) durch einen Mechanismus, der dem von Ciclosporin sehr ähnlich ist, die Aktivierung von T-Lymphozyten. Tacrolimus ist 50- bis 100fach potenter als Ciclosporin. Angestrebte Talspiegel liegen bei 4–12 ng/ml. Es verhindert wirksamer als Ciclosporin schwere Abstoßungsreaktionen bei Nieren-, Leber- und Herztransplantation; allerdings treten mehr schwere unerwünschte Wirkungen auf.

Ähnlich wie Ciclosporin führt die Gabe von Tacrolimus im therapeutischen Dosisbereich zu reversiblen Nierenfunktionsstörungen. Bei hohen Wirkspiegeln, dem Vorliegen einer Nierenschädigung oder bei der Kombination mit anderen nephrotoxischen Arzneimitteln wirkt es ebenfalls akut nephrotoxisch. Tacrolimus führt häufig zu zentralnervösen Störungen, selten zu neurotoxischen Symptomen.

Andere unerwünschte Wirkungen sind Hyperlipidämie und Hypercholesterinämie, Hyperglykämie, Bluthochdruck, Herzrhythmusstörungen, Herzinsuffizienz, Leuko- und Thrombopenien sowie selten allergische Reaktionen.

Wegen der unsicheren Bioverfügbarkeit muss die Therapie anhand klinischer Parameter und Vollblut-Talkonzentrationen erfolgen.

Pimecrolimus

Pimecrolimus[1] ist ein Ascomycinderivat, das wie Tacrolimus nach Bindung an FKBP-12 die Synthese von IL-2 hemmt. Es ist nur für die topische Anwendung bei entzündlichen Hauterkrankungen zugelassen.

12.2.6 Hemmstoffe der Interleukin-2 abhängigen Zellproliferation

Sirolimus/Everolimus

Sirolimus[2], häufig auch als Rapamycin bezeichnet, ist ein Makrolidlacton, das aus dem Ascomyceten **Streptomyces hygroscopicus** isoliert wurde und große strukturelle Ähnlichkeit mit Tacrolimus aufweist. Nach Bindung an seinen cytosolischen Rezeptor FKBP-12 wirkt es jedoch nicht als Calcineurininhibitor. Stattdessen wird die multifunktionelle Serin-/Threonin-Kinase mTOR (**mammalian target of rapamycin**) inhibiert. Dadurch wird die für die Zellproliferation notwendige Aktivierung der S6-Kinase unterbunden. Sirolimus hemmt zusätzlich die durch Wachstumsfaktoren induzierte Proliferation verschiedener Nicht-Immunzellen und vermindert Tumorwachstum und Angiogenese.

Sirolimus wird nach oraler Gabe interindividuell sehr variabel resorbiert, maximale Blutspiegel werden nach etwa einer Stunde erreicht. Seine Halbwertszeit beträgt 62 Stunden, so dass ein **Steady State** trotz erhöhter Initialdosis erst nach mehr als einer Woche erreicht wird. Sirolimus wird durch CYP3A4 vollständig metabolisiert und fast ausschließlich über die Galle ausgeschieden.

Sirolimus wird initial in Kombination mit Ciclosporin und Glucocorticoiden verabreicht. Nach 2–3 Monaten kann das Ciclosporin stufenweise abgesetzt werden. Die Dosis wird individuell angepasst, um Vollblut-Talspiegel von 4–12 ng/ml zu erzielen.

Ein deutlicher Vorteil von Sirolimus im Vergleich zu den Calcineurin-Inhibitoren Ciclosporin und Tacrolimus ist die fehlende Nephro- und Neurotoxizität. Als wichtigste unerwünschte Wirkungen wurden beobachtet: Hypercholesterinämie, Hypertriglyceridämie, Anämie und Thrombocytopenie, Lymphocele, Wundheilungsstörungen.

Das synthetisch hergestellte Rapamycinderivat Everolimus (**40-O-(2-Hydroxyethyl)rapamycin3**) zeigt die gleichen Wirkungen wie Sirolimus. Seine deutlich kürzere Halbwertszeit bei verbesserter oraler Resorption, aber auch schnellerer Ausscheidung, könnte sich als vorteilhaft bei der Einstellung der individuellen Dosierung erweisen.

Basiliximab und Daclizumab

Basiliximab und Daclizumab sind mit humanen Antikörpern chimärisierte murine monoklonale Antikörper, die spezifisch gegen einen Anteil des Interleukin-2-Rezeptors gerichtet sind und die Bindung des T-Lymphocyten-Wachstumsfaktors Interleukin-2 an seinen Rezeptor unterbinden. In Kombination mit Ciclosporin und Steroiden senken sie die Inzidenz der **akuten Abstoßungen** bei leber- und nierentransplantierten Patienten.

Basiliximab und Daclizumab führen nicht zu einem Zytokin-Freisetzungs-Syndrom. Da die Gesamtzahl an Lymphocyten nicht vermindert wird, spricht dies dafür, dass die Antikörper vorwiegend den IL-2-Rezeptor blockieren, ohne die T-Zellen zu zerstören.

Bei allen therapeutisch eingesetzten murinen monoklonalen Antikörpern kommt es sehr rasch zur Bildung von humanen **anti-Maus-Ig-Antikörpern**, die die Therapie begrenzen. Die Bildung dieser Antikörper ist bei mit humanen Antikörpern chimärisierten oder humanisierten Antikörpern deutlich vermindert.

Basiliximab wird am Tag der Transplantation und am vierten Tag danach verabreicht (jeweils 2-mal 20 mg).

Daclizumab wird in einer Dosierung von 1 mg/kg Körpergewicht innerhalb von 24 Stunden vor der Transplantation sowie weitere 4-mal im Abstand von 14 Tagen verabreicht.

12.2.7 Hemmstoffe der Lymphozyten-Migration

Efalizumab

Efalizumab[4] bewirkt eine Blockade bestimmter Adhäsionsmoleküle auf T-Lymphozyten (**Lymphocyten-Funktionsantigen 1**, LFA-1), sodass in der Folge die Interaktion mit ICAM-1 auf Endothelzellen und somit das Eindringen von T-Lymphocyten in entzündetes Gewebe verhindert wird.

Sein Einsatz ist bei der Behandlung schwerer Fälle von Psoriasis vorgesehen. Die Verwendung bei rheumatoider Arthritis wird zurzeit in klinischen Studien geprüft.

Alfacept

Alfacept[5] ist ein rekombinantes Fusionsprotein aus dem Integrin CFA-3 und IgG_1. Nach Bindung an den CD2-Rezeptor wird der LFA-3/CD2-Signalweg, der an der Aktivierung von T-Lymphozyten beteiligt ist, blockiert.

Alfacept soll wie Efalizumab (s. oben) zur Behandlung der Psoriasis eingesetzt werden.

12.2.8 Indikationen für eine immunsuppressive Therapie

Die **Transplantation** fremder Organe (z. B. Niere, Herz, Leber, Lunge) oder Zellen (z. B. Knochenmark) stellt eine Indikation für eine lebenslange Behandlung mit Immunsuppressiva dar.

---

1 Elidel®, Douglan®
2 Rapamune®
3 Certican®
4 Raptiva®
5 vorgesehener Handelsname Amevive®

Autoimmunerkrankungen kommen in einem Spektrum vor, das von organspezifischen Störungen bis zu systemischen Krankheiten reicht, die den ganzen Organismus betreffen. Die systemischen Autoimmunerkrankungen führen ohne Therapie in kurzer Zeit zum Tod oder zum Siechtum; sie stellen daher eine **absolute Indikation für Immunsuppressiva** dar. Hierzu gehören systemischer Lupus erythematodes (SLE), **mixed connective tissue disease** (MCTD), systemische Vaskulitiden und systemische Sklerose. Auch bei den nur ein Organ (oder die Organfunktion) betreffenden Autoimmunerkrankungen sind Immunsuppressiva indiziert, wenn der (Funktions-)Verlust des Organs schwere Folgen hat und nicht, wie z. B. bei der perniziösen Anämie, substituiert werden kann.

Beispiele für den Einsatz von Immunsuppressiva bei Autoimmunerkrankungen

- Blutkrankheiten: autoimmunhämolytische Anämie, idiopathische thrombozytopenische Purpura, idiopathische Leukämie;
- Nierenerkrankungen: Goodpasture-Syndrom, Lipoidnephrose;
- Erkrankungen des Gastrointestinaltrakts: autoimmun-chronisch-aktive Hepatitis, autoimmun-atrophische Gastritis, Colitis ulcerosa;
- neurologische Erkrankungen: Myasthenia gravis, multiple Sklerose, Landry-Guillain-Barré- Syndrom, chronische Polyradikulitiden;
- endokrine Erkrankungen: Basedow-Orbitopathie, Addisonsche Krankheit, primäres Myxödem, Thyreotoxikose;
- Erkrankungen des Auges: sympathische Ophthalmie, Uveitis;
- Hauterkrankungen: einige bullöse Dermatosen, z. B. Pemphigus.

Nach der Verfügbarkeit nicht-zytostatisch wirkender Immunsuppressiva, wie Ciclosporin oder Tacrolimus, werden zur Zeit auch Indikationen klinisch geprüft, bei deren Pathogenese (Auto-) Immunprozesse eine zunehmend erkannte Rolle spielen, die aber auch in anderer Weise behandelt werden können. Hierzu gehört beispielsweise Psoriasis.

Eine systematische Abgrenzung chronisch entzündlicher Erkrankungen von den Autoimmunerkrankungen ist nicht möglich. Bei den chronisch entzündlichen Erkrankungen steht zunächst die Therapie mit Antiphlogistika oder anderen Maßnahmen im Vordergrund. Schwere Verlaufsformen oder die Induktion von oft lang anhaltenden Remissionen stellen Indikationen für Immunsuppressiva dar. Dabei ist bei einigen Pharmaka eine antiphlogistische Wirkung nicht von der immunsuppressiven abgrenzbar (Glucocorticoide, Methotrexat ► Kap. 23.4). Zu diesem Indikationsbereich gehören: rheumatoide Arthritis, chronisch progrediente Glomerulonephritis, Morbus Crohn und Colitis ulcerosa (► Kap. 21.2.4), Dermatomyositis und Polymyositis.

In seltenen Fällen können allergische Reaktionen zu Manifestationen führen, die denen von Autoimmunerkrankungen sowie chronisch entzündlichen Erkrankungen vergleichbar sind, so z. B. bei einigen Nephritiden, Dermatomyositiden, Polyarthritiden, bis hin zum systemischen Lupus erythematodes. Hier können Immunsuppressiva indiziert sein. Bei allergischen Erkrankungen, die durch T-Lymphozyten verursacht werden (Typ IV, z. B. Kontaktekzem), wird die immunsuppressive Wirkung von Glucocorticoiden ausgenutzt.

12.3 Bewertung von Immunstimulanzien

Eine spezifische Abwehr (Immunität), beispielsweise gegen bestimmte Infektionserreger, wird bei der Impfung angestrebt. Hierbei werden antigene Bestandteile, in Form von attenuierten Lebendkeimen, nicht-infektiösen Antigenzubereitungen oder ungiftigen Toxoiden prophylaktisch verabreicht, die bei erfolgreicher Immunisierung zu einem lang dauernden Schutz führen, der sich ausschließlich auf die im Impfstoff enthaltenen Bestandteile richtet. Im Gegensatz dazu sollen bei der **Immunstimulation** Wirkstoffe eingesetzt werden, die keine Antigenverwandtschaft mit den Krankheitserregern besitzen, gegen die die körpereigene Abwehr verstärkt werden soll. Diese verstärkte Abwehr gegen Infektionserreger oder Tumoren könnte deshalb lediglich über eine allgemeine Steigerung von Reaktionen des Immunsystems erreicht werden. Das birgt die Gefahr in sich, dass auch die physiologisch unterdrückten Immunreaktionen manifest werden und so Autoimmunreaktionen oder chronisch entzündliche Krankheiten entstehen. Verführerische Schlagworte wie »Steigerung der körpereigenen Abwehrkräfte« verschleiern diese möglichen schwerwiegenden unerwünschten Wirkungen. Nutzen und Risiko eines jeden Bestandteils eines Immunstimulans müssen in sorgfältig geplanten kontrollierten klinischen Studien ermittelt werden, ehe derartige Aussagen gerechtfertigt wären. Bis heute gibt es mehr gesicherte Kenntnisse über unerwünschte Wirkungen als über eine tatsächliche Verbesserung der Leistungen des Immunsystems.

Immunstimulanzien sind eine Untergruppe der **Immunmodulatoren**, die im Angelsächsischen oft als **biological response modifiers** bezeichnet werden. Die Zahl von Substanzen ist unübersehbar groß, von denen in **in vitro**-Modellen eine stimulierende Wirkung auf Teilschritte von Immunreaktionen beschrieben wurde. Zu einem großen Teil handelt es sich um wenig definierte Wirkstoffe, beispielsweise Extrakte aus Pflanzen. Im unteren Teil der ◘ Tab. 12.2 sind einige Stoffe oder Stoffgemische zusammengestellt, von denen immunpharmakologische Wirkungen im Tierversuch oder in klinischen Studien nachgewiesen sind; es sollte dabei nicht übersehen werden, dass eine immunpharmakologische Wirkung (z. B. Erhöhung der Zahl einer bestimmten T-Lymphozyten-Population) nichts über die klinische

Tab. 12.2. Immunmodulatoren

Wirkstoffe	Indikationen
Mediatoren des Immunsystems	
Hämatopoetische Wachstums- und Differenzierungsfaktoren	
Kolonie-stimulierende-Faktoren	Leukopenien, insbes. Neutro-Leukopenie
Erythropoetin	Anämie
Thrombopoetin	Thromozytopenie
Interleukin-7, IL-11	Lymphopenie in klin. Prüfung
Aktivierungs- und Effektorfaktoren	
Immunglobuline	A-, Hypogammaglobulinämie
Interleukin 2	Immundefekte, Tumoren
Tumor-Nekrose-Faktor	Tumoren
Interferone	Viruserkrankungen, Tumoren
Immunstimulanzien	
Natürlich vorkommende Stoffe	
Bestandteile von Mikroben (z. B. Lipopolysaccharide, Oligo-, Polysaccharide)	keine gesicherten Indikationen
Bestandteile von Pflanzen (z. B. aus Echinacea, Mistel)	
Kleinmolekulare natürliche Stoffe (z. B. Muramyldipeptid)	
Chemisch synthetisierte Stoffe	
Levamisol	Adjuvans bei Kolonkarzinom
Isoprinosin, Alkyllipide	keine gesicherten Indikationen

Wirksamkeit bei Erkrankungen aussagt (▶ Kap. 1.4). Der therapeutische Nutzen von Immunmodulatoren aus Bakterien, Pflanzen oder chemischer Synthese ist durch klinische Studien nicht ausreichend belegt.

12.4 Behandlung mit Mediatoren des Immunsystems

12.4.1 Prinzipien der Behandlung

Während Immunstimulanzien mit ausreichend gesicherter Wirksamkeit nicht zur Verfügung stehen, können physiologische Mediatoren des Immunsystems als Immunmodulatoren (Tab. 12.2) therapeutisch eingesetzt werden.

Mit ihnen werden unterschiedliche Therapieziele verfolgt:

- Substitution bei Immundefekterkrankungen: Angeborene Immundefekte, durch Erkrankungen (z. B. AIDS), Noxen (z. B. Bestrahlung) oder Therapie (z. B. Zytostatika) erworbene Immundefekte; Knochenmarktransplantation;
- Steigerung der körpereigenen Abwehrleistungen bei normalem Immunsystem gegen Infektionserreger (Viren, Bakterien, Parasiten) oder maligne Tumoren;
- Beeinflussung von pathologischen Immunreaktionen, die zu Krankheiten (Autoimmunerkrankungen, chronisch-entzündliche Erkrankungen) führen.

12.4.2 Immunglobuline und spezifische Antikörperpräparationen

Zur Therapie mit Immunglobulinen werden heute v. a. IgG-Präparate verwendet, die aus dem gesammelten Blut vieler (mindestens 2000) Normalspender vorwiegend durch Alkoholfraktionierung gewonnen werden. Dieses »Standard-IgG« (SIG) enthält natives und damit biologisch aktives Immunglobulin mit sämtlichen in der Spenderbevölkerung regelmäßig vorkommenden Antikörpern. Neben den Monomeren kommen aufgrund unvermeidlicher Denaturierungs-Artefakte bei der Aufreinigung polymere Aggregate vor. Da diese auch ohne Antigen Komplement aktivieren, kann es bei intravenöser Gabe zu anaphylaktoiden Reaktionen kommen. Standard-IgG darf daher nur intramuskulär verabreicht werden.

Aus einem Muskeldepot werden Antikörper nur langsam resorbiert, maximale Blutspiegel werden nach 4–6 Tagen erreicht. Zudem ist die injizierbare Antikörpermenge begrenzt. Um schnell und in großer Menge Antikörper intravenös zuführen zu können, wurden daher verschiedene Verfahren angewandt, die eine Aggregatbildung verhindern (IV IgG). Die wichtigsten sind die Verhinderung von Aggregatbildung während der Fraktionierung sowie die Entfernung der Aggregate durch Ausfällung (z. B. durch Polyethylenglykol), die chemische Modifikation des IgG-Moleküls und die proteolytische Abspaltung des F_c-Teils vom IgG-Molekül mit dem Ziel, die (spontane) Komplementaktivierung zu verhindern. Bei den schonenden Verfahren (z. B. Entfernung der Aggregate) wird die biologische Aktivität voll erhalten, die weitere Bildung von Aggregaten bei der Lagerung wird aber nicht verhindert; auf der anderen Seite führen drastische (z. B. enzymatische) Verfahren, die eine weitere Aggregatbildung sicher ausschließen, zu einem Wirkungsverlust.

In ausreichender Menge passiv zugeführte Antikörper wirken, wenn ihre Struktur erhalten ist, wie natürlich gebildete. Von E. von Behring wurde daher der Begriff der »passiven Immunisierung« eingeführt.

Indikationen der Zufuhr von Immunglobulinen sind die Substitution bei allen klinisch relevanten **Antikörpermangelzuständen, bei bakteriellen Infektionen in Kombination mit Antibiotika**. Bei immunologisch Gesunden dienen Immunglobuline der Prophylaxe gegen Virusinfektion oder Risikoexpositionen (z. B. Tetanus). Hierzu stehen auch spezielle Immunglobuline mit hohen Antikörper-Titern (sog. **Hyperimmunglobuline**) zur Verfügung. SIG-Präparate werden heute nur noch prophylaktisch gegeben.

Unerwünschte Wirkungen von Immunglobulinen sind neben lokalen Reaktionen (bei i. m.-Gabe) Überempfindlichkeitsreaktionen, v. a. bei i. v.-Präparaten, die bis hin zu anaphylaktischen Schockreaktionen reichen können (Maßnahmen ▶ Kap. 19.3). Patienten, die eine Immunglobulin-Infusion erhalten, müssen daher überwacht werden.

In klinischen Studien erwiesen sich hochdosierte i. v. verabreichte Immunglobuline (IV IgG, 400 mg/kg für 5 Tage) auch bei einigen Autoimmunerkrankungen als wirksam, so bei idiopathischer Thrombozytopenie (ITP), aplastischer Anämie und einigen Kollagenosen.

Nach i. v.-Injektion beträgt die Eliminationshalbwertszeit 30 Minuten, nach s. c.-Injektion mehrere Stunden.

12.4.3 Zytokine und deren Einteilung

Die Reaktionen des Immunsystems werden sehr eng reguliert. Eine zentrale Rolle spielen Proteinmediatoren, die als Zytokine zusammengefasst werden. Von ihnen sind heute über 100 in ihrer molekularen Struktur bekannt. Zytokine steuern die Differenzierung der Zellen des Immunsystems (Lymphozyten, Monozyten, Granulozyten), sie regulieren ihre Aktivierung und sind für einen großen Teil ihrer Effektorfunktionen verantwortlich.

Wichtige Gruppen sind: Interferone, Interleukine, Chemokine, Tumor-Nekrose-Faktoren und Kolonie-stimulierende-Faktoren (Tab. 12.3).

Nach Bereitstellung ausreichender Mengen durch gentechnologische Verfahren wurden sie als Arzneimittel verfügbar.

Um langfristige Plasmaspiegel zu erreichen, wurden einige Zytokine mit 12–40 kDa-Polyethylenglykol kovalent konjugiert. Diese »pegylierten« Zytokine werden langsam aus s. c.-Depots resorbiert und verzögert eliminiert. Dies führt zu gleichmäßig hohen Wirkspiegeln.

12.4.4 Interferone

Unter dem Begriff »Interferone« wird eine Familie von (Glyko-)-Proteinen zusammengefasst, die Zellen vor der Infektion mit Viren schützen. Neben der antiviralen Schutzwirkung besitzen sie antiproliferative Eigenschaften und sind an Differenzierung sowie Aktivierungsvorgängen von Zellen des Immunsystems beteiligt. Man kennt drei Klassen menschlicher Interferone, die alle molekular kloniert sind:

- Interferone (IFN) α mit 15 Subspecies,
- Interferon β und Interferon γ.

Als Arzneimittel werden sowohl aus Zellkulturen hergestellte Interferone, z. B. Gemische aus verschiedenen Interferonen, wie vor allem die rekombinanten Einzelproteine eingesetzt.

Klinisch gesicherte **Indikationen für die Interferone** α und β sind schwerwiegende Viruserkrankungen, wie rekurrierende ausgedehnte Varicella-Zoster-Infektion, Herpes simplex-Keratitis des Auges oder die chronische Virus-Hepatitis B und C. Interferone sind auch bei einigen Virus-induzierten menschlichen Tumoren, wie der laryngealen Papillomatose wirksam.

Interferone α. Natürliches **Interferon** α[6], Interferon α-2a und Interferon α-2b.

Klinisch gesicherte **Indikationen** für die Therapie mit Interferonen α sind: chronisch aktive Hepatitis B und C, Haarzel-

[6] CYTOFERON®

Tab. 12.3. Therapie mit Zytokinen

Arzneistoff	Handelsname (Beispiele)	Verabreichung	Halbwertszeit	Mittlere Tagesdosis
Interferon α-2a	Roferon-A®	s. c., i. m.	30–40 min	2,5–5 Mio I.E./m² 3-mal pro Woche
Interferon α-2b	IntronA®	s. c.	3–4 h	5–10 Mio I.E.3-mal pro Woche
Peginterferon α-2a	Pegasys®	s. c.	50 – 130 h	180 µg 1-mal pro Woche
Peginterferon α-2b	PegIntron®	s. c.	40 h	1,5 µg/kg KG 1-mal pro Woche
Interferon β-1a	AVONEX®	i. m.	10 h	30 µg 1-mal pro Woche
Interferon β-1b	Betaferon®	s. c.	5 h	0,25 mg jeden 2. Tag
Filgrastim	Neupogen®	i. v., s. c.	3–4 h	5–10 µg/kg KG
Lenograstim	Granocyte®	i. v., s. c.	3–4 h	5–10 µg/kg KG
Pegfilgrastim	Neulasta®	s. c.	Tage[a]	6 mg 1-mal[b]
Molgramostim	Leucomax®	i. v., s. c.	3–4 h	5–10 µg/kg KG
Aldesleukin	Proleukin®	i. v.	n. b.	18 Mio. I.E./m² als Dauerinfusion für 5 Tage

[a] therapeutische Spiegel für die Dauer der Neutropenie nachweisbar; [b] nach jedem Chemotherapiezyklus.

lenleukämie, chronisch myeloische Leukämie, kutanes T-Zell-Lymphom und einige andere Lymphome, malignes Melanom, Nierenzellkarzinom und Kaposi-Sarkom bei Patienten mit AIDS. Bei den meisten anderen Karzinomen sind sie unwirksam.

> **Dosierung**
>
> **Nicht pegylierte Interferone:**
> - 2,5–5-mal 10^6 I.E./m² (3-mal pro Woche);
> - in klinischen Studien mit malignen Tumoren bis >50-mal 10^6 I.E./Tag.

Indikationen für Peginterferon α-2a und Peginterferon α-2b sind Hepatitis B und C, die letzte, im Allgemeinen in Kombination mit Ribavirin.

Interferon β. **Indikationen** für natürliches **Interferon** β[7] sind schwere, unbeherrschbare, virusbedingte Erkrankungen wie ausgedehnte Varicellen- und Zoster-Infektionen. Eine lokale Anwendung erfolgt bei der Herpes simplex-Keratitis und dem Nasopharynxkarzinom.

> **Dosierung**
>
> **Interferon β:**
> - 0,5 bis maximal 25-mal 10^6 I.E./kg Körpergewicht pro Tag;
> - bei lokaler Anwendung 2-mal täglich 0,75-mal 10^6 I.E.

Interferone β-1a und β-1b. Die **Indikation** für Interferon β-1a und β-1b ist die schubförmige multiple Sklerose. Die Dosierung beträgt bei Interferon β-1a 30 µg/ Woche (i. m.) bzw. bei Interferon β-1b0,25 mg jeden zweiten Tag.

Interferon γ-1b. Indikation für **Interferon γ-1b**[8] ist die chronische Granulomatose; dabei wird die Häufigkeit schwerer Infektionen gesenkt. Die Dosierung beträgt 5 µg/m² (3-mal pro Woche s. c.).

Eine Wirkung von Interferon β und Interferon γ bei menschlichen Tumorerkrankungen ist nicht gesichert.

Grippeähnliche Symptome mit Fieber, Müdigkeit, Schüttelfrost, Appetitlosigkeit sind die häufigsten unerwünschten Wirkungen bei der Therapie mit Interferonen. Andere oft auftretende unerwünschte Wirkungen sind passagere Leukopenie, Anstieg von Lebertransaminasen, Somnolenz, seltener Tachykardien, Blutdruckabfälle und Leukopenien.

12.4.5 Kolonie-stimulierende Faktoren (CSF)

Die Bildung von Zellen des Immunsystems, aber auch von Erythrozyten und Thrombozyten, muss lebenslang erfolgen. Die Differenzierung aus hämatopoetischen Stammzellen wird mit Hilfe von zellspezifischen Glykoproteinen gesteuert, die unter dem Begriff **Kolonie-stimulierende Faktoren** zusammengefasst werden. Die am besten charakterisierten sind solche, die die Differenzierung von Monozyten und Granulozyten steuern, sowie Erythropoetin; sie alle sind molekular kloniert (Tab. 12.3).

G-CSF (Granulozyten-CSF). Das rekombinant in Säugerzellen hergestellte **Lenograstim** entspricht in Aminosäuresequenz und Glykosylierung dem natürlichen humanen G-CSF. Das in Bakterien hergestellte **Filgrastim** unterscheidet sich durch ein zusätzliches Methionin und Fehlen der O-Glykosylierung. Die biologischen Wirkungen sind identisch; beide induzieren selektiv die Reifung von Granulozyten. Dadurch wird die Dauer von Neutropenien verkürzt und die damit verbundene Häufigkeit und Schwere bakterieller Infektionen vermindert.

Indikationen für G-CSF sind klinisch relevante angeborene und erworbene Neutropenien, insbesondere auch bei Tumorpatienten, die mit Chemotherapeutika behandelt wurden.

Bei Pegfilgrastim, das möglicherweise über neutrophilen Granulozyten eliminiert wird, bestehen nach einmaliger Gabe therapeutische Plasmaspiegel für die Zeit der Neutropenie.

Unerwünschte Wirkungen sind oft Knochenschmerzen, Splenomegalie und Haut-Rötungen, seltener Stomatitis, Nausea und Erbrechen. Vereinzelt wurden Vaskulitiden und reversibles Nierenversagen beobachtet.

GM-CSF (Granulozyten-Monozyten-CSF). Das humane rekombinante GM-CSF **Molgramostim** erhöht die Bildung von Monozyten und aller Klassen von Granulozyten. Es reduziert das Infektionsrisiko bei myelosuppresiver Chemotherapie, vor allem durch Vermehrung der neutrophilen Granulozyten.

Die **Indikationen** sind daher ähnlich wie bei G-CSF.

Unerwünschte Wirkungen sind ausgeprägter als bei G-CSF: Fieber, Übelkeit, Erbrechen, Anorexie, Müdigkeit, Knochenschmerzen, Hautjucken, periphere Ödeme, Parästhesien und Myalgien; selten kommen allergische Reaktionen mit Schocksymptomatik vor. In Deutschland ist Molgramostim nicht mehr im Handel.

Erythropoetin (Epoetin)

Epoetin induziert die Bildung von Erythrozyten aus unreifen erythrozytären Vorläuferzellen. Es findet die therapeutische Anwendung bei Anämien; Dosierung und unerwünschte Wirkungen ▶ Kap. 19.2.

Interleukin-2 (IL-2)

IL-2 ist ein von T-Lymphozyten gebildetes (Glyko-)protein, das an der Aktivierung von T-Lymphozyten, NK-Zellen und Monozyten beteiligt ist.

---
[7] Fiblaferon
[8] Imukin®

Als Arzneistoffe werden rekombinante Proteine verwendet (Aldesleukin).

Interleukin-2 kann bei angeborenen und erworbenen (AIDS) Immundefekten vorübergehend die Immunreaktion verbessern.

Es ist wirksam bei metastasierendem Nierenkarzinom. Der Nutzen bei weiteren Tumorerkrankungen wird klinisch geprüft. Erste klinische Versuche werden auch mit Patientenzellen durchgeführt, die **in vitro** so mit dem Interleukin-2-Gen transfiziert werden, dass nach ihrer Rückinfusion lokal große Mengen von IL-2 produziert werden (Gentherapie).

Eine charakteristische unerwünschte Wirkung ist ein **Kapillar-Leck-Syndrom** mit Flüssigkeitseinlagerung, einschließlich eines interstitiellen Lungenödems. Die übrigen unerwünschten Wirkungen ähneln denen von Interferonen.

Tumor-Nekrose-Faktor (TNF)

Dies sind vorwiegend von Makrophagen (**TNF-α**) oder T-Lymphozyten (**TNF-β**) gebildete verwandte Zytokine, die eine wichtige pathophysiologische Rolle bei Entzündung und Schock spielen. Rekombinantes TNF besitzt **in vitro** antitumorale Aktivität. Klinische Studien mit systemisch verabreichtem TNF verliefen bisher eher enttäuschend. TNF ist palliativ wirksam bei Peritonealcarcinose mit Aszitesbildung, wo es lokal verabreicht, zum Verschwinden des Aszites führt.

Wie mit IL-2 wird auch mit TNF eine Gentherapie klinisch erprobt.

12.5 Hemmung von Zytokinen

Zytokine wie Interleukin-1 oder Tumor-Nekrose-Faktor spielen eine zentrale pathophysiologische Rolle bei chronisch entzündlichen Erkrankungen wie der Rheumatoiden Arthritis oder Morbus Crohn. Die therapeutische Wirkung von Glucocorticoiden bei solchen Erkrankungen beruht vorwiegend auf der Hemmung der Synthese dieser (und weiterer) Zytokine. Neue Arzneimittel blockieren direkt die Wirkung einzelner proinflammatorischer Zytokine.

Infliximab

Der humanisierte (ursprünglich murine) monoklonale Antikörper gegen TNF-α, hemmt die Funktion dieses Zytokins.

Indikationen für **Infliximab**[9] sind Morbus Crohn und rheumatoide Arthritis.

Adalimumab

Anders als Infliximab ist **Adalimumab**[10] ein vollständig humaner Antikörper gegen TNF-α, der durch **phage display technology** gewonnen und gentechnisch hergestellt wird. Eigenschaften und unerwünschte Wirkungen gleichen denen von Infliximab.

Etanercept

Etanercept[11] ist ein Fusionsprotein der extrazellulären Domäne des humanen Tumor-Nekrose-Faktor-(TNF)-Rezeptors mit der Fc-Domäne des menschlichen IgG_1, das gentechnisch in CHO-Zellen hergestellt wird. Es blockiert die Wirkung von TNF-α und TNF-β. Indikationen sind aktive rheumathoide Arthritis, einschließlich der polyartikulären juvenilen chronischen Arthritis und die aktive Psoriasis-Arthopathie. Unerwünschte Wirkungen und Vorsichtsmaßnahmen sind ähnlich wie bei Infliximab.

> **Dosierung**
>
> **Etanercept:**
>
> - wird s. c. in Dosen von 25 mg (bei Kindern und Jugendlichen 0,4 mg/kg) zweimal wöchentlich verabreicht.

Anakinra

Anakinra[12] ist ein gentechnisch in E. coli hergestellter, physiologisch vorkommender, humaner Interleukin-1-Rezeptor-Antagonist (IL-1Ra). Es hemmt kompetitiv die Wirkung von IL-1α und -β an IL-1-Rezeptoren. Indikation ist die rheumatoide Arthritis, wobei es mit Methotrexat kombiniert wird. Anakinra wird in Dosen von 100 mg einmal pro Tag subkutan verabreicht. Sehr häufig werden an der Einstichstelle Reaktionen beobachtet. Wichtige unerwünschte Wirkungen sind ein erhöhtes Auftreten von schwerwiegenden Infektionen und Neutropenie. Die gleichzeitige Gabe von Anakinra mit TNF-Inhibitoren ist kontraindiziert.

Weiterführende Literatur

Alloway RR, Isaacs R, Lake K, Hoyer P, First R, Helderman H, Bunnapradist S, Leichtman A, Bennett MW, Tejani A, Takemoto SK (2003) Report of the American Society of Transplantation conference on immunosuppressive drugs and the use of generic immunosuppressants. Am J Transplant 3(10): 1211–1215

Alsina J, Grinyo JM (2003) New immunosuppressive agent: expectations and controversies. Transplantation 75: 741–742. Review

Ciliberto G, Savino R (2001) Cytokine inhibitors. Marcel Dekker, New York

Davis CB, Gillies SD (2003) Immunocytokines: amplification of anti-cancer immunity. Cancer Immunol Immunother 52: 297–308. Review

Hamawy MM (2003) Molecular actions of calcineurin inhibitors. Drug News Perspect 16: 277–282.

Hubel K, Engert A (2003) Clinical applications of granulocyte colony-stimulating factor: an update and summary. Ann Hematol 82: 207–213. Review

Jorgensen KA, Koefoed-Nielsen PB, Karamperis N (2003) Calcineurin phosphatase activity and immunosuppression. A review on the role of calcineurin phosphatase activity and the immunosuppressive effect of cyclosporin A and tacrolimus. Scand J Immunol 57: 93–98. Review

[9] Remicade®

[10] Humira®

[11] Enbrel®

[12] Kineret®

Kaever V, Szamel M (2003) Immunosuppressive Agents. In: Offermann S, Rosenthal W (eds). Encyclopedic Reference of Molecular Pharmacology. Springer Verlag, Heidelberg

Mantovani A, Dinarello CA, Ghezzi P (2000) Pharmacology of cytokines. Oxford University Press, Oxford.

Masri MA (2003) The mosaic of immunosuppressive drugs. Mol Immunol 39: 1073–1077

Mauro FR, Gentile M, Foa R (2002) Erythropoietin and chronic lymphocytic leukemia. Rev Clin Exp Hematol Suppl 1: 21–31. Review

Ng T, Marx G, Littlewood T, Macdougall I (2003) Recombinant erythropoietin in clinical practice. Postgrad Med J 79: 367–376. Review

Nijkamp FP, Parnham MJ (eds) (1999). Principles of immunopharmacology. Birkhäuser Verlag, Basel, 2nd edition 2004

Richard S, Schuster MW (2002). Stem cell transplantation and hematopoietic growth factors. Curr Hematol Rep 1: 103–109. Review

Stepkowski SM (2000) Molecular targets for existing and novel immunosuppressive drugs. Expert Rev Mol Med 2: 1–23

Stuart-Harris R, Penny R (1996) Clinical Applications of the Interferons. Chapmann and Hall, London

Tanabe K (2003) Calcineurin inhibitors in renal transplantation: what is the best option? Drugs 63: 1535–1548. Review

Timmerman JM (2003) Immunotherapy for lymphomas. Int J Hematol 77: 444–455. Review

Vincenti, F (2002) What's in the pipeline? New immunosuppressive drugs in transplantation. Am J Transplant 2: 898–903

13 Therapie mit Sexualhormonen

T. Gudermann, O. Ortmann

13.1 Definitionen und Therapieprinzipien

Sexualhormone gehören in Deutschland zu den am häufigsten verordneten Arzneimitteln. Sexualhormone werden zur Therapie, Prophylaxe und Diagnostik verschiedener Störungen der Sexualfunktion bei Mann und Frau eingesetzt. Ein wichtiges Einsatzgebiet von Sexualsteroiden ist die Behandlung von Symptomen im Klimakterium und in der Postmenopause, die auf eine verminderte Synthese ovarieller Steroide zurückzuführen sind. Weiterhin werden Sexualhormone verabreicht, um gezielt durch Beeinflussung der zentralen Regelkreise auf der Ebene des Hypothalamus und der Hypophyse die endogene Hormonproduktion zu hemmen. Darüber hinaus stellen Sexualhormone und ihre Derivate das Rückgrat der endokrinen Therapie hormonabhängiger Tumore dar.

Bei den weiblichen Sexualhormonen wird zwischen **Östrogenen** und **Gestagenen** unterschieden; die männlichen Hormone werden als **Androgene** bezeichnet. Östrogene, Gestagene und Androgene werden nicht nur in den Keimdrüsen, sondern auch in der Plazenta und in den Nebennieren gebildet. Ferner können Östrogene in der Körperperipherie durch Umwandlung aus Androgenen entstehen. Östrogen-Gestagen-Kombinationen werden in großem Umfang für die hormonelle Kontrazeption, aber auch im Rahmen der Hormontherapie im Klimakterium und in der Postmenopause eingesetzt. Die wichtigste Indikation für Androgene ist die Substitutionstherapie bei manifestem Hypogonadismus des Mannes.

13.2 Östrogene

13.2.1 Östrogenpräparate

Das wirksamste natürlich vorkommende Östrogen ist das **Östradiol**. **Östron** hat nur etwa 30%, **Östriol** etwa 10% der biologischen Aktivität des Östradiols.

Diese biologischen Eigenschaften sind auf unterschiedliche Bindungsaffinitäten zu den Östrogenrezeptoren zurückzuführen. Während die biologische Wirkung des Östrons fast ausschließlich auf seiner Konversion zu Östradiol beruht, wirkt Östriol aufgrund seiner hohen Konzentration, z. B. in der Schwangerschaft, als vollwirksames Hormon.

Aufgrund der neuen Empfehlungen zur Hormontherapie (HT) im Klimakterium und in der Postmenopause hat die Verordnung von Östrogenen, die mit etwa 60% den größten Teil der verordneten Sexualhormone ausmachen, in den letzten Jahren deutlich abgenommen, so dass mittlerweile die Verschreibungskontingente auf den niedrigsten Stand seit über 14 Jahren angekommen sind.

Bei den **Östrogenmonopräparaten** kommen am häufigsten Östrogenpflaster und andere auf die Haut applizierbare Präparate zur Anwendung, die eine transdermale Aufnahme von Östradiol in Dosierungen von 25–100 μg **Östradiol** pro Tag bei ein- bis zweimaliger Gabe pro Woche ermöglichen. Bei transdermaler Applikation werden aufgrund der Umgehung des **first-pass**-Effekts in der Leber deutlich geringere Tagesdosen als bei oraler Gabe benötigt. Daher hängt das Muster der Hormonwirkung bei den therapeutisch eingesetzten Östrogenen entscheidend von der Applikationsform der Substanzen ab. Die östrogenabhängige Stimulation der Synthese hepatischer Proteine bleibt bei parenteraler oder transdermaler Darreichungsform weitestgehend aus (Tab. 13.1).

Durch Alkyl-Substitution wurden oral wirksame Derivate synthetisiert: **17α-Ethinylöstradiol** und **Mestranol**, die vor allem als Östrogenkomponenten in oralen Kontrazeptiva Einsatz finden und in einer Dosierung von 30–50 μg pro Tag verabreicht werden.

Durch Veresterung der Hydroxylgruppe am Kohlenstoffatom 17 oder 3 mit ungesättigten Fettsäuren verschiedener Kettenlänge gelangt man zu injizierbaren Depotpräparaten, z. B. dem **Östradiolvalerat**. Die letztgenannte Substanz kann wie auch equine **konjugierte Östrogene** oral verabreicht werden. Bei den wichtigsten Östrogenen, die im Substanzgemisch der aus dem Harn trächtiger Stuten gewonnenen konjugierten Östrogene enthalten sind, handelt es sich um die wasserlöslichen Sulfate des Östrons, Equilins und 17α-Dihydroequilins, die zusammen fast 85 % der konjugierten Östrogene in den üblichen Handelspräparaten ausmachen. Die Verordnung der letztgenannten Substanzgruppe hat unter allen Östrogenen in den letzten Jahren am stärksten abgenommen.

Tab. 13.1. Beispiele für die östrogenabhängige Produktion von Leberproteinen in Abhängigkeit von der Applikationsform

Beeinflusstes Leberprotein	Effekt bei transdermaler Applikation	Orale Applikation	Potentielle Auswirkungen
Angiotensinogen	keine Veränderung	↑	Natriumretention, Vasokonstriktion
C-reaktives Protein	keine Veränderung	↑	erhöhtes Atheroskleroserisiko, Schlaganfall
Wachstumshormon-induziertes IgF-1	keine Veränderung	↓	Abnahme der fettfreien Körpermasse
Transportproteine	keine Veränderung	↑	Änderungen der Bioverfügbarkeit von Hormonen
Aktiviertes Protein C	keine Veränderung	↑	gesteigerte Gerinnungsneigung

Tab. 13.2. Beispiele für Östrogenmonopräparate, die für die Hormonsubstitution eingesetzt werden

Substanz	Handelsname	Tagesdosis [mg]	Applikation
Östradiol	Estraderm TTX/ MX®	0,025-0,1	transdermal
	Estrifam®	2-4	p. o.
	Estring®	0,0075	Vaginalring
Östradiol-valerat	Progynova®	0,5-2	p. o.
konjugierte Östrogene	Presomen®	0,3-1,25	p. o.
Östriol	Estriol Ovulum®	0,5	vaginal
	Ovestin Creme®	0,15-0,5	lokal

Dosierung

Zur postmenopausalen Hormontherapie werden die oralen Östrogenmonopräparate folgendermaßen dosiert:

- **konjugierte Östrogene:** 0,6 mg pro Tag;
- **Östradiolvalerat:** 1–4 mg pro Tag;
- **mikronisiertes 17β-Östradiol** 1–4 mg pro Tag (Tab. 13.2).

Diese Dosen entsprechen in ihrer biologischen Wirkung etwa 2–10 μg Ethinylöstradiol pro Tag.

Im Blut liegt Östradiol zu etwa 69% im Komplex mit dem **Sex-Hormon bindenden Globulin** (SHBG) vor. Etwa 30% sind an Albumin gebunden, so dass **nur etwa 1% des Östradiols frei** vorliegt und damit eine biologische Wirkung in der Zelle entfalten kann. Unter dem Einfluss von Schilddrüsenhormonen und Östrogenen kommt es in der Leber zu einer gesteigerten Bildung dieser Transportproteine. Deshalb sind die SHBG-Konzentrationen im Blut bei Hyperthyreose, in der Schwangerschaft sowie nach Verabreichung exogener Östrogene erhöht. Kortikosteroide, Androgene, Progesteron sowie Wachstumshormon, Insulin und IGF-I erniedrigen die peripheren SHBG-Spiegel und erhöhen damit den freien Anteil von Sexualsteroiden im Blutkreislauf.

13.2.2 Wirkmechanismus von Östrogenen

Steroidhormone wirken nach Bindung an intrazelluläre Hormonrezeptoren, die zur Familie der Steroidhormonrezeptoren gehören. Die klassischen Östrogenwirkungen werden durch zwei Östrogenrezeptoren (ER), ERα und ERβ, vermittelt (Abb. 13.1), bei denen es sich um ligandenaktivierte Transkriptionsfaktoren handelt.

Im Zellkern kommt es zur Interaktion zwischen dem Hormon-Rezeptor-Komplex und der DNA. Dabei bindet der Komplex als Dimer an Östrogen-responsive Elemente (ERE) bestimmter Gene. Durch die Hormonbindung kommt es in der Ligandenbindungstasche der E/F-Domäne (Abb. 13.1) zur Umlagerung von α-helikalen Bereichen und der Ausbildung einer hydrophoben Andockstelle mit nachfolgender Rekrutierung von Coaktivator-Proteinen.

Andere Rezeptorliganden, z. B. sog. Anti-Östrogene, bedingen eine Konformation des AF-2-Bereichs, die sich von agonistbesetzten Rezeptoren unterscheidet. Somit definiert die qualitative Ausstattung einer Zelle mit Aktivator- und Repressorproteinen sowie ihr quantitatives Verhältnis zueinander und ihre posttranslationale Regulation ganz wesentlich die Spezifität der zellulären Antwort auf Sexualsteroide.

13.2.3 Biologische Wirkungen von Östrogenen

Als eine der **sexualspezifischen** Hauptwirkungen induzieren Östrogene die Expression von Progesteronrezeptoren und schaffen damit erst die Voraussetzungen für die genomische Wirkung von Progesteron oder anderen Gestagenen. Im Reproduktionstrakt haben Östrogene eine anabole Wirkung. Sie sind beteiligt an der neuroendokrinen Kontrolle des weiblichen Zyklus und

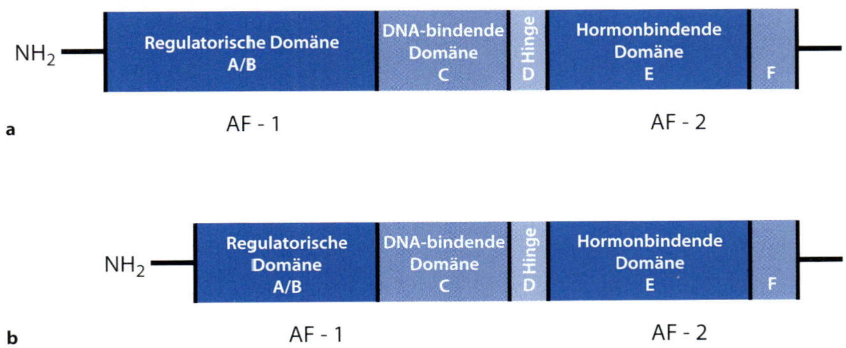

Abb. 13.1. Domänenstruktur der Östrogenrezeptoren.
a Östrogenrezeptor-α (ERα);
b Östrogenrezeptor-β (ERβ).
AF = Transkriptions-Aktivierungsfunktion; Hinge = Verbindungsregion. Weitere Erläuterungen finden sich im Text.

wirken auf Uterus, Cervix, Vagina und Mamma. Zusammen mit Progesteron erhalten sie die Schwangerschaft.

Außerhalb der sexualspezifischen Organe entfalten Östrogene proteinanabole Wirkungen am **Knochen**. Sie wirken am Knochen antiresorptiv. In der **Leber** werden verschiedene Transportproteine für Hormone (z. B. SHBG) vermehrt gebildet. Durch gesteigerte Produktion von Fibrinogen und verschiedener Gerinnungsfaktoren resultiert eine prokoagulatorische Wirkung, während gleichzeitig durch herabgesetzte Bildung des Plasminogen-Aktivator-Inhibitors I die fibrinolytische Aktivität steigt. Jede Störung des östrogenabhängigen Gleichgewichts von **Gerinnung und Fibrinolyse** zieht daher unerwünschte Wirkungen nach sich. Über eine Beeinflussung des **Lipidstoffwechsels** werden die Triglyceride leicht erhöht, während das Gesamtcholesterin gesenkt wird. Es kommt durch Östrogene zu einem Abfall der LDL- und LP(a)-Konzentrationen, während die HDL-Werte ansteigen. Insgesamt resultiert daraus ein antiatherogener Effekt. Östrogene wirken sich günstig auf **Nüchtern-Blutzuckerwerte** und die **Insulinkonzentration** aus. Den Östrogenen werden ferner **psychotrope Effekte** zugeschrieben, die sich positiv auf kognitive Fähigkeiten auswirken sollen.

13.3 Gestagene

13.3.1 Gestagenpräparate

Unter dem Begriff Gestagene wird eine Hormonklasse zusammengefasst, die nur z. T. ähnliche Eigenschaften wie das Progesteron haben. Nahezu alle biologischen Gestageneffekte werden im Zusammenwirken mit Östrogenen ausgelöst. Die Reaktion hängt dabei von einer ausreichenden Östrogenwirkung (Östrogene induzieren Progesteronrezeptoren), von dem Östrogen-Gestagen-Verhältnis und von der zeitlichen Sequenz des Zusammenwirkens ab.

Die verschiedenen synthetischen Gestagene unterscheiden sich in Wirkungsstärke und -qualität stark voneinander. Progesteron selbst entsteht hauptsächlich im Corpus luteum des Ovars, daneben aber auch in der Plazenta und in der Nebenniere.

Die **Derivate des Progesterons und des 17α-Hydroxyprogesterons** (z. B. **Chlormadinonacetat**, **Cyproteronacetat**, **Drospirenon**, **Dydrogesteron**, **Medroxyprogesteronacetat**, **Megestrolacetat**, **Quingestron**) haben keine signifikanten oder nur minimale androgene oder anabole Restwirkungen. **Drospirenon** ist ein neuartiges Gestagen, das als erstes synthetisches Gestagen in pharmakotherapeutisch relevanter Dosierung sowohl eine antiandrogene als auch eine antimineralocorticoide Wirkkomponente in einer Substanz vereint. Fast alle anderen synthetischen Gestagene haben keine antimineralocorticoide Aktivität und können somit dem salz- und wasserretinierenden Effekt von Östrogenen nicht entgegenwirken. Drospirenon hat keinerlei androgene, östrogene, glucocortikoide oder antiglucocorticoide Wirkung. Das pharmakologische Profil des Drospirenons ist dem des natürlichen Progesterons sehr ähnlich (◻ Tab. 13.3).

Die gestagenen **Abkömmlinge des 19-Nortestosterons** (z. B. **Norethisteron**, **Dienogest**, **Ethynodioldiacetat**, **Lynestrenol**, **Norethynodrel**) haben nach wie vor große praktische Bedeutung. Sie sind als Gestagenanteil in vielen oralen Kontrazeptiva enthalten. Fast alle gestagenwirksamen Abkömmlinge des Testosterons und des 19-Nortestosterons haben in hohen Dosen anabole Restwirkungen. **Norethisteron**, **Norethynodrel** und **Ethynodioldiacetat** werden, zumindest zu einem geringen Prozentsatz, in Östrogene metabolisiert. Sie weisen eine schwache Bindung an den Östrogenrezeptor auf und entfalten eine östrogene Restwirkung.

◻ **Tab. 13.3.** Beispiele für Partialwirkungen von Gestagenen

Gestagen	östrogener Effekt	anti-östrogener Effekt	androgener Effekt	anti-androgener Effekt	gluco-corticoider Effekt	antimineralo-corticoider Effekt
Progesteron	–	+	–	(+)	(+)	+
Megestrolacetat	–	+	–	–	+	
Clormadinonacetat	–	+	–	+	+	–
Medroxyprogesteron-acetat	–	+	(+)	–	+	
Drospirenon	–	+	–	+	–	+
Norethisteron	(+)	+	+	–	–	–
Norethynodrel	+	–	(+)	–	–	–
Levonorgestrel	–	+	+	–	–	–
Norgestimat	–	+	+	–		
Desogestrel	–	+	+	–		–
Gestoden	–	+	+	–	(+)	–

Dienogest ist zwar ein 19-Nortestosteronderivat, pharmakologisch verhält es sich aber wie ein Hydroxyprogesteronderivat. Es ist nicht androgen, sondern deutlich antiandrogen wirksam.

Die dritte große Gruppe der Gestagene (z. B. **Levonorgestrel**, **Gestoden**, **Desogestrel**, **Norgestimat**, **Norelgestromin**) leitet sich vom **Norgestrel** ab. **Levonorgestrel** ist das aktive Isomer des Norgestrels. Neuere Gestagene, die sich vom Norgestrel ableiten sind **Gestoden**, **Norgestimat** und **Desogestrel**. Sie unterscheiden sich von den anderen Substanzen durch ihre nahezu vollständig fehlende androgene Wirkkomponente in therapeutischer Dosierung. Sie werden als gestagene Komponente in den oralen Kontrazeptiva der sogenannten 3. Generation eingesetzt.

Das große Spektrum an therapeutisch einsetzbaren und im Handel erhältlichen Gestagenen ist therapeutisch gezielt nutzbar, wenn man neben dem eigentlichen therapeutischen Ziel die bekannten Partialwirkungen Beachtung finden.

Im Blut liegen normalerweise etwa 2% freies Progesteron vor. 80% sind an Albumin, 18% an Transcortin gebunden. Der mit SHBG interagierende Anteil beträgt weniger als 1%.

Die wichtigsten Indikationen für den Einsatz von Gestagenen sind die hormonelle Kontrazeption und die postmenopausale Hormontherapie.

13.3.2 Wirkmechanismus von Gestagenen

Progesteron übt seine klassische genomische Wirkung nach Bindung an den Progesteronrezeptor aus, der zur großen Familie der Steroidhormonrezeptoren gehört. Im menschlichen Genom ist ein einziges Progesteronrezeptor (PR)-Gen vorhanden, das allerdings aufgrund zweier unterschiedlicher östrogenabhängiger Promotoren als zwei verschiedene Isoformen, PR-A und PR-B, exprimiert werden kann. Eine zell- und gewebsspezifische Progesteronwirkung wird wesentlich durch das PR-A/PR-B-Expressionsverhältnis bestimmt.

13.3.3 Biologische Wirkungen von Progesteron

Eine wichtige **sexualspezifische Wirkung** des Progesterons besteht im Zusammenspiel mit Östrogenen in der neuroendokrinen Steuerung des weiblichen Zyklus. Am Uterus hat Progesteron wesentlichen Anteil am Auf- und Abbau des Endometriums im Verlauf des Zyklus. Das Hormon ist an der Regulation nahezu aller Vorgänge der weiblichen Reproduktion beteiligt.

Ein charakteristischer Progesteroneffekt **jenseits der Sexualorgane** ist die thermogenetische Wirkung, d.h. die Erhöhung der Körpertemperatur um 0,6–1,0°C in der zweiten Zyklushälfte. Progesteron hat ferner gewisse antimineralocorticoide Wirkungen. Im Gegensatz zu Östrogenen hat Progesteron in hohen Konzentrationen eine katabole Wirkung. Eine Dauermedikation kann zur verminderten Glucosetoleranz führen und den Fettstoffwechsel ungünstig beeinflussen. Derivate des Progesterons haben als Neurosteroide anästhetische Wirkungen, die mit **Alfaxalon**, einem 11-Keto-Derivat des Pregnanolons in der Vergangenheit auch therapeutisch genutzt wurden.

13.4 Hormontherapie im Klimakterium und in der Postmenopause

Die »Wechseljahre« der Frau sind eine natürliche Lebensphase, die bei den meisten Frauen am Ende des 5. Lebensjahrzehnts einsetzen. Die letzte Regelblutung, die Menopause, fällt in die Mitte der Wechseljahre. In diesem Lebensabschnitt und in der darauf folgenden Postmenopause können folgende behandlungsbedürftige Störungen auftreten:

- vasomotorische, vegetative Symptome (Hitzewallungen, Schweißausbrüche, Schwindel, Herzklopfen u. a.),
- atrophische Veränderungen von Vagina und Vulva,
- Osteoporose,
- psychische Veränderungen (depressive Verstimmung, Nervosität, Schlaflosigkeit, rasche Ermüdbarkeit, emotionale Labilität, Vergesslichkeit, Libidoverlust).

Die individuelle Ausprägung der Symptome zeichnet sich durch eine große Bandbreite aus. Man kann deshalb keinesfalls davon ausgehen, dass bei jeder postmenopausalen Frau ein behandlungsbedürftiger Hormonmangel vorliegt, der im Sinne einer Hormonersatztherapie substituiert werden muss. Hinzu kommen die weit verbreiteten gesellschaftlichen Defizitstereotypen des Alterns, die zur Medikalisierung eines physiologischen Vorgangs beitragen können. Aufgrund dieser Überlegungen und der Tatsache, dass therapeutisch beim Menschen physiologischerweise nicht vorhandene Substanzen wie equine Östrogene und synthetische Gestagene eingesetzt werden, soll an dieser Stelle der Begriff **postmenopausale Hormontherapie** und nicht **Hormonersatztherapie** verwendet werden.

In Deutschland nehmen etwa 4–5 Millionen Frauen Arzneimittel im Sinne einer postmenopausalen Hormontherapie ein. Darunter findet man unterschiedliche Substanzen wie equine Östrogene, Östradiol, Östriol, verschiedene synthetische Gestagene und Tibolon, ein 19-Nortestosteron-Derivat mit östrogenen, gestagenen und androgenen Partialwirkungen (▶ Kap. 13.5), die in unterschiedlichen Darreichungsformen (oral, transdermal, intramuskulär) und Applikationsschemata (sequentiell, kontinuierlich) eingesetzt werden. Am häufigsten werden in Deutschland Kombinationspräparate (Östrogen + Gestagen) verordnet (◘ Tab. 13.4). Die am häufigsten verschriebenen Östrogenpräparate sind konjugierte equine Östrogene und transdermales Östradiol.

Nicht wirksam zur Osteoporoseprophylaxe ist **Östriol**. Es kann jedoch eingesetzt werden, um psychovegetative Symptome oder lokale Befunde im Genitalbereich zu therapieren.

Tab. 13.4. Beispiele von Präparaten, die zur postmenopausalen Hormontherapie eingesetzt werden

Präparate	Applikationsform (geringste verfügbare Tagesdosis)	Applikationsschemata
Östrogene als Einzelsubstanzen		
Östradiol	transdermal: 25 µg	kontinuierlich, sequentiell
	Gel: 0,5 mg	kontinuierlich, sequentiell
konjugierte equine Östrogene	oral: 0,3 mg	kontinuierlich, sequentiell
Östradiolvalerat	oral: 1 mg	kontinuierlich, sequentiell
Kombinationen von Östrogenen und Gestagenen		
konjugierte equine Östrogene + Medrogeston	oral: 0,3 mg + 5 mg	sequentiell
Östradiolvalerat + Norethisteron	oral: 1 mg + 1 mg	sequentiell
Östradiol + Norethisteron	oral: 1 mg + 0,5 mg	kontinuierlich
Östradiol + Norethisteron	transdermal: 50 µg + 250 µg	sequentiell
Östradiol + Norethisteron	transdermal: 25 µg + 125 µg	kontinuierlich
Östradiol + Dydrogesteron	oral: 1 mg + 10 mg	sequentiell
Östradiol + Dydrogesteron	oral: 1 mg + 5 mg	kontinuierlich
Östradiolvalerat + Medroxyprogesteronacetat	oral: 1,25 + 5 mg	sequentiell
Gestagene als Einzelsubstanzen		
Dydrogesteron	oral: 10 mg	kontinuierlich, sequentiell
Lynestrenol	oral: 5 mg	kontinuierlich, sequentiell
Medroxyprogesteronacetat	oral: 2,5 mg	kontinuierlich, sequentiell
Norethisteron	oral:1 mg	kontinuierlich, sequentiell

! Bei Frauen mit Uterus erhöht die alleinige und kontinuierliche Gabe von Östrogenen das Endometriumkarzinomrisiko um den Faktor 5–15. Deshalb ist in Deutschland die Östrogenmonotherapie bei Frauen mit Gebärmutter nicht zugelassen. Es ist daher erforderlich, über mindestens 10, besser 12–14 Tage pro Behandlungsmonat Östrogene mit einem Gestagen zu kombinieren (sequentiell) oder die Kombination jeden Tag (kontinuierlich) zu verabreichen.

Mit der Hormontherapie wurde primär ein therapeutisches Ziel verfolgt, nämlich die Behandlung des sog. klimakterischen Syndroms. Präventive Absichten der postmenopausalen Hormontherapie waren die Osteoporoseprophylaxe und kardiovaskuläre Erkrankungen. Die im Mai 2002 veröffentlichten ersten Daten aus der **Women's Health Initiative** (WHI) führte jedoch zu einer Neubewertung dieser Vorstellungen, und Nutzen und Schaden einer Hormontherapie müssen heute differenzierter betrachtet werden.

Women's Health Initiative (WHI)

Die **Women's Health Initiative** (WHI) ist eine prospektive, randomisierte, placebokontrollierte Studie mit über 16.000 Teilnehmerinnen. Das Durchschnittsalter betrug 63 Jahre, und die Menopause lag durchschnittlich 10 oder mehr Jahre zurück. Obwohl geplant war, eine durchschnittliche Behandlungsdauer von 8,5 Jahren zu erreichen, wurde die Studie vorzeitig abgebrochen, da sich in der Zwischenauswertung ein ungünstiges Nutzen/Risiko-Verhältnis ergab. Es wurde der Östrogen/Gestagen-Arm (0,625 mg **konjugierte Östrogene** + 2,5 mg **Medroxyprogesteronacetat** vs. Placebo) vorzeitig beendet, da folgende Risiken in der Hormongruppe in Vergleich zur Placebogruppe erhöht waren: Zunahme kardiovaskulärer Komplikationen (Schlaganfall, koronare Herzerkrankung, Thromboembolien) und insbesondere zusätzliches Auftreten von Mammakarzinomfällen.

Im März 2004 wurde der zweite WHI-Studienansatz (**Östrogenmonotherapie** bei postmenopausalen Patientinnen mit Hysterektomie vs. Placebo), in den fast 11.000 Frauen eingeschlossen waren, nach 6,8 Jahren ebenfalls vorzeitig beendet. Es ergab sich kein Nutzen hinsichtlich des primären Endpunktes Herzinfarkt, jedoch ein erhöhtes Schlaganfallrisiko. Ein erhöhtes Brustkrebsrisiko wurde nicht beobachtet.

Obwohl die WHI-Studie als erste qualitativ hochwertige Primärpräventionsstudie neue Standards in der Bewertung der postmenopausalen Hormontherapie gesetzt hat, wird mit den vorliegenden Ergebnissen noch nicht das Ende der Diskussion über Nutzen und Risiken der Anwendung von Sexualhormonen erreicht sein. Das durchschnittliche Alter der Patientinnen in der Studie war signifikant höher als das, in dem üblicherweise in Deutschland mit einer Hormontherapie begonnen wird und über dem der Kollektive vorausgehender Beobachtungsstudien

(z. B. **Nurses' Health Study**). Viele der Patientinnen hatten deutliches Übergewicht und weitere kardiovaskuläre Risikofaktoren. Zusätzlich ist durch die WHI-Ergebnisse streng genommen lediglich eine Aussage über die konkret verwendeten Substanzen (konjugierte equine Östrogene + Medroxyprogesteronacetat) in der gewählten Applikationsform und dem Applikationsschema (kontinuierliche orale Gabe) zulässig. Wie bereits erläutert (◘ Tab. 13.1) unterscheiden sich die biologischen Wirkungen von Östrogenen nach transdermaler Applikation deutlich von denen nach oraler Gabe. Die gestagene Komponente, Medroxyprogesteronacetat, ist in ihren pharmakologischen Eigenschaften nicht identisch mit dem natürlicherweise vorkommenden Progesteron (◘ Tab. 13.3). So aktiviert Medroxyprogesteronacetat z. B. den Glucocorticoid-Rezeptor, während Progesteron nur minimale glucocorticoide Wirkungen hat. Es ist deshalb denkbar – aber zurzeit noch durch keinerlei belastbare Daten nachgewiesen – dass andere Wirksubstanzen und veränderte Applikationsformen und -schemata möglicherweise der komplexen physiologischen Wirkung der Sexualsteroide besser entsprächen als das Vorgehen der WHI-Studie. Zum gegenwärtigen Zeitpunkt allerdings muss die letztgenannte Studie, deren wesentliche Ergebnisse durch eine groß angelegte britische Beobachtungsstudie, die **Million Women Study**, bestätigt wurden, das entscheidende Kriterium bei der Therapieentscheidung sein, da es keine qualitativ gleichwertigen Daten zur Wirksamkeit und Sicherheit der postmenopausalen Hormontherapie gibt.

Million Women Study

Die britische **Million Women Study**, eine 2003 veröffentlichte prospektive bevölkerungsbasierte Kohortenstudie, bestätigte die Ergebnisse der amerikanischen WHI-Studie, wonach die Kombinationsbehandlung mit Östrogenen und Gestagenen nach der Menopause das Mammakarzinomrisiko steigert. In dieser Untersuchung wurden Daten von über 1 Mio. Frauen im Alter von 50 bis 64 Jahren ausgewertet. Untersuchungen über einen Zeitraum von 10 Jahren ergaben, dass durch die Therapie mit Östrogenen und Gestagenen das Risiko, an einem Brustkrebs zu erkranken, nach 10 Behandlungsjahren verdoppelt ist. Ferner wird deutlich, dass das in der WHI-Studie verwendete Gestagen Medroxyprogesteronacetat nicht riskanter ist als andere Gestagene. Auch die Auswahl der Östrogenpräparate (z. B. konjugierte Östrogene oder Östradiolderivate), die Anwendungsform (oral oder parenteral) und das Anwendungsschema (sequentiell oder kontinuierlich) hatten kaum Einfluss auf das relative Mammakarzinomrisiko.

Klimakterische Beschwerden

Umfangreiche placebokontrollierte klinische Studien zeigen eindeutig, dass Östrogene sowie Kombinationen von Östrogenen und Gestagenen, Hitzewallungen und Schweißausbrüche verringern können. Es handelt sich hierbei um eine wichtige Indikation der Hormontherapie, die im Rahmen der kritischen Auseinandersetzung mit diesem Thema nicht unterschätzt werden sollte.

Urogenitalatrophie

Die orale, transdermale und lokale Gabe von Östrogenen führt zur Minderung der Urogenitalatrophie und zur Linderung ihrer Symptome. Die derzeitige Datenlage stützt den Einsatz von Östrogenen bzw. Östrogen-Gestagen-Kombinationen zur Verhinderung von Harnwegsinfekten nicht. Eine Besserung der Harninkontinenz durch Östrogentherapie ist nicht belegt.

Osteoporose

In einer Vielzahl von Beobachtungsstudien zeigt sich eine präventive Wirkung einer langfristig angewendeten Hormontherapie. Auch in der WHI wird der osteoprotektive Effekt der Östrogene deutlich. Es kommt unter Therapie zu einem Anstieg der Knochendichte und zur Senkung der Frakturhäufigkeit. Die WHI ist die erste placebokontrollierte Studie, in der das Schenkelhalsfrakturrisiko reduziert werden konnte. Auch im Monotherapiearm (alleinige Östrogentherapie) bestätigte sich die Reduktion der Hüftfrakturen. Im Gegensatz hierzu konnte in der **Heart and Estrogen/Progestin Replacement Study** (HERS) keine Frakturreduktion nachgewiesen werden.

Kardiovaskuläre Erkrankungen

Tierexperimentelle Untersuchungen, Beobachtungsstudien mit Surrogatparametern für kardiovaskuläres Risiko und große Beobachtungsstudien wie die Nurses' Health Study (NHS) mit 122.000 Teilnehmerinnen hatten die protektive Wirkung von Östrogenen in Bezug auf die koronare Herzerkrankung (KHK) klar herausgestellt. Aus einer Metaanalyse aus über 40 Beobachtungsstudien für postmenopausale Hormonanwenderinnen ergab sich eine Reduktion des KHK-Risikos um 36–50%.

Bemerkenswerterweise konnte ein solcher protektiver Effekt in randomisierten, placebokontrollierten prospektiven Studien wie der WHI und der HERS nicht mehr nachgewiesen werden. Im Östrogen-Gestagen-Arm der WHI-Studie zeigte sich, dass das relative Risiko für die KHK deutlich erhöht war und zwar zu allen Zeitpunkten des Beobachtungszeitraums. Auch im Östrogenmonotherapiearm der WHI ergab sich kein Nutzen hinsichtlich des primären Endpunktes Herzinfarkt. Jüngere Metaanalysen konnten die positive Wirkung der Hormontherapie ebenfalls nicht mehr nachweisen.

Die HERS war die erste umfangreiche doppelblinde placebokontrollierte prospektive Studie zur Östrogen-Gestagen-Therapie (wie in der WHI 0,625 mg **konjugierte equine Östrogene** + 2,5 mg **Medroxyprogesteronacetat**) für die Sekundärprävention kardiovaskulärer Ereignisse bei postmenopausalen Frauen mit manifester KHK. Nach vorzeitigem Abbruch der Studie ergaben sich keine Unterschiede zwischen Hormon- und Placebogruppe für die primären Zielparameter. Darüber hinaus fanden sich Hinweise für ein erhöhtes Risiko für Myokardinfarkt und Koronartod im ersten Jahr der Hormoneinnahme und eine Tendenz in Richtung eines reduzierten Risikos in den Folgejahren. Die Ergebnisse der als unverblindeter Studie weitergeführten HERS-II-Studie erbrachten nach im Median 6,8 Jahren keine signifikante Reduktion primärer oder sekundärer kardiovaskulärer Ereignisse zwischen Hormon- und Placebogruppe. Ähnliche Ergebnisse ergab die kardiovaskuläre Sekundärprävention mit Östrogen als Monotherapie (2 mg **Östradiolvalerat**/Tag) im Rahmen der ESPRIT-Studie.

Die Hormontherapie ist daher weder zur Primär- noch zur Sekundärprävention kardiovaskulärer Ereignisse geeignet.

In einer Metaanalyse von Beobachtungsstudien wurde auf einen signifikanten Anstieg **zerebraler Insulte** bei Anwenderinnen einer Hormontherapie hingewiesen. Auch in der WHI-Studie waren Schlaganfälle nach Gabe der Östrogen-Gestagen-Kombination sehr deutlich erhöht. Das relative Risiko stieg um den Faktor 2 bis 3. Auch im Östrogenmonotherapiearm der WHI war das Schlaganfallrisiko deutlich erhöht. Aus der HERS-Sekundärpräventionsstudie ergab sich jedoch kein erhöhtes Risiko für zerebrale Insulte.

Unter einer Hormontherapie steigt das Risiko für thromboembolische Ereignisse wie Lungenembolien, besonders im ersten Jahr der Anwendung. Diese Aussage wird sowohl durch Metaanalysen von Beobachtungsstudien als auch durch die Ergebnisse der WHI-Studie und der HERS klar belegt.

Karzinome

Vom Anfang der Hormontherapie an bestand die Furcht vor der Entwicklung hormonabhängiger maligner Tumore. In diesem Zusammenhang sind vor allem das **Mammakarzinom** und das Endometriumkarzinom von Bedeutung.

Die Metaanalyse der **Collaborative Group on Hormonal Factors in Breast Cancer** weist ein relatives Risiko von 1,35 bei einer Östrogentherapie von mindestens 5 Jahren aus. Jüngere Beobachtungsstudien haben eine noch deutlichere Steigerung des Brustkrebsrisikos nach Anwendung von Östrogen-Gestagen-Kombinationen gefunden. In der prospektiven bevölkerungsbasierten Kohortenstudie **Million Women Study** war das relative Risiko für Mammakarzinom bei einer Östrogenmonotherapie mit 1,30 und bei Östrogen-Gestagen-Kombinationen mit 2,0 deutlich gesteigert. Besonders bemerkenswert ist, dass die Riskoerhöhung weitgehend unabhängig vom verabreichten Östrogen, der Applikationsweise, dem Applikationsschema oder der Gestagenkomponente war. In der WHI-Studie kam es bei den Östrogen-Gestagen-Anwenderinnen zu einer Zunahme vom Mammakarzinomfällen von 26%. Die in der Östrogen-Gestagen-Gruppe diagnostizierten Mammakarzinome waren außerdem weiter fortgeschritten als in der Placebogruppe. Während die meisten unerwünschten Wirkungen innerhalb der ersten ein bis zwei Behandlungsjahre auftraten, nahm die Brustkrebsinzidenz erst im dritten Jahr deutlich zu und stieg dann kontinuierlich über den gesamten Beobachtungszeitraum weiter an. Im Falle alleiniger Östrogengabe fand man im Gegensatz hierzu nach einer fast siebenjährigen Beobachtungsphase keine Erhöhung des Brustkrebsrisikos.

Aufgrund der derzeitigen Datensituation muss man davon ausgehen, dass die kombinierte Hormontherapie mit Östrogenen und Gestagenen das Brustkrebsrisiko deutlicher steigert als die Monotherapie mit Östrogenen.

Wie bereits oben erwähnt, erhöht die alleinige Östrogengabe das **Endometriumkarzinomrisiko** stark. Durch die Gabe eines Gestagens über mindestens zehn, besser 12–14 Tage während eines Behandlungsmonats, kann der Risikoanstieg aufgehoben werden. In der britischen **Million Women Study** zeigte sich, dass die kontinuierlich-kombinierte Anwendung von Östrogenen/Gestagenen zur Hormontherapie bei Frauen mit Uterus, besonders bei übergewichtigen Frauen, das Risiko für ein Endometriumkarzinom sogar reduziert. Zyklisch eingesetzte Östrogene-Gestagene sind in dieser Hinsicht neutral. Östrogene allein oder Tibolon (► Kap. 13.5) erhöhen jedoch das Karzinomrisiko signifikant. Sowohl in der WHI-Studie als auch in der HERS, in denen jeweils die gleiche kombiniert-kontinuierliche Hormontherapie angewendet wurde, blieb das Endometriumkarzinomrisiko unbeeinflusst.

Zusammenfassend bedeutet dies, dass eine adäquat durchgeführte Hormontherapie keine Steigerung des Endometriumkarzinomrisikos zur Folge hat.

Die Datenlage zum **Ovarialkarzinom** ist beschränkter als zu den oben genannten Tumoren. Jüngere Kohortenstudien zeigten ein erhöhtes Karzinomrisiko bei mehr als zehnjähriger Anwendung einer Östrogentherapie. In der WHI-Studie, der einzigen bisher vorliegenden kontrollierten prospektiven Studie zu diesem Thema, fand sich kein signifikanter Effekt der Östrogen-Gestagen-Gabe auf das Risiko eines Ovarialkarzinoms.

Verschiedene Metaanalysen von Beobachtungsstudien wiesen auf eine Reduktion des Risikos für **kolorektale Karzinome** nach längerfristiger Hormontherapie hin. Dieser Effekt spiegelte sich auch in der WHI-Studie mit einem vergleichbaren Ausmaß der Risikoreduktion wieder. Allerdings erfolgte die Diagnose kolorektaler Karzinome bei den Hormonanwenderinnen in einem fortgeschritteneren Stadium. Im reinen Östrogenarm der gleichen Studie blieb das Risiko kolorektaler Karzinome unbeeinflusst.

Aus experimentellen Untersuchungen kann geschlossen werden, dass Östrogene die **Funktionen des zentralen Nervensystems** positiv beeinflussen können. Allerdings zeigen prospektive randomisierte placebokontrollierte Studien keine positiven Effekte von Östrogenen auf Aufmerksamkeit und Gedächtnis. Auch in der **Women's Health Initiative Memory Study** (WHIMS) wurden kognitive Funktionen durch die kombinierte Hormontherapie nicht positiv beeinflusst, sondern es wurde sogar ein Anstieg der Diagnose »mögliche Demenz« festgestellt.

Die überwiegende Mehrheit der Beobachtungsstudien legt eine Reduktion der Alzheimer-Erkrankung nahe. Die Ergebnisse zur Wirkung der Hormontherapie bei Patientinnen mit bestehendem Morbus Alzheimer sind widersprüchlich, so dass zum jetzigen Zeitpunkt keine eindeutige Aussage getroffen werden kann.

Fazit zur Hormontherapie im Klimakterium und in der Postmenopause

Aufgrund der kritischen öffentlichen Diskussion und der differenzierten und deutlich zurückhaltenden Therapieempfehlungen ist die Verordnungshäufigkeit von Östrogenen in den letzten Jahren deutlich rückläufig. Der Prozentsatz aktueller Hormonanwenderinnen reduzierte sich seit der Veröffentlichung der ersten Ergebnisse der WHI-Studie im Jahr 2002 um 15%. Unter den Hormonanwenderinnen fiel der Anteil konjugierter Östrogene/Gestagene um über 40% ab.

! Es ergeben sich die folgenden Schlussfolgerungen:

- **Eine Hormontherapie im Klimakterium und in der Postmenopause setzt eine strenge Indikationsstellung voraus. Zusammen mit der Patientin muss eine sorgfältige, regelmäßig überprüfte Nutzen/Risiko-Abwägung vor der Entscheidung zur Therapie erfolgen.**
- **Bei Frauen mit Uterus muss die systemische Östrogentherapie in geeigneter Weise mit ausreichenden Dosierungen von Gestagenen kombiniert werden.**
- **Die Östrogendosis ist so niedrig wie möglich zu wählen. Es gibt zurzeit keine ausreichende Hinweise darauf, bestimmte Östrogen- oder Gestagenpräparate oder bestimmte Darreichungsformen eindeutig zu bevorzugen.**
- **Die Hormontherapie ist die wirksamste medikamentöse Behandlung für vasomotorische Symptome im Rahmen der Wechseljahre.**
- **Östrogene in vaginaler, oraler oder parenteraler Anwendungsform sind zur Prophylaxe und Therapie der Urogenitalatrophie geeignet.**
- **Prinzipiell ist die Hormontherapie zur Prävention der Osteoporose und damit assoziierten Frakturen geeignet. Die dazu erforderliche Langzeitanwendung birgt allerdings erhebliche Risiken.**
- **Die Hormontherapie ist nicht zur Primär- oder Sekundärprävention der koronaren Herzkrankheit oder des Schlaganfalls geeignet.**

13.5 Tibolon

Tibolon[1] ist ein 19-Nortestosteron-Derivat, das in der Leber zu Metaboliten mit östrogenen, gestagenen und androgenen Eigenschaften verstoffwechselt wird. Das Präparat ist zur Behandlung klimakterischer Beschwerden zugelassen, wird aber auch zur Prävention und Therapie der Osteoporose propagiert. Tibolon muss nicht mit einem Gestagen zusammen verabreicht werden. Die übliche Tagesdosis beträgt 2,5 mg. Tibolon zeigt östrogene Wirkungen auf den Knochen und das Vaginalepithel. Als biologische Effekte haben Tibolon selbst bzw. die verschiedenen Metabolite schwer kalkulierbare östrogene, gestagene und androgene Wirkungen. Zu Beginn der Postmenopause sind Abbruchblutungen unter Tibolon besonders häufig und werden bei mehr als 20% der Anwenderinnen beobachtet. Deshalb ist die Substanz nicht geeignet für die Anwendung in der Prämenopause sowie innerhalb des ersten Jahres nach Sistieren der natürlichen Regelblutung.

Aus der im August 2003 veröffentlichten britischen **Million Women Study**, einer prospektiven Kohortenstudie zu den Risiken der Hormontherapie in der Postmenopause, geht hervor, dass Tibolon wie andere weibliche Sexualhormone mit **erhöhtem Brustkrebsrisiko** einhergeht. Nach einer kürzlich veröffentlichten weitergehenden Auswertung der Studie, die mehr als 700.000 Frauen mit einem durchschnittlichen Alter von 60 Jahren umfasst, wird durch die Einnahme von Tibolon auch das **Endometriumkarzinomrisiko** erhöht. Die Gefährdung korreliert mit der Dauer der Anwendung, ist aber etwas geringer als die der Östrogen/Gestagen-Kombination. Diese Ergebnisse sind biologisch nicht plausibel. Klinisch experimentelle Untersuchungen weisen auf Wirkungen von Tibolon hin, die aber eine Risikoreduktion von Mamma- und Endometriumkarzinomen erwarten lassen.

13.6 Die hormonelle Kontrazeption

13.6.1 Prinzipien und Präparateübersicht

Ziel der hormonellen Kontrazeption ist es, für eine definierte Zeitspanne eine funktionelle Sterilität herbeizuführen. Wesentliche Kriterien für die Anwendung hormoneller Kontrazeptiva sind Sicherheit, wenige unerwünschte Wirkungen, sichere Zykluskontrolle und gute Praktikabilität. Hormonelle Kontrazeptiva liegen als orale und parenterale Präparate vor.

Unter den oralen Kontrazeptiva finden sich reine Gestagenpräparate (»Minipille«) und verschiedene Östrogen-Gestagen-Kombinationen. Letztere lassen sich in verschiedene Präparatetypen unterteilen:

Einphasenpräparate sind die klassischen Kombinationspräparate, bei denen an jedem Tag dieselbe Östrogendosis und Gestagendosis verabreicht wird (Abb. 13.2).

Als **Zwei- oder Dreistufenpräparate** (Abb. 13.2) bezeichnet man solche, die schon in der ersten Einnahmephase eine niedrige Gestagendosis enthalten, die in einer zweiten und dritten Zyklusphase erhöht wird. Die Östradioldosis bleibt über den ganzen Einnahmezeitraum gleich oder wird mittzyklisch kurz für die Dauer von 5–6 Tagen erhöht. Das Ziel solcher Mehrstufenpräparate ist es, den Gesamtanteil an Gestagenen zu senken.

Zweiphasenpräparate enthalten nur in der zweiten Zyklusphase ein zusätzliches Gestagen, während die eingenommene Östrogenmenge gleich bleibt. Die Einwirkungsdauer des Gestagens beträgt 15 Tage.

Als **Östrogenkomponenten** in oralen Kontrazeptiva kommen **Ethinylöstradiol** und der 3-Methylether des Ethinylöstradiols, **Mestranol**, zum Einsatz. Durch die Einführung von

[1] Liviella®

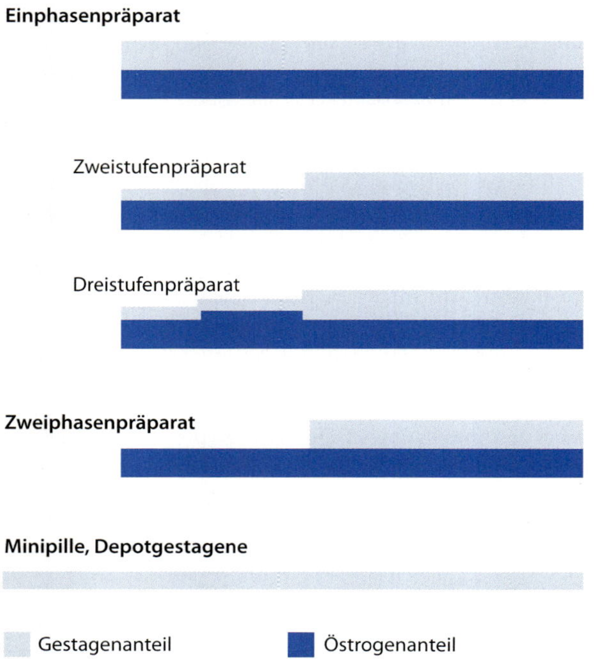

Abb. 13.2. Verschiedene Präparatetypen oraler und nicht-oraler hormoneller Kontrazeptiva.

Alkylgruppen in das Steroidmolekül ist es gelungen, oral wirksame Verbindungen mit guter Bioverfügbarkeit zu schaffen (Tab. 13.5).

Die **Gestagenkomponente** besteht meistens aus **Norethisteron** bzw. einem Derivat (z. B. **Ethynodioldiacetat, Lynestrenol, Norethinodrel, Dienogest**) (Tab. 13.3) oder aus **Norgestrel** bzw. einer verwandten Substanz (z. B. **Norgestimat, Desogestrel, Gestoden**). Erwünschte antiandrogene Effekte werden mit den Hydroxyprogesteron-Derivaten **Chlormadinonacetat** und **Cyproteronacetat** erzielt. Auch der Norethisteron-Abkömmling **Dienogest** hat antiandrogene Eigenschaften.

Während in der 1. Generation von oralen Kontrazeptiva noch 50 µg **Ethinylöstradiol** enthalten waren, wurde der Östrogenanteil in der 2. Generation auf 30 µg abgesenkt. Neue Gestagene wie **Desogestrel** und **Gestoden** wurden dann mit 20–30 µg Ethinylöstradiol in der 3. Generation kombiniert.

Der **Wirkmechanismus der klassischen Kombinationspräparate** ist hauptsächlich auf die Hemmung der Gonadotropinsekretion, insbesondere der mittzyklischen LH-Ausschüttung, zurückzuführen. Eine alleinige Gestagengabe wäre für die Ovulationsunterdrückung ausreichend, jedoch trägt die Östrogenkomponente noch zwei wichtige zusätzliche Wirkungen bei: Östrogene induzieren die Expression von Progesteronrezeptoren und schaffen somit erst die Voraussetzung für den effektiven Gestageneffekt und ferner verhindern sie Durchbruchblutungen. Darüber hinaus kommt es zur Beeinflussung des Endometriums und des Cervikalsekrets durch den Gestagenanteil. Es wird generell empfohlen, möglichst Präparate zu verordnen, die weniger als 50 µg Ethinylöstradiol enthalten (sog. Mikropille).

Unter den **parenteralen hormonellen Kontrazeptiva** werden Depot-Gestagene zur i. m.-Injektion, als Implantat sowie die Gestagenabgabe aus Intrauterinpessars zusammengefasst (Tab. 13.5).

Die **Wirkung niedrig dosierter Gestagene** sind im Wesentlichen auf eine Veränderung des Cervixsekrets mit Behinderung der Spermatozoenpassage in den Uterus zurückzuführen. Nur bei etwa $^1/_3$ der Anwenderinnen ist auch der Eisprung gehemmt. Einerseits ist bei diesen Präparaten die Hormonbelastung am niedrigsten; andererseits sind die kontrazeptive Sicherheit und die Zykluskontrolle deutlich eingeschränkt. Die »Minipille« hat deshalb ihre Hauptindikation nur noch bei Frauen, bei denen Östrogene kontraindiziert sind.

Eine Wirkungsdauer von 2 bis 3 Monaten ist kennzeichnend für **Depot-Gestagene**. Der Wirkmechanismus entspricht im Wesentlichen dem der niedrig dosierten Gestagene. Auch in diesem Fall stehen dem offensichtlichen Vorteil – Schutz vor Einnahmefehlern – gravierende Nachteile wie unregelmäßige Zyklen mit Schmier- und Durchbruchblutungen gegenüber.

Seit zwei Jahren ist auch erstmals ein Pflaster zur hormonellen Kontrazeption auf dem Markt[2]. Zusätzlich zum **Ethinylöstradiol** enthält es **Norelgestromin** als gestagene Komponente. Aus einem Pflaster, das 0,6 mg Ethinylöstradiol und 6 mg Norelgestromin enthält, werden täglich etwa 20 µg Ethinylöstradiol und 150 µg Norelgestromin abgegeben. Nach drei Pflaster-Trageperioden von jeweils 7 Tagen erfolgt eine Pause von ebenfalls 7 Tagen. Die kontrazeptive Sicherheit ist mit der oraler Präparate vergleichbar.

Eine jüngere Entwicklung in der hormonellen Kontrazeption sind intravaginal zu tragende Ringe[3]. Es handelt sich um dünne (4 mm), biegsame, weiche Silastic-Ringe. Diese setzen täglich 120 µg **Etonogestrel** und 15 µg **Ethinylöstradiol** frei. Der Wechsel der Ringe erfolgt alle 7 Tage durch die Anwenderin. Nach 3 Wochen folgt eine einwöchige Pause. Die Akzeptanz sowie die Zykluskontrolle sind sehr gut. Der Pearl-Index (Anzahl ungewollter Schwangerschaften pro 1300 Anwendungsmonate bzw. 100 Frauenjahre) der Methode liegt bei 0,65.

13.6.2 Notfallkontrazeption

In Deutschland wird seit 2000 ein hoch dosiertes Gestagen, **Levonorgestrel** 750 µg[4] verordnet, um nach ungeschütztem Geschlechtsverkehr die Empfängnis zu verhindern. Es sollen

2 EVRA®
3 Nuva Ring
4 Duofem®

Tab. 13.5. Beispiele für hormonelle Kontrazeptiva

Handelsname (Beispiele)	Präparatezusammensetzung	Dosis [mg]	Applikationsform
Kombinationspräparate (Einphasenpräparate)			
Belara®	Ethinylöstradiol Chlormadinonacetat	0,03 2	Filmtbl.
Cilest®	Ethinylöstradiol Norgestimat	0,035 0,25	Tbl.
Desmin® 20/–30	Ethinylöstradiol Desogestrel	0,02/0,03 0,15	Filmtbl.
Diane® –35	Ethinylöstradiol Cyproteronacetat	0,035 2	Drg.
Femovan®	Ethinylöstradiol Gestoden	0,03 0,075	Drg.
Gestamestrol N®	Mestranol Chlormadinonacetat	0,05 2	Drg.
Marvelon®	Ethinylöstradiol Desogestrel	0,03 0,15	Filmtbl.
Petibelle®	Ethinylöstradiol Drospirenon	0,03 3	Filmtbl.
Valette®	Ethinylöstradiol Dienogest	0,03 2	Drg.
Yasmin®	Ethinylöstradiol Drospirenon	0,03 3	Filmtbl.
Zweistufenpräparate			
Biviol®	Ethinylöstradiol Desogestrel	0,04 0,03 0,025 0,125	Tbl.
Neo-Eunomin®	Ethinylöstradiol Chlormadinonacetat	0,05 0,05 1 2	Filmtbl.
Dreistufenpräparate			
NovaStep®	Ethinylöstradiol Levonorgestrel	0,03 0,04 0,03 0,05 0,075 0,125	Drg.
Novial®	Ethinylöstradiol Desogestrel	0,035 0,03 0,03 0,05 0,1 0,15	Filmtbl.
Trigoa®	Ethinylöstradiol Levonorgestrel	0,03 0,04 0,03 0,05 0,075 0,125	Drg.
Zweiphasenpräparate			
Lyn-ratiopharm-Sequenz®	Ethinylöstradiol Lynestrenol	0,05 0,05 2,5	Kps.
Gestagenpräparate			
Cerazette®	Desogestrel	0,075	Filmtbl.
Depo-Clinovir®	Medroxyprogesteronacetat	150 für 3 Monate	Fertigspritze
Implanon®	Etonogestrel	68 für 3 Jahre	Implantat
Mirena®	Levonorgestrel	52 (Abgabe 0,02/Tag)	Intrauterinpessar

zwei Tabletten á 750 μg innerhalb von 12 Stunden (nicht später als nach 72 Stunden) nach ungeschütztem Verkehr eingenommen werden. Je früher die Behandlung beginnt, desto größer ist die kontrazeptive Sicherheit, die etwa 95% innerhalb der ersten 24 Stunden und nur noch etwa 60% nach 72 Stunden beträgt. Möglicherweise hat die hohe Gestagendosis einen hemmenden Effekt auf die Ovulation als auch auf die Nidation. Es handelt sich bei dem Präparat nicht um ein Abortivum wie im Falle des Mifepristons (► Kap. 13.9), weshalb Duofem® der normalen Rezeptpflicht unterliegt. An unerwünschten Wirkungen können Übelkeit, Schwindel, Schmerzen im Unterleib und in der Brust und verzögerte Menstruation auftreten.

13.6.3 Erwünschte Wirkungen der hormonellen Kontrazeption

Die wichtigste zu erzielende Wirkung oraler oder parenteral zu verabreichender hormoneller Kontrazeptiva ist die **sichere und reversible Empfängnisverhütung**. Die kontrazeptive Zuverlässigkeit der hormonellen Verhütungsmethoden ist mit einem Pearl-Index (Anzahl ungewollter Schwangerschaften pro 1300 Anwendungsmonate bzw. 100 Frauenjahre) von 0,03–0,9 außerordentlich hoch.

Darüber hinaus gibt es eine Reihe weiterer erwünschter Wirkungen wie Verbesserung der Dysmenorrhö, Abnahme von Eisenmangelanämien sowie selteneres Auftreten von mastopathischen Beschwerden, Ovarialzysten und unspezifischen Adnexitiden. Der klinische Verlauf einer Endometriose wird günstig beeinflusst. In verschiedenen Studien wird auf eine deutliche Verringerung des Endometrium- und Ovarialkarzinomrisikos verwiesen.

13.6.4 Unerwünschte Wirkungen der hormonellen Kontrazeption

Die wichtigsten unerwünschten Wirkungen hormoneller Kontrazeptiva sind thromboembolische und kardiovaskuläre Komplikationen. Im konkreten Einzelfall muss das Verhältnis von Nutzen (hohe kontrazeptive Zuverlässigkeit im Vergleich zu anderen Methoden, um eine unerwünschte Schwangerschaft, eventuell eine Abtreibung zu verhindern) zum genannten Hauptrisiko kritisch zwischen Arzt und Patientin abgewogen werden.

Thromboembolische und kardiovaskuläre Komplikationen

Auf ein gehäuftes Auftreten thromboembolischer Komplikation wurde man bereits 10 Jahre nach der Einführung der oralen Kontrazeption aufmerksam. Als Konsequenz wurden nur noch solche Kontrazeptiva zugelassen, die 50 μg oder weniger Ethinylöstradiol enthielten.

Alle oralen Kontrazeptiva bringen, unabhängig vom verwendeten Gestagen, ein erhöhtes **Risiko venöser Thromboembolien** mit sich. Während Nicotinabusus die Entwicklung venöser Thrombosen nicht beeinflusst, haben Rauchen und Östrogeneinnahme einen additiven Effekt auf das Risiko für **arterielle Thromboembolien und für Schlaganfälle**. Die heute üblichen Präparate mit niedrigem Östrogenanteil führen zu keinen signifikanten Blutdruckerhöhungen. Zu bedenken ist allerdings, dass eine bereits existierende Hypertonie ein wichtiger additiver Risikofaktor für einen Apoplex unter Therapie mit hormonellen Kontrazeptiva darstellt.

Verschiedene klinische Studien aus jüngerer Zeit zeigen, dass bei gesunden Nichtraucherinnen unabhängig vom Alter kein erhöhtes Risiko für Herzinfarkt oder Apoplex unter Einnahme von oralen Kontrazeptiva mit niedriger Östrogenkomponente besteht. Die Komplikationen Herzinfarkt und Schlaganfall treten meistens bei hoch dosierten Östrogenen (>50 μg Ethinylöstradiol) bei Frauen über 35 Jahren mit kardiovaskulären Risikofaktoren auf. Durch sorgfältige Voruntersuchungen älterer Patientinnen auf entsprechende Risikofaktoren, insbesondere Rauchen und Hypertonie, und die adäquate Verordnung moderner Präparate können die genannten Komplikationen vermieden werden.

Bei Anwendung des Verhütungspflasters EVRA® (► Kap. 13.6.1) liegen die Östrogenspiegel in der Fläche unter der Konzentrations-Zeitkurve (AUC) und auch im Steady State etwa 60% höher als nach Einnahme üblicher niedrig dosierter Kontrazeptiva. Höhere Östrogenspiegel können mit einem gesteigerten Thromboembolierisiko einhergehen, einschließlich Schlaganfälle und Herzinfarkte. Die US-amerikanische Arzneimittelbehörde FDA ordnete deshalb einen fettgedruckten Warnhinweis für die Produktinformation an.

Fett- und Kohlenhydratstoffwechsel

Hoch dosierte Gestagene mit androgener Partialwirkung können das Profil der Serumlipoproteine ungünstig beeinflussen (ungünstiges VLDL/HDL-Verhältnis). Weitere Gestagenpräparate wie Desogestrel, Norgestimat, Gestoden und Norgestrel sind hinsichtlich ihrer metabolischen Wirkungen in einer Reihe von Studien in niedrigen Dosierungen in Kombination mit Ethinylöstradiol überprüft worden. Bis auf eine leichte Erhöhung der Triglyceridwerte erfolgt keine negative Beeinflussung des Fettstoffwechsels. Ebenso kann man davon ausgehen, dass niedrig dosierte orale Kontrazeptiva zu keiner nennenswerten Insulinresistenz führen. Die metabolischen Konsequenzen bei manifestem Diabetes mellitus sind schwer kalkulierbar, stellen aber keine absolute Kontraindikation dar.

Malignomrisiko

Hormonelle Kontrazeptiva schützen durch ihre Gestagenkomponente vor den verschiedenen Stadien der Endometriumhyperplasie und vor einem **Endometriumkarzinom**, sofern eine adäquate Gestagendosis über einen ausreichend langen Zeitraum einwirkt (► Kap. 13.4). Hierdurch kann das relative Endometriumkarzinomrisiko, wenn es für Frauen, die nicht die Pille einnehmen, bei 1,0 angesetzt wird, auf 0,4 verringert werden.

Auch das relative Risiko für das **Ovarialkarzinom** sinkt unter der Einnahme von Ovulationshemmern zeitabhängig, und zwar nach mehr als 3- bis 4-jähriger Applikation unter 0,5. Diese Schutzwirkung, die nur epitheliale Karzinome betrifft, hält auch nach Absetzen der Medikation für lange Zeit an.

Als östrogenabhängiger Tumor ist das **Mammakarzinom** eine klassische Kontraindikation für orale Kontrazeptiva. Eine zentrale Frage für die Anwenderinnen ist daher, ob orale Kontrazeptiva das Risiko für Mammakarzinome erhöhen. Während eine große Fallkontrollstudie aus dem Jahr 1986, die CASH (**Cancer and Steroid Hormone**)-Studie, keine Beziehung zwischen Mammakarzinominzidenz und oralen Kontrazeptiva nachweisen konnte, deutete eine Metaanalyse von 54 epidemiologischen Studien darauf hin, dass orale Kontrazeptiva das Karzinomrisiko leicht erhöhen (relatives Risiko = 1,24).

In einer aktuelleren Fallkontrollstudie an über 4000 Patientinnen aus dem Jahr 2002, der **Women's Contraceptive and Reproductive Experiences** (**Women's CARE**)-Studie, konnte keinerlei Assoziation zwischen Brustkrebs und oralen Kontrazeptiva nachgewiesen werden. In dieser Studie hatten mehr als 75% der Frauen mit oralen Kontrazeptiva verhütet. Die Brustkrebsfälle wurden zu einer Zeit diagnostiziert, in der mammographische Vorsorgeuntersuchungen zum Standard gehörten. Aufgrund der Größe der Studie konnten auch Untergruppen von Patientinnen analysiert werden und weitere Faktoren wie Beginn und Dauer der Hormoneinnahme, Verwandte ersten Grades mit Brustkrebs sowie Höhe des Östrogenanteils in Kombinationspräparaten mit in die Auswertung einbezogen werden. Keine der untersuchten Untergruppen hatte ein signifikant erhöhtes Brustkrebsrisiko. Es ist deshalb zu folgern, dass die Einnahme oraler Kontrazeptiva auch über einen langen Zeitraum nicht mit einem erhöhten Brustkrebsrisiko assoziiert ist.

An der Entstehung seltener, zumeist gutartiger, seltener auch bösartiger **Lebertumoren** sind wahrscheinlich nicht nur synthetische Östrogene, sondern auch Gestagene beteiligt. Die Leberfunktion wird durch orale Kontrazeptiva ähnlich wie in der Schwangerschaft beeinflusst: Es werden Erhöhungen der Leberenzyme (selten) und der Transportproteine (für Sexualhormone (SHBG), Glucocorticoide (CBG), Schilddrüsenhormon (TBG) ► Kap. 13.2.3) beobachtet.

Weitere unerwünschte Wirkungen

Gewichtszunahme, Wasserretention, Ödeme, Appetitsteigerung, Übelkeit, Kopfschmerzen, Hyperpigmentierung, Wadenkrämpfe, Brustschmerzen mit Spannungsgefühl, Blutungsstörungen, Nervosität, Müdigkeit, Depressionen, Verminderung der Libido sind Beispiele für seltenere und weniger schwer wiegende unerwünschte Wirkungen.

Einige dieser Wirkungen werden den Östrogenen zugeschrieben, wie z. B. die Neigung zu Ödemen, Übelkeit und Erbrechen, Brustspannung; andere sollen gestagenbedingt sein, wie z. B. Dysmenorrhoen. Die erhöhte Neigung zu Seborrhoe und Akne sowie die Appetitsteigerung und Gewichtszunahme werden den androgenen und anabolen Restwirkungen der Gestagene (19-Nortestosteron-Derivate!) zugeschrieben.

Wichtige **Kontraindikationen** sind in ◻ Tab. 13.6 zusammengefasst.

◻ Tab. 13.6. Kontraindikationen für orale Kontrazeptiva

- ► Schwangerschaft
- ► frühere Thrombosen und Thromboembolien
- ► Zustand nach Herzinfarkt oder Schlaganfall
- ► manifeste Hypertonie
- ► starkes Rauchen bei einem Alter von >35 Jahre
- ► Vorliegen bzw. Zustand nach Behandlung potentiell östrogenabhängiger Tumoren
- ► schwerwiegende Lebererkrankungen
- ► Störungen der Gallensekretion (z. B. Dubin-Johnson- und Rotor-Syndrom)
- ► vaskuläre Erkrankungen bei Diabetes mellitus
- ► starke Adipositas

13.7 Antiöstrogene

Die seit langem gebräuchliche Bezeichnung »Antiöstrogene« ist nach neueren Erkenntnissen nicht mehr geeignet, um alle zur Verfügung stehenden Substanzen mit antiöstrogenen Wirkkomponenten zutreffend zu charakterisieren. Es muss heute strikt zwischen **selektiven Östrogenrezeptor-Modulatoren** (SERM) und reinen **Östrogenrezeptor-Antagonisten** unterschieden werden.

13.7.1 Selektive Östrogenrezeptormodulatoren (SERM)

Selektive Östrogenrezeptor-Modulatoren (SERM) zeichnen sich als Wirksubstanzen dadurch aus, dass sie **gewebsspezifische agonistische und antagonistische Östrogenwirkungen** haben. Bemerkenswerterweise sind die agonistischen und antagonistischen Effekte gewebs-, zell- und sogar zielgenspezifisch. Zurzeit sind **Tamoxifen**, **Toremifen** und **Raloxifen** die wichtigsten Vertreter dieser Wirkstoffklasse.

Clomifen ist prinzipiell den SERM zuzuordnen, funktionell überwiegt jedoch die antiöstrogene Wirkkomponente. Clomifen bindet für lange Zeit an den Östrogenrezeptor und leitet dessen proteolytischen Abbau ein. Hierdurch reagiert die Hypothalamus-Hypophysen-Achse nicht mehr im Sinne einer negativen

Rückkopplung auf periphere Östrogene und es kommt zur gesteigerten Gonadotropinausschüttung und Follikelreifung. Die Hauptindikation ist daher die Ovulationsinduktion bei anovulatorischen Patientinnen mit intaktem Hypothalamus-Hypophyse-Ovar-Regelkreis und ausreichender endogener Östrogenproduktion. Unerwünschte Wirkungen sind die Reifung multipler Follikel, Mehrlingsschwangerschaften und Ovarialzysten.

Wirkmechanismus der SERM

Durch zellbiologische, biochemische und kristallographische Untersuchungen ist bekannt, dass Östradiol, **Tamoxifen**, **Raloxifen** und der reine Östrogenantagonist **Fulvestrant** unterschiedliche Konformationen des Östrogenrezeptors (▪ Abb. 13.1) stabilisieren. Die durch SERM stabilisierten spezifischen Konformationen unterscheiden sich im Spektrum der Interaktionspartner (Coaktivatoren und Corepressoren) und damit auch der biologischen Wirkung.

Tamoxifen

Tamoxifen wird zur **adjuvanten und palliativen Therapie bei östrogenabhängigem Mammakarzinomen** eingesetzt. Es hat eine antiöstrogene Wirkung am Brustgewebe. Allerdings hat Tamoxifen eine agonistische Wirkung am Östrogenrezeptor im Endometrium, so dass Endometriumhyperplasie, -polypen und auch -karzinome beobachtet werden. Agonistische Östrogenwirkungen sind ferner am Knochen zu beobachten. Das Lipidprofil wird günstig beeinflusst. Der mögliche Einfluss von Tamoxifen auf das kardiovaskuläre Risiko postmenopausaler Frauen ist noch unklar.

Die Behandlung mit **Tamoxifen** (20 mg pro Tag) gilt weltweit als der Goldstandard für Patientinnen mit östrogenrezeptorpositivem Mammakarzinom. In der adjuvanten Situation verbessert Tamoxifen das Überleben. Wahrscheinlich ist die Reduktion der Mortalität des Mammakarzinoms in den letzten 10 Jahren nicht unwesentlich auf den weltweiten Einsatz von Tamoxifen zurückzuführen. Mehr als die Hälfte von östrogenrezeptorpositiven, nicht vorbehandelten Karzinompatientinnen zeigen ein Ansprechen oder eine Stabilisierung der Tumorerkrankung unter Tamoxifen-Behandlung. Bedauerlicherweise erleiden nahezu alle Patientinnen in der palliativen, metastasierten Situation und etwa 40% der Patientinnen in einem adjuvanten Regime ein Rezidiv der Tumorerkrankung. Als Ursachen für die Resistenzentwicklung von Tumorzellen unter Tamoxifen-Therapie werden eine Herunterregulation von Östrogenrezeptoren, ein verändertes Expressionsspektrum von Koregulatoren, verstärkte Aktivität und Überexpression von Wachstumsfaktorrezeptoren (z. B. des EGF-Rezeptors HER2) sowie erhöhte Aromatase-Aktivität und damit gesteigerte lokale Östrogenbildung diskutiert.

Als alternative Therapie kommen Aromatase-Hemmer (z. B. **Anastrozol**, **Letrozol**, **Exemestan**) sowie neue reine Antiöstrogene (**Fulvestrant**) und in klinischen Studien auch niedermolekulare EGF-Rezeptor-Kinaseinhibitoren (**Gefitinib**) und Farnesyltransferase-Inhibitoren (**Tipifarnib**) zum Einsatz.

Tamoxifen hat ebenfalls klinische Relevanz für die **Prävention des Mammakarzinoms.** Es konnte zwar eindeutig nachgewiesen werden, dass bei Frauen mit erhöhtem Brustkrebsrisiko durch die Tamoxifengabe das Risiko reduziert werden kann, die Akzeptanz ist bisher allerdings gering. Da Tamoxifen wie alle SERM im Vergleich zum Östradiol nur schwache Östrogenagonisten sind, ist der Nutzen eines längerfristigen Einsatzes **vor** der Menopause unklar, da Tamoxifen die Wirkung endogener Östrogene am Knochen antagonisiert und eine Osteoporose in dieser Altersgruppe verursachen kann.

Toremifen

Toremifen wird palliativ bei metastasierendem Brustkrebs bei postmenopausalen Frauen mit positivem Östrogenrezeptorstatus eingesetzt. Seine Eigenschaften unterscheiden sich nur wenig von Tamoxifen.

Raloxifen

Raloxifen[5] wirkt am Knochen wie ein Östrogenagonist und hat eine antiresorptive Wirkung. Deshalb besteht die Indikation in der Prophylaxe und Therapie der postmenopausalen Osteoporose (EVISTA®, 60 mg pro Tag). Im Gegensatz zum Tamoxifen verursacht Raloxifen keine Endometriumhyperplasie. Möglicherweise senkt Raloxifen zusätzlich das Brustkrebsrisiko und wirkt sich günstig auf das kardiovaskuläre Risiko postmenopausaler Frauen aus. Zur abschließenden Bewertung wird man die Ergebnisse einer internationalen Primär- und Sekundärpräventionsstudie zur koronaren Herzkrankheit (**Raloxifen Use for the Heart**, RUTH) abwarten müssen, mit denen erst in einigen Jahren zu rechnen ist. Raloxifen kann allerdings keinen gleichwertigen Ersatz für Östrogene im Rahmen einer Hormontherapie im Klimakterium und in der Postmenopause darstellen. Das Medikament hat keine positive Wirkung auf vasomotorische Wechseljahresbeschwerden, sondern kann sie sogar auslösen. Als weitere unterwünschte Wirkungen sind Beinkrämpfe und thromboembolische Komplikationen beschrieben worden.

Lasofoxifen

Lasofoxifen ist ein neuer SERM der 3. Generation zur Prävention und Therapie der Osteoporose. Aufgrund der Ergebnisse einer Phase-II-Studie an über 400 postmenopausalen Frauen könnte Lasofoxifen potenter als Raloxifen (60 mg pro Tag) sein. Unter der Therapie mit Lasofoxifen kam es zusätzlich zur Absenkung des LDL-Spiegels. Zurzeit werden multizentrische Phase-III-Studien mit 0,25 und 0,5 mg Lasofoxifen pro Tag durchgeführt. Mit der Markteinführung von Lasofoxifen ist in naher Zukunft zu rechnen.

---

5 EVISTA®, Optruma®

13.7.2 Östrogenrezeptor-Antagonisten

Der kompetitive Antagonist **Fulvestrant** weist eine dem Östradiol vergleichbare Affinität zu ERα und ERβ auf, mehr als 30-fach höher als die des Tamoxifens. Es kommt zur vollständigen Inhibition der östrogenabhängigen Gentranskription. Im Vergleich zu den SERM ist keinerlei agonistische Wirkung zu beobachten. Neben anderen Effekten inhibiert Fulvestrant die Dimerisierung und Translokation des Östrogenrezeptors. Daraufhin wird der labile Antagonist/Rezeptor-Komplex im Cytoplasma abgebaut und es resultiert eine Downregulation der Oestrogenrezeptoren. Fulvestrant wird deshalb auch als selektiver Östrogenrezeptor-Downregulator (SERD) bezeichnet.

Fulvestrant wird zur Behandlung von postmenopausalen Frauen mit östrogenrezeptorpositivem lokal fortgeschrittenem oder metastasiertem Mammakarzinom, bei Rezidiv während oder nach adjuvanter SERM-Therapie oder bei Progression unter der Behandlung mit SERM eingesetzt. Die Substanz wird in der Regel in einer Dosis von 250 mg einmal monatlich intramuskulär verabreicht. Die häufigsten unerwünschten Wirkungen sind Hitzewallungen, Übelkeit und lokale Reaktionen an der Injektionsstelle sowie venöse Thromboembolien.

13.8 Aromatasehemmstoffe

Wegen ihrer funktionell antiöstrogenen Wirkung sollen auch Aromatase-Hemmer kurz an dieser Stelle Erwähnung finden. Heute stehen Aromatasehemmer der 3. Generation zur Verfügung, die sich durch eine höhere Selektivität und Potenz im Vergleich zum Aminoglutethimid auszeichnen. Es wird zwischen steroidalen Präparaten wie **Formestan** und **Exemestan** und nicht-steroidalen Substanzen wie **Anastrozol** und **Letrozol** unterschieden.

Die Präparate sind therapeutisch hoch relevant, da durch die neuen Aromatase-Hemmer die lokale Produktion von Östrogenen selektiv inhibiert und damit ein essentieller Wachstumsstimulus hormonabhängiger Tumoren unterdrückt werden kann. Die Substanzen sind unter bestimmten Voraussetzungen eine Therapiealternative zum Tamoxifen bei hormonsensitivem Mammakarzinom in der Postmenopause.

In der **ATAC-Studie** (**A**rimidex, **T**amoxifen, **a**lone or in **c**ombination) wurde der Erfolg einer adjuvanten Therapie von über 9000 postmenopausalen Frauen mit lokalisiertem invasivem, überwiegend Hormonrezeptor-positivem Mammakarzinom nach Operation mit 20 mg pro Tag **Tamoxifen** oder 1 mg pro Tag **Anastrozol** über 5 Jahre miteinander verglichen. Anastrozol war im primären Endpunkt der Studie, dem erkrankungsfreien Überleben, dem Tamoxifen signifikant überlegen. Die günstigen Wirkungen von Anastrozol wurden aber nur bei Patientinnen mit Hormonrezeptor-positivem Mammakarzinom beobachtet. Das Gesamtüberleben war in den beiden Gruppen nicht signifikant unterschiedlich.

Anastrozol ist daher eine mögliche Alternative für die **initiale adjuvante Therapie von postmenopausalen Frauen mit Hormonrezeptor-positivem Mammakarzinom**. Die Therapiekosten verteuern sich hiermit allerdings um den Faktor 10. Berücksichtigt werden sollte jedoch, dass die Langzeitrisiken von Anastrozol weniger bekannt sind als die von Tamoxifen und dass es zurzeit noch unklar ist, welche Patientinnen tatsächlich von Anastrozol profitieren. Ähnliche Ergebnisse wurden in einer umfangreichen Studie mit **Letrozol** erzielt. Darüber hinaus konnte gezeigt werden, dass die Behandlung von Brustkrebspatientinnen, die über 5 Jahre mit Tamoxifen behandelt wurden, von einer verlängerten adjuvanten endokrinen Therapie mit Letrozol über ca. 2 Jahre profitieren. Dies konnte für Tamoxifen bisher nicht nachgewiesen werden.

Die umfangreichsten Daten zum frühen sequentiellen Einsatz von Tamoxifen (2–3 Jahre) gefolgt von einem Aromatasehemmer (2–3 Jahre) liegen aus der **Intergroup Exemestane Study** (IES) vor. Der sequentielle Einsatz von Tamoxifen und Exemestan war der alleinigen Tamoxifentherapie deutlich überlegen. Aufgrund des günstigen Nutzen-/Risikoprofils gilt es derzeit als das präferierte Regime in der adjuvanten endokrinen Therapie des hormonsensitiven Mammakarzinoms.

In der postmenopausalen Situation sind Aromatasehemmer der 3. Generation heute die erste Wahl in der **palliativen endokrinen Therapie des metastasierten Mammakarzinoms.** Aktuell liegen für **Anastrozol** und **Letrozol** die umfangreichsten Daten vor.

Prinzipien der endokrinen Therapie des Mammakarzinoms

Die **adjuvante endokrine Therapie** in der **Postmenopause** bei hormonsensitivem Mammakarzinom besteht in **Tamoxifen.** Aber auch eine primäre Therapie mit **Anastrozol** bzw. eine initiale Therapie mit Tamoxifen für 2 Jahre, gefolgt von Anastrozol oder Exemestan über die folgenden 3 Jahre (insgesamt für 5 Jahre) ist möglich. Tamoxifen bleibt Therapie der Wahl bei niedrigem Risikoprofil (G1, nodal negativ; zusätzlich: HER2-negativ, ER und PR stark positiv) und bei erhöhtem Osteoporoserisiko.

In der **Prämenopause** sollte eine Therapie mit Aromatasehemmern nur im Rahmen von klinischen Studien erfolgen.

In der **Postmenopause** sind **Aromatasehemmer der 3. Generation** die Therapeutika der 1. Wahl für die **palliative Therapie des metastasierten Mammakarzinoms.** In der Folge kann bei mit dieser Substanz bisher unbehandelten Patientinnen **Tamoxifen** eingesetzt werden. Bei weiterem Progress kommen **Fulvestrant**, **Gestagene** und in ausgewählten Fällen **hoch dosierte Östrogene** zum Einsatz.

In der **Prämenopause** ist die Kombination von **GnRH-Analoga und Tamoxifen** der Therapieschritt der 1. Wahl. Bei weiterem Forschreiten der Erkrankung kommen **Aromatasehemmer, Fulvestrant** und **Gestagene** in Analogie zur postmenopausalen Situation zum Einsatz.

13.9 Antigestagene

Wie bei den Antiöstrogenen so muss heute auch bei den Antigestagen-wirkenden Substanzen zwischen **selektiven Progesteronrezeptormodulatoren** (SPRM) und **reinen Gestagenantagonisten** unterschieden werden.

Während Antiöstrogene seit vielen Jahrzehnten auf dem Markt sind, wurde erst 1981 erstmals über den Glukokortikoid-Antagonisten RU 38486 berichtet, der sich durch antigestagene Eigenschaften auszeichnete. Die Substanz wurde unter den Namen RU 486 und **Mifepriston** als Abortivum bekannt. Eine weitere antigestagen wirksame Substanz ist das **Onapriston** (ZK 98 299), das strukturell dem Mifepriston verwandt ist. Die glucocorticoiden Eigenschaften des Onapristons sind geringer als die des Mifepristons.

Während **Mifepriston in vivo** ein reiner Gestagenantagonist ist, wurden in einigen in vitro-Testsystemen agonistische Effekte beobachtet. Die Substanz ist daher mit Blick auf die SERM als selektiver **Progesteronrezeptormodulator** (SPRM) einzuklassifizieren. Mifepriston ist das bekannteste Mitglied einer aus vielen Substanzen bestehenden Familie von SPRM, die zurzeit getestet werden.

Onapriston verhält sich immer wie ein reiner Gestagenantagonist. Onapriston ist daher als **reiner Antagonist** zu klassifizieren.

Im Frühstadium der Schwangerschaft verursacht **Mifepriston** einen Frühabort. Vor der 7. Woche findet man bei rund 80% aller schwangeren Frauen einen kompletten Abort, nach der 8. Schwangerschaftswoche aber nur bei etwa 30% der Schwangeren. In Kombination mit Prostaglandinen ist bei nahezu 100% der behandelten Frauen ein kompletter Schwangerschaftsabbruch zu bewirken.

Dosierung Start

Mifepriston:
- 50–200 mg pro Tag.

Potentielle künftige Indikationen für SPRM und reine Antigestagene sind die Weheneinleitung, die Kontrazeption und Postkoitalinterzeption, der Einsatz bei einigen Methoden der assistierten Reproduktion, aber auch Endometriose, Myome und eventuell Mammakarzinom.

13.10 Androgene

Produktionsort der Androgene sind vor allem die Leydig-Zellen des Hodens, darüber hinaus aber auch die Nebennieren und das Ovar. Das wichtigste zirkulierende Androgen des Mannes ist Testosteron.

Das Enzym 5α-Reduktase reduziert Testosteron zu 5α-Dihydrotestosteron (DHT). Während in Nebenhoden, Vas deferens, Samenblase und Prostata DHT das wirksamere Androgen ist, wird der anabole Effekt auf die Muskulatur und den Knochen sowie die Stimulation des Blutbildenden Systems hauptsächlich durch Testosteron vermittelt. Auf die meisten anderen androgensensitiven Gewebe wirken sowohl Testosteron als auch DHT ein.

Die Androgensynthese in den Leydig-Zellen des Hodens wird durch das hypophysäre LH gesteuert, wobei die Synthese und Ausschüttung von LH durch GnRH reguliert wird. Testosteron und seine biologisch wirksamen Metabolite, DHT und Östradiol, haben eine negative Rückkopplungswirkung auf die GnRH- und LH-Sekretion. Testosteron und DHT wirken auf den Hypothalamus und hemmen die GnRH-Pulsatilität. Östradiol supprimiert die Gonadotropinsekretion durch Angriff an der Hypophyse. Die negative Feedback-Wirkung von Androgenen hat praktische Bedeutung für die Entwicklung eines männlichen hormonellen Kontrazeptivums.

Testosteron und DHT lösen ihre biologischen Effekte nach Bindung an den Androgenrezeptor (AR) aus, der ebenfalls zur großen Familie der Steroidhormonrezeptoren gehört und eine den Östrogen- und Progesteronrezeptoren ähnliche Domänenstruktur aufweist (Abb. 13.1).

13.10.1 Androgenpräparate

Um den Metabolismus während der Leberpassage zu vermeiden und zur Herstellung von Androgen-Depotpräparaten wird die OH-Gruppe in Position C-17 mit längerkettigen Fettsäuren, z. B. Enantat (7 C-Atome) oder Undecanoat (11 C-Atome), verestert.

Auch **19-Nortestosteron** ist ein wirksames Androgen. Allerdings ist es biologisch dem Testosteron nicht äquivalent, da es nur in geringerem Ausmaß zu Östradiol aromatisiert werden kann. Das in Position C-1 in α-Stellung methylierte DHT (**Mesterolon**) ist ein weiteres synthetisches Androgen.

Testosteron wird nach oraler Gabe durch den **First-pass-Metabolismus** in der Leber fast vollständig metabolisiert. Es kann jedoch unter Umgehung der Leber in Form eines transdermalen Testosteron-Pflasters appliziert werden. Eine weitere Applikationsform besteht in der Anwendung von Testosterongelen, die auf größere Hautpartien aufgetragen werden müssen[6].

Testosteronenantat[7] wird intramuskulär injiziert. Um den Testosteronspiegel innerhalb des Normbereichs zu halten, müssen in der Regel 250 mg Testosteronenanthat intramuskulär alle 2–3 Wochen verabreicht werden. Stärkere Schwankungen der Serumkonzentration lassen sich jedoch mit dieser Applikationsform kaum vermeiden.

Testosteronundecanoat[8] ist oral wirksam, weil es aufgrund seiner Seitenkette teilweise über die Lymphe, unter Umgehung der Leber, in die Zirkulation gelangt. Da maximale Serumkon-

[6] Androtop® Gel 50 mg, Testogel® 25 mg/–50 mg Gel
[7] Testoviron®-Depot-250, Testosteron-Depot-GALEN®
[8] Andriol®

zentrationen 2–6 h nach Einnahme erreicht werden, müssen zur Substitution 2–4 Kapseln à 40 mg über den Tag verteilt zugeführt werden.

13.10.2 Biologische Wirkungen von Androgenen

In der Embryonalphase determiniert Testosteron die sexuelle Differenzierung der Geschlechtsorgane, im heranwachsenden und erwachsenen Mann die Ausprägung der männlichen sekundären Geschlechtsmerkmale und des Geschlechtstriebs (Libido). Die stärkere Ausprägung der Muskelmasse beim Mann im Vergleich zur Frau ist androgenbedingt. Die männliche Glatzenbildung wird bei Vorhandensein einer genetischen Disposition ebenfalls durch Androgene verursacht oder gefördert.

Weitere sexualspezifische Wirkungen der Androgene sind die Steuerung der Funktion der Geschlechtsdrüsen (Prostata, Samenblasen) sowie der Spermatogenese. Wichtige sexualunspezifische Wirkungen sind die auf den Stoffwechsel (anabole Wirkung), auf Knochenreifung und das Längenwachstum. Androgene stimulieren die Hämatopoese und beeinflussen die Beschaffenheit der Muskulatur, der Haut und die Funktion der Talgdrüsen.

13.10.3 Indikationen für Androgene

Hypogonadismus des Mannes

Beim Hypogonadismus können durch eine geeignete Androgentherapie die sekundären Geschlechtsmerkmale, die Libido und die Funktion der akzessorischen Geschlechtsdrüsen aufrechterhalten werden. Es handelt sich um die **Hauptindikation für Testosteron**. Als wirksamste Präparate für die vollständige Substitutionstherapie bei völligem Ausfall der endogenen Testosteronproduktion haben sich injizierbare Depotpräparate erwiesen (**Testosteronenantat**). Das Ziel einer Testosteronsubstitution besteht darin, die Serumhormonkonzentration im Normalbereich zu halten. Die am besten geeignete Substanz ist das Testosteron selbst, da nur so das breite Wirkspektrum des Testosterons, bedingt durch 5α-Reduktion und Aromatisierung, erreicht werden kann.

Im Rahmen der Therapie müssen Psyche und Sexualität sowie somatische Parameter wie Körpergewicht, Behaarung, Fettverteilung und Sebumproduktion überwacht werden. Ferner müssen zur Therapiekontrolle Testosteronkonzentrationen im Serum bestimmt werden. Bei der Bewertung müssen die unterschiedlichen pharmakokinetischen Eigenschaften der Präparate in die Beurteilung Eingang finden. In größeren Abständen sollten Blutbild, Gerinnungsparameter, Leberfunktion und Lipidstoffwechsel kontrolliert werden. Einmal jährlich sollte bei jedem Patienten über 40 Jahre eine Kontrolle der Prostata vorgenommen werden. Die Knochendichte ist für die Festlegung der Testosterondosis ebenfalls eine wichtige Bezugsgröße.

Übermäßiges Längenwachstum

Trotz fehlender Zulassung für diese Indikation wird Testosteron im Sinne eines Heilversuchs zu diesem Zweck eingesetzt. Zumeist werden im Alter von 12–16 Jahren bei einer erwarteten Körpergröße von über 2 m Testosteronenantat i. m. für ein Jahr verabreicht (250 mg i. m. wöchentlich oder 500 mg i. m. alle 2 Wochen). Die Dosis ist mindestens doppelt so hoch wie die Substitutionsdosis. Bisherige Nachuntersuchungen haben keine langfristigen unerwünschten Wirkungen bei Anwendung hoher Testosterondosen in der Pubertät ergeben.

Seneszenz

Ein der Menopause entsprechender abrupter Funktionsverlust der Gonaden, ein »Climacterium virile«, gibt es beim Mann nicht. Testosteronkonzentrationen und Ejakulatparameter gesunder älterer Männer können den junger Männer entsprechen. Allerdings ist altersabhängig mit einer gewissen Funktionseinschränkung der endokrinen Hodenfunktion zu rechnen. Eine Testosterongabe ist dann indiziert, wenn ein **dokumentierter Hypogonadismus** vorliegt (morgendliche Testosteronserumkonzentration <12 nmol/l).

> **!** **Die Androgengabe bei älteren Männern sollte, solange das langfristige Risiko/Nutzen-Profil noch nicht klar ist, für eine kleine Minderheit älterer Patienten reserviert bleiben, die deutliche klinische Zeichen des Hypogonadismus und klar dokumentierte erniedrigte Testosteronserumkonzentrationen vorweisen. Vor einer breiteren Anwendung von Androgenen bei Männern ist zum gegenwärtigen Zeitpunkt zu warnen.**

Bei Testosteronspiegeln im Normbereich gelingt es nicht, mit Androgenen eine Potenzsteigerung zu erreichen. Es gibt bisher keine gesicherten patientenrelevanten Daten für den Einsatz von Testosteronvorläufern wie Dehydroepiandrosteron (DHEA) oder Androstendion. Der tatsächliche Nutzen einer DHEA-Substitution bei altersbedingtem Abfall der adrenalen DHEA-Sekretion (DHEA als »anti-aging«-Medikament) ist mehr als fraglich und entbehrt bisher einer wissenschaftlichen Grundlage.

13.10.4 Unerwünschte Wirkungen

Störungen der Leberfunktion treten unter der Therapie mit C-17-alkylierten, oral wirksamen Androgenen (z. B. Methyltestosteron) häufiger auf als bei Verwendung anderer oral oder parenteral wirksamer Androgene. Methyltestosteron-haltige Präparate sind deshalb in Deutschland nicht mehr im Handel.

Der Einfluss des Testosterons auf das **kardiovaskuläre System** wird intensiv untersucht. Da das Erkrankungsrisiko für eine Koronarsklerose bei Männern deutlich höher als bei Frauen ist, liegt es nahe, eine Verbindung zwischen Testosteron und Atherosklerose zu suchen. Erste Hinweise für einen Zusammenhang gründen sich auf Beobachtungen, dass die Suppression des

Testosteronspiegels zu einem Anstieg der HDL-Cholesterinfraktion führt. Jedoch muss man zum jetzigen Zeitpunkt feststellen, dass bisher eine klare Assoziation zwischen endogenem Testosteronspiegel und koronaren Ereignissen bei Männern nicht nachgewiesen werden konnte.

13.10.5 Kontraindikationen für Androgene

Tumoren der Prostata (Prostatahyperplasie und -karzinom) stellen eine Kontraindikation für Androgene dar. In der Schwangerschaft dürfen Androgene wegen der Gefahr der Virilisierung des Feten ebenfalls nicht zum Einsatz kommen. Bei Frauen muss unter Androgentherapie mit Maskulinisierungserscheinungen gerechnet werden.

Die hormonelle männliche Kontrazeption

Der Einsatz von Androgenen steht im Zentrum aller Strategien der männlichen hormonellen Kontrazeption. Ziel des Einsatzes ist es, eine möglichst komplette Suppression der Gonadotropine zu erreichen, um eine Azoospermie herbeizuführen. Gleichzeitig soll zur Aufrechterhaltung der Virilität das ebenfalls supprimierte endogene Testosteron ersetzt werden. Während die alleinige Gabe von exogenem Testosteron zur Azoospermie bei Ostasiaten führt, muss bei Kaukasiern ein weiterer Wirkstoff hinzugegeben werden. In klinischen Studien werden neben GnRH-Rezeptorantagonisten vor allem **Testosteron in Kombination mit verschiedenen Gestagenen** (Depot Medroxyprogesteronacetat, Norethisteronenantat, Desogestrel, Etonogestrel) auf ihre Wirksamkeit hin überprüft. Um eine Fluktuation der Testosteronserumspiegel, die die Gonadotropinsuppression beeinträchtigen würde, zu verhindern, wird die Wirkstoffgabe (Testosteron + Gestagen) als Injektion oder Implantat favorisiert. Bisherige Versuche mit oraler oder transdermaler Gabe waren wenig erfolgreich.

13.11 Antiandrogene

Mit antiandrogen wirksamen Substanzen soll die Wirkung von Androgenen aufgehoben werden. Die antiandrogene Wirkung beruht entweder auf

- einem kompetitiven Antagonismus am Androgenrezeptor,
- einer selektiven Modulation der Androgenrezeptoren oder
- der Hemmung der Bildung des Dihydrotestosterons.

13.11.1 Androgenrezeptorantagonisten und selektive Androgenrezeptormodulatoren (SARM)

Einige Gestagene haben antiandrogen Wirkungen (Tab. 13.3).

Flutamid[9] und **Bicalutamid**[10] sind nichtsteroidale Substanzen, die als Antagonisten des Androgenrezeptors wirken. Sie werden zusammen mit GnRH-Analoga in der Behandlung des metastasierenden Prostata-Karzinoms eingesetzt. Während Flutamid zur Aufrechterhaltung eines ausreichenden Wirstoffspiegels dreimal täglich appliziert werden muss, ist für Bicalutamid eine einmalige Gabe ausreichend. Zudem ist die hepatotoxische Wirkung des Bicalutamids deutlich geringer als die des Flutamids.

In mehreren prospektiven doppelblinden Placebo-kontrollierten Studien wurde im Rahmen der frühen Behandlung von Patienten mit lokalisiertem Prostatakarzinom mit 150 mg **Bicalutamid** pro Tag ein Trend zu höherer Mortalität festgestellt. In diesen Fällen ist daher von einer Therapie des kontrollierten Abwartens unter Therapie mit 150 mg Bicalutamid pro Tag abzuraten.

Im Rahmen der Entwicklung **selektiver Androgenrezeptormodulatoren (SARM)** ist es bereits gelungen, durch systematische Modifikation nichtsteroidaler Antiandrogene neue Derivate mit selektiven androgenen Eigenschaften zu entwickeln. Sie können in Arylpropionamid-, bizyklische Hydantoin-, Quinolin- und Tetrahydroquinolin-Analoga klassifiziert werden. Es ist das Ziel, neue gewebs-, zell- und zielgenspezifische Androgenrezeptormodulatoren zu entwickeln, deren androgene Wirkung gezielt zur Behandlung des Muskelverlusts, der Osteoporose und der Prostatahypertrophie sowie zur hormonellen männlichen Kontrazeption eingesetzt werden kann.

13.11.2 α-Reduktasehemmer

Die Reduktion von Testosteron zu DHT erfolgt durch das Enzym 5α-Reduktase, die in zwei Isoformen vorliegt:

- **Typ I** mit einem Aktivitätsoptimum im basischen pH-Bereich ist in Haut, Leber und Gehirn lokalisiert;
- **Typ II** mit saurem Aktivitätsoptimum ist in den klassischen androgenabhängigen Geweben wie Nebenhoden und Prostata exprimiert.

Finasterid ist ein spezifischer Inhibitor der Typ-II-5-α-Reduktase. Finasterid wurde für die Behandlung der benignen Prostata-Hyperplasie entwickelt. Darüber hinaus wird die Substanz auch in niedrigerer Dosierung bei der Behandlung der androgenetischen Alopezie bei Männern eingesetzt.

In einer prospektiven Primärpräventionsstudie **Prostate Cancer Prevention Trial** (PCPT) über 7 Jahre wurden fast 19.000 gesunde Männer im Alter von > 54 Jahren mit unauffälliger Prostata für eine Einnahme von 5 mg **Finasterid** pro Tag oder

[9] Fugerel®, Fumid®
[10] Casodex®

Placebo randomisiert. In der Placebo-Gruppe wurde nach 7 Jahren eine hohe Zahl von Karzinomen diagnostizert, deren Zahl durch Finasterid um ein Viertel reduziert werden konnte. Allerdings hatten die Karzinome in der Finasterid-Gruppe einen höheren histologischen Malignitätsgrad. Finasterid kann daher zur Prävention eines Prostata-Karzinoms generell nicht empfohlen werden.

13.11.3 Indikationen für Antiandrogene

Prostatakarzinom

Das Wachstum des Prostatakarzinoms ist teil- und zeitweise androgenabhängig. Es werden 200–300 mg **Cyproteronacetat**[11] pro Tag p. o. oder 300 mg pro Woche i. m. verabreicht. Nach Kastration wird niedriger dosiert. **Flutamid**[11] und **Bicalutamid**[12] werden nur in dieser Indikation eingesetzt. Vielfach werden Antiandrogene auch in Kombination mit GnRH-Analoga angewandt (Ausschaltung der testikulären Androgene durch nichtpulsatile Gabe von GnRH und Hemmung der adrenalen Androgene durch das Antiandrogen), um eine maximale Androgenblockade zu erreichen.

Dosierung

Cyproteronacetat:
- 200–300 mg pro Tag (p. o.) oder
- 300 mg pro Woche (i. m.).

Benigne Prostatahypertrophie

Finasterid[12] in einer Dosierung von 5 mg wird in der Behandlung der benignen Prostatahypertrophie (BPH) eingesetzt.

Sexualdeviationen

Die Libido ist androgenabhängig und kann durch Antiandrogene unterdrückt werden. Antiandrogene stellen daher eine Alternative zur Kastration bei Sexualdelinquenten dar. **Cyproteronacetat**[13] wird p. o. in einer Dosis von 100–200 mg pro Tag oder i. m. in einer Dosis von 300 mg pro Woche appliziert.

Androgenetische Alopecie

Die Alopecie des Mannes spricht auf **Finasterid**[13] an. In einer Dosierung von 1 mg/Tag über 2 Jahre kommt es zu einer signifikanten Zunahme der Haardichte und einem Rückgang der männlichen Glatzenbildung. Nebenwirkungen sind selten (Libido- und Potenzstörungen) und nach Absetzen des Medikamentes voll reversibel.

Weiterführende Literatur

Arzneimittelkommission der Deutschen Ärzteschaft (2003) Hormontherapie im Klimakterium. Therapieempfehlungen, 1. Auflage

Cordes T, Schutze-Mosgau A, Finas D, Friedrich M, Diedrich K, Diesing D (2005) Adjuvante endokrine Therapie des Mammakarzinoms. Gynäkologische Endokrinologie 3: 78

Gruber CJ, Tschugguel W, Schneeberge, C, Huber JC (2002) Production and action of estrogens. New Engl. J. Med. 346: 340

Hall JM, McDonnell DP (2005) Coregulators in nuclear estrogen receptor action. Mol. Interventions 5: 343

Jordan VC (2003) Tamoxifen – a most unlikely pioneering medicine. Nat. Rev. Drug. Discov. 2: 205

Kamischke A, Nieschlag E (2004) Progress towards hormonal male contraception. Trends Pharmacol. Sci. 25: 49

Kaufman JM, Vermeulen A (2005) The decline of androgen levels in elderly men and clinical and therapeutic implications. Endocr. Rev. 26: 833

Kolberg H-C, Löning M, Diesing D, Friedrich M, Diedrich K (2005) State of the Art der endokrinen Therapie des metastasierten Mammakarzinoms. Gynäkologische Endokrinologie 3: 85

Leidenberger F, Strowitzki T, Ortmann O (Hrsg.) Klinische Endokrinologie für Frauenärzte, 3. Auflage (2004) Springer-Verlag, Berlin, Heidelberg, New York

Marchbanks PA et al (2002) Oral contraceptives and the risk of breast cancer. New Engl. J. Med. 346: 2025

Nieschlag E, Behre HM (Hrsg.) Andrologie – Grundlagen und Klinik der reproduktiven Gesundheit des Mannes (2000) Springer-Verlag, Berlin, Heidelberg, New York

Ortmann O, König K (2005) Hormontherapie im Klimakterium und in der Postmenopause. Deutsches Ärzteblatt 102: A144

Turgeon JL, McDonnell DP, Martin KA, Wise PM (2004) Hormone therapy: Physiological complexity belies therapeutic simplicity. Science 304: 1269

Writing Group for the Women's Health Initiative Investigators (2002) Risks and benefits of estrogen plus progestin in healthy postmenopausal women: principal results from the Women's Health Initiative randomized controlled trial. JAMA 288: 321

[11] Androcur®, Virilit®
[12] Proscar®
[13] Propecia®

14 Arterielle Hypertonie

R. Kreutz, R. Kolloch

14.1 Grundlagen

Die kardiovaskuläre und cerebrovaskuläre Morbidität und Mortalität ist umso größer, je höher der Blutdruck ist. Es gibt jedoch keinen kritischen Schwellenwert, ab dem das Risiko überproportional ansteigt. Die Grenze zwischen **normalen** und **erhöhten** Blutdruckwerten muss deshalb willkürlich festgelegt werden. Vor diesem Hintergrund muss eine operationale Definition und Klassifizierung der Hypertonie zur Verfügung stehen, damit eine rationale Therapie und Verlaufsbeobachtung von Patienten mit Bluthochdruck in der Praxis durchgeführt werden kann. Die antihypertensive Pharmakotherapie gehört zu den wirksamsten Maßnahmen, um die Manifestation und Progression von Herzkreislauferkrankungen zu verhindern.

14.1.1 Definitionen

Eine chronische arterielle Hypertonie beim Erwachsenen liegt vor, wenn **systolische Blutdruckwerte von 140 mmHg oder darüber oder diastolische Blutdruckwerte von 90 mmHg oder darüber** mit der Methode nach Riva-Rocci gemessen werden (Definition der WHO, 1996). Diese Werte beziehen sich auf Messungen, die in der Praxis oder Klinik durchgeführt werden (Gelegenheitsblutdruck). Für die Selbstmessung oder die ambulante 24-Stunden-Blutdruckmessung (ABDM) gelten niedrigere Normwerte (◘ Tab. 14.1und ► Kap. 14.4.1).

14.1.2 Epidemiologie und Bedeutung

Die Prävalenz der Hypertonie beträgt in den westlichen Industrienationen ca. 20%, mit starken nationalen und regionalen Unterschieden. Mit zunehmendem Alter kommt es zu einer starken Zunahme der Hypertonieprävalenz bis zu 50% in der Gruppe der über 65jährigen. Die Hypertonie ist der wichtigste modifizierbare Risikofaktor für den Schlaganfall und einer der wichtigsten Risikofaktoren für koronare Herzkrankheit und chronische Herzinsuffizienz, periphere arterielle Verschlusskrankheit (PAVK) und chronische Niereninsuffizienz. Quantitativ steht die hypertoniebedingte kardiale Sterblichkeit, gefolgt von der an Schlaganfall, im Vordergrund. Obwohl jede Definition der Hypertonie letztlich willkürlich ist, haben zahlreiche Interventionsstudien gezeigt, dass durch medikamentöse Senkung der Blutdruckwerte unter 140/90 mmHg die blutdruckbedingte Risikosteigerung teilweise rückgängig gemacht werden kann. Obwohl die Abnahme des diastolischen Blutdrucks unter Therapie in den frühen Interventionsstudien mit Diuretika und Beta-Rezeptor-Antagonisten im Mittel lediglich 5–6 mmHg betrug, war mit diesen medikamentösen Maßnahmen bereits eine Reduktion des Schlaganfallrisikos um 35–40% und eine Abnahme des Koronarrisikos um 15% erzielt worden. Damit stellt die antihypertensive Therapie eine der effektivsten und sichersten Maßnahmen zur Senkung des kardiovaskulären Risikos dar. Mit der Definition der Hypertonie werden demnach die Blutdruckwerte als hyperton definiert, bei denen die antihypertensive Behandlung mehr nutzt als schadet. Aus epidemiologischer Sicht ist es notwendig, ein besonderes Augenmerk auf die große Anzahl der Patienten mit leichter (Stadium 1) bis mittelschwerer Hypertonie (Stadium 2) zu lenken (► Kap. 14.1.3 und ◘ Tab. 14.2), weil die absolute hypertoniebedingte Mortalität in dieser Gruppe am höchsten ist. Deshalb ist gerade bei diesen Hochdruckpatienten eine individuelle Entscheidung über die notwendige Therapie unter den Gesichtspunkten von Nutzen, Risiko und Kosten von besonderer Bedeutung.

◘ **Tab. 14.1.** Blutdrucknormalwerte (mmHg)

Methode	systolisch	diastolisch
Gelegenheitsblutdruck	<140	<90
Selbstmessung	<135	<85
ABDM[a]:		
24-h-Mittelwerte[b]	<130	<80
Nachtmittelwerte[c]	<120	<75
Tagesmittelwerte	<135	<85

[a] ABDM, ambulante 24-Stunden-Blutdruckmessung; [b] in Deutschland empfohlen, international wird bei der ABDM 125/80 mmHg als Grenze zur Hypertonie angegeben; [c] die nächtlichen Mittelwerte sollen mindestens um 10% gegenüber dem Tagesmittelwert absinken.

14.1.3 Klassifizierung der Hypertonie

Die Klassifizierung der arteriellen Hypertonie erfolgt nach:
- Ätiologie,
- Blutdruckhöhe und
- kardiovaskulärem Risiko

Einteilung nach der Ätiologie

Die häufigsten Hypertonieformen (ca. 95%) werden der **primären** oder **essenziellen Hypertonie** zugeordnet. Diesen Formen der Hypertonie liegt eine komplexe, multifaktorielle Ätiopathogenese zu Grunde bei der genetische Ursachen und Umweltfaktoren eine Rolle spielen. Die Ursachen der primären Hypertonie sind immer noch unbekannt. Mit **sekundärer Hypertonie** werden ca. 5% der Hypertonieformen bezeichnet, bei denen eine Ursache der Hypertonie nachgewiesen werden kann. Die Mehrzahl der sekundären Hypertonien wird durch Nierenerkrankungen (renoparenchymatöse oder renovaskuläre) und endokrine Erkrankungen hervorgerufen. Arzneistoffe können ebenfalls für Blutdruckerhöhungen oder das verminderte Ansprechen einer antihypertensiven Therapie verantwortlich sein. Hierzu zählen u. a.: Cocain, MAO-Hemmstoffe, Bromocriptin, Immunsuppressiva (Ciclosporin, Glucocorticoide), nichtsteroidale Antiphlogis-

Tab. 14.2. Definition und Klassifikation von Blutdruckbereichen in mmHg beim Erwachsenen

Klassifikation	systolisch	diastolisch
optimal	<120	<80
normal	<130	<85
hoch normal	130–139	85–89
leichte Hypertonie (Schweregrad 1)	140–159	90–99
mittelschwere Hypertonie (Schweregrad 2)	160–179	100–109
schwere Hypertonie (Schweregrad 3)	≥180	≥110
isolierte systolische Hypertonie	≥140	<90

tika/Antirheumatika (NSAR), Erythropoietin, Mineralocorticoide und Anabolika.

Einteilung nach Blutdruckhöhe

Die Einteilung der Hypertonie richtet sich nach den systolischen und den diastolischen Blutdruckwerten, wobei die Einstufung immer nach dem Wert in der höheren Kategorie erfolgt (Tab. 14.2). Das kardiovaskuläre Risiko steigt mit jedem mmHg ab einem Blutdruck von etwa 115/75 mmHg kontinuierlich an. Vor diesem Hintergrund werden innerhalb des normotensiven Blutdruckbereichs (<140/90 mmHg) Blutdruckbereiche mit **optimalem, normalem** und **hoch normalem** Blutdruck abgegrenzt (Tab. 14.2). Im Bereich des **normalen** und **hoch normalen** Blutdruckes können sich bei bestimmten, zusätzlich vorliegenden Erkrankungen und bei hohem kardiovaskulärem Risiko bereits Indikationen für den Einsatz einer blutdrucksenkenden Pharmakotherapie ergeben. Falls der systolische Blutdruck erhöht ist (≥140 mmHg) und der diastolische Blutdruck noch unter 90 mmHg liegt spricht man von isoliert systolischer Hypertonie.

Einteilung nach dem kardiovaskulären Risiko

Das **individuelle** kardiovaskuläre Risiko eines Patienten wird durch die Blutdruckhöhe und zusätzlich durch das Ausmaß von Organveränderungen, Begleiterkrankungen und anderen Risikofaktoren bestimmt. Infolgedessen ist es wichtig, eine individuelle, **integrative Gesamtrisikoeinschätzung** bei jedem Patienten vorzunehmen und die Behandlung entsprechend auszurichten. Bei den in Tab. 14.3 angegebenen Erkrankungen und Risikofaktoren handelt es sich um Kriterien, die zusammen mit der Blutdruckhöhe zur individuellen Risikoeinschätzung von Hypertoniepatienten herangezogen werden. Wenn neben einer positiven Familienanamnese mehrere Risikofaktoren wie z. B. erhöhtes Gesamtcholesterin und LDL-Cholesterin und/oder erniedrigtes HDL-Cholesterin, Rauchen und abdominelle Adipositas vorliegen, kommt es zu einem erheblichen Anstieg des kardiovaskulären Risikos. Sind bereits Endorganschäden nachweisbar oder liegen Folge- und Begleiterkrankungen vor, gilt das Risiko als hoch bzw. sehr hoch. Die Diagnose Diabetes mellitus nimmt dabei eine Sonderstellung ein, weil das assoziierte kardiovaskuläre Risiko bei Diabetikern per se deutlich erhöht ist und unabhängig von dem Vorliegen anderer Risikofaktoren niedrige Zielblutdruckwerte von <130/80 mmHg gelten.

14.1.4 Pathophysiologie

Der arterielle Blutdruck resultiert aus dem Produkt von Herzzeitvolumen

[HZV = Schlagvolumen (SV) × Herzfrequenz (HF)] und totalem peripheren Gefäßwiderstand (TPW): [Blutdruck = HZV ×

Tab. 14.3. Faktoren mit Einfluss auf die Prognose und Risikostratifizierung bei Hypertonie

Kardiovaskuläre Risikofaktoren		Endorganschäden	Folge- und Begleiterkrankungen
beeinflussbar	**nicht beeinflussbar**	**Gefäße:**	
Schweregrad der Hypertonie	positive Familienanamnese	erhöhte Intima-/Mediadicke (Ultraschall der A. carotis), sonographischer oder radiologischer Nachweis atherosklerotischer Plaques	cerebrovaskuläre Erkrankung, periphere arterielle Verschlusskrankheit, Aortenaneurysma, Retinopathie (Blutungen, Exsudate, Papillenödem)
Diabetes mellitus	Alter: Männer: >55 Jahre Frauen: >65 Jahre		
Dyslipidämie		Herz:	
Abdominelle Adipositas		linksventrikuläre Hypertrophie	koronare Herzkrankheit (Myokardinfarkt, Angina pectoris, Revaskularisation), Herzinsuffizienz
Erhöhtes hsCRP*		Niere:	
Rauchen		leichte Erhöhung der Serum-Kreatininkonzentration bzw. Abnahme der GFR, Mikroalbuminurie	chronische Nierenerkrankung, Proteinurie, Niereninsuffizienz

* hoch-sensitives C-reaktives Protein (hsCRP)

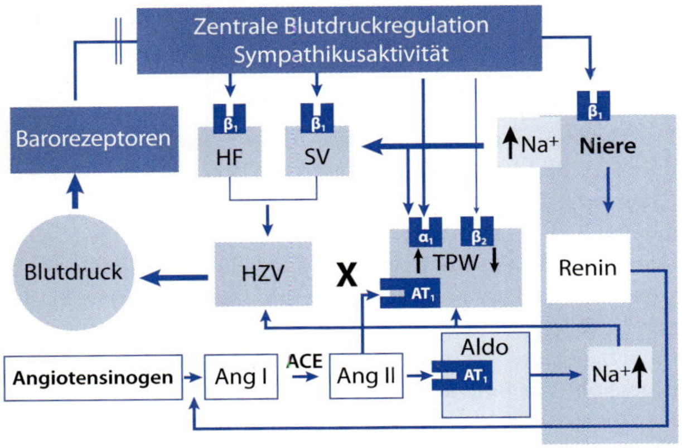

Abb. 14.1. Neurohumorale Blutdruckregulation
Das sympathische Nervensystem und das Renin-Angiotensin-Aldosteron-System (RAAS) gehören unter Einbeziehung renaler Mechanismen zu den wichtigsten Faktoren der Blutdruckregulation. Ein Blutdruckanstieg führt normalerweise über eine Barorezeptorenaktivierung zu einer Hemmung der dargestellten Systeme. Dieser Mechanismus ist bei der Hypertonie abgeschwächt. Eine Aktivierung des RAAS und der renalen Natriumreabsorption ist bei der Pathogenese vieler Hypertonieformen beteiligt. Die dargestellten Regelkreise sind auch für die Pharmakotherapie der Hypertonie von besonderer Bedeutung. Bei jeder medikamentös induzierten Blutdrucksenkung kann es über eine Barorezeptorenaktivierung zur neurohumoralen Gegenregulation mit Sympathikusstimulation (Herzfrequenzanstieg, Vasokonstriktion) und RAAS-Stimulation (Vasokonstriktion, Natrium- und Volumenretention) kommen. Diese Gegenregulation kann die anfänglich erzielte Butdrucksenkung abschwächen oder sogar aufheben und insbesondere das kardiale Risiko ungünstig beeinflussen. Beta-Rezeptor-Antagonisten, ACE-Hemmstoffe und AT_1-Rezeptor-Antagonisten induzieren keine Gegenregulation. Direkte Vasodilatatoren und α_1-Rezeptor-Antagonisten führen zu einer ausgeprägten und Dihydropyridin Calcium-Kanal-Blocker zu einer weniger starken Gegenregulation.
HF = Herzfrequenz; SV = Schlagvolumen; HZV = Herzzeitvolumen; TPW = totaler peripherer Widerstand; β_1 = β_1-Adrenozeptoren; α_1 = α_1-Adrenozeptoren, Ang I = Angiotensin I; Ang II = Angiotensin II; AT_1 = Angiotensin II Typ 1-Rezeptor; Aldo = Aldosteron; Na^+ = Natrium

TPW] (Abb. 14.1). Daraus ergibt sich, dass bei der Hypertonie HZV und/oder TPW erhöht sein müssen. Insbesondere in der Frühphase einer sich entwickelnden Hypertonie kann eine Stimulation der zentralen Hämodynamik in Ruhe mit Erhöhung des HZV infolge einer Erhöhung des Schlagvolumens und/oder der Herzfrequenz vorliegen, wobei der periphere Widerstand hierbei oft normal ist. Für die chronisch etablierte primäre Hypertonie ist eine Erhöhung des peripheren Widerstands charakteristisch; das Herzzeitvolumen ist oft normal, kann aber aufgrund einer hypertensiven Endorganschädigung des Herzens mit linksventrikulärer Dysfunktion im Verlauf erniedrigt sein.

Weitere wichtige funktionelle Veränderungen der Herz-Kreislauf-Funktionen bei etablierter Hypertonie betreffen:

- die Rechtsverschiebung der renalen Druck-Natriurese-Kurve,
- die Abnahme der Barorezeptorsensibilität,
- die endotheliale Dysfunktion,
- die Rechtsverschiebung der Autoregulationskurve der zerebralen Durchblutung.

14.2 Grundlagen der Therapie und Allgemeinmaßnahmen

14.2.1 Grundlagen der Therapie

Nur bei wenigen **sekundären Hochdruckformen** ist eine kausale Therapie möglich. Die primäre Hypertonie muss symptomatisch mit Allgemeinmaßnahmen und Arzneistoffen behandelt werden. Unter der antihypertensiven Therapie sollen Hochdruckkomplikationen vermieden und Endorganschäden – soweit möglich – zurückgebildet werden. Grundsätzlich ist eine Blutdrucknormalisierung anzustreben, d.h. unter Ruhebedingungen sollte der Gelegenheitsblutdruck systolisch unter 140 mmHg **und** diastolisch unter 90 mmHg liegen. Trotz der sehr günstigen Voraussetzungen im Hinblick auf Diagnose und Therapie bleibt die Versorgung der Hypertoniker in der Bevölkerung bisher weit hinter den Möglichkeiten und Erwartungen zurück. Die Untersuchungen des MONICA Augsburg Projektes an repräsentativen Stichproben der Augsburger Wohnbevölkerung zeigen dies sehr deutlich. Derzeit kann man davon ausgehen, dass in Deutschland ca. 50% der Patienten von ihrem Hochdruck wissen und 18% behandelt werden, aber nur ca. 8% den Zielblutdruck unter 140/90 mmHg erreichen. Die Qualität der antihypertensiven Therapie ist demnach immer noch unzureichend. Die Gründe hierfür sind vielfältig und betreffen sowohl die Durchführung von Allgemeinmaßnahmen als auch die Pharmakotherapie.

14.2.2 Allgemeinmaßnahmen zur Behandlung der Hypertonie

Geeignete Allgemeinmaßnahmen zur Senkung des Blutdrucks sind:

- Gewichtsreduktion bei Übergewicht,
- eine obst- und gemüsereiche sowie fettreduzierte Kost,
- Beschränkung der Kochsalzaufnahme auf weniger als 6 g/Tag,
- Senkung des Alkoholkonsums unter 30 g/Tag,
- regelmäßige körperliche Betätigung,
- Abbau von Stressfaktoren, Entspannungsverfahren.

Das kardiovaskuläre Risiko wird zusätzlich vermindert durch:

- Aufgabe des Rauchens,
- Beseitigung einer Fettstoffwechselstörung durch Diät und/oder medikamentöse Therapie,
- konsequente Behandlung eines Diabetes mellitus.

Etliche Studien haben belegt, dass Veränderungen der Ernährungs- und Lebensgewohnheiten den Blutdruck signifikant reduzieren können. Diese Maßnahmen verstärken die antihypertensive Wirkung der Pharmaka und senken den Bedarf an Medikamenten. Umgekehrt kann der Verzicht auf diese Maßnahmen das Ansprechen auf die Pharmakotherapie abschwächen und zur Therapieresistenz beitragen. Somit ist die Anwendung von nichtmedikamentösen Maßnahmen ein elementarer Bestandteil der antihypertensiven Kombinationstherapie (► Kap. 14.4.3).

14.3 Behandlung mit Antihypertensiva

14.3.1 Allgemeine Vorbemerkungen und Wirkstoffe der ersten Wahl

Die Gründe für die immer noch unzureichende Blutdruckeinstellung bei der Mehrzahl der medikamentös behandelten Hypertoniker ist in erster Linie auf die eingeschränkte Einnahmetreue (**Compliance** ► Kap. 3) als Folge von Unverträglichkeit, mangelnder Wirksamkeit antihypertensiver Medikamente sowie auf Fehler bei der Durchführung der Pharmakotherapie zurückzuführen. Die theoretischen Anforderungen an ein **ideales Antihypertensivum** (◘ Tab. 14.4) werden von den zur Einleitung der Monotherapie empfohlenen fünf Substanzklassen der ACE-Hemmstoffe und AT_1-Rezeptor-Antagonisten, Beta-Rezeptor-Antagonisten, Calcium-Kanal-Blocker und Diuretika jeweils nur unzureichend und in unterschiedlicher Weise erfüllt. Deshalb ist es sinnvoll, weiterhin nach neuen therapeutischen Ansätzen zu suchen, die bei guter Wirksamkeit und Verträglichkeit die Behandlungsmöglichkeiten verbessern. Bei der Wahl des Antihypertensivums sollte allerdings nicht allein auf die blutdrucksenkende Wirkung und subjektive Verträglichkeit geachtet werden. Ebenso wichtig ist, dass potentielle Risiken bei der Langzeitbehandlung den möglichen Nutzen der Therapie nicht überschreiten. Nicht zuletzt müssen die Therapiekosten in Erwägung gezogen werden, die bei neu entwickelten Wirkstoffen in der Regel um ein Vielfaches höher liegen. Dieser Aspekt hat aufgrund der hohen Prävalenz und Notwendigkeit zur Langzeittherapie der Hypertonie eine sehr große gesundheitspolitische Bedeutung.

◘ **Tab. 14.4.** Anforderungen an ein **ideales** Antihypertensivum

Anforderung	Beeinflusster Parameter
1. gute Wirksamkeit bei Einmalgabe über 24 Stunden	Compliance/ kardiovaskuläres Risiko
2. keine Arzneimittelinteraktionen	Sicherheit
3. ohne negativen Einfluss auf den Glucose- und Lipidstoffwechsel	kardiovaskuläres Risiko
4. keine Induktion einer neurohumoralen Gegenregulation: – Stimulation des Sympathikus – Stimulation des Renin-Angiontensin-Systems	kardiovaskuläres Risiko
5. gute Verträglichkeit	Compliance
6. Protektion vor und Reduktion von hypertensiven Endorganschäden	kardiovaskuläres Risiko
7. Reduktion der kardiovaskulären Morbidität und Mortalität	Prognose
8. niedrige Therapiekosten	Budget

14.3.1 Diuretika

Bei der Therapie der unkomplizierten Hypertonie kommt es nicht darauf an, eine starke Diurese und Natriurese zu induzieren. Vielmehr ist es von Bedeutung, die diskrete Störung der Kochsalzhomöostase bei Patienten mit Hypertonie zu behandeln und langfristig den peripheren Widerstand und damit den Blutdruck zu senken. Aus diesem Grund werden hypertensive Patienten mit normaler bis leicht eingeschränkter Nierenfunktion in erster Linie mit **Thiaziden** (z. B. **Hydrochlorothiazid**) oder **Thiazid-Analoga** (z. B. **Chlorthalidon**) behandelt (◘ Tab. 14.5). Der Mechanismus der blutdrucksenkenden Wirkung in der Langzeittherapie ist bislang nicht geklärt. Unter Thiaziden kommt es nur initial zu einer Abnahme des Herzzeitvolumens. Der periphere Widerstand kann aufgrund der Gegenregulation mit Aktivierung des Sympathikus und Renin-Angiotensin-Aldosteron-Systems vorübergehend ansteigen. Unter der Langzeittherapie kommt es aber zu der erwünschten Abnahme des peripheren Widerstandes. Als Ursache für die Vasodilatation und Abnahme des peripheren Widerstandes unter chronischer Diuretikatherapie wird u. a. eine reduzierte Ansprechbarkeit der glatten Gefäßmuskelzellen auf Vasokonstriktoren (z. B. Noradrenalin, Angiotensin II) angenommen. Es gibt experimentelle Hinweise, dass einige Diuretika direkte vasodilatierende Effekte induzieren können. Ob diese direkten vaskulären Mechanismen in entscheidender Weise und unabhängig von der renalen Wirkung zur Blutdrucksenkung beitragen, ist bislang nicht geklärt.

Aufgrund ihrer kurzen Wirkdauer und Wirkstärke (► Kap. 5) sind **Schleifendiuretika** (◘ Tab. 14.5), insbesondere die sehr kurzwirksamen Substanzen **Furosemid** und **Bumetanid**, zur Behandlung der Hypertonie bei Patienten mit normaler Nierenfunktion nicht geeignet. Nach Verabreichen einer Einzeldosis eines Schleifendiuretikums setzt der diuretische Effekt schnell ein, hält jedoch nur relativ kurz an. Nach Abklingen der diuretischen Wirkung fällt die Natrium- und Harnausscheidung unter den Kontrollwert, was als postdiuretische Retention bezeichnet wird (Rebound-Phänomen) und auf die Aktivierung von Gegenregulationsmechanismen mit verstärkter Natriumrückresorption im proximalen Tubulus zurückzuführen ist. Hinzu kommt, dass **Furosemid** aufgrund seiner variablen Bioverfügbarkeit keine gezielte niedrigdosierte Therapie erlaubt, wie es bei der Therapie der Hypertonie bei Patienten mit normaler Nierenfunktion not-

Tab. 14.5. Diuretika für die Therapie der Hypertonie

INN-Name	Handelsname (Beispiele)	Gesamtdosis pro Tag [mg]*
Thiazide und Thiazid-Analoga		
Chlortalidon	Hygroton®	12,5–25
Hydrochlorothiazid	Esidrix®, Disalunil®	12,5–25
Indapamid	Natrilix®SR, INDA-Puren®	1,5–2,5
Metolazon[a]	Metolazon Galepharm®	2,5–5
Xipamid	Aquaphor®, Xipamid beta®	10–40
Schleifendiuretika		
Bumetanid	Burinex®	0,5–5
Furosemid	Lasix®, Furosemid acis®	20–80
Piretanid	Arelix®, Arelix®RR 6-Retard	3–12
Torasemid	Torem®, Unat®, Torasemid dura®	2,5–5
Aldosteron-Antagonisten		
Spironolacton	Aldactone®, Verospiron T®	50–100
Eplerenon[b]	Inspra®	50–200
Kombinationspräparate mit Kalium-retinierenden Diuretika		
Bemetizid + Triamteren	dehydro sanol tri®, diucomb®	5/10 + 10/20
Bendroflumethiazid + Amilorid	Tensoflux®	2,5 + 5
Hydrochlorothiazid + Amilorid	Moduretik mite®, Amiloretik®	25/50 + 2,5/5
Hydrochlorothiazid + Triamteren	Dytide H®, triazid®	12,5/25 + 25/50
Primäre Kombinationstherapie		
Hydrochlorothiazid + Bisoprolol	Fondril®, Bisoplus STADA®	5/10 + 12,5/25
Indapamid + Perindopril	Coversum®Combi, Preterax®, Bipreterax®	0,625/1,25 + 2/4

[a] nur in der Schweiz zugelassen; [b] Eplerenon: in Deutschland derzeit nur für die Therapie der Herzinsuffizienz zusätzlich zur Standardtherapie (+ Betablocker) bei Patienten nach Myokardinfarkt zugelassen.

wendig wäre. Obwohl ein über 24 Stunden wirksames Schleifendiuretikum nicht zur Verfügung steht haben Studien gezeigt, dass mit den Schleifendiuretika **Torasemid** und **Piretanid** (Tab. 14.5) die arterielle Hypertonie auch bei Patienten mit normaler oder leicht eingeschränkter Nierenfunktion behandelt werden kann. Dies wird dadurch ermöglicht, dass die hohe und konstante Bioverfügbarkeit und längere Halbwertzeit der Substanzen eine niedrigdosierte Therapie erlaubt, die vermutlich eine aus hämodynamischer Sicht den Thiaziden vergleichbare Wirkung erzielt.

Der Einsatz der Thiaziddiuretika bei der Therapie der Hypertonie ist durch zahlreiche Interventionsstudien als sinnvoll im Sinne einer Prognoseverbesserung gesichert. Die Therapie mit niedrigdosierten Thiaziddiuretika führte bei Patienten mit Bluthochdruck zu einer signifikanten Abnahme der kardio- und cerebrovaskulären Morbidität und Mortalität. Allerdings wurden in diesen Studien Patienten mit bereits mittelgradig eingeschränkter Nierenfunktion bei einer Serumkreatininkonzentration über 2 mg/dL (180 μmol/L) ausgeschlossen. Bei Patienten mit höhergradiger Einschränkung der Nierenfunktion sollen ohnehin aufgrund des Wirkverlustes der Thiazide langwirksame Schleifendiuretika eingesetzt werden. Nebenwirkungen wie z. B. verminderte Glucosetoleranz spielen beim Einsatz der Thiazide bei Patienten mit normaler Nierenfunktion mit den heute verwendeten niedrigen Tagesdosen (z. B. 12,5-25 mg Hydrochlorothiazid) eine geringe Rolle. In der Monotherapie sind Thiazide in niedriger Dosierung insbesondere bei älteren Patienten, bei denen eher eine salzsensitive Hypertonie vorliegt, gut wirksam. Für Hydrochlorothiazid ist eine Reduktion des Schenkelhalsfrakturrisikos bei älteren Patienten allerdings in höherer Dosis (50 mg) beschrieben worden.

Darüber hinaus haben Diuretika eine überragende Bedeutung bei der Kombinationstherapie der arteriellen Hypertonie (► Kap. 14.4.3). Diuretika sind zusätzlich indiziert bei Begleiterkrankungen; hierzu zählen die systolische Herzinsuffizienz und die chronische Niereninsuffizienz. Zu beachten ist, dass der Kaliumspiegel unter der Therapie nicht abfällt, damit das Arrhythmierisiko nicht erhöht wird. Die Diuretika-induzierte verminderte Glucosetoleranz tritt ebenfalls als Folge der Hypokaliämie auf. Eine Hypokaliämie kann effektiv und kostengünstig durch eine Kombinationstherapie mit einem K^+-retinierenden Diuretikum verhindert werden. Hier empfiehlt sich aufgrund des pharmakologischen Profils der Einsatz von **Amilorid** (◘ Tab. 14.5). Der Einsatz eines K^+-retinierenden Diuretikums ist immer dann indiziert, wenn zu Beginn der Therapie die Ausgangskonzentration des Serumkaliums im niedrigen Normalbereich (<4,0 mmol/L) liegt oder wenn sich eine Hypokaliämie unter der Therapie mit einem Thiazid entwickelt. Wegen der Gefahr der Hyperkaliämie sollen K^+-retinierende Diuretika nur bis zu einem Serumkreatinin von 1,5 mg/dL (133 µmol/L) verordnet werden und nicht mit ACE-Hemmstoffen oder AT_1-Rezeptor-Antagonisten kombiniert werden. Hiervon ausgenommen ist der Einsatz der Aldosteron-Rezeptor-Antagonisten **Spironolacton** und **Eplerenon** (◘ Tab. 14.5) in Kombination mit diesen Substanzen bei schwerer systolischer Herzinsuffizienz bis zu einem Serumkreatinin von 2,5 mg/dL (220 µmol/L). Die Aldosteron-Rezeptor-Antagonisten können bei Verdacht oder bei nachgewiesenem Hyperaldosteronismus als Ursache einer sekundären Hypertonie zur kausalen Pharmakotherapie eingesetzt werden. Generell müssen vor der Auswahl der Diuretika und unter der Therapie die Nierenfunktion und die Elektrolyte beurteilt bzw. überwacht werden. Eine fehlende oder gemessen an der Nierenfunktion unterdosierte Diuretikatherapie ist ein häufiger Grund für eine schlechte Blutdruckeinstellung (► Kap. 14.4.4).

Unerwünschte Nebenwirkungen. Häufigkeit und Schweregrad der unerwünschten Wirkungen der Diuretikatherapie sind eindeutig dosisabhängig. Hypokaliämie, verminderte Glucosetoleranz, Anstiege der LDL-Serumcholesterin- oder Serumharnsäurekonzentration sind wesentlich seltener, wenn hohe Dosen vermieden werden. Eine kochsalzarme Diät kann die Diuretikatherapie ersetzen bzw. eine Dosisreduktion ermöglichen und damit die Verträglichkeit verbessern. Bei Männern kommt es unter Thiazid-Diuretika relativ häufig zu Störungen der Sexualfunktion (erektile Dysfunktion). Alle Diuretika sollen bei Patienten unter Lithiumtherapie vermieden werden. Andere zwingende Kontraindikationen gegen Diuretika sind ausgesprochen selten. Eine symptomatische Gicht kann unter der Diuretikatherapie exazerbieren. Patienten mit symptomatischer Gicht erhalten aber in der Regel ohnehin eine Harnsäuresenkende Therapie. Ein Diuretikum ist dann bei gegebener Indikation keineswegs kontraindiziert. Ein erhöhtes Nierenzellkarzinomrisiko nach langer Anwendung (v. a. bei Frauen) wird kontrovers diskutiert.

14.3.2 Beta-Rezeptor-Antagonisten

Auch Beta-Rezeptoren-Antagonisten (Betablocker) sind in der Lage nach langfristiger Therapie, den erhöhten peripheren Widerstand und damit den Blutdruck bei Patienten mit arterieller Hypertonie zu senken. Der genaue Mechanismus ist nicht bekannt. Bei Therapiebeginn steht eine Abnahme der Herzfrequenz und des Herzzeitvolumens (◘ Abb. 14.1) im Vordergrund. Unter der längerfristigen Behandlung tragen vermutlich eine Hemmung der Reninsekretion, Hemmung der Noradrenalinfreisetzung aus sympathischen Neuronen und zentrale Effekte zur Blutdrucksenkung nach Wochen bei. Obwohl pharmakologische Unterschiede hinsichtlich β_1-Selektivität, Membranstabilisierenden Eigenschaften und intrinsischer sympathischer Aktivität (ISA) für die antihypertensive Wirkung offenbar nicht entscheidend sind, sollen β_1-selektive-Rezeptor-Antagonisten wegen der besseren Verträglichkeit und Sicherheit (z. B. **Atenolol, Betaxolol, Bisoprolol, Metoprolol** ◘ Tab. 14.6) bevorzugt werden. Letztere besitzen im Vergleich zu nicht-selektiven Antagonisten eine relativ stärkere hemmende Wirkung auf die über β_1-Rezeptoren stimulierte Herzfunktionen und Reninsekretion. Zudem führen sie seltener zu unerwünschten Wirkungen, die durch eine Blockade von β_2-Rezeptoren verursacht werden (z. B. arterielle Durchblutungsstörungen und Verlängerung der Insulin-bedingten Hypoglykämie beim Diabetiker). Allerdings nimmt die klinische Bedeutung der Selektivität mit steigender Dosis der β_1-Rezeptor-Antagonisten ab, so dass ein manifestes Asthma bronchiale immer noch eine Kontraindikation darstellt. Der Einsatz von Beta-Rezeptor-Antagonisten ohne ISA gilt heute als obligat. Zusätzlich können der nichtselektive Beta-Rezeptor-Antagonist **Carvedilol** und der β_1-selektive Rezeptor-Antagonist **Nebivolol** bei der Behandlung der Hypertonie eingesetzt werden (◘ Tab. 14.6). Beide Substanzen zeigen eine zusätzliche vasodilatierende Eigenschaft, die bei Carvedilol auf eine Blockade von vaskulären α-Rezeptoren und bei Nebivolol auf eine Freisetzung von NO in den Arterien zurückgeführt wird. Beta-Rezeptoren-Antagonisten sind besonders wirksam bei Patienten mit relativ hoher Herzfrequenz (>85/min) und indiziert bei kardialen Erkrankungen wie koronare Herzkrankheit mit Angina pectoris, nach Myokardinfarkt, bei tachykarden Herzrhythmusstörungen und chronischer systolischer Herzinsuffizienz (Bisoprolol, Carvedilol, Nebivolol und Metoprolol ► Kap. 17).

Unerwünschte Nebenwirkungen. Wichtige und häufige unerwünschte Nebenwirkungen der Beta-Rezeptor-Antagonisten lassen sich aufgrund der bekannten kardiovaskulären und bronchialen Wirkungen der Beta-Rezeptoren ableiten. Hierzu zählen die Sinusbradykardie, Verlängerung der AV-Überleitung, Vasokonstriktion (kalte Extremitäten, Verstärkung der Symptomatik bei PAVK), Potenzstörungen (erektile Dysfunktion) sowie Bronchokonstriktion bei Patienten mit obstruktiven Atemwegserkrankungen. Zentrale Nebenwirkungen wie Müdigkeit, Alpträume und depressive Verstimmung sind v. a. bei lipophilen Wirkstoffen, die gut ins ZNS penetrieren, beschrieben worden. Nichtselektive Beta-Rezeptor-Antagonisten können zu einer Verstärkung der Hypoglykämie bei insulinbehandelten Diabetikern und zu einer Abschwächung der Sympathikus-vermittelten Warn-

Tab. 14.6. Beta-Rezeptor-Antagonisten zur Therapie der Hypertonie

INN-Name	Handelsname (Beispiele)	Bioverfügbarkeit [%]	HWZ [h]	Gesamtdosis pro Tag [mg]	Anzahl der täglichen Verordnungen [n]
Atenolol	Tenormin®, Jenatenol®	40	6–9*	50–100*	1–2
Betaxolol	Keronex®	80	14–20	10–20	1
Bisoprolol	Concor®, Bisobeta®	90	10–12*	2,5–10*	1
Carvedilol	Dilatrend®, Querto®	30	6–7	12,5–50	2
Metoprolol konventionell retardiert	Metohexal®, Metobeta®	50	3–8	50–200	2
Metoprolol Zok bzw. ähnliche Retardierung als Succinat	Beloc-Zok®, Metohexal Succ			47,5–190	1
Metoprolol Zok bzw. ähnliche Retardierung als Tartrat	Metodura Z®, Metok AbZ®			50–200	1
Nebivolol	Nebilet®	12		2,5–5	1

* Dosisanpassung bei Niereninsuffizienz

symptome bei Hypoglykämie führen. In metabolischer Hinsicht können Beta-Rezeptor-Antagonisten zu einer Gewichtszunahme, zu einer eingeschränkten Glucosetoleranz und zur Dyslipidämie führen, was insbesondere bei Patienten mit **metabolischem Syndrom und manifestem Typ-2 Diabetes mellitus ungünstig ist**. Diese ungünstigen Nebenwirkungen werden verstärkt wenn Beta-Rezeptor-Antagonisten zusammen mit Thiaziden in der Zweifachkombination verordnet werden. Aus diesem Grund wird diese Kombination bei Patienten mit metabolischem Syndrom, Typ-2 Diabetes mellitus oder ungünstiger metabolischer Risikofaktorenkonstellation und bei fehlender zwingender Indikation aufgrund einer Begleiterkrankung bzw. -symptomatik nicht empfohlen (▶ Kap. 14.4.3, ◘ Abb. 14.2). Beta-Rezeptoren-Antagonisten sollen, falls notwendig, langsam abgesetzt werden weil beim plötzlichen Absetzen bei Patienten mit koronarer Herzkrankheit tachykarde Herzrhythmusstörungen, Angina pectoris, oder sogar Myokardinfarkte auftreten können. Absolute **Kontraindikationen** sind Asthma bronchiale, AV-Block II und III. Grades, Sinus-Knoten-Syndrom, SA-Block und die akute Herzinsuffizienz. Relative Gegenanzeigen sind COPD, PAVK, AV-Block I. und II. (Typ Wenckebach) Grades und anaphylaktische Reaktionen in der Anamnese sowie die Durchführung einer Hyposensibilisierung. Die Calcium-Kanal Blocker **Verapamil** und **Diltiazem** (◘ Kap. 14.3.6 und ◘ Tab. 14.9) sollen nicht mit Beta-Rezeptor-Antagonisten kombiniert werden, da es bei dieser Kombination zu schweren bradykarden Rhythmusstörungen (Sinusbradykardie, AV-Blockierungen) kommen kann.

Pharmakokinetik. In der Substanzklasse der Beta-Rezeptor-Antagonisten finden sich für die klinische Praxis wichtige pharmakokinetische Unterschiede. Metoprolol muss aufgrund seiner kurzen Halbwertzeit in retardierter Form verabreicht werden. Metoprolol steht in Deutschland in jeweils über 30 verschiedenen Präparaten als schnell freisetzende und retardierte Form zur Verfügung. Aufgrund der kurzen Wirkdauer eignen sich die nichtretardierten Metoprololpräparate nicht zur Behandlung der Hypertonie. Bei den verschiedenen Retardierungen, die unter Verwendung von Metoprololsuccinat oder Metoprololtartrat hergestellt werden, erscheinen Formulierungen mit langsamer, konstanter Freisetzung des Wirkstoffs (so genannte **ZOK = Zero-order-Kinetik**) aus chronopharmakologischer Sicht zur Hypertoniebehandlung als besonders geeignet (◘ Tab. 14.6). Ein Vorteil der letzteren Retardierungsform ist bei der Behandlung der Herzinsuffizienz nachgewiesen, für die Hypertoniebehandlung allerdings nicht belegt. Ansonsten ist die Halbwertzeit der übrigen genannten Beta-Rezeptor-Antagonisten, bis auf Carvedilol und ggf. Atenolol (◘ Tab. 14.8) ausreichend, um eine ausreichende Blutdrucksenkung bei einmaliger täglicher Gabe zu gewährleisten. Atenolol unterscheidet sich von den anderen genannten Wirkstoffen durch seine Hydrophilie und Abhängigkeit von der renalen Elimination, die eine Dosisanpassung bei Niereninsuffizienz notwendig macht. Kürzlich ist die Bedeutung der Beta-Rezeptor-Antagonisten generell als Mittel der ersten Wahl bei der primären Behandlung von Patienten mit unkomplizierter Hypertonie in Metaanalysen in Frage gestellt worden. In vielen Studien, die Eingang fanden in die Gesamtbeurteilung der Beta-Rezeptor-Antagonisten als Substanzklasse, wurde Atenolol als Beta-Rezeptor-Antagonisten eingesetzt. Aufgrund seiner spezifischen pharmakologischen Eigenschaften kann nicht ausgeschlossen werden, dass Atenolol in der Tat anderen lipophilen Beta-Rezeptor-Antagonisten und/oder anderen Wirkstoffklassen der Antihypertensiva unterlegen ist und somit die Ergebnisse der Metaanalyse nachhaltig negativ beeinflusst hat. Bisoprolol wird zu 50% renal eliminiert und muss bei eingeschränkter Nierenfunktion in der

Dosierung angepasst werden. Metoprolol, Carvedilol und Nebivolol werden primär hepatisch elimiert wobei eine unterschiedliche Metabolisierung bedingt durch Genpolymorphismen im **CYP2D6**-Gen klinisch relevant sein kann. Es kann zu einer relativen Unterdosierung bei **ultrarapid metabolizern** oder relativen Überdosierung bei **poor metabolizern** kommen (▶ Kap. 35).

14.3.3 ACE-Hemmstoffe

Durch ACE-Hemmstoffe (z. B. Benazepril, Captopril, Enalapril ◘ Tab. 14.7) wird die Biosynthese von Angiotensin II aus Angiotensin I in Plasma und Gewebe verringert. Angiotensin II ist das wirksamste Effektorpeptid im Renin-Angiotensin-System. Angiotensin II vermittelt seine Effekte über mehrere membranständige Rezeptoren, von denen 2 Subtypen als AT_1- und AT_2-Rezeptor gut charakterisiert wurden. Alle wichtigen und bislang bekannten, klinisch relevanten Wirkungen von Angiotensin II wie Vasokonstriktion, Aldosteronsekretion, vermehrte Freisetzung von Noradrenalin aus sympathischen Nerven sowie trophische und pro-inflammatorische Wirkungen auf Herz, Gefäße, Nieren und Fettgewebe kommen durch Stimulierung des AT_1-Rezeptors zustande. AT_2-Rezeptoren vermitteln vermutlich vasodilatatorische, antiproliferative und anti-inflammatorische Effekte wobei deren pathophysiologische Bedeutung und Beeinflussung unter dem Einsatz von Hemmstoffen im Renin-Angiotensin-System noch unklar ist. Unter der Therapie mit ACE-Hemmstoffen kommt es durch die Abnahme der Angiotensin II Bildung zur reduzierten Aktivierung von AT_1- und AT_2-Rezeptoren. Die Blutdrucksenkung beruht auf einer Verminderung des peripheren Gefäßwiderstandes und wird nicht nur bei hoher, sondern auch bei normaler und in abgeschwächter Form sogar verminderter Plasmarenin-Konzentration beobachtet. Diese Wirkstoffe hemmen zusätzlich den Bradykininabbau. Bradykinin vermittelt über die Freisetzung von Stickstoffmonoxid und Prostacyclin eine Vasodilatation und kann somit zur antihypertensiven Wirkung der ACE-Hemmstoffe beitragen. ACE-Hemmstoffe führen nicht zur Aktivierung des Barorezeptorenreflexes (◘ Abb. 14.1), so dass die Herzfrequenz trotz Blutdrucksenkung nicht ansteigt. Die Nierendurchblutung und Na^+-Ausscheidung sind trotz der Blutdrucksenkung gesteigert. Besonders vorteilhaft erscheint die Senkung des postglomerulären Widerstands durch eine präferenzielle Vasodilatation des Vas efferens in der Niere. Zusätzlich ist wahrscheinlich die Hemmung proliferativer und inflammatorischer Effekte durch ACE-Hemmstoff für die Therapie von Endorganschäden in Herz, Gefäßen und Nieren bedeutsam. Die Wirkstoffe sind im Hinblick auf Lipidstoffwechsel metabolisch neutral. In neueren Untersuchungen werden sogar eine Verbesserung der Glucosetoleranz und damit eine antidiabetogene Wirkung postuliert.

Aufgrund ihres Wirkprofils und kontrollierter Studien sind ACE-Hemmstoffe Mittel der ersten Wahl bei Herzinsuffizienz mit systolischer Dysfunktion und bei einer chronischer Nierenerkrankung mit Proteinurie einschließlich der diabetischen Nephropathie. Zusätzliche mögliche Indikationen bestehen nach Myokardinfarkt und bei Patienten mit Typ 2-Diabetes mellitus und hohem Risiko. ACE-Hemmstoffe führen zu einer guten Regression der Linksherzhypertrophie, die ein bedeutender Risikofaktor für das Auftreten einer diastolischen und systolischen Herzinsuffizienz ist.

Unerwünschte Wirkungen. ACE-Hemmstoffe sind gut verträglich und die Einnahmetreue ist relativ hoch. Als häufigste unerwünschte Wirkung tritt ein Reizhusten auf (ca. 10-20%), der nach Absetzen des Wirkstoffs wieder abklingt. Wegen der Gefahr der Hyperkaliämie sollen ACE-Hemmstoffe nicht mit K^+-retinierenden Diuretika, mit Ausnahme der etablierten Kombinationen mit Aldosteron-Rezeptor-Antagonisten bei der Herzinsuffizienz, kombiniert werden. Ein angioneurotisches Ödem, als potentiell lebensbedrohliche Nebenwirkung, wird sehr selten beobachtet

◘ Tab. 14.7. ACE-Hemmstoffe zur Therapie der Hypertonie

INN-Name	Handelsname (Beispiele)	Bioverfügbarkeit [%]	HWZ [h]	Gesamtdosis pro Tag [mg]	Anzahl der täglichen Verordnungen [n]
Benazepril	Cibacen®, Benazepril 1 A Pharma®	28	10–11	5–40	1–2
Captopril	Lopirin Cor®, Tensobon®, Capto AbZ®	70	2	50–150	2–3
Enalapril	Xanef®, Enahexal®	40	11	5–20	1–2
Fosinopril	Dynacil®, Fosinorm®	36	12	10–20	1
Lisinopril	Acerbon®, Lisinopril-Azu®	25	12–13	5–20	1
Perindopril	Coversum®	65–70	6	4–8	1
Ramipril	Delix®, Vesdil®	50–60	13–17	2,5–10	1
Trandolapril	Gopten®, Udrik®	13	16–24	1–4	1

und kann jederzeit auch noch Jahre nach Therapiebeginn auftreten. Patienten können über die Symptomatik dieses Krankheitsbildes, die Notwendigkeit des sofortigen Absetzens und der ärztlichen Konsultation aufgeklärt werden. Ein reversibler Anstieg des Serumkreatinins (>20%) und/oder eine schwere Hypotonie bis zum akuten Nierenversagen kann bei Zuständen mit ausgeprägter Renin-Stimulation auftreten. Dieses Risiko besteht bei intensiver Diuretika-Vorbehandlung und anderen Zuständen mit Volumendepletion (Diarrhöe, Erbrechen) sowie bei bilateraler Nierenarterienstenose oder Stenose in einer funktionellen Einzelniere sowie bei chronischen Nierenerkrankungen. Kontraindikationen sind bilaterale Nierenarterienstenosen oder eine -stenose in einer funktionellen Einzelniere sowie der Hinweis auf ein angioneurotisches Ödem in der Vorgeschichte.

! ACE-Hemmstoffe dürfen in Schwangerschaft und Stillzeit nicht angewendet werden und sollten deshalb bei Frauen im gebärfähigen Alter mit Kinderwunsch mit Zurückhaltung eingesetzt werden.

Zur Behandlung der Hypertonie sind in Deutschland zahlreiche ACE-Hemmstoffe zugelassen. Klinisch bedeutsame pharmakodynamische Unterschiede zwischen den Substanzen sind derzeit nicht gesichert; allerdings finden sich wichtige Unterschiede in den Halbwertzeiten und der Wirkdauer der Arzneistoffe. Solche mit einer 24-Stunden Wirkung nach einmaliger Gabe sollen bevorzugt werden (Verbesserung der Einnahmetreue, Vermeidung einer Rebound-Hypertonie). Da fast alle ACE-Hemmstoffe überwiegend renal eliminiert werden (Ausnahme **Fosinopril** Tab. 14.7) könnte aus pharmakokinetischer Sicht bei Patienten mit Niereninsuffizienz eine Dosisreduktion erforderlich sein. Andererseits sind ACE-Hemmstoffe (oder ggf. AT_1-Rezeptor-Antagonisten) bei vielen Patienten mit chronischen Nierenerkrankungen und Niereninsuffizienz besonders indiziert, da sie die Progression einer Niereninsuffizienz aufhalten können. Deshalb werden ACE-Hemmstoffe wie auch AT_1-Rezeptor-Antagonisten häufig ohne Dosisreduktion, ggf. sogar in hoher Dosis, bei diesen Patienten verordnet. Vorsicht ist allerdings geboten wenn die Nierenfunktion bereits stark eingeschränkt ist (ab Stadium 4, GFR< 30 ml/min der chronischen Niereninsuffizienz bzw. Serumkreatininkonzentration etwa >3 mg/dl); es besteht die Gefahr, dass sich durch einen weiteren Abfall der GFR unter der Therapie mit einem ACE-Hemmstoff bzw. AT_1-Rezeptor-Antagonisten eine dialysepflichtige Niereninsuffizienz entwickelt.

14.3.4 AT_1-Rezeptor-Antagonisten (Sartane)

Alle AT_1-Rezeptor-Antagonisten besitzen eine hohe AT_1-Rezeptorselektivität. Sie blockieren somit praktisch alle bislang bekannten, klinisch relevanten und bereits erwähnten (► Kap. 14.3.4) Wirkungen von Angiotensin II. Im Gegensatz zu ACE-Hemmstoffen haben sie keinen Einfluss auf den Bradykininstoffwechsel, so dass eine über Bradykinin vermittelte Vasodilatation nicht zur Blutdrucksenkung beiträgt. Jedoch könnte anstelle dieser fehlenden Wirkung die nach Blockade der AT_1-Rezeptoren weiter bestehende Stimulierung der AT_2-Rezeptoren vasodilatorische Effekte sowie antiproliferative und anti-entzündliche Effekte vermitteln; die klinische Relevanz dieser Wirkungen ist derzeit noch unklar.

Zur Behandlung der Hypertonie sind in Deutschland derzeit 7 Sartane zugelassen (Tab. 14.8). Klinisch bedeutsame pharmakodynamische Unterschiede zwischen den Substanzen sind nicht gesichert. Bisherige Studien deuten darauf hin, dass die nachgewiesenen günstigen Effekte der ACE-Hemmstoffe und die da-

Tab. 14.8. AT_1-Rezeptor-Antagonisten zur Therapie der Hypertonie

INN-Name	Handelsname (Beispiele)	Bioverfügbarkeit [%]	HWZ [h]	Gesamtdosis pro Tag [mg]	Anzahl der täglichen Verordnungen [n]
Candesarten-Cilexitil	Atacand®, Blorpress®	42	6–13	4–16	1
Eprosartan	Teveten Mono®, Emestar Mono®	13	4,5–9	600–800[a]	1–2
Irbesartan	Aprovel®, Karvea®	60–80	11–15	75–300	1
Losartan	Lorzaar®	29–43	1–3	50–100	1–2
EXP 3174[b]		–	5–10		
Olmesartan-Medoxomil	Olmetec®, Votum®	25–30	11–15	10–40	1
Telmisartan	Kinzal®, Mycardis®	30–60	21–38	20–80	1
Valsartan	Diovan®, Provas®	23	6–9	80–160	1

[a] Eprosartan wird derzeit nur in einer 600 mg Dosierung angeboten; [b] aktiver Metabolit von Losartan

raus abgeleiteten zusätzlichen Indikationen auf AT_1-Rezeptor-Antagonisten extrapoliert werden können (und wahrscheinlich **vice versa**). Der differentialtherapeutische Einsatz von ACE-Hemmstoffen und Sartanen kann deshalb unter Berücksichtigung von Verträglichkeit, ökonomischen Aspekten und der aktuellen Studienlage bei Begleiterkrankungen erfolgen.

Unerwünschte Wirkungen. Alle Sartane zeichnen sich durch eine hervorragende Verträglichkeit aus und unterscheiden sich in dieser Hinsicht von allen anderen Substanzklassen. Der unter ACE-Hemmstoffen beobachtete trockene Reizhusten tritt unter AT_1-Rezeptor-Antagonisten nicht auf. Sartane sind somit eine Alternative für Patienten, die ACE-Hemmstoffe wegen quälendem Reizhusten nicht vertragen. Unerwartet sind unter Sartanen ebenfalls sehr selten angioneurotische Ödeme beschrieben worden; die Pathogenese dieser Ödeme bleibt unklar. Ansonsten gelten für die Anwendung von Sartanen dieselben Einschränkungen und Gegenanzeigen wie für ACE-Hemmstoffe.

! Dies betrifft auch den Ausschluss einer Anwendung in Schwangerschaft und Stillzeit.

Pharmakokinetik. Nach oraler Applikation erreichen Sartane nach ca. 4 Stunden ihre maximale Wirkung wobei bei Einleitung der Therapie die maximale Blutdrucksenkung erst nach 3-6 Wochen eintritt. Sie dissoziieren nur sehr langsam vom Rezeptor, was die lang anhaltende Blutdrucksenkung von 24 Stunden nach Einmalgabe erklärt. **Losartan** wird in der Leber zu einem **aktiven Metaboliten** mit längerer Wirkdauer und höherer Rezeptoraffinität umgewandelt. **Telmisartan** unterscheidet sich von den anderen Sartanen durch sein hohes Verteilungsvolumen und hohe Lipophilie. Der Wirkstoff wird fast ausschließlich in Galle und Faeces ausgeschieden, während die anderen Sartane sowohl über Leber und Niere eliminiert werden.

14.3.5 Calcium-Kanal-Blocker

Die bei der Hypertoniebehandlung verwendeten Calcium-Kanal-Blocker (sog. Calciumantagonisten) hemmen in die glatten Gefäßmuskelzellen und am Herzen den Calciumionen-Einstrom aus dem Extrazellulärraum. Dies führt zu einer Vasodilatation mit Absinken des peripheren arteriellen Widerstandes und damit zur Blutdrucksenkung. Zusätzlich induzieren Calcium-Kanal-Blocker eine schwache natriuretische Wirkung und sind besonders wirksam bei älteren und/oder salzsensitiven Patienten. Alle Calcium-Kanal-Blocker sind in der Lage den Blutdruck relativ schnell und anhaltend zu senken. Am Herzen führen die Calcium-Kanal-Blocker theoretisch zu einer Abnahme von Frequenz, AV-Überleitung und Kontraktionskraft. Bei der klinischen Wirkung am Patienten fallen diese kardiodepressiven Wirkungen zwischen den Dihydropyridinen (z. B. **Nifedipin**) im Vergleich zu **Verapamil** und **Diltiazem** (◘ Tab. 14.9) sehr unterschiedlich aus. Die kardiodepressive Wirkung ist bei Verapamil und Diltiazem – diese Wirkstoffe werden auch den Antiarrhythmika der Klasse IV (► Kap. 18) zugeordnet – sehr ausgeprägt. Diese Arzneistoffe induzieren trotz Blutdrucksenkung eine Frequenzabnahme und Verzögerung der AV-Überleitung (Verapamil > Diltiazem). Im Gegensatz dazu besitzen die Dihydropyridine eine stärkere gefäßerweiternde Wirkung und geringere kardiodepressive Wirkung. Bei allen Dihydropyridinen kommt es bei der klinischen Anwendung zu einer mehr oder weniger stark ausgeprägten Aktivierung des Barorezeptorenreflexes (◘ Abb. 14.1) mit konsekutiver Sympathikusaktivierung und Herzfrequenzanstieg. Dieser Effekt korreliert invers mit dem Wirkungseintritt und der Wirkdauer der Arzneistoffe. Er ist somit bei sehr kurz wirksamen Substanzen, v. a. bei nichtretardiertem **Nifedipin**[1], am stärksten ausgeprägt. Kurzwirksame Wirkstoffe stehen deshalb im Verdacht, das Risiko schwerwiegender, unter Umständen sogar tödlicher Herzkreislaufkomplikationen (z. B. Herzinfarkt) zu erhöhen und sollen zur Therapie der Hypertonie nicht verordnet werden und sind für diese Indikation in Deutschland nicht zugelassen. Neuere lang wirkende Calcium-Kanal-Blocker aus der Gruppe der Dihydropyridine (◘ Tab. 14.9) induzieren wegen des langsameren Wirkungseintritts bei der chronischen Anwendung eine geringere Sympathikusaktivierung. Der klinisch nachweisbare Herzfrequenzanstieg ist gering bzw. bleibt aus. Kontrollierte Studien bei älteren Patienten mit isoliert systolischer Hypertonie und mehrere neuere Studien bei Patienten mit systolisch-diastolischer Hypertonie belegen, dass Calcium-Kanal-Blocker die Morbidität und Mortalität bei Hypertonikern signifikant senken können. Sie gehören damit bei der Hypertoniebehandlung zu Recht zu den fünf Substanzklassen der ersten Wahl.

In der Monotherapie sind Dihydropyridine als Alternative zu Thiazid-Diuretika bei älteren Patienten mit isoliert systolischer Hypertonie indiziert. Calcium-Kanal-Blocker sind zusätzlich indiziert bei Patienten mit stabiler Angina pectoris bei koronarer Herzkrankheit, Angina pectoris vom vasospastischen Typ (v. a. Verapamil und Diltiazem) und bei Linksherzhypertrophie ohne oder mit diastolischer Funktionsstörung. Verapamil und Diltiazem sind als Alternative zu Beta-Rezeptor-Antagonisten (z. B. bei extrakardialen Kontraindikationen wie Asthma bronchiale) bei Patienten mit erhöhter Herzfrequenz (85/min) und bei kardiologischen Patienten mit tachykarden supraventrikulären Herzrhythmusstörungen indiziert.

Unerwünschte Wirkungen. Calcium-Kanal-Blocker führen relativ häufig bei ungefähr 10% der Patienten zu unerwünschten Nebenwirkungen. Am häufigsten werden Knöchel- bzw. prätibiale Ödeme beobachtet. Weitere häufige Nebenwirkungen sind Schwindel, Kopfschmerzen, Gesichtsröte (**flush**) und Herzklopfen. Die Ödeme entstehen vermutlich durch den erhöhten hydrostatischen Druck infolge Dilatation präkapillärer Arteriolen und

[1] Adalat®, Nifihexal®

Tab. 14.9. Calcium-Kanal-Blocker zur Therapie der Hypertonie

INN-Name	Handelsname (Beispiele)	Bioverfügbarkeit [%]	Gesamtdosis pro Tag [mg]	Anzahl der täglichen Verordnungen [n]
Amlodipin	Norvasc®, Amlo-Q®	60–85	5–10	1
Diltiazem Retardformulierung	Dilzem®, Diltiazem Verla®	35–60	180–240	1
Felodipin	Modip®, Munobal®, Felodipin TAD®	12–16	5–10	1
Isradipin	Lomir®, vascal®	17	2,5–5	2
Lacidipin	Motens®	10	2–4	1
Lercanidipin	Carmen®, Corifeo®	10	10–20	1
Manidipin	Manyper®	?	10–20	1
Nifedipin Retardformulierungen	Adalat®, Aprical®	65	20–60	1–2
Nilvadipin	Escor®, Nivadil®	14–19	8–16	1
Nitrendipin	Bayotensin®, Nitrepress®	20–30	10–40	1–2
Verapamil-Retardformulierung	Isoptin®, Veramex®	10–20	120–240	1

reflektorischer postkapillärer Venenkonstriktion. Häufig verschwinden die Knöchelödeme bei Hinzugabe eines ACE-Hemmstoffs im Rahmen der Kombinationtherapie. Vielleicht sind ACE-Hemmstoffe in der Lage, die durch Calcium-Kanal-Blocker induzierte Störung der Mikrozirkulation wieder auszugleichen.

! Calcium-Kanal-Blocker vom Dihydropyridintyp sind 4 Wochen nach Myokardinfarkt und bei instabiler Angina pectoris sowie bei systolischer Herzinsuffizienz kontraindiziert. Kurzwirksame Calcium-Kanal-Blocker in schnell freisetzender Form sollen auch zur Behandlung der Hypertonie und der stabilen Angina pectoris nicht angewandt werden, da ein erhöhtes Risiko nicht ausgeschlossen werden kann. In der Schwangerschaft sind Calcium-Kanal-Blocker nur mit Einschränkung geeignet (▶ Kap. 14.3.5).

Pharmakokinetik. Obwohl die Halbwertzeiten bei einigen Calcium-Kanal-Blockern relativ kurz sind (z. B. Verapamil) gelang es durch die Herstellung retardierter Arzneistoffe die Wirkdauer zu verlängern, so dass die für die Hypertonie gewünschte einmal tägliche Anwendung möglich ist (▫ Tab. 14.9). Bei einigen Wirkstoffen werden nicht-retardierte und retardierte Formulierungen nebeneinander angeboten (z. B. Nifedipin, Diltiazem, Verapamil). Bei der Hypertoniebehandlung sollen nicht-retardierte Formulierungen nicht mehr eingesetzt werden. Alle Calcium-Kanal-Blocker werden in unterschiedlichen Ausmaß durch das Cytochrom-P450 3A4 (CYP3A4) Isoenzym in der Leber und bei der Resorption bereits im Dünndarm metabolisiert. Dies ist auch der Grund für den relativ starken **First-pass-Metabolismus**, so dass die orale Bioverfügbarkeit bei den meisten Wirkstoffen gering ist und individuell erheblich schwankt (▫ Tab. 14.5). Aus der gemeinsamen Verstoffwechslung über CYP3A4 können Arzneimittelinteraktionen bei der Anwendung anderer Arzneistoffe (z. B. Statine, Makrolide, Calcineurin-Inhibitoren, Johanniskraut) oder dem Genuss von **Grapefruchtsaft** resultieren. Weiterhin können sich Kontraindikationen für die Hinzugabe von anderen Wirkstoffen, die CYP3A4 induzieren oder inhibieren (▶ Kap. 36) ergeben.

14.3.6 Zusätzliche Wirkstoffe: α_1-Rezeptorantagonisten, Antisympathotonika und direkte Vasodilatatoren

Zusätzlich zu den derzeit etablierten fünf Substanzklassen der ersten Wahl werden weitere Wirkstoffe ausschließlich in der Kombinationstherapie bei Patienten mit schwer einstellbarer Hypertonie (▶ Kap. 14.4.4) oder bei einer zusätzlichen Indikation im Rahmen der Differrentialtherapie eingesetzt. Hierzu zählen Wirkstoffe die den **α_1-Rezeptorantagonisten**, **Antisympathotonika** und **direkten Vasodilatatoren** zugeordnet werden. Wichtige Beispiele sind in ▫ Tab. 14.10 zusammengefasst. Diese Wirkstoffe erfüllen die in ▫ Tab. 14.4 genannten Anforderungen an ein ideales Antihypertensiven nur unzureichend. Dennoch spielen sie als **Reservemittel** eine wichtige Rolle bei der Behandlung von Hochrisikopatienten mit schwer einstellbarer Hypertonie bzw. sekundären Hypertonieformen (v. a. bei sekundärer renaler Hypertonie).

α_1-Rezeptorantagonisten. Die selektive Blockade von postsynaptischen vaskulären α_1-Rezeptoren führt zur Erweiterung von Arteriolen und Venen, Abnahme des peripheren Widerstandes

Tab. 14.10. Zusätzliche Wirkstoffe für die Kombinationstherapie und Differrenzialtherapie der Hypertonie

INN-Name	Handelsname (Beispiele)	Gesamtdosis pro Tag [mg]	Anzahl der täglichen Verordnungen [n]
α1-Rezeptor-Antagonisten			
Bunazosin	Andante®	3–6	1
Doxazosin	Diblocin®, Cardular®, Doxacor®	1–16	1
Terazosin	Heitrin®, Terazosin ct®	1–10	1–2
Antisympathotonika			
Clonidin	Catapresan®, Clonidin retard-ratiopharm® 250	0,15–0,90	2–3
Moxonidin	Cynt®, Physiotens®	0,2–0,6*	1–2
Direkte Vasodilatatoren			
Dihydralazin	Nepresol®, Depressan®	25–150	2–3
Minoxidil	Lonolox®	5–40 (–100)	1–2

* Moxonidin wird vorwiegend renal eliminiert; bei einer GFR <50 ml/min soll die maximale Tagesdosis 0,4 mg nicht überschreiten.

und Blutdrucksenkung. Bei Behandlungsbeginn kann es unter diesen Wirkstoffen aufgrund der Vasodilatation der Widerstandsgefäße und Einschränkung der vaskulären Gegenregulation über vaskuläre α_1-Rezeptoren zu Orthostase bis zur Synkope kommen (**First-dose-Phänomen**). Insbesondere bei dem sehr kurzwirksamen **Prazosin**[2] kommt es (trotz Retardierung) bei der Langzeittherapie zur neurohumoralen Gegenregulation durch Barorezeptorenaktivierung mit Stimulation des Sympathikus über β_1-Rezeptoren und des Renin-Angiotensin-Aldosteron-Systems mit konsekutiver Reflextachykardie und Volumenretention. Prazosin kann deshalb heute nicht mehr empfohlen werden. Bei den neueren ebenfalls in retardierter Formulierung angebotenen Wirkstoffen (z. B. **Bunazosin, Doxazosin, Terazosin** Tab. 14.10) mit späterem Wirkungseintritt, längerer Halbwertszeit und Wirkdauer sind diese Effekte weniger stark ausgeprägt. Durch die neurohumorale Gegenregulation wird nicht nur die antihypertensive Wirkung sondern möglicherweise auch die kardiovaskuläre Risikoreduktion im Rahmen der Blutdrucksenkung eingeschränkt. In der ALLHAT-Studie wurde bei einer Langzeitbeobachtung von über 54-jährigen Hypertonikern in der Analyse der sekundären Studienziele beobachtet, dass Doxazosin weniger effektiv als Chlorthalidon vor Herzinsuffizienz und Schlaganfall schützt. Der Einsatz dieser Wirkstoffe beschränkt sich derzeit aufgrund des ungünstigen hämodynamischen Wirkprofils auf die Kombinationstherapie bei schwer einstellbarer Hypertonie, wobei sich zur Herzfrequenzkontrolle eine Kombination mit einem β_1-Rezeptor-Antagonisten oder alternativ Verapamil oder Diltiazem anbietet. Im Rahmen der Kombinationstherapie ergibt sich eine mögliche zusätzliche Indikation allenfalls bei Patienten mit Hypertonie und Miktionsstörungen bei Prostatahypertrophie. Bei älteren Männern mit orthostatischer Dysregulation ist allerdings Vorsicht geboten (Tab. 14.4.6). **Urapidil**[3] nimmt eine gewisse Sonderstellung ein. Der Wirkstoff blockiert ebenfalls vaskuläre α_1-Rezeptoren und wirkt gleichzeitig als Agonist an im Hirnstamm lokalisierten 5-HT-Rezeptoren (5-HT_{1A} Subtyp). Durch letzteren Mechanismus wird der periphere Sympathikustonus erniedrigt und die beschriebene neurohumorale Aktivierung mit Reflextachykardie bleibt aus. Urapidil ist bedeutsam bei der Behandlung von hypertensiven Notfällen (► Kap. 14.6).

Antisympathotonika. Unter den Antisympathotonika besitzt **Reserpin**[4] heute keine große Bedeutung mehr für die Therapie der Hypertonie, da genügend andere Arzneistoffe mit einem besseren therapeutischen Profil (Tab. 14.1) und v. a. einer besseren Verträglichkeit zur Verfügung stehen. Es kann allenfalls an Patienten weiter verordnet werden, die bisher mit einer niedrig dosierten Reserpin (Dosis: 0,1 mg/Tag)/Diuretika-Kombination vorbehandelt und bei guter Verträglichkeit auch gut eingestellt sind. Die häufigsten unerwünschten Wirkungen sind Müdigkeit und depressive Verstimmung. Bei entsprechenden Nebenwirkungen und bei Patienten mit peptischen Ulcera und Colitis ulcerosa soll die Therapie allerdings beendet werden. Auch **Clonidin** (Tab. 14.10) spielt heute bei der Langzeittherapie der Hypertonie aufgrund seiner relativ schlechten Verträglichkeit nur noch eine untergeordnete Rolle. Der Wirkstoff verringert den Sympathikustonus vorwiegend durch Stimulation zentraler α_2-Rezeptoren. Die Blutdrucksenkung beruht anfänglich hauptsächlich auf einer Verminderung des Herzzeitvolumens. Bei langfristiger Anwendung kommt es auch zu einer Senkung des peripheren Widerstandes sowie zur unerwünschten Natriumretention. Letztere wird durch die gleichzeitige obligate Gabe eines Diuretikums bei der Durchführung der Kombinationstherapie ausgeglichen. Ursachen für die eingeschränkte Verträglichkeit sind Müdigkeit, Mundtrockenheit, Obstipation, Bradykardie, Abnahme von Lipido und Potenz sowie Parotisschmerzen bei Nahrungsaufnahme. Alle genannten Nebenwirkungen können schon bei niedrigen therapeutischen Dosierungen auftreten und nehmen bei Dosissteigerungen an Intensität weiter zu. Nach plötzlicher Therapieunterbrechung (Achtung bei Patienten mit geringer Compliance!) kann es prinzipiell bei allen Antihypertensiva zu einem akuten Blutdruckanstieg kommen. Dieses sog. **Rebound-Phänomen** ist besonders häufig und ausgeprägt unter der Therapie mit Clonidin beobachtet worden. Abruptes Absetzen kann zu krisenhaftem Anstieg von Blutdruck und Herzfrequenz führen. Im Vergleich zu Clonidin zeichnet sich die neuere Substanz **Moxonidin**

---

2 Minipress retard®, Prazosin retard-ratiopharm®

3 Ebrantil®, Urapidil-Pharmore®

4 Briserin®

(Tab. 14.10) durch eine bessere Verträglichkeit bei vergleichbarer antihypertensiver Potenz aus. Insbesondere die häufigen Nebenwirkungen wie Müdigkeit und Mundtrockenheit, die den Einsatz von Clonidin in der klinischen Praxis limitieren, sind bei Moxonidin geringer ausgeprägt. Neben zentralen α_2-Rezeptoren stimuliert Moxonidin zusätzlich verstärkt Imidazolin-Rezeptoren (I_1-Rezeptor). Moxonidin muss in Abhängigkeit der Nierenfunktion dosiert werden (Tab. 14.12). Beide Arzneistoffe werden lediglich bei schweren Formen der Hypertonie zusammen mit anderen Antihypertensiva angewandt, wobei aufgrund der besseren Verträglichkeit Moxonidin bevorzugt werden kann. Clonidin kommt zusätzlich bei der Behandlung von hypertensiven Notfällen zum Einsatz. **Methyldopa**[5] führt ebenfalls zu einer zentral-induzierten Reduktion des Sympathikustonus. Wegen seiner schlechten Verträglichkeit (Müdigkeit, Orthostase, Beeinträchtigung der Leberfunktion) wird es heute nicht mehr eingesetzt. Der Wirkstoff wird nur noch aufgrund seiner nachgewiesenen Sicherheit bei der Behandlung der Hypertonie in der Schwangerschaft eingesetzt (▶ Kap. 14.5).

Direkte Vasodilatatoren. Bei der Langzeittherapie der Hypertonie muss der erhöhte periphere Widerstand gesenkt werden und alle Antihypertensiva vermitteln eine mehr oder weniger ausgeprägte Vasodilatation. Dies erreichen die verschiedenen Substanzklassen auf recht unterschiedliche Weise und bei einigen Wirkstoffen (z. B. Beta-Rezeptor-Antagonisten und Diuretika) sind die Mechanismen, die letztlich zur Vasodilatation und zur Abnahme des peripheren Widerstandes führen, bis heute noch nicht eindeutig geklärt. Unter den **direkten Vasodilatatoren Dihydralazin**, **Minoxodil** (Tab. 14.10) und **Nitroprussidnatrium**[6] werden Substanzen zusammengefasst, die primär eine direkte Gefäßerweiterung durch Erschlaffung der glatten Gefäßmuskulatur, insbesondere im Bereich der Widerstandsgefäße induzieren. Diese Arzneistoffe vermitteln, wie zu erwarten (▶ Kap. 14.1.4 und Tab. 14.1), eine ausgesprochenen Aktivierung des Barorezeptorenreflexes mit konsekutiver neurohumoraler Aktivierung, Reflextachykardie und Volumenretention. Infolgedessen werden die Wirkstoffe Dihydralazin und Minoxodil, die in der Langzeittherapie von Patienten mit sehr schwer einstellbarer Hypertonie zur Anwendung kommen, immer mit einem Beta-Rezeptor-Antagonisten (oder Clonidin bzw. Moxonidin) und einem Schleifendiuretikum zur Vermeidung von Reflextachykardie und Flüssigkeitsretention kombiniert. Die zellulären Mechanismen über die **Dihydralazin** eine direkte Vasodilatation der Arteriolen vermittelt sind nicht bekannt. Der Wirkstoff führt zu zahlreichen **unerwünschten Wirkungen** wie Kopfschmerzen, Übelkeit, Diarrhö, Schwindel, Palpitationen. Das Risiko, dass ein Lupus erythematodes induziert wird ist bei hoher Dosierung (mehr als 200 mg/Tag) und bei langsamen Acetylierern (NAT2-Polymorphismus ▶ Kap. 36) offenbar erhöht. Der Arzneistoff kann zusätzlich bei der Behandlung von hypertensiven Notfällen (▶ Kap. 14.6) und bei der Behandlung der Hypertonie in der Schwangerschaft (▶ Kap. 14.5) eingesetzt werden. **Minoxidil** wirkt erschlaffend auf die Muskulatur der Widerstandsgefäße, indem es die Membranpermeabilität für Kalium-Ionen erhöht. Es ist ein sehr starkes und langwirkendes (24–75 Stunden) Antihypertensivum, das aufgrund vieler unerwünschten Wirkungen wie Exantheme, Hypertrichose (reversibel, starke Ausprägung bis zu 10%), Perikarditis (3–5%), und T-Wellen Veränderungen im EKG (60%) nur bei selektierten Patienten und sonst therapierefraktärer Hypertonie (häufig bei schwerer renaler Hypertonie) indiziert ist. **Nitroprussidnatrium** wird als Notfallmedikament bei schwerer Hypertonie sowie zur gezielten Blutdrucksenkung in der operativen Medizin und Intensivmedizin verwandt. Durch sorgfältige, kontrollierte intravenöse Infusion von Nitroprussidnatrium kann der erhöhte Blutdruck gezielt auf das therapeutisch gewünschte Niveau gesenkt werden. Die Wirkung ist gut steuerbar, weil der hypotensive Effekt aufgrund einer Freisetzung von Stickstoffmonoxid sofort eintritt, beim einzelnen Patienten streng dosisabhängig ist und bei Infusionsende sogleich aufhört (▶ Kap. 14.6 und Tab. 14.12).

! Eine akute Überdosierung kann zu einer Cyanid-Vergiftung führen. Cyanid wird in der Leber zu Thiocyanat umgewandelt, das zwar lediglich 1/100 der Toxizität von Cyanid besitz, jedoch bei mehrtägiger Anwendung von Nitroprussidnatrium kumulieren und zu Vergiftungen Anlass geben kann (Muskelschwäche, Sprachstörungen, psychotische Reaktionen, Delir). Daher sollte bei einer mehr als zwei Tage dauernden Behandlung mit Nitroprussidnatrium die Thiocyaniat-Konzentration im Plasma kontrolliert werden. Dies gilt insbesondere bei Patienten mit eingeschränkter Nierenfunktion, da bei ihnen Thiocyanat nur verzögert ausgeschieden wird.

Die anfängliche Dosis beträgt 25 µg/min und wird dem einzustellenden Blutdruck entsprechend gesteigert (u. U. bis auf 1000 µg/min). Lösungen von Nitroprussidnatrium sind lichtempfindlich und auch im Kühlschrank nur 12 Stunden haltbar.

14.4 Wahl der Antihypertensiva und Differenzialtherapie

14.4.1 Indikationen für die Pharmakotherapie und allgemeine Durchführung

Der Beginn und die Durchführung der Behandlung wird zunächst durch die initiale Höhe des Blutdruckes und das kardiovaskuläre Gesamtrisiko bestimmt (Tab. 14.11). Für alle Schweregrade wird die Anwendung nicht-medikamentöser Maßnahmen empfohlen. Eine Arzneimitteltherapie ist in jedem Fall beim Schweregrad 3 innerhalb weniger Tage indiziert, wobei Blutdruckwerte >210 mmHg systolisch bzw. >115 mmHg diastolisch

5 Presinol®, Methyldopa STADA®
6 nipruss®

Tab. 14.11. Risikostratifizierung zu Beurteilung von Prognose und Therapieindikation zur Blutdrucksenkung

Risikofaktoren (RF) / Begleiterkrankungen/ Endorganschäden	Blutdruck (mmHg)				
	120–129 SBD oder 80–84 DBD	130–139 SBD oder 85–89 DBD	140–159 SBD oder 90–99 DBD	160–179 SBD oder 100–109 DBD	≥180 SBD oder ≥110 DBD
keine anderen RF	durchschnittl. Risiko, Ø	durchschnittl. Risiko, Ø	leicht erhöhtes Risiko, Medikation*	mäßig erhöhtes Risiko, Medikation*	hohes Risiko, Medikation
1–2 Risikofaktoren	leicht erhöhtes Risiko, Monitoring	leicht erhöhtes Risiko, Monitoring	mäßig erhöhtes Risiko, Medikation*	mäßig erhöhtes Risiko, Medikation*	sehr hohes Risiko, Medikation
≥3 RF oder Endorgan-schäden oder Diabetes mellitus	mäßig erhöhtes Risiko, Monitoring	hohes Risiko, Medikation	hohes Risiko, Medikation	hohes Risiko, Medikation	sehr hohes Risiko, Medikation
kardiovaskuläre/renale Begleiterkrankungen	hohes Risiko, #	sehr hohes Risiko, Medikation	sehr hohes Risiko, Medikation	sehr hohes Risiko, Medikation	sehr hohes Risiko, Medikation

* medikamentöse Therapie nach erfolglosem Versuch mit Allgemeinmaßnahmen und Monitoring
Ø = keine Maßnahmen; Monitoring = weitere Blutdruckkontrolle, über 3-12 Monate um ggf. veränderte Situation zu erfassen; # = Vorgehen in Abhängigkeit von Begleiterkrankung: bei Niereninsuffizienz und Proteinurie >1g/d Zielwert <125/75 mmHg und damit ggf. Behandlungsindikation, sonst Monitoring/Behandlung von Risikofaktoren/Begleiterkrankungen/Endorganschäden
Modifiziert nach den Leitlinien der European Society of Hypertension-European Society of Cardiology 2003 und der Deutschen Hypertonie Liga DHL® 2005

in der Regel einen sofortigen Beginn der medikamentösen Therapie notwendig machen. Bei der Mehrzahl der Patienten liegt eine leichte bis mittelschwere Hypertonie vor (Schweregrad 1-2), bei der sich die Vorgehensweise an der Blutdruckentwicklung nach Anwendung von Allgemeinmaßnahmen und dem individuellen Risikoprofil des Patienten orientiert (Tab. 14.11). Berücksichtigt man die Höhe des Blutdruckes und die in Tab. 14.3 zusammengefassten Risikofaktoren und Erkrankungen, lässt sich das kardiovaskuläre Gesamtrisiko abschätzen, das nach international anerkannten Vorschlägen in vier Klassen differenziert werden kann. Grundlage für diese Differenzierung ist die Prognose, die aufgrund großer epidemiologischer Studien als 10-Jahres-Risiko hinsichtlich kardiovaskulär bedingtem Tod, nichttödlichem Schlaganfall und Myokardinfarkt kalkuliert wurde. Die Wahrscheinlichkeit, eines dieser Ereignisse in den folgenden 10 Jahren zu erleiden, beträgt bei

- leicht erhöhtem Risiko etwa 10–15%
- mäßig erhöhtem Risiko etwa 15–20%
- hohem Risiko etwa 20–30%
- sehr hohem Risiko etwa 30% und mehr.

Bei hypertonen Patienten mit hohem oder sehr hohem Risiko ist eine Pharmakotherapie generell indiziert. Bei Patienten mit Hypertonie des Schweregrads 1 oder 2 und nur geringem oder mittlerem Risiko kann der Blutdruck zunächst über eine Monitorisierungsphase von 3–12 Monaten kontrolliert werden und danach bei fehlender Blutdrucknormalisierung eine medikamentöse Therapie eingeleitet werden. Für die isolierte systolische Hypertonie (Tab. 14.2), die besonders häufig beim älteren Patienten vorkommt, gilt die gleiche Vorgehensweise, da sie wie die systolisch-diastolische Hypertonie mit einem Anstieg des kardiovaskulären Risikos verbunden ist. Bei Patienten mit hohem Risiko soll ein **Zielblutdruck von <130/80 mmHg** eingestellt werden. Empfohlen wird dieses Vorgehen bei Patienten mit Diabetes mellitus, chronischen Nierenerkrankungen oder Herzinsuffizienz mit systolischer Dysfunktion. Bei diesen Erkrankungen haben sich ACE-Hemmstoffe und/oder AT_1-Rezeptor-Antagonisten in kontrollierten klinischen Studien als prognostisch günstig erwiesen. Diese Wirkstoffe bilden somit die Basis einer Mehrfachkombinationstherapie, die fast immer notwendig ist, um die niedrigen Zielblutdruckwerte zu erreichen. Bei Patienten mit chronischen Nierenerkrankungen und Proteinurie über 1 g pro Tag gilt eine weitere Absenkung des Blutdrucks auf **Zielwerte <125/75 mmHg** als prognostisch günstig, weil hierdurch die Progression der Nierenerkrankung bis hin zur terminalen Niereninsuffizienz signifikant verzögert werden kann.

Bei hypertensiven Notfällen muss die Therapie unmittelbar eingeleitet und in der Regel unter stationären Bedingungen fortgesetzt werden (► Kap. 14.6).

Kontrolle durch ABDM

Es sollten in der Regel langwirksame Medikamente mit einer 24-Stunden-Wirksamkeit verordnet werden. Diese Medikamente müssen nur einmal am Tag genommen werden. Dies soll die Compliance der Patienten sicherstellen und die Blutdruckschwankungen während des Tages reduzieren und darüber die Entwicklung von hypertensiven Endorganschäden und die Rate von kardiovaskulären Ereignissen günstig beeinflussen (■ Tab. 14.4). Zur besseren Therapieüberwachung und Differentialtherapie ist es wünschenswert, dass die Gelegenheitsmessung durch die Blutdruckselbstmessung oder die ambulante 24-Stunden-Blutdruckmessung (ABDM) ergänzt wird. Der circadiane Blutdruckrhythmus mit einem physiologischen nächtlichen Blutdruckabfall um mehr als 10% findet sich beim Hypertoniker wie beim Normotoniker, allerdings auf höherem Niveau (■ Tab. 14.1). Ein Absinken des Blutdruckes um weniger als 10% während des Nachtschlafes (**non-dipper**) oder sogar ein Blutdruckanstieg (**inverted-dipper**) ist auffällig. Solche Blutdruckprofile findet man bei sekundärer Hypertonie, Patienten mit renalen, cerebrovaskulären und kardialen Hochdruckkomplikationen, bei Schwangerschaftshypertonie, Schlafapnoesyndrom, autonomer Insuffizienz und nach Herz- oder Nierentransplantation. Außerdem liefert die ABDM einen Überblick über die mittlere Pulsfrequenz und kann einen überschießenden morgendlichen Blutdruckanstieg nachweisen. Letzterer hat wegen der Häufung von kardio- und cerebrovaskulären Ereignissen am Morgen eine besondere prognostische Bedeutung. Andererseits kann es auch unabhängig von der Behandlung sowie als Folge der antihypertensiven Therapie zu einem zu starken nächtlichen Blutdruckabfall (>20% des Tagesmittelwertes) kommen. Somit können in der ABDM nachgewiesene unterschiedliche Blutdruckprofile zu einer verbesserten Differentialtherapie, Therapieüberwachung und zur Vermeidung von Über- bzw. Unterbehandlung beitragen. Generell soll die antihypertensive Medikation so früh wie möglich (beim Aufstehen) eingenommen werden, um eine zu lange Latenz zwischen dem Aufstehen und dem Wirkungseintritt der Arzneistoffe zu vermeiden. Dies gilt insbesondere für Patienten mit einem überschießenden morgendlichen Blutdruckanstieg (>20 mmHg Anstieg des systolischen und/oder diastolischen Blutdruckes in der Zeit von 03:00 bis 09:00 Uhr). Eine primär abendliche oder kombinierte morgendliche und abendliche Medikation ist evtl. erforderlich bei schweren Hypertonieformen und unzureichender nächtlicher Blutdrucksenkung (bei **non-dippern** und **inverted-dippern**). Obwohl größerer systematische Untersuchungen zum Vergleich der morgendlichen mit der abendlichen Gabe der Antihypertensiva fehlen, kann man davon ausgehen, dass zur nächtlichen Gabe prinzipiell alle Substanzklassen der ersten Wahl geeignet sind. Diuretika erscheinen allerdings, wegen der Provokation eines nächtlichen Harndrangs im Hinblick auf die Verträglichkeit am wenigsten geeignet zu sein. Calcium-Kanal-Blocker und ACE-Hemmstoffe sind in einigen Fällen als besonders wirksam beschrieben worden und waren in der Lage, eine fehlende Nachtabsenkung des Blutdruckes in ein physiologisches Blutdruckprofil zu überführen.

14.4.2 Monotherapie

Während des vergangenen Jahrzehnts war die Diskussion über die Pharmakotherapie der Hypertonie von der Fragestellung dominiert, ob unabhängig von der Blutdrucksenkung zwischen den blutdrucksenkenden Substanzklassen per se Unterschiede hinsichtlich der Reduktion kardiovaskulärer Endpunkte bestehen. In der Gesamtschau der derzeitigen Studienlage ist davon auszugehen, dass für die Gesamtheit der Hochdruckpatienten per se keine signifikanten Unterschiede zwischen den für die Therapie der ersten Wahl empfohlenen Substanzklassen der **A**CE-Hemmstoffe und **A**T_1-Rezeptor-Antagonisten, **B**eta-Rezeptoren-Antagonisten, **C**alcium-Kanal-Blocker und **D**iuretika vorliegen. Für alle fünf Substanzklassen (**A/A, B, C, D**) der ersten Wahl wurde in mehreren Studien eine Senkung der kardiovaskulären Morbidität und Mortalität nachgewiesen. Sie sind deshalb Mittel der ersten Wahl bei Beginn der Hochdrucktherapie. Für die Verbesserung der Prognose scheint in erster Linie das Ausmaß der Blutdrucksenkung entscheidend zu sein. Bei der Auswahl der Medikamente orientiert man sich an Kriterien wie Alter, Begleiterkrankungen, Befindlichkeitsstörungen sowie zu erwartende Verträglichkeit und den Therapiekosten. Bei der Auswahl der Antihypertensiva kann man sich anhand der in ■ Tab. 14.4 aufgeführten Kriterien und den für die einzelnen Wirkstoffklassen beschriebenen sowie in ■ Abb. 14.2 zusammengefassten Zusatzindikationen orientieren.

Es lässt sich nicht voraussagen, auf welches Medikament ein Patient am besten anspricht. Generell liegt die Ansprechrate für die zur Monotherapie empfohlenen Substanzen zwischen 50 und 60%. Höhere Ansprechraten sind auch nicht zu erwarten aufgrund der komplexen Ätiopathogenese der primären Hypertonie, bei der die Wirksamkeit der Medikamente von der individuellen pathophysiologischen Konstellation und den individuellen Möglichkeiten der Gegenregulation abhängig ist (■ Abb. 14.1). Deshalb ist man gezwungen, einen individuellen Behandlungsversuch bei jedem Patienten durchzuführen. Die meisten Substanzen werden bei der Hochdruckbehandlung in zwei (bis drei) Standarddosierungen eingesetzt. Es empfiehlt sich, die Behandlung mit einer Substanz in niedriger Dosis zu beginnen und anschließend - falls notwendig - die Dosis zu verdoppeln. Die volle blutdrucksenkende Wirkung wird in der Regel innerhalb von 2-6 Wochen erreicht. Bei Unwirksamkeit der Substanz sollte man eine weitere Dosissteigerung über den üblichen antihypertensiven Dosisbereich hinaus vermeiden, da der Zugewinn an Wirksamkeit gering ist, während die Unverträglichkeit des Medikamentes zunimmt. Stattdessen empfiehlt es sich, ein anderes Medikament mit einem unterschiedlichen Wirkprinzip zu versuchen (sequenzielle Monotherapie) oder durch Zugabe einer weiteren Substanz (**stepped care**) frühzeitig kombiniert zu behandeln.

14.4.3 Kombinationstherapie

Die Kombinationstherapie mit zwei Antihypertensiva ist generell indiziert, wenn mit einer Monotherapie der Zielblutdruck (<140/90 bzw. 130/80 mmHg bei Hochrisikopatienten) nicht eingestellt werden kann. Die maximal zu erwartende Blutdruck-

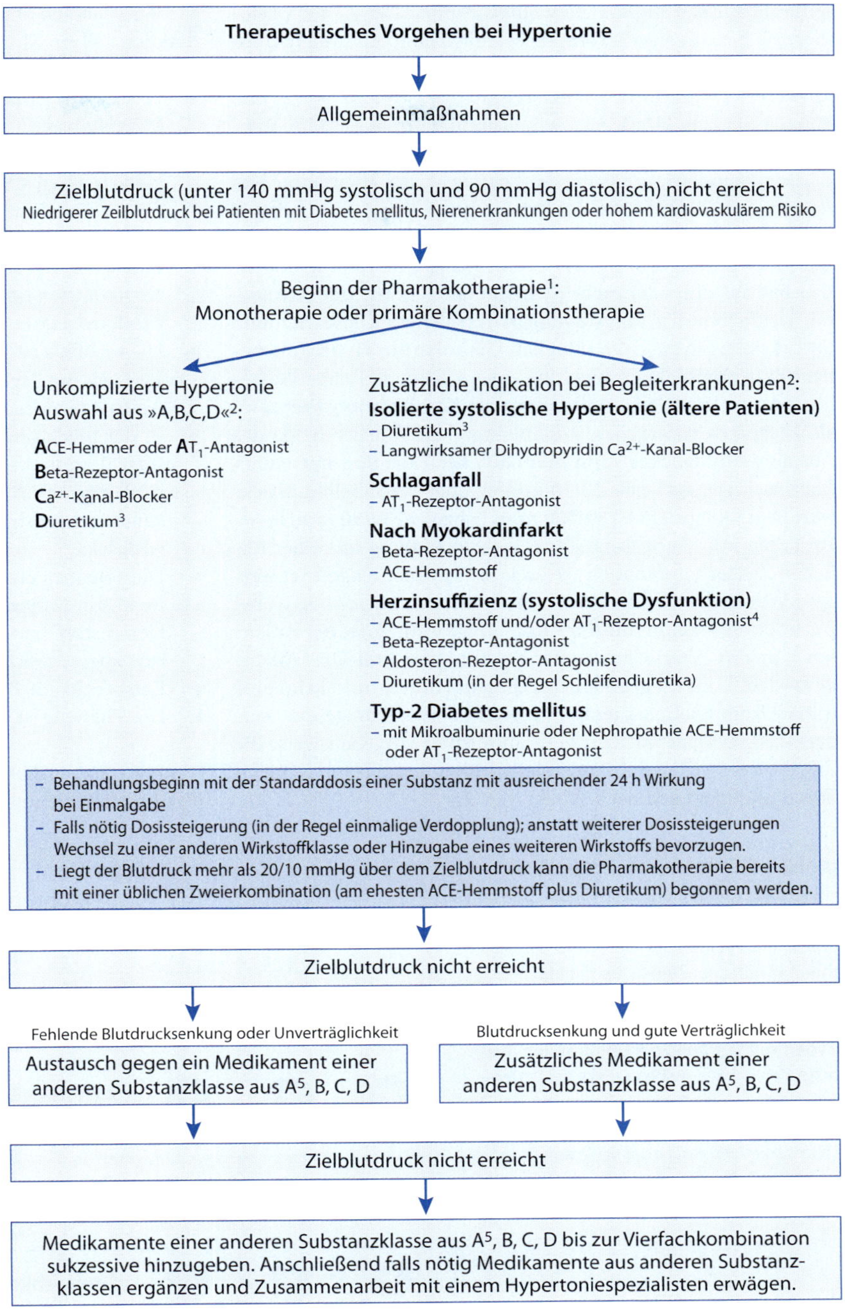

Abb. 14.2. Synopsis des therapeutischen Vorgehens bei Hypertonie.
[1]Bei fehlenden Kontraindikationen.
[2]In der Regel durch kontrollierte Studien belegt (evidenzbasiert).
[3]In erster Linie werden Thiaziddiuretika oder Thiazid-ähnliche Substanzen in niedriger Dosis bis zu 25 mg Hydrochlorothiazid oder einer entsprechenden Äquivalenzdosis eines anderen Diuretikums bis zu einem Serumkreatinin von max. 2 mg/dL eingesetzt.
[4]Die bisherige Datenlage deutet darauf hin, dass die in Studien nachgewiesenen günstigen Effekte der ACE-Hemmstoffe durch AT_1-Antagonisten reproduziert werden können (und wahrscheinlich *vice versa*).
[5]Bei der anithypertensiven Therapie sollen ACE-Hemmstoffe und AT_1-Antagonisten im Rahmen der Mehrfachkombinationstherapie nicht kombiniert werden, da bei ausreichender Dosierung einer Substanzklasse (z. B. ACE-Hemmstoff) durch Hinzugabe der anderen Substanzklasse (z. B. AT_1-Rezeptor-Antagonist) der synergistische Effekt kleiner ist, als bei Hinzugabe einer anderen Substanzklasse aus B, C oder D. Im Gegensatz dazu kann in bestimmten Situationen bei der Therapie der chronischen Herzinsuffizienz und bei Nierenerkrankungen mit starker Proteinurie eine Kombination von ACE-Hemmstoff und AT_1-Antagonisten sinnvoll sein.

senkung mit den empfohlenen Substanzenklassen in der Monotherapie beträgt etwa 20 mmHg systolisch und 10 mmHg diastolisch, so dass allenfalls bei Patienten mit leichter bis mittelschwerer Hypertonie (Schweregrad 1–2 ► Kap. 14.1.3 und ◻ Tab. 14.2) eine Blutdrucknormalisierung durch die Monotherapie überhaupt erwartet werden kann. In vielen kontrollierten Endpunktstudien zur Pharmakotherapie bei der Hypertonie waren weniger als ein Drittel der Patienten mit einer Monotherapie ausreichend eingestellt. Bei Patienten mit schwerer Hypertonie und/oder Endorganschäden ist sehr häufig eine Kombinationstherapie aus drei oder mehr Medikamenten nötig, um eine ausreichende Blutdruckeinstellung zu erreichen. Diese Befunde berücksichtigen auch die aktuellen Leitlinien zur Hypertoniebehandlung durch die Empfehlung eines sofortigen Behandlungsbeginns mit zwei Wirkstoffen (**initiale Kombinationstherapie**) als alternatives Vorgehen. In Abhängigkeit von der Höhe des Ausgangsblutdruckes kann demnach bei Patienten mit einem Blutdruck, der mehr als 20/10 mmHg über dem Zielblutdruckwert liegt (entspricht >160/100 mmHg bzw. >150/90 mmHg bei Patienten mit Diabetes mellitus) die Behandlung mit einer üblichen Zweierkombination (◻ Abb. 14.3) primär eingeleitet werden. Wegen der Gefahr einer orthostatischen Hypotonie ist bei Behandlungsbeginn mit einer Kombinationstherapie bei Patienten höheren Alters, autonomer Dysfunktion und Diabetikern besondere Vorsicht geboten. Vor diesem Hintergrund kann eine initiale Kombinationstherapie dergestalt sinnvoll umgesetzt werden, dass im Gegensatz zur herkömmlichen Vorgehensweise die Zugabe der zweiten Substanz **relativ früh** innerhalb von wenigen Tagen und nicht erst nach Wochen erfolgt.

Bei Patienten ohne höhergradige Einschränkung der Nierenfunktion soll ein Thiazid-Diuretikum in niedriger Dosierung aus folgenden Gründen als Kombinationspartner bevorzugt werden:

- Für Diuretika liegen überzeugende Daten hinsichtlich der Mortalitätsreduktion aus Interventionsstudien vor.
- Diuretika haben in Kombination mit fast allen Substanzklassen einen synergistischen antihypertensiven Effekt (nur für die Kombination mit einem Calcium-Kanal-Blocker ist dieser Effekt weniger ausgeprägt, so dass Calcium-Kanal-Blocker zuerst mit einem ACE-Hemmstoff, AT_1-Rezeptor-Antagonisten oder Beta-Rezeptor-Antagonisten kombiniert werden sollen).
- Dieser Effekt ist schon bei niedriger Dosis nachweisbar (z. B. 12,5–25 mg Hydrochlorothiazid bzw. eine entsprechende Äquivalenzdosis einer anderen Substanz).
- In der niedrigen Dosierung von 12,5–25 mg Hydrochlorothiazid kommt es in Kombination mit einem ACE-Hemmstoff oder AT_1-Antagonisten bei insgesamt guter Verträglichkeit zu keinen signifikanten Veränderungen im Glucosestoffwechsel.
- Die potentiell unerwünschten Effekte der diuretikainduzierten Reninstimulation können durch Kombination mit einem ACE-Hemmstoff bzw. AT_1-Rezeptor-Antagonisten ausgeglichen bzw. abgeschwächt werden (► Kap. 14.1.4 und ◻ Abb. 14.1).
- Entsprechende Fixkombinationspräparate sind verfügbar.
- Die Therapie ist kostengünstig.

Demnach haben Thiaziddiuretika in niedriger Dosierung in der Kombinationstherapie ein ideales Wirkstoffprofil (► Kap. 14.3.1

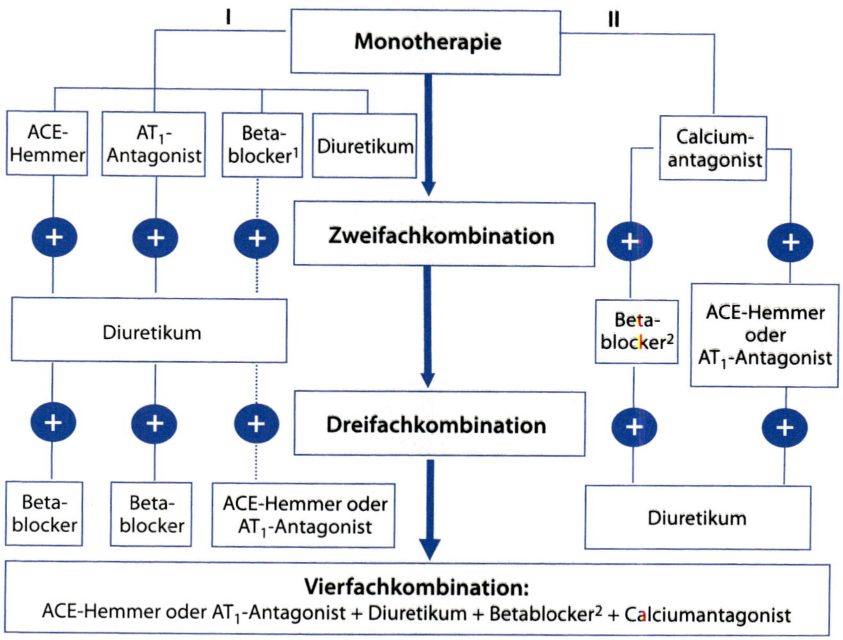

◻ **Abb. 14.3.** Kombinationstherapie der Hypertonie mit den Wirkstoffklassen der ersten Wahl.
[1] Die Therapieeinleitung der Kombinationstherapie mit einer Zweifachkombination bestehend aus einem Betablocker und Diuretikum ist bei Patienten mit unkomplizierter Hypertonie aufgrund der ungünstigen metabolischen Effekte, insbesondere bei Patienten mit metabolischem Syndrom und Typ-2 Diabetes mellitus, nicht sinnvoll.
[2] Nicht mit Verapamil oder Diltiazem kombinieren.

und ◘ Tab. 14.4). Im Hinblick auf den Vorteil eine Kombinationstherapie mit einem Diuretikum durchzuführen, sprechen also viele Gründe dafür, bereits bei Behandlungsbeginn den Therapiearm I in ◘ Abb. 14.2 zu bevorzugen, und die Therapie mit einem ACE-Hemmstoff und einem Thiazid-Diuretikum in Kombination einzuleiten. Als Alternative können, wenn sich zusätzliche differentialtherapeutische Überlegungen ergeben, initial Calcium-Kanal-Blocker verwendet und später mit ACE-Hemmstoffen bzw. Sartanen oder Beta-Rezeptor-Antagonisten kombiniert werden (Therapiearm II in ◘ Abb. 14.3).

Wird der Zielblutdruck mit einer Zweifachkombination nicht erreicht, können Dreifachkombinationen, falls möglich **immer unter Einsatz eines Diuretikums**, und anschließend Vierfachkombinationen angewandt werden (◘ Abb. 14.3). Bei Patienten mit leichter bis mittelschwerer Hypertonie kann mit der Kombinationstherapie bei der überwiegenden Mehrzahl der Patienten der Zielblutdruck bei sehr guter Verträglichkeit eingestellt werden.

14.4.4 Schwer einstellbare Hypertonie und Therapieresistenz

Bei einer relativ großen Zahl von Patienten mit schwerer Hypertonie (Schweregrad 3), ausgeprägter Adipositas, Diabetes mellitus und/oder ausgeprägten Endorganschäden ist nicht selten der Einsatz von 3-4 Wirkstoffen notwendig, um den Zielblutdruck zu erreichen. Vor diesem Hintergrund erscheint es heute nicht mehr sinnvoll, immer dann von therapieresistenter Hypertonie zu sprechen, wenn trotz einer ausreichend dosierten antihypertensiven Dreifachtherapie der Zielblutdruck nicht eingestellt werden kann. In den wenigsten Fällen, in denen es nicht gelingt, die arbiträren Blutdruckgrenzen zu erreichen, liegt tatsächlich eine Therapieresistenz vor. Häufig findet sich entweder eine fehlerhafte Blutdruckmessung bzw. eine fehlerhafte Bewertung der Blutdruckmessung, eine ungenügende diagnostische Hochdruckabklärung, eine unzureichende Therapie oder eine mangelnde Patientencompliance. Gegenregulatorische Mechanismen als Ursache einer Therapieresistenz (▸ Kap. 14.1.4 und ◘ Abb. 14.1) können durch eine adäquate Kombinationstherapie weitgehend vermieden werden (◘ Abb. 14.3). In sehr seltenen Fällen liegt trotz einer hochdosierten, optimal ausgewogenen antihypertensiven Mehrfachtherapie eine Therapieresistenz vor; meistens bei sekundären Hochdruckformen, die einer kausalen Behandlung nicht zugänglich sind, wie bei renaler Hypertonie und diabetischer Nephropathie. Bei Patienten mit schwer einstellbarer Hypertonie oder Therapieresistenz muss zunächst eine Praxishypertonie (»Weißkitteleffekt«), eine Pseudohypertonie, die Benutzung einer im Verhältnis zum Armumfang zu schmalen Blutdruckmanschette bei adipösen Patienten (**Undercuffing**) und eine Non-Compliance ausgeschlossen werden. Häufige Ursachen für die ungenügende Blutdrucksenkung unter der antihypertensiven Therapie sind:

- eine erhöhte Kochsalzzufuhr oder ein verstärkter Alkoholkonsum,
- Wechselwirkungen mit anderen Arzneimitteln (Sympathomimetika, orale Kontrazeptiva, Nebennierensteroide, Erythropoietin, Psychopharmaka u. a.),
- progressive Gewichtszunahme,
- bislang nicht erkannte sekundäre Hochdruckformen.

Wenn derartige Ursachen nicht vorliegen, können andere Substanzen wie α_1-Rezeptor-Antagonisten, Antisympathotonika oder direkte Vasodilatatoren in der Kombinationstherapie versucht werden (▸ Kap. 14.3.7 und ◘ Tab. 14.10).

14.4.5 Verlaufsbeobachtung

Bei langfristig optimaler Blutdruckeinstellung unter 120 mmHg systolisch und 80 mmHg diastolisch über 1–2 Jahre kann ein sorgfältig kontrollierter Auslassversuch unternommen werden. Bei Patienten, deren Blutdruck sich allein unter Allgemeinmaßnahmen oder ohne Behandlung normalisiert, soll der Blutdruck in Abständen von drei bis sechs Monaten kontrolliert werden.

14.4.6 Besonderheiten der Therapie bei älteren Patienten

Die Hypertonie im höheren Lebensalter ist ebenso konsequent wie bei Jüngeren zu behandeln. Die höhere Inzidenz hypertonieabhängiger Komplikationen im Alter bedeutet, dass gerade ältere Hypertoniker in besonderem Maße von einer medikamentösen Blutdrucksenkung profitieren. Neuere Untersuchungen zeigten, dass eine Demenzentwicklungen oder eine Abnahme der kognitiven Funktionen im Zusammenhang mit Schlaganfallrezidiven durch die antihypertensive Pharmakotherapie signifikant reduziert werden kann. Zusätzlich zu den allgemeinen Richtlinien sollen bei älteren Patienten die folgenden Prinzipien besonders berücksichtigt werden:

- vorsichtige, **langsame** Blutdrucksenkung innerhalb von Wochen;
- regelmäßige Blutdruckkontrollen, auch im Stehen, um einen zu starken symptomatischen Blutdruckabfall mit orthostatischer Dysregulation zu vermeiden.

Über die Indikation, die Art der Behandlung und den angestrebten Zielblutdruck bei älteren Patienten muss im Einzelfall entschieden werden. Falls ein positiver Effekt der antihypertensiven Therapie auf die Prognose zweifelhaft erscheint, sollte die Behandlung mit Zurückhaltung und primär symptomorientiert erfolgen.

! Orthostatische Dysregulationen gehören zu den häufigsten Symptomen bei geriatrischen Patienten und erhöhen die Sturzgefahr und damit das Frakturrisiko. Unter der antihypertensiven Behandlung ist das Risiko ihres Auf-

▼

tretens per se erhöht. Unter den bei älteren Patienten indizierten Thiazid-Diuretika (in niedriger Dosierung) und Dihydropyridin Calcium-Kanal-Blockern ist die Orthostasereaktion in der Langzeittherapie selten ausgeprägt. Eine starke Orthostasereaktion rufen direkte Vasodilatatoren hervor und sollten bei älteren Patienten nur im Notfall eingesetzt werden. Selektive α_1-Rezeptor-Antagonisten induzieren ebenfalls eine stärkere Orthostasereaktion, so dass der mögliche positive Effekt dieser Wirkstoffe auf die Miktionsstörungen bei Männern mit gleichzeitiger Prostatahypertrophie gegenüber den möglichen Risiken der Therapie balanciert werden muss. Um die Verträglichkeit zu erhöhen und Orthostasereaktionen zu vermeiden, kann es außer bei Diuretika sinnvoll sein, die Medikamente mit 24-Stunden-Wirksamkeit einmal zum Abend zu verordnen.

14.5 Antihypertensiva in der Schwangerschaft

Trotz allgemeiner Bedenken gegen die Anwendung von Arzneimitteln während der Schwangerschaft kann eine medikamentöse Blutdrucksenkung auch in der Schwangerschaft indiziert sein. Allerdings konnte ein Nutzen für die fetale Entwicklung und somit eine Verbesserung der kindlichen Prognose durch eine medikamentöse Blutdrucksenkung bisher nicht nachgewiesen werden. Eine jüngere Metaanalyse zahlreicher Studien zur medikamentösen Blutdrucksenkung in der Schwangerschaft ergab, dass diese mit einer erhöhten Rate wachstumsretardierter Neugeborener und einem verminderten Geburtsgewicht einherging. Nach gegenwärtigem Wissenstand ist nur eine mütterliche Indikation zur Vermeidung kardiovaskulärer Komplikationen gesichert. Aufgrund der weiterhin unbefriedigenden Studienlage sind Therapieempfehlungen nur ein Kompromiss zur Vermeidung nachteiliger Effekte bei beiden Patienten (Mutter und Fetus). Die Pharmakotherapie bleibt hinsichtlich der fetalen Entwicklung weiterhin problematisch und sollte daher erst bei anhaltenden Blutdruckwerten >170/110 mmHg bzw. bei bekannten Erkrankungen (Nierenerkrankung, Diabetes mellitus) bei >160/100 mmHg begonnen werden. Die einzige kausale Therapie der schwangerschaftsbedingten Hypertonie ist die Entbindung. Die Einleitung einer medikamentösen Dauertherapie sollte mit Ausnahme von hypertensiven Notfällen ausschließlich Aufgabe der Klinik sein, da erst eine stationäre Beobachtung unter kontrollierten Bedingungen die Notwendigkeit einer medikamentösen Blutdrucksenkung ergeben kann.

Methyldopa gilt als Wirkstoff der 1. Wahl, weil seine Unbedenklichkeit für den Fetus in einer kontrollierten Studie wahrscheinlich gemacht wurde. **Eingeschränkt geeignet** sind **β_1-Rezeptor-Antagonisten** wie Metoprolol und Atenolol (potentielle Verstärkung einer intrauterinen Wachstumsretardierung); **Dihydralazin** (Reflextachykardie, Kopfschmerzen), **Nifedipin** (nicht indiziert im 1. Trimenon aufgrund embryotoxischer und teratogener Effekte im Tierversuch; keine ausreichenden Langzeiterfahrungen bei Mutter und Kind); **Verapamil** (keine ausreichenden Erfahrungen in der Behandlung der Hypertonie, jedoch seit langem Anwendung bei Schwangeren mit tachykarden supraventrikulären Herzrhythmusstörungen und als Begleitmedikation für Tokolysebehandlung ohne Bekanntwerden von fetalen Schädigungen); sowie **Diuretika** (potentielle Beeinträchtigung der uteroplazentaren Perfusion durch zusätzliche Plasmavolumenreduktion). Ein Thiaziddiuretikum ist indiziert bei Frauen mit mittelschwerer und schwerer Hypertonie, die bereits eine ausreichende Zeit vor Eintritt einer Schwangerschaft (>3 Monate) effektiv mit einem Thiaziddiuretikum eingestellt worden sind.

! Kontraindiziert sind ACE-Hemmstoffe (akutes Nierenversagen bei Neugeborenen), AT1-Rezeptor-Antagonisten (nach tierexperimentellen Befunden und im Analogieschluss zu ACE-Hemmstoffen potentiell nephrotoxisch für das Neugeborene) und alle anderen Antihypertensiva (ungenügende Informationen über Anwendung in der Schwangerschaft)!

14.6 Hypertensive Notfälle

14.6.1 Begriffsbestimmung und allgemeines Vorgehen

Ein hypertensiver Notfall liegt vor, wenn nach klinischen Kriterien eine **hypertensive Krise (= Hochdruckkrise)** diagnostiziert wird oder wenn stark erhöhte Blutdruckwerte mit **akuter Linksherzinsuffizienz** und **Lungenödem**, **akutem Koronarsyndrom**, **intracerebraler Blutung** oder **Subarachnoidalblutung** sowie einem **Aneurysma dissecans der Aorta** einhergehen. In solchen Fällen muss der Blutdruck innerhalb von Minuten oder allenfalls Stunden gesenkt werden. Unter einer hypertensiven Krise versteht man eine plötzliche beträchtliche Steigerung von systolischem und diastolischem (>120 mmHg) Blutdruck, die zusätzlich zu einer **klinischen Symptomatik** aufgrund einer Beeinträchtigung der Funktion des Zentralnervensystems, des Herzens oder der Nieren führt. Die Funktionsstörung des Zentralnervensystems äußert sich zunächst in heftigen Kopfschmerzen. Schließlich kommt es zu einer Hochdruckenzephalopathie, die gekennzeichnet ist durch Störungen der Bewusstseinslage bis zum Koma, durch Erbrechen, Atemstörungen sowie Krämpfe. Häufig findet sich bei der Spiegelung des Augenhintergrundes ein Papillenödem. Die hypertensive Krise kann sich zu einer akuten lebensbedrohlichen Situation entwickeln. Man beobachtet sie, in der Reihenfolge der Häufigkeit geordnet, bei folgenden Erkrankungen: Schwangerschaft mit Eklampsie, akute Glomerulonephritis, renal-parenchymatöse Hypertonie, primäre Hypertonie, renovaskuläre Hypertonie, Phäochromozytom.

Bei allen o. g. hypertensiven Notfällen ist die **sofortige Klinikeinweisung** unabdingbar; die Behandlung muss jedoch schon sofort, außerhalb der Klinik, begonnen werden. Das Therapieziel ist die sofortige und langsame Senkung des mittleren arteriellen Blutdruckes (MAD) um nicht mehr als 25% innerhalb der ersten zwei Stunden.

MAD = Diastolischer Druck +
⅓ (Systolischer Druck – Diastolischer Druck)

Während der nachfolgenden 2–6 Stunden soll der Blutdruck dann im Bereich 160/100 mmHg stabilisiert werden. Bei einem cerebralen Insult kommt es häufig zu einem reaktiven Blutdruckanstieg und spontaner Normalisierung innerhalb weniger Stunden. Die Indikation für eine medikamentöse Blutdrucksenkung soll hierbei wegen der Beeinträchtigung der cerebralen Autoregulation nur sehr zurückhaltend bei Werten, die anhaltend über 200 mmHg systolisch und diastolisch über 110 mmHg liegen, erfolgen. Eine Blutdrucksenkung unter 160 mmHg systolisch ist bei frischem Schlaganfall wegen der dadurch möglichen Vergrößerung des Ischämiebezirks zu vermeiden.

! Fehlen die oben genannten Folgeerscheinungen und Symptome bei stark erhöhten Blutdruckwerten, ist eine rasche Blutdrucksenkung in der Regel nicht notwendig. Die Patienten sollen beruhigt und beobachtet werden. Falls Blutdruckwerte >210/115 mmHg über 20-30 Minuten anhalten, kann der Blutdruck mit den zur Monotherapie empfohlenen Medikamenten unter Verwendung der oralen Standarddosierungen gesenkt werden. Meistens genügt eine ambulante Kontrolle am nächsten Tag. Der großzügige und leichtsinnige Einsatz von rasch wirksamen Antihypertensiva (häufig als kurzwirksames Nifedipin in hoher 10 mg Dosis sublingual) bei sogenannten hypertensiven Entgleisungen, bei denen es sich nicht um hypertensive Notfälle im eigentlichen Sinne handelt, soll vermieden werden. Es besteht die Gefahr, dass es zu einem abrupten und unkontrollierbar starken Blutdruckabfall kommt. Ältere Menschen mit arteriosklerotischer Gefäßveränderung sind hierbei durch akute Komplikationen wie Orthostasereaktion (Sturzgefahr), cerebrale Ischämie, Angina pectoris, Myokardinfarkt oder akutes prärenales Nierenversagen besonders gefährdet.

14.6.2 Behandlung

Da überzeugende Hinweise für die Überlegenheit bestimmter Wirkstoffe fehlen, richtet sich die Auswahl in erster Linie nach anerkannten Indikationseinschränkungen, den Begleitumständen und der persönlichen Erfahrung des Arztes. Prinzipiell können die in Tab. 14.12 angegebenen Arzneistoffe eingesetzt werden. Bei allen ist eine wiederholte Applikation möglich. Die Behandlung kann mit der Verabreichung von 1,2 mg **Glyceroltrinitrat** als Spray oder Zerbeißkapsel begonnen werden. Glyceroltrinitrat ist das Mittel der Wahl bei Lungenödem und akutem Koronarsyndrom. Sonst kommt bei einer hypertensiven Krise oder bei ungenügender Wirksamkeit von Glyceroltrinitrat die intravenöse Verabreichung von 25 mg des α_1-Rezeptor-Antagonisten **Urapidil** als Alternative in Frage. Ein Vorteil dieses Wirkstoffes besteht darin, dass er als α_1-Rezeptor-Antagonist ebenfalls bei Phäochromozytom wirksam ist. Vorteile von **Clonidin** bestehen in der zusätzlichen sedierenden Wirkung und in der Möglichkeit, dass der Wirkstoff auch subcutan angewendet werden kann. Falls keine Zeichen eines Volumenmangels vorliegen, empfiehlt sich die intravenöse Applikation von **Furosemid** (20–40 mg). Insbesondere bei Niereninsuffizienz und Überwässerung sowie beim Hirnödem bietet sich diese Behandlung an. Bei Volumenmangel ist die Gabe von Diuretika kontraindiziert, weil es hierbei zu einer weiteren Stimulation des ohnehin aktivierten Renin-Angiotensin-Systems kommt. Bei der Behandlung des hypertensiven Notfalls in der **Schwangerschaft** können **Dihydralazin** (5 mg i. v.) oder **Urapidil** (6,25 mg i. v.) angewandt werden; bei Krampfbereitschaft kommt zusätzlich Magnesiumsulfat (4 g i. v.) zum Einsatz. Magnesiumsulfat kann die Wirkung von Calcium-Kanal-Blockern potenzieren und dadurch zu einer abrupten schweren Hypotonie führen. Daher sind Calcium-Kanal-Blocker bei hypertensiven Notfällen in der Schwangerschaft möglichst nicht anzuwenden. Weitere zusätzliche pharmakologische und interventionelle therapeutische Maßnahmen bei hypertensiven Notfällen, z. B. Hämofiltration, geburtshilfliche Eingriffe, müssen in Abhängigkeit von der jeweiligen Situation erfolgen.

Tab. 14.12. Für die Therapie von hypertensiven Notfällen geeignete Arzneimittel

Wirkstoff	Applikationsart	Dosis	Eintritt der Wirkung [min]	Dauer der Wirkung [h]
Nifedipin	s. l.	5 mg	5–10	4–6
Nitrendipin	s. l.	5 mg	5–10	4–6
Nitroglycerin	s. l.	1,2 mg	1	0,5
Clonidin	i. v. oder s. c.	0,075 mg	5–10 oder 20	6–8
Urapidil	i. v.	25 mg	5–10	4–6
Nitroprussid-natrium	i. v. Infusion		Beginn der Infusion	Ende der Infusion

Weiterführende Literatur

Chobanian AV, Bakris GL, Black HR, Cushman WC, Green LA, Izzo JL Jr, Jones DW, Materson BJ, Oparil S, Wright JT Jr, Roccella EJ (2003) The Seventh Report of the Joint National Committee on Prevention, Detection, Evaluation, and Treatment of High Blood Pressure: the JNC 7 report. JAMA 289: 2560

Deutsche Hochdruckliga e.V. DHL®: http://www.paritaet.org/rr-liga/

ESH/ESC Hypertension Guidelines Committee. Practice guidelines for primary care physicians: 2003 ESH/ESC hypertension guidelines (2003) J Hypertens 21: 1779

Guidelines-Committee (2003) European Society of Hypertension-European Society of Cardiology guidelines for the management of arterial hypertension J Hypertens 21: 1011

Hansson L, Zanchetti A, Carruthers SG, Dahlöf B, Elmfeldt D, Julius S, Menard J, Rahn KH, Wedel H, Westerling S (1998) Effects of intensive blood-pressure lowering and low-dose aspirin in patients with hypertension: principal results of the Hypertension Optimal Treatment (HOT) randomised trial. Lancet 351: 1755

Kaplan N (1998) Clinical Hypertension. Williams & Wilkins, Baltimore

Klaus D (1997) Manuale hypertonologicum. Dustri-Verlag Dr. Karl Feistle, Deisenhofen

Kolloch R, Rosenthal J (2004) Arterielle Hypertonie. Springer Verlag, Berlin, Heidelberg

Kreutz R (2003) Antihypertensive Drugs. In: Offermanns S, Rosenthal W (Hrsg).. Encyclopedic Reference of Molecular Pharmacology. Springer Verlag, , Berlin, Heidelberg, S 83-88

Kreutz R (2004) Pharmacogenetics of antihypertensive drug response Curr Hypertens Rep 6: 15

Leitlinien für zur Diagnostik und Behandlung der arteriellen Hypertonie. Deutsche Hochdruckliga e.V. DHL® – Deutsche Hypertonie Gesellschaft (2005): http://www.paritaet.org/rr-liga/Hypertonie-Leitlinien05.pdf

Lemmer B (2006) The importance of circadian rhythms on drug response in hypertension and coronary heart disease – from mice and man. Pharmacol Ther 111: 629–651

Lindholm LH, Carlberg B, Samuelsson O (2005) Should beta blockers remain first choice in the treatment of primary hypertension? A meta-analysis. Lancet 366: 1545

Marmot MG, Poulter NR. Primary prevention of stroke (1992) Lancet 339: 344

Middeke M (2005) Die U-förmige Beziehung zwischen nächtlichem Blutdruck und Organschäden. Dtsch Med Wochenschr 130: 2640

National High Blood Pressure Education Program: http://www.nhlbi.nih.gov/guidelines/hypertension/

Staessen J, Gasowski J, Wang J, Thijs L, Den Hond E, Boissel J-P (2000) Risks of untreated and treated isolated systolic hypertension in the elderly: meta-analysis of outcome trials Lancet 355: 865

Turnbull F, Blood Pressure Lowering Trialists' Collaboration (2003) Effects of different blood-pressure-lowering regimens on major cardiovascular events: results of prospectively-designed overviews of randomised trials. Lancet 362: 1527

von Dadelszen P, Ornstein MP, Bull SB, Logan AG, Koren G, Magee LA (2000) Fall in mean arterial pressure and fetal growth restriction in pregnancy hypertension: a meta-analysis. Lancet 355: 87

World Health Organization Hypertension Control Report of a WHO Expert Committee (1996) World Health Organization, Geneva

World Health Organization, International Society of Hypertension Writing Group (2003) World Health Organization (WHO)/International Society of Hypertension (ISH) statement on management of hypertension J Hypertens 21: 1983

15 Chronisch hypotone Kreislaufregulationsstörungen und akutes Kreislaufversagen (Schock)

U. Förstermann, N. Suttorp

15.1 Begriffsbestimmung der chronisch hypotonen Kreislaufregulationsstörungen

Der normale Blutdruck wird durch das **Herzzeitvolumen** einerseits und den **peripheren Widerstand** andererseits bestimmt. Voraussetzung für ein ausreichendes Herzminutenvolumen ist – neben dem Gesamtblutvolumen – eine hinreichende kardiale Vorlast. Dem venösen Kapazitätssystem (das über 80% des Gesamtblutvolumens enthält) kommt eine entscheidende Bedeutung für die Aufrechterhaltung des Blutdruckes bei Orthostase zu. Eine vom Sympathikus vermittelte rasche und effektive Kontraktion der großen Hohlvenen garantiert beim Gesunden nach dem Aufrichten einen weiterhin guten Füllungszustand des rechten Herzens und damit ein ausreichendes Herzminutenvolumen.

Die chronische arterielle Hypotonie ohne wesentliche Kreislaufregulationsstörungen und ohne fassbare organische Ursache (wie etwa myokardiale Insuffizienz, Herzrhythmusstörungen, Herzklappenfehler oder endokrine Störungen) stellt per se keine Erkrankung dar. Entsprechend gibt es auch keine Definition der unteren Grenzen des normalen Blutdrucks. Der manchmal angegebene Wert von 100/60 mmHg ist willkürlich. Über 3 Millionen Deutsche sollen systolische Blutdruckwerte unter 105 mmHg haben. Typischerweise mit niedrigem Blutdruck assoziierte Symptome wie Müdigkeit, Abgeschlagenheit und eingeschränkte Leistungsfähigkeit werden individuell sehr unterschiedlich empfunden, und nichtmedikamentöse Allgemeinmaßnahmen vermindern häufig diese Symptome auch ohne den Blutdruck messbar zu erhöhen. Von den chronischen Formen der Hypotonien sind akute Formen mit kritischer Verminderung der Perfusion lebenswichtiger Organe klar zu unterscheiden.

Tab. 15.1. Wesentliche Ursachen sekundärer Hypotonien

Volumenmangel	Diarrhoe, chronisches Erbrechen, Exsikkose, Blutung, Nebenniereninsuffizienz, Diabetes insipidus
kardiale Ursachen	Herzinsuffizienz, Myokarditis, Myokardinfarkt, hämodynamisch wirksame Rhythmusstörungen, Aortenklappenstenose, Perikarderkrankungen
vaskuläre Ursachen	Vena cava-Kompression bei Gravidität, Lungenembolie, pulmonale Hypertonie, pharmakotherapeutische Senkung der kardialen Vorlast
neurogene Ursachen	Dysfunktion des autonomen Nervensystems (Sympathikus), z. B. bei diabetischer Neuropathie, Alkohol-Neuropathie, Urämie, cerebralem Insult, multipler Sklerose, Morbus Parkinson, Shy-Drager-Syndrom (familiäre Dysautonomie)
endokrine Ursachen	Hypothyreose, Morbus Addison, Hypophyseninsuffizienz, Bartter-Syndrom
medikamentöse Ursachen	Antihypertensiva und Vasodilatatoren, Diuretika, primär vorlastsenkende Pharmaka (Nitrovasodilatatoren), trizyklische Antidepressiva (durch Blockade peripherer α_1-Adrenozeptoren), Neuroleptika (v. a. Phenothiazine und Clozapin[1], ebenfalls durch Blockade peripherer α_1-Adrenozeptoren), Tranquillanzien, Levodopa[2] und Dopaminrezeptor-Agonisten (Bromocriptin[3] und Pergolid[4])

15.2 Pathogenetische Klassifikation der chronischen Hypotonieformen

Pathogenetisch lassen sich drei Hypotonieformen unterscheiden:

- Die **primäre (essentielle, konstitutionelle, lageunabhängige) Hypotonie**, bei der eine Blutdruckerniedrigung ohne erkennbare Ursachen vorliegt
- Die **sekundäre (symptomatische, lageunabhängige) Hypotonie**, der eine fassbare pathophysiologische Ursache zugrunde liegt (Tab. 15.1)
- Die **orthostatische Dysregulation**, der eine inadäquate Antwort des vegetativen Nervensystems (v. a. des Sympathikus) auf einen Wechsel der Körperhaltung vom Liegen, Bücken oder Sitzen zum Stehen zugrunde liegt.

Zu den sekundären Hypotonien ist auch die **Hypotonie in der Schwangerschaft** zu rechnen. 5–10% der Schwangeren im dritten Trimenon haben systolische Blutdruckwerte unter 100 mmHg. Die stabile Hypotonie allein stellt wahrscheinlich kein Risiko für den Feten dar. Kommt es aber darüber hinaus zu orthostatischen Dysregulationen, so sind diese oftmals mit fetalen Herzfrequenz-Dezelerationen verbunden. Dies kann die erhöhte Rate von Plazentainsuffizienz, vorzeitiger Plazentalösung und fetaler Mangelentwicklung bei Patientinnen mit orthostatischen Dysregulationen erklären.

15.3 Symptomatologie und Diagnostik hypotoner Kreislaufregulationsstörungen

Nach der Symptomatologie lassen sich hypotone Kreislaufregulationsstörungen in drei wesentliche Zustandsbilder einteilen:

- Die **asymptomatische chronische Hypotonie**, die (im Sinne einer primären Hypotonie). konstitutionell bedingt sein

---

1 Leponex®, Clozapin-neuraxpharm®

2 Dopaflex®, Levodopa-ratiopharm®

3 Pravidel®, Bromocriptin-ratiopharm®

4 Parkotil®, Pergolid-ratiopharm®

kann, durch körperliches Ausdauertraining erworben sein kann, oder auch fassbare organische Ursachen haben kann (sekundäre Hypotonie)

- Die **chronische Hypotonie mit hypotonem Symptomenkomplex**. Hierunter versteht man unspezifische, lästige Beschwerden wie rasche Ermüdbarkeit, Konzentrationsschwäche, erhöhtes Schlafbedürfnis, depressive Verstimmung, Wetterfühligkeit, Kälteempfindlichkeit, Inappetenz etc.
- Die **orthostatische Dysregulation**, bei der Symptome wie Schwindelgefühl, Sehstörungen (»Schwarzwerden vor den Augen«, Augenflimmern), Gangunsicherheit und Gleichgewichtsstörungen nach plötzlichem Wechsel der Körperhaltung vom Liegen, Bücken oder Sitzen zum Stehen auftreten.

Die Diagnose einer chronischen Hypotonie ergibt sich aus wiederholt gemessenen niedrigen Blutdruckwerten (z. B. von unter 100/60 mmHg). Diagnostisch auszuschließen sind **sekundäre Hypotonien** (auf der Basis einer Grunderkrankung oder medikamenteninduziert) sowie **akute Hypotonieformen** (s. unten). Die Objektivierung der Diagnose einer **orthostatischen Dysregulation** wird v. a. mit dem **Stehtest nach Schellong** durchgeführt. Nach 5- bis 10-minütigem Liegen mit mindestens 3-maligem Blutdruck- und Herzfrequenzmessen schließt sich ein 7- bis 10-minütiges Stehen mit Blutdruck- und Pulsmessungen im Einminutenabstand an, gefolgt von erneutem Liegen über ca. 3 min. Eine diagnostische Alternative ist der **Kipptisch-Versuch**, bei dem die orthostatische Belastung (besonders bei Suspension des Patienten) noch stärker ausgeprägt ist. Als normale Kreislaufreaktion nach dem Aufstehen/Aufrichten gilt ein Abfall des systolischen Blutdrucks von weniger als 15 mmHg und des diastolischen Drucks von weniger als 10 mmHg während der gesamten Stehzeit. Die Herzfrequenz sollte um nicht mehr als 20 Schläge/min ansteigen. Von dieser Reaktion abweichende Kreislaufregulationsstörungen werden nach Thulesius wie folgt eingeteilt (◘ Abb. 15.1):

- **Hypertone Orthostasereaktion**: Anstieg des systolischen und diastolischen Blutdrucks und Anstieg der Herzfrequenz.
- **Sympathotone Orthostasereaktion** (häufigste Form, ca. 70% der Patienten): Abfall des systolischen Blutdrucks (>15 mmHg), geringer (oder kein) Abfall des diastolischen Blutdrucks und deutlicher Anstieg der Herzfrequenz (>20 Schläge/min).
- **Asympathotone Orthostasereaktion**: Deutlicher Abfall des systolischen Blutdrucks (>15 mmHg) und des diastolischen Blutdrucks bei weitgehend gleichbleibender Herzfrequenz.
- **Neurokardiogene (neurovaskuläre) Synkope:** Als **Synkope** bezeichnet man einen plötzlichen, kurzzeitigen, reversiblen Bewusstseinsverlust durch cerebrale Minderperfusion. Bei empfänglichen Personen kann diese durch psychische Anlässe wie Erregung, Angst, Abscheu oder Schmerz ausgelöst werden. Dehydratation und Vasodilatatoren können das Auftreten fördern. Die Synkope wird häufig durch Prodromalsymptome wie Unwohlsein, Schwitzen, Erblassen (Zeichen der Sympathikuserregung) eingeleitet. Dann kommt es zu einem raschen Blutdruckabfall durch Erregung des

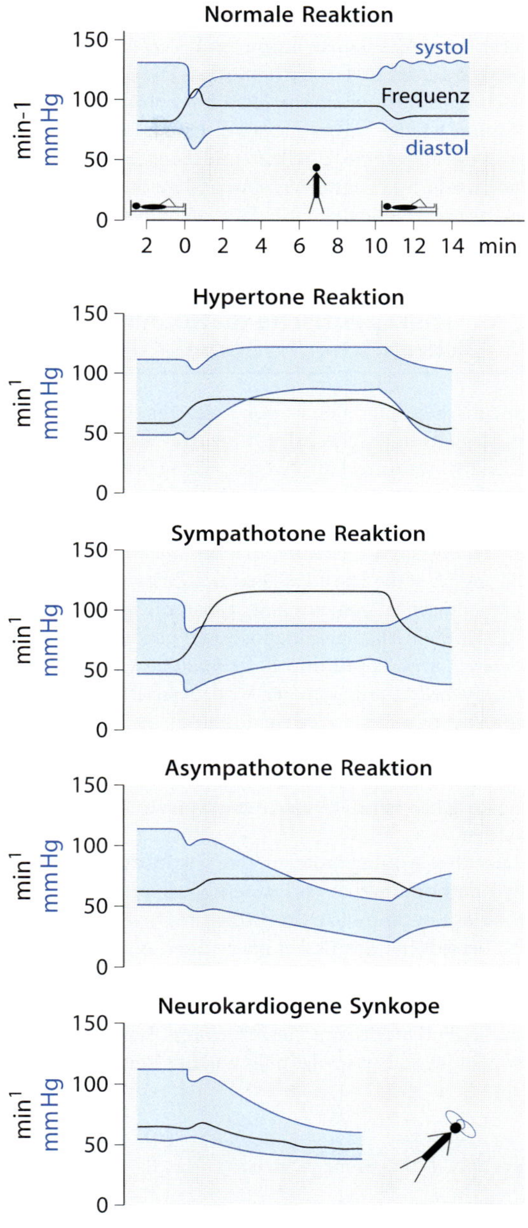

◘ Abb. 15.1. Blutdruck- und Herzfrequenzdiagramme zur Differentialdiagnose orthostatischer Dysregulationen im Schellong-Test

Herzvagus, Verminderung der sympathisch vermittelten peripheren Vasokonstriktion und »Versacken« größerer Mengen Blutes in den Extremitäten. Die Synkope ist meist rasch reversibel, wenn die Hirndurchblutung in liegender Position wieder verbessert wird. Länger anhaltende Residualsymptome wie Übelkeit und Schwäche sind häufig. Diagnostisch abzugrenzen sind andere Störungen des Bewusstseins (Hypoglykämie, kardiale Rhythmusstörungen, Krampfanfälle etc.).

15.4 Therapeutische Maßnahmen bei chronischer Hypotonie

Therapeutisches Eingreifen ist nur angezeigt, wenn die Hypotonie zu subjektiven Beschwerden führt oder als risikohaft einzustufen ist (Schwangerschaft, Neigung zu Synkopen, Gefahr von Insulten bei geriatrischen Patienten). Bei sekundären Hypotonieformen gilt es, die Grunderkrankung zu behandeln. Bei primären hypotonen Kreislaufregulationsstörungen kommt der Aufklärung über die Harmlosigkeit des Zustandes sowie nichtmedikamentösen Allgemeinmaßnahmen die wichtigste Bedeutung zu. Zu den Allgemeinmaßnahmen gehören ausreichende Flüssigkeits- und Salzzufuhr, koffeinhaltige Getränke, isometrisches Muskeltraining (weniger Ausdauersport), Hydrotherapie (Kneippanwendungen, Wechselduschen), Zurückhaltung bei Alkoholgenuss etc. Dies mindert oft die Symptome, selbst dann, wenn der Blutdruck gar nicht messbar steigt. Erst bei Versagen dieser Möglichkeiten sollte eine medikamentöse Therapie erwogen werden.

Unter den Antihypotonika sind nur **Mutterkornalkaloide** und **Sympathomimetika** von wesentlicher praktischer Bedeutung. Da das Hauptproblem der orthostatischen Dysregulation in einem »Versacken« des Blutes im venösen Niederdrucksystem liegt, wird **Dihydroergotamin**[5] (Tab. 15.2) eingesetzt, das mit einer gewissen Selektivität venöse Kapazitätsgefäße konstringiert und so die Blutzufuhr zum Herzen erhöht. Das Schlagvolumen des Herzens im Stehen wird erhöht und der Herzfrequenzanstieg wird reflektorisch gedämpft. Dihydroergotamin ist auch das Mittel der Wahl zur Besserung/Behebung von Hypotonie und orthostatischen Dysregulationen in der **Spätschwangerschaft** (in der Frühschwangerschaft ist es kontraindiziert).

Sympathomimetika sind v. a. bei **asympathotonen Dysregulationen** mit niedrigen Katecholaminspiegeln angezeigt (bei sympathotonen Formen mit hohen Katecholaminspiegeln erscheinen sie wenig sinnvoll). Es stehen drei Substanzklassen zur Verfügung.

- Substanzen mit vorwiegend α-**Adrenozeptor-agonistischen** Eigenschaften:
  Midodrin[6] (Tab. 15.2) ist eine »Prodrug«, aus dem nach Abspaltung von Glycin das aktive α-Mimetikum ST1059 entsteht.
- **α- und β-Adrenozeptoragonisten**:
  Die α- und β-Adrenozeptoragonisten **Etilefrin**[7] und **Oxilofrin**[9] (Tab. 15.2) erhöhen den Blutdruck durch periphere Vasokonstriktion und Steigerung des Herzminutenvolumens.
- Peripher angreifende **indirekte Sympathomimetika**:
  Die biologische Verfügbarkeit des peripher angreifenden indirekten Sympathomimetikums **Amezinium**[10] ist mit 40–70% besser als die der direkten Sympathomimetika. Seine Eliminationshalbwertzeit liegt bei 9–13 h (Tab. 15.2).

Die **hypertone Orthostasereaktion** sollte nicht mit Antihypotonika behandelt werden; eher zu empfehlen sind **β-Adrenozeptor-Antagonisten (β-Blocker)**, besonders partielle Agonisten wie

[5] DHE-ratiopharm®, in Dihydergot® plus (gemeinsam mit Etilefrin), 6 Angionorm ® retard
[6] Gutron®
[7] Etilefrin-ratiopharm®, in Dihydergot® plus (gemeinsam mit Dihydroergotamin)
[8] Thomasin® retard
[9] Carnigen®
[10] Regulton® (Tabletten), Supratonin® (Ampullen zur Injektion)

Tab. 15.2. Wichtige Antihypotonika

Antihypotonikum	Dosierung (p. o.)	Bioverfügbarkeit	Eliminationshalbwertzeit
Dihydroergotamin[5]	2-mal täglich 2,5 mg Dihydroergotamin retardiert6 (oder 3-mal täglich 2 mg Dihydroergotamin)	ca. 20%	ca. 1–2 h, retardiert bis zu 5 h, wirksamer Metabolit bis zu 7 h
Midodrin[6]	2-mal täglich 1,25–2,5 mg	»Prodrug«; ca. 50% als aktiver Metabolit ST1059 bioverfügbar	ca. 3 h (für ST1059)
Etilefrin[7]	1- bis 2-mal täglich 25 mg Etilefrin retardiert[8] (oder 3-mal täglich 5-10 mg Etilefrin)	ca. 30–50%	ca. 3 h, retardiert bis zu 6 h
Oxilofrin[9]	2- bis 3-mal täglich 32 mg	ca. 50%	ca. 4 h
Amezinium[10]	1- bis 3-mal täglich 10 mg	40–70%	9–13 h

Pindolol[11] (3-mal täglich 5 mg). Niedrige Dosen von β-**Adrenozeptor-Antagonisten** können auch sympathotone Regulationsstörungen zum Teil positiv beeinflussen.

Bei therapieresistenten hypotonen Orthostasereaktionen stehen **Mineralocorticoide** wie etwa **Fludrocortison**[12] (1- bis 3-mal täglich 0,1 mg) zur Verfügung. Durch Retention von Natrium und Wasser wird das Blutvolumen erhöht und der Kreislauf im Stehen stabilisiert. Der Preis dafür kann eine Hypertonie im Liegen sein mit möglichen Folgen wie Lungenödem, peripheren Ödemen und Herzinsuffizienz. Eine Daueranwendung verbietet sich daher (auch aufgrund der unerwünschten glucocorticoiden Wirkungen).

Die Therapie der **neurokardiogenen Synkope** besteht in Allgemeinmaßnahmen (Aufklären über die gutartige Natur der Erkrankung, vermehrte Salzzufuhr, Vermeiden auslösender Situationen, Kompressionsstrümpfe, Kipptischtraining). In der medikamentösen Therapie gilt die Wirkung von β-**Adrenozeptor-Antagonisten** (z. B. **Atenolol**[13], **Metoprolol**[14]), **Midodrin**[6] und **Serotonin-Wiederaufnahmehemmern** (z. B. **Fluoxetin**[15], **Paroxetin**[16] ► Kap. 8) als gesichert. In therapieresistenten Fällen kann auch **Fludrocortison**[12] zum Einsatz kommen. **Etilefrin**[7] scheint in der Behandlung der neurovaskulären Synkope hingegen nicht wirksam zu sein.

15.5 Begriffsbestimmung des akuten peripheren Kreislaufversagens (Schock)

Unter dem Begriff »**Schock**« im weiteren Sinne versteht man einen Zustand, bei dem die zelluläre Sauerstoffversorgung und/oder Sauerstoffverwertung zahlreicher Organe einen kritischen Grenzwert unterschreitet. Besteht dieser Zustand für längere Zeit, so führt er zum Multiorganversagen. Gemäß dieser Definition kann die kritische Begrenzung des aeroben Zellstoffwechsels prinzipiell drei Ursachen haben:

- Eine **Verminderung der pulmonalen Sauerstoffaufnahme** (Sauerstoffmangel, Verlegung der Atemwege, Versagen des Atemantriebes, Versagen der Gasaustauschfunktion der Lunge);
- eine **Verminderung des Sauerstofftransportes** (z. B. bei Kohlenmonoxidvergiftung) oder der **zellulären Sauerstoffverwertung** (z. B. bei Cyanidintoxikation, evtl. auch bei Sepsis) oder
- einen **Zusammenbruch der geregelten Druck-Flussverhältnisse im Herz-Kreislaufsystem (Kreislaufversagen)**.

Für das hier zu besprechende **Kreislaufversagen** lassen sich wiederum drei wesentliche Ätiologien unterscheiden:

- Ein plötzliches Pumpversagen des Herzens, **kardiogener Schock** (Infarkt, Myokarditis, Kardiomyopathie, hämodynamisch wirksame Herzrhythmusstörungen, Herzbeuteltamponade, akute Lungenembolie, akute Herzklappenschädigung, beispielsweise foudroyante Endokarditis, Ausriss einer künstlichen Herzklappe);
- eine plötzliche Verminderung der zirkulierenden Blutmenge, **Volumenmangelschock** (Blutung, Flüssigkeitsverlust) oder
- ein plötzliches Versagen der peripheren Kreislaufregulation, anaphylaktischer Schock, septischer Schock, neurogener Schock.

15.6 Pathophysiologie des akuten peripheren Kreislaufversagens

Die Pathophysiologie des akuten peripheren Kreislaufversagens kann man sich am besten am Beispiel des Volumenmangelschocks vor Augen führen. Besonderheiten beim kardiogenen Schock oder beim septischen Schock werden in ► Kap. 16 bzw. im entsprechenden Unterabschnitt dieses Kapitels erwähnt.

Ein akuter Blutdruckabfall führt (mit Ausnahme einiger Formen des neurogenen Schocks) durch Stimulation der Barorezeptoren zu einer reflektorischen Aktivierung des sympathoadrenalen Systems. Es kommt zu einer gesteigerten Freisetzung von Noradrenalin aus den noradrenergen Nervenendigungen und zu einer vermehrten Ausschüttung von Adrenalin und Noradrenalin aus dem Nebennierenmark. Unter ihrem Einfluss nehmen der periphere Gefäßwiderstand sowie der Venentonus (durch Stimulation von α_1-Adrenozeptoren) und die Herzfrequenz und das Herzminutenvolumen (durch Stimulation von β_1-Adrenozeptoren) zu. Auch der vermehrte venöse Rückfluss zum rechten Herzen trägt zur Steigerung des Herzzeitvolumens bei. Gelingt eine ausreichende Angleichung der Kapazität des Gefäßraumes an das zirkulierende Blutvolumen nicht, so besteht die Hypotonie fort. Gleichzeitig wird die Durchblutung in den Teilkreisläufen der Haut, der Skelettmuskulatur, dem Splanchnikusgebiet und der Niere durch Stimulation von α_1-Adrenozeptoren gedrosselt (Kreislaufzentralisation). Ein Anhalten dieser Minderperfusion führt zur Ischämie in diesen Organen. Primär betroffen ist häufig die Niere aufgrund ihres hohen Anteils am Herzzeitvolumen (25–30%) und ihres hohen Sauerstoffbedarfs. So können die Kompensationsmechanismen der Kreislaufzentralisation, obwohl primär sinnvoll, sekundäre Folgeveränderungen bewirken, die das Schockgeschehen aggravieren. Der Sauerstoffmangel bewirkt eine Herabsetzung des aeroben Stoffwechsels und eine Steigerung des anaeroben Stoffwechsels mit Anhäufung des sauren Stoffwechselproduktes Lactat; es entsteht eine **metabolische Acidose**. Die Anhäufung gefäßaktiver Metabolite und die zunehmende Acidose verursachen eine Erschlaffung der glatten Gefäß-

---

[11] Visken®
[12] Astonin® H
[13] Tenormin®, Atenolol-ratiopharm®
[14] Beloc-Zok® Herz, Metoprolol-ratiopharm®
[15] Fluctin®, Fluoxetin-ratiopharm®
[16] Seroxat®, Paroxetin-ratiopharm®

muskulatur, wobei die präkapillären Widerstandsgefäße zuerst betroffen sind. Sie verlieren ihre Fähigkeit auf Noradrenalin und Adrenalin zu konstringieren, während die postkapillären Widerstandsgefäße ihre Reaktionsfähigkeit länger erhalten können. Das Versagen der präkapillären Widerstandsgefäße in Gegenwart noch intakter postkapillärer Widerstandsregulation führt zu einer gesteigerten Filtration von Flüssigkeit aus der Blutbahn. Es kommt **zur Hämokonzentration mit Zunahme des Hämatokritwertes, Erhöhung der Blutviskosität** und Verschlechterung der Fluidität. Im weiteren Verlauf anhaltender Hypoxie tritt eine Schädigung des Kapillarendothels auf. Die Kapillardurchlässigkeit steigt an, das heißt, der Flüssigkeitsverlust aus der Blutbahn wird größer und darüber hinaus kommt es zur Extravasation von Proteinen. Mangelnde Perfusion der Peripherie mit stark reduzierter Strömungsgeschwindigkeit des Blutes hat Aggregation von Erythrozyten (**Sludge-Phänomen**) und Thrombozyten zur Folge. Dies behindert die Mikrozirkulation zusätzlich. Schließlich kommt es zur **disseminierten intravasalen Koagulation.**

Der verminderte Zellmetabolismus aufgrund gestörter Substrat- und Sauerstoffversorgung führt zwangsläufig zu Organfunktionsstörungen, die bei anhaltendem Schockgeschehen in ein terminales Organversagen einmünden. Bei der Reperfusion vormals ischämischer Gewebe ist darüber hinaus mit **Zellschäden durch Sauerstoffradikale und Peroxynitrit** zu rechnen. Die **»Niere im Schock«** ist hauptsächlich gekennzeichnet durch eine Abnahme der glomärulären Filtrationsrate, eine Verminderung der tubulären Konzentrationsfähigkeit und eine Oligurie. Die **»Lunge im Schock«** zeigt einen gestörten Sauerstoffaustausch, die Sauerstoffdruckdifferenz zwischen Alveolarraum und Arteriolen nimmt zu, Lungenödem, Mikrothrombosen und Mikroatelektasen führen zu einem Missverhältnis von Ventilation und Perfusion. In der Frühphase des Schocks nimmt das Herzzeitvolumen aufgrund der sympathoadrenalen Stimulation zunächst zu. Mit fortschreitendem Schockgeschehen kommt es dann aber aufgrund makro- und mikrovaskulärer Minderperfusion und Sauerstoffmangel zur **myokardialen Insuffizienz**. Mit der verminderten kardialen Kontraktilität sinken Blutdruck und periphere Perfusion weiter ab. Auch der **Darm** zeigt frühzeitig **Mikrozirkulationsstörungen**, später kann die Mucosa ihre Barrierefunktion verlieren mit der Folge der Einschwemmung von Bakterien und Toxinen in die Blutbahn.

15.7 Das klinische Bild des akuten peripheren Kreislaufversagens

Die **klinischen Leitsymptome** des peripheren Kreislaufversagens sind einerseits eine Folge des Missverhältnisses zwischen zirkulierendem Blutvolumen und der Kapazität des Gefäßraumes und andererseits der reflektorisch gesteigerten Sympathikusaktivität. Hieraus erklären sich die folgenden Symptome:

- Hypotonie und Tachykardie;
- kühle, blasse, kaltschweißige Haut;
- fadenförmiger, leicht unterdrückbarer Puls;
- schnelle, vertiefte oder flache Atmung;
- Bewusstseinseintrübung, bei hochgradiger cerebraler Hypoxie Bewusstseinsverlust und
- Oligurie (bei niedrigem spezifischem Gewicht des Urins, 1010–1012) oder Anurie.

15.8 Basistherapie bei akutem peripheren Kreislaufversagen

Symptomatische Sofortmaßnahmen (Basistherapie) und Maßnahmen zur Bekämpfung der pathophysiologischen Ursachen müssen sich bei der Therapie des akuten Kreislaufversagens ergänzen. Zu den Sofortmaßnahmen, die unabhängig von der Ursache des Schocks zur Anwendung kommen, zählen:

- **Sicherung der Atemwege**, Sauerstoffzufuhr, wenn nötig Intubation und mechanische Beatmung.
- **Aufrechterhaltung eines minimalen Blutdrucks:** Volumenersatz mit **kolloidalen Plasmaersatzmitteln** (s. unten), möglicherweise in Kombination mit Elektrolytlösungen (**Ringerlösung, 0,9% NaCl-Lösung**). Ausnahme ist der kardiogene Schock, der nicht mit Volumenersatz behandelt wird (► Kap. 16). Die Auswahl des Plasmaersatzmittels ist für den Schockverlauf von untergeordneter Bedeutung. Die Infusionsrate beträgt etwa 250 ml/15 min; die Dosierung und Infusionsdauer richtet sich nach dem Verhalten des arteriellen Blutdrucks und des zentralen Venendrucks. Die Infusion sollte solange fortgesetzt werden, bis der zentrale Venendruck (bei Patienten ohne kardiale Vorschädigung) 4–9 mmHg erreicht.
- **Gabe von Katecholaminen**: Sie ist indiziert, wenn es nicht gelingt, den Blutdruck mit Volumenersatztherapie hinreichend schnell zu stabilisieren oder wenn sich die Volumenersatztherapie verbietet (z. B. im kardiogenen Schock). **Dopamin**[17] ist zunächst das Mittel der Wahl. Eine Infusion geringer Dosen von Dopamin (ca. 1–3 μg/kg/min) führt zu einer Verbesserung der Perfusion der Nieren und des Splanchnikusgebietes (relativ selektive Stimulation von D_1-Rezeptoren der glatten Gefäßmuskulatur in o. g. Gebieten). Bei Infusion höherer Dosen kommt es zur Steigerung des Herzzeitvolumens (ca. 4–7 μg/kg/min; Stimulation von β_1-Adrenozeptoren des Herzens) und später zur Steigerung des peripheren Wiederstandes (ca. 8–10 μg/kg/min; Stimulation von α_1-Adrenozeptoren). Die Infusion von **Dobutamin**[18] (3–10 μg/kg/min) oder **Dopexamin**[19] (0,5–4 μg/kg/min) kommt zur weiteren Steigerung des Herzzeitvolumens in Betracht (Mittel der Wahl bei kardiogenem Schock). Steigt der Blutdruck trotz ausreichender Volumensubstitution und der Gabe von

---

17 Dopamin Fresenius®, Dopamin-ratiopharm®
18 Dobutamin Liquid Fresenius®, Dobutamin-ratiopharm®
19 Dopacard®

Dopamin/Dobutamin/Dopexamin nicht genügend an, so kann z. T. auf die zusätzliche Infusion von **Adrenalin**[20] (Epinephrin, 0,1–1 µg/kg/min; vor allem beim kardiogenen Schock, beim anaphylaktischen Schock und bei Reanimation) oder **Noradrenalin**[21] (Norepinephrin, 0,1–1 µg/kg/min; v. a. beim septischen Schock und auch beim neurogenen Schock) nicht verzichtet werden. Die Stabilisierung des Blutdruckes wird u. U. mit einer Verschlechterung der Mikrozirkulation erkauft.

- **Korrektur des Säure-Base-Haushaltes**: Bekämpfung der Acidose durch Infusion von **Natriumbikarbonatlösung** (1 M, 8,4%) unter häufiger Kontrolle der Blutgase und des pH-Wertes (Ziel-pH ist etwa 7,35).
- Nach Ausgleich des Volumendefizits Verabreichung von **Schleifendiuretika** (z. B. **Furosemid**[22]) zur Aufrechterhaltung der Diurese (► Kap. 5).

Die parallel einzuleitende **kausale Therapie** muss darauf gerichtet sein, die spezifischen schockauslösenden Ursachen zu beseitigen. Exemplarisch werden hier spezifische Therapieansätze bei **Volumenmangelschock, kardiogenem Schock, septischem Schock, anaphylaktischem Schock** und **neurogenem Schock** besprochen.

15.9 Spezifische Schockformen

15.9.1 Volumenmangelschock

Der **Volumenmangelschock (hypovolämischer Schock)** entsteht durch Verluste von **Blut** (z. B. nach traumatischer oder gastrointestinaler Blutung), **Plasma** (z. B. nach Verbrennungen) oder **Wasser und Elektrolyten** (z. B. nach schwerem Erbrechen, Diarrhoe, Diabetes insipidus oder Diabetes mellitus). Die hämodynamische Situation ist gekennzeichnet durch eine Verminderung des arteriellen Drucks, des zentralen Venendrucks und des Herzminutenvolumens. Kompensatorisch erfolgt die Ausschüttung von Katecholaminen (Adrenalin und Noradrenalin), die über α_1-Adrenozeptoren zu einer peripheren Vasokonstriktion und über β_1-Adrenozeptoren zu einem Herzfrequenzanstieg führen. Die Vasokonstriktion spart die lebenswichtigen Organe (vor allem Herz und Gehirn) zunächst aus, da diese über eine Autoregulation ihrer Durchblutung verfügen.

Folgende spezifische Maßnahmen sind beim Volumenmangelschock indiziert:

- Primär sollten weitere Blut- oder Flüssigkeitsverluste verhindert werden (Stillung der Blutung, Bekämpfung der Diarrhoe etc.). Durch Hochlagerung der Beine (»Schocklage«) kann peripheres Blut für das zentrale Kompartiment mobilisiert werden.
- Darüber hinaus besteht das konsequente Therapieziel in einer schnellen Volumenauffüllung des Kreislaufs. Die Wahl des Volumenersatzmittels richtet sich nach der Ursache des Volumenmangels. Zum Volumenersatz werden Lösungen künstlicher oder natürlicher Kolloide verwendet, die in der Lage sind, Plasmawasser in der Blutbahn zu halten. Zu den natürlichen Kolloiden zählen **Albumin**-Lösungen, pasteurisierte **Plasmaproteinlösungen** und **fresh frozen plasma**; künstliche Kolloide sind **Dextran-**, **Stärke- und Gelatine-Lösungen** (◘ Tab. 15.3).

Im akuten Kreislaufversagen wird vor allem **Hydroxyethylstärke-Lösung**[23] (60 g/l) angewandt (◘ Tab. 15.3). Dieses hat eine relativ lange Verweildauer im Intravasalraum (6 bis 8 h). Die Verweildauer von Gelatinepräparaten (Polygelin 25) ist kürzer, da sie mehr kleinmolekulare Anteile enthalten.

Blutpräparate werden nur bei hämorrhagischer Genese des Schockgeschehens verabreicht. Erst wenn der Hämatokrit unter 30% bzw. das Hämoglobin unter 8–10 mg/100 ml abgesunken ist, ist die Gabe von Erythrozytenkonzentraten angezeigt. Auch der routinemäßige Einsatz natürlicher Kolloidlösungen ist aus Kosten- und Verfügbarkeitsgründen nicht vertretbar; bei **fresh frozen plasma** und Blutpräparaten kommt das Risiko einer Übertragung von Hepatitiden oder HIV hinzu. Es ist verständlich, dass je nach Ursache und Verlauf des Volumenmangelschocks verschiedene Volumenersatzmittel hintereinander zum Einsatz kommen können (bei Hämorrhagie Beginn mit kolloidalen Lösungen und Elektrolytlösungen, bei kritischem Abfall des Hämatokrits und Hämoglobins Erythrozytenkonzentrate, nach Massentransfusion vieler Erythrozytenkonzentrate Zugabe von **fresh frozen plasma**).

[20] Suprarenin®, Adrenalin JENAPHARM®
[21] Arterenol®
[22] Lasix®, Furosemid-ratiopharm®
[23] Venofundin® 6%, HAES steril® 6%
[24] Haemaccel®

◘ **Tab. 15.3.** Wichtige Volumenersatzmittel zur Anwendung im akuten Kreislaufversagen

Stoffgruppe	Mittlere Molekülmasse	Schwankungs-bereich der mittleren Molekülmasse	Lösung [g/l]	Intravasale Verweildauer [h]
Hydroxyethylstärke (HES)[23]	450.000		60	6–8
Polygelin[24]	30.000	4300–280.000	35	2–3

15.9.2 Kardiogener Schock

Der **kardiogene Schock** beruht auf einem Versagen der linksventrikulären Ejektion. Diese kann ausgelöst sein durch Herzinfarkt, hämodynamisch wirksame Bradykardie, Tachykardie/Tachyarrhythmie oder akuter Herzklappenschädigung (z. B. bei foudroyanter Endokarditis oder Ausriss einer künstlichen Herzklappe). Auch bei nicht ausreichender linksventrikulärer Kammerfüllung (z. B. durch Lungenembolie oder Herzbeuteltamponade) kann es zum kardiogenen Schock kommen. Die spezifischen therapeutischen Maßnahmen beim kardiogenen Schock werden in ▶ Kap. 16 abgehandelt.

15.9.3 Septischer Schock

Bei der Sepsis kommt es zu einer systemischen Einschwemmung von Bakterien (seltener von Pilzen, Viren oder Protozoen) oder von mikrobiellen Produkten aus einem Infektionsherd in die Blutbahn. Diese aktivieren eine Vielzahl von Mediatorsystemen und Immunzellen. Unter den bakteriellen Toxinen kommt dem Endotoxin aus der Zellwand gramnegativer Bakterien eine besondere Bedeutung zu. Durch Aktivierung immunologischer Zielzellen bewirkt es eine Freisetzung von Cytokinen und Lipidmediatoren (z. B. **platelet activating factor** (PAF), Prostaglandinen, Leukotrienen). Diese aktivieren ihrerseits weitere Zellen, die wiederum Mediatoren wie beispielsweise NO freisetzen. So kommt es sekundär zu einer massiven Vasodilatation und Gefäßschädigung in der Mikrozirkulation. Peptidoglykane aus der Zellwand grampositiver Bakterien können ein ähnliches Bild verursachen. Darüber hinaus können vor allem Staphylokokken durch so genannte Superantigene zu einer massiven Aktivierung von T-Lymphozyten führen, was zu einer »Überschwemmung« der Zirkulation mit Zytokinen führt. Somit wird der septische Schock nur zum Teil durch direkte toxische Wirkungen mikrobieller Produkte verursacht; wichtige pathogenetische Faktoren sind die zahlreichen, sekundär aus Immunzellen freigesetzten Mediatoren. Die Letalität bei septischem Schock beträgt ca. 50%.

Folgende spezifische Maßnahmen sind beim septischen Schock indiziert:

- Suche und **Sanierung des verursachenden Infektionsherdes**. Wenn der septische Fokus bekannt ist, sollte er sobald als möglich chirurgisch saniert werden;
- Identifizierung des verursachenden Erregers und konsequente **antimikrobielle Behandlung** (▶ Kap. 10);
- Ausgleich des relativen oder absoluten Volumenmangels. Aufgrund der beschriebenen Schädigung der Mikrozirkulation diffundieren Kolloide leicht in den Extravasalraum, sodass die angestrebte intravasale Volumenexpansion nur in geringem Maße erreicht wird. Daher ist die Anwendung kolloidosmotischer Lösungen im septischen Schock umstritten und die Flüssigkeitssubstitution sollte – zumindest initial – mit **Elektrolytlösungen** (s. oben) oder **Glucose-Lösungen** erfolgen. Beim Absinken des kolloidosmotischen Druckes unter 15 mmHg (normal sind ca. 25 mmHg) sind **Kolloide** indiziert. Bei Gerinnungsstörungen kann zusätzlich die Gabe von **fresh frozen plasma** notwendig werden.
- **Blockade inflammatorischer Mediatoren**. Es sind in den vergangenen Jahren große pharmakologische Anstrengungen unternommen worden, durch spezifische Mediatorblockade »kausal« auf das pathophysiologische Geschehen des septischen Schocks Einfluss zu nehmen. Eine neuere Studie zeigt, dass eine prolongierte Hydrocortison-Therapie bei Patienten mit therapierefraktärem septischem Schock eine signifikante Reduktion des Multiorganversagens und Besserung des Gesamtbildes bewirken kann. Das Therapieschema besteht in 3-mal 100 mg **Hydrocortison**[25] über fünf Tage oder 1-mal täglich 100 mg Hydrocortison, gefolgt von einer Dauerinfusion mit 0,18 mg/kg/h für fünf bis zehn Tage.

Bei schwerem septischem Schock besteht eine Indikation zur Gabe von aktiviertem **Protein C**[26], das nicht nur antikoagulatorisch, sondern auch antiinflammatorisch wirksam ist.

- Weitere Therapieoptimierung. Eine forcierte Blutzuckeroptimierung ggf. durch eine intensivierte Insulintherapie mit dem Ziel, den Blutzucker in einen Bereich von 80–110 mg/100 ml zu halten, reduziert Morbidität und Letalität des septischen Schocks. Morbidität und Letalität können durch eine protektive Beatmung mit niedrigem Atemzugvolumen (6 ml/kg) bei hohem PEEP-Niveau (**positive end-expiratory pressure**) weiter vermindert werden.

15.9.4 Anaphylaktischer Schock

Der **anaphylaktische Schock** (▶ Kap. 36) ist eine schwere Verlaufsform allergischer (oder pseudoallergischer) Überempfindlichkeitsreaktionen. Im typischen Fall liegt der allergischen Reaktion eine IgE-vermittelte Typ-I-Immunreaktion zugrunde; doch können auch komplementbindende Antikörper beteiligt sein (Typ-II-Immunreaktion). Als auslösende Agenzien kommen in Frage: Arzneimittel (z. B. Penicilline, Cephalosprine, Lokalanästhetika, Antiphlogistika, Zytostatika), Röntgenkontrastmittel, kolloidale Plasmaersatzmittel, Vakzine, Bienen-, Wespen-, Hornissengifte und viele andere. Anaphylaktoide (pseudoallergische) Reaktionen sind nichtimmunologischer Genese, sie lassen sich jedoch oftmals von allergischen Reaktionen kaum unterscheiden, da sie eine gemeinsame Endstrecke haben (Freisetzung von Histamin sowie anderer Mediatoren v. a. aus Mastzellen). Auch können sie teilweise durch dieselben Agenzien ausgelöst werden; in Frage kommen Röntgenkontrastmittel, kolloidale Plasmaersatzmittel, Opiate, Antiphlogistika, Muskelrelaxanzien und

[25] Hydrocortison Hoechst®, Hydrocortison HEXAL®
[26] CEPROTIN ®

Tab. 15.4. Dynamik der Kreislaufsituation bei verschiedenen Schockformen

Schockform	Herzfrequenz	Herzzeitvolumen	Peripherer Widerstand	Zirkulierendes Blutvolumen
Volumenmangelschock	↑	↓	↑	↓
Kardiogener Schock (Linksherzversagen)	↑	↓	↑	↓
Septischer Schock, hyperdyname (frühe) Phase	↑	↑	↓[a]	→,↑[a]
hypodyname (späte) Phase	↑	→, ↓[b]	→, ↑	↓
Anaphylaktischer Schock	↑	↓	↓	↓
Neurogener Schock	↓, →, ↑[c]	↓	↓	↓

[a] Die Perfusionsfehlverteilung in der Peripherie führt trotz Hyperperfusion zu einer O_2-Schuld (Laktat ↑); [b] bedingt durch myokardiale Schädigung in der Spätphase; [c] abhängig von der spezifischen Ursache.
→ = unverändert, ↑ = erhöht, ↓ = erniedrigt.

weitere. Das klinische Bild des anaphylaktischen Schocks setzt meist rasch ein (Sekunden bis Minuten) und ist geprägt durch Weitstellung der Kreislaufperipherie und Flüssigkeitsverluste in das Interstitium durch Permeabilitätssteigerung der Kapillaren. Kompensatorisch kommt es zur Freisetzung von Katecholaminen und zur Tachykardie.

Folgende spezifische Notfallmaßnahmen sind beim anaphylaktischen Schock indiziert:

- Unterbindung der Antigenzufuhr
- Gabe von **Adrenalin**[20] (**Epinephrin**, 0,1 mg unter Puls- und Blutdruckkontrolle langsam i. v.); die Gabe kann wiederholt werden;
- Gabe von Glucocorticoiden (z. B. **Prednisolon**[27], 250–1000 mg);
- rasche Volumensubstitution mit kolloidalen und/oder Elektrolytlösungen (z. B. **Hydroxyethylstärke-Lösung**[23]);
- Gabe eines Histamin H_1-Rezeptorantagonisten (z. B. **Dimetinden**[28], 4–8 mg i. v.);
- Behandlung der häufig vorhandenen Bronchospastik mit **β_2-Adrenozeptoragonisten** (**Salbutamol**[29], **Fenoterol**[30], **Terbutalin**[31]) und/oder **Theophyllin**[32] (▶ Kap. 22);
- Freihalten der Atemwege, bei Larynxödem gegebenenfalls Intubation.

15.9.5 Neurogener Schock

Das neurogene Kreislaufversagen beruht auf einem (teilweisen) Ausfall des sympathischen Nervensystems. Die Ursache kann eine toxische, hypoxische oder traumatische Läsion des zentralen Nervensystems, eine zu hohe Spinalanästhesie oder auch eine zu tiefe Allgemeinnarkose sein.

Folgende spezifische Notfallmaßnahmen sind beim neurogenen Schock indiziert:

- Venendruckabhängige Volumensubstitution mit kolloidalen und/oder Elektrolytlösungen (z. B. **Hydroxyethylstärke-Lösung**) zum Ausgleich des relativen Volumenmangels
- Infusion vasokonstriktorischer und positiv inotroper Substanzen wie **Noradrenalin**[21] (**Norepinephrin**, 0,1–1 µg/kg/min) oder **Dopamin**[17] 4–10 µg/kg/min in Elektrolytlösungen (z. B. 0,9% NaCl-Lösung) oder Monosaccharidlösungen (z. B. 5% Glukoselösung).

Weiterführende Literatur

ACCP/SCCM Consensus Conference Committee (1992) Definitions of sepsis and organ failure and guidelines for use of innovative therapy in sepsis. Chest 101: 1644

Ahmad RA, Watson RD (1990) Treatment of postural hypotension. A review. Drugs 39: 74–85

Briegel J, Forst H, Haller M et al. (1999) Stress doses of hydrocortisone reverse hyperdynamic septic chock: A prospective, randomized, double-blind, single-center study. Crit. Care Med. 27: 723

Bernard GR, Vincent JL, Laterre PF et al. (2001) Efficacy and safety of recombinant human activated protein C for severe sepsis. N. Engl. J. Med. 344: 699

Clauser MP (1996) The inflammatory cytokines, New developments in the pathophysiology and treatment of septic shock. Drugs, 52, Suppl. 2: 9

Dominiak P, Kees F, Grobecker H (1990) Effect of antihypotensive drugs in young volunteers with postural hypotension. Adv. Vasc. Pathol. 3: 11

Edwards JD (1993) Management of septic shock. Brit. Med. J. 306: 1661

Gilden JL (1993) Midodrine in neurogenic orthostatic hypotension. A new treatment. Int. Angiol. 12: 125

Girndt J (1987) Hyper- und Hypotonie in der Schwangerschaft. VCH, Weinheim

Goeschen K, Schneider J (Hrsg.) (1989) Hypotonie in der Schwangerschaft – Risiko oder Bagatelle. Zuckschwerdt Verlag, München

---

[27] Solu-Decortin® H, Prednisolon-ratiopharm®
[28] Fenistil®
[29] Salbulair®, Sultanol® (Inhalationslösung/Dosieraerosol)
[30] Berotec® N (Dosieraerosol)
[31] Bricanyl®(Injektionslösung, Inhalationslösung)
[32] Solosin® (Infusionskonzentrat), Euphylong®

Grobecker H, Kees F, Linden M, Schrader E, Welte S (1987) Untersuchungen zur Bioverfügbarkeit von Midodrin und α-2,5-Dimethyl-oxyphenyl-β-aminoethanol-hydrochlorid. Arzneim.-Forsch. 37: 447

Haljamäe H (1993) Volume substitution in shock. Acta Anaesthesiol. Scand. 37, Suppl. 98: 25

Kees F, Dominiak P, Grobecker H (1987) Untersuchungen zur Bioverfügbarkeit von Heptaminol bei Probanden. Arzneim.-Forsch. 37: 1182

Shoemaker W (1995) Pathophysiology and therapy of shock syndromes. In: Textbook of Critical Care, Shoemaker WC, Thompson WL (Hrsg.) Saunders, Philadelphia

Schatz IJ (1984) Orthostatic hypotension. I. Functional and neurogenic causes. Arch. Intern. Med. 144: 773, 1984. II. Clinical diagnosis, testing and treatment. Arch. Intern. Med. 144: 1037

The Acute Respiratory Distress Syndrome Network (2000) Ventilation with lower tidal volumes as compared with traditional tidal volumes for acute lung injury and acute respiratory distress syndrome. N. Engl. J. Med. 342: 1301

van den Berghe G, Wouters P, Weekers F et al. (2001) Intensive insulin therapy in critically ill patients. N. Engl. J. Med. 345: 1359

16 Herzinsuffizienz

T. Eschenhagen, E. Erdmann

16.1 Begriffsbestimmung und pathophysiologische Vorbemerkungen

Unter einer Herzinsuffizienz versteht man die Unfähigkeit des Herzens, eine dem Bedarf der Peripherie und dem venösen Angebot entsprechende Förderleistung zu erbringen. Die wichtigsten Symptome sind **Stauungserscheinungen** im kleinen und großen Kreislauf (»Rückwärtsversagen«; beispielsweise Dyspnoe, Nykturie, periphere Ödeme) und Zeichen **peripherer Minderperfusion** (»Vorwärtsversagen«; beispielsweise Hypotonie, kalte Extremitäten, Müdigkeit, Schwindel, Zyanose, pektanginöse Beschwerden und Tachykardie).

Der Herzinsuffizienz liegt meistens eine **Kontraktionsschwäche** der linken Kammermuskulatur zugrunde (Herzmuskelinsuffizienz, oder linksventrikuläre Dysfunktion), deren wichtigste Ursachen wiederum Untergang von kontraktilem Myokard und Sauerstoffmangel (Herzinfarkt, Koronarinsuffizienz), chronische Druck- und Volumenbelastung (Hypertonie, Klappenfehler), Kardiomyopathien im engeren Sinne (genetisch, viral) sowie Intoxikationen oder Stoffwechselanomalien sind. Davon zu unterscheiden sind Formen der Herzinsuffizienz, bei denen die Kontraktionskraft der Herzmuskulatur nicht eingeschränkt sein muss: mechanisch-hämodynamische Herzinsuffizienzen (z. B. Panzerherz, bei schwerer Mitralstenose, schwerer Aortenstenose) oder Herzinsuffizienzen bei hochgradigen Tachy- oder Bradyarrhythmien. Die gerade bei Älteren relativ häufige diastolische Herzinsuffizienz geht initial mit einer normalen linksventrikulären Funktion einher. Ihre Behandlung ist weniger gut standardisiert und wird hier nicht speziell behandelt.

Nach dem Grad der Einschränkung der Leistungsfähigkeit wird die chronische Herzinsuffizienz in vier Klassen eingeteilt. Die Einteilung erfolgt in Anlehnung an einen Vorschlag der **New York Heart Association** (NYHA).

1. Patienten mit eingeschränkter Ventrikelfunktion, jedoch ohne Einschränkung der körperlichen Leistungsfähigkeit;
2. geringe Einschränkung der körperlichen Leistungsfähigkeit, keine Beschwerden in Ruhe; ungewohnte körperliche Aktivität verursacht Symptome;
3. erhebliche Einschränkung der körperlichen Leistungsfähigkeit, keine Beschwerden in Ruhe; gewohnte körperliche Aktivität verursacht Symptome;
4. Beschwerden bereits in Ruhe; Unfähigkeit, jede Form körperlicher Aktivität auszuüben.

Die Indikationsstellung zur Therapie in Abhängigkeit vom klinischen Stadium muss berücksichtigen, dass die klinische Symptomatik gerade zwischen den Stadien II–III schwanken kann und Patienten auch nach einer kardialen Dekompensation (NYHA IV) häufig ins Stadium II zurückkehren.

Bei der Herzinsuffizienz werden verschiedene **Kompensationsmechanismen** aktiviert, um möglichst lange eine ausreichende Organperfusion aufrechtzuerhalten. Eine Aktivierung des sympathischen Nervensystems hat eine Steigerung der Herzfrequenz und eine Erhöhung des venösen und arteriellen Gefäßtonus zur Folge. Die Aktivierung des Renin-Angiotensin-Aldosteron (RAA)-Systems führt zu Vasokonstriktion, Salz- und Wasserretention und zu gesteigerter neuronaler Freisetzung von Norepinephrin. Beide neurohumoralen Systeme fördern die Ausbildung einer Herzhypertrophie, die zwar einerseits durch Verstärkung der kontraktilen Leistung als zunächst kompensatorisch anzusehen ist, andererseits aber mit einer schlechten Prognose assoziiert ist. Die neurohumorale Aktivierung mit ihren Folgen, d. h. Zunahme von Frequenz, Nachlast, Vorlast und Energieverbrauch, steht damit im Zentrum eines pathophysiologischen Teufelskreises, der eine weitere Abnahme der kontraktilen Funktion und einen beschleunigten Untergang von Herzmuskelzellen bewirkt. Die Verringerung der neurohumoralen Aktivierung ist daher ins Zentrum der Arzneimitteltherapie gerückt.

16.2 Ziele und Prinzipien der Behandlung

Im vorliegenden Kapitel wird vor allem die langfristige Therapie der chronischen systolischen Herzmuskelinsuffizienz besprochen. Diese orientiert sich an international vereinheitlichten Leitlinien (http://www.dgk.org/leitlinien/LeitlinienHerzinsuffizienz.pdf). Zu den **kausalen** Therapiemöglichkeiten im Sinne des Entfernens einer verursachenden Bedingung gehören z. B. die Behandlung von Hypertonie, Hyperthyreose, Herzrhythmusstörungen, myokardialer Minderperfusion oder von Klappenfehlern. Die **nichtkausale** medikamentöse Therapie hat 2 Hauptziele: Erstens eine Symptomverringerung und eine Verbesserung der Belastbarkeit und zweitens eine Verbesserung der Prognose **quoad vitam**. Dabei ist zu berücksichtigen, dass ca. 50% der kardialen Todesfälle bei Patienten mit Herzinsuffizienz »plötzlich« auftreten und überwiegend arrhythmogenen Ursprungs sind. Die Reduktion der Häufigkeit des plötzlichen Herztods, der relativ gesehen häufiger in frühen Stadien eintritt, gehört zu den wichtigsten Behandlungszielen. Kontrollierte Studien der letzten Jahre haben gezeigt, dass Arzneimittel, die symptomatisch wirken, nicht unbedingt auch lebensverlängernd wirken (◻ Tab. 16.1). Bei positiv inotropen Substanzen scheint eher das Gegenteil zuzutreffen (Ausnahme Herzglykoside in niedrigen Dosen).

Allgemeine Maßnahmen für alle Stadien umfassen eine Normalisierung des Körpergewichts (in beide Richtungen!), eine Begrenzung der Kochsalzzufuhr (<3 g/Tag) und des Alkoholkonsums (maximal 30 g/Tag bei Männern, 20 g/Tag bei Frauen, absolute Karenz bei alkoholischer Kardiomyopathie), Nikotinkarenz und eine regelmäßige, moderate körperliche Bewegung (Bettruhe bei Dekompensation). Jede Herzinsuffizienz mit linksventrikulärer Dysfunktion wird heute zusätzlich medikamentös behandelt (◻ Tab. 16.9).

Die Prinzipien der medikamentösen Therapie der manifesten Herzinsuffizienz sind dreifach:

Tab. 16.1. Prospektive, randomisierte Studien zur Behandlung der chronischen Herzinsuffizienz

Studie	Substanz	Tagesdosis [mg]	Patientenzahl	NYHA-Stadium	Lebensqualität[a]	Veränderung Gesamtletalität versus Placebo
V-HeFT I	ISDN + Hydralazin	160 + 300	642	II–III	++	–34%
	Prazosin	20			+/–	+/–
CONSENSUS I	Enalapril	2,5–40	253	IV	++	–40%
SOLVD treatm.	Enalapril	2,5–20	2569	II–III	+	–16%
PROMISE	Milrinon	40	1088	III–IV	+/–	+28%
DIG	Digoxin	0,125–0,5	7688	II–IV	++	+/–
CIBIS II	Bisoprolol	(1,25–) 10	2647	II–IV	k. A.	–34%
MERIT-HF	Metoprolol	(25–) 200	3991	II–IV	k. A.	–34%
RALES	Spironolacton	25	1663	III–IV	+	–35%
ELITE II	Losartan	12,5–50	3152	II–III	k. A.	+/– vs. Captopril
Val-HeFT	Valsartan add-on	2-mal 160	5010	II–IV	+	+/–
COMET	Carvedilol vs. Metoprolol	2-mal 25 vs. 2-mal 50	3029	II–IV		C vs. M: –17%

[a] Die Angaben zur Lebensqualität sind uneinheitlich und beziehen sich in der Regel auf eine Änderung der NYHA Stadien.
k. A. = keine Angaben.

- Verminderung der neurohumoralen Aktivierung bzw. ihrer Folgen mit ACE-Hemmstoffen, β-Adrenozeptor-Antagonisten und Aldosteron-Rezeptor-Antagonisten;
- Senkung der Vor- und Nachlast des Herzens mit ACE-Hemmstoffen oder AT_1-Rezeptor-Antagonisten und Diuretika;
- Steigerung der Kontraktionskraft des Herzens mit Herzglykosiden.

Hinzu kommt bei lebensbedrohlichen Arrhythmien eine antiarrhythmische Therapie mit Amiodaron und/oder β-Adrenozeptor-Antagonisten oder zunehmend auch mit implantierbaren Defibrillatoren (ICD). Bei Patienten mit schwerer linksventrikulärer Dysfunktion, breitem QRS-Komplex im EKG und Kriterien für eine Asynchronie der Kammererregung hat sich die kardiale Resynchronisierung mit Hilfe eines biventrikulären 2-Kammer-Schrittmachersystems als lebensverlängernd (Sterblichkeit –34%) sowie Lebensqualitäts-verbessernd erwiesen (Cleland et al. 2005).

16.3 Behandlung mit ACE-Hemmstoffen und AT_1-Rezeptor-Antagonisten

16.3.1 ACE-Hemmstoffe

ACE-Hemmstoffe (► Kap. 14.3.4) hemmen das **Angiotensin-Conversions-Enzym** (ACE), das Angiotensin I in wirksames Angiotensin II umwandelt. Dadurch kommt es zu einem Nachlassen aller Angiotensin II-Wirkungen, d. h. Senkung des arteriellen und venösen Gefäßwiderstandes (Senkung der Nach- und Vorlast), Verminderung der Aldosteronsynthese, Verminderung der Natriumrückresorption und Hemmung der neuronalen Norepinephrin-Freisetzung. Die Verminderung der Norepinephrin-Freisetzung verhindert die bei reinen Vasodilatatoren oft beobachtete reflektorische Tachykardie und dürfte auch zu einer gewissen, allerdings bislang nicht gut dokumentierten, antiarrhythmischen Wirkung (Reduktion des plötzlichen Herztodes) von ACE-Hemmstoffen bei der Herzinsuffizienz beitragen. Außerdem verzögern ACE-Hemmstoffe die Ausbildung einer Herzhypertrophie, einer interstitiellen Fibrose sowie einer LV-Dilatation (**Remodeling**). Zu den erwünschten Wirkungen von ACE-Hemmstoffen trägt sehr wahrscheinlich die Bradykinin-Abbauhemmung bei. Bradykinin hat, vermittelt über Prostacyclin, Prostaglandin E_2 und NO, vasodilatatorische und antiarrhythmische Wirkungen. Entgegen früherer Annahmen ist der ACE-Hemmer-Husten wahrscheinlich nicht Bradykinin-, sondern Substanz P-vermittelt.

Große Studien haben übereinstimmend gezeigt, dass durch die Gabe von ACE-Hemmstoffen nicht nur die Symptomatik der Herzinsuffizienz gebessert sowie die Zahl der Krankenhausaufenthalte reduziert wird, sondern auch die Überlebenswahrscheinlichkeit bei Patienten mit leichter, mittlerer und schwerer Herzinsuffizienz steigt (Tab. 16.1). Die positiven Effekte der Behandlung mit ACE-Hemmstoffen scheinen dabei unabhängig von der Ätiologie der Herzinsuffizienz zu sein. ACE-Hemmstoffe sind daher bei jeder Form der manifesten Herzinsuffizienz und auch bei asymptomatischen Frühformen indiziert.

Tab. 16.2. ACE-Hemmstoffe. Pharmakokinetische Daten und Dosierung

Wirkstoff	Orale BV [%]	Wirkungseintritt [min]	Eliminationshalbwertszeit [h]	Elimination	Startdosis [mg/Tag]	Zieldosis [mg/Tag]
Schneller Wirkungseintritt und kurze Wirkdauer						
Captopril[1]	60–75	15–30	1,7	95% renal	3-mal 6,25	3-mal 25–50
Langsamer Wirkungseintritt und lange Wirkdauer						
Enalapril[2]	40	60–120	11	90% renal	1-mal 2,5	2-mal 20
Fosinopril[7]	25–30	60	12	50% renal	1-mal 2,5	1-mal 20
Lisinopril[3]	25–50	60	30–40	95% renal	1-mal 2,5	1-mal 5–20
Perindopril[4]	20–35	60–120	9	65% renal	1-mal 2	1-mal 4
Quinapril[6]	38	60–120	26	60% renal	1-mal 2,5	1-mal 5–10
Ramipril[5]	45	60	13–17	60% renal	1-mal 1,25	1-mal 10

Zur Therapie der Herzinsuffizienz sind zum Beispiel die ACE-Hemmstoffe **Captopril**[1], **Enalapril**[2], **Lisinopril**[3], **Perindopril**[4], **Ramipril**[5] und **Quinapril**[6] zugelassen (Tab. 16.2). Von diesen wirkt Captopril relativ schnell und kurz. Die anderen ACE-Hemmstoffe haben einen relativ langsamen Wirkungseintritt und eine lange Wirkungsdauer. In der Regel wird die Therapie mit kleinen Dosen des kurzwirksamen Captoprils eingeleitet (z. B. 2-mal 6,25 mg), bis zur Zieldosis von 3-mal 50 mg hochtitriert und dann wegen der besseren Compliance auf einen lang wirkenden ACE-Hemmstoff umgestellt. Es wird empfohlen, die relativ hohen Zieldosen aus Letalitätsstudien (Tab. 16.2) anzustreben, auch wenn die Datenlage bezüglich einer Dosisabhängigkeit des Effekts nicht überzeugend ist. Dosisbegrenzend ist der Blutdruck.

Unerwünschte Wirkungen. (► Kap. 14.3.4). Die ACE-Hemmstoffe können bei erstmaliger Gabe einen überschießenden Blutdruckabfall verursachen, der v. a. bei diuretisch vorbehandelten Patienten (aktiviertes Renin-Angiotensin-Aldosteron-System) zu beobachten ist. Daher ist bei Patienten mit Herzinsuffizienz die Therapie besonders vorsichtig zu beginnen. Nach erstmaliger Gabe von Captopril ist eine Überwachung von mindestens 3 Stunden, nach den länger wirkenden ACE-Hemmstoffen von mindestens 6 Stunden erforderlich. Wegen der Gefahr der Hyperkaliämie ist besondere Vorsicht bei Patienten mit Niereninsuffizienz und bei der Kombination von ACE-Hemmstoffen und Kalium-retinierenden Diuretika, besonders den Aldosteron-Rezeptor-Antagonisten, geboten. In ca. 10% der Fälle kommt es zu einem Anstieg des Serum-Kreatinins, der Ausdruck einer ACE-Hemmstoff-vermittelten Abnahme der glomerulären Filtrationsrate (GFR) ist. Der Anstieg um bis zu 25% gilt als harmlos, zwischen 25% und 50% als kontrollbedürftig und >50% als Hinweis auf das Vorliegen einer Nierenarterienstenose, was zum sofortigen Absetzen zwingt. Andererseits hat sich gezeigt, dass ACE-Hemmstoffe die Progression der Niereninsuffizienz insbesondere bei Typ-1-Diabetikern verlangsamen können, wahrscheinlich ebenfalls über die Abnahme der GFR (»Schonung« der Glomerula). Die Wirkung von ACE-Hemmstoffen kann von nichtsteroidalen Antirheumatika, z. B. durch Acetylsalicylsäure abgeschwächt werden. Diese negative Interaktion gilt wahrscheinlich nicht für die in der Sekundärprophylaxe eingesetzten Dosen von 75–100 mg. Weitere unerwünschte Wirkungen sind v. a. Husten (in 5–10% der Fälle), Allergien (Exantheme, Leukopenien, Larynxödem), Geschmacksstörungen und selten angioneurotische Ödeme. Kontraindikationen sind Nierenarterienstenose, terminale Niereninsuffizienz und Allergien gegen ACE-Hemmstoffe.

Kardiovaskuläre Wirkungen von ACE-Hemmstoffen

Hemmung der Bildung von Angiotensin II (in Plasma, Gefäßendothel und glatter sowie Herzmuskulatur) und dadurch:

- Wegfall der vasokonstriktorischen Wirkung von Angiotensin II;
- geringere Synthese und Freisetzung von Aldosteron und Abnahme der Aldosteron-bedingten Salz- und Wasserretention;
- Abnahme der präsynaptischen Norepinephrin-Freisetzung;
- Abnahme der Myokardhypertrophie und der myokardialen Dilatation (günstige Beeinflussung des **Remodeling**);
- Abnahme des glomerulären Druckes und der GFR;
- Hemmung des Abbaus von Bradykinin und dadurch verstärkte vasodilatatorische Wirkung;
- Intensivierung der hypotensiven Wirkung von PGI2 und
- Zunahme der Durchblutung der Skelettmuskulatur.

1 Tensobon®, Capto AbZ®
2 Xanef®, Ena AbZ®
3 Acerbon®, Lisi AbZ®
4 Coversum®
5 Delix®, Ramipril Sandoz®
6 Accupro®
7 Dynacil®, Fosinorm®

16.3.2 AT_1-Rezeptor-Antagonisten

Die AT_1-Rezeptor-Antagonisten **Candesartan**[8], **Ebrosartan**[9], **Irbesartan**[10], **Losartan**[11], **Telmisartan**[12] sowie **Valsartan**[13] hemmen die Wirkungen von Angiotensin II über eine hochselektive Verdrängung vom AT_1-Rezeptor und wirken deshalb ähnlich wie ACE-Hemmstoffe. Zur Pharmakokinetik von AT_1-Rezeptor-Antagonisten ◻ Tab. 14.6. Die Konzentrationen von Bradykinin, Substanz P und anderen Peptid-Gewebshormonen bleiben jedoch wahrscheinlich unbeeinflusst, was das Fehlen von Husten erklärt. Die Wirkungen von Angiotensin II auf den AT_2-Rezeptorsubtyp nehmen zu. Diesem werden eher protektive Wirkungen zugeschrieben. So wird beispielsweise eine AT_2-Rezeptor-vermittelte Steigerung der Genexpression von Bradykinin diskutiert. Allerdings ist die Bedeutung dieser Unterschiede für die Behandlung der Herzinsuffizienz unklar. In der einzigen großen direkten Vergleichsstudie schnitt Losartan nicht günstiger ab als Captopril (ELITE II, Pitt et al. 2000). Die **zusätzliche** Gabe des AT_1-Rezeptorantagonisten Valsartan zu einem ACE-Hemmer hatte keinen Effekt auf die Prognose, senkte aber geringgradig die Hospitalisierungsrate (VALHEFT, Cohn et al. 2001). Ähnliche Daten wurden kürzlich auch für Candesartan veröffentlicht (CHARM, Granger et al. 2003). Bei Patienten mit linksventrikulärer Dysfunktion nach Infarkt war aber die Kombination von Valsartan und Captopril der jeweiligen Monotherapie nicht überlegen, verursachte aber mehr renale unerwünschte Wirkungen (VALIANT, Pfeffer et al. 2003). Daher sind AT_1-Rezeptor-Antagonisten nur bei Unverträglichkeit gegenüber ACE-Hemmstoffen (Husten, Allergie) eindeutig empfohlen (◻ Tab. 16.10).

Die erwünschten und unerwünschten Wirkungen von AT_1-Rezeptor-Antagonisten entsprechen bis auf den Husten denen der ACE-Hemmstoffe, v. a. die Effekte auf Kalium und Kreatinin. Entgegen der Erwartungen ist inzwischen auch über angioneurotische Ödeme berichtet worden. Aber die Frequenz scheint noch geringer zu sein.

16.4 Behandlung mit β-Adrenozeptor-Antagonisten

β-Adrenozeptor-Antagonisten werden an dieser Stelle nur in Bezug auf ihre Bedeutung bei Herzinsuffizienz behandelt (weitere Einzelheiten ▶ Kap. 17). β-Adrenozeptor-Antagonisten hemmen die stimulierenden Wirkungen der sympathischen Neurotransmitter Norepinephrin und Epinephrin über eine Verdrängung von β-Adrenozeptoren und wirken daher am Herzen negativ chronotrop, dromotrop, inotrop und bathmotrop. Bei der Herzinsuffizienz ist das sympathoadrenerge System charakteristischen Veränderungen unterworfen, die für die Therapie mit β-Adrenozeptor-Antagonisten von Bedeutung sind. Und zwar kommt es in Folge der dauerhaften Aktivierung des Sympathikus zu einer Abnahme der Dichte von myokardialen β-Adrenozeptoren und einer Wirkungsabschwächung von Katecholaminen. Das insuffiziente Myokard ist dadurch »katecholaminabhängig«, was erklärt, warum β-Adrenozeptor-Antagonisten beim herzinsuffizienten Patienten akut zu einer kardialen Dekompensation führen können. β-Adrenozeptor-Antagonisten sind deshalb ohne entsprechende sehr langsame Dosistitration (s. unten) bei Patienten mit Herzinsuffizienz kontraindiziert.

β-Adrenozeptor-Antagonisten haben jedoch einen inzwischen sehr gut dokumentierten lebensverlängernden Effekt, wenn sie in vorsichtig einschleichender Dosierung (◻ Tab. 16.3) zusätzlich zu ACE-Hemmstoffen, Diuretika und ggf. Herzglykosiden gegeben werden. Die Wirkung setzt langsam ein und ist erst

[8] Atacand®, Blopress®
[9] Teveten®, Emestar®
[10] Aprovel®, Karvea®
[11] Lozaar®
[12] Micardis®, Kinzalmono®
[13] Diovan®, Provas®
[14] Concor®, Bisogamma®
[15] Dilatrend®, Carvedilol HEXAL®
[16] Beloc-ZOK®, Metoprolol-ratiopharm
[17] Nebilet®

◻ Tab. 16.3. β-Adrenozeptor-Antagonisten zur Therapie der chronischen Herzinsuffizienz

Wirkstoff	β_1/β_2-Selektivität	zusätzliche Eigenschaft	Orale BV [%]	t1/2 [h]	VV [l/kg]	hepatologische Metabolisierung	Startdosis [mg/Tag]	Zieldosis [mg/Tag]
Bisoprolol[14]	β_1-selektiv	–	82–94	10–12	2,9	ca. 50%	1-mal 1,25	1-mal 10
Carvedilol[15]	unselektiv	α_1-AR-ant.	25–35*	6–10	1,6–1,9	extensiv	2-mal 3,125	2-mal 25
Metoprolol[16]	β_1-selektiv	–	65–70*	>12	5,6	extensiv	1-mal 12,5	1-mal 200
Nebivolol[17#]	β_1-selektiv	NO-abhängige Vasodilatation	12–95*	24–48*	k. A.	extensiv	1-mal 1,25	1-mal 10

* abhängig von CYP2D6; # bei Patienten >70 Jahre.
ZOK = retardierte Zubereitung (**zero order kinetics**); Orale BV = orale Bioverfügbarkeit, $t_{1/2}$ = Eliminationshalbwertszeit;
VV = Verteilungsvolumen; k. A. = keine Angaben.

nach mehreren Monaten zu beurteilen, ist aber bei allen Formen der chronischen Herzinsuffizienz, in allen Altersgruppen und wahrscheinlich auch bei allen Schweregraden gleich gut. Die Prognoseverbesserung lag bei allen Studien und allen Substanzen übereinstimmend bei etwa 35%. Dies ist mehr als bei allen anderen Substanzklassen.

Der Wirkungsmechanismus ist nicht im Einzelnen bekannt. Sicher spielen antiarrhythmische, frequenzsenkende und damit energiesparende und antiapoptotische Effekte eine wichtige Rolle. Zusätzlich erlaubt wahrscheinlich die mit steigender Dosis zunehmende Abschirmung des Herzens gegen den aktivierten Sympathikus eine Durchbrechung der Katecholaminabhängigkeit mit der Folge einer Wiederansprechbarkeit auf endogene Katecholamine. Dies könnte erklären, warum die Ejektionsfraktion unter der Therapie mit β-Adrenozeptor-Antagonisten nach einem initialen Abfall langfristig zunimmt. β-Adrenozeptor-Antagonisten reduzieren effektiver als alle anderen Arzneimittelgruppen die Häufigkeit des plötzlichen Herztods (um ca. 40%) und gelten daher neben Amiodaron als die effektivsten Antiarrhythmika bei chronischer Herzinsuffizienz.

Zurzeit sind **Carvedilol**[15]**, Bisoprolol**[14] und **Metoprolol**[16] in verzögerter Freisetzungsform zur Therapie der Herzinsuffizienz zugelassen. Carvedilol ist ein unselektiver β-Adrenozeptor-Antagonist, der aufgrund einer zusätzlichen α_1-Adrenozeptor-antagonistischen Wirkung gefäßerweiternd wirkt. Metoprolol und Bisoprolol sind β_1-selektive Adrenozeptor-Antagonisten und, wie Carvedilol, ohne intrinsische sympathomimetische Aktivität. Die COMET-Studie (Poole-Wilson et al. 2003) hat einen kleinen Vorteil von Carvedilol gegenüber Metoprolol gemessen (4,5-Jahres-Letalität 34% vs. 40%), der allerdings auch durch eine zu geringe Zieldosis bzw. fehlende Retardierung von Metoprolol (2-mal 50 mg unretardiert) bedingt sein kann. Neuere Daten zeigen, dass auch der β_1-selektive Adrenozeptor Antagonist **Nebivolol**[17], der zusätzlich eine NO-abhängige Gefäßdilatation bewirkt, günstige Effekte bei im Schnitt 76-jährigen Patienten mit Herzinsuffizienz hatte (SENIORS Studie 2005). Allerdings war die Gesamtsterblichkeit gegenüber Placebo nicht signifikant verringert, was möglicherweise auf das fortgeschrittene Alter der Studienteilnehmer zurückzuführen ist.

Die Therapie wird bei stabiler klinischer Situation mit etwa $^1/_{10}$ der Zieldosis begonnen, bei Patienten mit terminaler Herzinsuffizienz (NYHA III/IV) sollte dies stationär erfolgen. Wichtig ist, dass die Patienten in jedem Fall ausreichend und stabil mit ACE-Hemmstoffen (hohe Dosis) und Diuretika (Patient sollte »trocken« sein) und ggf. Herzglykosiden vorbehandelt sind. Die Zieldosen betragen Carvedilol 2-mal 25 mg, Metoprolol in retardierter Freisetzungsform 1-mal 200 mg, Bisoprolol 1-mal 10 mg. In Abhängigkeit von der Verträglichkeit wird eine Dosissteigerung über mehrere Monate vorgenommen, z. B. Dosisverdoppelung nicht schneller als alle 2 Wochen (Tab. 16.3). Die Herzfrequenzsenkung gilt als dosislimitierend, zeigt aber auch am besten eine effektive Dosierung an, die individuell sehr unterschiedlich sein kann.

Unerwünschte Wirkungen. Bei Therapieeinleitung kann es trotz der sehr niedrigen Initialdosis in etwa 5% der Fälle zu Blutdruckabfall, Schwindel, Übelkeit, Ödemen und Luftnot als Zeichen der kardialen Dekompensation kommen. Als Konsequenz sollte die Substanz abgesetzt und die Diuretikadosis erhöht werden. Nach Stabilisation kann ein erneuter Therapieversuch mit noch niedrigerer Dosis gemacht werden. Möglicherweise ist ein Teil der überschießenden Reaktion bei Metoprolol und Carvedilol auf genetisch determinierte Unterschiede in der Verstoffwechselung dieser hepatisch abgebauten Substanzen zurückzuführen. So haben die etwa 7% CYP2D6-defizienten Langsam-Metabolisierer in der Bevölkerung 5fach höhere Plasmaspiegel von Metoprolol als die Mehrheit der normalen Metabolisierer (Rau et al. 2002). Die üblichen Kontraindikationen müssen beachtet werden (Asthma bronchiale, AV-Block ohne Schrittmacher, terminale arterielle Verschlusskrankheit, Vorsicht bei Psoriasis). Diabetes Typ 2 und Hyperlipidämie sind keine Kontraindikationen, weil der Nutzen den fraglichen Nachteil klar übersteigt. Entgegen früherer Annahmen zeigen Studien, dass β-Adrenozeptor-Antagonisten auch bei Patienten mit chronisch obstruktiven Lungenerkrankungen und eingeschränkter Herzfunktion nach Infarkt die Letalität um 40% senken (Gottlieb et al. 1998). Eine Messung der Lungenfunktion und der Reaktion auf β-Adrenozeptor-Agonisten kann Auskunft über den Anteil der variablen Obstruktion und damit das Risiko von β-Adrenozeptor-Antagonisten geben.

16.5 Behandlung mit Diuretika

Die Behandlung von Ödemen mit Diuretika wird ausführlich in ▶ Kap. 5 besprochen. An dieser Stelle werden daher nur die im Rahmen der Herzinsuffizienzbehandlung wesentlichen Gesichtspunkte noch einmal stichwortartig zusammengefasst.

Diuretika führen in den ersten Tagen zu einer **Abnahme des zirkulierenden Blutvolumens** und damit zu einer Herabsetzung von Füllungsdruck und Stauungserscheinungen. Bei der Dauerbehandlung kommt eine Senkung der Nachlast hinzu, deren Ursachen nicht im Einzelnen bekannt sind. Besonders bei hohen Dosen von Diuretika kommt es zu einer reflektorischen Aktivierung des RAA-Systems. Diuretika sollten deshalb bei NYHA II nur bei Ödemen eingesetzt werden. In fortgeschrittenen Stadien (NYHA III–IV) gehören sie immer zur Standardtherapie.

Präparate und Dosierung. Bei der Therapie der Herzinsuffizienz werden bei normaler Nierenfunktion zunächst die mittelstark, verzögert und lang wirkenden Diuretika aus der Benzothiadiazin-Gruppe eingesetzt. Die Dosierung erfolgt symptomorientiert (Ödeme) und in relativ niedrigen Dosen, z. B. 25 mg Hydrochlorothiazid/Tag, wodurch die unerwünschten Wirkungen auf Stoffwechsel und Kaliumhaushalt vermindert werden. Schnell, stark und kurz wirkende Schleifendiuretika, z. B. Furosemid (z. B. 20–80 mg/Tag, aufgeteilt in 2–3 Einzeldosen), sind zur Dauertherapie der Herzinsuffizienz in allen fortgeschrittenen Fällen oder gleichzeitig bestehender Niereninsuffizienz (Kreatinin >2 mg/dl) indiziert, wenn die Thiaziddiuretika nicht mehr wirken. Die bei Patienten mit terminaler Herzinsuffizienz nicht seltene (relative) Resistenz gegenüber Schleifendiuretika kann durch Kombination mit Thiaziden (z. B. 25 mg Hydrochlorothiazid) durchbrochen werden. Die chronische Therapie mit Schleifendiuretika führt zu einer kompensatorisch erhöhten Natrium-Rückresorption im distalen Tubulus und dadurch zu einem Nachlassen der Diurese. Die Hemmung des Ionentransports im distalen Tubulus durch Thiazide durchbricht diesen unerwünschten Kompensationseffekt (sequentielle Tubulusblockade). Aktuelle Daten zeigen, dass die Verwendung von Thiaziden/Schleifendiuretika ohne Zusatz von Kalium-retinierenden Diuretika mit einem höheren Risiko für arrhythmogene Todesfälle assoziiert ist. Die Indikation für die zusätzliche Gabe Kalium-retinierender Diuretika, z. B. Triamteren oder Amilorid zu den Thiaziden/Schleifendiuretika ist daher großzügig zu stellen. In fortgeschrittenen Stadien wird man heute wegen der prognoseverbessernden Wirkung primär Spironolacton als Kalium-retinierendes Diuretikum wählen. Die Bedeutung der Kombination gilt besonders bei mit Herzglykosiden behandelten Patienten (Hypokaliämie erhöht die Glykosidempfindlichkeit). Dabei darf aber das Risiko von Hyperkaliämien, insbesondere bei gleichzeitiger Gabe von ACE-Hemmstoffen, nicht aus dem Auge verloren werden.

16.6 Aldosteron-Rezeptor-Antagonisten

Der Aldosteron-Rezeptor-Antagonist **Spironolacton**[18] nimmt eine Sonderstellung ein, weil er bei Patienten mit schwerer Herzinsuffizienz eine lebensverlängernde Wirkung hat, wenn er in niedriger Dosierung (25 mg/Tag) und unter Beachtung des Kaliumspiegels zusätzlich zu ACE-Hemmstoffen (Achtung Hyperkaliämie!), Saluretika und Herzglykosiden gegeben wird (RALES-Studie, Pitt et al. 1999). Aldosteron-Rezeptor-Antagonisten bewirken eine langsam einsetzende Abnahme der Amilorid-sensitiven Natriumkanäle im distalen Tubulus. Die überraschend gute Wirksamkeit bei schwerer Herzinsuffizienz weist darauf hin, dass Spironolacton über die schwache diuretische Wirkung hinaus in den kardialen **Remodeling-Prozess** eingreift. So reduzierte Spironolacton die Rate an Todesfällen in 24 Monaten von 46% auf 30% (relative Reduktion 30%) und die Todesfälle wegen einer Verschlechterung der Herzinsuffizienz sogar um 36%. Möglicherweise ist der Effekt auf eine direkte Hemmung der fibrosefördernden Wirkung von Aldosteron im Myokard zurückzuführen. Eine veröffentlichte Studie mit dem Spironolacton-Derivat **Eplerenon**[19], das anders als Spironolacton keine Gynäkomastie verursacht, hat die Ergebnisse der RALES-Studie bestätigt (Pitt et al. 2003). Wichtig ist, dass eine Abnahme der Gesamtsterblichkeit (relative Reduktion um 15%) auch auf der Basis einer heute optimierten Therapie mit ACE-Hemmern, Diuretika und β-Adrenozeptor-Antagonisten zu sehen war. Die deutlich seltenere Hypokaliämie in der Eplerenon-Gruppe (8,4% vs. 13,1%) könnte für die Bedeutung des Kaliumeffekts sprechen. In jedem Fall ist zu beachten, dass Aldosteron-Rezeptorantagonisten in Kombination mit ACE-Hemmern/AT_1-Rezeptorantagonisten, v. a. bei eingeschränkter Nierenfunktion, zu einer gefährlichen Hyperkaliämie führen können. In der Eplerenon-Studie kam es in 5,5% (gegenüber 3,9% bei Placebo) zu schweren Hyperkaliämien.

16.7 Behandlung mit Herzglykosiden

An dieser Stelle werden die Herzglykoside trotz der rückläufigen Verordnungshäufigkeit relativ ausführlich behandelt, weil sie ganz überwiegend zur Therapie der Herzinsuffizienz eingesetzt werden und ihr Einsatz aufgrund der niedrigen therapeutischen Breite und der Schwere der unerwünschten Wirkungen eingehende Kenntnisse der Pharmakologie vorausgesetzt. Ob Herzglykoside überhaupt noch einen Platz in der Therapie der Herzinsuffizienz haben, ist aktuell umstritten.

16.7.1 Pharmakodynamische Wirkungen

Herzglykoside wie **Digoxin**[20], **Acetyldigoxin**[21], **Metildigoxin**[22] und **Digitoxin**[23] stellen bis heute die einzige positiv inotrope Intervention bei der chronischen Herzinsuffizienz dar, die nicht zu einer erhöhten Sterblichkeit führt (DIG 1997). Ihre kontraktionssteigernde Wirkung am Herzen beruht auf einer Hemmung der membranständigen Natrium/Kalium-ATPase, die indirekt zu einem intrazellulären Calciumanstieg führt, der dann die Zunahme der Kraft bewirkt. Wahrscheinlich sind aber für den therapeutischen Effekt die schon in niedrigen Konzentrationen beobachtete indirekte und direkte Steigerung des Vagotonus und die Senkung des Sympathikotonus durch Sensitivierung der Barorezeptoren von größerer Bedeutung. Neuere Auswertungen der DIG-Studie (1997) weisen darauf hin, dass nur niedrige Plasmakonzentrationen von Digoxin (0,5–0,8 ng/ml) mit günstigen Effekten und sogar mit einer signifikant verbesserten Prognose einhergehen, während bislang als noch normal angesehene Plasmakonzentrationen (bis 1,2 ng/ml) mit einer Übersterblichkeit assoziiert sind (Rathore et al. 2003 ◘ Tab. 16.7). Dies sollte zu einer Änderung der Definition »therapeutischer« Plasmakonzentrationen führen (◘ Tab. 16.6).

[18] Aldactone®, Spironolacton AL®
[19] Inspra®
[20] Lanicor®, Dilanacin®
[21] Novodigal®, Digostada®
[22] Lanitop®
[23] Digimerck®, Digimed®

Herzglykoside wirken am Herzen kontraktionskraftsteigernd (**positiv inotrop**). Dies führt zu einer Verkleinerung des Herzens, Abnahme der Wandspannung, Zunahme der peripheren Durchblutung, Steigerung der Diurese, Abnahme des zentralen Venendrucks und einem Rückgang der Stauungserscheinungen. Die **negativ chronotrope Wirkung** der Herzglykoside, die bei der Herzinsuffizienz besonders ausgeprägt und schon in niedrigen Dosierungen messbar ist, ist wahrscheinlich einerseits Ausdruck der direkten antiadrenergen Wirkungen, andererseits Folge der **positiv inotropen** Glykosidwirkung: Zunahme des Schlagvolumens (Folge: Aktivitätssteigerung der Pressorezeptoren = Abnahme des Sympathikustonus und Zunahme des Vagustonus) und Verbesserung der ventrikulären Entleerung (Folge: Abnahme der Aktivität des **Bainbridge-Reflex** infolge Abnahme des zentralen Venendrucks) führen auf indirekt-reflektorischem Weg zu einer Senkung der Herzfrequenz. Die Zunahme der Kontraktionskraft und der Kontraktionsgeschwindigkeit führt zu einer **Zunahme des Sauerstoffverbrauchs**. Dies wird aber ausgeglichen, wenn sich das insuffiziente Herz unter dem Einfluss der Herzglykoside verkleinert (die Abnahme der Herzgröße führt nach dem Laplace-Gesetz zu einer Verminderung der Myokardfaserspannung und damit des Sauerstoffverbrauchs). Zusätzlich verringern die Frequenzabnahme und die bei chronischer (im Gegensatz zur akuten) Gabe zu beobachtende Abnahme des peripheren Gefäßwiderstands den Gesamtsauerstoffverbrauch des Herzens. Insgesamt gesehen steigern die Herzglykoside die Auswurfleistung also mehr als den Sauerstoffverbrauch, das Herz leistet pro ml verbrauchten Sauerstoffs mehr Arbeit (Ökonomisierung; erhöhter Nutzeffekt). Herzglykoside senken die **Erregungsleitungsgeschwindigkeit** in dem spezifischen Erregungsleitungsgewebe und erhöhen die Refraktärzeit im AV-Knoten. Darauf beruht die Hemmung der atrioventrikulären Erregungsüberleitung (negativ dromotrope Wirkung), die bei der Behandlung von tachykarden supraventrikulären Arrhythmien erwünscht ist, bei der Behandlung von Patienten mit Herzinsuffizienz im Sinusrhythmus jedoch meist eine unerwünschte Wirkung darstellt (AV-Blockierungen verschiedenen Grades). In Vorhof- und Kammermuskulatur führen Herzglykoside zu einer **Abnahme der Refraktärzeit** (im EKG: Verkürzung der QT-Zeit) und infolgedessen zu einer gesteigerten Erregbarkeit und zu einer **Zunahme der ektopen Erregungsbildung**.

Zeichen der Herzglykosidwirkung

Abnahme der Dyspnoe, Abnahme von Herzgröße und Herzfrequenz, Abnahme von Halsvenenstauung und Lebergröße, Rückgang von Ödemen und Körpergewicht stellen die wichtigsten **klinischen Zeichen** der Rekompensation und damit der Herzglykosidwirkung dar. Entgegen der klinischen Erfahrungen ließ sich aber in einer retrospektiven Auswertung der DIG-Studie kein eindeutiger Effekt auf die Lebensqualität nachweisen (Lader et al. 2003). **EKG-Zeichen** sind eine Verlängerung der PQ-Zeit, eine Verkürzung der QT-Dauer, eine muldenförmige Senkung der ST-Strecke und eine Abflachung oder Negativierung der T-Welle. Es ist wichtig zu wissen, dass sämtliche dieser EKG-Veränderungen auch bei der Herzinsuffizienz selbst vorkommen können. Die therapeutische Wirkung der Herzglykoside lässt sich nur unter Berücksichtigung des klinischen Bildes und der Plasmakonzentration beurteilen und überwachen. Plasmakonzentrationen sollten in allen unklaren klinischen Situationen oder in etwa halbjährigen Abständen bestimmt werden und zwischen 0,5 und 0,8 ng/ml liegen.

16.7.2 Therapeutische Anwendung

Indikationen

Bei der Indikationsstellung zur Therapie mit Herzglykosiden muss unterschieden werden zwischen Patienten im Sinusrhythmus und solchen mit Vorhofflimmern und Arrhythmia absoluta. Bei Sinusrhythmus werden Herzglykoside, wenn überhaupt, lediglich bei der mittelschweren bis schweren Herzinsuffizienz (NYHA III–IV) und nach Rekompensation aus Stadium III/IV eingesetzt, bei Patienten mit Vorhofflimmern und Herzinsuffizienz schon ab Stadium I (◘ Tab. 16.10). Hier wird zusätzlich die Senkung der Kammerfrequenz über die negativ dromotrope Wirkung ausgenutzt (Einzelheiten ► Kap. 18.4.2). Wenig Wirkung haben Herzglykoside bei Rechtsherzinsuffizienz und bei Hyperthyreose sowie bei Amyloidose und primären Erkrankungen des Myokards wie Myokarditis. Die Indikation für die Behandlung mit Herzglykosiden ist also kritisch zu stellen. Eine prophylaktische Gabe von Herzglykosiden bei Erkrankungen, die erfahrungsgemäß häufig zur Herzinsuffizienz führen (z. B. Hypertonie), oder beim so genannten Altersherz ist nicht gerechtfertigt. Es ist vermutlich vor allem auf unkritische Verordnungsgewohnheiten zurückzuführen, dass die Verordnungshäufigkeit für Herzglykoside, berechnet als sog. »definierte tägliche Dosis« (DDD) pro 1000 Einwohner und Tag, in Deutschland deutlich höher ist als beispielsweise in Großbritannien, Frankreich oder Dänemark. Positiv ist allerdings, dass sich die Zahl der Verordnungen insgesamt von 1991 bis 2000 fast halbiert hat (von 687 auf 374 Millionen DDD).

Kontraindikationen

Kontraindikationen sind neben der Herzglykosidintoxikation Sinusknoten- und Carotissinussyndrom (wegen unvorhersehbarer Bradykardien), WPW-Syndrom (aufgrund möglicher Zunahme der Kammerfrequenz) und obstruktive Kardiomyopathie. Zustände mit veränderter Glykosidempfindlichkeit sind vor Therapiebeginn möglichst zu beseitigen (z. B. Kalium-Mangel). Bei AV-Überleitungsstörungen oder hochgradiger Bradykardie ist eine Digitalisierung häufig erst nach Verlegung eines elektrischen Schrittmachers möglich (► Kap. 18.4.1).

16.7.3 Unerwünschte Wirkungen

Herzglykoside haben eine ausgesprochen geringe therapeutische Breite. Zu beachten ist, dass selbst als bislang normal angesehene Plasmakonzentrationen von Digoxin bereits mit einer signifikanten Übersterblichkeit einhergingen (Rathore et al. 2003 ◘ Tab. 16.7). Da außerdem Glykosidbedarf und Glykosidempfindlichkeit von Patient zu Patient, aber auch beim gleichen Patienten stark schwanken können (◘ Tab. 16.5), sind unerwünschte Wirkungen bei der Therapie mit Herzglykosiden häufig (5–10% ◘ Tab. 16.4). Sie sind in den meisten Fällen Folge einer **absoluten** oder **relativen Überdosierung**. Es gibt keine bestimmte Reihenfolge, in der die toxischen Glykosidwirkungen auftreten. In über 50% der Fälle von Herzrhythmusstörungen werden diese beispielsweise manifest, ohne dass es vorher zu gastrointestinalen oder neurotoxischen Erscheinungen gekommen ist. Herzglykoside können alle bekannten Formen von **Herzrhythmusstörungen** auslösen. Typisch sind aber AV-Block I. Grades, Bradykardie bei Vorhofflimmern und ektope Erregungsbildungen im AV-Knoten und Ventrikelmyokard. Herzrhythmusstörungen sind die häufigsten und gefährlichsten unerwünschten Wirkungen der Herzglykoside; sie können **lebensbedrohlich** sein. Sie beruhen auf einer Förderung v. a. der ektopischen Erregungsbildung (**delayed afterdepolarisations**) in Verbindung mit einer Zunahme der **Erregbarkeit** des Myokards wegen der verkürzten Refraktärzeit und/oder auf der **negativ dromotropen Wirkung** der Herzglykoside. Die **gastrointestinalen Störungen** sind die **zweithäufigsten** unerwünschten Wirkungen der Herzglykoside und sind Folge einer Wirkung auf die Area postrema. Möglicherweise spielt auch eine Vasospastik der Mesenterialarterien eine Rolle; Todesfälle aufgrund einer Herzglykosid-bedingten Darmgangrän sind beschrieben worden. Die **neurotoxischen Störungen** umfassen in erster Linie unspezifische Symptome, selten die typischen Sehstörungen, z. B. in Form von Grün-Gelb-Sehen.

◘ Tab. 16.4. Typische unerwünschte Wirkungen von Herzglykosiden

Kardial	Tachykarde Herzrhythmusstörungen, z. B. ventrikuläre Extrasystolen, ventrikuläre Tachykardien, Kammerflimmern, AV-Knotentachykardie Bradykarde Herzrhythmusstörungen, z. B. AV-Block I. Grades, Bradykardie bei Vorhofflimmern, Sinusbradykardie
Gastrointestinal	Appetitlosigkeit, Leibschmerzen, Übelkeit, Erbrechen
ZNS	Müdigkeit, Schwäche, Schwindel, Kopfschmerzen, Delirium, Psychose, Verschwommensehen, Gelb-Grün-Sehen, Lichtscheu, Skotome
Anderes	Gynäkomastie

Herzglykosid-Intoxikation

Die Diagnose der Glykosidintoxikation kann schwierig sein, weil keines der Symptome beweisend für eine Intoxikation ist und nicht auch bei der Herzinsuffizienz vorkäme. Sie ergibt sich normalerweise aus der Klinik (z. B. Übelkeit, Bradykardie), dem EKG (typisch muldenförmige ST-Streckensenkung, AV-Blockierungen) und der Plasmakonzentration (◘ Tab. 16.6). Extrakardiale Symptome sind selten bedrohlich und können meistens durch

◘ Tab. 16.5. Herzglykoside. Wechselwirkungen mit anderen Arzneistoffen

Erhöhte Wirkung	Verminderte Wirkung
Diuretika, Laxantien, β_2-Sympathomimetika, Corticosteroiden erhöhen positiv inotrope und heterotope Wirkung wegen Hypokaliämie	
Kaliumsparende Diuretika und ACE-Hemmstoffe verstärken negativ dromotrope Wirkung in Folge einer Hyperkaliämie	Kaliumsparende Diuretika und ACE-Hemmstoffe hemmen positiv inotrope Wirkung in Folge einer Hyperkaliämie
Klasse I-Antiarrhythmika, Calciumkanalblocker und β-Adrenozeptor-Antagonisten verstärken negativ dromotrope und chronotrope Wirkung	Klasse I-Antiarrhythmika, Calciumkanalblocker und β-Adrenozeptor-Antagonisten hemmen positiv inotrope Wirkung
β_2-Sympathomimetika und Methylxanthine (Theophyllin, Coffein) verstärken heterotope Wirkung	
M-Cholinozeptor-Antagonisten verzögern Darmpassage und Erythromycin, Tetracycline hemmen intestinale Inaktivierung	Laxantien, Metoclopramid (beschleunigte MD Passage), Antacida, Aktivkohle, Colestyramin, (Glykosidadsorption), Neomycin, Phenytoin, p-Aminosalicylsäure, Sulfasalazin, Zytostatika (Schädigung der Darmschleimhaut)
Verapamil, Diltiazem, Nifedipin, Amiodaron hemmen intestinale Gp-170-Pumpe und erhöhen Bioverfügbarkeit	Johanniskraut induziert Gp-170-Pumpen und reduziert Bioverfügbarkeit
	Phenytoin, Phenobarbital, Spironolacton, Rifampicin induzieren hepatische Enzyme und Abbau von Digitoxin

Reduzierung der Dosis und symptomatische Therapie beherrscht werden. Bei leichteren Formen **kardialer Symptome** genügt meistens das vorübergehende Absetzen der Glykoside für einige Tage und die spätere Weiterbehandlung mit kleineren Dosen (beachte unterschiedliche Eliminationsgeschwindigkeit ◘ Tab. 16.6). Bei bedrohlichen Rhythmusstörungen muss zusätzlich aktiv behandelt werden:

- Senkung der Glykosidkonzentration. Wegen des ausgeprägten enterohepatischen Kreislaufs kann bei Digitoxin die im Körper vorhandene Menge durch Adsorptionsmittel (medizinische Kohle, Colestyramin) gesenkt werden. Bei lebensbedrohlichen Vergiftungen kann Hämoperfusion die Elimination von Digitoxin beschleunigen. Bei schwer verlaufenden Digoxin- und Digitoxin-Intoxikationen hat sich die Behandlung mit Glykosid-spezifischen Antikörpern bzw. Antikörperfragmenten (Fab-Fragmente) als lebensrettend erwiesen. **Hämodialyse** ist bei Digoxin-Vergiftungen wenig effektiv und nur in der Frühphase der Intoxikation 8–12 h nach Einnahme in suizidaler Absicht sinnvoll.
- Tachykarde Rhythmusstörungen. **Kalium** wirkt bei supraventrikulären und ventrikulären Tachykardien und Ektopien und ist nicht nur bei Hypokaliämie, sondern auch bei Normokaliämie indiziert. Kalium ist kontraindiziert bei Hyperkaliämie und bei AV-Block (Ausnahme: supraventrikuläre Tachykardie mit Block, die durch Kalium-Zufuhr gebessert werden kann), weil Kalium wie die Herzglykoside die Erregungsüberleitung hemmt. **Antiarrhythmika** wie **Lidocain** sind indiziert, wenn Kalium kontraindiziert ist oder nicht wirkt. Durch elektrische Therapie (Kardioversion) werden Glykosid-bedingte Tachyarrhythmien häufig verschlechtert. Ihre Anwendung ist daher auf Notfälle beschränkt, z. B. Kammerflimmern.
- Bradykarde Herzrhythmusstörungen werden zunächst mit Atropin behandelt (0,5 mg i. v. oder s. c. ► Kap. 18.8.1). Bei Erfolglosigkeit ist ein Schrittmacher unumgänglich.

16.7.4 Pharmakokinetik

Die einzelnen Glykoside unterscheiden sich in ihren pharmakokinetischen Eigenschaften; nur diese bestimmen die Auswahl eines Glykosids bei der Therapie. Die für die praktische Anwendung wichtigsten pharmakokinetischen Kenngrößen sind für **Digoxin** und **Digitoxin** in ◘ Tab. 16.6 zusammengefasst. Digoxin und seine Derivate haben gegenüber Digitoxin den Vorteil, dass sie aufgrund einer kürzeren Plasmahalbwertszeit (35–50 h gegenüber 5–9 Tagen) besser steuerbar sind. Nachteilig ist die geringere und variablere Resorptionsquote, was erklärt, warum Digoxin mehr Wechselwirkungen eingeht als Digitoxin. Außerdem besteht Kumulationsgefahr bei Einschränkungen der Nierenfunktion und im Alter. Digitoxin hat den Vorteil einer sehr hohen und dadurch stabileren Bioverfügbarkeit sowie der fehlenden Kumulation bei Niereninsuffizienz. Daher muss die Erhaltungsdosis im Alter nicht angepasst werden. Zu beachten ist, dass selbst kleine Abweichungen der Pharmakokinetik bei Herzglykosiden wegen der geringen therapeutischen Breite relevante Auswirkungen haben (◘ Tab. 16.7).

◘ Tab. 16.6. Digoxin und Digitoxin. Pharmakokinetische Daten – Durchschnittswerte nach oraler Gabe

	Digoxin[20]	Digitoxin[23]
Bioverfügbarkeit	60–90	90–100
Wirkungseintritt (nach Minuten)	120–180	180–300
Wirkungsmaximum (nach Stunden)	3–6	8–12
Ausscheidung (überwiegend)	renal	hepatisch
Eliminationshalbwertszeit [Tage]	1,5–2	5–8
Wirkungsverlust (Abklingquote) pro Tag [%]	20	7
Erhaltungsdosis	0,2–0,375 mg	0,07
Therapeutische Plasmakonzentration [ng/ml]	0,5–0,8	10–20

16.7.5 Wechselwirkungen zwischen Herzglykosiden und anderen Arzneimitteln

Pharmakodynamik und Pharmakokinetik der Herzglykoside können durch andere Arzneistoffe beeinflusst werden. Einige Beispiele für **mögliche** Wechselwirkungen sind in ◘ Tab. 16.5 zusammengefasst. Da auch freiverkäufliche pflanzliche Arzneimittel wie Johanniskraut die Aufnahme von Digoxin hemmen

◘ Tab. 16.7. Dosisabhängigkeit des Effekts von Digoxin auf die Letalität bei Herzinsuffizienz. Retrospektive Subgruppenanalyse der DIG-Studie (Rathore et al. 2003)

Relatives Risiko im Vergleich zu Placebo (n = 2611)	Niedrig 0,5–0,8 ng/ml n = 572	Mittel 0,9–1,1 ng/ml n = 322	Hoch >1,1 ng/ml n = 277
Gesamtmortalität (adjustiert)	0,80 (0,68–0,94)	0,89 (0,74–1,08)	1,16 (0,96–1,39)
Kardiovaskuläre Mortalität (adjustiert)	0,86 (0,72–1,02)	0,93 (0,76–1,14)	1,21 (0,99–1,47)
Tod aufgrund einer Verschlechterung der Herzinsuffizienz (adjustiert)	0,66 (0,49–0,89)	0,86 (0,63–1,17)	0,95 (0,69–1,31)

(über Induktion von Gp-170 im Darmepithel) und dadurch den Glykosidbedarf steigern können, muss der Patient hierzu gezielt befragt werden.

16.7.6 Durchführung der Behandlung

Allgemeine Gesichtspunkte

Vor Beginn der Digitalisierung ist gezielt nach Zuständen einer veränderten Glykosidempfindlichkeit und bestehender Vorbehandlung mit Herzglykosiden zu fragen. Die Missachtung dieser Grundsätze ist die häufigste Ursache der Glykosidintoxikation.

Auswahl des Glykosids

Grundsätzlich gilt: Verwende nur wenige Glykoside (1–2) mit unterschiedlichen pharmakokinetischen Eigenschaften, die sicher beherrscht werden. Verwende nur Reinglykoside, deren Verhalten im Organismus bekannt und relativ konstant ist. Galenische Zubereitungen aus Digitalisblättern (z. B. Digitalistinktur) sind obsolet. Das Gleiche gilt für die zahlreichen, aus Scilla, Convallaria, Oleander, Adonis und Crataegus gewonnenen Mitteln, die gegenüber den Reinglykosiden keine Vorteile haben. Von letzteren stehen heute Digoxin bzw. seine Derivate und Digitoxin zur Verfügung. Digoxin und β-Acetyldigoxin sind praktisch gleich zu beurteilen. Die Bioverfügbarkeit von Metildigoxin ist im Vergleich zu den anderen Digoxin-Präparaten etwas größer (80–90%). Digitoxin wird häufig im Alter und bei Niereninsuffizienz verwendet, weil seine Eliminationsgeschwindigkeit dabei nicht vermindert ist und sich eine Dosisanpassung erübrigt.

Applikationsart und Dosierung

Wenn irgend möglich wird die Therapie mit Herzglykosiden oral durchgeführt. Dieser Weg ist erheblich risikoärmer als die parenterale Zufuhr, die dem Notfall (z. B. Vorhofflattern/-flimmern mit schneller Überleitung) vorbehalten ist und intravenös erfolgt. Die »üblichen« Dosen sind Durchschnittswerte und schwanken von Fall zu Fall erheblich (zwischen 50 und 200%). In der Regel sollte **langsam** digitalisiert werden, d. h. man gibt von Anfang an nur die mutmaßliche Erhaltungsdosis. Bei Digoxin ist eine konstante Plasmakonzentration nach 7–8 Tagen, bei Digitoxin nach 3–4 Wochen erreicht. Der Patient ist darauf hinzuweisen, dass er die vorgesehene Dosierung nicht von sich aus unterbrechen oder forcieren darf (Gefahr der Unter- bzw. Überdigitalisierung).

Zustände mit veränderter Glykosidempfindlichkeit

Die Glykosidempfindlichkeit eines Patienten wird durch eine Vielzahl von Arzneimitteln (Tab. 16.5) und anderen Faktoren beeinflusst, die in Tab. 16.8 zusammengefasst sind.

Tab. 16.8. Glykosidempfindlichkeit und Einflussfaktoren

Erhöhte Glykosidempfindlichkeit	Verminderte Glykosidempfindlichkeit
Hypokaliämie (Heterotopie)	Fieber
Hyperkaliämie (Überleitungsstörungen)	Hyperthyreose
Hypercalciämie	
Hypomagnesiämie	
Hypoxie	
Myokardinfarkt/-ischämie	
schwere Myokardinsuffizienz	
AV-Überleitungsstörungen	
höheres Lebensalter	
weibliches Geschlecht	
Hypothyreose	
Niereninsuffizienz	

- **Elektrolytstörungen und Hypoxie:** Der wichtigste und häufigste Risikofaktor ist die **Hypokaliämie** (Tab. 16.5 und Tab. 16.8). Sie verstärkt nicht nur die positiv inotrope Wirkung der Herzglykoside, sondern auch die Zunahme der heterotopen Reizbildung. Auch Hyperkaliämien sind zu berücksichtigen, weil sie wie die Herzglykoside die Erregungsüberleitung hemmen. Hypercalcämie, Hypomagnesiämie und Hypoxie (zu berücksichtigen insbesondere bei der Rechtsherzinsuffizienz beim Cor pulmonale und bei der pulmonalen Hypertonie!) verstärken wie die Hypokaliämie die Wirkung der Herzglykoside auf die heterotope Reizbildung.
- **Art und Schwere der Herzerkrankung:** Bei Myokardinfarkt, Koronarsklerose und bei fortgeschrittener Myokardinsuffizienz sind Ektopien von vornherein relativ häufig; hier können die Herzglykoside in sonst üblicher Dosierung ebenfalls vermehrt zu tachykarden Rhythmusstörungen führen. Bei AV-Überleitungsstörungen ohne Schrittmacherimplantation sind die Herzglykoside wegen ihrer negativ dromotropen Wirkung (relativ) kontraindiziert.
- **Lebensalter:** Bei älteren Patienten sind Intoxikationserscheinungen besonders häufig. Als Ursache dafür kommen eingeschränkte Nierenfunktion, Ventilationsstörungen mit nachfolgender Hypoxie (z. B. beim Emphysem), koronare Minderdurchblutung oder Abnahme der Muskelmasse in Frage. Man kann davon ausgehen, dass die sonst üblichen Glykosiddosen ab dem 60. Lebensjahr um bis zu 50% reduziert werden müssen.
- **Körpergewicht:** Bei einem Körpergewicht unter 60 kg sollte die sonst übliche Glykosiddosis um $^1/_4$ bis $^1/_3$ reduziert werden. Da sich die Herzglykoside überwiegend in der Muskulatur und nicht im Fettgewebe verteilen, darf man andererseits bei Adipositas die Dosis nicht einfach entsprechend dem Körpergewicht erhöhen.

Tab. 16.9. Digoxin bei Niereninsuffizienz. Anhaltswerte zur Dosisanpassung

Kreatinin-Clearance [ml/min]	Erhaltungsdosis von Digoxin [% der üblichen Erhaltungsdosis]
0	33
25	47
50	65
75	82
100	100

- **Schilddrüsenerkrankungen:** Bei Hypothyreose kann die Plasmakonzentration der Herzglykoside im Vergleich mit euthyreoten Patienten bei gegebener Dosis aus verschiedenen Gründen (Hemmung der renalen Elimination, Verkleinerung des Verteilungsvolumens, Steigerung der gastrointestinalen Resorption) erhöht und bei Hyperthyreose erniedrigt sein. Entsprechend sind hypothyreote Patienten häufig besonders Digitalis-empfindlich, hyperthyreote Patienten dagegen relativ Digitalis-resistent.
- **Niereninsuffizienz:** Digoxin wird nur zu etwa 10% zu herzunwirksamen Metaboliten abgebaut. Die Elimination erfolgt überwiegend durch renale Ausscheidung. Bei Niereninsuffizienz muss deshalb die Dosis von Digoxin anhand der Kreatinin-Clearance reduziert werden (Tab. 16.9).

16.8 Andere Arzneimittel zur Therapie der Herzinsuffizienz

16.8.1 Vasodilatatoren

Vasodilatatoren bewirken eine Erweiterung der arteriellen und/oder der venösen Gefäße. Dilatation der arteriellen Widerstandsgefäße bewirkt eine Nachlastsenkung, Dilatation der venösen Kapazitätsgefäße ein venöses **Pooling** bzw. eine Vorlastsenkung. Bei den Nitraten **Isosorbiddinitrat**[24] oder **Isosorbitmononitrat**[25] und dem Nitrat-ähnlichen **Molsidomin**[26] überwiegt die Vorlastsenkung, bei **Dihydralazin**[27] die Nachlastsenkung, und bei α_1-Adrenozeptorantagonisten wie **Prazosin**[28] oder **Terazosin**[29] kommt es zu einer Vor- und Nachlastsenkung. In der V-HeFT-I-Studie (Cohn et al.1986 Tab. 16.1) hatte Prazosin (α_1-Adrenozeptor-Antagonist) keinen Einfluss auf die Prognose und führte zu keiner Verbesserung hämodynamischer Parameter. In der ALLHAT-Studie zur Hypertoniebehandlung führte Doxazosin sogar zu einer Verdoppelung der Inzidenz einer Herzinsuffizienz (ALLHAT-Studie 2000), so dass α_1-Adrenozeptor-Antagonisten heute keinen Stellenwert in der Therapie der chronischen Herzinsuffizienz haben. Dagegen hat die Kombination von Isosorbiddinitrat und Hydralazin die Überlebenswahrscheinlichkeit bei Patienten mit Herzinsuffizienz verbessert (V-HeFT II 1991). Interessanterweise verringerte die Kombination bei schwarzen US-Amerikanern die Gesamtsterblichkeit um 43% und verbesserte signifikant die Lebensqualität, obwohl die Patienten bereits mit ACE-Hemmern, Betablockern und Aldosteron-Rezeptor-Antagonisten optimal vorbehandelt waren (Taylor et al. 2004). Dies hat zur Zulassung bei schwarzen Amerikanern geführt und eine Debatte über die Bedeutung der Rasse für die Arzneimittelwirkung ausgelöst. Aufgrund der relativ häufigen unerwünschten Wirkungen (Kopfschmerzen und Schwindel in 25–40%) gilt die Kombination in Deutschland nur bei Unverträglichkeit bzw. Kontraindikationen gegen ACE-Hemmstoffe oder AT_1-Rezeptorantagonisten als indiziert.

16.8.2 Phosphodiesterase-III-Hemmstoffe

Phosphodiesterase-III-Hemmstoffe wie **Milrinon**[30] und **Enoximon**[31] wirken am Herzen direkt positiv inotrop und zusätzlich gefäßerweiternd (**Inodilatatoren**). Sie wurden ursprünglich als Alternativen zu Herzglykosiden und Katecholaminen für den chronischen Gebrauch entwickelt. Mehrere klinische Studien haben jedoch gezeigt, dass diese Substanzen wie alle Arzneistoffe, die die cAMP-Konzentration im Myokard erhöhen, **tachykarde Rhythmusstörungen** begünstigen und die Überlebenszeit von Patienten mit chronischer Herzinsuffizienz verkürzen (z. B. PROMISE-Studie, Packer et al. 1991 Tab. 16.1). Wahrscheinlich ist der Grund in Herzrhythmusstörungen und einem gesteigerten Energieverbrauch zu sehen. Sie werden daher heute ausschließlich in der Behandlung der akuten Herzinsuffizienz eingesetzt, wo sie die Wirkung von Katecholaminen kurzfristig steigern können.

16.8.3 Substanzen in Testung

In den letzten Jahren ist eine ganze Reihe von pharmakologischen Prinzipien auf ihren Nutzen bei Patienten mit chronischer Herzinsuffizienz getestet worden. Dazu gehören cAMP-abhängige positiv inotrope Substanzen mit zusätzlicher Calcium-sensitivierender (z. B. Pimobendan) oder Natriumkanal-Wirkung (Vesnarinon), Endothelin-Rezeptor-Antagonisten (z. B. Bosentan), gemischte Hemmstoffe von ACE und neutraler Endopeptidase

[24] Isoket®, ISDN STADA®
[25] Corangin®, Mono Mack®
[26] Corvaton®, Molsidomin Sandoz®
[27] Nepresol®, Depressan®
[28] Minipress®, Prazosin-ratiopharm®
[29] Flotrin®, Terazosin-ratiopharm®
[30] Corotrop®
[31] Perfan®

(NEP; z. B. Omapatrilat), Hemmstoffe von Tumornekrosefaktor α (z. B. Etanercept) und Hemmstoffe der Carnitin-Palmitoyl-Transferase II (CPT II; z. B. Etomoxir), die den Energiestoffwechsel des Herzens auf vermehrte Glukoseutilisation umstellen sollen. Diese Studien zeigten entweder keinen zusätzlichen Nutzen der getesteten Substanzen, eine Verschlechterung gegenüber der Standardtherapie oder eine unakzeptable Toxizität (z. B. mehr angioneurotische Ödeme bei Omapatrilat). Das **brain natriuretic peptide** (BNP) Nesitride ist wegen seiner vasodilatierenden und diuretischen Wirkung in den USA zur kurzfristigen Therapie der akut dekompensierten Herzinsuffizienz auf der Basis von zwei Studien (Colussi et al. 2000, VMAC Studie 2002) zugelassen. Allerdings gibt es Hinweise auf eine ungünstige Beeinflussung der Nierenfunktion und der Sterblichkeit (Topol 2005).

16.8.4 Substanzen mit ungünstiger Wirkung bzw. Kontraindikationen

Zahlenmäßig die größte Rolle spielen **nichtsteroidale Antirheumatika** (außer niedrig dosierter ASS), die nach aktuellen Studien von 30–40% aller Patienten mit chronischer Herzinsuffizienz eingenommen werden. Sie erhöhen wegen ihrer Wasser- und Salzretinierenden Wirkung das Risiko für eine kardiale Dekompensation auf das Mehrfache (Page und Henry 2000). Diese Kontraindikation wird in der Praxis zu wenig beachtet. **Calcium-Kanalblocker** können aufgrund ihrer negativ inotropen Wirkung eine Herzinsuffizienz verschlechtern und gelten daher als kontraindiziert. Dies trifft nicht nur auf Verapamil und Diltiazem, sondern auch auf Nifedipin und andere Dihydropyridin-Derivat zu. Allerdings scheinen sich die in ihrer Wirkung langsam einsetzenden und lange wirkenden Präparate wie Amlodipin, Felodipin und Nisoldiplin prognostisch neutral zu verhalten. Eine Herzinsuffizienz verschlechtern können darüber die **TNFα-Antagonisten** Etanercept und Infliximab. Große Zurückhaltung gilt aufgrund des proarrhythmischen Potentials für alle Antiarrhythmetika der Klasse I und III (Ausnahme Amiodaron mit wahrscheinlich neutraler Wirkung) sowie alle Arzneimittel, die mit der Auslösung von **long QT**-Syndromen und **Torsade de Pointes**-Arrhythmien assoziiert worden sind. Dazu zählen insbesondere **Erythromycin** und **Clarithromycin**, Antihistaminika wie **Terfenadin**, Gyrasehemmer wie **Moxiflaxacin**, Malariamittel wie **Halofanthrin** und **Mefloquin**, sehr viele **Neuroleptika** und **Antidepressiva**. Aus demselben Grund sollen Hypokaliämien unbedingt vermieden werden.

16.9 Differentialtherapeutische Aspekte

Die Therapie der chronischen Herzinsuffizienz richtet sich heute vor allem nach dem Ergebnis kontrollierter klinischer Studien, die auf eine Verbesserung der Überlebensprognose zielen (Tab. 16.10). Die Datenlage zur Wirkung auf die Lebensqualität ist weniger eindeutig. Für die Auswahl der verschiedenen Arzneimittel spielen die Ätiologie und Form der Herzinsuffizienz ebenso wie Begleitumstände wie Diabetes mellitus, Alter und Geschlecht nur eine untergeordnete Rolle, da diese Parameter in klinischen Studien übereinstimmend keinen Einfluss auf die Ansprechraten hatten. Eine Ausnahme bildet die geringe Wirksamkeit von Herzglykosiden bei Rechtsherzinsuffizienz.

- Im asymptomatischen Stadium (NYHA I) sind zurzeit v. a. ACE-Hemmer aus prognostischer Indikation indiziert (Tab. 16.10). Da die Mehrzahl der Patienten mit eingeschränkter linksventrikulärer Funktion aber einen Myokardinfarkt erlitten hat, werden auf Grund der eindeutigen Studienlage zur Verhinderung von Reinfarkten (Sekundärprophylaxe) in solchen Fällen auch β-Adrenozeptor-Antagonisten und Aldosteronantagonisten verordnet.
- In frühen Stadien der manifesten Herzinsuffizienz (NYHA II) sind ACE-Hemmstoffe und β-Adrenozeptor-Antagonisten und, nach Myokardinfarkt, auch Aldosteronantagonisten

Tab. 16.10. Differentialtherapie der Herzinsuffizienz (nach Hoppe et al. 2005)

	NYHA I	NYHA II	NYHA III	NYHA IV
ACE-Hemmer	indiziert	indiziert	indiziert	indiziert
β-Adrenozeptor-Antagonisten (ohne ISA)[a]	nach Myokardinfarkt bei Hypertonie	indiziert	indiziert	indiziert
Thiazide[b]	bei Hypertonie	bei Ödemen	indiziert[c]	indiziert
Schleifendiuretika[b]			indiziert	indiziert
Aldosteron-Antagonist	nach Myokardinfarkt		indiziert	indiziert
AT_1-Rezeptor-Antagonisten	bei ACE-Hemmer-Intoleranz			
Herzglykoside[d]	bei tachysyst. Vorhofflimmern	bei tachysyst. Vorhofflimmern	Indiziert	Indiziert

[a] Carvedilol, Bisoprolol, Metoprolol-ZOK, Nebivolol; [b] bei NYHA II und normaler Nierenfunktion zunächst Thiazide, bei niedrig normalem oder niedrigem Kalium in Kombination mit Triamteren oder Amilorid; [c] zur Potenzierung der Schleifendiuretika-Wirkung; [d] auch bei Sinusrhythmus nach Rekompensation aus NYHA III/IV

indiziert. Aufgrund der Studienlage erfolgte die formale Zulassung der β-Adrenozeptor-Antagonisten mit dem Zusatz »nur als Zusatzmedikation zu einer ausreichend dosierten Therapie mit ACE-Hemmstoffen und Diuretika und ggf. Herzglykosiden«. Diese Einschränkung muss aber heute, gerade in NYHA II in Bezug auf Diuretika, relativiert werden. Dies gilt insbesondere, weil eine Studie gezeigt hat, dass es unerheblich ist, ob man die Therapie mit einem ACE-Hemmer oder β-Adrenozeptor-Antagonisten beginnt (CIBIS III, Willenheimer et al. 2005).

- Bei mittleren und schweren Formen der Herzinsuffizienz (NYHA III–IV) werden vor allem Diuretika symptomorientiert zu der Basistherapie mit ACE-Hemmstoffen und β-Adrenozeptor-Antagonisten dosiert. Herzglykoside sind aus symptomatischer Indikation auch bei Sinusrhythmus indiziert. Aldosteronantagonisten werden unter strenger Beachtung des Kaliumspiegels in niedriger Dosis hinzugegeben.
- Bei Unverträglichkeit von ACE-Hemmstoffen (z. B. Husten) kommen vor allem AT_1-Rezeptorantagonisten in Frage.

Therapie der chronischen Herzinsuffizienz

- Gewichtsnormalisierung;
- mäßige Kochsalz- (3 g/Tag) und Flüssigkeitsrestriktion (1,5–2 l/Tag);
- regelmäßige Gewichtskontrolle zur raschen Anpassung der Diuretikadosis;
- regelmäßige dynamische körperliche Aktivität, Bettruhe bei NYHA IV;
- **ACE-Hemmstoffe**: lebensverlängernder Effekt für die NYHA-Stadien II–IV nachgewiesen, im Stadium I Nutzen wahrscheinlich, aber geringer. Wichtig: Beachtung einer hohen Zieldosis und der substanzspezifischen Wirkdauer (z. B. nicht 1-mal 50 mg Captopril);
- **Diuretika:** symptomatische Stadien. Möglichst sparsam dosieren, Kalium beachten;
- **β-Adrenozeptor-Antagonisten:** lebensverlängernder Effekt nach Myokardinfarkt und für die NYHA-Stadien II–IV nachgewiesen. Wichtig: sehr niedrig dosiert beginnen, langsam erhöhen, hohe Zieldosis, Beachtung der substanzspezifischen Wirkdauer (z. B. nicht 1-mal 50 mg Metoprolol unretardiert);
- **Aldosteronantagonisten:** lebensverlängernder Effekt bei linksventrikulärer Dysfunktion nach Myokardinfarkt und in NYHA-Stadien III–IV nachgewiesen, wenn zusätzlich zu ACE-Hemmern, β-Adrenozeptor-Antagonisten, Diuretika und ggf. Herzglykosiden gegeben. Wichtig: niedrige Dosis, Achtung: Hyperkaliämie besonders bei Niereninsuffizienz und gleichzeitiger Gabe von nichtsteroidalen Antiphlogistika!;
- **Herzglykoside:** umstritten; nach Leitlinien indiziert bei Herzinsuffizienz, Vorhofflimmern und in NYHA-Stadien III–IV auch bei Sinusrhythmus. Nutzen, wenn überhaupt, nur bei niedrigen Plasmakonzentrationen belegt, kein nachgewiesener lebensverlängernder Effekt. Wichtig: sehr niedrige therapeutische Breite, Plasmakonzentrationen kontrollieren und bei 0,5–0,8 ng/ml einstellen.

Nicht vergessen:

- Kontrolle der Serumelektrolyte und Retentionswerte unter der Therapie mit ACE-Hemmstoffen, Diuretika, Aldosteronantagonisten und Herzglykosiden.

16.10 Behandlung von Komplikationen

16.10.1 Herzrhythmusstörungen

Herzrhythmusstörungen sind bei Patienten mit Herzinsuffizienz häufig und in den meisten Fällen Ursache des plötzlichen Herztodes, der für etwa 50% der kardialen Todesfälle (ca. 30% aller Todesfälle) verantwortlich ist. Angesichts der proarrhythmischen Wirkungen der Klasse I-Antiarrhythmika kommen heute im Prinzip nur zwei Substanzgruppen in Frage. **β-Adrenozeptor-Antagonisten** reduzieren das Risiko eines plötzlichen Herztodes um ca. 40% (MERIT-HF 1999, CIBIS II 1999). Es gibt Anhaltspunkte dafür, dass dieser Effekt auf die lipophilen β-Adrenozeptor-Antagonisten beschränkt ist (z. B. Metoprolol, Carvedilol, Bisoprolol) und über eine zentrale Steigerung des Parasympathotonus und Senkung des Sympathotonus vermittelt ist.

Alternativ und zusätzlich kommt bei symptomatischen, lebensbedrohlichen Herzrhythmusstörungen die Verordnung des Klasse III-Antiarrhythmikums **Amiodaron**[32] in Frage. Amiodaron wirkt im Gegensatz zu Klasse I-Antiarrhythmika (z. B. Chinidin, Flecainid, Propafenon) nicht negativ inotrop und scheint die Prognose von Patienten mit Herzinsuffizienz günstig oder zumindest nicht ungünstig zu beeinflussen. Interessanterweise ist in einer **Post-hoc-Analyse** mehrerer prospektiver Studien aufgefallen, dass Amiodaron nur bei solchen Patienten günstig auf die Prognose wirkte, die mit β-Adrenozeptor-Antagonisten behandelt wurden. Wegen der hohen Rate an unerwünschten Wirkungen (Schilddrüsenfunktionsstörungen, Cornea- und Hautablagerung, Lungenfibrose, Hepatitis) sollte Amiodaron nicht prophylaktisch eingesetzt werden. Standarddosierung ist 200 mg/Tag (initial 3-mal 200 mg zur Aufsättigung), wobei aufgrund der extrem langen Halbwertszeit von ca. 25 Tagen ein langsamer Wirkungseintritt zu beachten ist. **Sotalol**[33] ist ein nichtselektiver

[32] Cordarex®, Amiohexal®
[33] Sotalex®, Sotalol AL®

β-Adrenozeptor-Antagonist, bei dem ein Enantiomer (D-Sotalol) eine reine Klasse III-antiarrhythmische, das andere Enantiomer (L-Sotalol) zusätzliche β-Adrenozeptor-antagonistische Wirkung aufweist. D-Sotalol alleine verschlechtert jedoch die Prognose von Patienten mit Herzinsuffizienz (SWORD, Waldo et al. 1996). Dies spricht gegen eine günstige Wirkung des Klasse-III-Effekts und dafür, die reinen β-Adrenozeptor-Antagonisten dem Sotalol bei Herzinsuffizienz vorzuziehen. Bei lebensbedrohlichen Arrhythmien (z. B. Zustand nach Kammerflimmern oder rezidivierende Kammertachykardien) wird heute zunehmend die Indikation zur Implantation eines Defibrillators gestellt.

16.10.2 Embolieprophylaxe

Patienten mit Herzinsuffizienz haben, vor allem bei Vorhofflimmern, ein deutlich erhöhtes Risiko für Thromboembolien (etwa 2–2,4% pro 100 Patientenjahre). Bei Patienten mit Vorhofflimmern lässt sich dieses Risiko durch systemische Antikoagulation verringern. Angestrebt wird eine Behandlung mit oralen Antikoagulanzien wie **Phenprocoumon**[34] und einer INR von 2 bis 3 (Quick-Wert ca. 20–30%). Im Gegensatz dazu gibt es keine überzeugende Evidenz für den Wert einer Antikoagulation bei Patienten in Sinusrhythmus.

16.11 Behandlung des kardial bedingten Lungenödems

16.11.1 Begriffsbestimmung und pathophysiologische Vorbemerkungen

Das kardial bedingte Lungenödem (im Folgenden vereinfacht »Lungenödem« genannt) ist die akute und schwerste Stauungserscheinung infolge **Linksherzinsuffizienz**. Es ist meistens Ausdruck einer Myokardinsuffizienz, es kann sich aber auch zum Beispiel bei schweren Arrhythmien, Mitralstenosen oder Blutdruckkrisen entwickeln. Das therapeutische Ziel ist die Senkung des intravasalen Volumens und die Beseitigung der Atemnot sowie die Behandlung der Grundkrankheit.

16.11.2 Verminderung des Lungenblutvolumens

Die Senkung des intravasalen Volumens wird erreicht durch schnell wirkende Diuretika wie z. B. **Furosemid**[35] (40–100 mg i. v.), die akut zusätzlich eine venodilatatorische Wirkung haben. Hinzu kommen physikalische Maßnahmen, die den venösen Rückstrom senken: Hochlagerung des Oberkörpers, Senkung der Beine, venöse Staubinden. Eine Abnahme des erhöhten linksventrikulären Füllungsdrucks und damit der Lungenstauung innerhalb weniger Minuten wird durch Infusion von Vasodilatatoren erreicht. Diese führen zu einer venösen und/oder arteriellen Gefäßerweiterung und dadurch zu einer Reduktion des Volumenangebots an das Herz und zu verstärkter systolischer Entleerung. Die notwendigen Dosen schwanken stark und richten sich nach der Wirkung auf den arteriellen Blutdruck und den linksventrikulären Füllungsdruck, die nicht unter 80–100 bzw. 12 mmHg gesenkt werden sollten. Als weniger problematisch wird die vasodilatatorische Behandlung bei schwerer Herzinsuffizienz ohne Myokardinfarkt angesehen. Auch hier sind aber in jedem Fall einschleichende Dosierung und kurzfristig wiederholte Blutdruckmessungen erforderlich.

In Betracht kommen v. a. **Glyceroltrinitrat**[36] (zunächst 0,8–1,6 mg sublingual als Kapsel oder Spray, dann Infusion mit 50–200 mg/24 Stunden) oder **Nitroprussidnatrium**[37] (Infusion mit 15–250 g/min ► Kap. 14.6.2). Die Dosierung muss einschleichend erfolgen. Bei Erniedrigung des arteriellen Blutdrucks kommt auch die kombinierte Infusion von Vasodilatatoren mit beispielsweise **Dobutamin**[38] (200–600 µg/min) in Frage, das als β-Adrenozeptor-Agonist positiv inotrope Wirkungen hat (ohne wesentliche frequenzsteigernde Wirkungen). Auch Hemmstoffe der Phosphodiesterase vom Typ III in Gefäß- und Herzmuskulatur haben positiv inotrope und gefäßerweiternde Wirkungen.

> **Dosierung**
>
> **Enoximon:**
> - initial 0,5 mg/kg langsam i. v.;
> - Gesamtdosis nicht über 3 mg/kg in 2 Stunden;
> - Erhaltungsdosis 4- bis 8-mal 0,5 mg/kg i. v. in 24 Stunden.
>
> **Milrinon:**
> - initial 50 µg/kg in 10 Minuten i. v.;
> - Erhaltungsdosis 0,5 µg/kg/min
> - Tagesdosis bis 1,13 mg/kg i. v.

16.11.3 Beseitigung der Atemnot

Sauerstoff (3–6 l/min durch Nasensonde) ist die wichtigste Maßnahme zur Beseitigung der Hypoxie. Im seltenen Fall einer gleichzeitig bestehenden chronischen Lungenerkrankung sollte Sauerstoff allerdings vorsichtig appliziert werden, weil das Atemzentrum hierbei von der Hypoxie abhängig ist. Zur medikamentösen Beseitigung der Atemnot ist **Morphin**[39] geeignet. Es besei-

34 Marcumar®, Phenpro.-ratiopharm®
35 Lasix®, Furosemid-ratiopharm®
36 Nitrolingual®, Nitrangin®
37 Nipruss®
38 Dobutamid Liquid Fresenius®, Dobutamin-ratiopharm®
39 Morphin-Merck®, Morphin AL®

tigt Unruhe und Tachypnoe. Dies beruht einerseits auf der sedierenden Wirkung des Morphins; andererseits vermindert Morphin die Erregbarkeit des Atemzentrums durch CO_2. Unter dem Einfluss von Morphin kommt es also auch bei erhöhtem CO_2-Druck zu einer Normalisierung der Atmung. Morphin ist kontraindiziert bei chronischen Lungenerkrankungen. Morphin hat zusätzlich eine venodilatierende Wirkung.

Therapie der akuten kardialen Dekompensation

- Sauerstoff: 3–6 l/min über Nasensonde
- schnellwirkende Schleifendiuretika (z. B. Furosemid 40–80 mg i. v.) vermindern das intravasale Volumen und wirken akut vorlastsenkend;
- Vasodilatanzien (z. B. Glyceroltrinitrat) senken die Vorlast und in höheren Dosen auch die Nachlast;
- Katecholamine steigern die Kontraktionskraft: Dobutamin 10 mg/kg, alternativ Phosphodiesterase III-Hemmstoffe (Wirkung wird nicht über Adrenozeptoren vermittelt, Einsatz auch bei Katecholamin-refraktärem Pumpversagen möglich).

Beachte: Positiv inotrope Substanzen nur einsetzen, wenn unbedingt nötig und dann in niedrigster möglicher Dosis!

Weiterführende Literatur

ALLHAT Collaborative Research Group (2000) ALLHAT-Studie.: Major cardiovascular events in hypertensive patients randomized to doxazosin vs chlorthalidone: the antihypertensive and lipid-lowering treatment to prevent heart attack trial (ALLHAT). JAMA 283: 1967–75

CIBIS II Study (1999) The Cardiac Insufficiency Bisoprolol Study II (CIBIS-II): a randomised trial. Lancet 353: 9

Cleland JG et al. (2005) Cardiac Resynchronization-Heart Failure (CARE-HF) Study Investigators. The effect of cardiac resynchronization on morbidity and mortality in heart failure. N. Engl. J. Med. 352: 1539

Cohn JN et al. (1986) Effect of vasodilator therapy on mortality in chronic congestive heart failure. Results of a Veterans Administration Cooperative Study. N Engl J Med 314: 1547

Cohn JN et al. (1991) A comparison of enalapril with hydralazin-isosorbide dinitrate in the treatment of congestive heart failure. N Engl J Med 325: 303

Cohn JN, Tognoni G (2001) Valsartan Heart Failure Trial Investigators. A randomized trial of the angiotensin-receptor blocker valsartan in chronic heart failure. N Engl J Med 345: 1667–75

Colucci WS et al. (2000) Intravenous nesiritide, a natriuretic peptide, in the treatment of decomensated congestive heart failure. Nesiritide Study Group. N. Engl. J. Med. 343: 246

Cooper HA et al. (1999) Diuretics and risk of arrhythmic death in patients with left ventricular dysfunction. Circulation 100: 1311

Digitalis Investigation Group (1997) The effect of digoxin on mortality and morbidity in patients with heart failure. N Engl J Med 336: 525

Flather MD et al. SENIORS Investigators (2005) Randomized trail to determine the effect of nebivolol on mortality and cardiovascular hospital admission in elderly patients with heart failure (SENIORS). Eur. Heart J. 26: 215

Gottlieb SS, McCarter RJ, Vogel RA (1998) Effect of beta-blockade on mortality among high-risk and low-risk patients after myocardial infarction. N Engl J Med 339: 489–497

Granger CB et al. (2003) CHARM Investigators and Committees. Effects of candesartan in patients with chronic heart failure and reduced left-ventricular systolic function intolerant to angiotensin-converting-enzyme inhibitors: the CHARM-Alternative trial. Lancet 362: 772–776

Hoppe UC et al. für die Kommission für Klinische Kardiologie der Deutschen Gesellschaft für Kardiologie (2005) Leitlinien zur Therapie der chronischen Herzinsuffizienz. Z. Kardiol. 94: 488

Lader E, Egan D, Hunsberger S et al. (2003) The effect of digoxin on the quality of life in patients with heart failure. J Card Fail 9: 4–12

MERIT-HF-Study (1999) Effect of metoprolol CR/XL in chronic heart failure: Metoprolol CR/XL Randomised Intervention Trial in Congestive Heart Failure. Lancet 12, 353: 2001

Packer M et al. (1991) Effects of oral milrinone on mortality in severe chronic heart failure. N Engl J Med 325: 1468

Packer M et al. (1996) The effect of carvedilol on morbidity and mortality in patients with chronic heart failure. N Engl J Med 334: 1349

Packer M et al. for the RADIANCE Study (1993) Withdrawal of digoxin from patients with chronic heart failure treated with angiotensin-converting-enzyme inhibitors. N Engl J Med 329: 1

Page J, Henry D (2000) Consumption of NSAIDs and the development of Congestive Heart Failure in Elderly Patients: An Underrecognized Public Health

Pfeffer MA et al. (2003) Valsartan, captopril, or both in myocardial infarction complicated by heart failure, left ventricular dysfunction, or both (VALIANT). N Engl J Med. 349: 1893

Pitt B et al. (1999) The effect of spironolactone on morbidity and mortality in patients with severe heart failure. Randomized Aldactone Evaluation Study Investigators (RALES). N Engl J Med 341: 709

Pitt B et al. (2000) Effect of losartan compared with captopril on mortality in patients with symptomatic heart failure: randomised trial. The Losartan Heart Failure Survival Study ELITE II. Lancet 355,1582–1587

Pitt B et al. (2003) Eplerenone post-acute myocardial in-farction heart failure efficacy and survival study investigators. N Engl J Med 348: 1309–1321

Poole-Wilson PA et al. (2003) Comparison of carvedilol and metoprolol on clinical outcomes in patients with chronic heart failure in the Carvedilol Or Metoprolol European Trial (COMET): randomised controlled trial. Carvedilol Or Metoprolol European Trial Investigators. Lancet 362: 7–13

Rathore SS, Curtis JP, Wang Y et al. (2003) Association of serum digoxin concentration and outcomes in patients with heart failure. AMA 289: 871–878

Rau T et al. (2002) Effect of the CYP2D6 genotype on metoprolol metabolism persists during long-term treatment. Pharmacogenetics 12: 465–472

SOLVD investigators (1992) Effect of enalapril on mortality and the develop-ment of heart failure in asymptomatic patients with reduced left ventricular ejection fraction. N Engl J Med 327: 685

Taylor AL et al. African-American Heart Failure Trail Investigators (2004) Combination of isosorbide dinitrate and hydralazine in blacks with heart failure. N. Engl. J. Med. 351: 2049

The Consensus Trial Study Group (1987) Effects of enalapril on mortality in severe congestive heart failure. N. Engl. J. Med. 316: 1429

Topol EJ (2005) Nesiritide – not verified. N. Engl. J. Med. 353: 133
VMAC, Publication Committee for the VMAC Investigators (Vasodilatation in the Management of Acute CHF) (2002) Intravenous nesiritide vs nitroglycerin for treatment of decompensated congestive heart failure: a randomized controlled trail. JAMA 287: 1531
Waldo AL et al. (1996) Effect of d-sotalol on mortality in patients with left ventricular dysfunction after recent and remote myocardial infarction. The SWORD Investigators. Survival With Oral d-Sotalol. Lancet 348: 7
Willenheimer R et al. (2005) Effect on survival and hospitalization of initiating treatment for chronic heart failure with bisoprolol followed by enalapril, as compared with the opposite sequence: results of the randomized Cardiac Insufficiency Bisoprolol Study (CIBIS) III. Circulation 112: 2426

17 Koronare Herzkrankheit

K. Schrör, M. Kelm

17.1 Begriffsbestimmung und Pathophysiologie

17.1.1 Grundkrankheit und Konsequenzen für die Therapie

Die Angina pectoris als Leitsymptom einer koronaren Herzerkrankung (KHK) kann bedingt sein durch eine koronare Makroangiopathie und seltener (bei bis zu 20% der Patienten) durch eine koronare Mikroangiopathie. Gemeinsames pathophysiologisches Substrat der Angina pectoris ist ein Missverhältnis zwischen Sauerstoffangebot und -bedarf des Myokards. Aufgrund der bereits in Ruhe fast maximalen Sauerstoffextraktion ist die Funktion des Myokards von einer exakten und bedarfsadaptierten Regulation des koronaren Blutflusses abhängig. Symptomatologisch wird die stabile Angina pectoris dem akuten Koronarsyndrom (ACS: instabile Angina pectoris, nichttransmuraler und transmuraler Myokardinfarkt) gegenübergestellt.

Eine **koronare Makroangiopathie** (koronare Herzkrankheit (KHK) im engeren Sinne) ist Folge einer **Atheromatose** großer und mittelgroßer Koronargefäße mit Einengung oder Verschluss der arteriellen Strombahn an einer oder mehreren Stellen. Wie die Grundkrankheit verläuft auch die atheromatöse Veränderung der Koronargefäßwände progredient und wird durch Störungen der koronaren Vasomotorik und der Blutgerinnung kompliziert. Die Erkrankung wird symptomatisch manifest, wenn Stenosen oder Koronargefäßverschlüsse zu funktionell wirksamen Durchblutungsstörungen (Ischämie) am Herzmuskel führen. Neben einer fixierten Stenose der epikardialen Kranzgefäße kommen hierfür ursächlich in Betracht: dynamische Stenosen (Koronarspasmen, spontan oder durch Cocain-Abusus getriggert), thromboembolische Komplikationen (Endocarditis lenta, Morbus embolicus bei Vorhofflimmern o. Ä.) sowie Luftembolien.

Bei bis zu 20% der Patienten kann eine Angina pectoris durch eine koronare Mikroangiopathie, d. h. ohne angiographisch fassbare Veränderungen der epikardialen Kranzgefäße auftreten. Ursachen dafür können sein: arterielle Hypertonie, Diabetes mellitus, Hyperlipoproteinämie und rheumatologisch-entzündliche Vaskulitiden.

Bekannte Risikofaktoren für die Entstehung einer koronaren Makro- und Mikroangiopathie, wie Nikotin, Hypertonie, Hypercholesterinämie, Diabetes mellitus, Stress, Bewegungsmangel, müssen – wo immer möglich – korrigiert oder behandelt werden (Rauchen einstellen, Blutdruck und Cholesterin senken, Lebensweise anpassen). Hierdurch wird die Prognose verbessert!

17.1.2 Stabile Angina pectoris

Als Anfallsauslösende Mechanismen für eine Angina pectoris kommen in Frage:

- Erhöhung des myokardialen Sauerstoffbedarfs bei:
  - gesteigerter Herzarbeit bei **gesundem** Herzmuskel: Erhöhung von Blutdruck, Herzfrequenz und Kontraktionsgeschwindigkeit durch psychische Erregung oder körperliche Belastung, Hypertonie, Hyperthyreose, Phäochromozytom;
  - gesteigerter Herzarbeit bei **geschädigtem** Myokard: Auftreten von Arrhythmien und regionalen Kontraktionsstörungen, erhöhtem enddiastolischen Ventrikeldruck, Dilatation, erhöhter Kammerwandspannung; Hypertonie;
- Verminderung des Sauerstoffangebotes:
  - Verminderung der Koronardurchströmung: atheromatöse Koronargefäßverengung, inflammatorisch induzierte Plaquedestabilisierung sowie Stenosenzunahme durch intrakoronare Thrombenbildung und/oder gestörte koronare Vasomotorik infolge reduzierter oder aufgehobener, flussabhängiger, Endothelvermittelter Vasodilatation, Spasmen der großen epikardialen Koronararterien, erhöhter transmuraler Druck mit Erhöhung des extravasalen Koronargefäßwiderstandes, Abnahme des Perfusionsdrucks bei arterieller Hypotonie, verkürzte Diastolendauer bei Tachykardie oder Arrhythmie, Koronarembolie;
  - verminderter arterieller Sauerstoffpartialdruck: Anämie, allgemeine Hypoxie, Carboxyhämoglobinämie (Rauchen, Straßenverkehr, CO-Vergiftung);
  - gestörte Sauerstoffdiffusion: schwere Myokardhypertrophie.
  - Im Gegensatz zum gesunden Herzen, bei dem die Koronardurchblutung bei Belastung um ein Mehrfaches gesteigert werden kann, ist die Erhöhung der **Myokarddurchblutung** durch Gefäßerweiterung bei sklerotisch veränderten, stenosierten Gefäßen nicht oder nur in ungenügendem Ausmaß möglich. Eine Anpassung an Belastungen kann bei atheromatösen Gefäßstenosen nur über eine Erhöhung des mittleren Aortendruckes oder über eine Verbesserung der kollateralen Blutversorgung oder eine Senkung des extravasalen Koronargefäßwiderstandes erreicht werden.

17.1.3 Akutes Koronarsyndrom

Das akute Koronarsyndrom reicht von der instabilen Angina pectoris über den nichttransmuralen (**Nicht-Streckenhebungsinfarkt, NSTEMI**) bis zum transmuralen (**ST- Streckenhebungsinfarkt, STEMI**) Myokardinfarkt. Der Myokardinfarkt ist eine Ischämieinduzierte **Myokardnekrose**. In ca. 80% der Fälle ist die Ursache der thrombotische Verschluss einer Koronararterie, meist bei vorbestehender stenosierender Koronaratheromatose durch Ruptur einer atheromatösen Plaque und nachfolgenden thrombotischen Verschluss. Die Nekrose ist umso größer, je weiter Ostiumnah der Gefäßverschluss gelegen ist und je schlechter die Kollateralversorgung ist.

Für die Mehrzahl der Frühtodesfälle und den **Sekundenherztod** sind ventrikuläre Tachyarrhythmien (Kammerflattern oder -flimmern) verantwortlich. Zweithäufigste Todesursachen (ca. 40%) sind **Herzinsuffizienz** oder **kardiogener Schock**. Eine seltenere Todesursache bei Myokardinfarkt ist die Ruptur der freien Kammerwand mit Herzbeuteltamponade. Rupturen von Papillarmuskeln oder des Kammerseptums führen zu akuter, schwerster Herzinsuffizienz. Wenn die Nekrosezone ein Aneurysma bildet, ist mit Kammerarrhythmien und mit Herzinsuffizienz zu rechnen.

Die Prognose eines Myokardinfarkts wird in der **Frühphase** durch die oben erwähnten Komplikationen bestimmt. Eine spontane Thrombolyse mit Wiedereröffnung des verschlossenen Koronargefäßes tritt innerhalb von 24 Stunden bei etwa $^2/_3$ der Patienten auf. Die Heilungsgeschwindigkeit der Nekrose beträgt etwa 1 mm in 10 Tagen.

Entscheidend für die **Spätphase** und damit die Langzeitprognose ist:
- die Dauer des thrombotischen Gefäßverschlusses;
- die Leistungsfähigkeit der kollateralen Blutversorgung;
- das Befallsmuster der Koronargefäße;
- die Lokalisation und das Ausmaß der Myokardschädigung bzw. Nekrose (Arrhythmien, Herzinsuffizienz).

Ein **plötzlicher Herztod** (Sekundenherztod) kann sowohl als Erstmanifestation als auch im Langzeitverlauf bei KHK eintreten. Über 50% der Todesfälle sind durch den tachykarden Herzstillstand (Kammerflattern, -flimmern) bedingt, die anderen durch asystolischen Kammerstillstand oder (seltener und nur nach akutem Infarkt) durch Herzwandruptur.

Bei Infarktbedingtem Ausfall von mehr als 20% des Arbeitsmyokards ist mit Herzinsuffizienz zu rechnen bei mehr als 40%, vor allem bei einem massiven Vorderwandinfarkt mit einem kardiogenen Schock. Die **In-Hospital-Letalität** des kardiogenen Schocks beträgt ca. 60%.

17.2 Behandlung der Angina pectoris

17.2.1 Prinzipien der Behandlung

Die Behandlung der Angina pectoris richtet sich nach der jeweiligen klinischen Erscheinungsform. Ziel einer **Akuttherapie** des Angina pectoris-Anfalls ist die Anfallsunterbrechung und die Verhinderung einer Nekrose. Die Anfallsauslösenden Ursachen (z. B. psychische oder physische Überlastung) sollen beseitigt, der myokardiale Sauerstoffverbrauch erniedrigt, die koronare Blutversorgung verbessert werden. Verzögerung der Progredienz der Erkrankung und Prävention akuter Komplikationen (Angina pectoris-Anfall, Arrhythmien, Myokardinfarkt, plötzlicher Herztod) sind Aufgaben der **Langzeittherapie**.

Die Entscheidung zwischen der konservativen medikamentösen und invasiven (Katheterdilatation) oder chirurgischen (aortokoronarer Bypass) Therapie muss rechtzeitig nach Koronarangiographie getroffen werden.

Die **Determinanten des myokardialen Sauerstoffverbrauchs** sind Blutdruck, Herzfrequenz und Inotropie. **β-Adrenozeptor-Antagonisten** senken diese Messgrößen und schützen das Herz vor akuten Steigerungen des Sauerstoffverbrauchs. Vasodilatierende Arzneimittel mit überwiegend venösem Angriffspunkt (**Nitrate**) reduzieren den Sauerstoffbedarf durch Verminderung der diastolischen Kammerfüllung und Wandspannung. Arteriolär angreifende Vasodilatatoren (**Calcium-Kanalblocker, ACE-Hemmstoffe**) vermindern die Eingangsimpedanz der Aorta und senken den Sauerstoffverbrauch des Herzens über eine Verminderung der Druckarbeit.

Eine Steigerung der Koronardurchblutung (Nitrate, Calcium-Kanalblocker) ist v. a. bei koronarspastischen Zuständen (**Prinzmetal-Angina pectoris**) und erhaltener Vasomotorik in stenosierten Koronarsegmenten (dynamische Stenosen) zu erwarten. Die pharmakologische Aufhebung der koronaren Autoregulation durch Vasodilatatoren, wie z. B. **Dipyridamol**[1] oder **Dihydralazin**[2], zum Teil auch durch Calcium-Kanalblocker (Dihydropyridine), mit Öffnung der nichtsklerotisch veränderten Strombahngebiete, leitet das Koronarblut von den stenosierten Gefäßstrecken ab (Raubeffekt) und kann so in einzelnen Fällen die Angina pectoris verstärken.

Eine **Freisetzung vasoaktiver Mediatoren** (Thromboxan A_2, Serotonin) aus aktivierten Thrombozyten kann zu regionalen Gefäßspasmen und damit zu akuter Drosselung der myokardialen Blutversorgung führen. **Acetylsalicylsäure**[3] als Hemmstoff der Cyclooxygenase und/oder **Clopidogrel**[4] bzw. **Ticlopidin**[5] (► Kap. 9.2.2) verhindern dies auf einer frühen Stufe, ohne direkt die koronare Vasomotorik oder den Sauerstoffverbrauch des Herzens zu beeinflussen. Ticlopidin ist wegen seines ungünstigen Nebenwirkungsprofils heute weitgehend von Clopidogrel ersetzt worden. Acetylsalicylsäure ist immer dann indiziert, wenn eine intravasale Thrombozytenaktivierung eingetreten ist; ASS und Clopidogrel sind die wichtigsten Begleitmedikation bei ACS, interventionellen und vor operativen Revaskularisationsmaßnahmen (► Kap. 9.2.2). Beim ACS hat die antithrombotische Therapie eine wichtige Erweiterung durch die **GPIIb/IIIa-Rezeptor-Antagonisten** erfahren, welche auf der Endstrecke der Thrombusbildung die Quervernetzung von Thrombozyten über Fibrinogenbrücken verhindern. Zusätzlich zu diesen Antithrombotika, wird beim ACS, **Heparin** zur Hemmung der plasmatischen Gerinnung eingesetzt.

Eine konsequente **Senkung des Plasma-Cholesterins** durch entsprechende Ernährung (Cholesterinsenkung maximal 10%)

---

1 Aggrenox® (Kombination mit ASS)
2 Nepresol®, Depressan®
3 Aspirin protect®, ASS AL® 100 TAH
4 Iscover®, Plavix®
5 Tiklyd®, Ticlopidin-ratiopharm®

und die Cholesterinsynthese hemmende Arzneistoffe (**CSE-Hemmstoffe** oder **Statine** ► Kap. 20), kann die Häufigkeit des Vorkommens von Reinfarkten verringert und die Lebenserwartung verlängert (Sekundärprävention) werden. Neuerdings ist gezeigt worden, dass eine solche Behandlung auch in der Primärprävention wirksam ist, jedenfalls bei Männern und mit **Pravastatin**[6] (WOSCOP-Studie ► Kap. 20.2.2). Angestrebt wird in der Primär- und noch wichtiger in der Sekundärprävention eine Senkung des Gesamtcholesterins unter 200 mg/dl und des LDL-Cholesterins ≤100 mg/dl; dann ist eine funktionelle Stabilisierung atheromatöser Plaques sowie in geringem Maß sogar eine morphologische Regression möglich. Auch cerebrovaskuläre Komplikationen werden verringert.

17.2.2 Nitrate und Molsidomin

Glycerintrinitrat, Isosorbiddinitrat, Isosorbid-5-mononitrat sowie **Molsidomin**[7] bewirken eine **Vasodilatation der Koronararterien und der myokardialen Kollateralgefäße sowie der venösen Kapazitätsgefäße**. Dadurch wird die koronare Blutversorgung verbessert und die Herzarbeit und der myokardiale Sauerstoffbedarf reduziert. Durch Senkung des Schlagvolumens und durch Dilatation der arteriellen Widerstandsgefäße sinkt der arterielle Blutdruck um 10–30 mmHg ab. Diese Verminderung der **Vor- und Nachlast** führt am Herzen zu einer Abnahme von enddiastolischem Druck und Volumen, von myokardialer Wandspannung, Herzgröße und Auswurfzeit. Es findet eine Umverteilung der Perfusion aus den normalperfundierten zugunsten unterperfundierter ischämischer Myokardbezirke statt. Die Folge ist ein verbessertes Kontraktionsverhalten des Myokards im ischämischen Bezirk. Eine Abnahme der enddiastolischen Wandspannung bewirkt auch eine Abnahme des extravaskulären Koronarwiderstandes.

Der **zelluläre Wirkungsmechanismus** aller organischer Nitrate und sonstiger NO-freisetzender Arzneistoffe ist gleich und besteht in einer Aktivierung der löslichen Guanylatcyclase der glatten Gefäßmuskelzelle durch intermediär entstehendes Stickstoffmonoxid. Dadurch steigt die Konzentration von zyklischem Guanosin-3,5-monophosphat mit nachfolgender Senkung der zytosolischen Calcium-Konzentration, Aktivierung von Protein-Kinasen und Gefäßrelaxation.

Unerwünschte Wirkungen. Die häufigsten unerwünschten Wirkungen bei der Behandlung mit Nitraten sind **vasomotorische Kopfschmerzen**. Sie sind dosisabhängig und können durch Dosisreduktion gemildert werden. Bei regelmäßigem Gebrauch gehen sie oftmals auch bei unveränderter Dosierung innerhalb einiger Tage zurück. Auf die generalisierte Vasodilatation sind gelegentlich auftretende orthostatische Dysregulationen, Schwächegefühl, Benommenheit sowie Hautrötung (**flush**) im Bereich der oberen Körperhälfte zurückzuführen. In seltenen Fällen wird ein extremer Blutdruckabfall mit Synkope beobachtet. Nitrate sind nicht indiziert, wenn die Angina pectoris überwiegend durch Reduktion der Sauerstoffzufuhr (Anämie, Hypoxie, Carboxyhämoglobinämie) ausgelöst wurde.

Die Nitratinduzierte Reduktion des myokardialen Sauerstoffverbrauchs wird aufgehoben, wenn durch **zu hohe Dosierung** eine starke reflektorische Frequenzsteigerung zur Kompensation des Blutdruckabfalls eintritt. Dies kann zu einer **Verstärkung der Angina pectoris-Symptomatik** führen. Denn zusätzlich zur Sauerstoffverbrauchssteigerung wird das Sauerstoffangebot an das Herz vermindert, weil das Herzzeitvolumen infolge des reduzierten venösen Rückstroms nicht ausreichend gesteigert werden kann. Nitrate sind daher bei niedrigem Füllungsdruck des Herzens (niedriger Venendruck und systolischer Druck unter 100 mmHg) **niedrig zu dosieren**.

Werden über längere Zeit hohe Konzentrationen von Glycerintrinitrat oder Isosorbidmono- und -dinitraten im Plasma aufrechterhalten, so tritt eine Abnahme der klinischen Wirkung bis zum völligen Wirkungsverlust ein. Grundlage dieser **Nitrat-Toleranz** ist unter anderem eine reflektorische Aktivierung vasokonstriktiver Gegenregulationen (Renin-Angiotensin-System). Auch eine Erschöpfung der enzymatischen Bildung der aktiven NO-Metaboliten in der Gefäßwand kann zur Nitrat-Toleranz führen, oder eine vermehrte Bildung freier Sauerstoffradikale kann eine beschleunigte Inaktivierung von endogenem NO auslösen. Nach Absetzen der Nitrate wird deren volle Wirkung innerhalb weniger Stunden wieder hergestellt. Daher sollte eine Nitrat-Therapie **intermittierend** erfolgen (Nitrat-Pause; letztere sollte mindestens 12 Stunden betragen). Glycerintrinitrat wird bei unsachgemäßer Lagerung (Kontakt mit Kunststoffen, Watte, Licht, Wärme und mit verschiedenen Arzneimitteln) zersetzt. Dadurch kann eine Wirkungsabschwächung vorgetäuscht werden.

Pharmakokinetik. **Glycerintrinitrat** wird nach **sublingualer** Gabe rasch und vollständig absorbiert und rasch metabolisiert. Die Metaboliten besitzen nur noch eine geringe Wirkung. Auch **Isosorbiddinitrat** wird rasch in der Leber metabolisiert. Die beiden dabei entstehenden Primärmetaboliten Isosorbid-2- und -5-mononitrat sind entscheidend an der Wirksamkeit der Substanz beteiligt. Isosorbiddinitrat wird nach oraler Einnahme innerhalb von 1–2 Stunden wirksam. Die interindividuell sehr unterschiedliche Biotransformation von Isosorbiddinitrat hat zur Einführung von **Isosorbid-5-mononitrat** in die Therapie geführt. Die Substanz ist vollständig bioverfügbar, besitzt eine längere Eliminationshalbwertszeit (4–6 Stunden) als Isosorbiddinitrat (20–30 Minuten) und hat somit auch eine längere Wirkungsdauer. Durch eine geeignete Retardierung lässt sich eine Verlängerung der Wirkungsdauer von Isosorbiddinitrat erreichen (◘ Tab. 17.1).

Glycerintrinitrat (0,2–0,8 mg sublingual) ist das **Mittel der Wahl zur Unterbrechung oder gezielten Verhinderung des**

[6] Pravasin®, Pravastatin AbZ®

[7] Corvaton®, Molsidomin-ratiopharm®

Tab. 17.1. Übersicht der organischen Nitrate

Arzneistoff	Zubereitung	Applikation	Dosierung [mg]	Wirkungsbeginn [min]	Dauer [h]
Glycerintrinitrat[8]	Zerbeißkapsel	sublingual	bB. 1- bis 2-mal 0,6	1	0,5
	Spray	bukkal	bB. 0,5	1	0,5
	Tabline	bukkal	bB. 5	2–5	1–2
	Pflaster[a]	kutan	1- bis 2-mal 5–10	5–10	4–8
	Retardkapsel	oral	9	10–20	2–4
Isosorbiddinitrat[9]	Tablette	sublingual	bB. 5	1	1
	Spray	oral	3-mal 5–20	10–20	1–2
		bukkal	bB. 1,25	1–2	0,5
		kutan	30	2–5	2–3
	Retardtablette	oral	1- bis 2-mal 20–120	10–30	8–12
Isosorbid-5-mononitrat[10]	Tablette	oral	3-mal 20–40	10–30	4–6

Die angegebenen Dosisbereiche sind mittlere Einzeldosen und bedürfen der individuellen Einstellung. Die Dosierungsintervalle sollten immer ein Nitratfreies Invervall von >12 Stunden gewährleisten. Bei oraler und kutaner Applikation ist die Anzahl der Dosen pro Tag zusätzlich angegeben. Bei bukkaler und sublingualer Applikation erfolgt die Anwendung bei Bedarf (bB.).

[a] Zur Vermeidung von Toleranzentwicklung intermittierend mit Nitratfreier Pause (12 Stunden) verwenden.

Angina pectoris-Anfalls. Die Wirkung tritt beim Zerbeißen einer Kapsel innerhalb von weniger als 2 Minuten ein, bei bukkal angewendetem Spray innerhalb von 10–30 Sekunden. Die Wirkungsdauer beträgt 20–30 Minuten.

Zur **Anfallsprophylaxe** stehen Formulierungen zur topischen Anwendung von Nitraten (Pflaster, Spray oder Salbe) zur Verfügung (Tab. 17.1). Die kontinuierliche Freisetzung des Wirkstoffs in den systemischen Kreislauf führt in Abhängigkeit von Wirkstoffgehalt und Pflastergröße zu einer praktisch konstanten Plasmakonzentration über ≤24 Stunden. Dies ist offenbar mit einer besonders raschen Toleranzentwicklung verbunden, so dass die Anwendung der transdermalen Systeme intermittierend erfolgen sollte (12-stündige Nitrat-Pause).

Molsidomin ist die inaktive Vorstufe von aktiven Metaboliten, die auch über eine NO-Freisetzung ihre klinische Wirkung entfalten. Die NO-Freisetzung erfolgt aber im Gegensatz zu organischen Nitraten nicht-enzymatisch. Nach Molsidomin sollte daher keine Toleranz auftreten.

Die **pharmakodynamischen Wirkungsqualitäten** und auch die **unerwünschten Wirkungen** von Molsidomin sind ähnlich denen der Nitrate. Die Senkung der Nachlast ist jedoch stärker ausgeprägt als nach Nitraten.

Molsidomin wird nach oraler Gabe rasch und vollständig absorbiert. Die Wirkungsdauer ist wesentlich länger als die von Glycerintrinitrat.

[8] Nitrolingual®, Corangin Nitro®
[9] Isoket®, ISDN HEXAL®
[10] Corangin®, Mono Mack®

Dosierung

Molsidomin:
- bis zu 2-mal 8 mg/Tag.

17.2.3 Calcium-Kanalblocker

Ihre Wirksamkeit zur **Anfallsprophylaxe der Angina pectoris** beruht auf folgenden Mechanismen:
- Senkung des myokardialen Sauerstoffverbrauchs durch Verminderung der Nachlast infolge Vasodilatation bei geringerer Reduktion der Vorlast des Herzens; zusätzlich Senkung der Herzfrequenz durch Calcium-Kanalblocker vom Verapamil- oder Diltiazem-Typ;
- Verbesserung der myokardialen Sauerstoffzufuhr durch Senkung des Koronarwiderstandes, Verhinderung von Koronarspasmen und Umverteilung des Koronarflusses in ischämische Zonen durch Erhöhung der poststenotischen Durchblutung;
- direkte Erhöhung der Ischämietoleranz der Myokardzelle.
- Calcium-Kanalblocker hemmen den transmembranären Einstrom von Calcium-Ionen aus dem extrazellulären Raum in die Zelle. Dadurch nimmt die freie Calcium-Konzentration im Zytosol ab und die glatte Gefäßmuskulatur erschlafft. Am Herzmuskel führt diese Calcium-Kanal-blockierende Wirkung von Diltiazem und Verapamil (jedoch nicht von Nifedipin) zu Bradykardie und hemmt die Entstehung von Arrhythmien; hohe Dosen wirken negativ inotrop.

Prototypen von Calcium-Kanalblockern sind **Nifedipin**, **Diltiazem** und **Verapamil.** Abnehmende Vasodilatation und zunehmende negative Inotropie und Chronotropie folgen der Sequenz Nifedipin > Diltiazem ≥ Verapamil = Gallopamil. Die beiden letztgenannten Substanzen unterscheiden sich lediglich in der Wirkungsstärke. Die volle Wirkung im Sinne einer Anfallsprophylaxe wird bei der Dauerbehandlung mit Calcium-Kanalblockern erst innerhalb mehrerer Wochen erreicht. Aufgrund ihrer unterschiedlichen Wirkungsmechanismen ist bei gleichzeitiger Gabe von Nitraten und Calcium-Kanalblockern mit einer Verstärkung der antianginösen Wirkung zu rechnen.

Unerwünschte Wirkungen. Diese beruhen überwiegend auf den Hauptwirkungen der Arzneistoffe. Hierzu gehören: Hypotonie, Kopfschmerz, **flush**, Knöchelödeme, Schwindel sowie Hautreaktionen, Zahnfleischhyperplasie v. a. bei Nifedipin und verwandten Dihydropyridinen; Verstärkung einer latenten Herzinsuffizienz und Obstipation bei Verapamil; AV-Überleitungsstörungen bei Verapamil und Diltiazem. Nifedipin und andere kurz wirkende Dihydropyridine können aufgrund ihrer vasodilatierenden Wirkung zu einer reflektorischen Sympathikusaktivierung mit Katecholamin-Freisetzung und Stimulation des Renin-Angiotensin-Systems führen und dadurch eine Angina pectoris verstärken. Eine Kombination mit β-Adrenozeptor-Antagonisten ist deshalb für die Dihydropyridine sehr vorteilhaft. Am Sinus- und AV-Knoten wirken die Calcium-Kanalblocker Verapamil und Diltiazem synergistisch mit β-Adrenozeptor-Antagonisten, so dass bei der kombinierten Anwendung Bradykardien oder AV-Blockierungen auftreten bzw. verstärkt werden können.

! Wegen der wirkungsinhärenten negativ-inotropen Wirkung der Calcium-Kanalblocker sollten diese Stoffe nicht bei Herzinsuffizienz gegeben werden!

Bei Kombination von organischen Nitraten mit Nifedipin kann initial eine Reflextachykardie eintreten, die zur Verschlechterung der Angina pectoris führen kann. Als Kombinationspartner eignen sich in diesem Fall vor allem β-Adrenozeptor-Antagonisten. Alternativ stehen Diltiazem, Gallopamil oder Verapamil zur Verfügung, die bei Monotherapie die Herzfrequenz unbeeinflusst lassen oder diese sogar senken.

Pharmakokinetik. Die Resorption aller Calcium-Kanalblocker liegt nach oraler Applikation bei 90%. Wegen der teilweise hohen und interindividuell unterschiedlichen hepatischen Metabolisierung bestehen jedoch beträchtliche Unterschiede in der oralen Bioverfügbarkeit. Die Bioverfügbarkeit beträgt für Nifedipin 50–70%, für Diltiazem 40–45%, für Verapamil 20–35%, für Gallopamil 15–25%. Die Eliminationshalbwertszeit bei Einmalgabe beträgt 4–7 Stunden und kann bei Dauertherapie auf etwa den doppelten Wert ansteigen. Retardzubereitungen erlauben für alle genannten Substanzen eine nahezu kontinuierliche Wirkungstofffreisetzung aber ebenfalls eine individuelle Dosisanpassung (Tab. 17.2).

17.2.4 β-Adrenozeptor-Antagonisten

β-Adrenozeptor-Antagonisten hemmen kompetitiv die Wirkung von nerval freigesetztem Noradrenalin an β-Adrenozeptoren. Bereits unter Ruhebedingungen werden **Herzfrequenz, Kontrak-**

[11] Dilzem®, Diltiazem AL®
[12] Adalat®, Nifedipin-1A Pharma®
[13] Isoptin®, Verasal®
[14] Procorum®

Tab. 17.2. Übersicht der Calcium-Kanalblocker

Arzneistoff	Zubereitung	Applikation	Dosierung [mg]	Wirkungsbeginn [min]	Dauer [h]
Diltiazem[11]*	Tablette	oral	3-mal 60	20–30	4
	Retardtablette	oral	90	30	6–8
Nifedipin[12]+	Kapseln	oral	3-mal 5	5	1
	Retardtablette	oral	20	30	6–8
	Infusionslösung	intrakoronar	0,1–0,2	sofort	3–15
		intravenös	5–15/12 h	sofort	
Verapamil[13]#	Dragee	oral	3-mal 40–60	30	4–8
	Retardtablette	oral	240	30–60	8–12
	Ampulle	intravenös	5–10	2	30
Gallopamil[14]#	Tablette	oral	2- bis 3-mal 50	60	6

Angegeben sind die mittleren Dosisbereiche für die orale Einnahme bei Beginn der Therapie. Sie sind bei längerer Therapie individuell anzupassen. Die Wirkungsdauer bezieht sich auf die Einmaldosis. Calcium-Kanalblocker vom:
* Diltiazem-Typ nach WHO-Klassifizierung; + Nifedepin-Typ (Dihydropyridine); # Verapamil-Typ

tionskraft und Schlagvolumen vermindert und somit der myokardiale **Sauerstoffbedarf gesenkt.** Entscheidend für die antianginöse Wirksamkeit ist die Hemmung der Aktivierung kardialer β_1-Adrenozeptoren bei physischen und psychischen Belastungen.

Das führt zu einem verminderten Anstieg von Herzfrequenz und -kontraktilität und reduziert den myokardialen Sauerstoffverbrauch trotz gleichzeitig verlängerter Austreibungszeit und Anhebung des enddiastolischen Ventrikeldrucks. Bei Behandlungsbeginn ist auch der periphere Gesamtgefäßwiderstand erhöht; die Gesamtdurchblutung des Myokards nimmt initial aufgrund des erhöhten Koronargefäßwiderstandes ab.

Günstig für die antianginöse Therapie ist auch die antifibrillatorische Wirkung der β-Adrenozeptor-Antagonisten (► Kap. 18).

Pharmakodynamische Unterschiede zwischen β-Adrenozeptor-Antagonisten können durch unterschiedliche **β_1-Selektivität** oder durch die **partiell agonistische Aktivität** an β-Adrenozeptoren gegeben sein. Die sog. unspezifische, Membranstabilisierende Wirkung ist klinisch nicht relevant. Bei β_1-Adrenozeptor-Antagonisten mit hoher Selektivität (Tab. 17.3) ist das Risiko unerwünschter, über β_2-Adrenozeptoren vermittelter Wirkungen geringer.

Eine Wirksamkeit von β-Adrenozeptor-Antagonisten mit partiell agonistischer Wirkung bei der Sekundärprophylaxe des Herzinfarkts (Tab. 17.3) ist nicht sicher belegt. Vorteilhaft ist die antiarrhythmische Eigenwirkung von **Sotalol** bei zusätzlich auftretenden ventrikulären Arrhythmien (► Kap. 18.5.1). Neuerdings wurden β-Adrenozeptor-Antagonisten mit antioxidativer und vasodilatierender Eigenwirkung entwickelt (z. B. **Carvedilol**). Diese zusätzliche Wirkungsqualität beruht auf einer α_1-Adrenozeptor-antagonistischen Wirkung. Eine weitere Neuentwicklung ist **Nebivolol**, das über eine Verstärkung der NO-Wirkung zusätzlich vasodilatierend wirkt. Diese Arzneistoffe sind interessant für die Behandlung der Hypertonie sowie der Herzinsuffizienz. Man darf erwarten, dass sie weniger unerwünschte Wirkungen hervorrufen (keine kalten Hände und/oder Füße!) und somit auch bei gleichzeitig bestehender arterieller Verschlusskrankheit eingesetzt werden können.

! β-Adrenozeptor-Antagonisten sind nur zur Prophylaxe, nicht jedoch zur Durchbrechung eines Angina pectoris-Anfalls geeignet.

---

[15] Trasicor®, Trepress Sandoz®
[16] Dociton®, Propra von ct®
[17] Sotalex®, Sotalol AL®
[18] Solgol®
[19] Beloc®, Metoprolol AL®
[20] Tenormin®, Atenolol AL®
[21] Concor®, Bisogamma®
[22] Kerlone®
[23] Nebilet®
[24] Visken®
[25] Endak®
[26] Dilatrend®, Carvedilol HEXAL®
[27] Selectol®, Celipro Lich®

Tab. 17.3. Übersicht der β-Adrenozeptor-Antagonisten

Gruppe	Arzneistoff	Dosierung [mg/Tag]	Eliminations-halbwertszeit[a] [h]
nicht selektiv	Oxprenolol[15]	2- bis 3-mal 40	1–2
	Propranolol[16]	3- bis 4-mal 10–40	2–4
	Sotalol[17b]	1- bis 2-mal 80–240	10–15
	Nadolol[18]	1-mal 60–120	14–24
β_1-selektiv[c]	Metoprolol[19]	2-mal 50–100	3–4
	Atenolol[20]	1- bis 2-mal 50	6–9
	Bisoprolol[21]	1-mal 5–10	10–12
	Betaxolol[22]	1-mal 10–20	14–20
mit partiell agonistischer Eigenwirkung	Pindolol[24]	2- bis 3-mal 5–10	3–4
	Carteolol[25]	1- bis 2-mal 5–10	8
mit vasodilatierender Eigenwirkung	Carvedilol[26]	1- bis 2-mal	6–7
	Celiprolol[27]	1-mal 200	10–12
	Nebivolol[23]	1-mal 5	ca. 10

Die angegebenen Dosisbereiche sind mittlere Erfahrungswerte und bedürfen der individuellen Einstellung; niedrige Dosen vor allem bei Beginn der Therapie.
[a] Terminale Eliminationshalbwertszeit (β -Phase) nach oraler Gabe; [b] Indiziert nur bei gleichzeitig bestehenden tachykarden Herzrhythmusstörungen; [c] β_1-Selektivität: höhere Affinität zu β_1- als zu β_2-Rezeptoren (Bisoprolol > Betaxolol > Atenolol > Metoprolol).

Die Therapie erfordert eine sorgfältige individuelle Einstellung (Ruhefrequenz nicht unter 50/min) und eine einschleichende Dosissteigerung. Nach 1-wöchiger Behandlung nehmen Frequenz und Stärke der Angina pectoris-Anfälle ab. Die antianginöse Wirkung kann durch Nitrate und Calcium-Kanalblocker vom Typ des Nifedipin verstärkt werden. Eine Auswahl gebräuchlicher β-Adrenozeptor-Antagonisten ist in ◘ Tab. 17.3 aufgeführt.

Bei einer **Langzeittherapie** ist darauf zu achten, dass die Behandlung nicht abrupt unterbrochen, sondern während 1–2 Wochen ausschleichend beendet wird. Dies gilt vor allem für β-Adrenozeptor-Antagonisten mit kurzer Eliminationshalbwertszeit und ohne partiell agonistische Aktivität (◘ Tab. 17.3). Frühsymptome dieses **Betablocker-Entzugssyndroms** sind Nervosität, Schwitzen und Tachykardie. Sie können in Abhängigkeit von der Pharmakokinetik des β-Adrenozeptor-Antagonisten schon Stunden nach dem Absetzen (u. U. erst nach 8–10 Tagen) eintreten und zu schwer oder nicht behandelbaren Angina pectoris-Zuständen, Arrhythmien, Kammerflimmern und Infarkt führen.

Unerwünschte Wirkungen. Sie sind im Wesentlichen die Folge des Antagonismus der Wirkung von Adrenalin und/oder Noradrenalin an β-Adrenozeptoren. Hierzu gehört, dass eine **Myokardinsuffizienz ausgelöst oder verstärkt** werden kann. Ursache ist die Aufhebung der Wirkung der bei Herzinsuffizienz kompensatorisch erhöhten Sympathikusaktivität. Für die Anwendung aller β -Adrenozeptor-Antagonisten ist daher die »ausreichende« Suffizienz des Myokards Voraussetzung, die ggf. durch Behandlung mit ACE-Hemmstoffen, Nitraten, Diuretika und Herzglykosiden herbeigeführt werden muss (► Kap. 16.2). Allerdings verlängern Herzglykoside ebenso wie β -Adrenozeptor-Antagonisten und Calcium-Kanalblocker des Verapamil-Typs die AV-Überleitungszeit (► Kap. 18.3.2). Bei chronischer Herzinsuffizienz können β-Adrenozeptor-Antagonisten wichtige therapeutische Vorteile bringen (► Kap. 16.4. Achtung: **sehr** vorsichtige Dosierung!)

β-Adrenozeptor-Antagonisten **verstärken die hypoglykämischen Wirkungen von Insulin** und maskieren die Warnsymptome Tachykardie und Tremor. Sie beeinflussen den Lipidstoffwechsel und können insbesondere bei Langzeitgebrauch zu einem leichten Anstieg der Plasmatriglyceride (ca. 10%) und der VLDL-Lipoprotein-Fraktion führen (Ausnahme: **Celiprolol**). Häufig und subjektiv unangenehm sind kalte Hände und Füße. Initial kann eine Claudicatio intermittens bei peripherer arterieller Verschlusskrankheit verstärkt werden. Gastrointestinale (Nausea, Diarrhoe) und zentralnervöse (Sedation, Schlafstörungen, Alpträume) unerwünschte Wirkungen können auftreten, gehen aber i. d. R. bei länger dauernder Therapie zurück.

Bei chronisch-obstruktiven Atemwegserkrankungen (Ausnahme: Celiprolol + Nebivolol), Cor pulmonale, Insulin-pflichtigem Diabetes mellitus, AV-Block II. und III. Grades sowie bei Sinusbradyarrhythmie sind β-Adrenozeptor-Antagonisten **kontraindiziert**. Nächtliche hypotensive Zustände können besonders bei Kombination mit anderen Arzneimitteln (Nitrate, Hypnotika, Neuroleptika, Diuretika, Antihypertensiva) auftreten. In sehr seltenen Fällen sind autoimmunologische Syndrome (systemischer Lupus erythematodes, Induratio penis plastica) mit dem Auftreten von antinukleären Antikörpern beschrieben worden.

β-Adrenozeptor-Antagonisten zeigen erhebliche Unterschiede in der **Pharmakokinetik**. Hydrophile Substanzen (**Nadolol, Atenolol**) werden nach oraler Gabe nur unvollständig absorbiert (30–50%) aber nicht hepatisch metabolisiert, sodass ihre Bioverfügbarkeit im Wesentlichen von der Resorption bestimmt wird. Lipophile β-Adrenozeptor-Antagonisten, z. B. **Oxprenolol, Propranolol,** oder **Metoprolol** werden fast vollständig intestinal absorbiert, aber bei der 1. Leberpassage in großem Umfang metabolisiert, wodurch die Bioverfügbarkeit auf 30–50% reduziert wird. **Betaxolol, Bisoprolol** und **Pindolol** werden auch vollständig absorbiert und sind zu 90% bioverfügbar, da sie bei der 1. Leberpassage nicht in nennenswertem Umfang metabolisiert werden. Die hepatische Metabolisierungsgeschwindigkeit ist interindividuell unterschiedlich, was die erheblichen Variationen der Plasmakonzentrationen erklärt. Die Plasmaeiweißbindung variiert zwischen ≤1% (**Sotalol**) und >90% (**Propranolol**). Sie bestimmt den freien, am Rezeptor bindenden Anteil der Arzneistoffe im Plasma und gemeinsam mit der Lipophilie das Verteilungsvolumen und damit die Penetration ins Gewebe (ZNS, Lunge). Lipophile Arzneistoffe (Oxprenolol, Propranolol) werden durch Biotransformation in der Leber eliminiert Sie kumulieren daher bei schwerer Leberinsuffizienz. Hydrophile Arzneistoffe werden überwiegend unverändert renal ausgeschieden (Nadolol, Sotalol). Sie kumulieren bei renaler Insuffizienz. In beiden Fällen muss die Dosis reduziert werden. Pindolol, Bisoprolol und Betaxolol nehmen eine Mittelstellung ein und werden zu gleichen Teilen über Nieren und Leber eliminiert.

Die therapeutisch besonders wichtige Prävention des plötzlichen Herztodes ist bislang nur für lipophile β-Adrenozeptor-Antagonisten nachgewiesen. **Ivabradin**[28] ist der erste spezifisch herzfrequenzreduzierende Wirkstoff, der als Medikament für Patienten mit stabiler Angina pectoris die klinische Entwicklung vollständig durchlaufen hat. Ivabradin hemmt spezifisch die Funny-Ionenkanäle (f-Kanäle) der kardialen Schrittmacherzellen, indem es von der Intrazellularseite her in den Kanal eintritt und dort bindet. Ivabradin ist ein hochselektiver und starker Hemmer des I_f-Stroms und senkt die Herzfrequenz in Konzentrationen, die andere kardiale Ionenströme nicht beeinflussen. Dieser Mechanismus reduziert spezifisch die Herzfrequenz und bewirkt so eine verlängerte Diastole, was wiederum den myokardialen Sauerstoffbedarf senkt und gleichzeitig das Sauerstoffangebot verbessert sowie zu einer Erhöhung des koronaren Blutflusses und der myokardialen Perfusion führt.

---

[28] Procoralan®

17.2.5 Differentialtherapeutische Gesichtspunkte

Bei der **stabilen, belastungsinduzierten Angina pectoris** wird die Behandlung mit einem **Nitrat** oder mit einem **Calcium-Kanalblocker** eingeleitet. Werden die Anfälle hiermit nicht vollständig unterdrückt, so werden Arzneimittel der beiden Gruppen kombiniert. In resistenten Fällen wird die Kombination durch einen **β-Adrenozeptor-Antagonisten** ergänzt. Bei der **Ruhe-Angina-pectoris (Angina decubitus)** besteht häufig zusätzlich eine Herzinsuffizienz. Die Behandlung wird mit Nitraten hoch dosiert und mit β-Adrenozeptor-Antagonisten vorsichtig dosiert eingeleitet und gegebenenfalls durch **Diuretika** und **ACE-Hemmer** (Herzinsuffizienz) ergänzt. Kann die Symptomatik nicht rasch behoben werden, so ist eine stationäre Aufnahme und invasive Diagnostik erforderlich.

Die **Prinzmetal-Angina pectoris**, gewöhnlich ausgelöst durch einen Spasmus der großen Koronargefäße, wird durch Calcium-Kanalblocker und/oder Nitrate sehr gut beeinflusst.

! Die instabile Angina pectoris als eine Manifestation des ACS ist immer als Notfall anzusehen und bedarf stets stationärer Behandlung.

Ihr liegen fast immer kritische Koronarstenosen zugrunde. Die Therapie wird mit einer Kombination von Nitraten und β-Adrenozeptor-Antagonisten begonnen. Manchmal müssen Calcium-Kanalblocker hinzugefügt werden und Antikoagulation mit Heparin intravenös (Dauerinfusion ▶ Kap. 9.2.3) begonnen werden. Im ACS kommt es durch eine Thrombozytenaktivierung zu einer intermittierenden kritischen Flussbegrenzung im Bereich präformierter Koronarstenosen aufgrund zusätzlicher intravasaler Thrombenbildung. Folgende Ansatzpunkte zur Hemmung der Thrombozytenfunktion sind vorhanden: Hemmung des Arachidonsäurestoffwechsels mit Acetylsalicylsäure, Hemmung der ADP-abhängigen Aggregation, Hemmung der Thrombinmediierten Thrombusformation und Blockade der GPIIb/IIIa-Rezeptoren.

Eine Behandlung mit **Acetylsalicylsäure** ist für solche Formen der Angina pectoris immer indiziert, da zumeist eine Thrombozytenhyperreaktivität besteht, v. a. bei instabiler Angina pectoris und nach Myokardinfarkt (▶ Kap. 9.2.2). Bei instabiler Angina pectoris lassen sich Inzidenz sowie Schweregrad der Komplikationen (Myokardinfarkte, Infarkttodesfälle) durch zusätzliche Gabe von Acetylsalicylsäure um etwa 50% senken. Empfehlenswert für die Langzeitanwendung sind besser magenverträgliche, dünndarmlösliche Formulierungen.

Dosierung

Dosierung von Hemmstoffen der Thrombozytenfunktion:

- **Acetylsalicylsäure:**
  - 75–300 mg/Tag.
- **Clopidogrel:**
  - 1-mal 75 mg/Tag.

Der GPIIb/IIIa-Rezeptor gehört zur Familie der Integrine. Er ist verantwortlich für Quervernetzung von aktivierten Thrombozyten über Fibrinogen und mediiert damit letztendlich die Gefäßverschließende Thrombusbildung. Zur Therapie des ACS sind derzeit folgende **GPIIb/IIIa-Rezeptor-Antagonisten** zugelassen: **Abciximab, Eptifibatid und Tirofiban.**

Zusätzlich zur antithrombotischen Therapie wird gewichtsbezogen **Heparin** zur Hemmung der plasmatischen Gerinnung appliziert. Hinsichtlich der Anwendung von unfraktionierten Heparinen (LMWH) oder direkter Thrombininhibitoren ▶ Kap. 9.

Das **weitere Vorgehen** richtet sich nach dem Ergebnis der Koronarangiographie und besteht oftmals in einer notfallmäßigen Katheterdilatation oder aortokoronaren Bypass-Operation. Die **Angina pectoris nach akutem Myokardinfarkt** wird nach den oben genannten Richtlinien behandelt. Gleiches gilt für **ischämische Zustände nach aortokoronarem Bypass.** In beiden Situationen erfolgt zusätzlich zur antianginösen Therapie auch eine Therapie mit Acetylsalicylsäure oder Antikoagulanzien.

17.2.6 Behandlung nach aortokoronarer Bypass-Operation oder Katheterdilatation

Aortokoronare Bypass-Operation sowie Katheterdilatation sind wirksame therapeutische Maßnahmen zur Wiederherstellung einer ausreichenden Blutversorgung des ischämischen Myokards. Die Langzeitprognose wird bei erfolgreichem Eingriff entscheidend durch die Häufigkeit eines Wiederverschlusses des aufgedehnten Koronargefäßes (25% innerhalb von 6 Monaten) bzw. des implantierten Gefäßsegmentes (15–20% innerhalb eines Jahres) bestimmt.

Nach erfolgreicher Bypass-Operation ohne weiter bestehende Angina pectoris oder Myokardischämie sollte möglichst früh postoperativ eine Gerinnungshemmende Therapie zur Prävention eines thrombotischen Bypass-Verschlusses begonnen werden.

Hierzu wird in der ersten, stationären postoperativen Phase **Heparin** (20.000 I.E. in 12 Stunden i. v.) gegeben (▶ Kap. 9.2.3). **Acetylsalicylsäure** (▶ Kap. 9.2.2) wird als Langzeitbehandlung angeschlossen. Für die Katheterballondilatation werden je nach verwendetem Stent-Typ die Kombination von ASS + Clopidogrel für 6 Wochen – 9 Monate empfohlen. Auch während koronarer Interventionen (PTCA/Stent/Rotablation), besonders bei exzentrischen, ulcerierten und langstreckigen Stenosen und ACS, kann es zur thrombotischen distalen Mikroembolisation kommen. Diese lässt sich durch Applikation von **GPIIb/IIIa-Rezeptor-Antagonisten** zusätzlich zur Basismedikation von Acetylsalicylsäure und Heparin effektiv hemmen. Dabei wird periinterventionell die begleitende Heparindosis (5000 I.E. in Abhängigkeit von Gewicht und Nierenfunktion) durch **zeitgleiche** Messung der **activated clotting time** (ACT) individuell angepasst um eine überschießende Hemmung der Blutgerinnung und damit einhergehenden Blutungskomplikationen zu vermeiden. Bei Hochrisikoeingriffen verbessert die zusätzliche Gabe von GPIIb/IIIa-Antagonisten nicht nur das Primärergebnis der akuten Koronarintervention sondern auch signifikant das Langzeitergebnis (Ereignisse an notwendiger Revaskularisation, kardiovaskulärem Tod und Ventrikelfunktionsstörungen).

17.3 Behandlung des akuten Koronarsyndroms

17.3.1 Prinzipien der Behandlung

Das Ziel der Behandlung der akuten Phase ist die Beseitigung der Schmerzen, Entlastung des Herzens durch Senkung der Herzarbeit sowie die Verhinderung bzw. Behandlung von Komplikationen (Arrhythmien, Herzinsuffizienz, weitere Infarkte). Da der Infarkt seine endgültige Größe erst innerhalb der ersten Stunden nach Beginn der Ischämie erreicht, sind Maßnahmen, welche die Nekrosezone reduzieren können, von größter Bedeutung. Hierzu gehört vor allem die Wiedereröffnung des thrombotisch verschlossenen Gefäßes durch sofortige Katheterballondilatation oder durch **Fibrinolytika** (▶ Kap. 17.3.3) in Kombination mit **Heparin, Acetylsalicylsäure, Clopidogrel und GPIIb/IIIa-Rezeptor-Antagonisten.** Eine Senkung der erhöhten Vor- und Nachlast des Herzens erfolgt mittels gesteuerter Infusion von **Glycerintrinitrat** oder **Molsidomin** (optimaler Pulmonalkapillardruck 15–18 mmHg, optimaler Blutdruck 120–130 mmHg systolisch). Eine Entlastung des Herzens erfolgt auch durch Kombination mit β-Adrenozeptor-Antagonisten oder ACE-Hemmstoffen.

Zur Beseitigung der heftigen ischämischen Schmerzen sind **Morphin**[29] (10 mg i. v.) oder **Pethidin**[30] (≥75 mg i. v.) geeignet. Eine Abschwächung psychischer Einflüsse auf die Herzfunktion wird durch Tranquilizer, z. B. **Diazepam**[31] (10 mg oral oder i. v.) erreicht. Neuroleptika sind insbesondere bei i. v.-Applikation aufgrund ihrer hypotensiven Wirkung mit reflektorischer Herzfrequenzerhöhung (▶ Kap. 8) nicht indiziert.

Der Nutzen von **Calcium-Kanalblockern** scheint vom Wirkstoff und der Wirkungsdauer abhängig zu sein. Verapamil senkte nach dem Ergebnis der DAVIT-I- und DAVIT-II-Studie die Infarktletalität, nicht aber in der CRIS-Studie. In allen drei Studien war jedoch die Reinfarktrate signifikant herabgesetzt. Nifedipin sollte nach dem Ergebnis einer Metaanalyse von Furberg und Mitarbeiter die Mortalität bei Patienten mit ischämischer Herzkrankheit besonders bei instabiler Angina pectoris sogar erhöhen. Allerdings ist diese Studie aufgrund schwerwiegender sachlicher Mängel nicht zu verallgemeinern. Kurzwirkende Dihydropyridine sind aufgrund ihrer blutdrucksenkenden Wirkung beim akuten Myokardinfarkt nicht indiziert. Ob Retardformulierungen für die Reinfarktprophylaxe geeignet sind, bedarf weiterer Untersuchungen.

17.3.2 Behandlung mit Antiarrhythmika

Bei **ventrikulärer Extrasystolie** sind **Lidocain**[32] und **Amiodaron**[33] Mittel der Wahl in der akuten Phase des Myokardinfarktes. Von Vorteil sind die schwache negativ inotrope Wirkung und die gute Steuerbarkeit. Es kann aber zu Asystolie kommen!

Die Dosierung von Lidocain beträgt 50–100 mg i. v. oder (nach vorheriger Bolusinjektion) 1–2 mg/min per infusionem bis max. 3 g/24 h. Alternativ können **Ajmalin**[34] oder **Propafenon**[35] eingesetzt werden. Ajmalin und Propafenon können zu Blutdruckabfall führen und sind deshalb sehr langsam zu injizieren (◻ Tab. 18.4). Ajmalin 20–50 mg i. v. oder per infusionem, Propafenon 50 mg i. v. oder 3-mal 150–300 mg/Tag per os.

Bei **persistierenden schwerwiegenden ventrikulären Arrhythmien** sind **Sotalol** (80 mg i. v.) oder – besonders wirksam, aber schwierig hinsichtlich Dosierung, Sättigung sowie unerwünschten Wirkungen – **Amiodaron** (150 mg i. v.), unter Umständen mit rascher intravenöser Sättigung Mittel der Wahl. Manchmal können Arrhythmien bei akutem Myokardinfarkt mit **i. v.-Magnesium**[36] (bis zu 1 g i. v. Magnesium-L-hydrogenglutamat) behoben werden, insbesondere bei Torsade de pointes-Tachykardien. Eine generelle Magnesium-Gabe ist zwar empfohlen worden, der Nutzen ist aber nicht gesichert.

Jede antiarrhythmische Therapie muss in dieser Situation unter **EKG-Kontrolle** durchgeführt werden. Bei Infusionsbehandlung sind Infusionspumpen zu verwenden. Bei höhergradiger Sinusbradykardie oder AV-Blockierung ist in der Akutphase ein passagerer Schrittmacher zu legen. Zur kurzfristigen Überbrückung kann **Atropin**[37] (0,5–1,0 mg i. v.; Atropinsulfat) appliziert werden, was allerdings mit dem potentiellen Risiko ventrikulärer Extrasystolen beim ACS verbunden ist.

17.3.3 Behandlung mit Thrombolytika, Antikoagulanzien und Antithrombotika

Therapeutisches Ziel der Anwendung von **Thrombolytika** ist die rasche und vollständige Auflösung des Thrombozyten/Fibrin-Thrombus sowie Reperfusion des ischämischen Herzabschnittes. Für eine Pharmakotherapie stehen mit Streptokinase, (Pro)-Urokinase und dem Gewebs-Plasminogen-Aktivator Alteplase unterschiedliche Plasminogenaktivatoren zur Verfügung. Alle klinisch verwendeten Substanzen fördern die Bildung der Serin-

---

[29] Morphin Merck®, Morphin HEXAL®
[30] Dolantin®
[31] Valium®, Diazepam-ratiopharm®
[32] Xylocain®
[33] Cordarex®, Amiohexal®
[34] Gilurytmal®
[35] Rytmonorm®, Propafenon Heumann®
[36] Magnesium Verla® i.v.
[37] Atropinsulfat-BRAUN®

protease Plasmin aus der inaktiven Vorstufe Plasminogen und aktivieren damit den Schlüsselvorgang der **Fibrinolyse** (► Kap. 9.4). Die beste und rascheste klinische Wirksamkeit kommt wohl dem Gewebs-Plasminogen-Aktivator (rt-PA = Alteplase) zu.

Eine thrombolytische Therapie mit **Streptokinase**[38], **Alteplase**[39] oder **anderen Fibrinolytika** hat umso bessere Erfolgsaussichten, je früher sie nach Infarkteintritt eingeleitet wird. Innerhalb von 3 Stunden nach Infarktbeginn können 60–80% der thrombotischen Verschlüsse wiedereröffnet werden, innerhalb von 6 Stunden 40–60%. Mehr als 80% der Verschlüsse können innerhalb der ersten 3 Stunden wiedereröffnet werden, wenn Streptokinase oder Alteplase über Herzkatheter direkt intrakoronar injiziert werden. Unter diesen Umständen kann auch der Verschluss mechanisch rekanalisiert und die zugrunde liegende Koronarstenose durch Ballondilatation und additive Stentimplantation in etwa 90% der Fälle beseitigt werden. Unter Berücksichtigung sämtlicher Aspekte einer klinischen Therapie, einschließlich unerwünschter Wirkungen und Kosten, besteht keine Überlegenheit einer Substanz im Vergleich zu anderen. Allerdings zeigt die GUSTO-Studie (**Global Utilization of Streptokinase and Tissue Plasminogen Activator for Occluded Coronary Arteries**), in der Streptokinase und Alteplase allein und in Kombination mit Heparin bei 14.000 Patienten mit frischem Myokardinfarkt verglichen wurden, für die **Kombination Alteplase + Heparin** eine signifikant geringere Infarktletalität als für alle anderen Untersuchungsgruppen.

Therapeutisches Ziel einer **Gerinnungshemmenden Therapie** ist die Verhinderung eines akuten thrombotischen **Koronargefäßverschlusses** sowie die Verhütung sekundärer thromboembolischer Komplikationen oder neuer thrombotischer Verschlüsse (Reinfarkt).

Die Therapie wird mit **Heparin** intravenös (5000 I.E. als Bolus gefolgt von einer Infusion von 400 I.E./kg KG/Tag) eingeleitet.

Die **Thromboplastinzeit** soll auf etwa das **Zwei- bis Dreifache des Normwertes erhöht** werden. Innerhalb von maximal 6 Stunden nach Symptombeginn wird fibrinolysiert (s. o.). Zur Langzeittherapie werden Thromboplastinzeiten zwischen 18 und 25% der Norm angestrebt (► Kap. 9.2.3).

Die Wirksamkeit einer länger dauernden Gabe von **Gerinnungshemmenden Arzneistoffen** ist hinsichtlich der Reinfarkthäufigkeit und Letalität bei guter Einstellung gesichert. Das Nutzen-Risiko-Verhältnis (Blutungen!) ist allerdings wesentlich ungünstiger als bei Acetylsalicylsäure.

Für **Acetylsalicylsäure** werden für die sekundäre Prävention des Myokardinfarkts bei erlittenem Infarkt oder instabiler Angina pectoris Dosen von 75–300 mg/Tag empfohlen.

Als Alternative zu Acetylsalicylsäure bei Unverträglichkeit, Resistenz oder Kontraindikationen stehen **Clopidogrel** und **Ticlopidin** zur Verfügung (► Kap. 9.2.2).

Die zeitgleiche Applikation von **GPIIb/IIIa-RezeptorAntagonisten** zusätzlich zur Gabe von Acetylsalicylsäure und der PTT-gesteuerten Gabe von Heparin verbessert ebenfalls die kardiovaskuläre Prognose bei den Infarkt-Patienten, die einer akuten PCI zur Rekanalisation des verschlossenen Koronargefäßes zugeführt werden. Dagegen wird derzeit in mehreren Studien geprüft, inwieweit die zeitgleiche Gabe von GPIIb/IIIa-Rezeptor-Antagonisten und Fibrinolytika die Prognose bei Patienten mit akutem Infarkt verbessert. Dies ist insbesondere gegen ein mögliches gesteigertes Blutungsrisiko abzuwägen.

Die beim ACS üblichen Dosen dieser Substanzklassen sind in ◘ Tab. 17.4 aufgeführt.

17.3.4 Behandlung mit ACE-Hemmstoffen und Angiotensin-Rezeptor-Antagonisten

Das therapeutische Konzept der Anwendung von **ACE-Hemmstoffen** bei Patienten nach frischem Myokardinfarkt besteht u. a. in einer Reduktion **neurohumoraler gegenregulatorischer Mechanismen in der Postinfarktphase**. Durch eine Verminderung der Gewebekonzentration von Angiotensin II wird das ventrikuläre Remodeling mit pathologischem Wachstum des interstitiellen Bindegewebes und neurohumoral induzierter Myokardhypertrophie reduziert. Neben ihren direkten myokardialen

[38] Streptase®
[39] Actilyse®
[40] Reo-pro®
[41] Integrilin®
[42] Aggrastat®

◘ Tab. 17.4. GPIIb/IIIa-Rezeptor-Antagonisten

Wirkstoff	Substanz	Indikation, Zulassung	Bolus [µg/kg KG]	Dosis Infusion [µg/kg KG/min]/Dauer d. Inf. [h]	Effekt	
					on [min]	off [h]
Abciximab[40]	chimärer Antikörper	ACS, PTCA	250	0,125/12	<1	>12
Eptifibatid[41]	Peptid	ACS, PTCA	180	2,0/72	<5	4
Tirofiban[42]	Tyrosinderivat	ACS	12 (0,4/30‹)	0,1/48	<30	1,5

Wirkungen **senken** ACE-Hemmstoffe **die Nachlast** ohne reflektorische Zunahme von Herzfrequenz, Herzminutenvolumen oder Kontraktilität.

Eine Herabsetzung des venösen Tonus bedingt eine **Verminderung des linksvertrikulären Füllungsdruckes.** Über die Senkung von Vor- und Nachlast reduzieren ACE-Hemmstoffe die Wanddehnung und damit die mechanische Stimulation für die Ventrikelhypertrophie. Es liegen mehrere große kontrollierte Studien über die Anwendung von ACE-Hemmstoffen bei Patienten mit frischem Myokardinfarkt vor. Die SAVE-Studie ergab für den Vergleich von **Captopril**[43] (3-mal 50 mg pro Tag) mit Placebo eine 20-prozentige Senkung der Mortalität über eine mittlere Beobachtungsdauer von 42 Monaten. Eine Begleittherapie mit Acetylsalicylsäure, Thrombolytika oder β-Adrenozeptor-Antagonisten beeinflusste dieses Ergebnis nicht. Auch in der AIRE-Studie senkten 2-mal 2,5 mg Ramipril pro Tag die Mortalität bei Patienten mit Myokardinsuffizienz 30 Tage bis 30 Monate nach einem frischen Herzinfarkt. Dagegen wurde eine Studie mit **Enalapril**[44] (Consensus II) wegen einer Tendenz zu erhöhter Mortalität in der Enalapril-Gruppe vorzeitig abgebrochen.

Die ISIS-4-Studie verglich bei 58.050 Patienten mit frischem Myokardinfarkt die Wirkung von Captopril (6,25 mg/Tag titriert bis zu 2-mal 50 mg/Tag) mit einer Retardformulierung von Isosorbid-5-mononitrat und i. v.-Magnesiumsulfat. Nur Captopril führte zu einer signifikanten Senkung der Letalität um 7% nach 5 Wochen. Nach Magnesiumsulfat kam es zu einer Zunahme von Herzinsuffizienzen und kardiogenem Schock.

Unerwünschte Wirkungen. Diese bestanden neben einer zu starken Blutdrucksenkung (initiale Testdosis) unter anderem in Hustenreiz, Diarrhoe, Geschmacksstörungen (weitere Einzelheiten ► Kap. 14.3.4).

Nach derzeitiger Auffassung können Patienten mit frischem Herzinfarkt mit und ohne Kontraktionsinsuffienz oder Myokardischämie mit ACE-Hemmstoffen behandelt werden, sofern die Testdosis (6–12 mg **Captopril** oder Captopril-Äquivalente) nicht zur zu starken Hypotonie führt. Eine allmähliche Dosissteigerung auf maximal 3-mal 50 pro Tag Captopril(-äquivalente) wird empfohlen. Wahrscheinlich ist der optimale Therapiebeginn innerhalb der ersten Tage.

Eine gleichwertige Alternative stellen die Angiotensin (AT_1)-Rezeptor-Antagonisten (z. B. Candesartan und Valsartan) dar, insbesondere bei Infarktpatienten mit ACE-Hemmer-bedingten Nebenwirkungen. Die kombinierte Therapie mit ACE-Hemmer und Angiotensin-Rezeptor-Antagonisten ist der Monotherapie in der Postinfarktphase nicht überlegen (VALIANT- und CHARM-Studie).

17.3.5 Behandlung mit β-Adrenozeptor-Antagonisten

Eine solche Behandlung ist beim akuten Myokardinfarkt **immer** indiziert, sofern mit Myokardischämie zu rechnen ist und solange keine Kontraindikationen bestehen. Die Therapie soll möglichst früh (!) beginnen (1. Tag, erste Stunden). Vorsichtig dosierend beginnen, dann die Dosis steigern! Bei hämodynamisch instabilen Patienten kann die i. v.-Therapie mit dem kurzwirksamen, aber gut steuerbaren, **Esmolol**[45] eingeleitet werden.

17.3.6 Differentialtherapeutische Gesichtspunkte in der Postinfarktphase

Wenn zum Zeitpunkt der Entlassung aus der stationären Behandlung **Angina pectoris** oder sonstige ischämische Zustände weiter bestehen, so sollte angiographiert und dilatiert oder operiert werden. Ist dies nicht möglich, so gelten die Behandlungsprinzipien der Angina pectoris (► Kap. 17.2).

Eine **Herzinsuffizienz** wird nach den üblichen Richtlinien behandelt (► Kap. 16.2). Bei einer Behandlung mit Vasodilatatoren sind solche Substanzen zu bevorzugen, die die Koronardurchblutung günstig beeinflussen (**Calcium-Kanalblocker, ACE-Hemmstoffe oder Angiotensin-Rezeptor-Antagonisten**). Im Übrigen wird auch diese Gruppe von Infarktpatienten mit **Gerinnungshemmenden Arzneistoffen** behandelt.

Herzrhythmusstörungen nach Infarkt im Langzeitverlauf werden nach den allgemeinen Richtlinien einer antiarrhythmischen Therapie (► Kap. 18) behandelt. Bevorzugt sollte als Antiarrhythmikum **Sotalol** oder **Amiodaron** verwendet werden. Bei einer deutlich eingeschränkten LV-Funktion (EF <35%) ist die Implantation eines internen Kardioverter-Defillibrators (ICD) die Therapie der Wahl.

Die Inzidenz von **Reinfarkten** und von plötzlichen Todesfällen im Verlauf nach Myokardinfarkt kann durch **β-Adrenozeptor-Antagonisten** reduziert werden. Eine Langzeitherapie mit **Propranolol, Atenolol** und **Metoprolol** senkt Inzidenz und Letalität von Reinfarkten um 20–30%. Welche pharmakologische Wirkungsqualität für diese Wirkung von Bedeutung ist, ist derzeit umstritten.

Eine länger dauernde Gabe von **Acetylsalicylsäure, wahrscheinlich auch von Clopidogrel/Ticlopidin**, senkt die Häufigkeit und die Letalität von Reinfarkten (► Kap. 9.2.2). Der therapeutische Wert von Dipyridamol) ist zweifelhaft.

Eine Prävention des **plötzlichen Herztodes** beinhaltet als wichtigste Maßnahme die Ausschaltung prädisponierender Faktoren. Hierzu gehört v. a. die Beseitigung arrhythmieauslösender oder sie verstärkender Faktoren wie z. B. rezidivierende Ischämie, Herzwandaneurysma, Herzinsuffizienz. Ferner konnte gezeigt werden, dass die kontinuierliche Einnahme von Omega-3_n-Fettsäuren nach überstandenem Myokardinfarkt die Rate an plötzlichem Herztod signifikant senkt.

[43] Lopirin®, Captopril AL®
[44] Xanef®, Enalapril AL®
[45] Brevibloc®

Eine **präventive Wirkung** ist für eine Langzeitbehandlung mit β-Adrenozeptor-Antagonisten **(Propranolol, Metoprolol)** bei Patienten nach Myokardinfarkt gezeigt worden. Daher sollen gefährdete Patienten mit einem β-Adrenozeptor-Antagonisten (▶ Kap. 17.2.4) behandelt werden. Wenn Vorhofarrhythmien oder komplexe ventrikuläre Arrhythmien (ventrikuläre Extrasystolie, rezidivierende Kammertachykardie) vorliegen, so sind **Sotalol** oder **Amiodaron** als bislang einziger Antagonist mit Klasse-III-antiarrhythmischer Eigenwirkung (▶ Kap. 18.3) zu bevorzugen. Im Verlauf sind bei Postinfarktpatienten mit komplexen ventrikulären Rhythmusstörungen zumindest Langzeit-EKG-Kontrollen oder auch elektrophysiologische Untersuchungen (EPU) durchzuführen, um proarrthymogene Effekte von Sotalol auszuschließen.

Besteht eine Bradykardie, die den Einsatz eines β-Adrenozeptor-Antagonisten nicht erlaubt, so sollte zunächst ein Herzschrittmacher implantiert und dann die Therapie mit β-Adrenozeptor-Antagonisten eingeleitet werden.

Für die Behandlung mit **Antiarrhythmika** konnte nur nach überstandenem Herzstillstand bei weiter auftretenden oder induzierbaren ventrikulären Arrhythmien eine Senkung der Rezidivinzidenz gezeigt werden. In allen anderen Fällen steht die relativ hohe Inzidenz von unerwünschten Wirkungen einer geringen präventiven Wirkung gegenüber.

Erstaunlich ist, dass dennoch heute ein hoher Prozentsatz der Patienten nicht entsprechend den Empfehlungen der Fachgesellschaften folgend, analog zu den oben aufgeführten Therapieprinzipien, behandelt wird (EUROASPIRE).

17.3.7 Behandlung der Herzinsuffizienz und des kardiogenen Schocks

Eine Verbesserung der Herzfunktion ist durch frühzeitige Wiederherstellung der Durchblutung zu erwarten (intrakoronare Rekanalisation, Thrombolyse, Katheterdilatation). Der für eine effektive Koronardurchblutung erforderliche Blutdruck sollte bei Normotonikern nicht unter 100 mmHg systolisch, bei Hypertonikern etwas höher liegen.

Für die Therapie des kardiogenen Schocks stehen zwei Behandlungsprinzipien zur Verfügung:

1. frühzeitige, möglichst sofortige Katheterballondilatation oder -rekanalisation,
2. Verbesserung der Arbeitsbedingungen des Myokards durch Verminderung der Vor- und Nachlast (Vasodilatatoren, Diuretika) sowie die Stärkung der myokardialen Kontraktionskraft (Herzglykoside, β-Adrenozeptor-Agonisten).

Eine wirksame Entlastung des Herzens im kardiogenen Schock wird auch mit der intraaortalen Gegenpulsation mittels Katheterballonpumpe erreicht durch Verbesserung der diastolischen Koronarperfusion und Senkung der Nachlast während der Systole. Das Verfahren wird zweckmäßig mit der Gabe von Adrenozeptor-Agonisten und/oder Vasodilatatoren kombiniert.

Eine rasche Entlastung des insuffizienten Herzens gelingt durch Infusion von **Glycerintrinitrat** oder **Nitroprussidnatrium**[46]. Beide Arzneimittel senken Vor- und Nachlast. Dadurch verkleinert sich die Kammerdimension; die myokardiale Faserspannung und der Sauerstoffverbrauch sinken ab. Die Behandlung soll möglichst unter Überwachung des direkt gemessenen arteriellen und vor allem des pulmonalarteriellen Druckes erfolgen (Einschwemmkatheter!).

Eine Entlastung des insuffizienten Herzens kann mit ACE-Hemmstoffen erreicht werden.

Eine Gabe von **Diuretika** bei der Herzinfarktbehandlung erfordert kontinuierliche Überwachung, da bei einer zu drastischen Reduktion des zirkulierenden Blutvolumens die Gefahr eines Abfalls des Herzzeitvolumens und des Blutdrucks besteht. Beim akuten Lungenödem ist deshalb die Wirkung dieser Arzneimittel durch Messung des Pulmonalarteriendruckes (Einschwemmkatheter) zu überwachen (▶ Kap. 16.8.2)! Über eine Stimulierung von kardialen Adrenozeptoren steigert **Dobutamin**[47], in höherer Dosis auch **Dopamin**[48] (▶ Kap. 16.11.2) das Herzzeitvolumen vorzugsweise durch Erhöhung des Schlagvolumens. Obwohl diese Wirkung in der Resultante β_1-selektiv ist, führen beide Arzneimittel nur zu einer geringen Zunahme der Herzfrequenz und damit des myokardialen Sauerstoffverbrauchs. Günstig ist auch die Verbesserung der **Nierendurchblutung** durch niedrige Dosen von Dopamin.

Die Infusion von α-Adrenozeptor-Agonisten (z. B. **Noradrenalin**[49]) ist wegen der Gefahr der weiteren Verminderung der Nierendurchblutung nur gerechtfertigt, wenn extreme Blutdrucksenkungen nicht durch Volumenregulation und Erhöhung der Kontraktionskraft des Herzens zu beherrschen sind.

Dopamin kann bei zu hoher Dosierung (>10 µg/kg/min i. v.) infolge einer α-Adrenozeptor-agonistischen, vasokonstriktorischen Wirkung sowie einer Noradrenalin-Freisetzung zum Anstieg des peripheren Gefäßwiderstandes führen. Isoprenalin und Orciprenalin sind wegen der Steigerung des myokardialen Sauerstoffverbrauchs **kontraindiziert**.

Dosierung

Dosierung von positiv inotrop wirkenden Arzneistoffen im kardiogenen Schock:

- **Dopamin:**
  - 2–5 µg/kg/min.
- **Dobutamin:**
  - 5–10 µg/kg/min.
- **Noradrenalin:**
  - 4–5 µg/kg/min.

[46] Nipruss®

[47] Dobutamin Liquid Fresenius®, Dobutamin-ratiopharm®

[48] Dopamin Fresenius®, Dopamin-ratiopharm®

[49] Arterenol®

Herzglykoside sind im akuten Myokardinfarkt **nicht indiziert**. Wenn in den ersten Tagen nach Infarkt Vorhofflimmern oder eine Herzinsuffizienz auftritt, werden additiv Herzglykoside gegeben. Eine Ausweitung der Infarktzone unter Behandlung mit Herzglykosiden ist allenfalls am suffizienten Herzen zu befürchten.

Die Digitalisierung kann je nach Nierenfunktion mit **Digoxin**[50] oder **Digitoxin**[51] eingeleitet werden (▶ Kap. 16.7).

Weiterführende Literatur

Abernethy DR, Schwartz JB (1999) Calcium-antagonist drugs. N. Engl. J. Med. 341: 1447–1457

Anderson HV, Willerson JT (1993) Thrombolysis in acute myocardial infarction. N. Engl. J. Med. 329: 703–709

Antithrombotic Trialists' Collaboration (2002) Collaborative meta-analysis of randomised trials of antiplatelet therapy for prevention of death, myocardial infarction, and stroke in high risk patients. Brit. Med. J. 324: 71–86

Braunwald E, Califf RM, Cannon ChrP et al. (2000) Redefining medical treatment in the management of unstable angina. Am. J. Med. 108: 41–53

CRIS (1996) A controlled trial of verapamil in patients after acute myocardial infarction – results of the calcium antagonist reinfarction italian study. CRIS (Calcium Antagonist Antagonist Reinfarction Italian Study). Am. J. Cardiol. 77: 365–369

EUROASPIRE I and II Group (2001) Clinical reality of coronary prevention guidelines: a comparison of EUROASPIRE I and II in nine countries. Lancet 257: 995–1001

Fears R (1990) Biochemical pharmacology and therapeutic aspects of throm-bolytic agents. Pharmacol. Rev. 42: 201–222

Furberg CD, Psaty BM, Meyer JV (1995) Nifedipine – dose-related increase in mortality in patients with coronary heart disease. Circulation 92: 1326–1331

GISSI-3 (1994) Effects of lisinopril and transdermal glyceryl trinitrate singly and together on 6-week mortality and ventricular function after acute myocardial infarction. GISSI-3 (Gruppo Italiano per lo Studio della Sopravvivenza nell'Infarto Miocardico). Lancet 343: 1115–1122

GISSI-Prevenzione-Investigators (1999) Dietary supplementation with n-3 polyunsaturated fatty acids and vitamin E after myocardial infarction: results of the GISSI-Prevenzione trial. Lancet 354: 447–455

Gottlieb StS, McCarter RJ, Vogel RA (1998) Effect of beta-blockade on morta-lity among high-risk and low-risk patients after myocardial infarction. N. Engl. J. Med. 339: 489–497

Heidenreich PA, McDonald KM, Hastie T, Fadel B, Hagan V, Lee BK, Hlatky MA (1999) Meta-analysis of trials comparing β-blockers, calcium antagonists, and nitrates for stable angina. JAMA 281: 1927–1936

Hennekens CH, Albert CM, Godfried SL, Gaziano JM, Buring JE (1996) Adjunc-tive drug therapy of acute myocardial infarction – evidence from clinical trials. N. Engl. J. Med. 335: 1660–1667

ISIS-2 (1988) Randomised trial of intravenous streptokinase, oral aspirin, both, or neither among 17 187 cases of suspected acute myocardial infarction: Lancet 2(8607): 349–360

ISIS-4 (1995) A randomised factorial trial assessing early oral captopril, oral mononitrate, and intravenous magnesium sulphate in 58,050 patients with suspected acute myocardial infarction. ISIS-4 (Fourth International Study of Infarct Survival) Collaborative Group. Lancet 345: 669–685

Lange RA, Cigarroa RG, Yancy Jr CW, Willard JE, Popma JJ, Sills MN, McBride W, Kim AS, Hillis LD (1989) Cocaine-induced coronary-artery vasoconstriction. N. Engl. J. Med. 321: 1557–1562

Langenfeld H (1993) β-Rezeptorenblocker bei frischem Myokardinfarkt. Dtsch. Med. Wochenschr. 118: 1569–1574

LaRosa JC, He J, Vupputuri S (1999) Effect of statins on risk of coronary disease. A meta-analysis of randomized controlled trials. JAMA 282: 2340–2346

Parker JD, Parker JO (1998) Nitrate therapy for stable angina pectoris. N. Engl. J. Med. 338: 520–531

Pfeffer MA, Braunwald E, Moye LA et al (1992) Effect of captopril on mortality and morbidity in patients with left ventricular dysfunction after myocardial infarction. N. Engl. J. Med. 327: 669–677

Pfeffer MA, McMurray JJV, Velazquez EJ et al (2003) Valsartan, captopril, or both in myocardial infarction complicated by heart failure, left ventricular dysfunction, or both. N. Engl. J. Med. 349: 1893–1906

Pfeffer MA, Swedberg K, Granger CB et al. (2003) Effects of candesartan on mortality and morbidity in patients with chronic heart failure: the CHARM-Overall Programme. Lancet 362: 759–766

Schrör K (1992) Acetylsalicylsäure. Thieme Stuttgart – New York

Schrör K, Hohlfeld Th (1990) Koagulation, Thrombose und Fibrinolyse bei myokardialer Ischämie. In: Heusch G (Hrsg) Pathophysiologie und rationale Pharmakotherapie der Myokardischämie. Steinkopff, Darmstadt, S 89–117

Sleight P (1996) Calcium antagonists during and after myocardial infarction [review]. Drugs 51: 216–225

Swedburg K, Held P, Kjekshus J. et al (1992) Effects of early administration of enalapril on mortality in patients with acute myocardial infarction. Results of the Cooperative North Scandinavian Enalapril Survival Study II (Consensus II). N. Engl. J. Med. 327: 678–684

The GUSTO Investigators (1993) An international randomized trial comparing four thrombolytic strategies for acute myocardial infarction. N. Engl. J. Med. 329: 673–682

The Infarction Ramipril Efficacy (AIRE) Study Investigators (1994) Effect of ramipril on mortality and morbidity of survivors of acute myocardial infarction with clinical evidence of heart failure. Lancet 342: 821–828

Topol EJ, Byzova TV, Plow EF (1999) Platelet GPIIb/IIIa blockers. Lancet 353: 227–231

[50] Dilanacin®, Lanicor®

[51] Digimerck®, Digimed®

18 Herzrhythmusstörungen

S. Dhein, G. Hindricks

18.1 Begriffsbestimmung

Herzrhythmusstörungen äußern sich unter einer vielgestaltigen Symptomatik, die Herzstiche als unspezifisches Symptom, Herzjagen, Palpitationen bei Extrasystolien und Bigemini, sowie Schwindel, Adam-Stokes-Anfälle (rhythmogene Synkopen) und Angina pectoris einschließt. Schwindel, Synkopen und Angina pectoris treten insbesondere bei Tachykardien, Bradyarrhythmien und höhergradigen Leitungsblockierungen auf. Daneben können aber auch maligne Rhythmusstörungen unter Umständen jahrelang völlig symptomlos bleiben.

Häufig stellen Rhythmusstörungen kein eigenständiges Krankheitsbild dar; sie können Symptom einer organischen Herzerkrankung (z. B. koronare Herzerkrankung, Herzinfarkt, Kardiomyopathie, Myokarditis) oder einer systemischen kardiovaskulären Erkrankung sein (z. B. arterielle Hypertonie). Darüber hinaus können auch extrakardiale Erkrankungen zum Auftreten von Herzrhythmusstörungen führen (näheres ◘ Tab. 18.1).

Bei einigen Formen von Herzrhythmusstörungen liegen angeborene oder erworbene elektrische Anomalien des Herzens vor (z. B. akzessorische atrioventrikuläre Leitungsbahnen). In diesen Fällen besteht in der Regel keine organische Herzerkrankung. Selten sind Syndrome, die durch genetisch bedingte Defekte kardialer Ionenkanäle zum Auftreten von lebensbedrohlichen Rhythmusstörungen führen können (z. B. **Long-QT-Syndrome** wie das **Jerwell-Lange-Nielsen-Syndrom**, das **Romano-Ward-Syndrom** und das **Brugada-Syndrom**). Die zahlenmäßig häufigste Herzerkrankung, die zum Auftreten von Rhythmusstörungen führt, ist die koronare Herzkrankheit, insbesondere der akute Myokardinfarkt, und die Postinfarktperiode mit ihren myokardialen Umbauvorgängen sowie Störungen des Elektrolythaushalts. Die Herzinsuffizienz kann vor allem durch die Umbauprozesse des Gewebes und veränderte Expression der Ionenkanäle zu Rhythmusstörungen führen. Andere Ursachen sind deutlich seltener. Bei der akuten Ischämie können sich durch ATP-Mangel, ansteigendes extrazelluläres Kalium und **Gap Junction**-Entkopplung Unterschiede in der Aktionspotentialdauer ergeben (sog. Dispersion), die dann zu kreisenden Erregungen (Reentry-Arrhythmien) führen, die sich klinisch als bedrohliche Kammertachykardien, Kammerflattern oder Kammerflimmern manifestieren. In der Postinfarktphase werden insbesondere überlebende Purkinjefasern als pathophysiologisch relevant für Arrhythmieherde (fokale Arrhythmien) angesehen, da sie in aller Regel aufgrund ihrer Länge und damit ihrer Versorgung auch aus nicht-ischämischen Gebieten durch die Ischämie weniger geschädigt werden. Klinisch ist die ventrikuläre Extrasystolie Ausdruck dieser partiellen Schädigung. Gleichzeitig begünstigen die chronischen Umbauprozesse im Infarktareal durch Ausbildung überlebender Myokardstränge neben Fibrosesträngen innerhalb der Infarktnarbe das Auftreten kreisender Erregungen (Reentry-Arrhythmien), die sich ausgelöst durch ventrikuläre Extrasystolen dann als Kammertachykardien manifestieren.

◘ **Tab. 18.1.** Ursachen von Herzrhythmusstörungen

Organische Herzerkrankungen	**Koronare Herzkrankheit/Herzinfarkt, Kardiomyopathien**
Ischämie	
▶ akut	Kaliumefflux
	ATP-Mangel
	Potentialverkürzung
	elektrische Entkopplung
▶ chronisch	Fibrose
	überlebende Purkinjefasern
	Umstrukturierung
	andere Connexin-Isoformen
Infektionen	Myokarditis
	schwere sytemische Infektionen/Sepsis
Intoxikation	Glykoside
	Alkohol
	Antiarrhythmika
	Psychopharmaka
	Nikotin
Elektrolytstörungen	Hypokaliäme
endokrine Erkrankungen	Hypothyreose
mechanische Faktoren	Herzfehler
	Trauma (Contusio cordis)
	Myokardinsuffizienz
angeborene Faktoren	akzessorische Leitungsbahnen
	▶ Thorel-Bündel
	▶ Wenckebach-Bündel
	▶ James-Bündel
	▶ Kent-Paladino-Fasern
	▶ Mahaim-Fasern
	permanente junktionale Reentrytachykardie
Schrittmacherfunktionsstörungen	Batteriedefekt
	Magnetfelder
	Kabelbruch
Long QT-Syndrome	angeboren
	iatrogen durch Medikamente (häufigste Form) z. B.: Terfenadin, Ketokonazol, Cisaprid, Sotalol, Amiodaron, Chinidin, Sertindol, Doxepin und Olanzapin

Tab. 18.2. Einteilung der ventrikulären Extrasystolen (VES) nach Lown und Wolf

VES Typ	Beschreibung	ggf. Therapieindikation
I	Monomorphe VES <30 h^{-1}	–
II	monomorphe VES >30 h^{-1}	–
III	polymorphe VES/ ventrikulärer Bigeminus	(+)
IVa	Couplets (2 VES hintereinander)	(+)
IVb	Triplets, Salven, ventrikuläre Tachykardien	+
V	früh einfallende VES, R auf T	+

Nicht jede Form der Herzrhythmusstörungen, die im EKG dokumentiert wird, stellt zwangsläufig eine Behandlungsindikation dar. Dies gilt beispielsweise für supraventrikuläre Extrasystolen und in vielen Fällen auch für die ventrikuläre Extrasystolie. Einteilung der ventrikulären Extrasystolen (VES) nach Lown und Wolf Tab. 18.2.

Eine Behandlungsindikation kann sich aber auch bei nicht akut lebensbedrohlichen Rhythmusstörungen (z. B. Vorhofflimmern), bei hämodynamisch beeinträchtigenden Rhythmusstörungen (z. B. **AV-Knoten-Reentry-Tachykardien**) oder bei potentiell lebensbedrohlichen Rhythmusstörungen (Kammertachykardien) aus prognostischen Überlegungen ergeben, da unter Umständen auch wenig symptomatische Rhythmusstörungen ein hohes Gefährdungspotential für den Patienten beinhalten können (z. B. Apoplexgefahr bei asymptomatischem Vorhofflimmern).

In der Therapie sollte die Akuttherapie (Terminierung einer bestehenden Rhythmusstörung) und die Langzeittherapie (Verhinderung des Widerauftretens der Rhythmusstörung bzw. Minderung der assoziierten Symptome) unterschieden werden. In der Akuttherapie steht die medikamentöse Behandlung weiterhin im Vordergrund, während elektrische Verfahren, abgesehen von der Kardioversion bei Vorhofflattern und Vorhofflimmern, in der Regel nur bei potentiell bedrohlichen Rhythmusstörungen angewendet werden. Die Langzeittherapie von Herzrhythmusstörungen hat in den letzten Jahren einen tief greifenden Wandel erfahren: hier rücken nicht-medikamentöse kurative Verfahren wie die Katheterablation (»Verödung« des Ursprungsortes der Rhythmusstörung) oder die Implantation von Herzschrittmachern oder Kardiovertern/Defibrillatoren zunehmend in den Vordergrund, während man mit einer prophylaktischen antiarrhythmischen medikamentösen Therapie aufgrund einer oft ungünstigen Nutzen/Risiko-Relation (Effektivität der Therapie vs. Arzneimittelnebenwirkungen z. B. Proarrhythmie) eher vorsichtig ist. Immer muss aber auch die Grunderkrankung mit berücksichtigt und, sofern möglich, mit behandelt werden.

Hinsichtlich der Mechanismen der Herzrhythmusstörungen unterscheidet man die **erhöhte Automatie** durch gesteigerte diastolische Depolarisationsgeschwindigkeit, die **getriggerte Aktivität,** die auf oszillierenden Nachpotentialen im Anschluss an die Repolarisation beruht, sowie **verzögerte Nachdepolarisationen** (z. B. durch toxische Herzglykosidwirkung) und **frühe Nachdepolarisationen** (durch Katecholamine, Caesium, Aconitin, und Arzneistoffe, die die Repolarisation verzögern, z. B. **Chinidin**[1], **Amiodaron**[2], **Sotalol**[3]). Daneben kann sich entweder durch strukturelle Veränderungen (Fibrose, Remodeling nach Infarkt) oder funktionell (**leading circle**) oder durch unidirektionalen Block eine **Reentry-Tachyarrhythmie** ausbilden, bei der die Erregung in einer Bahn kreist und von dort aus annähernd radial das restliche Herz erregt. Die Kreisfrequenz ergibt sich dabei aus der zumeist niedrigen Fortleitungsgeschwindigkeit in der Bahn und der Länge der Bahn. Eine wesentliche Voraussetzung für ein Fortbestehen einer solchen Reentry-Tachykardie (**sustained reentry**) ist, dass die Wellenlänge des Impulses (= Produkt aus lokaler Refraktärzeit und lokaler Fortleitungsgeschwindigkeit) der Bahnlänge entspricht.

Hinsichtlich der pharmakologischen Intervention ergeben sich aus den obigen Überlegungen einige erste Ansätze: da für die Aufrechterhaltung von Rhythmusstörungen, insbesondere der Reentry-Tachyarrhythmien, die lokale Wellenlänge von Bedeutung ist, kann man versuchen entweder die **Refraktärzeit oder die Fortleitungsgeschwindigkeit** zu verändern, um so durch Modifikation der Wellenlänge die Wiedereintrittsbedingungen zu verändern. Dies führt dazu, dass die Wellenlänge nicht mehr mit der Kreisbahn übereinstimmt, und das Reentry terminiert wird. Bei der so veränderten Wellenlänge können aber unter Umständen andere Reentykreise ermöglicht werden (vgl. proarrhythmische Wirkung).

Ein genereller Nachteil der medikamentösen antiarrhythmischen Therapie besteht aber darin, dass die Arzneistoffe grundsätzlich nicht nur lokal im Bereich der Störung ihre Wirkung entfalten, sondern die Elektrophysiologie des gesamten Herzens verändern. Dabei können auch regionale Unterschiede in der Wirkung auftreten, die durch die Unterschiede im Besatz der kardialen Zellmembranen mit Ionenkanälen zustande kommen. So finden sich im Sinus- und AV-Knoten praktisch keine schnellen Natriumkanäle, und der Kaliumleitende transiente Auswärtsstrom $I_{t.o.}$ ist epikardial stärker vertreten als endokardial. Außerdem können lokal wirksame Bedingungen wie zum Beispiel die Ischämie beim akuten Myokardinfarkt dazu beitragen, dass die Wirkungen und Effekte der Antiarrhythmika unterschiedlich stark ausgeprägt sind.

Neben diesen Mechanismen existieren auch Präexcitationssyndrome mit angeborenen akzessorischen Leitungsbahnen. Des Weiteren kommen pathophysiologisch für bestimmte Arrhythmieformen auch atrioventrikuläre oder sinuatriale Blockierungen

---

1 Chinidin-Duriles®
2 Cordarex®, Amiohexal®
3 Sotalex®, Sota-1A Pharma®

und intraventrikuläre Leitungsstörungen als ursächlich in Betracht, die eine andere, nämlich leitungsverbessernde oder -überbrückende Therapie (z. B. Schrittmacher) notwendig machen.

18.2 Pathophysiologische Vorbemerkungen

Die Herzrhythmusstörungen lassen sich nach ihrem Ursprungsort unterteilen in supraventrikuläre, vom Vorhofmyokard ausgehende Rhythmusstörungen, atrioventrikuläre Vorhof- und Kammermyokard einbeziehende Rhythmusstörungen (nur akzessorische Leitungsbahnen) und ventrikuläre Rhythmusstörungen, die von den Kammern ausgehen. Darüber hinaus werden Arrhythmien nach ihrer Frequenz in tachykarde und bradykarde Rhythmusstörungen unterschieden. Im Oberflächen-EKG können Rhythmusstörungen mit schmalem QRS-Komplex (i. d. R. supraventrikuläre oder atrioventrikuläre) und solche mit breitem QRS-Komplex (i. d. R. ventrikuläre oder supraventrikuläre Arrhythmien bei Schenkelblockierungen) voneinander abgegrenzt werden. Die differentialdiagnostische Unterscheidung der einzelnen Formen der Herzrhythmusstörungen ist für die Auswahl der geeigneten medikamentösen Therapie von entscheidender Bedeutung. Die intravenöse Gabe von Calcium-Kanalblockern vom Verapamiltyp ist bei einer supraventrikulären Tachykardie sinnvoll und indiziert (man denke daran, dass gerade im AV-Knoten und im Sinusknoten die Aktionspotentiale über Calciumströme zustande kommen und dort praktisch keine schnellen Natriumkanäle vorhanden sind), während bei der Kammertachykardie solche Substanzen nicht effektiv und möglicherweise sogar lebensbedrohlich sind. Dort sind eher Natrium- oder Kaliumkanalblocker wirksam.

18.3 Prinzipien der Behandlung

18.3.1 Allgemeine Vorbemerkungen

Die zur Anwendung kommenden **Antiarrhythmika** stellen entsprechend chemischer Struktur und Wirkungsmechanismen eine außerordentlich heterogene Substanzgruppe dar (Dhein 2003). Dies hängt vor allem mit der unterschiedlichen Affinität der Substanzen zu einzelnen Ionenkanälen zusammen. Grundsätzlich führt dabei eine Blockade des schnellen Natriumkanals vornehmlich zu einer Verlangsamung der Erregungsausbreitungsgeschwindigkeit und folglich zur QRS-Verbreiterung, eine Blockade repolarisierender Kaliumkanäle zu einer Verlängerung der Aktionspotentialdauer, die sich im Oberflächen-EKG als Zunahme der QT-Zeit manifestiert. Eine Öffnung dieser Kanäle führt zur Verkürzung der Repolarisation. Eine Blockade von Calciumkanälen bewirkt eine Verzögerung der atrioventrikulären Überleitung bei gleichzeitiger Abnahme der Sinusfrequenz. Es sind zahlreiche Versuche zur Einteilung der Antiarrhythmika unternommen worden, von denen aber keiner gänzlich befriedigend war. Die immer noch am weitesten verbreitete und gebräuchlichste Einteilung ist die von Vaughan-Williams (Tab. 18.3).

Tab. 18.3. Einteilung der Antiarrhythmika nach Vaughan-Williams

Klasse	Wirkungen	Substanzen
I	Blockade des Natriumkanals	
► a	mit Verlängerung des Aktionspotentiales	Chinidin, Procainamid, Disopyramid, Ajmalin, Prajmalin
► b	mit Verkürzung des Aktionspotentiales	Lidocain, Mexiletin, Tocainid, Phenytoin, Aprindin
► c	ohne Einfluss auf die Dauer des Aktionspotentiales	Lorcainid, Flecainid, Propafenon
II	β-Adrenozeptor-Antagonisten	Propranolol und andere
III	Blockade repolarisierender Kaliumkanäle, Verlängerung der Aktionspotentialdauer	Amiodaron, Sotalol, Dofetilide, Ibutilide
IV	Calcium-Kanalblocker	Verapamil, Diltiazem

Dabei ist die Zuordnung der Arzneistoffe zum Teil fragwürdig und einige wichtig gewordene Substanzen lassen sich danach gar nicht einordnen, wie zum Beispiel **Adenosin**[4], welches über den A_1-Rezeptor und den Acetylcholin-abhängigen Kaliumkanal ($I_{K.ACh}$) eine Hyperpolarisation bewirkt, wodurch es zu der erwünschten Sinusknotenverlangsamung und AV-Zeit-Verlängerung kommt. Nach heutigen elektrophysiologischen Erkenntnissen ist für die Zuordnung zu den Subgruppen der Klasse I vor allem die Zeitkonstante der Erholung der Natriumkanäle von Bedeutung. Dies hat auch klinische Konsequenzen, da Substanzen mit kurzer Zeitkonstante, die also schnell vom Kanal dissoziieren, vornehmlich früh einfallende Potentiale unterdrücken würden. Dies hängt damit zusammen, dass ein solches Antiarrhythmikum während des Aktionspotentials an den Kanal bindet, ihn blockiert, dann schnell (Klasse Ib) oder langsam (Ic) vom Kanal dissoziiert und daher das nächste Aktionspotential oder die Extrasystole entweder auf einen noch blockierten Kanal oder aber auf einen schon wieder freien Kanal trifft. Insofern hat sich eine größere Differenzierung als notwendig erwiesen (Tab. 18.4).

Konzentrationsabhängig können Antiarrhythmika auch unterschiedliche Ionenkanäle blockieren oder an verschiedene Rezeptoren binden, wodurch sich z. T. die unterschiedlichen Wirkprofile erklären lassen (Tab. 18.4 und Tab. 18.5). So finden sich beispielsweise bei **Disopyramid**[5] auch extrakardiale Wirkungen wie Mundtrockenheit, die sich aus seinen antagonistischen Wir-

[4] Adrekar®, Adenosin Item®

[5] Rythmodul®

Tab. 18.4. Übersicht über die gebräuchlisten Antiarrhythmika

Klasse	Substanz	Kanal/ Geschw.	Rezeptor/Ionenpumpe	Herzeitvolumen	Blutdruck	Hauptindikation
Ia	Chinidin	I_{Na} (m)	M_2 (mäßig) (i)	↓↑→	↓	Vorhofflimmern/-flattern, SVES, VES
Ia	Procainamid	I_{Na} (m)		→	↓	VES Vorhofflimmern
Ia	Disopyramid	I_{Na} (m)	M_2 (mäßig) (i)	↓↓	↑	SVES, VES, supraentr. Tachykardie
Ia	Ajmalin	I_{Na} (m)		↓	↓	Präexcitationssyndrome, VT, VES, SVES
Ib	Lidocain	I_{Na} (s)		→	→	VT, VF, VES
Ib	Mexiletin	I_{Na} (s)		→	→	VES, VT
Ib	Tocainid	I_{Na} (s)		→	→	VES, VT
Ib	Phenytoin	I_{Na} (s)		→	↓	VES, VT bei Digitalis-Intoxikation
Ib	Aprindin	I_{Na} (m,l)		↓	↓	SVT, VT
Ic	Flecainid	I_{Na} (l)		→?	→	paroxymales Vorhofflimmern, VES
Ic	Propafenon	I_{Na} (l)	β (mäßig) (i)	↓	↓→	VES, SVT, VT, Präexcitationssyndrome
Ic	Lorcainid	I_{Na} (l)		↓	↓	SVES, VES, VT, SVT
II	Propranolol		β (i)	↓	↓	SVT, VES, Vorhofflimmern mit schneller Überleitung
II	Metoprolol		$β_1$ (i)	↓	↓	wie Propranolol
III	Amiodaron	I_K	α, β (mäßig) (i)	↓↑→	↓	VES, VT (zur Prophylaxe)
III	Sotalol	I_K		↓	↓	VT, SVT, VES, (zur Prophylaxe)
III	Dofetilide	I_{Kr}				Vorhofflimmern, Vorhofflattern
IV	Verapamil	I_{Ca}	α (mäßig) (i)	↓↑→	↓	SVES, Vorhofflimmern/-flattern
IV	Diltiazem	I_{Ca}		↑→	↓	wie Verapamil
	Orciprenalin		β (+)	↑	↑	Bradykardie
	Atropin		M_2 (i)	↑	↑	Bradykardie
	Adenosin	$I_{K.ACh}$	P (+)	↓?	↓↓	SVT
	Magnesium	I_{Ca}		↓	↓	Torsade des Pointes
	Digoxin		Na^+/K^+-ATPase (i)	↑	↑→	Tachyarrhythmia absoluta, Vorhofflimmern, SVT, SVES, SVT mit schneller Überleitung

Geschw. = Geschwindigkeit der Erholung des Kanals: l = langsam, m = mittel, s = schnell; Rezeptoren: M_2 = M_2-Cholinozeptor, P = purinerger Rezeptor, β = β-Adrenozeptor; i = inhibitorisch; + = agonistisch; SVES = supraventrikuläre Extrasystolie; SVT = supraventrikuläre Tachykardie, VES = ventrikuläre Extrasystolie, VT = ventrikuläre Tachykardie, VF = Kammerflimmern.

kungen an M-Cholinozeptoren erklären lassen. Des Weiteren blockieren die Klasse I-Antiarrhythmika im therapeutischen Konzentrationsbereich Natriumkanäle, in höheren Konzentrationen ist aber auch eine Blockade von Kaliumkanälen möglich.

Hinsichtlich der β-Adrenozeptor-Antagonisten steht neben **Propranolol**[6] und dem $β_1$-selektiven Adrenozeptor-Antagonisten **Metoprolol**[7], mit **Esmolol**[8], ein extrem kurz wirkender $β_1$-Adrenozeptor-Antagonist für eine gut steuerbare intravenöse antiarrhythmische Therapie zur Verfügung.

Schließlich können auch Elektrolyte als Antiarrhythmika eingesetzt werden. Unter diesen kommt dem **Magnesium**[9] eine besondere Bedeutung zu (► Kap. 6.1.5). Magnesium-Ionen sind im Körper vergleichbar den Kalium-Ionen verteilt mit 1% des Gesamtmagnesiums im Plasma (davon 55% an Albumin gebunden; Konzentration 0,7–1,1 mmol/l), der Rest befindet sich in Knochen und der Skelettmuskulatur. Alimentärer Magnesiummangel kommt außer bei sehr einseitiger Ernährung oder auch bei erhöhtem Bedarf, z. B. Gravidität, oder erhöhter Ausscheidung

---

6 Dociton®, Propranolol AL®

7 Beloc-Zok®, Metoprolol AL®

8 Brevibloc®

9 Magnesium Verla® Injektionslösung

beispielsweise durch Schleifendiuretika, Aminoglykosid-Antibiotika oder Cisplatin nur äußerst selten vor, kann dann aber zur Manifestation von **Torsade de Pointes-Arrhythmien** (Spitzenumkehrtachykardie) beitragen. Die elektrophysiologischen Auswirkungen hängen dabei aber offensichtlich auch von begleitenden Störungen der Kaliumkonzentration ab. Hochdosierte intravenöse Magnesiumgabe führt zu einer Verlängerung der Sinusknotenerholungszeit, der AV-Knoten-Refraktärzeit und der AV-Überleitung. Die ventrikuläre Flimmerschwelle wird zumindest im Tierversuch angehoben, so dass diese Wirkungen denen der Calcium-Kanalblocker ähnlich sind. Als Indikationen werden multifokale atriale Tachykardien und paroxysmales Vorhofflimmern diskutiert. Als **Mittel der Wahl wird Magnesiuminfusion bei Torsade de Pointes-Arrhythmie** angesehen.

18.3.2 Unerwünschte Arzneimittelwirkungen

Es müssen **kardiale** und **extrakardiale** Wirkungen unterschieden werden. Unter den kardialen ist bei den meisten Substanzen eine negative Inotropie zu beobachten, die bei den Calciumanalblockern vom Verapamiltyp am stärksten ausgeprägt ist, ebenso bei den β-Adrenozeptor-Antagonisten, aber auch bei allen Natrium-Kanalblockern, so dass diese nicht mit Calcium-Kanalblockern kombiniert werden sollten. Ebenso sollten keine Arzneistoffe derselben Klasse miteinander kombiniert werden, da das Risiko unerwünschter bedrohlicher Nebenwirkungen (u. a. Proarrhythmie) erheblich ansteigen kann. In der Regel ist nur die Kombination eines Antiarrhythmikums der Klasse I oder III mit einem β-Adrenozeptor-Antagonisten sinnvoll. Weiterhin kommt es bei vielen der Arzneistoffe zu einer Verlangsamung der Sinusknotenfrequenz (**Propafenon**[10], **Verapamil**[11], **Diltiazem**[12], **Sotalol**[3], **Amiodaron**[2], **Propranolol**[6], **Adenosin**[4], **Digoxin**[13]) und zu einer Verzögerung der atrioventrikulären Überleitung bis hin zum AV-Block III. Die wichtigste unerwünschte kardiale Wirkung ist paradoxerweise die **Proarrhythmie,** d. h. die Verschlechterung bestehender Rhythmusstörungen, das Neuauftreten von Rhythmusstörungen oder die Zunahme der Neigung zu Rhythmusstörungen in therapeutischen Konzentrationen der Substanzen. Besondere Bedeutung bekommt die Proarrhythmie im Zusammenhang mit dem Auftreten lebensbedrohlicher Kammertachykardien (für einige Antiarrhythmika bei bis zu 3% der Behandelten!). Das Risiko für das Auftreten proarrhythmischer Wirkungen ist für den Einzelfall schwer abschätzbar, da proarrhythmische Wirkungen teilweise unabhängig von der Behandlungsdauer und Dosierung auftreten oder sich erst manifestieren, wenn zusätzliche Faktoren (z. B. Ischämie, Hypokaliämie), die die Antiarrhythmikawirkungen mitbestimmen, eintreten. Grundsätzlich gilt, dass Antiarrhythmika der Klasse I und III das höchste proarrhythmische Risiko besitzen (Dhein et al. 1993). Demgegenüber treten unter der Behandlung mit Klasse II- und IV-Antiarrhythmika sehr selten relevante proarrhythmische Komplikationen auf. Ein erhöhtes Risiko der Proarrhythmie besteht für die Klasse I-Antiarrhythmika bei Patienten mit einer strukturellen Herzerkankung, insbesondere nach Myokardinfarkt. Diese proarrhythmische Wirkung kann, wie unter anderem in der CAST-Studie gezeigt wurde, insbesondere in der **Postinfarktperiode die Mortalität deutlich erhöhen.** Als Mechanismus der ventrikulären Proarrhythmie in der Postinfarktperiode ist eine Veränderung der Erregungsausbreitungswege im Herzgewebe durch globale Änderung der Refraktärzeit oder der Ausbreitungsgeschwindigkeit (Dhein et al. 1993), ggf. auch durch regional unterschiedliche Arzneistoffwirkungen (z. B. Ischämie) anzunehmen. Dabei stellen alte Infarktnarben, diffuse Bindegewebseinlagerungen und Umstrukturierungen während der Postinfarktphase sowie bei entzündlichen Prozessen ein besonderes Risiko für das Auftreten proarrhythmischer Wirkungen dar. Da Klasse I-Antiarrhythmika die Ausbreitungsgeschwindigkeit und damit die Wellenlänge des kardialen Impulses verkürzen, verschieben sie die Wahrscheinlichkeit für das Auftreten von Reentry-Arryhthmien hin zu kleineren Reentrykreisen (ein Reentry ist stabil wenn Wellenlänge und Reentry-Kreisbahnlänge gleich sind), die insbesondere bei struktureller Herzerkrankung durch die vielen Inhomogenitäten wahrscheinlicher sind. Umgekehrt verlängern Klasse III Antiarrhythmika die Wellenlänge, was die Wahrscheinlichkeit hin zu größeren (aber eben unwahrscheinlicheren) Reentry-Kreisen verschieben würde. Aufgrund der mehrfach belegten Übersterblichkeit bei Patienten mit schweren organischen Herzerkrankungen ist die Behandlung von Herzrhythmusstörungen mit Klasse I-Antiarrhythmika – abgesehen von wenigen und gut begründeten Ausnahmen (z. B. nach Implantation eines Kardioverter/Defibrilators) – **nicht** indiziert. Bei den Repolarisationsverlängernden Substanzen der Klasse III-Antiarrhythmika (aber auch bei Klasse Ia-Antiarrhythmika) stellt das Auftreten von lebensbedrohlichen Kammertachykardien vom Typ Torsade de Pointes die wichtigste proarrhythmische Nebenwirkung dar. Diese **Torsade de Pointes-Arrhythmie** ist dabei eine generelle proarrhythmische Wirkung aller Klasse III-Antiarrhythmika dar und auch vieler anderer Aktionspotentialverlängernder Substanzen aus anderen Pharmakongruppen. Das Risiko für das Auftreten von Torsade de Pointes-Arryhthmien liegt unter Langzeittherapie mit Amiodaron oder Sotalol im Bereich von 1–3%. Hierbei stellen Hypokaliämie, Bradykardie, Hypomagnesiämie und weibliches Geschlecht zusätzliche Risikofaktoren für das Auftreten der Torsade de Pointes dar. Des Weiteren können zahlreiche andere Medikamente, wie bestimmte Antihistaminika (z. B. Terfenadin), Antimykotika (z. B. Ketoconazol) und Psychopharmaka (z. B. Sertindol), direkt oder indirekt dieses Risiko erhöhen (Übersicht siehe Dhein 2000), so dass diese Substanzen nicht mit Klasse Ia- oder III-Antiarrhythmika

[10] Rytmonorm®, Propafenon Heumann®
[11] Isoptin®, Verapamil Basics®
[12] Dilzem®, Diltiazem Basics®
[13] Lanicor®, Dilanacin®

kombiniert werden sollten. Grundsätzlich ist bei einer Therapie mit Aktionspotentialverlängernden Substanzen darauf zu achten, dass die Plasma-Kaliumkonzentration eher hochnormal und die Herzfrequenz nicht zu niedrig sein sollte. Long-QT-Syndrome (angeborene, wie Romano-Ward-Syndrom und Jervell-Lange-Nielsen-Syndrom) sind generelle Kontraindikationen für die Gabe aktionspotentialverlängernder Substanzen (insbesondere Klasse Ia- und III-Antiarrhythmika). Unter der Therapie mit repolarisationsverlängernden Substanzen sind regelmäßige EKG-Kontrollen zwingend notwendig, um eine extreme Zunahme der QT-Zeit zu erkennen und die Behandlung ggf. abzubrechen, bevor lebensbedrohliche Kammertachykardien auftreten. Das erstmalige Auftreten von Synkopen unter einer Behandlung mit repolarisationsverlängernden Substanzen ist häufig ein ernstzunehmendes Warnsymptom. Dies gilt ebenso auch für neuere, kurz vor der Zulassung stehende Klasse III-Antiarrhythmika wie **Dofetilide**[14], **Ibutilide** und **Azemilide** (Ibutilide und Azemilide stehen vor der Zulassung) oder das Iodfreie Amiodaron-Derivat **Dronedaron** (noch nicht zugelassen). Dronedaron gleicht dem Amiodaron, scheint aber hinsichtlich der unerwünschten Wirkungen auf die Schilddrüse günstiger zu sein.

Klasse II- und Klasse IV-Antiarrhythmika dagegen können häufiger bradykarde Rhythmusstörungen verursachen, insbesondere atrioventrikuläre Blockbilder. In der Regel treten dann unter der Behandlung (insbesondere bei der Kombination von β-Adrenozeptor-Antagonisten und Calcium-Kanalblocker vom Verapamiltyp) die typischen Symptome der Bradykardie wie Schwindel und Abnahme der körperlichen Belastbarkeit auf. Lebensbedrohliche rhythmogene Komplikationen sind jedoch vergleichsweise selten.

Das extrem kurz wirkende (Halbwertszeit 0,6–1,5 s) und nur i. v. applizierbare **Adenosin**[4] bewirkt an Vorhof und Ventrikel eine negative Inotropie, wirkt negativ chronotrop bis zur Asystolie und verlängert die AV-Zeit bis zum Block ohne die His-Ventrikel-Zeit zu beeinflussen. Die funktionelle Refraktärzeit nimmt unter Adenosin zu, so dass auch hier eine Kontraindikation bei Patienten mit QT-Verlängerung besteht. Eine neuere Entwicklung stellt in diesem Zusammenhang der selektive A_1-Rezeptor-Agonist **Tecadenoson** dar. Diese Substanz zeigt weniger (oder gar nicht) die für Adenosin sonst typische Vasodilatation (A_2-Rezeptor vermittelt), Hypotonie und Bronchospasmen (A_3-Rezeptor vermittelt).

Extrakardiale unerwünschte Wirkungen stellen ebenso ein häufiges Problem dar. Eine Übersicht ist in Tab. 18.5 gegeben.

[14] Tikosyn® (in Deutschland noch nicht zugelassen)
[15] Gilurytmal®
[16] Xylocain®, Lidocard B. Braun®
[17] Mexitil®
[18] Xylotocan®
[19] Phenhydan®, Phenytoin AWD®

Tab. 18.5. Unerwünschte extrakardiale Wirkungen von Antiarrhythmika und Kontraindikationen

Substanz	unerwünschte Wirkungen	Kontraindikation*
Chinidin[1]	gastrointestinale Beschwerden, Sehstörungen, Tinnitus, Synkopen, Leukopenie, Hepatitis, hämolytische Anämie, Erhöhung der Digitaliskonzentration; selten: Thrombozytopenie, Agranulozytose, Anaphylaxie	dekompensierte Herzinsuffizienz, Bradykardie, AV-Block, Endokarditis, Long QT-Syndrom
Procainamid	Hypotonie, systemischer Lupus erythematodes, Agranulozytose, Depressionen	Digitalisintoxikation, Blutbildveränderungen, Leber- und Nierenschäden
Disopyramid[5]	Mundtrockenheit, Seh- und Miktionsstörungen, gastrointestinale Beschwerden, Sedation, Cholestase	Blutbildveränderungen, Leber- und Niereninsuffizienz, Prostatahypertrophie, Glaukom
Ajmalin[15]	Übelkeit, Kopfschmerzen, Cholestase, Erhöhung der GOT und GPT; Prajmalin: zusätzlich noch Thrombozytopenie	Blutbildveränderungen, AV-Block, Long QT-Syndrom
Lidocain[16]	Benommenheit, Schwindel, ZNS-Symptome	bekannte Überempfindlichkeit gegen Lokalanästhetika, AV-Block II und III
Mexiletin[17]	ZNS-Störungen, Parästhesien, Hypotonie, gastrointestinale Beschwerden	Herzinsuffizienz, AV-Block, SA-Block
Tocainid[18]	Übelkeit, Vomitus, Schwindel, Tremor, Exantheme, Agranulozytose, ZNS-Störungen	AV-Block II und III, dekompensierte Herzinsuffizienz, bekannte Überempfindlichkeit gegen Lokalanästhetika
Phenytoin[19]	Nystagmus, Ataxie, Lymphadenopathie, Gingivahyperplasie	SA-Block, AV-Block II und III, Leukopenie, Porphyrie
Aprindin	Tremor, Doppelbilder, Psychosen, cholestatische Hepatitis, Agranulozytose (etwa 0,7% nach 1–4 Monaten; bei Absetzen reversibel)	Blutbildveränderungen, bekannte Überempfindlichkeit gegen Lokalanästhetika, AV-Block, intraventrikuläre Leitungsstörungen, Long QT-Syndrom

Tab. 18.5 (Fortsetzung)

Substanz	unerwünschte Wirkungen	Kontraindikation *
Flecainid[20]	Doppelbilder, Schwindel Kopfschmerzen, Müdigkeit	Herzinsuffizienz, intraventrikuläre Leitungsstörungen, Long QT-Syndrom
Propafenon[10]	Mundtrockenheit, Kopfschmerzen, Schwindel, Hypotonie, Cholestase, gastrointestinlae Beschwerden	Herzinsuffizienz, schwere Bradykardie, ausgeprägte Leitungsstörung, schwere obstruktive Lungenerkrankung
Lorcainid	Schlafstörungen, ZNS-Störungen, gastrointestinale Beschwerden	AV-Block II und III, SA-Block, Herzinsuffizienz
Propranolol[6] Metoprolol[7] Esmolol[8]	Schwindel, Nausea, Diarrhoe, Bronchospasmus, periphere Durchblutungsstörungen, Alpträume, Hypotonie, Potenzstörungen	Asthma bronchiale, insulinpflichtiger Diabetes mellitus, arterielle Verschlusskrankheit, instabile Angina pectoris, Prinzmetallangina, Raynaud-Krankheit, Herzinsuffizienz, metabolische Azidose, Gravidität, SA-Block, AV-Block
Amiodaron[2]	Cornea-Ablagerungen, Photosensibilität, Hypo- und Hyperthyreose (ca. 5%) selten: Lungenfibrose, Tremor, Polyradikulitis, Hepatopathie	Long QT-Syndrom, schwere Bradykardie, Schilddrüsenfunktionsstörung
Sotalol[3]	ähnlich Propranolol	wie Propranolol; Long QT-Syndrom
Dofetilide	Kopfschmerz, Müdigkeit, Brustschmerz	Long-QT-Syndrom, nicht zusammen mit Digitalis einsetzen wegen erhöhter Gefahr der Torsade de Pointes
Verapamil[11]	Hypotonie, gastrointestinale Beschwerden	Herzinsuffizienz, SA-Block, AV-Block, frischer Myokardinfarkt, Hypotonie
Diltiazem[12]	Schwindel, Kopfschmerz, Müdigkeit, Beinödeme, Übelkeit, Obstipatio, Lymphadenopathie, Erythema exsud. multif.	wie Verapamil
Orciprenalin[21]	flush, Kopfdruck, Unruhe, Übelkeit, Tremor	Thyreotoxikose, hypertrophe obstruktive Kardiomyopathie, Tachykardien, (frischer Myokardinfarkt)
Atropin[22]	Wärmestau, Unruhe, Halluzinationen, Akkomodationsstörungen, Glaukom, Mundtrockenheit, Miktionsstörungen	Engwinkelglaukom, Stenosen im Magen-Darm-Trakt, Blasenentleerungsstörungen, Megakolon, Tachykardien
Adenosin[4]	Wärmegefühl, Schmerz im Infusionsgebiet, Brustschmerzen, Dyspnoe, flush, Übelkeit	Herzinsuffizienz, AV-Block, Asthma bronchiale , kongenitale Herzfehler,
Magnesium[9]	Hypotonie, Übelkeit, Brechreiz; bei hohen Dosen: Verwirrtheit, Hyporeflexie, Atemlähmung	AV-Block, Bradykardie, Hypermagnesiämie, Niereninsuffizienz, (Lithiumtherapie)
Acetyldigoxin[23] Methyldigoxin[24] Digoxin[13] Digitoxin[25]	Sehstörungen, Kopfschmerzen, Übelkeit (zentral), Erbrechen (zentral), Müdigkeit, Erytheme, Diarrhoe (selten), Thrombozytopenie, Gynäkomastie (selten)	Elektrolyt-Störungen (K^+, Ca^{2+}), Kammertachykardien, WPW-Syndrom, AV-Block II und III, Karotissinussyndrom, hypertrophe obstruktive Kardiomyopathie

* generell sind alle Klasse I Antiarrhythmika während der ersten 3 Monate nach Myokardinfarkt kontraindiziert;
() = relative Kontraindikation.

18.3.3 Pharmakokinetik und Dosierung

Die Pharmakokinetik der Antiarrhythmika ist außerordentlich unterschiedlich. Kenngrößen sind in Tab. 18.6 aufgeführt. Generell ist dabei aber zu bemerken, dass insbesondere die intravenöse Therapie in der Regel weniger nach festen Dosierungsvorschriften als vielmehr nach Wirkung erfolgt. Als Besonderheit sei hier die langsame Kinetik von Amiodaron (zum Teil durch das große Verteilungsvolumen, sowie die Bildung des aktiven Metaboliten, und den Wirkmechanismus begründet) erwähnt, so dass die volle Wirksamkeit sich erst nach ca. 14 Tagen entfaltet. Daher muss bei dieser Substanz aufgesättigt werden (z. B. die ersten 12 Tage je 1 g/d oral oder 600mg/d oral über 20 Tage als Sättigungsdosis und danach 200–400 mg/d p. o. als Erhaltungsdosis). Eine Kontrolle des Plasmaspiegels ist, solange keine Nebenwirkungen oder Komplikationen unter der Behandlung auftreten, nicht zwingend notwendig.

20 Tambocor®, Flecainid-ISIS®
21 Alupent®
22 Atropinsulfat Braun®, Atropinum sulfuricum Eifelfango®
23 Novodigal®, Digostada®
24 Lanitop®
25 Digimerck®, Digimed®

18.4 Supraventrikuläre Rhythmusstörungen

18.4.1 Bradykardien

Bradykardien treten als Folge von Störungen der Sinusknotenfunktion (Sinusknotenbradykardie oder Sinusknotenarrest) oder der AV-Knotenfunktion auf (AV-Block II. bis III. Grades). Diese Funktionsstörungen können nur intermittierend (z. B. Syndrom des kranken Sinusknoten, **Sick Sinus Syndrom**) bestehen oder aber anhaltend auftreten (z. B. kompletter AV-Block). Entscheidend für die Ableitung von Therapieindikationen bei Bradykardien ist die klinische Symptomatik. Häufig sind bradykarde Rhythmusstörungen harmlos und wenig symptomatisch bis asymptomatisch, und bedürfen keiner Therapie (z. B. eine nächtliche Bradykardie von >40/min oder ein AV-Block II. Grades, Typ Wenckebach). Dem gegenüber können insbesondere höhergradige AV-Blockierungen schwerwiegende Symptome bis hin zur

Tab. 18.6. Pharmakokinetische Daten der Antiarrhythmika

Substanz	Bioverfügbarkeit (oral) [%]	Eliminationshalbwertszeit /-weg	Eiweißbindung [%]	Dosis akut i. v.	Dosis prophylakt.	Plasmaspiegel
Chinidin	80 ± 15	6.2 ± 1.8 h (h)	75 ± 5	–	1–1.5 g/d	2–6 µg/ml
Procainamid	83 ± 16	3 ± 0.6 h (r, h)	16 ± 5	20–50 mg/min	30–50mg/kg alle 5h	3–14 µg/ml
Disopyramid	83 ± 11	6 ± 1 h (r, h)	Konz. Abhängig	–	100mg alle 4–6h	2,5–3 µg/ml
Prajmalin	50	5 h	70 ± 5	1mg/kg (Ajmalin)	3*20mg/d	0,03–0,05 µg/ml
Lidocain	–	1.8 ± 0.4 h (h)	70 ± 10	50–100mg	–	1.5–6 µg/ml
Mexiletin	87 ± 13	63 ± 3 h (h)	55 ± 5	100–250mg	600–900mg/d	0.7–2 µg/ml
Tocainid	89 ± 5	13.5 ± 2.3 h (r, h)	10 ± 15	0.5mg/ kg/ min	3–4*400mg/d	6–15 µg/ml
Phenytoin	98 ± 7	6–24 h, Konz. abhängig (h)	89 ± 23	2 mg/kg, aber <15 mg/min	250–750 mg	10–20 µg/ml
Aprindin	90	30 h	85–95	20mg	50–100mg/d	1–2 µg/ml
Flecainid	95	13–20 h (r)	35 ± 5	1mg/kg	100–300mg	0.2–1 µg/ml
Propafenon	50	3 h (h)	95 ± 5	0,5–1mg/kg	450–900mg	0.3–3 µg/ml
Lorcainid	90	5–8 h	80	100–200mg	200–300mg	0.1–0.4 µg/ml
Propranolol	36 ± 10	3.9 ± 0.4 h (h)	93.3 ± 1.2	1–10mg	30–240mg	20 ng/ml
Esmolol	–	5–16 min (r)	55 ± 5	500µg/kg/ min für 1min, dann 50 µg/ kg/ min für 4 min	–	1,2–1,6 mg/l
Metoprolol	38 ± 14	3.2 ± 0.2 h (h)	13	–	3*100mg	25 ng/ml
Amiodaron	35 ± 9	25 ± 12 Tage (h)	96.3 ± 0.6	5mg/kg langsam	200–600mg	0.5–2.5 µg/ml
Sotalol	90	10 h (r)	50 ± 5	20mg in 5min	160–320mg	0.5–3.0 µg/ml
Dofetilide	90	7–10 h	65	–	2* 125–500µg/d	k. A.
Verapamil	19 ± 12	4.8 ± 2.4 h (h)	90 ± 2	0,1mg/kg	3*80–120mg	100 ng/ml
Diltiazem	44 ± 10	3.2 ± 1.3 h (h)	78 ± 3	0,3mg/kg über 2–3min	3*60mg	0.1–0.4 µg/ml
Orciprenalin	8 ± 2	0.8 ± 0,2 h	10 ± 2	0,5–1mg	6*10–20mg	k. A.
Atropin	>90	0,8 ± 0,2 h	50 ± 5	0.5 - 1 mg	4–6*0,25–0,5mg	k. A.
Adenosin	–	0.6 - 1.5 sec	k. A.	3 - 12 mg	–	k. A.
Magnesium	–	k. A.	k. A.	2g in 1–5min	–	k. A.
Digoxin	70 ± 13	39 ± 13 h (r)	25 ± 5	0,4–0,5mg	0,25mg	0.8 ng/ml

Haupteliminationsweg: r = renal, h = hepatisch; k .A. = keine Angaben; – = nicht üblich.

rhythmogenen Synkope verursachen. In diesen Fällen besteht grundsätzlich eine Therapieindikation (in der Vielzahl der Fälle: Herzschrittmacherimplanatation).

Akuttherapie. Zur Akutbehandlung symptomatischer Bradykardien stehen elektrische und medikamentöse Verfahren zur Verfügung. Bei symptomatischen Sinusknotenbradykardien sollte zunächst ein medikamentöser Behandlungsversuch unternommen werden. Grundsätzlich stehen zwei Arzneistoffgruppen zur Verfügung, nämlich entweder ein β-Adrenozeptor-Agonist wie **Orciprenalin**[21] (nur i. v.-Therapie) oder ein M-Cholinozeptor-Antagonist wie **Atropin**[22] (auch oral z. B. als Tropfen) oder sein Derivat Ipratropiumbromid.

Liegt der Bradykardie ein erhöhter Vagotonus zugrunde, so ist Atropin das Mittel der Wahl, wenn sich die auslösende Ursache nicht anders beseitigen lässt. Die in der Regel erforderliche hohe Dosierung von Atropin (◘ Tab. 18.6) ist mit allgemeinen M-Cholinozeptor-antagonistischen Symptomen verbunden wie Mundtrockenheit, Akkomodationsstörungen, Photophobie, Motilitätsstörungen im Gastrointestinal- und Urogenitaltrakt. Glaukom und Prostatahypertrophie stellen Kontraindikationen dar.

Alternativ kommen β-Adrenozeptor-Agonisten wie Orciprenalin in Betracht, die im Schrittmachergewebe die Automatie steigern, daneben aber auch die untergeordneter Reizbildungszentren sowie deren Erregbarkeit (insbesondere bei O_2-Mangel und Hypokaliämie). Daher besteht das Risiko der Förderung **ektoper Erregungen,** vor allem ventrikulärer Extrasystolen, bei Patienten mit schwerer organischer Herzerkrankung evtl. sogar von Kammerflimmern. Daneben kommen unerwünschte Wirkungen hinzu, wie Tachykardie, Tremor, Übelkeit und Schweißausbrüche. Orciprenalin sollte möglichst nur von erfahrenen Ärzten benutzt werden (»Alupent, nur wer es kennt«). Diese häufigen und zahlreichen unerwünschten Wirkungen schränken die Anwendbarkeit dieser Arzneistoffe deutlich ein.

Bei höhergradigen symptomatischen AV-Blockierungen kann in der Akuttherapie wie bei den Sinusbradykardien verfahren werden. Die Effektivität der medikamentösen Behandlung ist dabei abhängig von der Lokalisation des AV-Blocks. Bei intranodalen Leitungsstörungen (insbesondere bei medikamentös induzierten oder vagalen AV-Blockierungen) ist die Behandlung mit β-Adrenozeptor-Agonisten oder M-Cholinozeptor-Antagonisten in der Regel effektiv. Bei schweren Funktionsstörungen des AV-Knoten (z. B. bei Hinterwandinfarkt) oder bei AV-Block im Bereich des **Hisschen Bündels** ist die medikamentöse Therapie oft nicht erfolgreich, so dass ein Herzschrittmacher, ggf. temporär oder perkutan, implantiert werden muss.

Langzeittherapie. Zur Therapie über die Akutsituation hinaus bestehender Bradykardien ist nach Korrektur auslösender Faktoren (wie Hyperkaliämie), dann die Implantation eines Schrittmachers die Behandlung der ersten Wahl.

Eine Langzeitbehandlung mit Ipratropiumbromid oder Atropin ist oft nicht ausreichend effektiv und von zahlreichen Nebenwirkungen begleitet.

Im Fall des **Sick Sinus Syndroms** (**Bradykardie-Tachykardie-Syndrom**) können diese Arzneistoffe wegen der Tachykardieneigung nicht eingesetzt werden.

Bei Vorliegen eines Carotissinussyndroms oder einer Bradyarrhythmia absoluta ist heute in der Regel die **Schrittmacherimplantation** das Mittel der Wahl.

> **Bradykardie**
> Bradykardien werden, wenn sie sich langsam entwickeln, von den Patienten oft erstaunlich lange toleriert. Grundsätzlich ist nach einer bradykardisierenden Vormedikation (β-Adrenozeptor-Antagonisten, Clonidin, Verapamil, häufig Herzglykoside) zu fahnden.

18.4.2 Tachykardien

Die Gruppe der supraventrikulären Tachykardien besteht aus:

- **Sinusknotentachykardien** werden durch nervalreflektorische Einflüsse (psychisch, bei Blutdruckabfall, Fieber, Infektionen, Hypovolämie) oder durch kardiale und nicht-kardiale Erkrankungen ausgelöst (Hyperthyreose, Phäochromozytom, Herzinsuffizienz). Grundsätzlich sollte hier die Ursache gesucht und behandelt werden.
- **Vorhofextrasystolen** können bei sehr vielen Menschen als Spontandepolarisationen des Sinus- oder AV-Knoten aber auch des Vorhofarbeitsmyokards gefunden werden, sind aber in der Regel asymptomatisch und erfordern keine antiarrhythmische Therapie.
- **Ektope atriale Tachykardien** entstehen durch gesteigerte Spontandepolarisation der Vorhofmuskulatur. Die ektopen Foci sind dabei sowohl rechts- als auch linksatrial zu finden. Die Rhythmusstörungen imponieren oft als paroxysmale Tachykardien von kurzer Dauer unter körperlicher oder psychischer Belastung bei Patienten ohne kardiovaskuläre Grunderkrankung. Gelegentlich manifestiert sich die ektope atriale Tachykardie auch als multifocale Rhythmusstörungen.
- Die **AV-Knoten-Reentry-Tachykardie** beruht auf kreisenden Erregungen im Bereich des AV-Knoten und des perinodalen Gewebes, zumeist ohne Vorliegen einer organischen Herzerkrankung. Diese Rhythmusstörungen setzen plötzlich ein, sind regelmäßig, frequenzstabil und halten eher länger an (bis zu mehrere Stunden).
- Das **Vorhofflattern** ist im typischen Fall eine rechtsatriale Reentrytachykardie mit einer Vorhoffrequenz von 250–300/min, beim atypischen Vorhofflattern >300/min. Aufgrund der meist nur 2:1 Überleitung im AV-Knoten ergibt sich in

diesen Fällen eine Kammerfrequenz um 150/min. Bei den meisten Patienten besteht eine kardiovaskuläre Grunderkrankung.

- Das **Vorhofflimmern** stellt die häufigste Arrhythmie bei über 60-jährigen dar (2–4%) und tritt entweder chronisch permanent oder chronisch paroxysmal auf. Der Kammerrhythmus wird von den Leitungseigenschaften des AV-Knoten bestimmt und ist bei dieser Rhythmusstörung unregelmäßig (absolute Arrhythmie). Vorhofflimmern wird durch fokale Automatie induziert, deren Ursprung häufig im Einmündungsbereich der Pulmonlavenen im linken Vorhof liegt. Die Aufrechterhaltung des Vorhofflimmerns entspricht dann vielfach multiplen kreisenden Wellenzügen (**multiple wavelets**). Daneben findet sich häufig eine kardiale Erkrankung (Herzklappenfehler, Mitralvitien, Kardiomyopathien), aber auch übermäßiger Alkoholgenuss oder eine Hyperthyreose.
- **Akzessorische Leitungsbahnen**, die zu einer vorzeitigen Ventrikelerregung führen und Anfallsweise supraventrikuläre Tachykardien, wie Wolf-Parkinson-White Syndrom und Lown-Ganong-Levine-Syndrom (letzteres zeigt häufiger eine **paroxysmale supraventrikuläre Tachykardie**) auslösen. Diese Syndrome sind weiter unten abgehandelt.

Sinusknotentachykardie

Akuttherapie. Die **Sinusknotentachykardie** kann mit **β-Adrenozeptor-Antagonisten** (z. B. Propranolol) behandelt werden. Sie antagonisieren die Sympathikuswirkung am Herzen; sie sind daher gut wirksam, wenn adrenerge Einflüsse eine ursächliche Bedeutung haben. Der sog. Membranstabilisierende Effekt der Arzneistoffe hat keine therapeutische Bedeutung, da erst in extremen Dosierungen entsprechende Plasmakonzentrationen erreicht werden. Es sollten für diese Therapie vor allem Arzneistoffe ohne eine partiell agonistische Komponente verwendet werden. Ein Vorteil ist das nahezu fehlende proarrhythmische Risiko der β-Adrenozeptor-Antagonisten, sowie die Verbesserung der Überlebensprognose nach Myokardinfarkt. Es muss allerdings die negativ inotrope Wirkung beachtet werden, die beim Vorliegen einer Herzinsuffizienz eine vorsichtige und niedrige Einstiegsdosierung notwendig macht. Bei langsamer Dosissteigerung werden aber auch von Patienten mit Herzinsuffizienz therapeutisch wirksame Dosierungen in aller Regel gut vertragen. Ansonsten sind die üblichen unerwünschten Wirkungen und die allgemeinen Kontraindikationen der β-Adrenozeptor-Antagonisten zu beachten.

Wann immer möglich, sollte die Ursache der Tachykardie behoben werden. Dabei ist darauf zu achten, dass die Tachykardie unter Umständen auch Ausdruck einer Kompensation sein kann (Erfordernis-Tachykardie) und eine bradykardisierende Maßnahme dann zur Dekompensation des Herz-Kreislauf-Systems führen kann. Eine kompensatorische Sinustachykardie findet sich beispielsweise bei der Herzinsuffizienz und bildet sich durch die Therapie derselben zurück (z. B. mit Herzglykosiden; Therapie der Herzinsuffizienz ► Kap. 16).

Gegebenenfalls kann bei starker emotionaler Beteiligung auch eine **vorübergehende** Sedation mit einem **Benzodiazepin** sinnvoll sein. Zur Langzeittherapie der Sinustachykardie sind Benzodiazepine jedoch nicht geeignet.

Langzeittherapie. Zunächst müssen auslösende Faktoren, wie z. B. eine Hyperthyreose, ausgeschlossen bzw. behandelt werden. Bei unangemessenen Sinustachykardien (aber nicht bei einer Erfordernistachykardie) ist die Behandlung mit einem β-Adrenozeptor-Antagonisten (z. B. Propranolol, Metoprolol) Therapie der ersten Wahl. Calcium-Kanalblocker wie Verapamil oder Diltiazem könnten als Alternative gelten.

> **Sinustachykardie**
> Eine Sinustachykardie ist praktisch immer reaktiv und daher nur im Ausnahmefall behandlungsbedürftig. Die therapeutische Intervention muss sich auf die Korrektur der Grunderkrankung richten. Behandlungsbedarf besteht dann, wenn die Grundkrankheit identifiziert, aber nicht hinreichend oder schnell genug beeinflussbar ist (z. B. Tachykardie bei Hyperthyreose bis zur Korrektur der Stoffwechsellage).

Vorhofextrasystolen

Eine antiarrhythmische Therapie ist bei dieser harmlosen Rhythmusstörung nicht indiziert.

Ektope atriale Tachykardien

Akuttherapie. Eine **Akuttherapie** ist selten erforderlich, da die Tachykardien zumeist hämodynamisch nicht relevant und von kurzer Dauer sind. Gegebenfalls können β-Adrenozeptor-Antagonisten (z. B. **Propranolol**[6]) oder alternativ Antiarrhythmika der Klasse Ic eingesetzt werden. Liegt aber eine strukturelle Herzerkrankung vor, ist Vorsicht geboten (insbesondere mit der Gabe von Klasse I-Antiarrhythmika) wegen möglicher proarrhythmischer Wirkungen. Bei multifokalen Formen kommen Calcium-Kanalblocker (z. B. **Verapamil**[11]) oder **Magnesium**[9] in Betracht.

Langzeittherapie. Zur **Langzeittherapie** ist die Gabe von β-Adrenozeptor-Antagonisten die Therapie der ersten Wahl, insbesondere bei Katecholamin-induzierten Formen. Als Alternative kommen bei Fehlen einer organischen Herzerkrankung Klasse Ic-Antiarrhythmika (z. B. **Propafenon**[10], **Flecainid**[20]) oder ansonsten Klasse III-Antiarrhythmika (z. B. Sotalol, Amiodaron) in Frage. Diesen Alternativen steht andererseits die Katheterablation gegenüber.

AV-Knoten-Reentry-Tachykardien

Akuttherapie. Zur Terminierung ist die intravenöse Gabe von **Adenosin**[4] Mittel der ersten Wahl (als Bolus initial 6 mg über <3s; ggf. 12 oder 18 mg). Der Effekt tritt nach 10–15 Sekunden ein; die Tachykardie sistiert abrupt. Es kann eine 3–4s (ggf. auch

> 12s) anhaltende Asystolie über A_1-Rezeptoren ausgelöst werden, die in der Regel spontan endet. Es ist auf die durch Adenosin A_2-Rezeptor vermittelte Vasodilatation mit Hypotonie, oft verbunden mit **flush**, Schwindel, Schwitzen, zu achten. Daneben kann es zu A_3-Rezeptor-abhängigen Bronchospasmen kommen, sowie zu Brustdruck, Übelkeit, Kopfschmerzen, Benommenheit. Bei Long-QT-Syndrom, instabiler Angina pectoris, frischem oder kürzlichem Myokardinfarkt, Hypotonie, Schlafapnoe und dekompensierter Herzinsuffizienz besteht eine Kontraindikation zur Adenosintherapie. Aufgrund der unerwünschten Wirkungen wurde der A_1-selektive Adenosin-Agonist **Tecadenoson** entwickelt.

Langzeittherapie. Zur **Langzeittherapie** sind in erster Linie Calcium-Kanalblocker vom Verapamiltyp und β-Adrenozeptor-Antagonisten indiziert. Klasse I- oder III-Antiarrhythmika sind nicht indiziert. Langzeittherapie der ersten Wahl ist die Kathetermodulation des AV-Knotens.

Vorhofflattern

Akuttherapie. Eine **Akuttherapie** ist indiziert, wenn es zu einer 2:1 Überleitung mit Kammerfrequenzen um 150/min kommt. Dabei kann es das Ziel sein, die Kammerfrequenz zu senken (durch 3:1 oder 4:1 Überleitung) oder das Vorhofflattern zu terminieren. Die Senkung der Kammerfrequenz wird durch intravenöse Gabe von β-Adrenozeptor-Antagonisten oder Calcium-Kanalblockern erreicht. Zur Terminierung können Klasse Ia- oder Ic-Antiarrhythmika indiziert sein, aber mit der Gefahr, dass hierdurch die Flatterfrequenz abgesenkt wird und eine 1:1 Überleitung mit dann höherer Kammerfrequenz entsteht, die die elektrische Kardioversion erforderlich macht. Als Alternative gilt hier Amiodaron, da es auch die Leitung im Bereich des AV-Knotens verlangsamt. Des Weiteren kommt das neu entwickelte **Dofetilide** (s. unten) in Frage (Achtung: Proarrhythmie → Kammertachykardien vom Typ **Torsade de Pointes**). Häufig ist die elektrische Kardioversion jedoch die effektivste und sicherste Akutbehandlung von Vorhofflattern.

Langzeittherapie. Zur **Langzeitbehandlung** mit dem Ziel der Rezidivprophylaxe können ggf. Antiarrhythmika der Klassen Ia und Ic mit den oben beschriebenen Einschränkungen eingesetzt werden. Meist wird aufgrund des geringeren proarrhythmischen Risikos dem Amiodaron der Vorzug gegeben. Unter dieser Therapie muss jedoch die QT-Zeit kontrolliert und mit Veränderungen der Schilddrüsenfunktion gerechnet werden. Außerdem sollte die Lungenfunktion geachtet werden, da die wichtigste, wenn auch seltene, unerwünschte Wirkung von Amiodaron in der Entwicklung einer Alveolitis oder einer Lungenfibrose besteht. β-Adrenozeptor-Antagonisten und Calcium-Kanalblocker sind in der Rezidivprophylaxe nicht effektiv. Bei rezidivierendem Vorhofflattern ist die Katheterablation Langzeittherapie der ersten Wahl.

Vorhofflimmern

Akuttherapie. Je nach Therapieziel (**Frequenzkontrolle** durch Veränderung der AV-Leitung) oder **Rhythmisierung** (Konversion zum Sinusrhythmus) unterscheidet man verschiedene Behandlungsstrategien. Je länger das Vorhofflimmern bereits besteht (z. B. >1 Jahr) oder je ausgeprägter eine Vorhofdilatation ist (z. B. >50 mm bei Mitralvitium), desto schlechter sind die Aussichten auf eine erfolgreiche Rhythmisierung. Zur **Frequenzkontrolle** werden β-Adrenozeptor-Antagonisten und Calcium-Kanalblocker eingesetzt. Alternativ oder ggf. zusätzlich zu einem Calcium-Kanalblocker können auch Digitalisglykoside (z. B. **Acetyldigoxin**[23]) wegen ihrer AV-Zeit verlängernden Wirkung gegeben werden. Eine **Rhythmisierung** kann mit Klasse Ia (z. B. **Chinidin**[1], **Disopyramid**[5]) oder Klasse Ic-Antiarrhythmika (z. B. **Propafenon**[10], **Flecainid**[20]) oder auch Klasse III-Antiarrhythmika (**Amiodaron**[2]) erreicht werden, mit Konversionsraten von bis zu 70%, wenn das Vorhofflimmern erst wenige Tage besteht. Zur Kardioversion kommt auch das neue Klasse III-Antiarrhythmikum Dofetilide, ein Blocker der schnellen Komponente des **Delayed Rectifier**-Kaliumkanales, oder auch das verwandte Ibutilide in Frage (Lenz & Hillemann 2000). Alternativ ist die elektrische Kardioversion zu erwägen. Dabei birgt die Konversion (pharmakologisch oder elektrisch) grundsätzlich das Risiko thromboembolischer Komplikationen. Besteht das Vorhofflimmern >48h müssen daher Vorhofthromben echokardiographisch vor einer Kardioversion sicher ausgeschlossen werden. Bei wenig symptomatischem permanentem Vorhofflimmern kann alternativ 4 Wochen vor der geplanten Konversion eine orale Antikoagulation eingeleitet werden, bei der man eine INR (**International Normalized Ratio** = Gerinnungszeit des Patientenplasma [sec]/ Gerinnungszeit des Normalplasma [sec]) von 2,5 bei Patienten ohne Vitium und 3,5–4 bei solchen mit Vitium anstrebt (EAFT-Studie; **The European Atrial Fibrillation Trial Study Group** 1995).

Langzeittherapie. Wesentlich für die pharmakologische Langzeitbehandlung von Vorhofflimmern ist die begründete Definition von Behandlungszielen: **Frequenzkontrolle** mit dem Ziel der Frequenzregulation (plus oraler Antikoagulation, siehe unten) unter Belassung des Vorhofflimmerns oder **Rhythmuskontrolle** mit dem Ziel den Sinusrhythmus zu erhalten. Wesentlichstes Kriterium für die Therapieentscheidung ist dabei die Symptomatik der Patienten: Bei Patienten mit wenig symptomatischem oder asymptomatischem Vorhofflimmern ist die Frequenzkontrolle Behandlung der Wahl, bei hochsymptomatischen Patienten kann die Rhythmuskontrolle erwogen werden. Bei der Therapieentscheidung muss berücksichtigt werden, dass die Rhythmuskontrolle häufig nicht effektiv ist (Rezidivraten von Vorhofflimmern unter Antiarrhythmika >50% im ersten Behandlungsjahr) und, dass die Behandlungsrisiken bei dieser Therapieentscheidung höher sind (insbesondere Proarrhythmie und thrombembolische Komplikationen bei asymptomatischen Arrhythmierezidiven).

Zur **Frequenzkontrolle** können β-Adrenozeptor-Antagonisten und Calcium-Kanalblocker eingesetzt werden, Digitalisglykoside sind als Monotherapie zur Frequenzregulation nicht ausreichend wirksam, können aber gut mit β-Adrenozeptor-Antagonisten oder Calcium-Kanalblockern kombiniert werden; die Digitaliswirkung ist hierbei durch die vagotone Wirkung von Digitalisglykosiden zu erklären und stellt daher eine indirekte Wirkung dar. Bei allen älteren Patienten (>65 Jahre) sowie bei allen Patienten mit begleitender kardiovaskulärer Erkrankung muss in der Regel auch eine orale Langzeitantikoagulation durchgeführt werden.

Zur **Rezidivprophylaxe** nach Konversion können β-Adrenozeptor-Antagonisten sowie auch Antiarrhythmika der Klassen Ia, Ic oder III eingesetzt werden. Unter Berücksichtigung von klinischer Wirksamkeit und Nebenwirkungsprofil bzw. Behandlungsrisiko hat sich folgendes Vorgehen bewährt: Nach dem erstmaligen Auftreten von symptomatischem Vorhofflimmern Versuch der Rezidivprophylaxe mit einem β-Adrenozeptor-Antagonisten. Bei Arrhythmierezidiven unter dieser Therapie empfiehlt sich die Einleitung einer Rezidivprophylaxe mit Antiarrhythmika der Klasse Ia, Ic, oder III. Bei der Auswahl des individuell am besten geeigneten Antiarrhythmikums ist die kardiovaskuläre Grunderkrankung zu berücksichtigen: Patienten ohne schwerwiegende kardiovaskuläre Grunderkrankung (keine koronare Herzerkrankung, normale linksventrikuläre Pumpfunktion, keine wesentliche Hypertrophie) können mit Klasse Ic-Antiarrhythmika behandelt werden (Flecainid, Propafenon). Liegt eine in diesem Sinne relevante organische Herzerkrankung vor, ist eine antiarrhythmische Rezidivprophylaxe mit Amiodaron die sicherste und effektivste Therapie. **Amiodaron** hat sich hinsichtlich der antiarrhythmischen Wirksamkeit dem **Sotalol** signifikant überlegen gezeigt (Singh, NEJM 2005). In dieser aktuellen Studie betrug die mittlere Zeit bis zum erneuten Auftreten von Vorhofflimmern nach Kardioversion unter Amiodaron 487 Tage, unter Sotalol 74 Tage und in der Placebogruppe 9 Tage (Singh NEJM 2005)

Die Rolle der Klasse Ia-Antiarrhythmika sowie insbesondere der fixen Kombination von Chinidin und Verapamil (Cordichin) zur Rezidivprophylaxe bei Vorhofflimmern bleibt kontrovers. Aufgrund des Risikos proarrhythmischer Wirkungen (insbesondere Kammertachykardien vom Typ **Torsde des Pointes**) wurde die Indikation lange mit großer Zurückhaltung gestellt. Neue Studienergebnisse (PAFAC/SOPAT, Fetsch 2003) belegen jedoch, dass unter kontrollierten Bedingungen unter der Therapie mit Chinidin/Verapamil kein hohes Risiko für proarrhythmische Komplikationen besteht. Dementsprechend ist die Rezidivprophylaxe mit Chinidin/Verapamil nach Auffassung der Autoren zulässig, solange die Therapie ähnlich kontrolliert wie in den zitierten Studien durchgeführt wird (u. a. Kardioversion und Therapieeinleitung unter stationären Bedingungen, regelmäßige EKG- und Serum-Kalium-Kontrollen etc.). Neuerdings wird auch die Gabe von Dofetilide in dieser Indikation empfohlen. Studien, die das Nutzen/Risiko-Potential dieser Substanz bei Patienten mit Vorhofflimmern sicher beschreiben, stehen jedoch noch aus (Kowey et al. 2003). In neuester Zeit zeichnet sich darüber hinaus auch eine positive Rolle für AT_1-Rezeptor-Antagonisten und ACE-Hemmstoffe in der Rezidivprophylaxe ab, unter der Vorstellung, dass der Remodelingprozess beim Vorhofflimmern durch Angiotensin-II zumindest teilweise gesteuert wird.

Die Nutzen/Risiko-Relation der Frequenzkontrolle und der Rhythmuskontrolle wurde in den letzten Jahren vergleichend im Rahmen großer kontrollierter Studien untersucht. Dabei konnte gezeigt werden, dass das Therapieprinzip der **Rhythmuskontrolle der Frequenzkontrolle nicht überlegen ist** (van Gelder (RACE) 2003/AFFIRM 2003). Als wesentliches Risiko der antiarrhythmischen Langzeittherapie ist die proarrhythmische Wirkung dieser Substanzen anzusehen, so dass engmaschige EKG-Kontrollen indiziert sind. Kritisch ist hierbei anzumerken, dass Patienten mit begleitender Herzinsuffizienz bei antiarrhythmischer Therapie des Vorhofflimmerns ein erhöhtes proarrhythmisches Risiko aufweisen (Flaker et al. 1992). Aufgrund des hohen Rezidivrisikos von Vorhofflimmern (häufig auch asymptomatische Rezidive unter antiarrhythmischer Therapie) muss die Indikation zur begleitenden oralen Langzeitantikoagulation großzügig gestellt werden. Hierbei sollten INR Werte von 2–2,5 angestrebt werden, da unter dieser Grenze die Thromboembolieprophylaxe zu gering ist, und darüber das Blutungsrisiko zu stark zunimmt.

Sick Sinus Syndrom

Das Syndrom des kranken Sinusknoten, welches nach Diphtherie, Herzinfarkt, bei koronarer Herzkrankheit oder bei Hypertonie auftreten kann, ist gekennzeichnet durch wechselndes Auftreten von Tachykardien und Bradykardien, wobei der Patient meist durch rhythmogene Synkopen auffällig wird. Daher muss einerseits ein Schrittmacher zur Bradykardieprophylaxe implantiert werden und erst danach können zusätzlich antitachykarde Maßnahmen durchgeführt werden. Diese umschließen **Digoxin**[13], **Chinidin**[1], **Verapamil**[11] und β-Adrenozeptor-Antagonisten. Bei wechselnden Rhythmen oder intermittierendem Vorhofflimmern kann eine Therapie mit Antikoagulantien zur Embolieprophylaxe sinnvoll sein.

Vorhofflimmern

Rhythmisierung: Grundsätzlich Indikation zur Rhythmisierung klären (Symptomatik!). Hohe Rezidivrate bei langer Dauer des Vorhofflimmerns, vergrößertem Vorhof, schlechter Ventrikelfunktion und Klappeninsuffizienz. Eine Rhythmisierung kann mit Antiarrhythmika der Klasse Ia, Ic oder III oder aber mit elektrischer Kardioversion erreicht werden.

Frequenzregulierung

- **Herzglykoside:** Standardtherapie u. a. bei Herzinsuffizienz. In Monotherapie oft jedoch unzureichende Regulierung

▼

der Belastungsfrequenzen, daher Kombination mit Calcium-Kanalblockern oder β-Adrenozeptor-Antagonisten;
- **Calcium-Kanalblocker** (meist Verapamil) oder **β-Adrenozeptor-Antagonisten:** oft in Kombination mit Herzglykosiden. Bessere Frequenzregulation unter Belastung. Wirksam auch in Monotherapie. Calcium-Kanalblocker (vom Verapamiltyp) sollten nicht bei schlechter linksventrikulärer Funktion gegeben werden.
- **Rezidivprophylaxe**: vorzugsweise Flecainid oder Propafenon bei Herzgesunden, Amiodaron bei Vorliegen einer organischen Herzerkrankung.
- **Thromboembolieprophylaxe:** Vorhofflimmern erhöht das Schlaganfallrisiko. Daher i. d. R. lebenslange Herabsetzung der Gerinnungsfähigkeit. Besonders günstige Resultate mit oralen Antikoagulantien in niedriger Dosierung (INR: 2–2,5).

18.5 Atrioventrikuläre Rhythmusstörungen

Präexcitationssyndrome

Ursache dieser Rhythmusstörung sind akzessorische (= zusätzliche, neben dem AV-Knoten bestehende) schnelle Leitungsbahnen, deren Zellen vom schellen Natriumkanal getragene Aktionspotentiale aufweisen. Die Rhythmusstörungen (z. B. Wolf-Parkinson-White Syndrom) imponieren oft als paroxysmale atrioventrikuläre Tachykardien. Die Tachykardie kann einerseits orthodrom mit antegrader Leitung über den AV-Knoten und retrograder Leitung über die akzessorische Bahn auftreten oder aber umgekehrt (antidrome Tachykardie). Lebensbedrohliche Tachykardien können bei Vorhofflimmern mit schneller Leitung über die akzessorische Bahn auftreten.

Zur Akutherapie bei orthodromer oder antidromer Tachykardie kann ein Vagusreiz (Druck auf Augenbulbus oder Carotissinus; Pressatmung, Reizung der Uvula) erfolgreich sein. Am effektivsten ist die Gabe von **Ajmalin**[15] oder von Klasse Ic-Antiarrhythmika wie **Propafenon**[10] und **Flecainid**[20]. Calcium-Kanalblocker und Adenosin sind bei Präexcitationssyndromen und Tachykardien mit breitem QRS-Komplex (insbesondere bei Vorhofflimmern und schneller Leitung über die akzessorische Bahn) wegen der Möglichkeit der Erhöhung der Überleitungsfrequenz über die akzessorische Bahn durch Verkürzung der Refraktärzeit oder reflektorische Sympathikusaktivierung kontraindiziert.

Zur Dauerbehandlung sind Klasse Ic-Antiarrhythmika (Flecainid/Propafenon) Mittel der Wahl, alternativ kann ein oral anwendbares Derivat des Ajmalin, das **Prajmalin**[26] oder **Detajmiumbitartrat**[27] eingesetzt werden Eine solche Therapie muss aber mit einer entsprechenden regelmäßigen EKG-Überwachung durchgeführt werden. Langzeittherapie der ersten Wahl ist aber die kurative Katheterablation.

Präexcitationssyndrome

Bei Tachykardien im Rahmen eines Präexcitationssyndroms finden sich, insbesondere, wenn Vorhofflimmern besteht, oft deformierte QRS-Komplexe wechselnder Breite und Zykluslänge. Differentialdiagnose ventrikuläreTachykardie.

Akuttherapie:
- Hämodynamisch instabiler Patient: Elektrokardioversion;
- hämodynamisch stabiler Patient: Therapieversuch mit Ajmalin (oder oral: Prajmalin), oder Flecainid. Verapamil und Herzglykoside sind kontraindiziert.

Dauertherapie:
- Geringes Gefährdungspotential (z. B. asymptomatisches WPW-Syndrom): i. d. R. keine Dauerbehandlung;
- hohes Gefährdungspotential oder rezidivierende Tachykardien: Katheterablation. Nur noch selten ist eine medikamentöse Dauerbehandlung erforderlich.

18.6 Ventrikuläre Rhythmusstörungen

18.6.1 Ventrikuläre Extrasystolien, Kammertachykardien

In der Therapie der Herzrhythmusstörungen hat es in den letzten Jahren bei der Behandlung der ventrikulären Rhythmusstörungen durch die Erkennung der Häufigkeit der proarrhythmischen Wirkungen von Antiarrhythmika und parallel der Entwicklung alternativer nicht-pharmakologischer Behandlungsverfahren (insbesondere implantierbare Kardioverter/Defibrillatoren) wesentliche Änderungen gegeben. Während bei akuten ventrikulären Herzrhythmusstörungen die Antiarrhythmika neben der Elektrotherapie nahezu unverändert ihren Platz haben, wurde die Indikation zur prophylaktischen antiarrhythmischen Therapie als Konsequenz z. B. der CAST und SWORD Studie (Echt et al., 1991; Waldo et al., 1996) deutlich eingeschränkt. Generell gilt dabei, dass in der **Postinfarktperiode** und bei Patienten mit struktureller Herzerkrankung **Klasse I-Antiarrhythmika kontraindiziert** sind, und daher bei strenger Indikationsstellung mit Klasse III-Antiarrhythmika (Amiodaron) oder β-Adrenozeptoren-Antagonisten therapiert werden muss (pathophysiologische Grundlagen hierzu s. oben). Die Behandlungssicherheit der Amiodarontherapie bei Infarktpatienten wurde in der CAMIAT Studie an 1202 Patienten belegt (Cairns et al. 1997).

---
26 Neo-Gilurytmal®
27 Tachmalcor®

Grundsätzlich muss unterschieden werden, ob es sich um akute oder chronisch auftretende Rhythmusstörungen handelt, ob sie hämodynamisch relevant sind und ob sie das Risiko einer Verschlechterung in sich bergen sowie welchen Schweregrad und welche prognostische Bedeutung sie besitzen. Kammertachykardien sind dabei als potentiell lebensbedrohliche Rhythmusstörungen zu bewerten und daher grundsätzlich therapiebedürftig, wobei bei den meisten Patienten gleichzeitig eine organische Herzerkrankung vorliegt.

Bei Patienten mit anhaltender Kammertachykardie mit hämodynamischer Relevanz ist die sofortige elektrische Kardioversion indiziert. Alternativ ist bei **akuten** ventrikulären Rhythmusstörungen (anhaltende oder rezidivierenden nicht-anhaltende Kammertachykardien) die i. v.-Gabe eines Klasse I-Antiarrhythmikums erfolgreich. Als Mittel der Wahl ist **Lidocain**[16] wegen seiner guten Steuerbarkeit und der ausgeprägten **use-dependence** (hohe Frequenzen und früh einfallende Extrasytolen werden supprimiert) anzusehen. Dies bedingt seine gute Effektivität bei hochfrequenten Kammertachykardien, bei niederfrequenten Tachykardien (<180 bpm) ist solchen Antiarrhythmika der Vorzug zu geben, die länger an den Kanal gebunden bleiben: so werden z. B. Ajmalin[15], Phenytoin[19], Flecainid[20], Propafenon[10], und Aprindin empfohlen. Ajmalin scheint aber nach eigenen Erfahrungen insbesondere bei akuter Ischämie nicht gut vertragen zu werden.

Langzeittherapie. Ventrikuläre Extrasystolen werden in aller Regel nicht antiarrhythmisch behandelt. Die Prognose von Patienten mit ventrikulären Extrasystolen kann durch die Gabe von Antiarrhythmika nicht verbessert werden; sie wird, insbesondere bei Vorliegen einer schweren organischen Herzerkrankung, nachgewiesenermaßen eher schlechter. Bei Patienten ohne fassbare organische Herzerkrankung kann, wenn aufgrund der Extrasystolie wesentliche Symptome bestehen, eine Behandlung mit einem Antiarrhythmikum der Klasse Ic eingeleitet werden.

Bei nahezu allen Patienten mit Kammertachykardien und einer organischen Herzerkrankung muss wegen des hohen Rezidivrisikos und dem damit verbundenen Risiko des plötzlichen Herztodes eine prophylaktische Therapie eingeleitet werden. Vor der Therapieeinleitung muss die organische Herzerkrankung invasiv (mittels Herzkatheteruntersuchung) abgeklärt werden und, wenn möglich, kausal behandelt werden (z. B. durch PTCA oder Bypassoperation). Art und Schweregrad der organischen Herzerkrankung, insbesondere das Ausmaß der Einschränkung der linksventrikulären Pumpfunktion, sind die entscheidenden Bemessungsgrundlagen für die Auswahl einer adäquaten Therapie. Bei Patienten mit koronarer Herzerkrankung, anhaltenden Kammertachykardien und eingeschränkter linksventrikulärer Pumpfunktion (Ejektionsfraktion < 45%) ist die Implantation eines automatischen **Kardioverter/Defibrillators** der medikamentösen antiarrhythmischen Therapie überlegen. Gleiches gilt für Patienten mit dilatativer Kardiomyopathie und höhergradig eingeschränkter linksventrikulärer Funktion. Nur bei Patienten mit koronarer Herzerkrankung oder dilatativer Kardiomyopathie, anhaltender Kammertachykardie und einer nur geringgradig eingeschränkten linksventrikulären Funktion (Ejektionsfraktion >45%) kann eine medikamentös-antiarrhythmische Therapie mit Amiodaron als Alternative zur Implantation eines Kardioverter/Defibrillators diskutiert werden. Bei Patienten mit anderen schweren organischen Herzerkrankungen und anhaltenden Kammertachykardien (hypertrophe Kardiomyopathien, hypertroph-obstruktive Kardiomyopathien, arrhythmogene rechtsventrikuläre Kardiomyopathie) ist die Implantation eines Kardioverter/Defibrillators auch unabhängig von der linksventrikulären Funktion indiziert und die medikamentös-antiarrhythmische Therapie keine Alternative. Bei schwerer organischer Herzerkrankung, deutlich eingeschränkter linksventrikulärer Funktion und nicht anhaltenden Kammertachykardien (<30 Sekunden Dauer) muss die Implantation eine Kardioverter/Defibrillators ebenfalls empfohlen werden. Schwerpunkt der pharmakologischen Therapie von Patienten mit Kammertachykardien und schwerer organischer Herzerkrankung ist nicht die medikamentös-antiarrhythmische sondern die medikamentöse Behandlung der Grunderkrankung und der Herzinsuffizienz durch β-Adrenozeptor-Antagonisten, ACE-Hemmstoffe, Aldosteronantagonisten (Herzinsuffizienz ► Kap. 16).

Bei Patienten mit Kammertachykardien ohne fassbare organische Herzerkrankung – eine seltene Konstellation – ist die medikamentöse-antiarrhythmische Therapie durchaus sinnvoll möglich. In diesen Fällen spricht man von idiopathischen Kammertachykardien. Hier können β-Adrenozeptor-Antagonisten, Klasse Ic-Antiarrhythmika und, bei Sonderformen (idiopathische linksventrikuläre Tachykardien) auch Calcium-Antagonisten vom Verapamiltyp eingesetzt werden. Alternativ können diese Patienten durch die Katheterablation behandelt werden.

Bei **Amiodaron**[2] ist die besondere **Pharmakokinetik** zu beachten, da es bei dieser Substanz erst nach einer etwa 3-wöchigen Behandlung zu einem antiarrhythmischen Effekt kommt (Wirkungseintritt: nach 4–10 Tagen; maximaler Effekt nach 4–6 Wochen). Darüber hinaus muss wegen des hohen Iodgehaltes von ca. 39% auf die Schilddrüsenfunktion geachtet werden. Entsprechende Kontrollen sind notwendig. Es treten sowohl Hyperthyreosen (durch die Iodzufuhr) als auch Hypothyreosen (durch die Bildung eines unwirksamen T_3 unter Einfluss von Amiodaron) auf. Insgesamt ist bei etwa 5% der Patienten mit einer Schilddrüsenfunktionsstörung zu rechnen. Hier könnte mit dem Iodfreien Amiodaron-Derivat **Dronedaron** in nächster Zukunft eine Alternative verfügbar werden. Ebenso müssen Lungen- und Leberfunktion wegen der Gefahr einer Leberfunktionsstörung und einer möglichen Lungenfibrose kontrolliert werden. Darüber hinaus kann es zu Ablagerungen in der Cornea kommen, so dass regelmäßige ophthalmologische Kontrollen insbesondere bei Visusverschlechterung notwendig sind. Obwohl die Therapie mit Amiodaron durch erhebliche Gefahren, zahlreiche unerwünschte Wirkungen variable Pharmakokinetik belastet ist, wird die Substanz wegen ihres geringen Proarrhythmierisikos und ihrer guten Wirksamkeit gerne gegeben. Gerade die Gabe von Amiodaron beim akuten Myokardinfarkt und in der Postinfarktphase kann die Mortalität reduzieren (BASIS Sudie; Pfisterer et al. 1993), auch bei Patienten mit linksventrikulärer Dysfunktion (EMIAT Studie; Julian et al. 1997).

Wenn die vorgenannten Therapieformen nicht eingesetzt werden können, kann **Sotalol**[3] als Klasse III-Antiarrhythmikum eingesetzt werden. Es gelten die üblichen Kontraindikationen für β-Adrenozeptor-Antagonisten (z. B. Asthma bronchiale, Herzinsuffizienz, Diabetes mellitus, arterielle Verschlusskrankheit), sowie wie für alle Repolarisations-verlängernden Medikamente ein Long-QT-Syndrom. Als wirksame Alternative zur antiarrhythmischen Pharmakotherapie bei gefährdeten Patienten nach Myokardinfarkt wurde die Implantation eines automatischen **implantierbaren Cardioverter Defibrillator** (AICD) nachgewiesen (MADIT Studie, Moss et al. 1996).

Im Falle einer Spitzenumkehrtachykardie (**Torsade de Pointes**) gilt die intravenöse Gabe von **Magnesium-Ionen**[9] als Mittel der Wahl. In diesen Fällen wird ein i. v.-Bolus von 2 g über 1–5 min, ein zweiter Bolus von 2 g nach 5–15 min oder eine Dauerinfusion von 2 bis 20 mg/min empfohlen. Darüber hinaus wurde, auch mit der LIMIT-2-Studie, eine Reduktion der Mortalität des akuten Myokardinfarkts bei i. v.-Gabe von Magnesiumsulfat nachgewiesen (Woods et al. 1992), obwohl in dieser Situation die Tachyarrhythmien nicht durch die Medikation reduziert wurden. Diese Mortalitätsreduktion konnte in der, größer angelegten ISIS-4 Studie nicht verifiziert werden (ISIS-4 1995). Somit bleibt derzeit als klare Indikation für Magnesiumgabe bei **Torsade de Pointes-Arrhythmien**.

Generell müssen Patienten, die wegen anhaltender Kammertachykardien mit Antiarrhythmika behandelt werden, engmaschigen klinischen Kontrollen unterzogen werden, um die Effektivität der Therapie zu prüfen, eine Progression der ggf. vorliegenden Herzerkrankung zu erkennen und bei Auftreten schwerwiegender Symptome (z. B. Präsynkopen oder Synkopen) eine Änderung der Behandlung einzuleiten.

Ventrikuläre Herzrhythmusstörungen

Die proarrhytmischen Wirkungen der Antiarrhythmika und die Beobachtung, dass auch bei gesunden Herzen Rhythmusstörungen auftreten, die für die Überlebensrate aber ohne Belang sind, haben die antiarrhythmische Therapie völlig verändert. Grundlage eines Therapieentscheides ist heute die Beurteilung des individuellen Patientenrisikos. Die Parameterhäufigkeit und EKG-Morphologie der Rhythmusstörung, wie sie der **Lown-Klassifikation** zugrunde liegen, haben sich als alleiniges Kriterium zur Risikobeurteilung nicht bewährt. Als gefährdet gelten Patienten mit:

- Schlechter linksventrikulärer Pumpfunktion;
- lokalen myokardialen Veränderungen wie Infarktnarben, Tumoren oder Ischämiebezirken (arrhythmogenes Substrat) oder
- komplexen ventrikulären Rhythmusstörungen bei koronarer Herzkrankheit (Bigger et al. 1984).

Neben gefährdeten Patienten sollten nur Patienten mit ausgeprägten Symptomen behandelt werden. Die Indikation ist insgesamt restriktiv zu stellen. Die hohen Umsatzzahlen der Antiarrhythmika in Deutschland legen den Schluss nahe, dass zu großzügig und nicht immer indikationsgerecht verordnet wird.

18.7 Kammerflimmern/ Kammerflattern

Das Auftreten von Kammerflimmern oder -flattern führt akut zum funktionellen Kreislaufstillstand, so dass eine sofortige Therapie erforderlich ist. Es wird zuerst der frühzeitige Einsatz der **Defibrillation** empfohlen (Erwachsene 3 J/kg, stufenweise 200, 300, 400 J Pulse). Steht kein Defibrillator zur Verfügung, muss sofort mit Reanimationsmaßnahmen (präkordialer Faustschlag, Kardiokompression und Beatmung) begonnen werden. In diesen Fällen kann bei Kammerflattern die i. v.-Gabe von Amiodaron (150–300 mg als Bolus) erfolgen. Die Terminierung von Kammerflimmern mit Antiarrhythmika ist oft nicht möglich, zum Teil auch da unter dieser Bedingung die Substanzen nicht in ausreichender Konzentration an den Wirkort gelangen. Grundsätzlich sollten Antiarrhythmika möglichst nicht vor der Defibrillation gegeben werden, da sie die Defibrillationsschwelle beeinflussen können. Wenn mehrfache Defibrillation oder Kardioversion nicht zum Erfolg geführt haben, sollte Amiodaron oder Lidocain i. v. gegeben werden, die Reanimation weiter fortgeführt und nachfolgend weitere Defibrillationsversuche unternommen werden. Gegebenfalls sind zusätzliche Maßnahmen, wie der Ausgleich einer Elektrolytentgleisung oder die Einleitung einer Thrombolyse, zur antiarrhythmischen Pharmakotherapie des Kammerflimmerns erforderlich.

18.8 Antiarrhythmische Notfalltherapie

Zum Notfall können die meisten der besprochenen Rhythmusstörungen werden, wenn sie hämodynamisch durch ein **low output** relevant werden. Dabei ist zu unterscheiden, ob es sich um hochgradige Bradykardien (z. B. Asystolie, AV-Block III ohne Ersatzrhythmus) oder tachykarde Kammerrhythmusstörungen (Kammertachykardien, Kammerflattern, Kammerflimmern) bzw. supraventrikuläre Tachykardien mit schneller Überleitung handelt. Symptomatisch ähnelt das Bild oft einem **Herz-Kreislauf-Stillstand.**

Die wichtigsten Maßnahmen sind:

- **Wenn Geräte verfügbar sind:** EKG-Dokumentation und Diagnose;
- Lagerung, **sofortige Sicherung der Vitalfunktionen**, Sauerstoffgabe und ggf. kardiopulmonale Reanimation.
- **Manuelle Maßnahmen:** präkordialer Faustschlag, Kardiokompression, Carotissinusdruckmanöver, Vagusreizung und
- intravenösen Zugang schaffen.
- **Medikamentöse Maßnahmen:** Sedativa und Antiarrhythmika.
- **Elektrische Maßnahmen:** Defibrillation, temporärer Schrittmacher und
- Krankenhausaufnahme.

Alle Arzneimittel sollten intravenös über einen stabilen Zugang gegeben werden.

18.8.1 Bradykarde Rhythmusstörungen

Die Lagerung wird beim Bewusstseinsklaren Patienten mit leicht erhöhtem Oberkörper vorgenommen, ansonsten in stabiler Seitenlage. Sauerstoffgabe (4 l/min) ist empfehlenswert.

Bei Asystolien ist die Erstmaßnahme Kardiokompression und Beatmung. Nachfolgend kommen pharmakologische Maßnahmen in Betracht. Medikamentös kann 0,5 mg **Atropin**[22] (alternativ: 0,5 mg Ipratropiumbromid) oder 0,25–0,5 mg **Orciprenalin**[21] gegeben werden. Das arrhythmogene Potential von Orciprenalin ist zu beachten. Bei Erfolglosigkeit oder als Alternative kommt ein temporärer Schrittmacher in Frage. Wichtig ist die Suche nach auslösenden Faktoren und deren Behebung (Hyperkaliämie, Ischämie, Medikamentenintoxikation etc.).

Bei höhergradigen AV-Blockierungen (III) sollte man versuchen durch Orciprenalin oder Atropin die Kammerfrequenz anzuheben. Alternativ oder bei Erfolglosigkeit wird eine Schrittmacherimplantation erforderlich sein. Auch hier ist die Suche nach möglichen Ursachen (s. oben) wichtig.

18.8.2 Tachykarde Rhythmusstörungen

Bei supraventrikulärer Tachykardie ist die Lagerung des Patienten vom Gesamtzustand abhängig, bei Schocksymptomatik ist eine Schocklagerung vorzunehmen. Bei schwerer klinischer Symptomatik (Synkope, kardiogener Schock etc.) ist die elektrische Kardioversion/Defibrillation mit vorheriger Dokumentation der Rhythmusstörung unabhängig von der Form der Tachykardie das Mittel der ersten Wahl.

Die ersten therapeutischen Maßnahmen bei Tachykardie mit schmalem QRS-Komplex bestehen in einer Beruhigung des Patienten (ggf. medikamentös unterstützt mit 5–10 mg **Diazepam**[28] i. v.) sowie in einem Carotisdruckversuch oder Valsalvamanöver. Bei fehlendem Erfolg ist die Gabe von Adenosin (6, 12, 18 mg) indiziert. Gelingt die Terminierung durch Adenosin nicht, können Antiarrhythmika der Klasse Ic (Flecainid[20], Propafenon[10]) oder ggf. Ajmalin[15] eingesetzt werden. Sind diese ebenfalls nicht effektiv, können β-Adrenozeptor-Antagonisten oder Calcium-Kanalblocker (diese aber nicht bei Kammertachykardie) gegeben werden. Hierbei ist die additive negativ inotrope und negativ chronotrope Wirkung der gegebenen Substanzen zu beachten!

Bei Tachykardien mit breitem QRS-Komplex wird bei supraventrikulären oder atrioventrikulären Tachykardien mit Schenkelblockierungen wie oben verfahren. Ansonsten ist vom Vorliegen einer Kammertachykardie auszugehen. Bei hämodynamisch stabilen Bedingungen (langsame monomorphe Kammertachykardien) ist ein Versuch mit Ajmalin, Flecainid oder Propafenon angezeigt (Lidocain ist aufgrund seiner hohen **use-dependence** bei langsamen Kammertachykardien meist unzureichend wirksam). Grundsätzlich kommen auch andere Klasse I-Antiarrhythmika in dieser Situation in Betracht. Ajmalin hat aufgrund seiner guten Steuerbarkeit gewisse Vorteile. Es muss darauf geachtet werden, dass die QRS-Breite um nicht mehr als 25% zunimmt (EKG-Kontrolle). Alternativ kann ein Versuch mit Amiodaron (150–300 mg als Kurzinfusion) gemacht werden. Wird mit dem ausgewählten Antiarrhythmikum keine Terminierung der Tachykardie erreicht, so ist die Kardioversion/Defibrillation indiziert. Die Gabe mehrerer Antiarrhythmika hintereinander ist zu vermeiden und birgt nur die Gefahr der Proarrhythmie. Beim Vorliegen eines Wolf-Parkinson-White Syndroms ist die Gabe von Ajmalin Mittel der Wahl, während Calcium-Kanalblocker kontraindiziert sind.

Bei schnellen polymorphen Kammertachykardien, Kammerflattern und -flimmern ist die elektrische **Kardioversion/Defibrillation** Mittel der ersten Wahl. Bei fehlendem Erfolg muss die Lage der Elektroden kontrolliert und ggf. geändert werden. Ist dann immer noch kein Erfolg erzielbar, kann zusätzlich Amiodaron (150–300 mg als Bolus) gegeben werden. Klasse I-Antiarrhythmika sind in dieser Situation meist nicht wirksam.

Bei Kammertachykardien, die im Rahmen schwerer organischer Herzerkrankungen über Stunden bis Tage immer wieder auftreten, kann zusätzlich zu den erwähnten Maßnahmen die Gabe eines β-Adrenozeptor-Antagonisten indiziert sein, wenn die hämodynamische Situation es erlaubt.

Der Kaliumspiegel sollte kontrolliert und ggf. hochnormal eingestellt werden.

Digitalis-induzierte Herzrhythmusstörungen. Eine der häufigsten und gefährlichsten Nebenwirkungen einer Digitalistherapie sind insbesondere bei Überdosierung, Rhythmusstörungen, wobei tachykarde aber auch bradykarde Rhythmusstörungen auftre-

[28] Valium®, Diazepam-ratiopharm®

ten können. Bei Verdacht (z. B. begleitende Übelkeit, Farbensehen etc.) sollte unbedingt eine sofortige Digitalispause angeordnet werden (bis zur Klärung der Frage einer Intoxikation), die Digitalisplasmakonzentration bestimmt werden und bei Intoxikation einerseits eine kausale Therapie durch Gabe eines Digitalisantikörperfragmentes eingeleitet, andererseits aber auch eine vermehrte Digitaliselimination z. B. durch Unterbrechung des enterohepatischen Kreislaufs bei Digitoxinintoxikation (mit Colestyramin) angestrebt werden. Aufgrund der Bindungskinetik an die Na^+/K^+-ATPase sollte die Plasmakaliumkonzentration auf hochnormale Werte (ca. 4,5–5 mM) eingestellt werden. Gegen die tachykarden Rhythmusstörungen ist Phenytoin[19] häufig effektiv. Die bradykarden Störungen werden primär durch temporären Schrittmacher behandelt.

Weiterführende Literatur

The Atrial Fibrillation Follow-up Investigation of Rhythm Management (AFFIRM) Investigators (2003) A comparison of rate control and rhythm control in patients with atrial fibrillation. N Engl J Med. 347: 1825–1833.

Antoni H, Weirich J (1990) Neue Aspekte der elektrophysiologischen Wirkung von Antiarrhythmika. Herz 15: 61

Bigger JT et al. (1984) Multicenter post-infarction research group. The relationships among ventricular arrhythmias, left ventricular dysfunction, and mortality in the 2 years after myocardial infacrtion. Circulation 69: 250

Cairns JA et al. (1997) Randomized trial of outcome after myocardial infarction in patients with frequent or repetitive ventricular premature depolarizations: CAMIAT. Lancet 349: 675

Dhein S et al. (1993) Comparative study on the proarrhythmic effects of some antiarrhythmic agents. A mapping study. Circulation 87: 617

Dhein S (2000) Arzneimittel-induzierte QT-Prolongation und Torsade de Pointes. Deutsche Med Wochenschrift 125: 703–708

Dhein S (2003) Antiarrhythmic drugs. In: Offermanns S, Rosenthal W: An Encylopedic Reference of Molecular Pharmacology. Springer Verlag, Heidelberg

Echt DS and the CAST-Investigators (1991) Mortality and morbidity in patients receiving ecainide, flecainide or placebo. N Engl J Med. 324: 781

Fetsch T, Bauer P, Engberding R et al. (2004) Prevention of atrial fibrillation after cardioversionet: results of the PAFAC trial. Eur Heart J. 25: 1385–1394

Flaker GC et al. (1992) Antiarrhythmic drug therapy and cardiac mortality in atrial fibrillation. The stroke prevention in atrial fibrillation invetsigators. J Am Coll Cardiol. 20: 527

Gülker, H. et al. (1980)Kombinierte Behandlung chronischer Vorhofrhythmusstörungen mit Chinidin-Verapamil. Med. Klin. 75: 196

ISIS-4 Collaborative Group: ISIS-4 (1995) a randomizedfactorial trial assessing early oral captopril, oral mononitrate, and intravenous magnesium sulphate in 58050 patients with suspected acute myocardial infarction. Lancet 345: 669

Julian DG et al. (1997) Randomized trial of effect of amiodarone on mortality in patients with left-ventricular dysfunction after recent myocardial infarction. Lancet 349: 667

Kowey PR, Yan GX, Winkel E, Kao W (2003) Pharmacologic and nonpharmacologic options to maintain sinus rhythm: guideline-based and new approaches. Am J Cardiol 91: 33D–38D

Lenz TL, Hillemann DE (2000) Dofetilide: a new antiarrhythmic agent approved for conversion and/or maintenance of atrial fibrillation. Drugs Today 36: 759–771

Lown, B., Wolf, M. (1971) Approaches to sudden death from coronary heart disease. Circulation 44: 130, 1971

Lüderitz, B.: Therapie der Herzrhythmusstörungen. Springer Verlag, Berlin

Moss AJ et al. (1996) Improved survival with an implanted defibrllator in patients with coronary disease at high risk for ventricular arrhythmia. New Engl J Med. 335: 1933

Nusser E, Trieb G (1990) Herzrhythmusstörungen. UTB Schattauer, Stuttgart

Pfisterer ME et al. (1993) Long term benefit of 1-year amiodarone treatment for persistent complex ventricular arrhythmias after myocardial infarction. Circulation 87: 309

Prystowsky EN, Klein GJ (1994) Cardiac Arrhythmias. McGraw-Hill, New York

Rosen MR, Janse MJ, Wit AL (Hrsg) (1990) Cardiac Electrophysiology: A Textbook. Futura: Mount Kisco, New York

Roy D et al. (2000) Amiodarone to prevent recurrence of atrial fibrillation. New Engl J Med. 342: 913

Scheininger J, Wehling M (1996) Adenosin als Antiarrhythmikum. Dtsch. Med. Wschr. 121: 139

Singh BN, Singh NS, Reda DJ, et a. (2005) Amiodaron versus Sotalol for atrial fibrillation. N Engl J Med. 352: 1861–1872

The European Atrial Fibrillation Trial Study Group (1995) Optimal oral anticoagulant therapy in patients with non-rheumatic atrial fibrillation and recent cerebral ischemia. New Engl J Med. 333: 5

Van Gelder IC, Hagen VE, Bosker HA et al. (2002) A comparison of rate control and rhythm control in patients with recurrent persistent atrial fibrillation. N Engl J Med. 347: 1834–1840

Waldo AL et al. (1996) Effect of d-sotalol on mortality in patients with left ventricular dysfunction after recent and remote myocardial infacrtion. The SWORD Investigators. Survival With Oral d-Sotalol. Lancet 348: 7

Woods KL (1992) Intravenous magnesium suphate in suspected acute myocardial infarction: results of the second Leicester Intravenous Magnesium Intervention Trial (LIMIT-2). Lancet 339: 1553

Zipes DP, Jalife J (1995) Cardiac Electrophysiology. From Cell to Bedside. Saunders, Philadelphia

19 Störungen der Blutbildung (Anämien)

U. Fricke, B. Gathof

19.1 Begriffsbestimmung

Unter Anämie versteht man die Verminderung der Erythrozytenzahl, des Hämatokrit und/oder von Hämoglobin im Blut unter die Norm. Je nach Hämoglobinbeladung der Erythrozyten unterscheidet man eine normochrome, hypochrome oder hyperchrome Anämie. Anämien können auf Blutverlusten, Störungen der Erythropoese bzw. Hämoglobinsynthese oder auf einer beschleunigten Zerstörung von Erythrozyten beruhen.

19.2 Bedeutung und Anwendung hämatopoetischer Wachstumsfaktoren

Die Hämatopoese wird durch spezifische Wachstumsfaktoren angeregt und reguliert. Diese stehen heute in rekombinanter Form auch für die Therapie zur Verfügung. Unter ihnen bewirken **GM-CSF** (**Granulozyten-Makrophagen-Kolonie-stimulierender Faktor**), **G-CSF** (**Granulozyten-Kolonie-stimulierender Faktor**) und **M-CSF** (**Makrophagen-Kolonie-stimulierender Faktor**) die Proliferation, Differenzierung und Reifung neutrophiler und eosinophiler Granulozyten sowie von Monozyten bzw. Makrophagen (▶ Kap. 12.4.3). **Thrombopoetin** (**Megakaryozyten-Kolonie-stimulierender Faktor**, meg-CSF) ist für die Reifung von Megakaryozyten und damit für die Produktion der Thrombozyten verantwortlich.

Erythropoetin

Von besonderer Bedeutung für die Erythropoese ist Erythropoetin. Es wird beim Erwachsenen überwiegend in der Niere gebildet. Nur etwa 10–15% werden extrarenal, hauptsächlich in der Leber produziert. Beim Feten ist die Leber noch ausschließlicher Syntheseort. Ein Erythropoetinmangel, z. B. bei chronischer Niereninsuffizienz, hat wie eine starke Schädigung des Knochenmarks eine schwere Anämie zur Folge. Eisenmangel kann die Wirkung von Erythropoetin im Knochenmark und damit auf die Proliferation von Vorläuferzellen, Reifung von Erythroblasten und Freisetzung von Retikulozyten in das Blutkompartiment beeinträchtigen.

Rekombinantes Erythropoetin (**Epoetin alfa**[1], **Epoetin beta**[2], **Darbepoetin alfa**[3] ◘ Tab. 19.1) führt dosisabhängig zu einem Anstieg der Erythrozyten- und Retikulozytenzahl, des Hämoglobin sowie der Eisen-Einbaurate. Wird Eisen nicht gleichzeitig substituiert, werden ferner die Eisendepots mobilisiert. Der resultierende **Eisenmangel** ist eine häufige Ursache von Therapieversagen.

Indikationen. Rekombinantes Erythropoetin (Epoetin alfa[1], Epoetin beta[2], Darbepoetin alfa[3]) ist indiziert bei Anämien infolge chronischer Nierenerkrankungen sowie im Gefolge einer antineoplastischen Chemotherapie, obwohl bei letzterer die Möglichkeit einer Tumorprogression nicht ausgeschlossen werden kann. Außerdem können Epoetin bzw. Darbepoetin in speziellen Fällen zur Unterstützung der autologen Blutgewinnung vor chirurgischen Eingriffen eingesetzt werden, um Fremdblutspenden zu vermeiden. Möglicherweise sind Epoetin und Darbepoetin auch bei begleitenden Anämien infolge rheumatoider Arthritis und HIV-Infektion wirksam. Missbräuchlich werden Epoetin und Darbepoetin als Dopingmittel (Erhöhung der Sauerstofftransportkapazität des Blutes) eingesetzt. Darbepoetin hat den Vorteil der einmal wöchentlichen Applikation, was neben der Anwendungsfreundlichkeit für den Patienten letztlich auch Kosten spart.

◘ Tab. 19.1. Pharmakokinetik rekombinanter Erythropoetin-Präparate

	Epoetin alfa[1]	Epoetin beta[2]	Darbepoetin alfa[3]
Bioverfügbarkeit [%]	20–32[a]	23–42[a]	37[a]
T_{max} [h]	8–18[a]	12–28[a]	54[a]
Halbwertszeit [h]	15–25[a]	13–28[a]	49[a]
	8,5[b]	4–12[b]	25[b]

[a] subkutane Applikation, [b] intravenöse Applikation

Unerwünschte Wirkungen. Häufigste unerwünschte Wirkung ist eine dosisabhängige **Erhöhung des Blutdrucks.** Selten können auch hypertensive Krisen mit Enzephalopathie-ähnlichen Symptomen, z. B. Kopfschmerzen und Konfusion bis hin zu generalisierten tonisch-klonischen Krämpfen, auftreten. Insbesondere bei i. v.-Applikation kann es zu einem dosisabhängigen, mäßiggradigen **Anstieg der Thrombozytenzahl** sowie sehr selten zu einer Thrombozytose kommen. Infolge des Anstiegs des Hämatokrits und der Abnahme der Serum-Ferritinwerte kann ferner ein sekundärer Eisen- und Folsäuremangel auftreten, der eine entsprechende Substitution erforderlich macht. Auch kann es durch Anstieg des Hämatokrits während der Hämodialyse zu verstärkter Gerinnung im Dialysator kommen. Weitere unerwünschte Wirkungen sind **Grippe-ähnliche Symptome** sowie Anstieg von Kreatinin, Harnstoff, Kalium und Phosphat im Serum.

Ein Anstieg des Hämatokrits über 33% soll vermieden werden. Ferner ist für ein ausreichendes Angebot an Eisen zu sorgen.

[1] Eprex®, Erypo®
[2] NeoRecormon®
[3] Aranesp®

Dosierung

Zur Aufrechterhaltung eines Hämatokrit von 30–33%:

- **Epoetin alfa** oder **Epoetin beta:**
  - initial 3-mal wöchentlich 50–200 E/kg i. v. oder s. c.;
  - Erhaltungsdosis 3-mal wöchentlich 30–150 E/kg.
- **Darbepoetin alfa:**
  - 1-mal wöchentlich 0,45 µg/kg;
  - Erhaltungsdosis nach Erreichen des Zielhämoglobinwertes: Änderungen von bis zu 25% zur vorhergehenden Dosis möglich.

Bei Umstellung der Therapie von Epoetin alfa oder Epoetin beta auf Darbepoetin alfa wird nach den Erfahrungen aus klinischen Studien bei einem Konversionsalgorithmus von 200 I.E. Epoetin = 1 µg Darbepoetin alfa bei bisher einmal wöchentlicher Gabe von Epoetin alfa bzw. Epoetin beta eine Anwendung von Darbepoetin alfa von einmal alle 2 Wochen, bei bisher 2- bis 3-mal wöchentlicher Gabe von Epoetin alfa bzw. Epoetin beta eine einmal wöchentliche Applikation von Darbepoetin alfa empfohlen.

19.3 Eisenmangelanämie

19.3.1 Pathophysiologische Vorbemerkungen

Der normale Körpereisenbestand liegt zwischen 35 mg/kg (Frauen) und 50 mg/kg (Männer). Etwa 70% sind im Blut, vor allem im Hämoglobin gebunden, etwa 20% finden sich als Depoteisen in Form von Ferritin und Hämosiderin, etwa 10% im Myoglobin und ca. 0,1–0,2% in eisenhaltigen Enzymen und im Serum an Transferrin. Zur **Aufrechterhaltung der Eisenhomöostase** müssen Männer etwa 1 mg/Tag Eisen aufnehmen. Frauen müssen zusätzlich menstruationsbedingte Eisenverluste von 20–30 mg ausgleichen. Hormonale Kontrazeption erniedrigt, intrauterin-mechanische Kontrazeption erhöht diesen Wert. Ein weiterer Bedarf von etwa 750 mg entsteht während einer Schwangerschaft, so dass im letzten Trimenon etwa 12–15 mg/Tag zugeführt werden sollten. Da nur ca. 10% des in der Nahrung enthaltenen Eisens resorbiert werden (bei Eisenmangel ca. 20%), sind Eisenmangelzustände bei etwa 35% aller Frauen zu finden, etwa 10% manifestieren sich auch klinisch als Eisenmangelanämien.

Darüber hinaus können Eisenmangelanämien durch Eisenverluste infolge chronischer Blutungen, ungenügender Eisenresorption, erhöhten Eisenbedarfs während des Wachstums bzw. bei gesteigerter Blutbildung sowie ungenügender Eisenzufuhr entstehen. Eisenmangel ist nicht nur die häufigste Ursache von Anämien, sondern – hauptsächlich in Entwicklungsländern – die häufigste menschliche Ernährungsstörung überhaupt.

Eisenmangelzustände lassen sich durch Nachweis erniedrigten Serumeisens und einer stark erhöhten Eisenbindungskapazität des Serums erkennen. Die Eisenkonzentration im Serum unterliegt allerdings tageszeitlichen Schwankungen. Auch gehen einige Erkrankungen bei normaler oder infolge zu geringer Transferrinsynthese sogar bei verminderter Serumeisen-Bindungskapazität mit erniedrigtem Serumeisen einher. Daher hat die Bestimmung des Serumeisens in der Anämiediagnostik keinen Stellenwert mehr. Dagegen gelten das Blutbild und die Bestimmung der Serum-Ferritin-Konzentration beim unkomplizierten Eisenmangel als der häufigsten Ursache einer Anämie als ausreichend. Die Normalwerte liegen bei 100–250 µg/l. Werte <12 µg/l gelten als sicheres Indiz eines Eisenmangels. Für komplexere Eisenstoffwechselstörungen werden neuerdings als biochemischer Marker der sog. **Ferritinindex** (Quotient aus der Konzentration der löslichen Transferrinrezeptoren (sTfR) und dem Logarithmus des Ferritinwertes) sowie als hämatologischer Marker der **Hämoglobingehalt** in den Retikulozyten herangezogen.

Die **klinischen Symptome** des Eisenmangels entwickeln sich nur langsam und oft unbemerkt: Müdigkeit, Kopfschmerzen, körperliche und geistige Schwäche, Reizbarkeit, Schwindel, Parästhesien, Herzklopfen, Atemnot, Appetitlosigkeit, Glossitis, Obstipation, Brüchigkeit der Fingernägel, Mikrozytose und Hypochromie der Erythrozyten, Veränderungen der Mundschleimhaut, chronisch-atrophische Gastritis und als deren Konsequenz Megaloblastenanämie infolge ungenügender Resorption von Folsäure oder Vitamin B_{12}.

19.3.2 Behandlung mit Eisensalzen

Zufuhr ausreichender Eisenmengen führt zu rascher symptomatischer Besserung. 5–7 Tage nach Therapiebeginn beginnt die Zahl der Retikulozyten im peripheren Blut anzusteigen und erreicht nach 7–10 Tagen ein Maximum. Bei unkomplizierter Anämie beträgt die Hämoglobinregeneration 100–200 mg/dl und Tag. Mit Anstieg der Hämoglobinkonzentration geht die Regenerationsrate zurück. Die Anämie ist gewöhnlich nach 2 Monaten beseitigt, die Wiederauffüllung der Eisenspeicher im Gewebe dauert allerdings 6 Monate und länger.

Bleibt die Hämoglobinregeneration auf Eisenzufuhr aus, handelt es sich entweder nicht um eine Eisenmangelanämie oder die Patienten haben noch **okkulte Eisenverluste**, beispielsweise bei gastrointestinalen Störungen einschließlich Parasiteninfektionen.

Normalerweise ist die orale Gabe von Eisensalzen ausreichend. Nur bei **Eisenresorptionsstörungen** oder wenn eine orale Anwendung nicht vertragen wird (z. B. bei Ulcus pepticum, Colitis), ist eine **parenterale Zufuhr** sinnvoll. Sie erfolgt dann ausschließlich in Form der Eisen III-Salzen (**Ferri-Verbindungen**) wie **Eisen(III)-gluconat**. Bei äußerst schweren Eisenmangelanämien (<6,5–7 g Hämoglobin/100 ml) sind Bluttransfusionen erforderlich.

Eine rationale **orale Therapie** ist nur mit Eisen II-Salzen (**Ferro-Verbindungen**), beispielsweise **Eisen(II)-sulfat**[4], möglich, da nur diese eine ausreichend hohe Bioverfügbarkeit besitzen. Optimal sind mit einer Bioverfügbarkeit von etwa 8% (gesunde Probanden) wässrige Lösungen. Eine etwa vergleichbare Bioverfügbarkeit (ca. 7%) weisen magensaftlösliche Kapseln auf. Dagegen werden Retard-Formulierungen deutlich schlechter resorbiert (3,4–4,5%). Einnahme mit dem Essen vermindert die Bioverfügbarkeit auf etwa die Hälfte bis ein Drittel, was dann durch eine längere Anwendungsdauer kompensiert werden muss. Eisen(III)-Komplexe werden mit 0,8–1,6% nur unzureichend resorbiert.

Unerwünschte Wirkungen. Eisenionen neigen zu Komplexbildung. Zur Vermeidung unerwünschter Wechselwirkungen sollten Eisensalze daher nicht zusammen mit anderen Arzneimitteln appliziert werden. Unter keinen Umständen dürfen injizierbare Eisenpräparate mit anderen Arzneimitteln in einer Spritze aufgezogen werden.

Die **orale Therapie** mit Eisensalzen führt dosisabhängig in bis zu 50% der Fälle zu **gastrointestinalen Störungen**. Diese sind bei Eisen(III)-Salzen stärker ausgeprägt als bei Eisen(II)-Verbindungen und hängen letztlich von der lokalen Konzentration an freien Eisenionen und damit von der Dosis ab. Sie können durch Einnahme mit den Mahlzeiten gemildert werden. (Achtung: starke Schwankungen der Resorptionsquote!) Bei gleichzeitiger Gabe von Antacida kann sie sogar auf Null absinken. Bei Kindern können hohe Eisendosen mit der Nahrung aufgenommenes Phosphat komplex binden und dessen Resorption so stark beeinträchtigen, dass es zur Entstehung einer Rachitis kommt. Lösliche Eisenpräparate (auch Brausetabletten) führen nach längerer Einnahme zur Schwarzfärbung der Zähne. Schwarze Stühle sind dagegen normal und ermöglichen dem Arzt eine Kontrolle, ob der Patient das Eisen nimmt. Die Anwendung von **Kombinationspräparaten**, die neben Eisen auch Kupfer, Kobalt, Folsäure, Vitamin B_{12} oder Leberextrakt enthalten, ist unbedingt zu vermeiden, da die Reaktion des hämatopoetischen Systems auf diese Stoffe eine Kontrolle der Eisentherapie sowie eventuelle weitergehende diagnostische Maßnahmen außerordentlich erschwert.

Die **intravenöse Verabreichung** von Eisen verursacht **Schäden der Gefäßwand** und kann zur Venenverödung führen. Darüber hinaus treten auch bei korrekter Dosierung bei 0,5–1% der Patienten Kopfschmerzen, Muskel- und Gelenkschmerzen, Hämolyse, Übelkeit, Erbrechen, Bronchospasmus, Hypotonie und Thrombophlebitis auf, unter Umständen mit mehrstündiger Verzögerung auch Fieber, Exantheme, Konvulsionen, generalisierte Lymphadenopathie oder anaphylaktischer Schock. Die Hauptgefahr bei der parenteralen Applikation besteht in der Zirkulation freier Eisenionen bei akutem Überschreiten der Bindungskapazität des Plasma-Transferrins, was zum **tödlichem Kreislaufschock** führen kann. Auch nach intramuskulärer Injektion sind Todesfälle vorgekommen. Anaphylaktoide Nebenwirkungen einschließlich Todesfälle sind bei **Eisen(III)-Dextran-Komplex**[5] häufiger als unter **Eisen(III)-gluconat**[6] oder **Eisen(III)-Saccharose**[7]. Bei korrekter Dosierung stehen aber eher lokale Erscheinungen wie Entzündung und Schmerz am Injektionsort, regionale Lymphadenopathie sowie bei nicht ausreichend tief ausgeführter intraglutealer oder paravenöser Injektion bis zwei Jahre persistierende Hautverfärbungen im Vordergrund.

Bei **chronischer Überdosierung**, vor allem aber bei unnötiger parenteraler Zufuhr von Eisensalzen, kommt es zu Hämosiderose und häufig nachfolgend zu Hämochromatose mit Hyperpigmentierung der Haut, Ödemen, Aszites und Diabetes mellitus.

Pharmakokinetik. Die Resorption von Eisen aus dem Darm hängt von der Magen-, Gallen- und Pankreassekretion ab und erfolgt vorwiegend im oberen Jejunum. Häm-Eisen (in Blut oder Fleisch) wird gut resorbiert (s. oben). Nicht-Häm-Eisen reagiert mit anderen Nahrungsbestandteilen, die dann die **Eisenresorption fördern** (z. B. Fleischeiweiß, Ascorbinsäure) **oder hemmen** (insbesondere Substanzen, die mit Eisen schwer lösliche Verbindungen bilden, z. B. Phosphate, Carbonate). Die für die Eisenaufnahme in die Mucosazellen des Darms und für den Eisentransfer ins Blut verantwortlichen aktiven Transportmechanismen unterliegen einer Regulation durch den Eisengehalt des Organismus. Bei Eisenmangel wird mehr Eisen aus dem Darmlumen aufgenommen und ins Blut abgegeben als bei normalem Eisenbestand. Umgekehrt wird bei hohem Bestand mehr Eisen in den Mucosazellen gespeichert bzw. mit diesen abgestoßen und ausgeschieden. Nur wenn die Speicherkapazität der Mucosazellen überlastet ist, kommt es durch passiven Transport zur Aufnahme von Eisen ins Blut. Eisen wird im Blut an das Glykoprotein Transferrin gebunden und von diesem zu den Erfolgszellen (z. B. den Retikulozyten) transportiert.

Dosierung

Korrektur von Eisenmangelzuständen:

- 0,5 mg Eisen/kg Körpergewicht und Tag.
- Da auch bei Eisenmangel nicht mehr als 25% des oral zugeführten Eisens resorbiert werden, müssen einem Erwachsenen etwa 2 mg/kg Körpergewicht, das heißt 100–200 mg Eisen pro Tag in 2–3 Einzeldosen gegeben werden. Bei Kindern reichen möglicherweise 2-mal 30 mg pro Woche.

Höhere Dosen sind hämatopoetisch sinnlos und verstärken nur die unerwünschten Wirkungen.

4 Eryfer®, Haemoprotect®
5 CosmoFer®
6 Ferrlecit®
7 Venofer®

Eisenspeicher sind vor allem die RES-Zellen. Nach oraler Aufnahme wird das Eisen vorwiegend im Knochenmark gespeichert, nach parenteraler Gabe in der Leber. Die Ausscheidung erfolgt nahezu ausschließlich mit abgestoßenen Epithelzellen (Nägel, Haare, Fäzes), sehr geringfügig dagegen mit dem Urin, Gallensaft und Schweiß.

19.3.3 Eisenvergiftung

Die akute Vergiftung durch orale Eisenpräparate ist bei Erwachsenen selten, bei Kleinkindern jedoch häufig. Aufnahme von mehr als 2 g gelten als tödlich, bei mehr als 1 g ($FeSO_4$) kommt es im Verlauf von einer bis mehreren Stunden zu **hämorrhagischer Gastroenteritis** und Nekrose mit Übelkeit, blutigem Erbrechen, blutiger Diarrhoe und Kreislaufschock. Der Tod kann nach vorübergehender Erholung noch 12–48 Stunden nach der Vergiftung eintreten. Nach Überleben der Vergiftung bleiben häufig schwere Narben im Bereich des Magens (**Pylorusstenose**) und gelegentlich Leberschäden zurück.

Therapie mit Deferoxamin

Die Behandlung besteht in der Auslösung von Erbrechen, Gabe von Milch und Eiern zur Bildung von Eisen-Protein-Komplexen, Magenspülung mit **1% NaHCO3** zur Bildung des schwer löslichen Eisencarbonats sowie der Gabe von **Deferoxamin**[8].

Deferoxamin ist eine schwache Base, die eine hohe Affinität zu Eisen besitzt und mit diesem Chelate bildet, die vom Darm nicht mehr resorbiert oder aus dem Blut leicht über die Nieren eliminiert werden.

Bei eingeschränkter Nierenfunktion sollte Deferoxamin nur mit besonderer Vorsicht angewendet werden, im ersten Drittel der Schwangerschaft nur bei vitaler Indikation, da im Tierexperiment teratogene Wirkungen nachgewiesen worden sind.

Überdosierung von Deferoxamin ist zu vermeiden, da es selbst gastrointestinale Reizerscheinungen, Hypotonie, Hörstörungen und Linsentrübung verursachen kann. Aber auch in therapeutischer Dosierung kommt es gelegentlich zu anaphylaktoiden Reaktionen.

Dosierung

Deferoxamin:

- **Akute Eisenvergiftung:**
  - 5–10 g Deferoxamin in 100 ml physiologischer Salzlösung per Magensonde, bei schwerer Intoxikation 1–2 g i. m., ggf. (z. B. bei Schock!) für 3 Tage als Dauerinfusion mit 15 mg/kg Körpergewicht und Stunde.
- **Chronische Eisenvergiftung:**
  - Deferoxamin;
  - bei Hämoglobinwerten >11,5 g/100 ml regelmäßig Aderlässe (ca. 500 ml/Woche).

19.4 Megaloblastenanämien

Megaloblastenanämien sind gekennzeichnet durch eine Reifungshemmung der Erythrozyten bei gleichzeitigem Auftreten von Megaloblasten im Knochenmark sowie einer verminderten Erythrozyten-Überlebenszeit (Hämolyse). Auch die Leuko- und Thrombopoese ist (in geringerem Ausmaß) betroffen. Über 95% aller Megaloblastenanämien beruhen auf einem **Mangel an Vitamin B_{12}** oder **Folsäure**. Metabolismus und Utilisation von Vitamin B_{12} und Folsäure sind eng miteinander verknüpft. Beide sind zur Zellteilung erforderlich. Aus den morphologischen Veränderungen in Knochenmark und peripherem Blut lässt sich aber nicht schließen, ob ein Mangel an dem einen oder anderen Vitamin vorliegt. Hierzu müssen die Plasmakonzentrationen beider Vitamine bestimmt werden. Hohe Dosen an Folsäure führen nicht nur bei Folsäuremangel zu hämatologischer Besserung, sondern auch bei Vitamin B_{12}-Mangel und umgekehrt. Folsäurezufuhr beseitigt oder verhindert aber nicht die schweren **neurologischen Veränderungen**, die im Verlauf eines länger dauernden Vitamin B_{12}-Mangels auftreten. Aus diesem Grund muss eine exakte Diagnose vor Beginn der Therapie selbst dann sichergestellt sein, wenn wegen bedrohlicher Komplikationen das Ergebnis der Laboruntersuchungen nicht abgewartet und eine Soforttherapie mit beiden Vitaminen eingeleitet werden muss.

19.4.1 Perniziöse Anämie (Vitamin B_{12}-Mangel)

Pathophysiologische Vorbemerkungen

Der **Intrinsic Factor** der Magenschleimhaut ist ein Glykoprotein, das eine hohe Affinität zu Vitamin B_{12} (**Cobalamin**) besitzt und dessen Resorption aus dem Darm erleichtert. Da eine Intrinsic-Factor-unabhängige Resorption durch Diffusion nur stattfindet, wenn dem Darm mehr als 1000 µg Cobalamin angeboten werden, die täglich auch bei Vitamin B_{12}-reicher Nahrung zugeführte Menge aber 100 µg nicht übersteigt, entsteht bei **Mangel an Intrinsic Factor** eine Resorptionsstörung. Weitere Ursachen eines Vitamin B_{12}-Mangelsyndroms sind rein pflanzliche Ernährung, Störungen im Bereich des Ileum, verminderte Utilisation (selten), Mangel an Transcobalamin II oder vermehrter Bedarf. Wegen der großen Speichervorräte manifestiert sich ein Vitamin B_{12}-Mangel erst nach mehreren Jahren.

Vitamin B_{12} liegt im menschlichen Blut zu etwa 70% als Methylcobalamin, in der Leber hauptsächlich als 5'-Desoxyadenosyl- und Hydroxocobalamin vor. Als Coenzyme greifen Methylcobalamin und 5'-Desoxyadenosylcobalamin in zahlreiche Stoffwechselvorgänge ein. Vitamin B_{12}-Mangel hat deshalb Störungen des Metabolismus bestimmter Aminosäuren, der Purin- und Pyrimidin-Biosynthese und Störungen von Methylierungsreaktionen zur Folge. Klinisch äußert sich dieser Mangel

[8] Desferal®

vor allem in **Megaloblastenanämie**, Degeneration von Epithelien (v. a. im Bereich der Mundhöhle und des Gastrointestinaltrakts), besonders aber in **neurologischen Ausfällen** im peripheren und zentralen Nervensystem. Zeichen der Polyneuropathie können mit Läsionen der langen Rückenmarkbahnen sowie psychischen Störungen kombiniert sein. Die neurologischen Ausfälle sind schwerwiegender als die hämatologischen Störungen.

Behandlung mit Cobalaminen

Parenterale Zufuhr von **Vitamin B_{12}** führt innerhalb weniger Tage zu starker **Vermehrung der Retikulozyten** sowie zur Normalisierung der Erythrozyten-, Leukozyten- und Thrombozytenzahl im Blut. Auch die Epithelveränderungen im Intestinaltrakt bilden sich mit Ausnahme der Magenschleimhautatrophie und Achylie rasch zurück. Dagegen dauert die Rückbildung von neurologischen Störungen unter Umständen Jahre, sofern sie nicht bereits irreversibel sind.

Neben dem Vitamin B_{12}-Mangel gibt es keine gesicherte Indikation für andere, auch hoch dosierte Anwendungen von Cobalaminen.

Unerwünschte Wirkungen. **Cyanocobalamin**[9] und **Hydroxocobalamin**[10] sind gut verträglich. Allergische Reaktionen sind selten und beruhen normalerweise auf Verunreinigungen. Gelegentlich werden Antikörper gegen den Hydroxocobalamin-Transcobalamin-II-Komplex gebildet. Bei einer höhergradigen perniziösen Anämie kann Cobalamin-Zufuhr die Erythropoese so stark stimulieren, dass es zu Eisen- und Folsäuremangel sowie zu Hypokaliämie kommt, die entsprechende Substitutionen erforderlich machen. Cobalamin- und Folsäure-haltige Leberextrakte sollen nicht angewendet werden, da sie oral nicht sicher wirken und parenteral schwere allergische Reaktionen auslösen können.

Pharmakokinetik. Bei Mangel an körpereigenem Intrinsic Factor gelangen auch nach hoher Dosierung nur ca. 1% des oral angebotenen Vitamin B_{12} ins Blut. Zusätzliche orale Gabe von Intrinsic Factor menschlicher oder tierischer Herkunft führt in den meisten Fällen zu keiner ausreichenden Resorption, da bei ca. 70% der Patienten mit perniziöser Anämie **Antikörper** gegen den menschlichen Intrinsic Factor vorhanden sind und gegen tierischen rasch gebildet werden. Vitamin B_{12} muss deshalb **parenteral** zugeführt werden.

Im Blut werden Cyano- und Hydroxocobalamin an Transcobalamin I–III gebunden. Transcobalamin II erleichtert die zelluläre Aufnahme des Vitamins, Transcobalamin I und III dienen als Depotproteine. Die Cobalamine werden hauptsächlich in der Leber gespeichert, wo sie auch in die metabolisch wirksamen Coenzyme Methylcobalamin und 5'-Desoxyadenosylcobalamin umgewandelt werden. Insgesamt finden sich in der Leber des Erwachsenen 1,5–4 mg Cobalamin. Nur bei hoher Plasmakonzentration nach Injektion oder infolge Freisetzung aus akut zerfallenden Leberzellen kommt es zur Cobalamin-Ausscheidung mit dem Urin. Die Ausscheidung von Hydroxocobalamin ist geringer als die von Cyanocobalamin, da es stärker an Transcobalamin I gebunden wird. Normalerweise werden 3–7 µg Vitamin B_{12} täglich mit den Verdauungssekreten, hauptsächlich mit der Galle, in den Darm abgegeben. Das meiste davon wird aber rückresorbiert, so dass insgesamt nur etwa 1 µg ausgeschieden wird. Bei Mangel an Intrinsic Factor ist diese Menge größer.

> **Dosierung**
>
> **Korrektur des Vitamin B_{12}-Mangels:**
> - 0,1 µg Cobalamin pro Tag i. m.;
> - zum Auffüllen der Speicher 100 µg pro Tag i. m. über 3 Wochen;
> - bei nachgewiesener Vitamin B_{12}-Resorptionsstörung lebenslang 100 µg pro Monat (i. m.).

19.4.2 Folsäuremangelanämie

Pathophysiologische Vorbemerkungen

Biologisch aktive Formen der Folsäure sind **Tetrahydrofolsäure** und ihre N_5- bzw. N_{10}-Derivate. Folat-Coenzyme sind für nahezu alle biochemischen Reaktionen im Organismus verantwortlich, die mit Übertragung von C_1-Einheiten, z. B. aktivierter Ameisensäure oder aktiviertem Formaldehyd, einhergehen. Folsäuremangel löst die gleiche Symptomatik aus wie ein Vitamin B_{12}-Mangel. Allerdings fehlen in der Regel die morphologischen und funktionellen Schäden im Intestinaltrakt, insbesondere aber die neurologischen Ausfallerscheinungen. Während der Schwangerschaft kann es zu Missbildungen kommen. Ein Folsäuremangel kann z. B. auftreten bei unzweckmäßiger Ernährung, bei Alkoholikern, im Greisenalter, bei Resorptionsstörungen und unter Behandlung mit Folsäureantagonisten (z. B. **Methotrexat**[11] ▶ Kap. 11.2), ferner mit **Pyrimethamin**[12] (▶ Kap. 10.3.5), **Phenytoin**[13], gelegentlich aber auch bei Anwendung oraler Kontrazeptiva (Hemmung der Folatdekonjugierung). Pharmakogen ausgelöste Folsäuremangelzustände normalisieren sich nach Absetzen des Arzneimittels spontan.

Behandlung mit Folsäure

Folsäuremangelzustände können in der Regel durch zweckmäßige Ernährung vermieden werden. Gelegentlich ist eine Substitution erforderlich, z. B. bei hämolytischen Anämien, Dauerhämodialyse oder Malabsorptionssyndrom. Frauen, die ein Kind mit Neuralrohrdefekt (Spina bifida) geboren haben, sollen im gebärfähigen Alter ständig Folsäure supplementieren. Wichtigste **Indikation** der **Folsäure**[14] ist aber die manifeste **Folsäure-Megal-**

---

[9] Cytobion®, B12-Rotexmedica®
[10] B12 Depot-Rotexmedica®, B12-Depot-Hevert®
[11] Lantarel®, MTX HEXAL®
[12] Daraprim®
[13] Phenhydan®, Phenytoin AWD®

oblastenanämie. Folsäurezufuhr führt hier innerhalb von 2–4 Tagen zum Retikulozytenanstieg sowie im Verlauf von 2–3 Wochen zur Normalisierung des Blutbildes. Für eine den normalen Bedarf deckende Zufuhr von **Ascorbinsäure**[15] ist Sorge zu tragen, da Ascorbinsäure die Inaktivierung der Tetrahydrofolsäure infolge Oxidation verhindert.

Als **unerwünschte Wirkungen** können selten gastrointestinale und zentralnervöse Störungen sowie allergische Reaktionen auftreten. Von Bedeutung ist allerdings eine Abschwächung der antikonvulsiven Wirkung von **Phenobarbital**[16], Phenytoin und **Primidon**[17].

Folsäure wird hauptsächlich im Jejunum mit Hilfe eines aktiven Transportmechanismus resorbiert. Ein Teil wird sofort in Leber, Nieren und endokrinen Organen gespeichert, der andere Teil an Plasmaeiweiß gebunden. Bei normalem Folsäuregehalt des Organismus werden 40–60% der Dosis innerhalb 24 Stunden mit dem Urin ausgeschieden, bei Folsäuremangel weniger.

Dosierung

Folsäure:

- Normalisierung des Blutbildes und Auffüllung der Speicher: 1–15 mg/Tag **Folsäure** oral über 3–4 Wochen;
- Malabsorptionssyndrom oder Resektion des oberen Dünndarms: 1–5 mg/Tag s. c., i. m., i. v.;
- Behandlung einer Intoxikation mit Methotrexat (oder anderen, in der zytostatischen Therapie eingesetzten Folsäure-Antagonisten): innerhalb von 12 Stunden 75 mg **Calciumfolinat**[18] i. v., gefolgt von 4-mal 12 mg i. m. alle 6 Stunden. Bei der sog. *Calciumfolinat-Rescue* wird die Behandlung für mindestens 72 Stunden fortgesetzt. Bei leichterer Überdosierung reichen 4-mal 6–12 mg **Folsäure** im Abstand von 6 Stunden.
- Prävention fetaler Neuralrohrdefekte: 0,4–0,8 mg/d peroral beginnend 1 Monat vor der geplanten Konzeption. Frauen, die bereits ein Kind mit Neuralrohrdefekt geboren haben, erhalten 4 mg/d.

19.5 Behandlung mit Blutprodukten – Bluttransfusion

Die Indikation zur Bluttransfusion wird bei schweren Anämien bzw. Thrombozytopenien abhängig von den klinischen Symptomen sowie vom Alter und Geschlecht unter Berücksichtigung der vermuteten Ursache, des Hämoglobinwertes (Hb) und Hämatokrits (Hk) bzw. der Thrombozytenwerte gestellt. Unbedingt sollte vor der Transfusion Material zur differenzierten Abklärung der Anämie asserviert werden. Die Bluttransfusion erfolgt in einem qualitätsgesicherten System. Die rechtlichen Vorgaben (insbesondere Transfusionsgesetz, Richtlinien zur Blutgruppenbestimmung und Bluttransfusion) sind einzuhalten.

19.5.1 Substitution bei akuter Anämie

Bei älteren, intensivpflichtigen Patienten mit Herz- oder Atemwegserkrankungen können Transfusionen bereits bei einem Hb von 11–12 g/dl indiziert sein. Gesunde, junge Patienten können Volumenverluste bis 20% meist gut bei Volumenersatz kompensieren. Häufig wird eine isovolämische Hämodilution auf Hb-Werte bis 6–7 g/dl gut vertragen (Hk <30). Bei Abfall des Hb unter 4,5–5 g/dl ist die Substitution meist dringend indiziert. Vor geplanten Operationen mit einem erwarteten Blutverlust von >1 l ist der Patient über eine mögliche Eigenblutspende aufzuklären.

19.5.2 Therapie der chronischen Anämie

An chronische Anämien sind Patienten oft so gut adaptiert, dass eine kausale Therapie (Eisen-, Vitamin B_{12}-, Folsäuresubstitution) genügt. Auch hier bestimmt das klinische Bild die Indikation zur Transfusion, die bei symptomfreien Herz-/Kreislauf-gesunden Patienten auch bei Hb-Werten von 7–8 g/dl häufig nicht besteht. Bei Patienten mit Anämie durch primäre oder sekundäre Knochenmarkinsuffizienz oder nichtimmunologisch bedingten hämolytischen Anämien sollte die Transfusionsindikation besonders zurückhaltend gestellt werden.

19.5.3 Auswahl des Blutpräparates

Für die Substitutionstherapie, z. B. bei chirurgischen Blutungen, werden Erythrozytenkonzentrate verwendet. Chronisch transfusionspflichtige Patienten (z. B. in der Onkologie) sollten zur Vermeidung einer Antikörperbildung gegen HLA-Merkmale leukozytendepletierte Erythrozytenkonzentrate erhalten. Für immunkompromittierte Patienten (nach Knochenmarktransplantation, Hochdosis-Chemotherapie oder Ganzkörperbestrahlung, bei intrauterinen Transfusionen und Frühgeborenen) sollen mit 30 Gray bestrahlte Präparate einer im AB0-Blutgruppensystem möglichst identischen, zumindest aber kompatiblen Blutgruppe verwendet werden. Rh-negative Frauen im gebärfähigen Alter und Kinder sollen Rh-negative Erythrozytenkonzentrate erhalten. Vorgeschriebene Untersuchungen sind: Blutgruppenbestimmung, Antikörpersuchtest und Kreuzprobe, am Patientenbett der Identitätstest (**Bedside-Test**), um schwere Nebenwirkungen, Hämolyse durch Blutgruppenantikörper zu vermeiden. Weitere **unerwünschte Wirkungen** können Hämolyse anderer Genese, Fieber, Hypervolämie, allergische Reaktionen, Posttransfusionspurpura, Zitratintoxikation, Hypothermie und Infektübertragung sein.

---

[14] Folsan®, Folcur®
[15] Cebion®, Cetebe® Vitamin C
[16] Luminal®
[17] Liskantin®, Primidon Holsten®
[18] Leucovorin®, Calciumfolinat HEXAL®

> **Dosierung**
>
> **Erythrozytenkonzentrat:**
>
> ▶ Faustregel: Bei einem Erwachsenen mit 70 kg Körpergewicht führt ein Erythrozytenkonzentrat zu einem Anstieg des Hb um ca. 1 g/dl (detaillierte Berechnungen können u. a. unter Berücksichtigung von Ziel-Hb und -Blutvolumen erfolgen).

19.6 Substitution bei Thrombozytopenie

Für Thrombozyten gilt laborabhängig ein unterer Normalwert von 120.000–150.000/µl. Eine Substitution ist im Allgemeinen erst bei deutlich niedrigeren Werten erforderlich, und zwar abhängig von der klinischen Symptomatik und ggf. einer geplanten Intervention. Relative Kontraindikationen sind: Thrombotisch-Thrombozytopenische Purpura (TTP), posttransfusionelle Purpura und Heparin-induzierte Thombozytopenie, da hier das Blutungs- bzw. Thromboembolierisiko durch die Gabe von Thrombozyten wesentlich gesteigert werden kann.

Als Präparate verfügbar sind »gepoolte« Thrombozyten (als therapeutische Einheit aus bis zu 5 einzelnen Vollblutspenden hergestellt) und Thrombozyten aus der Apherese eines Blutspenders. Wegen eines (postulierten) geringeren Risikos der HLA-Sensibilisierung werden bei chronisch transfusionspflichtigen Patienten Apheresethrombozyten bevorzugt. Beide Präparatearten sollten jeweils >2-mal 10^{11} Thrombozyten enthalten.

> **Dosierung**
>
> **Thrombozyten:**
>
> ▶ Faustregel: Durch ein Präparat mit 2-mal 10^{11} Thrombozyten ist bei einem normalgewichtigen Patienten ein Anstieg der Thrombozyten um etwa 10.000/µl eine Stunde nach der Transfusion zu erwarten.

19.6.1 Substitution bei nichtoperativen Patienten

Bei jedem Patienten ist die Indikation zur Transfusion von Thrombozyten individuell zu stellen, dabei sind insbesondere Blutungszeichen (Petechien, Schleimhautblutungen etc.) zu beachten. Ein erhöhtes Risiko von Blutungen wurde in Studien bei Thrombozytenwerten unter 20.000/µl gefunden, neuere Untersuchungen an onkokologischen Patienten weisen erst bei Werten unter 5.000–10.000/µl auf ein deutlich erhöhtes Risiko hin. Die Therapie sollte durch Messung des Inkrements (s. oben) kontrolliert werden. Bei fehlendem Anstieg, einem so genannten Refraktärzustand, sollten Ursachen (z. B. Bildung von HLA-Antikörper) abgeklärt werden. Gegebenenfalls kann dann beispielsweise durch HLA-passende Apheresethrombozyten substitutiert werden

19.6.2 Substitution vor operativen Eingriffen

Je nach Art des geplanten Eingriffs sind unter Abwägung der hämostaseologischen Gesamtsituation des Patienten die angestrebten Thrombozytenzahlen zu ermitteln. Der gewünschte Anstieg sollte vor Beginn des Eingriffs kontrolliert werden.

Weiterführende Literatur

Andrews NC (1999) Disorders of iron metabolism. N Engl J Med 341: 1986–1995

Andrews NC (2000) Iron metabolism: iron deficiency and iron overload. Annu Rev Genomics Hum Genet 1: 75–98

Chertow GM, Mason PD, Vaage-Nilsen O, Ahlmén J (2006) Update on adverse drug events associated with parenteral iron. Nephrol Dial Transplant 21: 378–382

Dinnendahl V, Fricke U (Hrsg) (2005) Arzneistoff-Profile. Basisinformation über arzneiliche Wirkstoffe. Gesamtwerk incl. 20. Erg.-Lieferung. Govi-Verlag Pharmazeutischer Verlag, Eschborn

Dunn CJ, Markham A (1996) Epoetin beta. A review of its pharmacological properties and clinical use in the management of anaemia associated with chronic renal failure. Drugs 51: 299–318

Ferrario E, Ferrari L, Bidoli P, De Candis D, Del Vecchio M, De Dosso S, Buzzoni R, Bajetta E (2004) Treatment of cancer-related anemia with epoetin alfa: a review. Cancer Treatm Rev 30: 563–575

Fishbane S (2003) Safety in iron management. Am J Kidney Dis 41 (Suppl 5): S8–S26

GreerJP, Paraskevas F, Foerster J, Rodgers GM, Lukens JN, Glader BE (2003) Wintrobe's Clinical Hematology, 11th Ed. Lippincott Williams & Wilkins, Philadelphia

Goddnough LT, Brecher ME, Kanter MH, Aubuchon JP (1999) Transfusion medicine. N Engl J Med 340: 438–447

Heinrich H C (1986) Bioverfügbarkeit und therapeutischer Wert oraler Eisen-II- und Eisen-III-Präparate. Dtsch Apoth Ztg 126: 681–690

Ibbotson T, Goa KL (2001) Darbepoetin alfa. Drugs 61:2097–2104; discussion 2105–2106.

Leitlinien zur Therapie mit Blutkomponenten und Plasmaderivaten: www.baek.de

Markham A, Bryson H M (1995) Epoetin alfa. A review of its pharmacodynamic and pharmacokinetic properties and therapeutic use in nonrenal applications. Drugs 49: 232–254

Müller-Eckhardt C (Hrsg) (2003) Transfusionsmedizin. Springer, Berlin

Revised european best practice guidlines fort he management of anaemia in patients with chronic renal failure (2004) Nephrol Dial Transplant 19(2): ii16–ii31

Richtlinien zur Gewinnung von Blut und Blutbestandteilen und zur Anwendung von Blutprodukten (Hämotherapie): www.baek.de

Thomas L, Thomas C, Heimpel H (2005) Neue Parameter zur Diagnostik von Eisenmangelzuständen. Dtsch Ärztebl 102: A580–A586

20 Arteriosklerose und Durchblutungsstörungen

R. H. Böger, K. Sydow

20.1 Arteriosklerose

20.1.1 Definition, Pathophysiologie und Konsequenzen für die Therapie

Allgemein

Die Arteriosklerose ist eine systemische Erkrankung, die die Intima großer und mittelgroßer Arterien betrifft. Kardiovaskuläre Erkrankungen, insbesondere die koronare Herzerkrankung, sind die häufigste Todesursache in den Industriestaaten.

Das intakte Endothel als antiatherogenes Schutzschild

Ein intaktes Endothel – die innere Schicht der Blutgefässe – spielt eine entscheidende Rolle in der vaskulären Homöostase und limitiert die Entwicklung der Arteriosklerose. Eine zentrale Rolle als wichtiger antiarteriosklerotischer Mediator spielt dabei das Stickstoffmonoxid (NO), das vom Endothel freigesetzt wird. Das Enzym NO-Synthase (NOS) katalysiert in der Endothelzelle die Reaktion der Aminosäure L-Arginin zu NO und L-Citrullin. Die endotheliale NOS-Isoform (eNOS) wird konstitutiv durch die Endothelzellen exprimiert. NO übt seine relaxierenden Effekte auf die glatte Gefäßmuskulatur durch eine Aktivierung der löslichen Guanylylzyklase (sGC) aus. Daraus resultiert eine gesteigerte Produktion von zyklischem Guanosinmonophosphat (cGMP) und eine intrazelluläre Abnahme des Calciums. Die Bedeutung eines intakten Endothels ist nicht nur beschränkt auf die Regulation des Gefäßtonus, sondern reguliert auch die Thrombozytenaktivität, die Leukozytenadhäsion und die Proliferation glatter Gefäßmuskelzellen und ist daher eng mit der Entstehung der Arteriosklerose verknüpft.

Eine endotheliale Dysfunktion ist das initiale pathophysiologische Korrelat der Arteriosklerose. Kardiovaskuläre Risikofaktoren vermindern die Endothelfunktion und sind in der Lage, arteriosklerotische Veränderungen auszulösen, ohne dass dafür ein physikalischer Endothelschaden nötig ist. Die Verfügbarkeit von biologisch aktivem NO ist im Rahmen einer endothelialen Dysfunktion deutlich eingeschränkt. Ein Mechanismus, der – neben einer verminderten Biosynthese von NO – für eine reduzierte NO-Verfügbarkeit verantwortlich ist, ist der beschleunigte Abbau von NO durch reaktive Sauerstoffspezies (ROS) wie z. B. das Superoxidanion. In Blutgefäßen ist daher eine gesteigerte Superoxidproduktion assoziiert mit einer verminderten NO-vermittelten Vasorelaxation.

Inflammation als wichtiger Pathomechanismus der Arteriosklerose

Ein intaktes Endothel ist in der Lage, sich einem verlängerten Kontakt von Leukozyten und Monozyten zu widersetzen. Dieser Mechanismus beruht auf der Eigenschaft von NO, die Redoxregulierte Expression von Adhäsionsproteinen auf der luminalen Oberfläche der Endothelzellen zu supprimieren. Kommt es jedoch zu einer endothelialen Dysfunktion mit resultierender inflammatorischer Aktivierung der Endothelzellen, so nimmt die Expression zahlreicher Leukozyten-Adhäsionsmoleküle durch die Endothelzellen zu. In diesem Zusammenhang kommt dem vaskulären Zelladhäsionsmolekül (VCAM-1) eine zentrale Rolle bei der Rekrutierung von Monozyten in die Gefäßwand zu. Sobald es zu einer Adhäsion der Zellen an die aktivierte Endothelzellschicht gekommen ist, erfolgt eine Diapedese der Monozyten zwischen den intakten Endothelzellen mit konsekutiver Penetration in die Tunica intima, der innersten Schicht der Arterienwand. Diese gerichtete Migration richtet sich an einem chemotaktischen Gradienten aus. Eine Vielzahl von Chemokinen ist an diesem Vorgang beteiligt, insbesondere von Bedeutung ist die Interaktion des Monozyten chemoattraktiven-Proteins-1 (MCP-1) mit seinem Rezeptor CCR2. Sobald sich die Monozyten in der Intima niedergelassen haben, eignen sie sich die Eigenschaften von Gewebsmakrophagen an. Im Atherom exprimieren diese Makrophagen **Scavenger-Rezeptoren**, die durch Oxidation und/oder Glykolisierung modifizierte Lipoproteinpartikel binden und internalisieren. Diese Vorgänge führen zur Ausbildung von Schaumzellen, die sich durch eine Akkumulation von Lipidtröpfchen im Zytoplasma auszeichnen. Die Schaumzellen sezernieren proinflammatorische Zytokine, die zu einer Verstärkung der regionalen inflammatorischen Antwort führen, und induzieren die Bildung reaktiver Sauerstoffspezies. Der aktivierte mononukleäre Phagozyt spielt eine entscheidende Rolle in der Vermittlung thrombotischer Komplikationen der Arteriosklerose durch die Produktion von Matrix-Metalloproteinasen, die in der Lage sind, extrazelluläre Matrix zu degradieren, die der fibrösen Kappe des atheromatösen Plaques Stabilität verleiht. Bei einer Ruptur dieser fragilen fibrösen Kappe kommt es zur Adhäsion und Aggregation weiterer zellulärer Blutbestandteile und somit zu dem klinischen Bild eines akuten Gefäßverschlusses.

Klinische Konsequenzen

Ziel einer anti-arteriosklerotischen Therapie muss es daher sein, die Funktion des Endothels aufrecht zu erhalten. Dies kann zum einen durch eine Modifikation kardiovaskulärer Risikofaktoren erfolgen, zum anderen durch direkte Interaktion mit dem Endothel bzw. der an der Pathogenese der Arteriosklerose beteiligten Vorgänge.

20.1.2 Klinische Entitäten der Arteriosklerose

Koronare Herzerkrankung (Angina pectoris – Myokardinfarkt)

Die koronare Herzerkrankung ist die Manifestation der Arteriosklerose an den Herzkranzarterien. In den Frühstadien der Entwicklung sind zunächst keine klinischen Symptome vorhanden, wobei pathophysiologisch bereits eine verminderte Endothelfunktion, z. B. aufgrund von Lipideinlagerungen in die Gefäßwand, nachzuweisen ist.

Eine zunehmende Lumeneinengung des Gefäßes resultiert in einer myokardialen Minderversorgung mit Sauerstoff. Diese äußert sich klinisch meist als Angina pectoris (»Brustenge«) – thorakale Schmerzen und/oder Dyspnoe, klassisch unter körperlicher und psychischer Belastung stärker ausgeprägt als in Ruhe. Diese Form der Angina pectoris wird auch als **stabile** Angina pectoris bezeichnet. Charakteristisch ist die Besserung der Symptomatik nach Nitroglyzerin-Gabe. Bei älteren Patienten und insbesondere bei Diabetikern mit diabetischer Polyneuropathie können diese typischen Angina pectoris-Beschwerden maskiert sein, so dass es zur stummen Ischämie kommt.

Krisenhafte akute Myokardischämien in Ruhe sind in der Regel die Folge einer Plaqueruptur bzw. Plaqueerosion der dünnen fibrösen Kappe der Plaque. Nachfolgend kommt es zur Thrombozytenadhäsion im Bereich des Intima-Einrisses, der Bildung eines Thrombus, der zu einer hochgradigen Reduktion des Blutflusses (**instabile** Angina pectoris) oder auch zu einem vollständigen Verschluss des betroffenen Gefäßes führen kann (**akuter Myokardinfarkt**). Charakteristischerweise sind die klinischen Beschwerden progredient, nur verzögert auf Nitrogabe ansprechbar und nicht über einen längeren Zeitraum kupierbar, sowie häufig begleitet von einer vegetativen Symptomatik.

Periphere Gefäßerkrankung (periphere arterielle Verschlusserkrankung)

Auch für die periphere arterielle Gefäßerkrankung (pAVK, »Schaufenster-Krankheit«) stellt die Arteriosklerose das entscheidende pathophysiologische Korrelat dar. Patienten mit pAVK leiden sehr häufig nicht nur an einer Progression der peripheren Durchblutungsstörung, sondern sie haben ein signifikant erhöhtes Risiko für ein Koronarereignis und darüber hinaus eine signifikant erhöhte Gesamtmortalität.

Am häufigsten (90%) ist die Blutversorgung der unteren Extremität betroffen, wobei je nach Lokalisation der Stenosen eine pAVK vom Beckentyp (35%) von einem Ober- (50%), bzw. Unterschenkeltyp (15%) unterschieden wird. Die klinische Einteilung der pAVK erfolgt nach Fontaine in 4 Stadien.

Stadieneinteilung der pAVK nach **Fontaine**:
- **Stadium I:** Beschwerdefreiheit;
- **Stadium II:** Schmerzen bei Belastung (Claudicatio intermittens);
- **Stadium III:** Schmerzen in Ruhe und
- **Stadium IV:** Trophische Störungen (Ulcera, Nekrosen, Gangrän).

Nichtarteriosklerotische periphere Durchblutungsstörungen können durch embolischen Verschluss einer Arterie hervorgerufen werden. Im Gegensatz zur chronisch-ischämischen Extremität bei der arteriosklerotischen Verschlusskrankheit liegen bei einem plötzlichen embolischem Verschluss der Extremität keine Umgehungskreisläufe vor, so dass die Viabilität der Extremität akut gefährdet ist. Neben dem starken Schmerz, der plötzlich einsetzt, sind Abblassung der Haut, Pulsverlust, Parästhesien und Paralyse typische Zeichen einer akuten Extremitätenischämie. Diese ist notfallmäßig chirurgisch/interventionell durch Embolektomie zu behandeln, da die Ischämietoleranz des Gewebes ohne Kollateralzirkulation nur 4–6 Stunden beträgt.

Von diesen Thrombembolien sind Atheroembolien zu unterscheiden. Wegen des Lipidreichtums des atheromatösen Materials spricht man auch von Cholesterinembolien, da sich Cholesterinkristalle im Augenhintergrund und auch in Gewebebiopsien nachweisen lassen. Das Cholesterinemboliesyndrom ist eine gefürchtete Komplikation arterieller Katheteruntersuchungen bei Patienten mit schwerer Arteriosklerose der Aorta. Atheroembolien können auch spontan oder im Rahmen einer Antikoagulanzienbehandlung entstehen. Die Mikroembolien können gleichzeitig verschiedene Organsysteme betreffen, wobei die Nieren im Vordergrund stehen. Klinische Kennzeichen der Atheroembolien sind eine protrahierte Nierenfunktionsstörung mit Eosinophilie im Blut und Urin und Livedo reticularis der Füße bzw. Zyanose der Zehen (**blue toe syndrome**).

Aneurysmen peripherer Gefäße können einseitige distale Mikroembolien mit erheblichen Durchblutungsstörungen verursachen, so dass bei distalen arteriellen Durchblutungsstörungen proximale Aneurysmen auszuschließen sind.

Ein Sonderfall der peripheren arteriellen Durchblutungsstörung ist die Thrombangitis obliterans, die zu schweren Nekrosen der Extremitäten, bis hin zum Extremitätenverlust führen kann. In der Pathogenese dieser Erkrankung spielt das Zigarettenrauchen eine entscheidende Rolle. Die Krankheit tritt vorwiegend bei (jüngeren) starken Rauchern auf. Ursächlich wird eine allergisch-hyperergische Reaktion auf Bestandteile des Tabakrauchs diskutiert.

Zu den idiopathischen vasospastischen Erkrankungen zählt das Raynaud-Phänomen, das durch Spasmen der Fingerarterien und des Hohlhandbogens hervorgerufen wird. Es besteht aus dem Wechsel zwischen Abblassung der Finger mit nachfolgender Zyanose, die von einer reaktiven Hyperämie mit roten Fingern abgelöst wird.

In der Praxis treten häufig Gefäßprobleme bei Diabetes mellitus auf, die sowohl die großen (**Makroangiopathie**) als auch die kleinen Gefäße (**Mikroangiopathie**) betreffen.

Zerebrale Gefäßerkrankung (TIA – Insult)

Die klinischen Konsequenzen zerebraler Durchblutungsstörungen sind nach der koronaren Herzerkrankung und malignen Tumoren die dritthäufigste Todesursache. Die Häufigkeit zerebraler Durchblutungsstörungen steigt mit dem Alter. Etwa 80% der Schlaganfälle sind bedingt durch eine zerebrale Ischämie, während bei 15% eine zerebrale Blutung ursächlich ist. Die verbleibenden 5% sind bedingt durch eine Blutung aus einem Aneurysma oder einer arteriovenösen Fehlbildung mit konsekutiver Subarachnoidalblutung. In seltenen Fällen kommt es zu Sinusthrombosen und Verschlüssen zerebraler Venen. Hämodynamisch verursachte Insulte entstehen durch einen akuten Arterienverschluss. Der Verschluss erfolgt durch lokale Thrombenbildung bei bereits bestehender Stenose auf dem Boden einer lokal präexistierenden Arteriosklerose oder durch einen arteriellen bzw. kardialen Thrombus. Bei Vorliegen einer hochgradigen Stenose oder eines kompletten Verschlusses kann ein systemischer Blutdruckabfall in einer zerebralen Ischämie resultieren.

Bei **transienten ischämischen Attacken** (TIAs) kommt es zu neurologischen Ausfällen, die pathognomonisch nach 24 Stunden vollständig abgeklungen sind. Die Mortalität ist bei Patienten mit TIA um 20% erhöht, die häufigste Todesursache dabei ist der Myokardinfarkt.

Beim akuten Insult entwickeln sich die klinischen Symptome schlagartig oder innerhalb von wenigen Minuten. Pathophysiologisch kommt es im ischämischen Areal zu einer Vasoparalyse, durch die die Autoregulation der zerebralen Perfusion bei Blutdruckschwankungen verloren geht. Nach Abschluss der Erholungsphase bleibt ca. ein Drittel der Patienten pflegebedürftig, ein Drittel erholt sich, so dass eine Selbstversorgung möglich ist, und beim letzten Drittel kommt es zu weitgehender oder sogar vollständiger Rückbildung der neurologischen Ausfälle. Einen ersten Insult überleben etwa 80–85% der Patienten in der Akutphase. In diesem Kollektiv kommt es bei 8–15% zu einem erneuten Insult innerhalb des ersten Jahres. Das Risiko in den ersten Wochen ist dabei am höchsten und sinkt mit zunehmender Zeit zum Ereignis. Besonders gefährdet sind Patienten mit multiplen vaskulären Risikofaktoren und Patienten mit einer koronaren Herzerkrankung bzw. einer peripheren arteriellen Verschlusserkrankung.

Abdominelle Gefäßerkrankung (Angina abdominalis)

Chronische arterielle Durchblutungsstörungen des Darms präsentieren sich klinisch durch Schmerzen im Bereich des Abdomens, die charakteristischerweise ca. 15–30 Minuten nach der Nahrungsaufnahme einsetzen. Klinisch sind diese Patienten häufig charakterisiert durch eine Gewichtsabnahme aufgrund reduzierter Nahrungsaufnahme aus Angst vor Schmerzen.

Erektile Dysfunktion

Die erektile Dysfunktion ist definiert als die Unfähigkeit, eine penile Erektion zu erreichen oder aufrechtzuerhalten, die für ein befriedigendes Sexualleben ausreicht. Die Prävalenz der erektilen Dysfunktion nimmt von 2,3% in der 3. Lebensdekade auf 53,4% in der 7. Lebensdekade zu. Darüber hinaus ist ein Zusammenhang mit Komorbiditäten wie koronare Herzerkrankung, Diabetes mellitus und arterieller Hypertonus gezeigt worden.

Für eine intakte Erektionsfähigkeit ist ein ungestörtes Zusammenspiel zwischen Gefäßen, Nerven, Hormonen und der Psyche von Voraussetzung. Daher spielen sowohl organische als auch psychogene Faktoren bei der Entwicklung der erektilen Dysfunktion eine bedeutende Rolle. Unter den organischen Ursachen kommt den Gefäßveränderungen (sowohl arteriell als auch venös) – insbesondere aufgrund des in epidemiologischen Studien gezeigten Zusammenhangs von erektiler Dysfunktion mit chronischen Erkrankungen (Diabetes mellitus, koronare Herzerkrankung, arterieller Hypertonus, Hyperlipidämie, Nikotinabusus, etc.) – eine zentrale Rolle zu.

20.1.3 Kardiovaskuläre Risikofaktoren

Klassische kardiovaskuläre Risikofaktoren

Hyperlipidämie

Sowohl erhöhte LDL-Cholesterin- und Triglyzerid-Konzentrationen, als auch erniedrigte HDL-Cholesterin-Konzentrationen gehen mit einem erhöhten kardiovaskulären Risiko einher. Eine LDL-Cholesterin-Senkung führt bei Patienten mit kardiovaskulären Erkrankungen zu einer verlangsamten Progression der Arteriosklerose, zu einer Reduktion kardiovaskulärer Ereignisse und einer Reduktion der Letalität. Darüber hinaus führt eine Therapie mit Statinen (HMG-CoA-Reduktase-Inhibitoren) bei Patienten mit koronarer Herzerkrankung und/oder Diabetes mellitus auch unabhängig vom Ausgangswert des LDL-Cholesterins zu einer signifikanten Verbesserung der Prognose.

Die Basis jeder fettmodifizierenden Therapie bilden Lebensstiländerungen wie Anpassung der Ernährung, Gewichtsreduktion und regelmäßiges körperliches Training. Dennoch kann meist nicht auf eine begleitende medikamentöse fettsenkende Therapie – bevorzugt mit Statinen – verzichtet werden.

Die derzeit gültigen Zielwerte der Blutfette betragen für LDL-Cholesterin <100 mg/dl, für HDL-Cholesterin >40 mg/dl und für Triglyzeride <200 mg/dl.

Arterielle Hypertonie

Das kardiovaskuläre Risiko steigt kontinuierlich ohne Schwellenwert mit der Höhe des Blutdrucks. Bereits dauerhaft hochnormale Blutdruckwerte (130–139/85–89 mm Hg) sind mit einem erhöhten kardiovaskulären Risiko verknüpft. Als Zielwert der antihypertensiven Therapie wird ein systemischer Blutdruck von <130/85 mm Hg angesehen. Als optimaler Blutdruck – insbesondere bei Patienten mit Diabetes mellitus, Herzinsuffizienz oder Niereninsuffizienz – wird ein Wert von ≤120/80 mm Hg in Ruhe angestrebt.

Allgemeinmaßnahmen, die zur Erreichung dieses Zielwertes eingeleitet werden, umfassen eine engmaschige Gewichtskontrolle (1 kg Gewichtsreduktion führt zu ca. 2 mm Hg Blutdruck-Senkung), eine regelmäßige Ausdaueraktivität, der Versuch einer Alkoholkarenz über 6 Wochen, sowie die dauerhafte Limitierung des Alkoholkonsums auf <30 g Alkohol/Tag (Frauen <20 g/Tag) und die Reduktion der Kochsalzzufuhr auf ca. 6 g/Tag.

Sollte der Blutdruck trotz dieser Maßnahmen nach 6–12 Monaten weiterhin Werte >150 mmHg systolisch oder >95 mmHg diastolisch anzeigen, sollte mit einer medikamentösen antihypertensiven Therapie abhängig von Alter und Begleiterkrankungen des Patienten begonnen werden. Bei Patienten mit mittlerem oder höherem Risiko sollte eine medikamentöse Therapie bereits nach 3–6 Monaten bei Blutdruckwerten von ≥140/90 mm Hg eingeleitet werden.

Diabetes mellitus

Patienten mit Diabetes mellitus haben ein hohes Risiko für kardiovaskuläre Ereignisse. Ziel bei diesem Patientenkollektiv ist

Tab. 20.1. Klassische kardiovaskuläre Risikofaktoren

► Hyperlipidämie
► arterielle Hypertonie
► Diabetes mellitus
► Rauchen

nicht nur eine normoglykämische Blutzuckereinstellung (HbA1c <6,5%), sondern darüber hinaus eine suffiziente Blutdruckeinstellung und Senkung der Blutfette. Eine Gewichtsreduktion ist anzustreben, mit einem Ziel-Body-Mass-Index (BMI) von 20–25 kg/m^2.

Rauchen

In mehreren Studien konnte eine positive Korrelation zwischen dem Rauchen und der Entstehung einer endothelialen Dysfunktion gezeigt werden. Die vollständige Aufgabe des Rauchens ist die wichtigste präventive Einzelmaßnahme zur Senkung des Risikos einer kardiovaskulären Erkrankung. Die Raucherentwöhnung kann durch Nikotinsubstitutionstherapie (Nikotinpflaster, Nikotinkaugummis) unterstützt werden; die langfristigen Abstinenzraten unter dieser Therapie sind aber nicht wesentlich größer als ohne.

Sonstige Risikofaktoren

Alter

Die Arteriosklerose ist im Wesentlichen eine Erkrankung des mittleren und höheren Lebensalters. Die Inzidenz klinischer Manifestationen der Arteriosklerose nimmt mit dem Alter konsekutiv zu. Zum einen kommt es mit zunehmendem Alter zu einer Abnahme der Elastizität der Gefäße, zum anderen steigt die kumulative Einwirkungszeit kardiovaskulärer Risikofaktoren.

Geschlecht

Aufgrund antiatherogener Wirkungen der Östrogene sind Männer im Alter prämenopausaler Frauen häufiger von kardiovaskulären Erkrankungen betroffen. Nach der Menopause ändert sich jedoch die Verteilung dergestalt, dass die Inzidenz kardiovaskulärer Ereignisse bei postmenopausalen Frauen im Vergleich zum gleichaltrigen maskulinen Kollektiv deutlich erhöht ist. In jüngster Zeit zeichnet sich ab, dass sich das Risiko hinsichtlich kardiovaskulärer Erkrankungen zwischen Männern und prämenopausaler Frauen zunehmend angleicht. Unter anderem ist dies bedingt durch den steigenden Nikotinkonsum bei weiblichen Jugendlichen und jungen Frauen.

Positive Familienanamnese

Selbst ohne das Vorhandensein bzw. eines nur marginal erhöhten kardiovaskulären Risikoprofils kommt es in einigen Familien zu einem gesteigerten Auftreten kardiovaskulärer Ereignisse. Meist liegt diesem eine besondere genetische Belastung zugrunde, wie z. B. eine familiäre Hypercholesterinämie. Durch den Einsatz der **Microarray-Technologie** werden in naher Zukunft weitere familiär gehäuft auftretende atherogene Gene identifiziert werden können.

Life-style

a) Ernährung

Der Verzehr von Fleisch und tierischen Fetten sollte gering gehalten werden. Zu empfehlen ist eine kaloriengerechte, ballaststoffreiche (>20 g/Tag) fettarme Kost mit nur geringem Anteil an gesättigten Fetten (<10% der Kalorien) und Cholesterin (< 300 mg/Tag). Die Ernährung sollte reich an Vollkornprodukten, frischem Gemüse, Salat und Früchten, mit einem hohen Anteil an Omega-3-Fettsäuren (Seefisch, Walnüsse, etc.), sein. Als antiatherogen wird eine mediterrane und/oder asiatische Kost beschrieben. Moderater Alkoholkonsum (ca. 15 g/Tag) zeigt einen kardiovaskulär protektiven Charakter. Dies konnte insbesondere für Rotwein, aber auch für Weißwein und Bier gezeigt werden. Einschränkend ist aber zu sagen, dass bei einem höheren Alkoholkonsum (>30 g/Tag bei Männern, >20 g/Tag bei Frauen) das Gesamtrisiko zunimmt.

b) Übergewicht

Der **Body-Mass-Index** (BMI, Gewicht in kg geteilt durch das Quadrat der Körperlänge in Metern) und der Taillenumfang korrelieren mit der Häufigkeit von koronarer Herzerkrankung, Herzinsuffizienz, Diabetes mellitus Typ-2, arterieller Hypertonie, Fettstoffwechselstörungen und Störungen der Hämostase.

Bei bereits bestehendem Übergewicht ist ein Hauptaugenmerk auf die zugrunde liegenden Ursachen des Übergewichtes zu legen. Maßgeblich sind eine kalorienreduzierte Kost und die Identifikation der Ursachen des Übergewichtes, wie z. B. Alkohol, versteckte Fette in Wurst, Käse und Fertiggerichten, Schokolade, Kuchen und selbst übermäßiger Obstverzehr als Quelle einer inadäquat hohen Kalorienzufuhr.

Anzustreben ist daher das Einhalten eines Normalgewichtes – angelegt an den BMI. Ein BMI <25 kg/m^2 ist wünschenswert. Insbesondere ist auf die Elimination einer abdominellen Adipositas hinzuarbeiten. Der Bauchumfang sollte bei Frauen <80 cm und bei Männern <95 cm betragen. Zusätzlich zu den diätetischen Maßnahmen ist eine begleitende körperliche Aktivität anzustreben.

c) Bewegungsmangel

Es besteht eine deutliche inverse Beziehung zwischen dem Auftreten kardiovaskulärer Erkrankungen und körperlicher Aktivität. Anzustreben ist daher ein aktiver Lebensstil mit regelmäßiger Ausdaueraktivität. Geeignet sind Tätigkeiten mit mäßiger Intensität in Form von Gehen, Joggen, Radfahren oder einer anderen Ausdauerbelastung. Allgemein lässt sich sagen, dass jedes Mehr an körperlicher Belastung über die Alltagsaktivitäten hinaus einen positiven Effekt besitzt.

◻ Tab. 20.2. Sonstige kardiovaskuläre Risikofaktoren
▶ Alter
▶ Geschlecht
▶ positive Familienanamnese
▶ Life-style
▶ Ernährung
▶ Übergewicht
▶ Bewegungsmangel
▶ Stress
▶ psychosoziale Faktoren

d) Stress

Negativer Stress ist positiv korreliert mit dem Auftreten kardiovaskulärer Erkrankungen. Insbesondere Menschen mit einer Typ-A-Persönlichkeit (Hektik, Ehrgeiz, Aggressivität) und Typ-D-Persönlichkeit (**Disstressed Personality**) sind dabei überzählig häufig betroffen.

e) Psychosoziale Faktoren

Psychosoziale Risikofaktoren tragen zur Entstehung kardiovaskulärer Erkrankungen bei und beeinflussen deren Prognose negativ. Betroffen sind vor allem Patienten mit Depression und fehlendem sozialen und emotionalen Rückhalt.

»Moderne« kardiovaskuläre Risikofaktoren

Darüber hinaus wird in jüngster Zeit eine Vielzahl neuerer Risikofaktoren diskutiert, die zu einem erhöhten kardiovaskulären Risiko beitragen können (◻ Tab. 20.3). Generell gilt für diese modernen potentiellen Risikofaktoren: ob diese Risikofaktoren ursächlich an der Entstehung der Arteriosklerose beteiligt sind oder ob sie eher als zusätzlicher Marker zur Abschätzung eines individuell erhöhten kardiovaskulären Risikos anzusehen sind, ist Gegenstand aktueller Forschung.

Hochsensitives C-reaktives Protein (hs-CRP)

Unter den modernen kardiovaskulären Risikofaktoren ist die Bedeutung des hochsensitiven C-reaktiven Proteins (hs-CRP) im Rahmen größerer klinischer Studien zu diesem Zeitpunkt am besten untersucht.

Inflammation ist ein zentraler Bestandteil in der Pathogenese der Arteriosklerose. Erhöhte Konzentrationen des hochsensitiven C-reaktiven Proteins – einem Marker für systemische Entzündungsreaktionen und ein Mediator atherothrombotischer Erkrankungen – korrelieren mit einem gesteigerten kardiovaskulären Risiko. Kürzlich konnte im Rahmen der **Women´s Health Study** an 27.939 gesunden Frauen gezeigt werden, dass hs-CRP ein stärkerer Risikoprädiktor als LDL-Cholesterin ist und prädiktiv ist für ein erhöhtes Risiko in Personen ohne offensichtliche Hyperlipidämie. Darüber hinaus erhält man durch die Bestimmung des hs-CRP zusätzliche Informationen zur Risikostratifizierung, und Analysen zeigten, dass hs-CRP-Konzentrationen prognostische Informationen hinsichtlich der Diagnose eines metabolischen Syndroms liefern.

Es konnte gezeigt werden, dass Statine in der Lage sind, hs-CRP-Konzentrationen zu senken. Retrospektiv analysierte Daten großer Statin-Studien lassen die Frage aufkommen, ob Personen mit hohen hs-CRP-Konzentrationen einen größeren **Benefit** von einer Statin-Therapie haben als Personen ohne erhöhtes hs-CRP. Im Rahmen der JUPITER-Studie (**Justification for the Use of Statins in Primary Prevention: an Intervention Trial Evaluating Rosuvastatin**) wird momentan die Fragestellung untersucht, ob eine Statin-Therapie mit Rosuvastatin die Inzidenz kardiovaskulärer Erkrankungen in Personen mit erhöhten hs-CRP-Plasmakonzentrationen, die noch nicht die aktuellen Kriterien für den Beginn einer lipidsenkenden Therapie treffen, reduzieren kann. Die Ergebnisse dieser klinischen Studie werden Aufschlüsse darüber geben, ob die hs-CRP-Bestimmung zur Risikostratifizierung nützlich ist.

Im Einklang mit der steigenden Anzahl potentieller kardiovaskulärer Risikofaktoren stehen zunehmend auch klinisch-dia-

◻ Tab. 20.3. »Moderne« kardiovaskuläre Risikofaktoren
▶ *Hoch-sensitives C-reaktives Protein* (hs-CRP)
▶ eingeschränkte Nierenfunktion
▶ endotheliale Dysfunktion
▶ *asymmetrisches Dimethylarginin* (ADMA) als endogener NOS-Inhibitor
▶ Lipoprotein (a)
▶ nicht-spezifische Inflammations-Marker (CD40-Ligand, ICAM-1, VCAM-1, P-Selektin, Leukozytose, Myeloperoxidase)
▶ Homocystein
▶ Aufbrauchen endothelialer Progenitorzellen
Ferner:
▶ *Matrix-Metalloproteinasen* (MMPs)
▶ *Heat shock protein* (HSP) bzw. Antikörper gegen HSP
▶ *advanced glycation end products* (AGE)
▶ *zirkulierende nonesterified fatty acids* (NEFA)
▶ gesteigerte Lipidoxidation
▶ Autoantikörper gegen Phospholipide, Endothelzellen, doppelsträngige DNA, antineutrophile zytoplasmatische Antikörper
▶ gesteigerte Hyperkoagulabilität (Fibrinogen)
▶ gesteigerte Thrombozyten-Aktivierung und -Aggregation (Genpolymorphismus des Plättchenglykoproteins IIb/IIIa, Ia/IIa und Ib/IX)
▶ verändertes vaskuläres Remodelling
▶ Medikamente (z. B. Steroide)

gnostische Tools in der klinischen Routine zur Beurteilung des individuellen kardiovaskulären Risikos zur Verfügung. Zu nennen sind dabei die Messung der Endothel-abhängigen Vasodilatation und die Bestimmung der Intima-Media-Dicke mittels Ultraschall, sowie die Ermittlung des **Kalk-Scores** mittels radiologischer Bildgebung.

20.1.4 Ermittlung des individuellen kardiovaskulären Risikos

Hinsichtlich der Therapieentscheidung zur Prävention wurde lange die (fälschliche) Unterscheidung zwischen Primär- (für Patienten vor dem ersten kardiovaskulären Ereignis) und Sekundärprävention (für Patienten nach stattgehabtem kardiovaskulären Ereignis) verwendet. Heute wird die Ermittlung des individuellen kardiovaskulären Globalrisikos zunehmend für die Entscheidung über Interventionsstrategien herangezogen. In den letzten Jahren wurden dafür verschiedene Risiko-Scores wie z. B. der **Framingham Risk Score**, **Sheffield-**, **New Zealand-**, **Canadian-**, **British-**, **European-**, **Dundee-**, **MONICA-** und der **PROCAM** (**Prospective Cardiovascular Münster Study**)**-Score** etabliert. Im Speziellen soll hier auf den PROCAM-Score eingegangen werden.

Anhand des **PROCAM-Scores** ist es möglich, Patienten mit Hochrisikomerkmalen zu identifizieren. Der Score dient somit als Hilfestellung zur frühzeitigen Intervention zur Reduktion der Inzidenz kardiovaskulärer Ereignisse. Die unterschiedlichen Kategorien des PROCAM-Scores umfassen das Alter (Jahre), Rauchen (ja/nein), Myokardinfarkt in der Familie (ja/nein), systolischer Blutdruck (mm Hg), LDL-Cholesterin (mg/dl), HDL-Cholesterin (mg/dl), Triglyzeride (mg/dl) und Diabetes mellitus (ja/nein). Über die individuelle Antwort auf jede der Fragen nach diesen Risikofaktoren ergibt sich ein Summenscore, über den das Gesamtrisiko abgelesen werden kann. Übereinkunft besteht international darüber, dass so definierte Hochrisikopatienten ein zukünftiges Risiko von mehr als 20% für schwerwiegende kardiovaskuläre Ereignisse (Tod, Myokardinfarkt) innerhalb der nächsten zehn Jahre (summierter PROCAM-Score: >53) haben, und dass Patienten mit einem diesem Schwellenwert entsprechenden oder ihn übertreffenden Risikowert einer pharmakologischen Intervention bedürfen. Dabei geht man davon aus, dass Patienten nach Myokardinfarkt ebenso wie alle Diabetiker – unabhängig vom Vorliegen eines Infarktes in der Anamnese – ein 20% übersteigendes Risiko aufweisen und somit behandlungsbedürftig sind. Es gilt die möglichst frühzeitige Erkennung eines Hochrisikopatienten mit umgehender Einleitung einer nicht-medikamentösen (Tab. 20.5) und medikamentösen anti-arteriosklerotischen Therapie.

Es ist zu erwarten, dass in absehbarer Zeit auch weitere der o. g. neueren kardiovaskulären Risikofaktoren bei der Ermittlung des individuellen Risikos für kardiovaskuläre Ereignisse Berücksichtigung finden werden, sofern für individuelle Faktoren ge-

Tab. 20.4. PROCAM-Score

	Scorepunkte
Alter [in Jahren]	
35–39	0
40–44	6
45–49	11
50–54	16
55–59	21
60–65	26
Systolischer Blutdruck [mmHg]	
<120	0
120–129	2
130–139	3
140–159	5
≥160	8
Myokardinfarkt in der Familie	
nein	0
ja	4
Diabetes mellitus	
nein	0
ja	6
LDL-Cholesterin [mg/dl]	
<100	0
100–129	5
130–159	10
160–189	14
≥190	20
Raucher/-in	
nein	0
ja	8
HDL-Cholesterin [mg/dl]	
≥55	0
45–54	5
35–44	8
<35	11
Triglyzeride [mg/dl]	
<100	0
100–149	2
150–199	3
≥200	4

Tab. 20.5. Antiarteriosklerotische nicht-medikamentöse Therapie

▶ vollständige Aufgabe des Rauchens
▶ kaloriengerechte, ballaststoffreiche, fettarme Kost, geringer Anteil gesättigter Fette und Cholesterin (mediterrane, asiatische Kost)
▶ Vollkornprodukte, Gemüse, Salat, Früchte, Omega-3-Fettsäuren (Seefisch, Walnüsse, etc.)
▶ moderater Alkoholkonsum (max. 15 g/Tag)
▶ Gewichtsreduktion (Ziel = BMI < 25 kg/m^2)
▶ körperliche Aktivität (Gehen, Joggen, Radfahren)
▶ Stress-Reduktion
▶ Eliminierung psychosozialer Trigger

zeigt werden kann, dass sie die Risikoermittlung mittels der etablierten Scores sinnvoll ergänzen.

20.2 Medikamentöse Therapie der Arteriosklerose

Die oben beschriebenen, nicht-medikamentösen Therapiemöglichkeiten bilden die Grundlage des Risikofaktoren-Managements. Die Strategie zur Modifikation der Risikofaktoren richtet sich heutzutage nicht nach der Therapie eines alleinigen Risikofaktors, sondern nach dem individuellen Gesamtrisiko des Patienten, wie z. B. anhand einer systematischen Risikostratifizierung im Rahmen eines validierten Risiko-Scores. Ist nach Ausschöpfung der Lebensstiländerungen noch keine zufrieden stellende Minimierung des atherogenen Risikos eingetreten, so erfolgt nun der Einsatz einer medikamentösen bzw. interventionellen Therapie.

20.2.1 Hemmung der Thrombozytenaktivierung

Acetylsalicylsäure

Die **Acetylsalicylsäure**[1] (ASS) ist ein irreversibler Inhibitor der Cyclooxygenase-I (Cox-I). Dadurch kommt es zu einer Hemmung der Synthese des Thromboxan A_2 und einer damit abgeschwächten Aggregationsneigung. Der Einsatz von Acetylsalicylsäure in einer Dosierung von 75–100 mg/Tag ist bei Patienten mit arterieller Hypertonie und gleichzeitig erhöhtem Risiko für eine koronare Herzerkrankung zur Prävention arterieller Thrombosen bereits ohne bekannte arteriosklerotische Veränderungen indiziert. In einer Konzentration von 50–325 mg/Tag kommt ASS bei Patienten mit bereits diagnostizierter Arteriosklerose zum Einsatz. Vor Gabe der täglichen Erhaltungsdosis von z. B. 100 mg/Tag bei Patienten mit koronarer Herzerkrankung sollte zu Beginn der Therapie eine **Loading-Dose** von 500 mg Acetylsalicylsäure intravenös appliziert werden, um die Zeit bis zum Erreichen einer klinisch ausreichenden Hemmung der Thrombozytenaggregation zu verkürzen.

> **Dosierung**
>
> **Acetylsalicylsäure:**
> - ▶ Prävention arterieller Thrombosen: 75–100 mg/Tag;
> - ▶ diagnostizierte Arteriosklerose: 50–325 mg/Tag;
> - ▶ Erhaltungsdosis: 100 mg/Tag.
>
> Vor Gabe der täglichen Erhaltungsdosis sollte bei Patienten mit koronarer Herzerkrankung zu Beginn der Therapie eine *Loading-Dose* von 500 mg Acetylsalicylsäure i. v. appliziert werden.

Clopidogrel

Clopidogrel[2] ist ein irreversibler Inhibitor der ADP-Rezeptoren der Thrombozyten. Durch die Interaktion mit dem Rezeptor resultiert ein antithrombotischer Effekt aufgrund einer Hemmung des proaggregatorischen Adenosindiphosphats.

Bei vergleichbar guter Wirksamkeit hinsichtlich der Vermeidung arterieller Thrombosen bei Patienten mit Arteriosklerose ist die Gabe von Clopidogrel 75 mg/Tag indiziert als Reservemittel bei ASS-Unverträglichkeit oder bei Patienten, die Kontraindikationen für eine ASS-Gabe haben. Im Rahmen der **CAPRIE-Studie** wurde die Gabe von 75 mg/Tag Clopidogrel mit 325 mg ASS/Tag doppelblind, randomisiert an fast 20.000 Patienten verglichen. Clopidogrel senkte einen kombinierten Endpunkt von Insult, Myokardinfarkt und vaskulärem Tod um 8.7% relativ zu ASS ($p<0.043$). Die drei Patienten-Subgruppen der Studie (Myokardinfarkt, Insult, pAVK) profitierten dabei in unterschiedlichem Ausmaß. Patienten mit pAVK und Insult zeigten unter Clopidogrel-Gabe eine stärkere Risikoreduktion im Vergleich zu Patienten mit Myokardinfarkt.

In der **CURE-Studie** hat sich eine kombinierte Gabe von ASS und Clopidogrel im Rahmen eines akuten Koronarsyndroms im Vergleich zu einer ASS-Monotherapie als effizienter in der Prävention sekundärer Ereignisse (Tod, Insult, Myokardinfarkt) gezeigt. Ferner kommt Clopidogrel in Kombination mit ASS nach perkutaner Koronarintervention (PCI) und Stentimplantion über einen definierten Zeitraum (abhängig vom verwendeten Stent-Typ **Bare Metal** vs. **Drug-Eluting-Stent**; 1, 6, 9 Monate bzw. über einen längeren Zeitraum) zum Einsatz.

Auch bei der Clopidogrel-Gabe ist zu beachten, dass der Erhaltungsdosis von 75 mg/Tag eine Loading-Dose von 300 mg/Tag

[1] Aspirin®, ASS-ratiopharm®

[2] Plavix®, Iscover®

oral vorangehen muss. Dies gilt auch für die Gabe von Clopidogrel im Rahmen eines akuten Koronarereignisses und nach Koronarintervention mit Stentimplantation. Analog zu der bekannten ASS-Resistenz wurde auch eine Clopidogrel-Resistenz beschrieben. In diesem Fall sollte abhängig von den diagnostischen Tests (z. B. **PADA-Test**) eine Erhöhung der täglichen Clopidogrel-Erhaltungsdosis erfolgen.

> **Dosierung Start**
>
> **Clopidogrel:**
> - Erhaltungsdosis von 75 mg/Tag.
>
> Auch bei Clopidogrel muss vor der Erhaltungsdosis eine *Loading-Dose* von 300 mg/Tag (oral) gegeben werden.

Dipyridamol

Dipyridamol[3] hemmt die thrombozytäre Phosphodiesterase. Dieses Enzym ist verantwortlich für den Abbau von cGMP und zyklischem Adenosinmonophosphat (cAMP). Gleichzeitig hemmt es die Aufnahme von Adenosin in die Thrombozyten und in die Endothelzelle.

Klinisch von Bedeutung ist dieser Wirkstoff in der Neurologie bei der Prävention eines erneuten Insults. In der groß angelegten **ESPS-2-Studie** (ca. 6.600 Patienten) resultierte eine Kombinationsbehandlung von ASS und retardiertem Dipyridamol (2-mal 25 mg ASS + 2-mal 200 mg Dipyridamol/Tag) in einer 37%igen relativen Insult-Risikoreduktion verglichen mit Placebo, während eine Monotherapie zu einer deutlich geringeren Risikoreduktion führte (ASS 18%, Dipyridamol 16%). Diese positive Studie führte zur Zulassung der o. g. fixen Kombination als Aggrenox®.

Glykoprotein-IIb/IIa-Rezeptorantagonisten (GP-IIb/IIIa-Rezeptorantagonisten)

GP-IIb/IIIa-Rezeptorantagonisten führen zu einer ausgeprägten Thrombozytenaggregations-Hemmung, indem sie die Bindung von Fibrinogen an den aktivierten GP-IIb/IIIa-Rezeptor hemmen. Intravenöse GP-IIb/IIIa-Rezeptorantagonisten werden im Rahmen eines akuten Koronarsyndroms und je nach Indikation auch als zusätzlicher temporärer antiaggregatorischer Schutz begleitend zu einer PCI und Stentimplantation appliziert und sind in der Lage, die Frühmortalität zu senken. Man teilt die GP-IIb/IIIa-Rezeptorantagonisten in zwei Gruppen ein: das Antikörperfragment **Abciximab**[4] und die niedermolekularen GP-IIb/IIIa-Rezeptorantagonisten **Eptifibatid**[5] und **Tirofiban**[6].

In der Neurologie konnten neuere Untersuchungen eine geringere Blutungsrate mit GP-IIb- undIIIa-Rezeptorantagonisten (Abciximab, Tirofiban) bei Patienten mit akuten Insulten zeigen.

Orale GP-IIb/IIIa-Rezeptorantagonisten konnten im Rahmen groß angelegter Studien bei längerfristiger Gabe keinen kardiovaskulären Benefit zeigen (**SYMPHONY-Studie**).

20.2.2 Interaktion mit dem Fettstoffwechsel

Statine (HMG-CoA-Reduktase-Inhibitoren)

HMG-CoA-Reduktase-Inhibitoren (Statine) hemmen kompetitiv ein Schlüsselenzym der endogenen Cholesterinsynthese, die Hydroxymethylglutaryl-CoA-Reduktase, und werden daher auch als Cholesterinsynthese- (CSE-) Hemmer bezeichnet. Die Hemmung der zellulären Cholesterinsynthese führt primär zum Absinken der intrazellulären Cholesterinkonzentration, worauf die Zelle mit der Aktivierung von sog. **Sterol Responsive Element Binding Proteins** (SREBPs) reagiert. Diese translozieren in den Zellkern, sobald kein Cholesterin an sie gebunden ist, und bewirken dort als Transkriptionsfaktoren u. a. die vermehrte Expression von LDL-Rezeptoren, über die LDL-Cholesterin in die Zelle aufgenommen wird. Das diagnostisch nachweisbare Absinken der LDL-Cholesterinkonzentration im Serum ist somit letztlich Ausdruck einer genetisch gesteuerten Gegenregulation des Organismus auf die primäre Statinwirkung.

Lovastatin[7] war das erste klinisch eingesetzte Statin. Inzwischen steht eine Vielzahl weiterer Statine zur Verfügung (Tab. 20.6), die hinsichtlich erwünschter und unerwünschter Wirkungen mit Lovastatin weitgehend vergleichbar sind. Statine führen zu einer dosisabhängigen Senkung des LDL-Cholesterins um 20–40%. Zusätzlich kommt es zu einer Abnahme der Triglyzeride im Plasma und einem leichten Anstieg der HDL-Fraktion. Man beginnt die Therapie mit niedrigen Dosierungen, die je nach Therapieerfolg gesteigert werden können (Tab. 20.6). In kontrollierten, prospektiven Studien wurde für **Simvastatin**[8], Lovastatin und **Pravastatin**[9] eine mortalitätsreduzierende Wirkung belegt. Für die anderen Statine ist die Datenlage aus klinischen Studien weniger umfangreich. In jüngster Zeit wurde vor allem die Frage nach der Intensität der cholesterinsenkenden Therapie intensiv untersucht. In der prospektiven **PROVE-IT-Studie** wurden die Effekte einer moderaten Senkung des LDL-Cholesterins mit 40 mg Pravastatin pro Tag mit denjenigen einer aggressiven Senkung des LDL-Cholesterins mit 80 mg **Atorvastatin**[10] pro Tag auf die kardiovaskuläre Mortalität von Patienten nach akutem Koronarsyndrom miteinander verglichen. Es zeigte sich, dass die aggressive Senkung des LDL-Cholesterins tatsächlich zu einer signifikanten weiteren Verminderung der Mortalität führt. Dies hat zu einer Diskussion um die Absenkung der Zielwerte der Cholesterinsenkenden Therapie geführt, die aktuell für LDL-Cholesterin <100 mg/dl, für HDL-Cholesterin >40 mg/dl und für Triglyzeride <200 mg/dl betragen.

---
[3] Aggrenox®
[4] Reopro®
[5] Integrilin®
[6] Aggrastat®
[7] Mevinacor®
[8] Zocor®, Simvastatin-corax®
[9] Pravasin®, Pravastatin-ratiopharm®
[10] Sortis®

Pharmakokinetik. Die verfügbaren Statine unterscheiden sich nicht in ihrem pharmakodynamischen Wirkprofil, wohl aber in ihren pharmakokinetischen Eigenschaften (◘ Tab. 20.6). Ihre orale Bioverfügbarkeit wird von der Resorptionsquote und dem Ausmaß der präsystemischen Elimination in Darm und Leber bestimmt (**First-pass-Metabolismus**). Die erreichte Plasmakonzentration ist jedoch für die lipidsenkende Wirkung nicht entscheidend, da Statine vorwiegend in der Leber (»präsystemisch«) wirken. Die Statine werden über Transportproteine in die Hepatozyten aufgenommen und erreichen dort höhere Konzentrationen als in anderen Geweben. Mit Ausnahme der hydrophileren Substanz Pravastatin werden die klinisch verfügbaren Statine über Cytochrom-P450-abhängige Enzyme (CYPs) metabolisiert. Eine CYP-Hemmung durch andere Pharmaka (z. B. Makrolid-Antibiotika, Azol-Antimykotika, Ciclosporin) oder durch Grapefruitsaft kann zu verminderter Metabolisierung der Statine führen und dadurch ihre Plasmakonzentration und das Risiko systemischer unerwünschter Wirkungen erhöhen. Diese Interaktion ist besonders bei den Statinen zu beachten, die ausschließlich oder vorwiegend über CYP3A4 metabolisiert werden (◘ Tab. 20.6), wohingegen beim **Fluvastatin**[11] auf andere Co-Medikationen zu achten ist. Statine werden in hohem Maß an Plasmaproteine gebunden (das hydrophilere Pravastatin etwas geringer als andere), vorwiegend an Albumin. Wechselwirkungen mit Antikoagulanzien und Sulfonylharnstoffen, deren Wirkung bei gleichzeitiger Gabe von Statinen verstärkt sein kann, werden häufig auf eine Verdrängung aus der Plasmaproteinbindung zurückgeführt. Wahrscheinlich trägt jedoch auch eine Hemmung des Cytochrom-P450-abhängigen Metabolismus durch Statine zu dieser Interaktion bei.

Da die endogene Cholesterinsynthese einer circadianen Rhythmik mit nächtlichem Maximum unterliegt, wird für Statine in der Regel eine abendliche Einnahme empfohlen.

Die in der Cholesterinsynthese gebildeten Zwischenprodukte können durch posttranslationale Modifikation kleiner G-Proteine die Expression der durch diese kleinen G-Proteine regulierten Gene modulieren. Dazu zählen u. a. das Gen für die endotheliale NO-Synthase, welches durch Statine über diesen Mechanismus heraufreguliert wird, antiinflammatorische Wirkungen und viele andere, die eine Bedeutung in der Progression der Arteriosklerose haben. Die Summe dieser nicht direkt auf die cholesterinsenkende Wirkung zurückzuführenden Effekte der Statine wird als **pleiotrope Wirkung** bezeichnet. Sie wird vielfach als Erklärung für die Beobachtung herangezogen, dass Statine auch bei Patienten ohne Hypercholesterinämie günstige Wirkungen auf das Überleben haben. Ob die cholesterinsenkende Wirkung oder die pleiotropen Wirkungen für die klinischen Effekte der Statine die Hauptrolle spielen, ist aber bisher noch nicht abschließend geklärt worden.

Unerwünschte Wirkungen. Statine sind bei den meisten Patienten exzellent verträgliche Substanzen. Reversible Anstiege der Kreatinkinase-Aktivität und der Transaminasen im Serum werden bei 20–30% der Behandelten beobachtet (◘ Tab. 20.7). Sie treten meistens zu Beginn der Behandlung auf und erfordern in der Regel keinen Therapieabbruch. In seltenen Fällen wurden jedoch unter Therapie mit Statinen schwere Myopathien bis hin zur Rhabdomyolyse sowie gravierende Leberschäden beobachtet. Daher sollten Transaminasen und Kreatinkinase-Aktivität im Serum besonders in den ersten Behandlungsmonaten und bei Dosisänderungen wiederholt kontrolliert werden. Cerivastatin wurde wegen einer erhöhten Rate schwerwiegender unerwünschter Wirkungen, zumeist Myopathien, und dem Auftreten von mehreren Todesfällen infolge Rhabdomyolysen vom Markt genommen. Es unterscheidet sich von anderen Statinen durch seine besonders hohe systemische Bioverfügbarkeit (ca. 60%), die zum Auftreten der unerwünschten Wirkungen im Muskel beigetragen haben könnte. Dieses Beispiel verdeutlicht die möglichen Risiken, die bei Kombination auch anderer Statine mit CYP-Inhibi-

[11] Locol®, Cranoc®

◘ **Tab. 20.6.** Pharmakokinetische Kenndaten der Statine

Wirkstoff	Handelsname	Anfangsdosis p. o. (max. Tagesdosis) [mg]	Resorption [%]	Bioverfügbarkeit [%]	Plasma-Proteinbindung [%]	Metabolismus
Atorvastatin	Sortis®	10–20 (80)	k. A.	12	>95	CYP3A4
Fluvastatin	Cranoc®, Locol®	20–40 (80)	98	20–30	>95	CYP2C9
Lovastatin	Mevinacor®	10–20 (80)	30	<5	>95	CYP3A4
Pravastatin	Pravasin® Liprevil®	10–20 (40)	35	17	50	nicht über CYPs
Rosuvastatin	Crestor®*	10	k. A.	20	88	gering (CYP2C9, 2C19)
Simvastatin	Zocor®, Denan®	5–10 (80)	600–80	<5	>95	CYP3A4

* Zulassung in Deutschland steht aus;
CYP = Cytochrom P450; k. A. = keine Angabe.

Tab. 20.7. Unerwünschte Wirkungen von Lipidsenkern

Wirkstoffklasse	spezifische UAW[a]	Häufigkeit [%]	sonstige UAW[b]	Häufigkeit [%]
CSE-Hemmer	Leberschädigung[c]	1–3	GI-Störungen	10
	Kreatinkinase-Anstieg[d]	2–5		10
	Myopathie[e]	0,1–2	Hautreaktionen	5
Fibrate	Leberschädigung[c]	k. A.	GI-Störungen	5–15
	Cholelithiasis	3	Hautreaktionen	1–8
	Kreatinkinase-Anstieg	1	Libido-/Potenzstörungen	1–12
	Myopathie	Einzelfälle		
Anionenaustauscherharze	GI-Störungen (vorw. Obstipation)	30–50		
	Mangel fettlöslicher Vitamine (A, D, E, K)	k. A.		
Ezetimib	Leberschädigung[c]	0,5	Kopfschmerzen	4
	GI-Störungen	>1		
Nikotinsäure-Derivate	Vasodilatation, flush[f]	100	Libido-/Potenzstörungen	10
	GI-Störungen	20–30	Hautpigmentierung	5
	Hyperurikämie	13		
	Glukose-Intoleranz[g]	k. A.		
Sitosterin	GI-Störungen	k. A.		
Omega-3-Fettsäuren	Zunahme an LDL-Cholesterin	dosisabhängig	Hautreaktionen	k. A.
	verlängerte Blutungszeit	k. A.		
	GI-Störungen	5%		

Daten aus »Handbuch der unerwünschten Arzneimittelwirkungen« sowie aus kontrollierten Studien.
[a] typisch für die Substanzklasse und häufiger als unter Placebo; [b] in Studien aufgetreten, z. T. gleich häufig auch unter Placebo; [c] Transaminasen >3-mal Norm.; [d] >3-mal Norm.; [e] Symptome und massiver Kreatinkinaseanstieg; [f] schnelle Toleranzentwicklung; [g] nicht unter Acipimox.
k. A. = keine zuverlässigen Zahlen verfügbar.

toren auftreten können, da eine Hemmung des CYP-Metabolismus die systemische Bioverfügbarkeit der Statine dramatisch erhöhen kann. Aus diesem Grund ist zum Beispiel auch von einer Kombination mit Fibraten abzuraten, da diese die Metabolisierung der Statine hemmen können. Unspezifische unerwünschte Wirkungen betreffen vorwiegend den Gastrointestinaltrakt und treten mit ähnlicher Häufigkeit auch unter Placebo auf.

Statine (HMG-CoA-Reduktase-Inhibitoren)

- senken LDL-Cholesterin dosisabhängig um 20–40%, Triglyzeride werden vermindert, HDL erhöht.
- sind allgemein gut verträglich, können in seltenen Fällen Myopathien und Leberschäden auslösen.
- sollten nicht mit Pharmaka kombiniert werden, die Cytochrom-P450-abhängige Enzyme hemmen.
- sind kontraindiziert bei Muskel- und Lebererkrankungen sowie in Schwangerschaft und Stillzeit.

Kontraindikationen. Patienten mit Muskel- und Lebererkrankungen sollten nicht mit Statinen behandelt werden. In Schwangerschaft und Stillzeit sind Statine aufgrund fehlender Erfahrungen kontraindiziert.

Fibrate

Ähnlich wie Statine üben auch die Fibrate ihre Wirkungen über eine Beeinflussung der Genexpression aus. Fibrate aktivieren sog. **Peroxisome Proliferator-Activated Receptors** (PPAR-α), die als Transkriptionsfaktoren u. a. die Expression der Lipoproteinlipase hoch regulieren und damit den Abbau triglyzeridreicher Lipoproteine (Chylomikronen, VLDL und IDL) steigern. Daneben steigern Fibrate die mitochondriale Fettsäureoxidation und beeinflussen die Synthese verschiedener Apolipoproteine. Die Plasmakonzentration von HDL-Cholesterin nimmt unter Fibraten typischerweise zu, was zum Teil auf einem verminderten Lipidtransfer von HDL auf VLDL beruht. Für LDL-Cholesterin sind sowohl Anstiege (bei niedrigem Ausgangswert) als auch Abnahmen (bei hohem Ausgangswert) beschrieben worden. Fibrate

Tab. 20.8. Pharmakokinetik der Fibrate

Wirkstoff	Handelsname (Beispiele)	Tagesdosis p. o. [mg]	aktiver Metabolit	Plasmaproteinbindung [%]	Plasma $t_{1/2}$ [h]
Bezafibrat	Cedur®	600[a] (retard: 400)		95	2
Clofibrat	Clofibrat Stada®	1000–2000a	Clofibrinsäure	95[b]	13–25[b]
Etofibrat	Lipo-Merz®	500	Clofibrinsäure[c] + Nikotinsäure[c]	35[b] 26[b]	13–25[b]
Etofyllinclofibrat	Duolip®	500	Clofibrinsäure	95[b]	13–25[b]
Fenofibrat	Lipanthyl®	300[a] (retard: 250)	Fenofibrinsäure	99[b]	20–27[b]
Gemfibrozil	Gevilon®	900		95	8

[a] aufgeteilt auf 2–3 Einzeldosen; [b] Daten für den aktiven Metaboliten; [c] als Hydroxyethylester

werden für die Behandlung von Hyperlipoproteinämien mit vorwiegender Erhöhung der Triglyceride eingesetzt. Der klinische Stellenwert der Fibrate ist nach Bekanntwerden der 1978 veröffentlichten WHO-Studie zur pharmakologischen Primärprävention der KHK drastisch zurückgegangen, in der für die mit Clofibrat behandelte Gruppe eine gegenüber Placebo erhöhte Gesamtmortalität beobachtet wurde.

Pharmakokinetik. Fibrate werden nach oraler Gabe fast vollständig resorbiert (ausgenommen Fenofibrat), wenn sie zu den Mahlzeiten eingenommen werden. Mit Ausnahme von **Bezafibrat**[12] und **Gemfibrozil**[13], die bereits in der aktiven Form vorliegen, werden Fibrate präsystemisch in die jeweiligen aktiven Metaboliten umgewandelt (Tab. 20.8). Der Metabolismus über Cytochrom-P450-abhängige Enzyme und eine hohe Plasmaeiweißbindung der Fibrate und ihrer aktiven Metaboliten können zu Interaktionen mit Antikoagulanzien und Sulfonylharnstoffen beitragen. Die Ausscheidung erfolgt renal in unveränderter und konjugierter Form. Bei eingeschränkter Nierenfunktion sollten Fibrate daher nicht oder nur in stark verminderter Dosierung (in Abhängigkeit von der glomerulären Filtrationsrate) verwendet werden.

Unerwünschte Wirkungen. Als unspezifische Störungen kommen gastrointestinale Beschwerden und Hautreaktionen vor (Tab. 20.7). Die erhöhte Inzidenz einer Cholelithiasis unter Therapie mit Fibraten ist auf eine erhöhte Konzentration von Cholesterin in der Gallenflüssigkeit zurückzuführen. In der WHO-Studie zur pharmakologischen Primärprävention der KHK wurde in der Clofibrat-Gruppe eine gegenüber Placebo erhöhte Gesamtmortalität beobachtet, die im Zusammenhang mit malignen Tumoren und Gallenoperationen stand. In Studien mit neueren Fibraten wurde keine erhöhte Inzidenz maligner Tumoren festgestellt. Clofibrat sollte daher durch andere Vertreter dieser Klasse ersetzt werden.

Die Leberenzymwerte sollten kontrolliert werden, da unter Therapie mit Fibraten in seltenen Fällen eine cholestatische Hepatitis aufgetreten ist. Geringfügige Transaminasenanstiege sind häufig, erfordern aber keinen Therapieabbruch. Schwere Muskelschädigungen sind bei alleiniger Anwendung von Fibraten selten, eine Kombination mit Statinen kann jedoch das Risiko erhöhen. **Fenofibrat**[14] scheint hier eine günstigere Datenlage zu besitzen. In Schwangerschaft und Stillzeit sind Fibrate kontraindiziert. Mögliche Langzeitfolgen einer Anwendung bei Kindern und Jugendlichen sind nicht bekannt.

Fibrate

- senken Triglyzeride um 20–40%, erhöhen HDL um 10–25%; die Wirkung auf LDL ist variabel.
- sind allgemein gut verträglich, können zu Cholelithiasis und (selten) cholestatischer Hepatitis führen. Unter Clofibrat wurde eine Zunahme maligner Tumoren beobachtet.
- sollten nur bei besonderer Indikationsstellung mit Statinen kombiniert werden.
- sind bei Leber- und Nierenerkrankungen sowie in Schwangerschaft und Stillzeit kontraindiziert.

Cholesterin-Resorptionshemmer

Mit **Ezetimib**[15] wurde im Oktober 2002 ein Lipidsenker mit neuartigem Wirkmechanismus in Deutschland zugelassen. Ezetimib vermindert spezifisch die enterale Cholesterinaufnahme durch Hemmung eines aktiven (ATP-verbrauchenden) Transportsytems im intestinalen Bürstensaum, welches kürzlich als **Niemann-Pick-C1-Like Protein 1** identifiziert wurde. In Phase III-Studien führte Ezetimib als Monotherapie zu einer Senkung der LDL-Konzentration um etwa 20%. Auch in Kombination mit Statinen kam es durch Ezetimib zu einer weiteren Senkung der LDL-Kon-

12 Cedur®, Lipox®
13 Gevilon®
14 Lipidil®, Fenofibrat HEXAL®
15 Ezetrol®

zentration, so dass in der Kombinationstherapie die Dosis des Statins entweder verringert oder – bei Nichterreichen der LDL-Cholesterin-Zielwerte – eine stärkere Wirksamkeit erreicht werden kann. Ezetimib ist mit einer fixen Tagesdosis von 10 mg zugelassen für die Behandlung der primären Hypercholesterinämie, als Monotherapie oder in Kombination mit einem Statin, und der homozygoten Sitosterinämie (Phytosterinämie). Ob es bei Kombinationstherapie mit Ezetimib und Statin in kontrollierten klinischen Studien auch zu einer weiteren Reduktion harter Endpunkte (Myokardinfarkt-Inzidenz, Mortalität) kommt, ist allerdings noch offen.

Pharmakokinetik. Nach oraler Gabe wird Ezetimib rasch resorbiert, in der Darmwand glucuronidiert und unterliegt dann einem enterohepatischen Kreislauf. Ezetimib ist in vitro ein Hemmstoff von CYP3A4, jedoch sind in klinischen Untersuchungen keine relevanten Interaktionen mit Substraten verschiedener CYP-Isoenzyme beobachtet worden. Die gleichzeitige Einnahme von Colestyramin kann die Bioverfügbarkeit und Wirksamkeit von Ezetimib herabsetzen.

Unerwünschte Wirkungen. Als unspezifische unerwünschte Wirkungen wurden Kopfschmerzen, Bauchschmerzen und Diarrhoe beschrieben (◘ Tab. 20.7). In Kombination mit einem Statin wurden Anstiege der Transaminasen im Serum beobachtet (Häufigkeit 1,2% gegenüber 0,4% in der nur mit einem Statin behandelten Gruppe). In den bisher durchgeführten klinischen Studien traten keine schwerwiegenden unerwünschten Wirkungen auf, jedoch sind aufgrund der erst kürzlich erfolgten Einführung noch keine endgültigen Aussagen möglich. Ezetimib ist bei Lebererkrankungen kontraindiziert und sollte mangels Erfahrung nicht mit Fibraten kombiniert werden. In Schwangerschaft und Stillzeit sowie bei Kindern sollte Ezetimib nicht eingesetzt werden.

Ezetimib
- senkt das LDL-Cholesterin um ca. 20%.
- kann mit Statinen kombiniert werden.
- ist Mittel der Wahl bei homozygoter, familiärer Sitosterinämie.
- kann zu gastrointestinalen Beschwerden und Anstiegen der Serum-Transaminasen führen.

Nikotinsäurederivate

Zu den Nikotinsäurederivaten zählen die Ester **Inositol**[16]- und **Xantinolnikotinat**[17], die im Körper in Nikotinsäure und den jeweiligen Alkohol gespalten werden, sowie **Acipimox**[18]. Sie bewirken eine Hemmung der peripheren Lipolyse, der hepatischen Triglyzeridsynthese und eine Aktivierung der Lipoproteinlipase. Entsprechend führen Nikotinsäurederivate zu einer dosisabhängigen Abnahme der Triglyzeride um 20–60%, die LDL-Konzentration wird geringfügig (10–15%) gesenkt, das HDL-Cholesterin steigt an. Nikotinsäurederivate zählen trotz zuverlässiger lipidsenkender Wirkung nicht zu den Arzneimitteln der ersten Wahl, da v. a. zu Beginn der Behandlung häufig unerwünschte Wirkungen auftreten (◘ Tab. 20.7).

Anionenaustauscherharze (Colestyramin, Colestipol)

Anionenaustauscherharze (**Colestyramin**[19] und **Colestipol**[20]) binden im Darmlumen Gallensäuren und unterbrechen damit deren enterohepatischen Kreislauf. Die Leber muss deshalb verstärkt Gallensäuren neu aus Cholesterin bilden, das sie durch gesteigerte Aufnahme von LDL aus dem Plasma gewinnt. Anionenaustauscherharze senken dadurch die LDL-Konzentration um 15–20%, während HDL und Triglyzeride unverändert bleiben oder geringfügig ansteigen. Sie werden bei Hypercholesterinämie alternativ zu Statinen eingesetzt, können aber auch mit Statinen und anderen lipidsenkenden Pharmaka kombiniert werden.

Unerwünschte Wirkungen. Da Anionenaustauscherharze nicht resorbiert werden, besitzen sie kaum systemische unerwünschte Wirkungen (◘ Tab. 20.7). Häufige und oft für den Patienten und das soziale Umfeld inakzeptable gastrointestinale Beschwerden (Völlegefühl, Blähungen, Obstipation) führen jedoch zu geringer Akzeptanz der Therapie und haben zur marginalen therapeutischen Bedeutung dieser Substanzklasse beigetragen. Anionenaustauscherharze können andere Pharmaka, die im Darm als Anionen vorliegen, binden und auch die Resorption lipidlöslicher Pharmaka und Vitamine vermindern. Bei gleichzeitiger Behandlung mit anderen Arzneimitteln müssen diese daher zeitlich versetzt zu den Anionenaustauscherharzen verabreicht werden.

Anionenaustauscherharze
- senken LDL-Cholesterin um 15–20%; Triglyzeride und HDL bleiben meist unverändert.
- können in Kombination mit anderen Lipidsenkern gegeben werden.
- verursachen häufig Therapielimitierende gastrointestinale Störungen, jedoch kaum systemische unerwünschte Wirkungen.

Sitosterin

Das in Pflanzen vorkommende Sitosterin (ein Phytosterol) vermindert die enterale Resorption von Cholesterin und führt dadurch zu einer geringen Abnahme der Cholesterinkonzentration

---
16 Nicolip®
17 Complamin®
18 Olbemox®
19 Quantalan®, Colestyramin-ratiopharm®
20 Cholestabyl®, Colestid®

im Serum um 10–15%, ohne Triglyzeride und HDL systematisch zu beeinflussen. Es wird selbst nur in geringem Maß resorbiert (5%) und verursacht daher kaum systemische unerwünschte Wirkungen. **Sitosterin**[21], welches auch als Prostatamittel Verwendung findet, wird auch als **functional food** zu Margarine zugesetzt (z. B. becel pro-activ®) Bei Patienten mit dem seltenen Krankheitsbild der Phytosterolämie, bei denen die enterale Resorption pflanzlicher Sterole massiv erhöht ist, darf Sitosterin nicht verabreicht werden. Aufgrund der geringen lipidsenkenden Wirkung und der begrenzten Zahl kontrollierter klinischer Studien zählt Sitosterin nicht zu den Lipidsenkern der ersten Wahl.

Omega-3-Fettsäuren

Aus epidemiologischen Studien ist bekannt, dass der regelmäßige Verzehr von Fisch mit einem verminderten kardiovaskulären Risiko verbunden ist. Dieser günstige Effekt wird auf den hohen Gehalt an Omega-3-Fettsäuren (Eicosapentaensäure und Docosahexaensäure) zurückgeführt. Auf diesen Befunden basiert die Empfehlung, mindestens zweimal wöchentlich Fisch zu essen, was zu einer durchschnittlichen Tagesdosis von 0,3–0,5 g Omega-3-Fettsäuren führt. Für Patienten mit bestehender koronarer Herzkrankheit wird sogar 1 g täglich empfohlen, was häufig nicht allein durch Aufnahme mit der Nahrung zu erreichen ist. Bei diesen Patienten kann es daher sinnvoll sein, ergänzend auch pharmazeutische Zubereitungen von **Omega-3-Fettsäuren**[22] einzunehmen. Bei Verabreichung höherer Dosen (2–4 g täglich) kommt es zu einer Senkung der Triglyceride um 20–50%, je nach Ausgangswert, während HDL- und LDL-Cholesterin um 10–30% zunehmen. Zu den dosisabhängigen unerwünschten Wirkungen zählen, neben dem Anstieg des LDL-Cholesterins, gastrointestinale Beschwerden sowie eine Erhöhung der Blutungszeit, die insbesondere bei gleichzeitiger Behandlung mit Antikoagulantien zu beachten ist (◘ Tab. 20.7). Jüngere Untersuchungen weisen darauf hin, dass die günstige Wirkung der Omega-3-Fettsäuren im Rahmen der Sekundärprävention vor allem auf einer Verminderung der Inzidenz des plötzlichen Herztodes beruht, die möglicherweise auf zusätzliche membranstabilisierende Effekte der Omega-3-Fettsäuren zurückzuführen sind.

Dosierung

Omega-3-Fettsäuren:
- Tagesdosis 0,3–0,5 g;
- bei Patienten mit bestehender koronarer Herzkrankheit 1 g täglich.

LDL-Apherese

Bei Patienten mit schwerer, sonst therapierefraktärer Hypercholesterinämie (z. B. bei homozygoter familiärer Hypercholesterinämie) und hohem kardiovaskulärem Risiko kann eine LDL-Senkung durch extrakorporale LDL-Apherese erwogen werden. Die Indikationsstellung sollte durch einen unabhängigen Kardiologen/Lipidologen erfolgen, der die Behandlung des Patienten nicht selbst durchführt, da die Kosten dieser Maßnahme sehr hoch sind und eine strenge Indikationsstellung gefordert wird.

Beeinflussung der kardiovaskulären Mortalität durch lipidsenkende Pharmaka

Die prognostischen Auswirkungen einer lipidsenkenden Behandlung sind abhängig vom individuellen Risiko eines Patienten, der zugrunde liegenden Fettstoffwechselstörung (Hypercholesterinämie, Hypertriglyzeridämie, erniedrigte HDL-Konzentration) und der verwendeten Substanzklasse. Für die Gruppe der Statine liegen große klinische Studien sowohl bei Hoch- wie auch bei Niedrigrisikopatienten vor, in denen eine Beeinflussung der Mortalität untersucht wurde (◘ Tab. 20.9). Zusammengefasst lassen diese Studien den Schluss zu, dass eine Senkung des LDL-Cholesterins mit Statinen zu einer Abnahme der kardiovaskulären Morbidität und Mortalität führt. Von der Behandlung profitieren besonders Patienten nach Myokardinfarkt und Patienten mit mehreren kardiovaskulären Risikofaktoren. Neben den cholesterinsenkenden Eigenschaften dieser Substanzklasse wurden auch weitere, sog. pleiotrope Wirkungen der Statine (s. oben) für den mortalitätsreduzierenden Effekt verantwortlich gemacht. Statine haben auf der Basis dieser Studien in den einschlägigen Therapieempfehlungen einen festen Stellenwert in der Prävention rekurrenter Myokardinfarkte erlangt.

Durch Behandlung mit Fibraten wurde zwar eine Abnahme kardiovaskulärer Ereignisse erreicht, jedoch keine Senkung der Gesamtmortalität. Unter Clofibrat kam es, wie oben ausgeführt, sogar zu einer erhöhten Mortalitätsrate, während Studien mit anderen Fibraten, z. B. Gemfibrozil, immerhin hinsichtlich der Gesamtmortalität neutral ausgingen (**Helsinki Heart Study**). Anionenaustauscherharze führten zu einer Abnahme kardiovaskulärer Ereignisse bei unveränderter Gesamtmortalität, während nach Therapie mit Nikotinsäure eine Senkung der Mortalität beobachtet wurde, die jedoch erst Jahre nach Abschluss der eigentlichen Studie (und der Behandlung mit Nikotinsäure) nachweisbar war.

Durch eine Umstellung der Ernährung (mediterrane Kost) wurde die Häufigkeit kardiovaskulärer Ereignisse über 4 Jahre um 50–70% vermindert, was z. T. auf antioxidative Substanzen in der Nahrung zurückgeführt wurde. Obwohl es verschiedene Hinweise auf eine inverse Beziehung zwischen Plasmakonzentrationen, antioxidativer Vitamine und dem Auftreten kardiovaskulärer Erkrankungen gibt, zeigte u. a. die groß angelegte **Heart Protection Study** (2002) keine prognostisch günstigen Effekte einer zusätzlichen Einnahme antioxidativer Vitamine.

21 Azuprostat®
22 Omacor®, Zodin®

Tab. 20.9. Beeinflussung der Mortalität durch Behandlung mit CSE-Hemmstoffen

Studientyp CSE-Hemmstoff	Studie	Anzahl [n]	Lipidstatus	Dauer [Jahre]	Kardiovask. Ereignisse	Kardiovask. Mortalität	Gesamtmortalität
Primärprävention							
Lovastatin	AFCAPS/ TexCAPS	6605	HDL <1,2 mM	5,2	–37%	–32%[a]	n. s.
Pravastatin	WOSCOPS	6595	Cholesterin >6,5 mM	4,9	–31%	–32%	–22%
Sekundärprävention							
Atorvastatin	ASCOT-LLA	10.305	Cholesterin <6.5 mM[b]	3,3	–36%	n. s.	n. s.
Fluvastatin	LIPS	1677	Cholesterin 3,5–7 mM[c]	3,9	–22%	n. s.	n. s.
Pravastatin	ALLHAT-LLT	10.355	LDL 3,1–4,9 mM[d]	4,8	n. s.	n. s.	n. s.
Pravastatin	LIPID	9014	Cholesterin 4–7 mM	6,1	k. A.	–25%	–22%
Pravastatin	CARE	4159	Cholesterin <6,2 mM	5,0	–24%[e]	n. s.	n. s.
Simvastatin	4S	4444	Cholesterin 5,5–8 mM	5,4	–30%[e]	–35%	–30%
Simvastatin	Heart Protection Study	20.536	Cholesterin >3,5 mM	5,0	–24%	–17%	–13%

Angegebene Zahlen entsprechen der Senkung des relativen Risikos.
[a] statistische Signifikanz nicht berechnet; [b] Patienten mit Hypertonie und mindestens einem zusätzlichen Risikofaktor, jedoch ohne bekannte KHK; [c] Patienten nach perkutaner koronarer Angioplastie; [d] bei bekannter KHK: LDL 2,6–3,3 mM; [e] nur koronare Ereignisse angegeben.
n. s. = nicht signifikant; k. A. = keine Angabe.

20.2.3 Interaktion mit dem Renin-Angiotensin-System

Auf eine detaillierte Beschreibung der medikamentösen antihypertensiven Therapieoptionen wird in diesem Kapitel bewusst verzichtet, da dieses Thema in einem separaten Kapitel des Buches behandelt wird. Als Mittel der ersten Wahl haben sich Thiazid-Diuretika, Beta-Blocker, langwirksame Calcium-Antagonisten vom Dihydropyridin-Typ, **Angiotensin Converting Enzym-Inhibitoren** und **Angiotensin-AT1-Rezeptorantagonisten** herauskristallisiert, da für diese Substanzen eine Senkung der Mortalität nachgewiesen werden konnte.

Für Substanzen, die mit dem Renin-Angiotensin-System interagieren, konnten neben der antihypertensiven Wirkung auch zusätzliche metabolische und antiarteriosklerotische Eigenschaften und somit eine zusätzliche Modulation kardiovaskulärer Risikofaktoren gezeigt werden, so dass auf diese Substanzgruppe hier gesondert eingegangen wird.

Angiotensin Converting Enzym (ACE)-Inhibitoren

ACE-Hemmer inhibieren das **Angiotensin Converting Enzym**, das Angiotensin-I in den potenten Vasokonstriktor Angiotensin-II umwandelt. Die verminderte Angiotensin-II-Produktion resultiert in einer Senkung des peripheren Gefäßwiderstandes und einer verminderten Aktivierung des sympathoadrenergen Systems. Darüber hinaus führt eine ACE-Hemmung zu einer verminderten Aldosteron- und ADH-Sekretion mit konsekutiv verminderter Natrium- und Wasserretention.

In mehreren Studien konnte gezeigt werden, dass die ACE-Hemmer-Gabe zu einer Verbesserung der Endothelfunktion führt. Dieser Effekt ist u. a. durch die gleichzeitige Hemmung des Bradykinin-Abbaus zu erklären. Bradykinin ist ein Aktivator der NO-Synthase, und es kommt somit zu einer gesteigerten NO-Bioverfügbarkeit. Als unerwünschte Arzneimittelwirkung bedingt diese Bradykinin-Akkumulation jedoch bei einigen Patienten das Auftreten eines Reizhustens und die Ausbildung eines Angioödems.

Die Gabe eines ACE-Hemmers nach Myokardinfarkt vermindert die überschießende linksventrikuläre Hypertrophie (negatives Remodelling). ACE-Hemmer senken die kardiovaskuläre Mortalität bei kardiovaskulären Risikopatienten (**HOPE-Studie**) und führen in der Kombination mit einem Diuretikum zu einer signifikanten relativen Insult-Risikoreduktion (**PROGRESS-Studie**). Darüber hinaus kommt es bei Patienten mit Herzinsuffizienz zu einer Prognoseverbesserung (**CONSENSUS-** und **SOLVD-Studien**).

Sartane (Angiotensin-AT_1-Rezeptorantagonisten)

Angiotensin-AT_1-Rezeptorantagonisten hemmen die Wirkung von Angiotensin-II am Angiotensin-AT_1-Rezeptor. Diese Substanzgruppe ist indiziert für die Behandlung der arteriellen Hypertonie und Herzinsuffizienz und bei ACE-Hemmer-Unverträglichkeit (insbesondere bei ACE-Hemmer-induziertem Reizhusten und/oder Angioödem) und bei Kontraindikationen für eine ACE-Hemmer-Therapie. Da die Sartane nicht zu einer Hemmung des Bradykinin-Abbaus führen, kommt es nur selten zur Ausbildung eines Angioödems bzw. Reizhustens; alle anderen unerwünschten Wirkungen der ACE-Hemmer treten auch unter Sartanen auf, insbesondere die Abnahme der Kreatinin-Clearance und der Anstieg der Serum-Kalium-Konzentration (**ELITE-1 Studie**). Darüber hinaus konnte in neueren Studien auch ein Benefit einer Kombinationstherapie aus ACE-Hemmer und Sartan im Vergleich zur Monotherapie gezeigt werden. Auch die Sartane führen zu einer Verbesserung der Endothelfunktion.

20.2.4 Interaktion mit dem Glukose-Stoffwechsel

Diabetes mellitus und das Insulinresistenz-Syndrom gehen einher mit einer erheblichen Risikoerhöhung für vaskuläre Erkrankungen. Erklärtes Ziel einer medikamentösen antidiabetischen Therapie muss daher die konsequente Einstellung eines normoglykämischen Blutzuckerwertes sein, um das Auftreten mikrovaskulärer Schäden, explizit im Bereich des Augenhintergrundes, der Niere und der Nerven, aber auch im Bereich der Koronararterien zu verhindern.

Leider hat sich gezeigt, dass sich, insbesondere in Bezug auf eine Reduktion des Insultrisikos, durch eine engmaschige Glukosekontrolle als alleinige Maßnahme nur ein marginaler Effekt erzielen lässt. Daher ist basierend auf den Daten der **HOPE-Studie** die konsequente Behandlung einer begleitenden arteriellen Hypertonie von entscheidender Bedeutung. Dadurch lässt sich eine Reduktion der kardiovaskulären und zerebrovaskulären Ereignisse um ca. 30% erzielen. Insbesondere bei Patienten mit Diabetes mellitus sind ACE-Hemmer und AT_1-Rezeptorantagonisten aufgrund des nephroprotektiven Effekts Mittel der ersten Wahl. Ferner profitieren diabetische Patienten mit begleitender koronarer Herzerkrankung deutlich stärker von einer Statin-Therapie als Patienten ohne Diabetes mellitus.

Um das Ziel der Normoglykämie zu erreichen, stehen unterschiedliche Substanzgruppen zur Verfügung: orale Antidiabetika wie Biguanide, α-Glukosidase-Hemmer, Glitazone (**Peroxisome Proliferator-Activated Receptor-gamma**-(PPAR-γ)-Antagonisten), sowie insulinotrope Substanzen (Sulfonylharnstoffe, Glinide) und Insulin-Präparate. Hinsichtlich einer detaillierten Aufarbeitung einer medikamentösen antidiabetischen Therapie wird auch hier auf das spezielle Kapitel des Buches verwiesen.

Explizit genannt werden sollen an dieser Stelle die Biguanide wie Metformin und die Glitazone oder auch PPAR-γ-Antagonisten sowie der α-Glukosidase-Hemmer Acarbose.

Biguanide induzieren eine verzögerte Glukose-Resorption aus dem Darm und führen zu einer verstärkten Glukose-Aufnahme in die quergestreifte Muskulatur und hemmen die hepatische Glukoneogenese. Ein therapeutischer Vorteil dieser Substanzgruppe ist die fehlende Induktion einer Hypoglykämie und Verstärkung einer Hyperinsulinämie.

PPAR-γ-Antagonisten führen zu einer gesteigerten Empfindlichkeit der peripheren Zellen auf Insulin. Sie gehören zur Gruppe Liganden-aktivierter Transkriptionsfaktoren, für die eine zentrale Rolle in der Glukose-Homöostase und Differenzierung von Adipozyten gezeigt werden konnte. Darüber hinaus konnten antiinflammatorische, antiarteriosklerotische und antihypertensive Effekte demonstriert werden.

Von diesen beiden Substanzgruppen ist bekannt, dass sie neben der Verbesserung der Normoglykämie zusätzlich auch **per se** zu einer Verbesserung der Endothelfunktion führen können und somit eine zentrale Stelle in der Initialtherapie des Typ-II Diabetikers einnehmen. Welche Mechanismen maßgeblich an der Vermittlung des antiarteriosklerotischen Effektes – neben der Einstellung einer Normoglykämie – beteiligt sind, ist bis zu diesem Zeitpunkt noch nicht endgültig geklärt.

Der α-Glukosidase-Hemmer **Acarbose**[23] bewirkt bei prädiabetischen Patienten mit gestörter Glukosetoleranz nicht nur ein verzögertes Auftreten eines Diabetes mellitus Typ-II, sondern auch eine signifikante Verminderung der Inzidenz kardiovaskulärer Ereignisse (**STOP-NIDDM-Studie**). Acarbose wird nicht resorbiert; es hemmt im Darm die Spaltung höherkettiger Kohlenhydrate und verzögert damit die Anflutung von Glukose in der postprandialen Phase. Der Einsatz wird durch die vergleichsweise häufig auftretenden gastrointestinalen Unverträglichkeitserscheinungen (Blähungen) limitiert, die allerdings bei einschleichender Dosierung erheblich seltener auftreten.

20.2.5 Interaktion mit dem sympathiko-adrenergen System

Beta-Rezeptor-Antagonisten

Sie wirken antianginös und senken die kardiovaskuläre Ereignisrate. Durch Reduktion des kardialen Sauerstoffbedarfs vermindern sie die Angina pectoris-Symptome und verbessern die Belastungstoleranz und sind darüber hinaus wirksam bei der Prävention des Myokardinfarktes. Ferner werden sie als Mittel der 1. Wahl bei der Behandlung der stabilen Angina pectoris angesehen, senken die Letalität von Patienten mit Herzinsuffizienz, reduzieren die kardiovaskuläre Morbidität und Letalität bei Patienten mit Hypertonie. Zum Einsatz sollten vornehmlich β_1-selektive Rezeptorantagonisten (**Metoprolol**[24]) bzw. solche mit begleitender vasodilatierender Wirkung (**Carvedilol**[25]) kommen, insbesondere bei Patienten mit Diabetes mellitus, chronisch

---

[23] Glucobay®
[24] Beloc®, Metoprolol-ratiopharm®
[25] Dilatrend®, Carvedilol-ratiopharm®

obstruktiver Lungenerkrankung und peripherer arterieller Verschlusskrankheit.

20.2.6 Interaktion mit dem NO-Stoffwechsel

Nitrate (Glyzeroltrinitrat, ISMN, ISDN) und NO-Donatoren (Molsidomin)

Nitrate senken die Vor- und Nachlast und vermindern dadurch den myokardialen Sauerstoffverbrauch. Dadurch erklärt sich die nachweislich günstige Wirkung der Nitrate auf die Symptomatik bei Angina pectoris, insbesondere in der Akutbehandlung. Eine Reduktion der kardiovaskulären Morbidität und Letalität ist durch randomisierte Studien nicht hinreichend belegt. Darüber hinaus kommt es in der Dauertherapie zur Entstehung einer Nitrattoleranz mit vermehrter Produktion reaktiver Sauerstoffradikale. Daher ist eine Nitrat-Therapie meist nur in der Akutphase eines Angina pectoris-Anfalls (sublingual) oder in der Akuttherapie eines akuten Koronarereignisses (intravenös) indiziert.

Pentaerithrityltetranitrat (PETN)

Im Gegensatz zu den o. g. Nitraten wurde **PETN**[26] als organisches Nitrat beschrieben, das bei Langzeittherapie keine Toleranz induziert und weniger Nitrat-Kopfschmerz als unerwünschte Arzneimittelwirkung zeigt. Für das PETN konnten antioxidative Eigenschaften gezeigt werden (vermittelt über Ferritin, Hämoxygenase/CO, Bilirubin), die eventuell ursächlich für die verminderte Nitrattoleranz sind und es so von den anderen Nitraten abhebt. Ob diese klinisch-eperimentell erhobenen Befunde eine signifikante klinische Relevanz haben, muss jedoch noch im Rahmen groß angelegter klinischer Studien überprüft werden.

Phosphodiesterase-Typ 5-Inhibitoren (PDE-5-Inhibitoren)

PDE-5-Inhibitoren bewirken durch Reduktion der Abbaurate von cGMP ein vermehrtes Ansprechen der Zielgewebe auf (endogenes oder exogenes) NO. Die im Rahmen der Arzneimittelentwicklung für **Sildenafil**[27] gefundene Begleitwirkung (Verstärkung der Erektionsfähigkeit des Penis) wurde schließlich zur Indikation dieser Substanzklasse. Ist eine Kausaltherapie der erektilen Dysfunktion nicht möglich, so stellt die medikamentöse Behandlung die Methode der Wahl für die Patienten dar. Da medikamentöse Therapien im Sinne einer Hormontherapie (Testosterongabe, Prolaktinsuppression) eher eine seltene Option widerspiegeln, kommt der oralen medikamentösen Therapie aufgrund nun zur Verfügung stehender effektiver Substanzen eine zentrale Rolle zu. Neben den PDE-5-Inhibitoren stehen dabei zentral-wirksame Mittel (selektive Dopaminagonisten, zentrale α_2-Antagonisten) und peripher-wirksame Mittel zur Verfügung.

Die peripher wirksamen Phosphodiesterase-Typ 5-Inhibitoren stellen die effektivste orale Pharmakotherapie der erektilen Dysfunktion dar mit Ansprechraten bis ca. 80%.

- **Sildenafil**[27]
- **Vardenafil**[28]
- **Tadalafil**[29]

Dem NO-Stoffwechselweg kommt in der Pathogenese der erektilen Dysfunktion eine zentrale Rolle zu. Die lokale Freisetzung von NO aktiviert die intrazelluläre Guanylatzyklase, die die Umwandlung von **Guanosinmonophosphat** (GMP) zu cGMP katalysiert. Der **second messenger** cGMP bewirkt eine Reduktion der intrazellulären Calcium-Konzentration durch Blockierung spannungsabhängiger Calciumkanäle. Dadurch resultiert eine Relaxation der glatten kavernösen Muskulatur. Der Abbau von cGMP und damit die Beendigung der kavernösen Relaxation erfolgt über **Phosphodiesterasen** (PDE), wobei die PDE-Typ 5 das vorherrschende PDE-Isoenzym im humanen Corpus cavernosum ist. Die Gabe von PDE-5-Inhibitoren resultiert daher in einer Akkumulation von cGMP durch Hemmung des cGMP-abbauenden Enzyms.

Die größte klinische Erfahrung ist für den ersten eingesetzten PDE-5-Inhibitor Sildenafil erhältlich. Der neuere PDE-5-Inhibitor Vardenafil zeigt **in vitro** eine ca. 10-fach höhere Potenz als Sildenafil und wird daher in niedrigeren Dosierungen eingesetzt. Ob sich die stärkere Potenz auch in einer höheren Effektivität im Vergleich zu Sildenafil widerspiegelt, bleibt abzuwarten. Der PDE-5-Inhibitor Tadalafil ist charakterisiert durch eine längere Halbwertszeit mit einem Wirkfenster von bis zu 36 h. Trotz der längeren Halbwertszeit ist die Nebenwirkungsrate der Substanz nicht höher. Darüber hinaus besteht eine höhere Selektivität für die PDE-5, so dass die PDE-6 der Retina nicht mitgehemmt wird und so die seltene unerwünschte Arzneimittelwirkung des Blausehens bei Tadalafil nicht auftritt.

Die Nebenwirkungen sind dosisabhängig, daher sollte die niedrigste, noch wirksame Dosis angestrebt werden. Wichtige Kontraindikationen aller PDE-5-Inhibitoren stellen die Einnahme von Nitraten und NO-Donatoren (z. B. Glyzeroltrinitrat, Molsidomin) dar. Bei vorwiegend hepatischer Eliminierung ist die dekompensierte Leberinsuffizienz eine weitere Kontraindikation.

Einschränkend muss man jedoch aufführen, dass in einer Metaanalyse von Sildenafil gezeigt wurde, dass die hohen Raten von publizierten Erektionsverbesserungen nicht zwangsläufig auch zu einem erfolgreichen Geschlechtsverkehr führen.

20.2.7 Calciumkanal-Blocker

Calciumkanal-Blocker werden symptomatisch zur Behandlung der Angina pectoris eingesetzt, da es aufgrund der Verringerung der Nachlast und der Kontraktilität zu einer Abnahme des myo-

---

26 Pentalong®, Nirason®
27 Viagra®
28 Levitra®
29 Cialis®

kardialen Sauerstoffverbrauchs kommt, sofern nicht durch das Auslösen einer Reflextachykardie dieser Effekt reduziert oder ins Gegenteil verkehrt wird. Für Calcium-Kanalblocker konnte kein Einfluss auf die Prognose der Gefäßerkrankung belegt werden, wohl aber eine symptomatische Verbesserung, insbesondere bei vasospastisch bedingten Durchblutungsstörungen (z. B. Prinzmetal-Angina, Raynaud-Syndrom).

20.2.8 Vitamine – Antioxidantien

Für die antioxidativ wirksamen Vitamine (Vitamin C, Vitamin E, β-Carotin) konnten experimentell zahlreiche die Arteriosklerose inhibierende Effekte nachgewiesen werden, und aufgrund der Daten epidemiologischer Erhebungen wurde ein statistischer Zusammenhang zwischen einem Mangel dieser Vitamine und dem Auftreten kardiovaskulärer Ereignisse postuliert. Allerdings haben die in den letzten Jahren publizierten Interventionsstudien übereinstimmend negative Ergebnisse erbracht. So ergaben die **Women`s Health Studie** und die **HOPE Studie**, dass die Supplementierung mit Vitamin E sowohl bei primär gesunden Frauen als auch bei Patienten mit vorbestehender Herzerkrankung keinen Nutzen hat. Mit der Gabe der Vitamine B_6, B_{12} und Folsäure können erhöhte Homocystein-Plasmakonzentrationen gesenkt werden; aufgrund des Zusammenhangs zwischen Hyperhomocysteinämie und kardiovaskulären Erkrankungen wurde hiervon eine Senkung der Rate schwerwiegender kardiovaskulärer Ereignisse erwartet. Auch diese Erwartung hat sich jedoch nicht erfüllt, wie jüngst veröffentlichte kontrollierte klinische Studien (**VISP Trial**, **NORVIT Trial**) gezeigt haben.

20.2.9 Östrogene

Für eine Hormonersatztherapie mit weiblichen Sexualhormonen bei Frauen in der Menopause konnte in größeren Studien ebenfalls kein signifikanter Nutzen zur Prävention kardiovaskulärer Ereignisse gezeigt werden.

20.2.10 Interventionell – operative Therapie der Arteriosklerose

Angioplastie – Bypass-Chirurgie

In der Kardiologie und der Gefäß- und Herzchirurgie kommt der Revaskularisation eine zentrale Rolle zu.

Das Ziel einer revaskularisierenden Therapie ist die Wiederherstellung der Perfusion im Bereich des Myokards, der peripheren und/oder zentralen Gefäße. Dies kann zum einen durch einen Eingriff an den nativen Gefäßen (Koronararterien, Aorta, periphere Gefäße etc.) im Rahmen einer Angioplastie oder durch Überbrückung stenosierter oder bereits vollständig okkludierter Gefäßsegmente durch eine Bypass-Operation erfolgen.

Aktuelle Entwicklungen in der interventionellen Kardiologie (antiproliferative, **Drug-Eluting-Stents**) und auch in der Gefäß- und Herzchirurgie (Verwendung arterieller Grafts, minimal invasive Koronarchirurgie) werden in der nahen Zukunft zu einer weiteren Zunahme der Indikationsstellung zur Revaskularisation führen.

Thrombendarterektomie (TEA)

In der Neurologie kommt der Diagnostik und Therapie von Stenosen der hirnversorgenden Arterien im Hinblick auf die Entwicklung eines Insultes eine bedeutende Rolle zu.

Ein prognostischer Vorteil für Patienten mit **asymptomatischer Carotisstenose** durch eine PCI und/oder Stentimplantation ist durch die aktuelle Datenlage nicht klar belegt. Daher sollten asymptomatische Carotisstenosen nur bei progredienter Stenose, hochgradiger Stenose (>90%) oder schweren zusätzlichen Stenosen (z. B. A. subclavia, A. vertebralis) von Operateuren mit einer OP-Komplikationsrate <5% operiert werden. Im Rahmen der **ACAS-Studie** zeigte sich lediglich eine absolute Risikoreduktion von ca. 1% pro Jahr für die Durchführung einer TEA im Vergleich zu einer konservativ medizinischen Behandlung. Darüber hinaus profitierten Frauen von der Operation nicht und schwere Insulte wurden nicht verhindert. In der kürzlich publizierten **ACST-Studie** konnte gezeigt werden, dass in asymptomatischen Patienten, die jünger als 75 Jahre waren, mit einer Stenosierung des A. carotis-Durchmessers von mindestens 70% – bestimmt mittels Ultraschall – eine umgehend durchgeführte TEA in der Lage war, dass 5-Jahres-Insult-Risiko von 12% auf 6% zu halbieren. Die Vorteile einer solchen Therapie waren sowohl für Frauen als auch für Männer signifikant. Dennoch ist auch in diesem Fall anzumerken, dass diese Ergebnisse nur durch eine exakte Rekrutierung der Patienten und eine ausgewiesene Expertise des operierenden Chirurgs möglich sind.

Die Indikation zur operativen Versorgung **symptomatischer Carotisstenosen** ist durch groß angelegte, randomisierte Studien deutlich besser belegt. Bei Patienten mit über 70%igen Carotisstenosen zeigte sich eine 60–80%ige Reduktion des relativen Risikos durch eine Operation im Vergleich zur medizinisch konservativen Therapie. Dagegen profitierten Patienten mit Carotisstenosen <50% nicht von einer Operation. Bei 50–69%igen Stenosen ist der Vorteil der Operation marginal und exklusiv bei Männern. Der Benefit erhöht sich in diesem Kollektiv jedoch bei zusätzlich bestehenden vaskulären Risikofaktoren.

Die Angioplastie und Stentimplantation scheinen eine gute Alternative zur TEA darzustellen. Die Ergebnisse aktueller Studien zur endgültigen Beurteilung stehen jedoch noch aus. Indiziert ist die Stentimplantation bei rezidivierenden TIAs oder leichten Insulten bei proximalen intrakraniellen Stenosen, die trotz Thrombozytenaggregations-hemmender oder antikoagulativer Therapie auftreten.

20.3 Therapie der klinischen Entitäten arteriosklerotischer Gefäßerkrankungen

20.3.1 Koronare Herzkrankheit

Den Prinzipien der Therapie der koronaren Herzkrankheit ist der Bedeutung dieses Therapiefeldes entsprechend ein eigenes Kapitel gewidmet. Im Zusammenhang mit der Therapie der KHK als eine klinische Entität arteriosklerotisch bedingter Gefäßerkrankungen sei hier nur auf die evidenzbelegte medikamentöse Prävention nach akutem Myokardinfarkt hingewiesen. Wie weiter oben ausführlich dargelegt, richtet sich die Indikationsstellung für eine medikamentöse Prävention nach dem individuellen Globalrisiko, geschätzt z. B. nach dem **PROCAM-Score**. Dabei werden Patienten nach akutem Myokardinfarkt oder Diabetiker **a priori** in die höchste Risikoklasse eingruppiert. Die medikamentöse Prävention besteht aus vier Säulen, die allen Patienten verordnet werden sollen, die keine Kontraindikation für eine der Säulen aufweisen:

- Thrombozytenaggregations-Hemmer
- β-Rezeptor-Antagonisten
- ACE-Hemmer
- Statin

Für diese vier Substanzklassen liegt solide Evidenz aus kontrollierten klinischen Studien vor, dass die Prognose der Patienten verbessert werden kann.

20.3.2 Periphere arterielle Durchblutungsstörungen

Behandlung arteriosklerotisch bedingter peripherer Ischämien

In allen Stadien der peripheren arteriellen Verschlusskrankheit (pAVK) spielt die Modifikation der Risikofaktoren der Arteriosklerose eine wichtige Rolle. Da die pAVK in den meisten Fällen Ausdruck einer systemischen Manifestation der Arteriosklerose ist, haben diese Patienten ein massiv erhöhtes Risiko, an einem Myokardinfarkt oder Schlaganfall zu versterben. Die Prävention schwerwiegender kardiovaskulärer Ereignisse (z. B. Herztod, akuter Myokardinfarkt, Schlaganfall etc.) spielt daher bei diesen Patienten eine große Rolle, und pAVK-Patienten sollten nicht nur im Hinblick auf die Progression der peripheren Durchblutungsstörung, sondern auch kardial und zerebral unter regelmäßiger Beobachtung sein. Zu den Pharmaka mit erwiesenem Nutzen in der Prävention kardiovaskulärer Ereignisse zählen Thrombozytenaggregations-Hemmer, Statine, β-Rezeptor-Antagonisten und ACE-Hemmer. Wie bei Patienten nach akutem Myokardinfarkt sollten diese vier Substanzklassen auch bei pAVK-Patienten konsequent zum Einsatz kommen, sofern im Einzelfall nicht eine Kontraindikation dagegen spricht. β-Rezeptor-Antagonisten sollten bei Patienten mit kritischer Extremitätenischämie nicht, bei anderen Patienten mit peripheren arteriellen Durchblutungsstörungen vorsichtig eingesetzt werden, da sie durch Reduktion der β-adrenerg-vermittelten Vasodilatation zum Überwiegen α-adrenerg-vermittelter Vasokonstriktion führen und eine Extremitätenischämie verschlechtern können.

Die symptomatische Therapie der pAVK umfasst – in Abhängigkeit vom Krankheitsstadium – nichtpharmakologische und pharmakologische Maßnahmen. In den Stadien I und II nach Fontaine ist regelmäßiges Gehtraining die Grundlage der Therapie. Die Gabe verschiedener vasoaktiver Pharmaka, z. B. **Pentoxifyllin**[30], **Naftidrofuryl**[31], **Buflomedil**[32] und Cilostazol (USA; in Deutschland nicht zugelassen), führte in kontrollierten Studien bei Patienten mit Claudicatio intermittens (Stadium II) zu einer geringen Zunahme der schmerzfreien Gehstrecke, deren klinische Relevanz jedoch umstritten ist (◘ Tab. 20.10). Eine Therapie mit diesen Substanzen kann erwogen werden, wenn die eingeschränkte Gehfähigkeit der Patienten zu einer erheblich reduzierten Lebensqualität führt, alleiniges Gehtraining unwirksam ist und keine Herzinsuffizienz oder hochgradige KHK vorliegt. Neben den genannten Substanzen ist eine Vielzahl weiterer Pharmaka für die Behandlung peripherer Durchblutungsstörungen in Deutschland zugelassen, deren klinische Wirksamkeit bei pAVK nicht durch adäquate, publizierte Studien belegt ist.

Bei pAVK in den Stadien III und IV, sowie bei Patienten mit pAVK Stadium II und erheblicher Einschränkung der Lebensqualität, stehen revaskularisierende Maßnahmen im Vordergrund, beispielsweise die perkutane transluminale Angioplastie oder eine Bypass-Operation. Die intravenöse oder gezielte intraarterielle Gabe von Fibrinolytika kann bei frischen Gefäßverschlüssen wirksam sein. Wichtig sind in jedem Fall Bettruhe, Tieflagerung (20–30°) der gefährdeten Extremität und Entlastung der Ferse. Die oben genannten vasoaktiven Pharmaka sind bei pAVK im Stadium III und IV nicht ausreichend wirksam. Dagegen kann die intravenöse Gabe von Prostaglandin-Analoga wie **Alprostadil**[33] oder **Iloprost**[34] zu einer Abnahme ischämisch bedingter Schmerzen und schnelleren Abheilung von Nekrosen führen. Zusätzlich kann eine analgetische und bei bakterieller Superinfektion eine gezielte antibiotische Therapie (nach Keim- und Resistenzbestimmung) notwendig sein. Bei hohem Hämatokrit kann eine Hämodilution zu einer verbesserten Mikrozirkulation beitragen.

---

[30] Trental®, Pentoxifyllin AL®
[31] Dusodril®, nafti von ct®
[32] Bufedil®, Buflohexal®
[33] Prostavasin®
[34] Ilomedin®

Tab. 20.10. Erwünschte und unerwünschte Wirkungen von vasoaktiven Pharmaka bei peripherer AVK

Wirkstoff	Handelsname (Beispiele)	Tagesdosis p. o.	Zunahme der schmerzfreien Gehstrecke[a] [m]	typische UAW[b]
Buflomedil	Bufedil®, Buflohexal®	450–600 mg	28–80[c]	Hypotonie, GI-Störungen, Schlafstörungen
Cilostazol	in Deutschland nicht im Handel	100–200 mg	42[d]	Kopfschmerzen, Diarrhoe, Palpitationen, Schwindel
Naftidrofuryl	Dusodril®, nafti von ct®	300–600 mg	30–87[e]	Übelkeit/Erbrechen, abd. Schmerzen/Diarrhoe, Hypotonie/Tachykardie, ZNS-Erregung
Pentoxifyllin	Trental®, Pentoxifyllin AL®	600–1200 mg	1–41[e]	Kopfschmerzen, Hypotonie/Tachykardie, GI-Störungen, Netzhautblutung, ZNS-Erregung
Gehtraining		30–60 min, 3- bis 7-mal/Woche	31–247[e]	keine

[a] Differenz zu Placebo; [b] keine zuverlässigen Daten zur Häufigkeit verfügbar; [c] mittlere Zunahme aus drei placebokontrollierten Studien, kein Konfidenzintervall; [d] Daten aus Beebe et al. 1999, kein Konfidenzintervall angegeben; [e] Metaanalyse von Girolami et al. 1999, 95%-Konfidenzintervall.

AVK-Stadien

- **Periphere AVK Stadium I–II:**
  - Modifikation von Risikofaktoren;
  - Thrombozytenfunktions-Hemmer zur Prävention kardio- und cerebrovaskulärer Ereignisse;
  - Gehtraining.
- **Periphere AVK Stadium III–IV:**
  - Revaskularisierende Maßnahmen;
  - vasodilatierende Prostaglandine oder -analoga i. v.;
  - Tieflagerung der betroffenen Extremität, ggf. Analgetika und Antibiotika.

Behandlung vasospastisch bedingter Ischämien

Die Behandlung vasospastischer Durchblutungsstörungen umfasst die Vermeidung auslösender Umstände (Nikotin, Kälte, vasokonstringierende Pharmaka) und die symptomatische Therapie mit vasodilatierend wirkenden Pharmaka. Calcium-Kanalblocker vom Dihydropyridintyp gelten als Standardtherapie. In klinischen Studien wurde meist Nifedipin eingesetzt, andere Vertreter dieser Klasse sind wahrscheinlich ähnlich wirksam, zum Beispiel Amlodipin oder Isradipin. Bei akuten Vasospasmen wird nichtretardiertes Nifedipin verabreicht (Zerbeißkapsel oder Lösung), zur prophylaktischen Anwendung sollten retardiertes Nifedipin oder langwirkende Dihydropyridine, zum Beispiel Amlodipin, eingesetzt werden. Calcium-Kanalblocker anderer Klassen sind bei vasospastischen Durchblutungsstörungen schwächer (Diltiazem) oder unwirksam (Verapamil).

Bei unzureichender Wirksamkeit von Calcium-Kanalblockern kann eine Behandlung mit α_1-Adrenozeptorantagonisten, z. B. Prazosin und Doxazosin, versucht werden. Mit ACE-Hemmern wurde in klinischen Studien keine überzeugende Wirkung erzielt, während der AT_1-Rezeptorantagonist Losartan in einer relativ kleinen Studie wirksamer war als der Calcium-Kanalblocker Nifedipin. Die Verwendung so genannter vasoaktiver Pharmaka (Tab. 20.10) ist umstritten. In einer größeren, placebokontrollierten Studie wurde unter Behandlung mit Naftidrofuryl eine signifikante Abnahme der Anfallsdauer und Schmerzintensität vasospastischer Episoden beobachtet, was möglicherweise auf seine antagonistische Wirkung an Serotonin (5-HT)-Rezeptoren zurückzuführen ist.

Neben den genannten Pharmaka kann auch eine Behandlung mit Glyceroltrinitrat in Form einer zweiprozentigen Salbe die Anfallshäufigkeit und -schwere vermindern.

Patienten mit Sklerodermie haben häufig ein besonders schweres Raynaud-Syndrom, das zu Nekrosen der Akren führen kann. Bei diesen Patienten kann durch Infusion des Prostacyclin-Analogons Iloprost eine symptomatische Verbesserung und schnellere Abheilung der Läsionen erreicht werden. Die orale Gabe von Iloprost war bei Patienten mit Sklerodermie weniger wirksam.

20.3.3 Zerebrale Durchblutungsstörungen

Präventive Behandlung zerebraler Durchblutungsstörungen

Im Vordergrund der präventiven Behandlung steht die Modifikation der Risikofaktoren einer Arteriosklerose (s. oben). Eine ausgeprägte Senkung des Schlaganfallrisikos durch antihypertensive Therapie wurde in vielen Studien belegt. Auch die Therapie mit Statinen ist nachgewiesener Weise nützlich: Die **Heart Protection Study** (2002) zeigte, dass eine Behandlung mit Simvastatin das Schlaganfallrisiko um ca. 25% vermindert. Die **ASCOT-LLA-Studie** zeigte eine vergleichbare Wirksamkeit von Atorvastatin. Auch in Metaanalysen anderer Studien mit Statinen wurde bei den behandelten Patienten ein um 20–30% vermindertes Risiko beobachtet.

Bei Patienten, die bereits ein zerebrales ischämisches Ereignis hatten, steht neben der Beeinflussung von Risikofaktoren eine Hemmung der Thrombozytenfunktion im Vordergrund. Das Risiko eines erneuten zerebrovaskulären Ereignisses wurde in prospektiven klinischen Studien durch **ASS**, **Dipyridamol**, **Ticlopidin** und **Clopidogrel** vermindert. In vergleichenden Untersuchungen waren Ticlopidin und Clopidogrel geringfügig wirksamer als ASS. Da jedoch mit ASS die größten Erfahrungen vorliegen, wird ASS weiterhin als Mittel der ersten Wahl angesehen. Eine Behandlung mit anderen Hemmstoffen der Thrombozytenfunktion sollte erwogen werden bei ischämischen Ereignissen unter Behandlung mit ASS, allergischen Reaktionen gegenüber ASS und bei anamnestisch bekannten Magen-Darm-Ulcera. Eine Therapie mit Hemmstoffen der Thrombozytenaggregation zur Prävention erneuter cerebrovaskulärer Ereignisse sollte über mindestens 2 Jahre durchgeführt werden. Die prophylaktische Gabe eines Thrombozytenfunktions-Hemmers (ASS) war bei Patienten ohne vorangegangenes zerebrales ischämisches Ereignis unwirksam und wird daher nicht empfohlen.

Patienten mit zerebralen Durchblutungsstörungen und kardialer Emboliequelle (z. B. Vorhofflimmern, Herzwandaneurysma) sollten orale Antikoagulanzien erhalten. Bei Patienten mit Vorhofflimmern besteht die Gefahr embolisch bedingter zerebraler Ischämien. Durch Behandlung mit oralen Antikoagulanzien wird das jährliche Schlaganfallrisiko von 4,5% auf 1,4% reduziert, während die Inzidenz schwerer Blutungen um 0,3% pro Jahr ansteigt. In der Prävention wird ein INR-Wert von 2–3 angestrebt. INR (**international normalized ratio**) ist definiert als Quotient aus Thromboplastinzeit in Patientenplasma dividiert durch Referenzplasma, mit Korrektur durch den Empfindlichkeitsfaktor des verwendeten Thromboplastins, den so genannten ISI-Wert. Bei jüngeren Patienten (<60 Jahre) mit Vorhofflimmern ohne organische Herzerkrankung oder zusätzliche Risikofaktoren (z. B. arterielle Embolie in der Vorgeschichte) ist das Embolierisiko äußerst niedrig, so dass auf eine Antikoagulation als Präventionsmaßnahme verzichtet werden kann.

Wirksam in Prävention zerebraler Durchblutungsstörungen

- Modifikation von Risikofaktoren;
- antihypertensive Therapie;
- Statine (HMG-CoA-Reductase-Hemmer);
- bei Vorhofflimmern Hemmung der Thrombozytenfunktion (Patienten <65 Jahre ohne zusätzliche Risikofaktoren) oder Antikoagulation mit INR 2–3 und
- Endarteriektomie bei hochgradigen, symptomatischen Stenosen der A. carotis.

Behandlung akuter ischämischer Ereignisse

Bei Patienten mit einer TIA, deren Symptome sich bereits zurückgebildet haben, sollte zunächst die Ursache der Durchblutungsstörung gesucht werden. Die Behandlung erfolgt dann entsprechend den Kriterien zur Prävention.

Bei Patienten mit bestehenden neurologischen Ausfällen aufgrund einer zerebralen Ischämie sollte eine schnelle und gezielte Diagnostik erfolgen, um den Typ (ischämisch oder hämorrhagisch) sowie mögliche Ursachen (Stenosen hirnversorgender Gefäße oder Embolie kardialen Ursprungs) zu klären. Ziel der Akutbehandlung ist es, die Ausdehnung des geschädigten Hirnareals zu begrenzen und Folgeschäden zu vermeiden. An die Akutphase sollten sich Maßnahmen zur Rehabilitation und Prävention anschließen.

Ischämischer Insult

In der Behandlung des ischämischen Insults liegt es nahe, eine Wiedereröffnung verschlossener Hirngefäße durch Thrombolyse zu versuchen. Allerdings ist diese Therapie bei ischämischem Insult mit einem deutlich höheren Risiko intrakranieller Blutungen verbunden als bei der Behandlung des Myokardinfarkts. Nach intravenöser Gabe von Streptokinase wurde bei Schlaganfallpatienten eine Zunahme der Mortalität beobachtet. Dagegen zeigten Untersuchungen mit strikten Einschlusskriterien und frühzeitigem Therapiebeginn günstige Effekte einer Thrombolyse mit **Alteplase** (rt-PA). Deshalb wird zur Zeit eine intravenöse Thrombolyse mit Alteplase dann empfohlen, wenn sie maximal drei Stunden nach Symptombeginn durchgeführt werden kann, eine intrakranielle Blutung oder ein Hirnödem im Computertomogramm (CT) ausgeschlossen wurden und keine Kontraindikationen einer Lyse gegeben sind. Patienten, bei denen eine Thrombolyse durchgeführt wurde, dürfen frühestens 24 Stunden danach Thrombozytenfunktions-Hemmer oder Antikoagulanzien erhalten, wenn im Kontroll-CT eine (sekundäre) intrakranielle Blutung ausgeschlossen werden kann.

Antikoagulation mit Heparin senkte im **International Stroke Trial** zwar die Rezidivrate ischämischer Insulte, erhöhte aber gleichzeitig das Risiko intra- und extrakranieller Blutungen. Eine systemische Gabe von Heparin wird daher nur erwogen, wenn es

Hinweise auf eine zunehmende Thrombosierung oder rezidivierende Embolien gibt (progredienter Insult) und das betroffene Hirnareal nicht sehr groß ist, da andernfalls eine sekundäre Einblutung zu befürchten wäre. Zuvor müssen eine intrakranielle Blutung und das Vorliegen von Kontraindikationen ausgeschlossen werden.

Auch bei alleiniger Gabe von ASS innerhalb von 48 Stunden nach ischämischem Insult ist ein erhöhtes Blutungsrisiko zu beachten (5 zusätzliche schwere Blutungen pro 1000 Patienten). Dennoch führt die frühzeitige Gabe von ASS insgesamt zu einer geringfügig verminderten Mortalität und beugt erneuten ischämischen Insulten vor.

Eine medikamentöse Senkung eines erhöhten Blutdrucks in der Akutphase des ischämischen Insults birgt das Risiko einer weiteren Verminderung der Hirnperfusion, da die Autoregulation der zerebralen Durchblutung in dieser Phase gestört ist. Die Gabe von Antihypertensiva wird nur bei anhaltend erhöhten Werten über 220 mm Hg systolisch oder 120 mm Hg diastolisch empfohlen, wobei der Druck um nicht mehr als 15% gesenkt werden soll. Zusätzliche klinische Probleme, z. B. hypertensive Enzephalopathie, Aortendissektion, akutes Lungenödem und akuter Myokardinfarkt, können allerdings eine rasche Blutdrucksenkung auch bei niedrigeren Ausgangswerten erforderlich machen.

Neben den oben beschriebenen Maßnahmen ist eine Überwachung von Kreislauf und Stoffwechsel und ggf. eine gezielte Therapie erforderlich, z. B. Behandlung von Herzrhythmusstörungen, Herzinsuffizienz, Hypovolämie, Hypo- oder Hyperglykämie und Fieber.

Entwickelt sich nach einem ischämischen Insult ein Hirnödem, ist eine weiterführende intensivmedizinische Überwachung und Therapie indiziert. Sie umfasst die Hochlagerung des Oberkörpers, Infusion kleiner Dosen osmotisch wirkender Diuretika (Glycerol, Mannitol) und die kontrollierte Hyperventilation bei intubierten Patienten (pCO_2 zwischen 30 und 40 mm Hg). Bei großen Infarkten junger Patienten kann zur Druckentlastung eine Kraniotomie durchgeführt werden.

Zu den Maßnahmen, für die in der Behandlung des ischämischen Insults kein gesicherter Wirkungsnachweis vorliegt, zählen Hämodilution (mit Dextranen oder Hydroxyethylstärke), Gabe von Vasodilatatoren oder Nootropika, Hirnödembehandlung mit Glukokortikoiden.

Intrazerebrale Blutungen

Ziel der Akutbehandlung intracerebraler Blutungen ist es, den erhöhten intrakraniellen Druck zu senken und Komplikationen zu vermeiden. Maßnahmen zur Drucksenkung sind Hochlagerung des Oberkörpers, Hyperventilation, Gabe von Osmodiuretika und ggf. neurochirurgische Eingriffe (Liquordrainage, Trepanation).

Behandlung des akuten ischämischen Insults

- Ausschluss einer intracerebralen Blutung, bei frühzeitigem Eintreffen und Ausschluss von Kontraindikationen Thrombolyse mit Alteplase erwägen, sonst Gabe von ASS, bei kardialer Emboliequelle gegebenenfalls Heparin;
- Überwachung von Kreislauf und Stoffwechsel;
- Blutdrucksenkung bei Werten >220 mmHg systolisch und/oder >120 mmHg diastolisch und
- bei Auftreten eines Hirnödems Maßnahmen zur intrakraniellen Drucksenkung.

20.4 Venöse Durchblutungsstörungen

Venöse Durchblutungsstörungen beruhen auf völlig anderen pathophysiologischen Prozessen als die Arteriosklerose. Thromben im venösen System sind die Folge einer aktivierten Gerinnungskaskade. Dementsprechend steht in der Behandlung venöser Thrombosen die Gabe von Antikoagulanzien im Vordergrund.

Zu den prädisponierenden Faktoren venöser Thrombosen zählen:

- Stase des Blutes (z. B. bei Immobilisation oder bei vorgeschädigten Venenklappen),
- Gewebsverletzungen (z. B. bei Traumen und operativen Eingriffen),
- Hämokonzentration (z. B. bei Exsikkose) und
- Störungen des gerinnungshemmenden Systems (z. B. Mangel an Antithrombin III, Protein C oder S, Resistenz gegen aktiviertes Protein C, Hyperhomocysteinämie).

Klinische Einteilung venöser Durchblutungsstörungen

Venöse Durchblutungsstörungen können eingeteilt werden in Entzündungen oberflächlicher Venen (Phlebitis superficialis), Thrombose und Entzündung von Varizen (Varikothrombose), tiefe Venenthrombose und die chronisch-venöse Insuffizienz. Jede dieser Formen erfordert ein anderes diagnostisches und therapeutisches Vorgehen. Eine Antikoagulation ist bei tiefen Venenthrombosen mit oder ohne Lungenembolie indiziert.

Behandlung venöser Durchblutungsstörungen

Oberflächliche Thrombophlebitis

Die Phlebitis superficialis ohne zugrunde liegende Varikose kann auf bestehende Grunderkrankungen hinweisen und wird symptomatisch behandelt. Die Varikothrombose wird je nach Ausdehnung durch Kompressionsverband, Stichinzision oder aber, bei ausgedehnten Thrombosen, mit Antikoagulanzien behandelt (s. tiefe Venenthrombose). Die orale Gabe von nichtsteroidalen

Antiphlogistika kann bei ausgeprägten Entzündungsschmerzen hilfreich sein.

Tiefe Venenthrombose

Die Behandlung der tiefen Venenthrombose soll das weitere Thrombuswachstum aufhalten und einer Lungenembolie vorbeugen. Entsprechend steht die Gabe von Antikoagulanzien im Vordergrund. Im Akutstadium wird Heparin i. v. als Dauerinfusion verabreicht. Die Heparinbehandlung soll bei 2–3facher Verlängerung der Kontroll-PTT 5–10 Tage lang durchgeführt werden. Überlappend beginnt man mit der Gabe oraler Antikoagulanzien, wobei ein INR-Wert von 2–3 angestrebt wird. Alternativ können niedermolekulare Heparine gewichtsadaptiert subkutan injiziert werden, wobei eine Kontrolle der anti-Xa-Aktivität im Regelfall nicht erforderlich ist. In Deutschland sind für diese Indikation **Enoxaparin**, **Tinzaparin** und **Nadroparin** zugelassen. Parallel zur Antikoagulation ist die konsequente Kompressionstherapie der betroffenen Extremität mit Kurzzugbandagen bzw. gut sitzenden (angemessenen) Kompressionsstrümpfen der Klasse II unabdingbar.

Eine thrombolytische Behandlung ist indiziert bei schwerer, hämodynamisch wirksamer Lungenembolie nach Abwägung eventueller Kontraindikationen. Nach Abschluss der akuten Phase wird die Behandlung mit Antikoagulanzien mindestens 3–6 Monate fortgeführt. Bei Rezidivthrombosen oder einem hohen thrombogenen Risiko (Thrombophilie) muss die Behandlung länger, u. U. lebenslang durchgeführt werden. Kompressionsstrümpfe sollten mindestens 6 Monate getragen werden, bei proximalen Thrombosen mindestens 2 Jahre. Dann kann anhand des angiologischen (Duplexsonographischen) Befundes über die weitere Notwendigkeit entschieden werden.

Weiterführende Literatur

Adams HP, Adams RJ, Brott T, del Zoppo GJ, Furlan A, Goldstein LB, Grubb RL, Higashida R, Kidwell C, Kwiatkowski TG, Marler JR, Hademenos GJ (2003) Guidelines for the early management of patients with ischemic stroke. Stroke 34: 1056–1083

Altmann SW, Davis HR, Zuh LJ, Yao X, Hoos LM, Tetzloff G, Iyer SPN, Maguire M, Golovko A, Zeng M, Wang L, Murgolo N, Graziano MP (2004) Niemann-Pick C1 like 1 protein is critical for intestinal cholesterol absorption. Science 303: 1201–1204

Anonymous (1978) A co-operative trial in the primary prevention of ischaemic heart disease using clofibrate. Report from the Committee of Principal Investigators. Br Heart J 40: 1069–1118

Arzneimittelkommission der deutschen Ärzteschaft (1999) Empfehlungen zur Primär- und Sekundärprävention des ischämischen Insults. AVP-Sonderheft, 1. Auflage

Arzneimittelkommission der deutschen Ärzteschaft (2004) Empfehlungen zur Therapie der PAVK. AVP-Sonderheft, 3. Auflage

Arzneimittelkommission der deutschen Ärzteschaft (2005) Empfehlungen zur Therapie von Fettstoffwechselstörungen. AVP-Sonderheft, 3. Auflage

Baumgartner I, Schainfeld R, Graziani L (2005) Management of peripheral vascular disease. Annu Rev Med 56: 249–272

Beebe HG, Dawson DL, Cutler BS, Herd JA, Strandness DE, Bortey EB, Forbes WP (1999) A new pharmacological treatment for intermittent claudication: results of a randomized, multicenter trial. Arch. Int. Med. 159: 2041–2050

Belch JJ, Ho M (1996) Pharmacotherapy of Raynaud's phenomenon. Drugs 52: 682–695

Cannon CP, Braunwald E, McCabe CH, Rader DJ, Rouleau JL, Belder R, Joyal SV, Hill KA, Pfeffer MA, Skene AM; Pravastatin or Atorvastatin Evaluation and Infection Therapy-Thrombolysis in Myocardial Infarction 22 Investigators (2004) Intensive versus moderate lipid lowering with statins after acute coronary syndromes. N Engl J Med. 350: 1495–1504

CAPRIE Steering Committee (1996) A randomised, blinded, trial of clopidogrel versus aspirin in patients at risk of ischaemic events (CAPRIE). Lancet 348: 1329–1339

Chiasson JL, Josse RG, Gomis R, Hanefeld M, Karasik A, Laakso M; STOP-NIDDM Trial Research Group (2003) Acarbose treatment and the risk of cardiovascular disease and hypertension in patients with impaired glucose tolerance: the STOP-NIDDM trial. JAMA 290: 486–494

Cholesterol Treatment Trialists' Collaborators (2005) Efficacy and safety of cholesterol-lowering treatment: prospective meta-analysis of data from 90 056 participants in 14 randomised trials of statins. Lancet 366: 1267–1278

The CONSENSUS Trial Study Group (1987) Effects of enalapril on mortality in severe congestive heart failure. Results of the Cooperative North Scandinavian Enalapril Survival Study (CONSENSUS). N Engl J Med. 316: 1429–1435

Coull BM, Williams LS, Goldstein LB, Meschia JF, Heitzman D, Chaturvedi S, Johnston KC, Starkman S, Morgenstern LB, Wilterdink JL, Levine SR, Saver JL (2002) Anticoagulants and antiplatelet agents in acute ischemic stroke. Stroke 33: 1934–1942

Creager MA (2001) Medical management of peripheral arterial disease. Cardiol. Rev. 9 : 238–245

De Lorgeril M, Salen P, Martin JL, Monjaud I, Delaye J, Mamelle N (1999) Mediterranean diet, traditional risk factors, and the rate of cardiovascular complications after myocardial infarction: final report of the Lyon Diet Heart Study. Circulation 16: 779–785

Dziadzio M, Denton CP, Smith R, Howell K, Blann A, Bowers E, Black CM (1999) Losartan therapy for Raynaud's phenomenon and scleroderma: clinical and biochemical findings in a fifteen-week, randomized, parallelgroup, controlled trial. Arthritis Rheum 42: 2646–2655

Frick MH, Elo O, Haapa K, Heinonen OP, Heinsalmi P, Helo P, Huttunen JK, Kaitaniemi P, Koskinen P, Manninen V (1987) Helsinki Heart Study: primary-prevention trial with gemfibrozil in middle-aged men with dyslipidemia. Safety of treatment, changes in risk factors, and incidence of coronary heart disease. N Engl J Med. 317: 1237–1245

Girolami B, Bernardi E, Prins MH, Wouter ten Cate J, Hettiarachchi R, Prandoni P, Girolami A, Büller HR (1999) Treatment of intermittent claudication with physical training, smoking cessation, pentoxifylline, or nafronyl - a meta-analysis. Arch. Int. Med. 159: 337–345

Gohlke H, Kübler W, Mathes P, Meinertz T, Schuler G, Gysan DB, Sauer G: Deutsche Gesellschaft für Kardiologie-Herz- und Kreislaufforschung (2003) Positionspapier zur Primärprävention kardiovaskulärer Erkrankungen. Z. Kardiol. 92: 522–524

Heart Protection Study Collaborative Group (2002) MRC/BHF heart protection study of antioxidant vitamin supplementation in 20536 high-risk individuals: a randomised placebo-controlled trial. Lancet 360: 23–33

International Stroke Trial Collaborative Group (1997) The international stroke trial (IST): a randomised trial of aspirin, subcutaneous heparin, both, or neither among 19435 patients with acute ischaemic stroke. Lancet 349: 1569–1581

International Task Force for Prevention of Coronary Heart Disease. PROCAM Risk Calculator (2004): http://www.chd-taskforce.de/calculator/calculator.htm

Kavey RE, Daniels SR, Lauer RM, Atkins DL, Hayman LL, Taubert K (2003) American Heart Association guidelines for primary prevention of atherosclerotic cardiovascular disease beginning in childhood. Circulation 107: 1562–1566

Lee IM, Cook NR, Gaziano JM, Gordon D, Ridker PM, Manson JE, Hennekens CH, Buring JE (2005) Vitamin E in the primary prevention of cardiovascular disease and cancer: the Women's Health Study: a randomized controlled trial. JAMA 294: 56–65

Leitlinien der Deutschen Gesellschaft für Phlebologie (1998) Leitlinie zur Diagnostik und Therapie der Thrombophlebitis superficialis. Phlebologie 27: 58–59

Leitlinien der Deutschen Gesellschaft für Phlebologie (1998) Leitlinie zur Diagnostik und Therapie der tiefen Bein-/Beckenvenenthrombose. Phlebologie 27: 84–88

Lonn E, Bosch J, Yusuf S, Sheridan P, Pogue J, Arnold JM, Ross C, Arnold A, Sleight P, Probstfield J, Dagenais GR; HOPE and HOPE-TOO Trial Investigators (2005) Effects of long-term vitamin E supplementation on cardiovascular events and cancer: a randomized controlled trial. JAMA 293: 1338–1347

Mehta SR, Yusuf S, Peters RJ, Bertrand ME, Lewis BS, Natarajan MK, Malmberg K, Rupprecht H, Zhao F, Chrolavicius S, Copland I, Fox KA; Clopidogrel in Unstable angina to prevent Recurrent Events trial (CURE) Investigators (2001) Effects of pretreatment with clopidogrel and aspirin followed by long-term therapy in patients undergoing percutaneous coronary intervention: the PCI-CURE study. Lancet 358: 527–533

Moher D, Pham B, Ausejo M, Saenz A, Hood S, Barber GG (2000) Pharmacological management of intermittent claudication. A meta-analysis of randomized trials. Drugs 59: 1057–1070

Pitt B, Segal R, Martinez FA, Meurers G, Cowley AJ, Thomas I, Deedwania PC, Ney DE, Snavely DB, Chang PI (1997) Randomised trial of losartan versus captopril in patients over 65 with heart failure (Evaluation of Losartan in the Elderly Study, ELITE). Lancet 349: 747–752

Pittler MH, Ernst E (2005) Complementary therapies for peripheral arterial disease: Systematic review. Atherosclerosis 181: 1–7

PROGRESS Collaborative Group (2001) Randomised trial of a perindopril-based blood-pressure-lowering regimen among 6,105 individuals with previous stroke or transient ischaemic attack. Lancet 358: 1033–1041

Reiter M, Bucek RA, Stompflen A, Minar E (2005) Prostanoids for intermittent claudication. The Cochrane Database of Systematic Reviews. The Cochrane Library 2

Richmond R, Zwar N (2003) Review of bupropion for smoking cessation. Drug Alcohol Rev. 22: 203–220

Ross R (1999) Atherosclerosis - an inflammatory disease. N Engl J Med. 340: 115–126

Sachdev GP, Ohlrogge KD, Johnson CL (1999) Review of the fifth american college of chest physicians consensus conference on antithrombotic therapy: outpatient management for adults. Am. J. Health-Syst. Pharm. 56: 1505–1514

Scandinavian Simvastatin Survival Study Group (1994) Randomised trial of cholesterol lowering in 4444 patients with coronary heart disease: the Scandinavian Simvastatin Survival Study (4S). Lancet 344: 1383–1389

Sever PS, Dahlöf B, Poulter NR et al., for the ASCOT investigators (2003) Prevention of coronary and stroke events with atorvastatin in hypertensive patients who have average or lower-than-average cholesterol concentrations, in the Anglo-Scandinavian Cardiac Outcomes Trial-Lipid Lowering Arm (ASCOT-LLA): a multicentre randomised controlled trial. Lancet 361: 1149–1158

Shepherd J, Cobbe SM, Ford I, Isles CG, Lorimer AR, MacFarlane PW, McKillop JH, Packard CJ (1995) Prevention of coronary heart disease with pravastatin in men with hypercholesterolemia. West of Scotland Coronary Prevention Study Group. N Engl J Med. 333: 1301–1307

The SOLVD Investigators (1991) Effect of enalapril on survival in patients with reduced left ventricular ejection fractions and congestive heart failure. N Engl J Med. 325: 293–302

21 Gastrointestinale Erkrankungen

E. Schömig, D. Taubert

21.1 Erkrankungen des oberen Gastrointestinaltraktes

21.1.1 Gastroösophageale Refluxkrankheit (*gastroesophageal reflux disease*, GERD)

Als **GERD** wird der pathologische Reflux von Magensaft- oder Duodenalinhalt in die Speiseröhre ohne Erbrechen bezeichnet. Häufige Ursachen sind Störungen der Verschlussfunktion des unteren Ösophagussphinkters (Tonusminderung, häufige Relaxationen, axiale Hiatushernie), der Ösophagusclearence (verminderte Peristaltik, verminderte Speichelproduktion) oder der Magenentleerung. Leitsymptome sind retrosternales Brennen (Sodbrennen) oder Schmerz (vor allem postprandial und nachts), Regurgitation und Dysphagie. Bei 10–20% der Bevölkerung treten wöchentlich Refluxsymptome auf; damit zählt **GERD** zu den häufigsten Störungen, die Patienten zum Arzt führen. Etwa 50% aller Refluxpatienten entwickeln eine Ösophagitis (Grad I: Erythem, Grad II: longitudinale isolierte Erosionen, Grad III: zirkuläre konfluierende Erosionen, Grad IV: Ulkus, Striktur oder Barrett-Ösophagus). **GERD** ist ein Risikofaktor für die Entwicklung ösophagealer Adenokarzinome. Das absolute Risiko für einen Refluxpatienten ist jedoch gering (0.04% pro Jahr), das höchste Karzinomrisiko (0.5% pro Jahr) trifft die 5–15% der **GERD-Patienten** mit Zylinderepithelmetaplasie (Barret-Ösophagus).

Die Ziele der GERD-Therapie sind auf eine Verbesserung der Refluxsymptomatik, die Abheilung mukosaler Läsionen und die Prävention von Komplikationen gerichtet.

Die Wirksamkeit von Lebensstilmodifikationen und Allgemeinmaßnahmen wie das Hochstellen des Bettkopfendes, Gewichtsreduktion, Meiden fettreicher Kost, Mahlzeiten kurz vor dem Hinlegen, spezifischer Irritanzien wie Rauchen, Alkohol, Kaffee, Schokolade oder Motilitäts-schwächender Pharmaka wie Anticholinergika, Kalziumantagonisten, organische Nitrate, β_2-Rezeptoragonisten, Theophyllin und Progesteron ist unzureichend belegt. Sie werden überwiegend aufgrund theoretischer Erwägungen als unterstützende Maßnahmen für die **GERD-Behandlung** empfohlen.

Zur pharmakologischen Therapie von **GERD** werden Antazida, mukosaprotektive Mittel, Prokinetika und antisekretorische Arzneimittel – H_2-Rezeptorantagonisten (H_2RA) und Protonenpumpeninhibitoren (PPI) – eingesetzt.

Antazida

Antazida (**Aluminium- und Magnesiumsalze**[1]) und **Alginate**[2] neutralisieren chemisch und/oder adsorptiv die Magensäure (Alginate bilden zusätzlich einen Film auf dem Magensaft) und vermindern dadurch postprandiales Sodbrennen; sie wirken am besten, wenn sie innerhalb der ersten Stunde nach den Mahlzeiten eingenommen werden. Übliche Einzeldosen haben eine Neutralisationskapazität von 50 mmol HCl. Antazida bewirken jedoch keine Abheilung von Ösophaguserosionen.

Sucralfat[3] (basisches Aluminium-Saccharose-Sulfat) bindet an geschädigte Schleimhaut; es hemmt dadurch die erosive Wirkung von Magensäure, Pepsin und Gallensäuren, die Magensäuresekretion wird jedoch nicht reduziert. **GERD-Symptome** werden ebenso gut wie durch H_2-Rezeptorantagonisten (H_2RA) gemindert, die Wirkung auf Erosionen ist besser (Heilungsrate 40%) als die von Placebo (Heilungsrate 30%), jedoch schlechter als die von H_2RA (Heilungsrate 50%). Bei 2% der mit Sucralfat behandelten Patienten tritt eine Obstipation auf.

Prokinetika

Als **Prokinetika** kommen die Dopamin-D_2-Rezeptorantagonisten **Metoclopramid**[4] und **Domperidon**[5] zum Einsatz (4-mal 10 mg/Tag p. o.). Metoclopramid ist in der Verbesserung der GERD-Symptome wirkungsäquivalent zu H_2RA, hat aber keine Wirkung auf die Abheilung von Ösophaguserosionen. Domperidon ist dagegen auch auf Erosionen ähnlich gut wirksam wie H_2RA. Häufige unerwünschte Wirkungen der D_2-Rezeptorantagonisten sind Hyperprolaktinämie, Galaktorrhoe und Amenorrhoe. Metoclopramid überwindet im Gegensatz zu Domperidon die Blut-Hirn-Schranke und verursacht bei 20–30% der Patienten zentrale Nebenwirkungen: extrapyramidal-motorische Reaktionen, Sedierung, Ängstlichkeit, Agitation, Verwirrtheitszustände und Halluzinationen. Das für die Behandlung von GERD wirksamste Prokinetikum, der Serotonin-$5HT_4$-Rezeptoragonist **Cisaprid**[6], wurde 1999 aufgrund seltener Fälle lebensbedrohender kardialer Arrhythmien in Deutschland vom Markt genommen. Der partielle $5HT_4$-Rezeptoragonist Tegaserod wurde kürzlich in den USA zur Behandlung des Reizdarmsyndroms vom Obstipations-Typ zugelassen (▶ Kap. 21.2.1). Wegen seiner Motilitätsfördernden Effekte ist auch ein Einsatz bei Störungen der Magenentleerung und GERD denkbar, jedoch fehlen bislang entsprechende kontrollierte Studien.

Hemmstoffe der Säuresekretion

Hemmstoffe der Säuresekretion sind Mittel der Wahl in der **GERD-Behandlung**. Die Dauer der Erhöhung des intragastralen pH auf Werte >4 (Hemmung der Aktivierung von Pepsinogenen zu Pepsin) ist streng mit der Verbesserung der Refluxsymptome und der Abheilungsrate von Ösophaguserosionen korreliert. In der basolateralen Membran der Belegzellen des Magens sind Rezeptoren für Gastrin, Acetylcholin und Histamin lokalisiert, deren Aktivierung die Säureproduktion durch die Na^+/K^+-ATPase (Protonenpumpe) in den sekretorischen Canaliculi stimuliert.

---

1 Maaloxan®,Talcid®
2 Bestandteil von Gaviscon®
3 Ulcogant®, Sucrabest®
4 Paspertin®, MCP AL®
5 Motilium®, Domperidon HEXAL®
6 in Deutschland ruht die Zulassung seit 1999

H_2-Rezeptorantagonisten (H_2RA)

H2-Rezeptorantagonisten (H_2RA) blockieren nur einen der Säurestimulierenden Rezeptoren und bewirken daher nur eine unvollständige Reduktion der Säuresekretion um 60–70%; die Wirkung (pH >4) hält für 6–8 Stunden an. Die Mahlzeitenunabhängige basale Säureproduktion wird am stärksten unterdrückt. Unter der Therapie mit H_2RA entwickelt sich eine Tachyphylaxie; bereits nach 7–14 Tagen nimmt die Wirkung ab. Nach Absetzen der Therapie kann eine transiente Rebound-Hypersekretion auftreten. Äquivalente Säuresekretionshemmende Dosen der in Deutschland verfügbaren H_2RA (400 mg **Cimetidin**[7], 150 mg **Ranitidin**[8], 150 mg **Nizatidin**[9], 75 mg **Roxatidin**[10] oder 20 mg **Famotidin**[11] pro Tag p. o.) unterscheiden sich nicht in ihrer Effektivität. Die Raten für Symptomverbesserung und Abheilung von Erosionen schwanken zwischen 30 und 80% der behandelten Patienten. Höhere Dosen oder tägliche Mehrfachgaben steigern die Wirksamkeit nur marginal. Unerwünschte Wirkungen treten bei 4% der Patienten auf. Es dominieren leichte gastrointestinale Beschwerden (Nausea, Völlegefühl, Abdominalschmerzen). Vor allem nach hohen Dosen an Cimetidin können als seltene Nebenwirkungen Gynäkomastie, Potenzstörungen und Verwirrtheitszustände auftreten. Durch Hemmung des Enzyms Cytochrom-P450 können Cimetidin und in geringerem Ausmaß auch Ranitidin die Serumspiegel von Phyenytoin, Lidocain, Procainamid, Theophyllin und Warfarin steigern.

Protonenpumpen-Inhibitoren (PPI)

Protonenpumpen-Inhibitoren (PPI) sind die effektivsten Wirkstoffe in der GERD-Behandlung. PPI sind basische **Prodrugs** (Benzimidazole), die nach Absorption im Dünndarm (aus der magensaftresistenten Arzneiform) im sauren Milieu der Belegzellen akkumulieren und säurekatalytisch in die aktive zyklische Sulfenamidstruktur überführt werden. Durch Ausbildung einer Disulfidbrücke mit einem Cystein-Rest werden die Protonenpumpen irreversibel inaktiviert. Die Wiederherstellung der Säuresekretion erfordert daher die Neusynthese von Na^+/K^+-ATPase-Protein. Dieser Prozess dauert 1–4 Tage. Sowohl Mahlzeitenstimulierte als auch basale Säuresekretion werden vollständiger und länger inhibiert als durch H_2RA. Toleranzeffekte werden nicht beobachtet. Nach einer Standarddosis setzt die Wirkung nach 4–6 Stunden ein. Der intragastrale pH liegt für 10–14 Stunden über 4. Die Wirksamkeit ist am besten, wenn PPI nüchtern vor einer Mahlzeit verabreicht werden. Die gemeinsame Gabe mit H_2RA vermindert die Wirkung der PPI. 80–95% der GERD-Patienten erfahren unter PPI (eine Dosis pro Tag vor dem Frühstück) eine Symptomverbesserung und Abheilung einer erosiven Ösophagitis.

Die klinische Wirksamkeit der verschiedenen PPI zeigt leichte Unterschiede. Nach **Esomeprazol**[12] (40 mg) und **Lansoprazol**[13] (30 mg) bessert sich Sodbrennen bei einer etwas größeren Zahl an Patienten (etwa 3%) als nach **Omeprazol**[14] (20 mg), **Rabeprazol**[15] (20 mg) oder **Pantoprazol**[16] (40 mg). Mit Esomeprazol wird eine längere Erhöhung des Magen-pH und eine um 4–8% höhere Erosionsheilungsrate als mit den anderen PPI beobachtet. Weitere Dosissteigerung erhöht die langfristige Effektivität nicht. Durch Verteilung der Tagesdosis auf eine morgendliche und eine abendliche Gabe wird jedoch die intragastrale pH-Kontrolle (Zeitdauer pH >4) verbessert. Bei PPI-Nonrespondern kann meist durch eine höhere Dosis (z. B. 2-mal 40 mg Omeprazol/Tag) eine Wirkung erreicht werden. Unerwünschte Wirkungen sind selten, gelegentlich imponieren Durchfälle, ferner Schwindel, Müdigkeit und Kopfschmerzen. Nach dem Absetzen kann eine transiente Hypersekretion von Magensäure auftreten. PPI wie auch H_2RA führen zum Anstieg des Serumgastrins. Das Risiko für ein Gastrinom, ein Karzinoid, eine atrophische Gastritis oder ein intestinales Karzinom steigt dadurch jedoch nicht.

Die optimale GERD-Therapie besteht in der Anwendung von PPI. Stufentherapieschemata mit **Step-up-Algorithmen**, in denen zunächst Lebensstilmodifikationen, dann Antazida/Schleimhautprotektiva, Prokinetika, H_2RA und erst zuletzt PPI eingesetzt werden, sind ineffizient. Ähnliches gilt für **Step-down-Algorithmen**.

Bei 70% der Patienten unter PPI-Therapie (auch bei 2 Tagesdosen) sinkt der intragastrale pH während der Nacht für mindestens 1 Stunde unter 4 (sog. **nocturnal gastric acid breakthrough**, NAB). NAB ist i. d. R. asymptomatisch, die NAB-Kontrolle kann aber bei Hochrisikopatienten mit Grad IV-Ösophagitis klinisch relevant sein. In einigen Studien konnten NAB-Episoden durch zusätzliche Gabe von H_2RA zur Nacht reduziert werden. In anderen Studien war die PPI/H_2RA-Kombinationstherapie jedoch ohne Zusatznutzen. Bei schweren GERD-Formen ist meist eine lebenslange Therapie mit PPI erforderlich, während bei milden Formen nach 6 Wochen ein Auslassversuch unternommen werden kann.

21.1.2 Ulkus pepticum (*peptic ulcer disease*, PUD)

Das peptische Ulkus ist ein Mukosadefekt von ≥3 mm Durchmesser, der über die Lamina muscularis mucosae hinaus die Magen- oder Duodenalwand penetriert. Häufigste Ursache ist eine Infektion mit Helicobacter pylori (H. pylori). Bei mehr als 90% der Patienten mit Duodenalulkus (DU) und bei etwa 70% der Patienten mit Magenulkus (GU) wird H. pylori nachgewiesen.

---

[7] Tagamet®, H2 Blocker-ratiopharm®
[8] Zantic®, Ranitidin AL®
[9] Nizax®
[10] in den USA als Roxatidine® im Handel
[11] Pepdul®, Famotidin-ratiopharm®
[12] Nexium Mups®
[13] Agopton®
[14] Antra®, Omeprazol AbZ®
[15] Pariet®
[16] Rifun®, Pantozol®

Zweithäufigste Ursache ist die Einnahme von **nichtsteroidalen Antirheumatika** (NSAID). Seltenere Ursachen sind schwerer physiologischer Stress wie Verbrennungen, Schädeltrauma, Sepsis, Schock, chirurgische Eingriffe (Stressulkus) und hypersekretorische Zustände wie **Zollinger-Ellison-Syndrom**, antrale G-Zell-Hyperplasie und systemische Mastozytose. Die Lebenszeitprävalenz für PUD liegt bei 10%. Männer und Frauen sind gleichhäufig betroffen. Leitsymptome sind epigastrische Schmerzen, die 1–3 Stunden nach den Mahlzeiten oder auf leeren Magen auftreten und durch Nahrungsaufnahme gebessert werden. Bis zu 40% der Ulkuspatienten sind asymptomatisch.

H. pylori-assoziierte PUD

20–50% der Bevölkerung in den Industrieländern und mehr als 80% in den Entwicklungsländern sind mit H. pylori infiziert. Die Infektion wird typischerweise in der Kindheit erworben. Die Übertragung erfolgt fäkal-oral. H. pylori verursacht bei allen infizierten Personen eine chronische histologische Gastritis, die meistens asymptomatisch bleibt. Nur 10–20% der infizierten Personen entwickeln Ulzera. Die häufigsten Lokalisationen für Ulzera sind Duodenum und Antrum. Eine H. pylori-Infektion ist ferner ätiologisch in der Expansion maligner gastrointestinaler Lymphome aus MALT-Gewebe (**mucosa associated lymphoid tisssue**) beteiligt. Bei Vorliegen einer atrophischen Gastritis erhöht die Besiedlung des Magens mit H. pylori das Risiko für die Entwicklung eines Magenkarzinoms. Der Nachweis einer H. pylori-Infektion erfolgt histologisch aus Mucosabiopsiematerial mittels Ureasetest (Goldstandard) oder nichtinvasiv mittels Harnstoff-Atemtests, Serumantikörper- oder Stuhlantigentests (Sensitivität und Spezifität jeweils 90%).

Bei alle PUD-Patienten mit gastroduodenalen Ulzera ist ein Test auf H. pylori-Infektion indiziert. Die Eradikationsbehandlung folgt dem Prinzip »treat once successfully«. Die **First-line-Therapie** erfolgt mit einer Dreierkombination aus einem antisekretorischem und zwei antimikrobiellen Arzneimitteln. Als effektive **Tripeltherapie** hat sich die Kombination aus **Omeprazol**, **Amoxicillin**[17] und **Clarithromycin**[18] über 10–14 Tage erwiesen. Die Eradikationsquoten liegen nach **Intention-to-treat-Analysen** bei 80%. Eine Therapiedauer von 14 Tagen ist mit einer 7–9 Prozentpunkte höheren Eradikationsquote verbunden als die 7-tägige so genannte **französische Tripeltherapie**. Omeprazol kann wirkungsäquivalent gegen andere PPI ausgetauscht werden: Lansoprazol, Pantoprazol, Rabeprazol oder Esomeprazol. Tripelregimes mit H_2RA an Stelle von PPI haben dagegen etwa 10% niedrigere Ulkusheilungsraten. Clarithromycin kann äquieffektiv durch **Metronidazol**[19] ersetzt werden.

Dosierung

Omeprazol:
- 2-mal 20 mg/Tag.

Amoxicillin:
- 2-mal 1 g/Tag.

Clarithromycin:
- 2-mal 500mg/Tag.

Lansoprazol:
- 2-mal 30 mg/Tag.

Pantoprazol:
- 2-mal 40 mg/Tag..

Rabeprazol:
- 1-mal 20 mg/Tag.

Esomeprazol:
- 2-mal 20 mg/Tag.

Metronidazol:
- 2-mal 500 mg/Tag.

Nichtansprechen der Initialtherapie (10–20% der Fälle) beruht meist auf einer primären oder sekundären H. pylori-Resistenz gegenüber der antimikrobiellen Therapie. Die primäre Resistenz von H. pylori gegen Clarithromycin beträgt 10% und gegen Metronidazol 20–30%. Resistenzen gegenüber Amoxicillin sind bislang selten. Somit werden für die Initialtherapie keine Clarithromycin-Metronidazol-Kombinationen empfohlen. Eine allgemein anerkannte optimale **Second-line-Therapie** existiert nicht. Die Therapie erfolgt in der Regel empirisch. Eine H. pylori-Kultur mit anschließender Testung auf Antibiotika-Sensitivität wird nur nach Versagen der Second-line-Therapie empfohlen. Bei Nichtansprechen der **First-line-Kombination** aus PPI-Amoxicillin-Clarithromycin wird meist eine Bismut-basierte **Quadrupeltherapie** aus PPI (2 Standarddosen pro Tag), **Bismutsubnitrat**[20], Metronidazol und Tetracyclin durchgeführt. Hiermit werden bei Nonrespondern Eradikationsraten von nahezu 80% erreicht. Zwischen 7- und 14-tägigen Behandlungregimes bestehen keine Unterschiede. Der guten Wirksamkeit steht eine relativ hohe Rate von Nebenwirkungen entgegen: metallischer Geschmack, Übelkeit, Erbrechen, schwarzer Stuhl sowie eine mögliche Neurotoxizität durch Resorption des Bismuts. Neuere Studien suggerieren, dass durch Austausch von PPI und Bismut gegen **Ranitidin-Bismutcitrat**[21] bei initialen Nonrespondern gleich hohe Eradikationsquoten bei weniger Nebenwirkungen erzielt werden können. Bei Versagen der First-line-Kombination aus PPI-Amoxicillin-Metronidazol hat sich die Zweitbehandlung mit PPI-Amoxicillin-Clarithromycin als ebenso effektiv erwiesen wie die Bismut-haltige Quadrupeltherapie (75% vs. 71% Responder). Bei gleichzeitig Makrolid- und Nitroimidazol-resistenten H. pylori-Stämmen oder Patienten mit mehreren erfolglosen Eradikationsversuchen gilt derzeit die Behandlung mit PPI, Amocixillin und **Rifabutin**[22] über 14 Tage als wirksamste Kombination mit Eradikationsraten von 60–70%. Aufgrund dokumentierter (reversibler) Myelotoxizität (Leukopenie,

---

[17] Amoxypen®, Amoxi-1A Pharma®
[18] Klacid®, Clarithromycin-ratiopharm®
[19] Arilin®, Clont oral®
[20] Angass®
[21] in den USA als TRITEC® im Handel
[22] Alfacid®

Thrombopenie) und der möglichen Induktion multiresistenter Stämme von Myocobaterium tuberculosis sollte Rifabutin in der H. pylori-Eradikation nur als Reservemittel eingesetzt werden. Nach erfolgreicher H. pylori-Eradikation ist im Allgemeinen keine weitere Therapie nötig. Die Ulkusrezidivrate sinkt von über 50% vor Therapie auf unter 5% pro Jahr nach Eradikation.

Dosierung

Bismutsubnitrat:
- 4-mal 120 mg/Tag.

Metronidazol:
- 3-mal 500 mg/Tag.

Tetracyclin:
- 4-mal 500 mg/Tag.

Ranitidin-Bismutcitrat:
- 2-mal 400 mg/Tag.

Rifabutin:
- 300 mg/Tag.

Tab. 21.1. Empfohlene Behandlungsoptionen zur Eradikation von Helicobacter pylori

Therapieregime	Dosierung [mg/Tag]	Behandlungs-dauer [Tage]	Eradikations-quote [%]
First-line-Therapie			
Protonenpumpe-hemmer	2-mal 20–40	(10–)14	80
Amoxicillin	2-mal 20–40		
Clarithromycin, Metronidazol	2-mal 500		
Second-line-Therapie			
Protonenpumpe-hemmer	2-mal 20–40	7(–14)	80[a]
Bismutsubnitrat	4-mal 120		
Metronidazol	3-mal 500		
Tetracyclin	4-mal 500		
Ranitidin-Bismutcitrat	2-mal 400	14	80[a]
Clarithromycin	2-mal 500		
Tinidazol[23]	2-mal 500		
»Rescue«-Therapie			
Protonenpumpe-hemmer	2-mal 20–40	10–14	60–70[b]
Amoxicillin	2-mal 1000		
Rifabutin	1-mal 300		

[a] bei Nichtansprechen der First-line Therapie; [b] wirksam auch bei multiresistenten H. pylori-Stämmen.

Eradikationsbehandlung das Magenkarzinom-Risiko verringert werden kann. In einer ersten, kürzlich abgeschlossenen placebokontrollierten Studie hatte die H. pylori-Eradikation keinen signifikanten Effekt auf die Karzinominzidenz.

Antiphlogistika-assoziierte Ulzera

Die Prävalenz von PUD unter chronischer Therapie mit nichtsteroidalen Antiphlogistika/Antirheumatika (NSAID) liegt bei 15–30%. Die Pathogenese NSAID-induzierter gastroduodenaler Schleimhautläsionen beruht überwiegend auf einer systemischen Hemmung der Prostaglandinsynthese. Dadurch werden die mucosaprotektiven Faktoren – die Sekretion von Schleim und Bicarbonat, die Schleimhautdurchblutung und die Epithelproliferation – abgeschwächt und die Mucosaresistenz sinkt. Eine topische Magenschleimhautschädigung durch die Säureeigenschaft mancher NSAID spielt dagegen nur eine untergeordnete Rolle. Risikofaktoren sind: Alter über 60 Jahre, positive Ulkusanamnese, gleichzeitige Einnahme von Glucocorticoiden oder Antikoagulanzien, hohe NSAID-Dosen, schwere Systemerkrankungen sowie eine Infektion mit Helicobacter pylori (H. pylori). Prospektive, randomisierte Studien zeigen, dass das Risiko NSAID-induzierter Ulzera in NSAID-naiven Patienten durch eine H. pylori-Eradikation um 30–40% gesenkt werden kann.

Sowohl in der Behandlung der NSAID-bedingten GI-Symptome wie der Dyspepsie als auch in der Therapie der gastroduodenalen Ulzera sind PPI wirksamer als H_2RA, Sucralfat oder das Prostaglandin E_1-Analogon **Misoprostol**[24]. Können NSAID nicht abgesetzt werden, so ist eine wirksame **Ulkusprävention** durch Kombination mit PPI oder Misoprostol möglich. PPI und Misoprostol sind äquipotent. Sie reduzieren das Ulkusrisiko um 50%. Unter den erforderlichen Misoprostoldosen treten jedoch häufiger unerwünschte Wirkungen auf, insbesondere Diarrhoen und Abdominalkrämpfe. H_2RA oder Sucralfat haben dagegen keine oder nur marginale Ulkusprotektive Effekte.

Dosierung

Misoprostol:
- 3- bis 4-mal 200 µg/Tag.

Der Einsatz von selektiven Antagonisten der Cyclooxygenase-2 (COX-2-Hemmer) anstelle der klassischen unselektiven Cyclooxygenase-Hemmstoffe wie **Diclofenac**[25] oder **Naproxen**[26] senkt das Ulkusrisiko in äquieffektiven antirheumatischen Dosen um etwa 50%. Allerdings steigt das Risiko schwerer kardiovaskulärer Ereignisse unter COX-2-Hemmern. Unter **Valdecoxib**[27] sind le-

[23] in Großbritannien als Fasigyn® im Handel
[24] Cytotec®
[25] Voltaren®, Diclac®
[26] Proxen®, Naproxen Stada®
[27] Bextra®

bensbedrohliche Hautreaktionen beschrieben. Nach der Marktrücknahme von **Rofecoxib**[28] (im Jahr 2004) und Valdecoxib (im Jahr 2005) sind in Deutschland zurzeit nur noch **Celexocib**[29] und das neu zugelassene **Etoricoxib**[30] im Handel.

Stressabhängige Schleimhauterkrankung (*stress-related mucosal disease*, SRMD)

Stressinduzierte Mucosaerosionen und Stressulzera treten vor allem im Corpus- und Fundus-Bereich des Magens auf. SRMD entwickelt sich bei GI-Ischämie. Hauptrisikofaktoren sind mechanische Beatmung über mehr als 48 Stunden sowie Coagulopathien und Schock. Etwa 4% der Patienten mit Risikofaktoren entwickeln eine schwere SRMD mit klinisch manifester Blutung. Die Mortalität beträgt etwa 50%. Das Risiko stressinduzierter Blutungen kann durch die Prophylaxe mit H_2RA und PPI reduziert werden. Die intravenöse Applikation von H_2RA senkt klinisch relevante Blutungen um etwa 50%. Durch kontinuierliche Infusion lässt sich eine bessere Kontrolle des intragastralen pH-Wertes erreichen als durch intermittierende Bolusgaben, jedoch entwickelt sich sowohl bei wiederholter als auch bei kontinuierlicher i. v.-Gabe innerhalb von 72 Stunden eine Toleranz. PPI (i. g. oder i. v.) senken die Prävalenz von gastralen Blutungen stärker als H_2RA. Eine Toleranz tritt hierbei nicht auf. Neuere kontrollierte Studien zeigen, dass Sucralfat das Blutungsrisiko nicht vermindert. Frühere Annahmen, dass durch die persistente Erhöhung des intragastralen pH das Risiko nosokomialer Pneumonien steigt, ließen sich ebenfalls nicht bestätigen. Trotz effektiver Reduktion von Blutungsrisiken konnte bislang für keine SRMD-Prophylaxe eine Senkung der Mortalität nachgewiesen werden.

> **Dosierung**
>
> **Sucralfat:**
>
> - 4- bis 6-mal 1 g/Tag (i. g. oder p. o.).

21.1.3 Funktionelle Dyspepsie (*non-ulcer dyspepsia*, NUD)

Nach den Rom-Konsensuskriterien liegt eine NUD vor, wenn im Bereich des oberen Abdomens seit mindestens 3 Monaten chronische oder wiederkehrende Schmerzen oder Befindlichkeitsstörungen auftreten, ohne dass klinische, biochemische, endoskopische oder ultrasonografische Befunde einer organischen Erkrankung diese Symptome zu erklären vermögen. Die Pathogenese der NUD ist weitgehend unbekannt, das Auftreten dyspeptischer Symptome ist jedoch häufig mit einer verminderten antralen Motilität, eingeschränkter postprandialer Fundusrelaxation oder viszerogastraler Hypersensitivität assoziiert. NUD ist die häufigste Ursache für obere gastrointestinale Beschwerden; die Prävalenzen in verschiedenen Populationen variieren jedoch erheblich (7–41%). Frauen sind 2- bis 3-mal häufiger betroffen als Männer. Obwohl NUD eine Ausschlussdiagnose darstellt, wird eine Ösophagogastroduodenal-Endoskopie zum Ausschluss organischer Ursachen nur für chronische Dyspepsie-Patienten über 45 Jahren oder H. pylori-positive Patienten empfohlen.

Die Therapie erfolgt empirisch. Eine Stratifizierung der Behandlung nach Reflux-, Dysmotilitäts- und Ulkusartigen Dyspepsieformen hat sich aufgrund der Koinzidenz der Symptome als ungeeignet erwiesen. Antazida, Sucralfat, Bismutsalze und Misoprostol sind ohne klinisch relevante Wirkung. Kontrollierte Studien zur Wirkung von Prokinetika bei NUD existieren überwiegend zum nicht mehr erhältlichen Cisaprid, für das ein geringer Nutzen gezeigt wurde. Die Studienlage zu Domperidon und Metoclopramid ist unzureichend, eine klinisch relevante Wirkung scheint jedoch fraglich. Für die Wirksamkeit einer antisekretorischen Therapie mit H_2RA oder PPI liegen Hinweise aus mehreren kontrollierten Studien vor, obwohl Magensäure keinen entscheidenden Faktor in der Ätiologie der NUD zu spielen scheint. Die Ansprechquoten sind allerdings gering und liegen in der Größenordnung von 10–20%. Unterschiede in der Wirksamkeit von H_2RA und PPI ließen sich bislang nicht nachweisen.

! Nur wenige NUD-Patienten mit H. pylori-Infektion profitieren von einer Eradikationtionsbehandlung. Die Erfolgsquote (persistente Symptomfreiheit nach 1 Jahr) liegt unter 10%.

21.2 Erkrankungen des unteren Gastrointestinaltraktes

21.2.1 Reizdarmsyndrom (*irritable bowel syndrom*, IBS)

Wie NUD ist IBS eine Ausschlussdiagnose, die aufgrund eines charakteristischen Symptomkomplexes gestellt wird. Leitsymptome sind nach den Rom II-Konsensuskriterien abdominelle Schmerzen oder Beschwerden während mindestens 12 Wochen innerhalb der letzten 12 Monate, die sich nicht durch strukturelle oder biochemische Abnormalitäten erklären lassen. Differentialdiagnostisch müssen u. a. Laktasemangel, Kolonkarzinome, Divertikulitis, mechanische Obstruktionen, chronisch-entzündliche Darmerkrankungen, enterale Ischämie, Maldigestion, Malabsorption und Endometriose ausgeschlossen werden. Nach der vorherrschenden Manifestation unterscheidet man **Durchfall-, Obstipations- und Abdominalschmerz-dominierte IBS-Subtypen**. Die genaue Pathogenese von IBS ist unbekannt, jedoch

[28] VIOXX®
[29] Celebrex®
[30] Arcoxia®
[31] Buscopan®, BS-ratiopharm®
[32] Duspatal®, Mebemerck®

wurden Abnormalitäten in der Darmmotilität, viszerale Hypersensitvität und psychosoziale Faktoren für die IBS-Entwicklung verantwortlich gemacht. Vor kurzem wurden bei IBS-Patienten Störungen der enteralen serotonergen Neurotransmission als zentraler Pathomechanismus postuliert. Die Lebenszeitprävalenz von IBS liegt bei 15–20%, Frauen sind etwa doppelt so häufig wie Männer betroffen. IBS ist die zweithäufigste Ursache für Krankmeldungen in den westlichen Industrieländern.

Basierend auf unterschiedlichen Vorstellungen zur Ätiologie erfolgt die Behandlung des Abdominalschmerz-dominierten IBS traditionell mit Spasmolytika/Anticholinergika (**Butylscopolaminiumbromid**[31], **Mebeverin**[32], **Dicyclomin**[33]) oder trizyklischen Antidepressiva (**Amitriptylin**[34], **Desipramin**[35], **Doxepin**[36]), die ebenfalls anticholinerge Eigenschaften besitzen. Das Obstipations-dominierte IBS wird mit Ballaststoffen, osmotischen Laxanzien oder Prokinetika (Domperidon) und das Durchfall-dominierte IBS mit dem Antidiarrhoikum (Loperamid (► Kap. 21.2.3) behandelt. Nichtmedikamentöse Maßnahmen beinhalten Ernährungsumstellungen und Verhaltenstherapien. Allein Antidepressiva erwiesen sich als effektiv in der Verbesserung der Gesamt-IBS-Symptomatik (in einer Metaanalyse aus 12 Studien lag die **number needed to treat** (NNT) bei 4), jedoch berichten 70% der Patienten über Nebenwirkungen. Mit den anderen Behandlungen lassen sich zwar einzelne Symptome des IBS verbessern, jedoch kommt es nicht zu einer globalen Verbesserung des Symptomenkomplexes. Daher kann keine dieser Interventionen für eine zuverlässige Therapie des IBS empfohlen werden.

Studien mit zwei neueren Arzneistoffen zeigen hingegen konsistent globale Symptomverbesserungen. Der Serotonin-$5HT_3$-Rezeptorantagonist Alosetron[37] wird erfolgreich bei IBS mit Durchfall eingesetzt (NNT = 7) und der partielle $5HT_4$-Agonist Tegaserod[38] bei IBS mit Obstipation (NNT = 11). Die Wirksamkeit beider Substanzen wurde allerdings bislang (mit Ausnahme einer Studie) nur bei Frauen gezeigt. Die häufigste unerwünschte Wirkung von Alosetron ist eine Obstipation (20–40%). In seltenen Fällen wurde unter Alosetron-Therapie eine ischämische Kolitis berichtet, die eine breite Anwendung limitieren. Die häufigsten unerwünschten Ereignisse durch Tegaserod sind Diarrhoe (10%), Kopfschmerzen (8%), Abdominalschmerzen (7%) und Flatulenz (6%). Bislang traten keine Fälle von ischämischer Kolitis auf, und im Gegensatz zu Cisaprid wurden keine QT-Intervall-Verlängerungen im EKG beobachtet.

Dosierung

Alosetron:
- 1- bis 2-mal 1mg/Tag.

Tegaserod:
- 2-mal 6mg/Tag.

21.2.2 Obstipation

Eine chronische Obstipation liegt nach den **Rom II-Konsensuskriterien** vor, wenn seit wenigstens 12 Wochen innerhalb der letzten 12 Monate Symptome harter Stuhlkonsistenz, erschwerter Stuhlentleerung (»Pressen«), unvollständiger Entleerung oder verminderter Stuhlfrequenz (weniger als 3 Stühle pro Woche) beobachtet wurden. Die Prävalenz der Obstipation wird in den westlichen Ländern auf 20% geschätzt. Frauen sind häufiger betroffen als Männer; Kinder und ältere Personen häufiger als jüngere Erwachsene. Klinische Subkategorien sind die **Normal-Transit-Obstipation** (»funktionelle« Obstipation, 59% der Patienten), Defäkationsstörungen (Outlet-Obstipation, 25%), **Slow-Transit-Obstipation** (13%, betroffen sind vor allem junge Frauen) und Kombinationen aus Defäkationsstörungen und **Slow-Transit-Obstipation** (3%). Bei der Normal-Transit-Obstipation imponieren Symptome unvollständiger und erschwerter Stuhlentleerung ohne verlängerte Kolonpassagezeit und verminderte Stuhlfrequenz. Bei den Defäkationsstörungen ist die rektale Evakuation beeinträchtigt; meist liegt eine Dysfunktion der Beckenbodenmuskulatur (unzureichende Relaxation des Musculus puborectalis) oder der Analsphinkter vor. Die Slow-Transit-Obstipation ist durch eine verzögerte Kolonpassage charakterisiert. Sekundäre Formen der Obstipation haben ihre Ursache in metabolischen Erkrankungen (z. B. Diabetes mellitus, Hypothyreose), neurologischen Erkrankungen (zentral: z. B. multiple Sklerose, Morbus Parkinson; peripher: z. B. Morbus Hirschsprung) oder Schädigungen der Darmmuskulatur (z. B. Amyloidose) oder sind auf die Einnahme von Medikamenten zurückzuführen (insbesondere Anticholinergika, Opioide, Antidepressiva, Antiepileptika, Diuretika, Aluminium-Antazida).

Initialtherapie der Obstipation

In der **Initialtherapie der Obstipation** nimmt eine Steigerung der Ballaststoffzufuhr im Wege einer Ernährungsumstellung (auf mindestens 20–40 g pro Tag) oder durch Verwendung von natürlichen oder synthetischen Ballaststoff-Supplementen (4–20 g pro Tag) den wichtigsten Stellenwert ein. Ohne klinischen Nutzen scheinen dagegen die Erhöhung der Flüssigkeitszufuhr (außer bei dehydrierten Patienten) oder die Steigerung der körperlichen Aktivität.

Ballaststoffe

Ballaststoffe sind organische Polymerverbindungen, die der Digestion und Absorption im Dünndarm entgehen; sie bewirken eine Zunahme des Stuhlvolumens und eine Lockerung der Stuhl-

[33] u. a. in den USA als Dioscyamine hydrochloide® im Handel
[34] Saroten®, Amitriptylin-neuraxpharm®
[35] Petylyl®
[36] Aponal®, doxepin-biomo®
[37] in den USA als Lotronex® zugelassen
[38] in den USA als Zelnorm® zugelassen

konsistenz und beschleunigen dadurch die Kolonpassage. Unlösliche, von den Kolonbakterien nicht oder nur teilweise spaltbare Ballaststoffe wie Cellulose, Hemicellulosen (z. B. in Weizenkleie) und Lignine sowie synthetische Hydrokolloide wie **Methylcellulose**[39] und **Polycarbophil**[40] steigern das Stuhlvolumen auf direktem Wege durch ihre Wasserbindungskapazität (Quellung oder Gelbildung); lösliche, von den Darmbakterien abbaubare Ballaststoffe wie Pektine, Schleimstoffe (z. B. in **Flohsamen**[41] und Leinsamen), Pflanzengummen, Alginate und resistente Stärke indirekt über eine Vermehrung der Bakterienzellmasse im Kolon. Die Erfolgsraten einer Ballaststofftherapie sind bei der **Normal-Transit-Obstipation** am höchsten (58%). Defäkationsstörungen (37%) und **Slow-Transit-Obstipation** (20%) sprechen hingegen nur unzureichend an; die Propulsion und Evakuation der vergrößerten Stuhlmengen kann die Symptomatik in diesen Fällen auch verschlechtern. Häufige unerwünschte Wirkungen sind verminderter Appetit, Druck- und Völlegefühl im Abdomen sowie Flatulenz; bei unzureichender Flüssigkeitszufuhr besteht Ileusgefahr. Gegenüber bakteriellem Abbau vollständig resistente Ballaststoffe, wie Polycarbophil, verursachen durch die fehlende Darmgasbildung seltener Nebenwirkungen. Eine schrittweise Auftitrierung der Dosis kann die gastrointestinalen Nebenwirkungen ebenfalls reduzieren. Unter Flohsamen wurden zusätzlich allergische Reaktionen (einschließlich Asthma und Anaphylaxie) beobachtet.

Bei mangelndem Effekt der Ballaststoffe finden häufig **osmotisch wirkende Laxanzien** Verwendung, die aufgrund fehlender enteraler Absorption durch ihren osmotischen Druck Wasser im Darmlumen retinieren und dadurch die Eindickung der Fäces verhindern und die Transitzeit verkürzen. Hierzu zählen die salinischen Laxanzien, schwer absorbierbare Disaccharide und Zuckeralkohole wie Lactulose und Sorbitol sowie die Polyethylenglycole. Als **salinische Laxanzien** kommen Salze unvollständig absorbierbarer Kationen (Magnesium) und Anionen (Sulfat und Phosphat) zum Einsatz; **Magnesiumsulfat** (Bittersalz) oder **Natriumsulfat** (Glaubersalz) oft in typischen Einzeldosen von 5–20 g. **Natriumphosphat-Lösungen**[42] werden meist zur Kolonentleerung vor operativen und diagnostischen Eingriffen eingesetzt. Die Wasserretention ist proportional zur Zahl der luminalen Ionen, aber unabhängig von der Tonizität der eingenommenen Lösungen, da sich durch die hohe Wasserpermeabilität im Jejunum rasch ein osmotisches Gleichgewicht (Gewebsisotonizität) einstellt. Die Wirkung setzt nach 2–6 h ein. Häufige unerwünschte Wirkungen sind Übelkeit, Erbrechen, Völlegefühl und Abdominalschmerzen. Wegen der partiellen Absorption der Ionen im Dünndarm (Magnesium 7%, Sulfat und Phosphat ≥50% der verabreichten Dosis) besteht vor allem bei Niereninsuffizienz das Risiko einer Elektrolytüberladung: Unter Magnesium-Salzen kann eine Hypermagnesämie mit verminderter neuromuskulärer Erregbarkeit (u. a. Darmatonie, fäkale Inkontinenz) auftreten; orale Phosphat-Salze können Hyperphosphatämie und Hypocalcämie mit gesteigerter neuromuskulärer Erregbarkeit verursachen. Unter langfristiger Einnahme von Natriumsulfat kann es zu Hypernatriämie und Hypervolämie kommen. **Lactulose**[43] ist ein osmotisch aktives synthetisches Disaccharid aus Galactose und Fructose, das den Dünndarm unverändert passiert; im Kolon wird es bakteriell in ebenfalls osmotisch aktive kurzkettige Fettsäuren gespalten. Übliche Einzeldosen betragen 10–20 g. Die Wirkung setzt mit einer Verzögerung von 8–12 h ein. Aufgrund der exzessiven Darmgasbildung (1 Liter pro 10 g Lactulose) sind Abdominalschmerzen, Meteorismus und Flatulenz häufige Nebenwirkungen, die bis zum Therapieabbruch führen können. Der Zuckeralkohol **Sorbitol** ist in gleicher Dosierung (10–20 g) ebenso effektiv wie Lactulose, zeigt aber auch das gleiche Nebenwirkungsprofil. **Polyethylenglycole** (= Macrogole) gehören zu den Polymeren, deren osmotische Aktivität der Zahl der monomeren Einheiten proportional ist. Als Laxanzien werden hochmolekulare Polyethylenglycole mit relativen Molmassen von 3350[44] und 4000[45] in üblichen Einzeldosen von 10–40 g eingesetzt; sie werden im Gastrointestinaltrakt nicht absorbiert, sind metabolisch inert und werden von den Kolonbakterien nicht gespalten. In isoosmolarer Dosierung verkürzen Polyethylenglycole die Kolonpassage effektiver als Lactulose; wegen der fehlenden Darmgasbildung treten unerwünschte Wirkung deutlich seltener auf. Nach derzeitigem Stand stellen Polyethylenglycole daher das osmotische Laxans der Wahl dar. Bei Defäkationsstörungen kommen als osmotische Laxanzien häufig Suppositorien oder Klistiere mit **Glycerol**[46], **Sorbitol**[47] oder **Phosphat-Salzen**[48] zum Einsatz, die im Kolon nicht absorbiert werden. Die Wirkung setzt üblicherweise innerhalb von 30 min ein. Bei Vorliegen einer medikamenteninduzierten Obstipation bilden osmotische Laxanzien (insbesondere Polyethylenglycole oder Lactulose) die Grundlage der Therapie.

Stuhlerweichende Laxanzien (= Lubrikanzien)

Als **stuhlerweichende Laxanzien (= Lubrikanzien)** stehen **Docusat-Salze**[49] und **Paraffinöl**[50] zur Verfügung. Für das anionische Tensid Docusat fehlen jedoch ausreichende Wirksamkeitsnachweise. Paraffinöl zeigt in üblichen Einzeldosen von 5–15 ml eine gute Wirksamkeit; es wird meist adjuvant bei unzureichender Effektivität von osmotischen oder stimulierenden Laxanzien angewandt. Paraffinöl bildet einen Gleitfilm auf den Fäces und erleichtert dadurch die Kolonpassage und die Absetzbarkeit des Stuhls;

---

[39] in den USA als Citrucel® im Handel
[40] u. a. in den USA und Österreich als Fibercon® im Handel
[41] Metamucil®, Mucofalk®
[42] Fleet®
[43] Bifiteral®, Lactulose 1A-Pharma®
[44] Movicol®
[45] Laxofalk®
[46] MILAX®, Glycilax®
[47] Yal®
[48] Klysma-Salinisch®, Practo-Clyss®
[49] Bestandteil von Norgalax®
[50] Obstinol®

die Wirkung setzt nach 8–12 h ein. Aufgrund seiner Nebenwirkungen ist Paraffinöl jedoch für den Dauergebrauch bedenklich: Es beeinträchtigt die Absorption von fettlöslichen Vitaminen und Arzneistoffen. Durch enterale Absorption können in der intestinalen Mucosa und den regionalen Lymphknoten Fremdkörpergranulome entstehen und eine versehentliche Aspiration kann eine Lipoidpneumonie mit progressiver Fibrosierung auslösen. Zudem kommt es auch bei analer Kontinenz zum Aussickern.

Stimulierende (= antiabsorptiv und sektragog wirkende) Laxanzien

Stimulierende (= antiabsorptiv und sektragog wirkende) Laxanzien kommen bei schweren Formen der Obstipation zur Anwendung. Sie fördern die intestinale Motilität und beeinflussen den mucosalen Transport; die Absorption von Natrium und Wasser (u. a. durch Inhibition der Na^+/K^+-ATPase) wird gehemmt; die Sekretion von Natrium, Chlorid, Kalium und Wasser in das Darmlumen (u. a. durch Stimulierung der Synthese von Prostaglandin E_2) gesteigert. Gebräuchlich sind die synthetischen Diphenylmethan-Derivate **Bisacodyl**[51] und **Natriumpicosulfat**[52] in Einzeldosen von 5–15 mg und die pflanzlichen Anthranoide (insbesondere Sennespräparate, z. B. **Natriumpicosulfat**[53]) in Einzeldosen von 150–300 mg. Bisacodyl wird von endogenen Esterasen in die phenolische Wirkform hydrolysiert; es wirkt auf Dünndarm und Kolon. Natriumpicosulfat und Anthranoide werden durch Darmbakterien in die aktive Form überführt; ihre Wirkung ist auf das Kolon beschränkt. Der laxierende Effekt tritt typischerweise nach 6–8 h ein. Als unerwünschte Wirkungen dominieren Magenbeschwerden und Abdominalkrämpfe. Stimulierende Laxanzien standen im Verdacht bei chronischer Anwendung durch Schädigung des Plexus myentericus die Entwicklung einer Kolonatonie (**Colon catharale**) zu fördern; dies erscheint jedoch nach neueren Studien als unwahrscheinlich. Bei lang dauerndem Gebrauch von Anthranoiden kommt es durch Akkumulation apoptotischer Epithelzellen zu einer bräunlichen Pigmentierung der Kolonmucosa (Melanosis coli). Hierbei handelt es sich um eine reversible, benigne Veränderung, die nicht mit dem Auftreten von Kolonkarzinomen assoziiert ist. **Rizinusöl**[54] wirkt als stimulierendes Drastikum auf Dünndarm und Dickdarm. Es wird durch intestinale Lipasen zu Ricinolsäure hydrolysiert, die durch Hemmung der intestinalen Wasserabsorption, Steigerung der Mukosapermeabilität und Aktivierung der intestinalen Motorik (u. a. durch Freisetzung von Neurotransmittern aus enterochromaffinen Zellen in der Mucosa) für die laxierende Wirkung verantwortlich ist. Dosen von 30–60 ml produzieren innerhalb von 2–4 Stunden eine vollständige Entleerung. Abdominalkrämpfe und schwere Durchfälle limitieren jedoch die chronische Anwendung; Rizinusöl wird daher üblicherweise nur noch zur Darmentleerung vor diagnostischen oder operativen Eingriffen eingesetzt. Vor allem bei Defäkationsstörungen finden Suppositorien mit Bisacodyl (5–10 mg) Verwendung. Sie wirken topisch auf das Darmnervensystem und lösen innerhalb von 15–20 min eine Defäkation aus.

Tab. 21.2. Stufentherapie der chronischen Obstipation

Normal-Transit- und Slow-Transit-Obstipation
1. Ballaststoffe (Weizenkleie, Polycarbophil u. a.)
2. osmotische Laxanzien (Polyethylenglycol oder Lactulose); gegebenenfalls zusätzlich Lubrikanzien (Paraffinöl)
3. stimulierende Laxanzien (Bisacodyl u.a.) ; gegebenenfalls zusätzlich Lubrikanzien (Paraffinöl)
4. Prokinetika (Tegaserod)
Defäkationsstörungen
Ballaststoffe
Suppositorien und Klistiere mit osmotischen Laxanzien (Glycerol, Natriumphosphat)
Suppositorien mit stimulierenden Laxanzien (Bisacodyl)
Biofeedback
Injektion von Botulinustoxin A in den Musculus puborectalis
Bei unzureichender Wirkung werden mehrere Therapieoptionen kombiniert. Für Patienten, die gegenüber Ballaststoffen, osmotischen Laxanzien und Lubrikanzien refraktär sind, kommen stimulierende Laxanzien und Prokinetika in Betracht. Die Evidenz für die Wirksamkeit von Biofeedback und Botulinustoxin beruht bisher nur auf unkontrollierten Studien. Bei Versagen der medikamentösen Therapie ist als ultima ratio eine kolorektale Chirurgie zu erwägen.

Besonders die stark wirkenden stimulierenden Laxanzien – aber auch alle anderen Laxanzien – können bei chronischem Gebrauch durch enterale Verluste von Natrium, Kalium, Calcium und Wasser zu Störungen des Elektrolythaushaltes führen. Der intestinale Natriumverlust kann über einen sekundären Hyperaldosteronismus zusätzlich einen renalen Kaliumverlust verursachen. Die Kaliumverluste vermindern die Darmmotilität und verstärken die Obstipation, sodass eine Toleranz gegenüber dem Laxans entstehen kann. Dieser Gefahr kann durch eine gleichzeitige Elektrolytsubstitution begegnet werden.

Die Bedeutung von Prokinetika in der Therapie der funktionellen Obstipation ist gering. Die Motilitätsfördernde Wirkung von Metoclopramid und Domperidon beschränkt sich im Wesentlichen auf Ösophagus und Magen. Unter Tegaserod zeigt sich eine moderate Verbesserung von Stuhlfrequenz und -konsistenz. Die Anwendung kommt insbesondere bei therapierefraktären Formen der **Slow-Transit-Obstipation** in Betracht.

51 Dulcolax®, Laxans-ratiopharm® Tabletten
52 Laxoberal®, Laxans-ratiopharm® Pico Tropfen
53 Liquidepur®
54 Laxopol®

Bei Defäkationsstörungen, die auf Spasmen der Beckenbodenmuskulatur beruhen, lässt sich durch lokale Injektion von Botulinustoxin Typ A eine länger anhaltende Symptomverbesserung erreichen. Der klinische Stellenwert dieser Therapie kann allerdings bislang nicht abgeschätzt werden. Für Biofeedback-Verfahren wird bei Defäkationsstörungen eine hohe Erfolgsquote von durchschnittlich 67% angegeben; jedoch ist die Wirksamkeit nicht durch kontrollierte klinische Studien belegt.

21.2.3 Diarrhoe

Eine Diarrhoe bei mitteleuropäischer Kost wird definiert als Anstieg des Stuhlgewichtes auf mehr als 250 g/Tag, meist verbunden mit einer erhöhten Stuhlfrequenz (>3/Tag) und flüssiger Stuhlkonsistenz. Ätiologisch werden osmotische Diarrhoen (Wasserretention durch nicht resorbierte osmotisch aktive Substanzen im Darmlumen), sekretorische Diarrhoen (vermehrte intestinale Wasser- und Elektrolytsekretion), durch Schädigungen der Darmmucosa bedingte Diarrhoen und durch gesteigerte intestinale Motilität verursachte Diarrhoen unterschieden.

Akute Diarrhoen

Akute Diarrhoen werden am häufigsten durch infektiöse Noxen (bakterielle Enterotoxine oder Mucosa-invasive Bakterien und Viren) verursacht. Dabei kommt es zu einer Hypersekretion von Wasser und Elektrolyten in das Darmlumen und/oder einer Schleimhautschädigung mit gestörter Resorption. Besonders gefährdet sind Kinder: weltweit sterben jährlich etwa 1,6 Millionen Kinder unter fünf Jahren an einer akuten Diarrhoe.

Die Therapie erfolgt primär durch orale Rehydratation mit **isotonen Glucose-Elektrolytlösungen**[55]. Reicht diese Maßnahme nicht aus, kann zur Reduktion der Stuhlfrequenz das peripher wirksame Piperidin-Opioid **Loperamid**[56] (Tagesdosis 4–12 mg) eingesetzt werden, das durch Bindung an µ-Opioid-Rezeptoren die die Darmmotilität hemmt und so die Passagezeit verlängert. Häufigste unerwünschte Ereignisse unter Loperamid sind Erbrechen und nach Absetzen eine kurzzeitige Obstipation. Aufgrund möglicher zentralnervöser Nebenwirkungen (Kopfschmerzen, Müdigkeit, Benommenheit, extrapyramidale Symptome) ist Loperamid für Kinder unter zwei Jahren nicht zugelassen. Als Alternative steht in Deutschland seit 2004 der Enkephalinase-Inhibitor **Racecadotril**[57] zur Verfügung, der intestinale Enkephaline (endogene Opioide) vor dem Abbau schützt, die durch Bindung an mucosale δ-Opioid-Rezeptoren die Wasser- und Elektrolytsekretion in das Darmlumen hemmen. Eine Hemmung der Darmmotilität wurde hingegen nicht beobachtet. Als unerwünschte Ereignisse dominieren Übelkeit, Erbrechen und Obstipation. Wegen fehlender zentralnervöser Störwirkungen ist Racecadotril zur Behandlung der akuten Diarrhoe bereits ab dem 3. Lebensmonat zugelassen. Für den Einsatz von **Adsorbenzien** (**medizinische** Kohle[58], Kaolin[59], Siliciumdioxid[60] oder Pektin[61]), **Adstringenzien** (Tannalbuminat[62]), **Darmantiseptika** (Ethacridinlactat[63]), **Hefelyophylisaten**[64] oder **Bakteriensuspensionen**[65] fehlt die klinische Evidenz.

> **Dosierung**
>
> **Loperamid:**
>
> ► Tagesdosis 4–12 mg.

Bei schweren Verlaufsformen der akuten Diarrhoe (Fieber >38.5°C, Exsikkose oder blutige Durchfälle) werden zusätzlich **Antiinfektiva** (Ciprofloxacin[66] oder Sulfamethoxazol-Trimethoprim[67]) eingesetzt. Bei hochgradiger Exsikkose (über 10%) muss eine parenterale Rehydratation mit Ringer-Lactat-Lösung, der 10–20 mmol/l Kalium zugesetzt werden, erfolgen.

Antibiotika-assoziierte Diarrhoe

Die **Antibiotika-assoziierte Diarrhoe** ist eine häufige Nebenwirkung der Therapie mit Antiinfektiva (2–7%). Ätiologisch steht eine Schädigung der normalen Darmflora mit Störungen des Kohlenhydrat-Metabolismus (vermehrte Bildung nicht resorbierbarer Zucker) und einer Zunahme der sekretorischen primären Gallensäuren im Vordergrund. Seltenere Ursachen (10–20% der Fälle) sind Entzündungen der Darmschleimhaut mit pathogenen Mikroorganismen, vor allem **Clostridium difficile**. Soweit vertretbar, sollte die antiinfektive Therapie beendet werden. Schwere Infektionen mit **Clostridium difficile** (pseudomembranöse Kolitis) bedürfen der antiinfektiven Behandlung: Erstwahlmittel ist **Metronidazol**[68]. Alternativ kommt **Teicoplanin**[69] zum Einsatz, das die geringste Resistenzentwicklung zeigt.

Chronische Diarrhoen

Chronische Diarrhoen (Dauer >2–3 Wochen) sind immer Symptom einer Grunderkrankung. Die Therapie richtet sich primär gegen die Grunderkrankung. Die symptomatische Behandlung erfolgt durch Flüssigkeits- und Elektrolytzufuhr sowie durch Gabe von Loperamid.

---

[55] Elotrans®, Infectodiarrstop® ORL
[56] Imodium®, loperamid von ct®
[57] Tiorfan®
[58] Kohle-Compretten®, Kohle-Hevert®
[59] Bestandteil von Kaopromt-H®
[60] Entero-Teknosal®
[61] Bestandteil von Diarrhoesan® und Kaoprompt-H®
[62] Tannalbin®
[63] Bestandteil von Tannacomp®
[64] Perenterol®, Omniflora Akut Hefe®
[65] Mutaflor®
[66] Ciprobay®, Ciprofloxazin STADA®
[67] Cotrim-1A Pharma®, Cotrim-ratiopharm®
[68] Clont®, Metronidazol-ratiopharm®
[69] Targocid®

21.2.4 Idiopathische chronisch-entzündliche Darmerkrankungen (*inflammatory bowel disease*, IBD)

Hauptvertreter der IBD sind die Colitis ulcerosa mit einer Prävalenz von weltweit 0.1–0.2% und der Morbus Crohn mit einer Prävalenz von 0.05–0.1%. Der Krankheitseintritt zeigt eine bimodale Altersverteilung, mit Gipfeln zwischen 15 und 25 und 55 und 65 Jahren. Männer und Frauen sind etwa gleich häufig betroffen. Ätiologisch wird eine Interaktion von genetischen Faktoren (z. B. Assoziationen von Mutationen im **CARD 15/NOD 2**- oder **OCTN 1**-Gen mit Morbus Crohn), Umweltfaktoren (z. B. hemmende Wirkung von Zigarettenrauchen auf Colitis ulcerosa, aber begünstigende Wirkung auf Morbus Crohn) und einer Immunstimulation angenommen. Zur Abgrenzung von IBS und zur Differentialdiagnose von Colitis ulcerosa und Morbus Crohn werden serologische Tests herangezogen (Bestimmung spezieller Autoantikörper: pANCA bei Colitis ulcerosa; ASCA und PAB bei Morbus Crohn).

Colitis ulcerosa

Colitis ulcerosa ist durch eine konfluente Entzündung der Mucosa charakterisiert. Sie beginnt typischerweise im Rektum und breitet sich nach proximal aus. Isolierte Proktitis und Rektosigmoiditis machen 30%, Linksseitenkolitis 40% und Pankolitis 30% der Fälle aus. Leitsymptome sind rektale Blutungen, Durchfälle, Abgang von Schleim und Eiter, sowie Abdominalkrämpfe. Eine lebensbedrohende Komplikation ist das toxische Megakolon.

Morbus Crohn

Morbus Crohn ist eine transmurale, segmentale, granulomatöse Entzündung, die in allen Abschnitten des Gastrointestinaltraktes auftreten kann. In 30% der Fälle ist das (terminale) Ileum betroffen, in 40% der Fälle das Ileum und Kolon und in 25% der Fälle nur das Kolon. Leitsymptome sind meist unblutige Durchfälle und Abdominalschmerzen. Wichtige Komplikationen sind anale und enterale Fistelbildung und fibrostenotische Strikturen.

In bis zu 20% der Fälle ist IBD mit extraintestinalen Manifestationen assoziiert: Häufig sind Arthritiden, okulare Beteiligung (Episkleritis, Uveitis), Hautbeteiligung (Erythema nodosum, Pyoderma gangrenosum), hepatobiliäre Beteiligung (primär sklerosierende Cholangitis) und Thrombophlebitis. Bei langjährig persistierender Colitis ulcerosa oder Morbus Crohn mit Kolonbeteiligung steigt das Risiko eines Kolonkarzinoms.

Die Therapie der IBD richtet sich nach Aktivität, Lokalisation und Ausdehnung des Krankheitsprozesses. Allgemeine Maßnahmen beinhalten die Verminderung der Stuhlfrequenz durch Loperamid, den Einsatz von Spasmolytika (z. B. Butylscopolamin, Mebeverin) und den Ausgleich von Mangelzuständen (Flüssigkeit, Albumin, Elektrolyte, Eisen, Vitamine). Die Wirksamkeit von Diäten oder ernährungstherapeutischen Maßnahmen ist hingegen nicht belegt. Zur spezifischen Pharmakotherapie werden 5-Aminosalicylate (5-ASA), Glucocorticoide, Immunosuppressiva und Antiinfektiva eingesetzt.

> **Dosierung**
>
> Loperamid:
> - 3-mal 2–4 mg/Tag.

5-Aminosalicylate (5-ASA)

5-Aminosalicylate (5-ASA) sind Mittel der Wahl zur **akuten Behandlung** von leichten bis mittleren milden bis moderaten Formen von Colitis ulcerosa und Morbus Crohn. Bei ausgedehnten Entzündungen erfolgt die Gabe oral, bei Entzündungsherden distal der linken Kolonflexur ist die rektale Applikation effektiver. Zur oralen Anwendung kommen 5-ASA-Formulierungen, die das **Mesalazin** (= 5-Aminosalicylat)[70] pH- oder zeitabhängig erst im Ileum oder Kolon freisetzen sowie 5-ASA-Prodrugs (**Sulfasalazin**[71], **Olsalazin**[72] und **Balsalazid**[73]), aus denen das aktive Mesalazin durch die Wirkung der Darmbakterien überwiegend im Kolon freigesetzt wird. Die Wirksamkeit ist dosisabhängig. Zwischen Mesalazin (2–4 g/Tag), Sulfasalazin (2–4 g/Tag), Olsalazin (1,5–3 g/Tag) und Balsalazid (6,75 g/Tag) besteht kein Unterschied in der Effektivität. Die Remissionsraten nach zwei- bis viermonatiger Behandlung mit 4 g Mesalazin/Tag reichen von 40% bei Morbus Crohn bis über 80% bei Colitis ulcerosa. Die Verträglichkeit der 5-ASA-Präparate ist im Allgemeinen gut. Als weitgehend dosisunabhängige Nebenwirkungen treten Exantheme, Diarrhoe, erhöhte Lebertransaminasen und sehr selten Pankreatitis sowie interstitielle Nephritis auf. Die Anwendung von Sulfasalazin beschränkt sich dagegen wegen der hohen dosisabhängigen Nebenwirkungsrate (ca. 15% bei 3 g/Tag) der Sulfonamid-Komponente von 10–45% mit Kopfschmerzen, Nausea, epigastrischen Schmerzen und Diarrhoe sowie schweren idiosynkratischen Reaktionen (z. B. **Stevens-Johnson-Syndrom**) weitgehend auf Fälle mit artikulärer Beteiligung.

Bei Nichtansprechen oder Unverträglichkeit der 5-ASA-Therapie, mittleren bis schweren Verläufen oder extraintestinalen Manifestationen werden orale, rektale oder intravenöse **Glucocorticoide** angewendet. Mit 15–60 mg 40 mg Prednisolonäquivalent pro Tag per os wird in 60–80 % der IBD-Fälle eine Remission induziert; höhere Kortison-Dosen sind nicht effektiver, Dosen ≤15 mg/Tag sind unwirksam. Bei fulminanten Schüben (mit Fieber >38.5°C, Tachykardie, erhöhten Entzündungsparametern und ggf. Anämie) ist die intravenöse Gabe von 1–1,5 mg Prednisolonäquivalent/kg KG pro Tag indiziert. wurde in 40–90% der

[70] Claversal®, Salofalk®
[71] Azulfidine®
[72] Dipentum®
[73] in Großbritannien als Colazide® im Handel

Fälle ein Rückgang der Entzündungsaktivität erreicht. Bei der Nutzen/Risiko-Abwägung sind jedoch die zahlreichen ungünstigen Effekte einer länger andauernden systemischen Glucocorticoidtherapie mit supraphysiologischen Dosen zu berücksichtigen. Hierzu zählen der iatrogene Morbus Cushing sowie die häufig unterschätzte Nebenniereninsuffizienz nach Beendigung der Therapie. (iatrogener Morbus Cushing und Nebennierenrindeninsuffizienz). Alternativ kann eine orale oder rektale Therapie mit **Budenosid**[74] durchgeführt werden, das wegen seiner geringen systemischen Bioverfügbarkeit (extensiver **First-Pass-Metabolismus**) weniger Nebenwirkungen als klassische Glucocorticoide aufweist. Allerdings ist orales Budesonid etwas weniger effektiv als Prednisolon; topisches Budesonid ist weniger wirksam als topische 5-ASA-Präparate. erscheint die Effektivität geringer als beim Prednisolon oder 5-ASA. Eine Kombination von Cortikoiden mit 5-ASA ist nicht wirksamer als eine Corticoid-Monotherapie. Unter einer Dauertherapie mit Glucocorticoiden tritt nach einem Jahr bei etwa 50% der Patienten eine Kortikoidresistenz auf.

Purinanaloga

Bei 5-ASA- oder Glucocorticoid-refraktären oder -intoleranten IBD-Patienten können die **Purinanaloga Azathioprin**[75] (2–3 mg/kg KG/Tag p. o.) oder **6-Mercaptopurin**[76] (1.5 mg/kg KG/Tag p. o.) eingesetzt werden. Es sind Prodrugs, die beide in den aktiven Metaboliten 6-Thioguanin überführt werden, der die Apoptose von T-Zellen induziert. Die direkte Anwendung von Thioguanin scheidet aufgrund der hohen Hepatotoxizität aus. Die Remissionsraten von Morbus Crohn und Colitis ulcerosa liegen bei 60%. Eine klinische Besserung wird durchschnittlich nach 2–3 Monaten erreicht. Häufige unerwünschte Wirkungen sind grippeähnliche Symptome (bei bis zu 20%) mit Myalgie, Kopfschmerzen und Diarrhoe. Seltener (<5%) treten Hepatotoxizität und Pankreatitis auf. Als schwere Nebenwirkung entwickelt sich bei etwa 3% der Patienten eine akute Leukopenie, die mit einem verlangsamten Thiopurinabbau durch die genetisch determinierte Defizienz der Thiopurin-S-methyltransferase (TPMT) erklärt wird. Bei Nichtansprechen oder Unverträglichkeit der immunsuppressiven Therapie mit den Purinanaloga kann bei Patienten mit aktivem Morbus Crohn **Methotrexat**[77] (15–25 mg/Woche i. m.) versucht werden. Die Wirksamkeit ist jedoch weniger gut dokumentiert als unter Azathioprin. Die gastrointestinale Toxizität von Methotrexat (mit Übelkeit, Erbrechen, Diarrhoe, Stomatitis) führt häufig zum Therapieabbruch (bei 10–18% der Patienten); Verabreichung von Folsäure (5 mg/ Woche, 2–3 Tage vor oder nach Methotrexat) vermindert die Toxizität. Selten werden eine schwere Hepatotoxizität oder eine Pneumonitis beobachtet. Bei fulminanten Verläufen von Colitis ulcerosa sprechen 50–80% der Patienten auf **Ciclosporin**[78] an. Anwendungslimitierend wirkt sich ebenfalls die hohe Toxizität aus. Es dominieren Übelkeit, Erbrechen, Kopfschmerzen, Parästhesien und Tremor (30–50%). Schwerwiegende Komplikationen sind u. a. Nephrotoxizität, Neurotoxizität und opportunistische Infektionen (z. B. mit Pneumocystis carinii, Aspergillus sp.).

Dosierung

Ciclosporin:

- 2–4 mg/kg KG/Tag (i. v.).

Infliximab[79], ist ein monoklonaler, murinchimärer Antikörper gegen Tumornekrosefaktor-α (TNF-α), der eine Therapieoption bei schweren, refraktären oder fistulierenden Verläufen von Morbus Crohn darstellt. Die Ansprechraten liegen bei mehr als 60%; die Remission ist jedoch i. A. nicht von Dauer (<1 Jahr). Bei Colitis ulcerosa bleibt eine Infliximab-Infusion ohne klinische Wirkung. Unerwünschte Wirkungen umfassen überwiegend akute Unverträglichkeitsreaktionen. Darüber hinaus liegen Berichte über ein gehäuftes Auftreten von Tuberkulose und opportunistischen Infektionen, die Demyelinisierung zentraler Neuronen bzw. Aktivierung einer latenten multiplen Sklerose und die Aggravierung einer Herzinsuffizienz vor. Für den raschen Wirkungsverlust und die Nebenwirkungen wird vor allem die Bildung von Antikörpern gegenüber Infliximab verantwortlich gemacht. Als Alternative zu Infliximab steht der vollständig humane Anti-TNF-α-Antikörper **Adalimumab**[80] zur Verfügung. Aufgrund seiner geringeren Immunogenität ist er besser verträglich und auch bei Infliximab-Resistenz noch wirksam. In einer Studie an Patienten mit aktivem Morbus Crohn lag die Ansprechrate bei 36%.

Dosierung

Infliximab:

- 3-mal 5 mg/kg KG i. v. in 6 Wochen.

Adalimumab:

- 80–160 mg s. c. alle 2 Wochen.

Zur Akut-Therapie des fistulierenden Morbus Crohn werden auch Metronidazol und Ciprofloxazin eingesetzt. Die Wirksamkeit ist jedoch nicht hinreichend dokumentiert.

---

[70] Claversal®, Salofalk®
[71] Azulfidine®
[72] Dipentum®
[73] in Großbritannien als Colazide® im Handel
[74] Entocort®, Budenofalk®
[75] Imurek®, Azathioprin-ratiopharm®
[76] Puri-Nethol®
[77] Lantarel®, Methotrexat Lederle®
[78] Sandimmun®, Cicloral®
[79] Remicade®
[80] Humira®

> **Dosierung Start**
>
> **Metronidazol:**
> - 1–1.5 g/Tag.
>
> **Ciprofloxazin:**
> - 0.5–1 g/Tag.

Rezidivprophylaxe

IBD verläuft bei den meisten Patienten chronisch-rezidivierend (≥2 Rezidive pro Jahr). Zur **Rezidivprophylaxe** der Colitis ulcerosa sind 5-ASA-Präparate die erste Wahl. Die optimale Mesalazin-Dosis und die Dauer der Remissionserhaltenden Therapie werden kontrovers beurteilt. Eine klinisch signifikante Senkung der Rezidivrate um 40–50% wird bei einer Dosis von 1,5 g/Tag beobachtet; die Effektivität einer Dosissteigerung ist unklar. Bei Schubfreiheit sollte mindestens 2 Jahre therapiert werden. Bei linksseitiger Kolitis ist die Kombination aus oralem und topischen Mesalazin wirksamer als die alleinige orale oder rektale Gabe. In der Remissionserhaltung von Morbus Crohn sind 5-ASA-Präparate weniger effizient; eine klinisch relevante Wirkung erfordert Mesalazin-Dosen von mindestens 2 g/Tag und mindestens 4 g/Tag nach einer Akutbehandlung mit Glucocorticoiden. Die Erhaltungstherapie mit Mesalazin-Präparaten (>1 g/Tag) senkt das kolorektale Karzinomrisiko um 75–80%.

Glucocorticoide (einschließlich Budesonid) sind für die Rezidivprophylaxe von Colitis ulcerosa und Morbus Crohn unwirksam.

Azathioprin (1,5–2,5 mg/kg KG/Tag) oder 6-Mercaptopurin (0,75–1,5 mg/kg KG/Tag) sind bei Unwirksamkeit oder Unverträglichkeit von 5-ASA zur Remissionserhaltung bei IBD indiziert und Mittel der Wahl zur Rezidivprophylaxe des Glucocorticoid-abhängigen Morbus Crohn Bei Schubfreiheit sollte die Therapiedauer mindestens 3–4 Jahre betragen; ein eventuelles Therapieversagen kann frühestens nach 6 Monaten beurteilt werden. Alternativ kann eine Rezidivprophylaxe von Morbus Crohn mit Methotrexat (15–25 mg/Woche i. m.) durchgeführt werden. Nach 3-jähriger Therapie liegt die Remissionsrate bei 50%. Wenn chirurgische Maßnahmen ausscheiden, kann als ultima ratio zur Rezidivprophylaxe von Morbus Crohn Infliximab (5–10 mg/kg KG i. v. alle 8 Wochen) versucht werden. Um den Wirkungsverlust zu verzögern, werden zusätzlich Immunsuppressiva (Azathioprin/6-Mercaptopurin oder Methotrexat) gegeben, die die Bildung von Antikörpern gegen Infliximab unterdrücken. Die Bedeutung von Adalimumab in der Remissionserhaltung ist nicht untersucht.

Eine Pharmakotherapie kann die Aktivität eines IBD vermindern und die Krankheitsprogression verzögern, bewirkt aber nur in wenigen Fällen eine anhaltende Remission; derzeit ist bei 30–40% der Patienten mit Colitis ulcerosa und bei fast allen Patienten mit Morbus Crohn eine chirurgische Intervention erforderlich.

21.3 Erkrankungen der Leber

Ursache einer akuten Virushepatitis sind meist Infektionen mit dem Hepatitis-A-Virus, HAV (RNA-Virus, fäkal-orale Übertragung), HBV (DNA-Virus, parenterale Übertragung, durch Sexualkontakt und perinatal), HCV (RNA-Virus, parenterale Übertragung, seltener durch Sexualkontakt oder perinatal), HDV (defektes RNA-Virus, Übertragung nur bei simultaner oder vorbestehender HBV-Infektion) und HEV (RNA-Virus, fäkal-orale Übertragung, geografisch begrenzt auf Ostafrika, Mittelamerika, Indien). Darüber hinaus gibt es die Möglichkeit der Leberbeteiligung bei systemischen Viruserkrankungen z. B. mit dem Cytomegalievirus. Die serologische Diagnostik erfolgt durch den Nachweis von Virusantigenen, Virusantikörpern und Virusnukleinsäuren.

21.3.1 Akute Virushepatitis

Im Prodromalstadium einer akuten Virushepatitis treten unspezifische Symptome auf (grippeähnliche Symptomatik, subfebrile Temperaturen, Athralgien, Juckreiz, Übelkeit, Druckschmerz im rechten Oberbauch), im Manifestationsstadium Ikterus, dunkel verfärbter Urin, heller Stuhl und vergrößerte Leber. Die Mehrzahl der Virushepatiden ist selbstlimitierend. Bei allen Formen werden jedoch auch fulminante Verläufe mit progredienter Leberinsuffizienz und hoher Mortalität beobachtet. Bei fulminant verlaufenden HBV-Infektionen kann durch Gabe des Nukloesidanalogons Lamivudin (s. unten) eine Verbesserung der Prognose erreicht werden. Die Therapie der akuten Virushepatitis erfolgt symptomatisch. Die Wirksamkeit sog. »**Leberschutzpräparate**« (**Silimarin**[81], **Cholin**, **Phospholipide**, **B-Vitamine**[82] u. a.) ist nicht belegt.

21.3.2 Chronische Virushepatitis

Chronifizerung der Virushepatitis wird definiert durch eine über mehr als 6 Monate persistierende Entzündung und kann bei Infektionen mit HBV (1–5% der Fälle bei Infektion im Erwachsenenalter und 90% bei Infektion im Kindesalter), HCV (50–80% der Fälle) und HDV (20–50% der Fälle) auftreten. Wichtigste Komplikationen der chronischen Hepatitis sind die Leberzirrhose und das hepatozelluläres Karzinom.

Therapie der chronischen HBV-Infektion

Zur **Therapie der chronischen HBV-Infektion** werden **Interferon-α** (IFN-α) und **Nukleosidanaloga** (**Lamivudin**[83], **Adefovir**[84]) eingesetzt. Durchschnittlich ein Drittel der Patienten spricht auf

[81] Legalon®, Silymarin STADA®
[82] Polybion®
[83] Zeffix®, Epivir®
[84] Hepsera®

eine 4–6-monatige Therapie mit **IFN-α2a**[85] oder **IFN-α2b**[86] an, was sich beispielsweise in einem Verschwinden von HBe-Antigen und HBV-DNA sowie einer Normalisierung erhöhter **ALT-Spiegel** äußert. Als unerwünschte Wirkungen treten bei den meisten Patienten grippeähnliche Symptome auf (Fieber, Myalgie, Müdigkeit, Kopfschmerzen), die sich meist nach den ersten Tagen der Therapie bessern. Häufig sind auch Depressionen (15%), Thrombopenien (30–50%), Leukopenien (20–40%). Gelegentlich werden Autoimmunerkrankungen reaktiviert. Die Behandlung der chronischen HBV-Infektion mit Lamivudin über 1 Jahr ist ähnlich effektiv wie die IFN-α-Therapie. Lamivudin wird gut toleriert. Limitierend ist jedoch die rasche Resistenzentwicklung (15–30% innerhalb des ersten Jahres) durch Selektion von Virusstämmen mit einer Mutation im sog. YMDD-Motiv der Polymerase. Adefovir wirkt auch gegen Lamivudin-resistente HBV-Mutanten. Die Effektivität ist mit der von Lamivudin vergleichbar. Eine Resitenzinduktion wurde bisher nicht beobachtet. In höheren Dosen ist Adefovir nephrotoxisch. Für ein besseres Ansprechen auf die Kombinationstherapie von IFN-α und oralen Nukleosidanaloga liegen bislang nur unzureichende klinische Daten vor.

Dosierung

IFN-α2a:
- 3-mal 3–4.5 Mio I.E./Woche (s. c. oder i. m.).

IFN-α2b:
- 5 Mio I.E./Tag oder 3-mal 10 Mio I.E./Woche (s. c.).

Lamivudin:
- 100 mg/Tag (p. o.).

Adefovir:
- 10 mg/Tag (p. o.).

Behandlung von chronischen HCV-Infektionen

Die **Behandlung der Wahl bei der chronischen HCV-Infektion** ist derzeit eine Kombination aus durch Kopplung an Polyethylenglykol retardiertem, sog. **pegyliertem IFN-α** (PEG-IFN-α2a[87] oder PEG-IFN-α2b[88] und dem Nukleosidanalogon **Ribavirin**[89] über 6–12 Monate. Hiermit werden Ansprechraten (Verschwinden der HCV-RNA) von mehr als 50% erzielt, bei Kombination von nicht-retardiertem IFN-α mit Ribavirin dagegen nur 40%, durch PEG-IFN-α allein 30% und durch IFN-α allein weniger als 20%. Die alleinige Gabe von Ribavirin hat keine Wirkung. Die Verträglichkeit der pegylierten Interferone unterscheidet sich nicht von Standard-IFN-α. Ob modifizierte Interferone auch bei HBV-Infektion besser wirken als Standardinterferone, ist bisher nicht belegt. Limitierender Faktor in der Anwendung von Ribavirin ist die dosisabhängige Entwicklung einer hämolytischen Anämie (≥10%). Lamivudin ist ohne klinischen Effekt gegen HCV.

Dosierung

PEG-IFN-α2a:
- 180 μg/Woche (s. c.).

PEG-IFN-α2b:
- 1.5 μg/kg KG/Woche (s. c.).

Ribavirin:
- 800–1200 mg/Tag (p. o.).

HDV-Infektion

Für die **HDV-Infektion** steht bislang keine effektive Therapie zur Verfügung. Nach Eintritt in die Zelle über ein HBV-Oberflächenantigen kann sich das HD-Virus unabhängig von der Anwesenheit von HBV-Genprodukten replizieren, sodass die HBV-Elimination allein nicht ausreicht. In einigen Fällen wird eine Verbesserung der klinischen Symptomatik unter einer Hochdosis-Behandlung mit IFN-α oder unter Gabe von Lamivudin beobachtet; es gibt jedoch keine klaren Prädiktoren für das Ansprechen dieser Therapien. Einen neuen Therapieansatz stellen **Farnesyltransferase-Inhibitoren** dar. Sie hemmen die Prenylierung von viralen Strukturproteinen und verhindern damit die Virus-Morphogenese. In Phase-III-Studien mit oralen Prenylierungsinhibitoren zeigte sich ein gutes Ansprechen bei guter Verträglichkeit.

Weiterführende Literatur

Carter MJ, Lobo AJ, Travis SL (2004). Guidelines for the management of inflammatory bowel disease in adults. Gut 53(5): 1–16

Chey WD (2003). Tegaserod and other serotonergic agents: what is the evidence? Rev Gastroenterol Disord 3(2): 35–40

DiPalma JA (2004). Current treatment options for chronic constipation. Rev Gastroenterol Disord 4(2): 34–42

Katz PO (2003). Optimizing medical therapy for gastroesophageal reflux disease: state of the art. Rev Gastroenterol Disord 3(2): 59–69

Knigge KL (2002). Inflammatory bowel disease. Clin Cornerstone 4(4): 49–60

Lembo A, Camilleri M (2003). Chronic constipation. N Engl J Med. 349 (14): 1360–1368

Moayyedi P, Soo S, Deeks J, Forman D, Harris A, Innes M, Delaney B (2003). Systematic review: Antacids, H2-receptor antagonists, prokinetics, bismuth and sucralfate therapy for non-ulcer dyspepsia. Aliment Pharmacol Ther 17(10): 1215–1227

Podolsky DK (2002). Inflammatory bowel disease. N Engl J Med. 347(6): 417–429

Qureshi WA, Graham DY (1999). Diagnosis and management of Helicobacter pylori infection. Clin Cornerstone 1(5): 18–28

Soll AH, Fass R (1999). Gastroesophageal reflux: practical management of a common, challenging disorder. Clin Cornerstone 1(5): 1–17

[85] Roferon-A®
[86] IntronA®
[87] Pegasys®
[88] PegIntron®
[89] Rebetol®, Copegus®

Steinberg KP (2002). Stress-related mucosal disease in the critically ill patient: risk factors and strategies to prevent stress-related bleeding in the intensive care unit. Crit Care Med 30(6): 36–44

Suerbaum S, Michetti P (2002). Helicobacter pylori infection. N Engl J Med. 347(15): 1175–1186

Talley NJ (2003). Pharmacologic therapy for the irritable bowel syndrome. Am J Gastroenterol 98(4): 750–758

Thompson WG, Longstreth GF, Drossman DA, Heaton KW, Irvine EJ, Muller-Lissner SA (1999). Functional bowel disorders and functional abdominal pain. Gut 45(2): 1143–1147

Trautwein C, Tacke F (2003). Treatment of hepatitis B and C virus infection. Dtsch Med Wochenschr 128(2): 87–89

Wolfe MM, Lichtenstein DR, Singh G (1999). Gastrointestinal toxicity of nonsteroidal antiinflammatory drugs. N Engl J Med. 340(24): 1888–1899

22 Erkrankungen der Atemwege

B. Lemmer, R. Wettengel

22.1 Akute und chronische Erkrankungen der Atemwege

22.1.1 Definitionen, Pathophysiologie und Konsequenzen für die Therapie

Unter bronchopulmonalen Erkrankungen werden die Krankheitsbilder Bronchitis, Emphysem, Asthma (Asthma bronchiale) und die chronisch obstruktive Lungenerkrankung (COPD) zusammengefasst:

- die akute **Bronchitis** ist durch Husten und Auswurf gekennzeichnet;
- bei chronischer Bronchitis bestehen Husten und Auswurf über wenigstens 3 Monate in mindestens zwei aufeinander folgenden Jahren (WHO-Definition);
- das **Emphysem** ist als eine irreversible Erweiterung der Lufträume distal der terminalen Bronchiolen definiert;
- das **Asthma** ist eine chronische, entzündliche Erkrankung der Atemwege mit bronchialer Hyperreaktivität und variabler Atemwegsobstruktion. Typische Symptome sind Husten und anfallsartige Atemnot vor allem mit erschwerter Exspiration, insbesondere nachts und am frühen Morgen, und Produktion eines viskösen Bronchialschleims (**Dyskrinie**);
- die **COPD** ist gekennzeichnet durch eine progressive, kaum reversible Atemwegsobstruktion und ein mehr oder weniger ausgeprägtes Emphysem.

Mischformen oder Kombinationen von Asthma und COPD sind häufig.

Die **bronchiale Hyperreaktivität** kann Frühstadium oder Folge einer bronchopulmonalen Erkrankung sein. Sie besteht in einer gesteigerten Bereitschaft, auf unspezifische Reize (z. B. Kaltluft, körperliche Belastung, psychische Auslöser) mit einer Bronchokonstriktion zu reagieren. Hyperreaktivität kann mit Hilfe von Provokationstests, d. h. stufenweise gesteigerter Konzentration inhalierter bronchokonstriktorisch wirkender Stoffe (z. B. Histamin, Metacholin, Adenosin), objektiviert werden.

Entzündung, Hyperkrinie und Dyskrinie sowie die Erhöhung des Tonus der glatten Muskulatur der Bronchien sind die Ursachen der klinischen Symptome Husten, Auswurf und Atemnot. Husten ist ein protektiver Reflex, ausgelöst v. a. durch die Bronchokonstriktion oder die Erregung von Nozizeptoren (Irritant-Rezeptoren, freie Endigungen von C-Fasern) in der Bronchialschleimhaut.

Die **akute Bronchitis** ist meist durch eine Virusinfektion hervorgerufen, der nicht selten eine bakterielle Superinfektion folgt. Die **chronische Bronchitis** kann die Folge rezidivierender Infekte oder chronischer Expositionen gegenüber Tabakrauch oder Luftverunreinigungen (z. B. SO_2, Nitrose-Gase) sein. Außerdem spielt die individuelle Anlage eine erhebliche Rolle. In den Frühstadien kann die chronische Entzündung klinisch stumm verlaufen, oder es besteht nur das Symptom »chronischer Husten«.

Das **Emphysem** ist i. d. R. eine Begleiterscheinung der chronisch obstruktiven Bronchitis (Ausnahme: primäres Emphysem bei α_1-Antiproteasenmangel). Die häufigste Ursache ist das Zigarettenrauchen!

Beim **Asthma** hat sich eine Unterscheidung in mehrere Formen bewährt: **exogen-allergisches Asthma, endogenes Asthma**, **Analgetikum-Asthma** und **Belastungsasthma.** Darüber hinaus ist eine Unterscheidung nach dem Schweregrad möglich (Tab. 22.1).

Es ist von pathophysiologischer und therapeutischer Bedeutung, dass Tonus und Empfindlichkeit der Atemwege einer physi-

Tab. 22.1. Stufentherapie des Asthma

Schweregrad des Asthmas	Dauertherapie (Therapie der Wahl in Fettdruck)
Stufe I: Intermittierend	
Symptome <1-mal/Woche, nachts ≤2-mal/Monat, FEV_1/PEF ≥80%, Variabilität <20%	keine tägliche Medikation notwendig
Stufe II: geringgradig persistierend	
Symptome 1-mal/Woche, tags<1-mal/Tag, nachts >2-mal/Monat, FEV1/PEF ≥80%, Variabilität 20–30%	**bevorzugt: inhalatives Glucocorticoid (niedrige Dosis)** alternativ: Cromoglicinsäure oder Nedocromil (evtl. bei Kindern)
Stufe III: mittelgradig persistierend	
Symptome täglich, nachts ≥1-mal/Woche, FEV_1/PEF 60–80%, Variabilität >30	**bevorzugt: inhalatives Glucocorticoid (niedrige mittlere Dosis) und langwirkender inhalativer β_2-Rezeptoragonist** Optionen: Steigerung der Dosis des inhalativen Glucocorticoids, Montelukast, retardiertes Theophyllin oder retadierter oraler β_2-Rezeptoragonist
Stufe IV: schwergradig persistierend	
anhaltende Symptome, nachts häufig, FEV_1/PEF <60%, Variabilität >30%	**bevorzugt: inhalatives Glucocorticoid (hohe Dosis) plus langwirkender inhalativer β_2-Rezeptoragonist plus (bei Bedarf) orales Glucocorticoid, danach Dosisreduktion und Übergang auf inhalatives Glucocorticoid** Optionen: retardiertes Theophyllin, systemisches Glucocorticoid
Akuttherapie	
Alle Patienten	**kurzwirkender inhalativer β_2-Rezeptoragonist** nach Bedarf

Nach Expert Panel Report 2, NIH Publication No. 97-4053, 1997, EPR-Update 2002, Deutsche Atemwegsliga (Buhl et al. 2006).

ologischen Tag-Nacht-Rhythmik unterliegen, mit erhöhter Empfindlichkeit in den frühen Morgenstunden zwischen drei und sechs Uhr. Beim **Asthma** ist diese circadiane Rhythmik krankhaft gesteigert, so dass nachts der Atemstoß bzw. der **Peak-Flow-Wert** gegenüber den besten Tageswerten meist um mehr als 15% niedriger ist. Dies ist die Ursache für das **nächtliche Asthma,** das bei etwa 50–70% aller Asthmatiker in den Morgenstunden auftritt. Zur Selbstkontrolle sollten daher einfache Geräte zur Messung der Lungenfunktion (**Peak-Flow-Meter**) eingesetzt werden.

Exogen-allergisches Asthma

Das **exogen-allergische Asthma** ist – neben der Trias Bronchospasmus, Schleimhautschwellung, mucöse Dyskrinie – durch die Sensibilisierung gegen inhalative, seltener nutritiv aufgenommene Allergene, gekennzeichnet. Die Atemwegsobstruktion steht im Vordergrund, mit ihr die klinischen Symptome Atemnot und Husten. Der immunologische Mechanismus des exogen-allergischen Asthma entspricht dem Typ I (Sofort-Typ nach Coombs und Gell): Antikörper der Klasse IgE, die auf den Mastzellen, aber auch auf Makrophagen und neutrophilen Granulozyten der Bronchialschleimhaut fixiert sind, reagieren bei erneuter Exposition mit dem spezifischen Antigen (z. B. Blütenpollen, Hausstaubmilben). Die daraus resultierende Zelldegranulation führt zu einer Freisetzung präformierter Mediatoren (Histamin, Heparin, chemotaktische Faktoren, Enzyme) wie auch neu gebildeter Mediatoren (Metaboliten der Cyclooxygenase- bzw. der Lipoxygenase-Reaktionen: Prostaglandine bzw. Leukotriene; **Plättchen-aktivierender Faktor** (PAF) etc.). Diese Gewebshormone sind typische Mediatoren der Entzündung. Sie sind auch Kontraktionsauslöser an der glatten Muskulatur **(Sofortreaktion)**. Neugebildete und freigesetzte chemotaktische Faktoren und Zytokine fördern die zelluläre Infiltration mit Eosinophilen, Neutrophilen und T-Lymphozyten. Freigesetzte proteolytische Enzyme schädigen die Epithelien der Mucosa. Zytokine initiieren eine Hypertrophie und Hyperplasie glatter Muskelzellen. Jede Mediatorfreisetzung führt zur lokalen Reizung von Nozizeptoren in der Bronchialschleimhaut; vagale Afferenzen werden erregt. Die Umschaltung auf vagale Efferenzen führt über eine erhöhte Freisetzung von Acetylcholin und Neuropeptiden (z. B. Substanz P, Neurokine) zu verstärkter Bronchokonstriktion, Entzündung und erneuter Mediatorfreisetzung.

Eine Besonderheit des exogen-allergischen Asthma ist, dass nach Antigenkontakt neben der typischen Sofortreaktion eine sog. **Spätreaktion** auftreten kann, die nach etwa 4–5 Stunden einsetzt und sich vor allem in zellulärer Infiltration, u. U. in Epitheldestruktion äußert. Die dadurch bedingte bronchiale Überempfindlichkeit kann über mehrere Tage zu Atembeschwerden führen, besonders nachts und am Morgen.

Endogenes Asthma

Beim **endogenen Asthma** sind allergische Faktoren nicht nachweisbar. Die Symptomatologie gleicht der des exogen-allergischen Asthmas; die Prognose ist jedoch ungünstiger. Eine kausale Therapie gibt es nicht.

Belastungsasthma

Belastungsasthma ist die Auslösung einer klinisch manifesten Bronchialobstruktion während körperlicher Belastung. Die verstärkte Atmung führt zu lokaler Austrocknung und erhöhter Osmolarität in der Mucosa, und damit zu Bronchokonstriktion.

Andere Auslösemechanismen sind Infektion, Witterungseinflüsse, Reizgasexposition und psychische Belastungen (Angst u. a.). Alle genannten Auslöser sind umso wirksamer, je ausgeprägter die bronchiale Hyperreaktivität ist.

22.1.2 Prinzipien der Behandlung

Alle Formen der chronisch-obstruktiven Atemwegserkrankungen sind prinzipiell gleich zu behandeln. Die Hauptprinzipien der **antiasthmatischen Therapie** sind Entzündungshemmung und Bronchospasmolyse (◘ Tab. 22.1). Man unterscheidet zwischen Dauermedikation (sog. **Controller:** inhalative und orale Glucocorticoide, Cromoglicinsäure, Nedocromil, inhalative langwirkende β_2-Adrenozeptor-Agonisten, retardiertes Theophyllin, Antileukotriene) und Bedarfsmedikation (sog. **Reliever:** kurzwirkende inhalative β_2-Adrenozeptor-Agonisten, Anticholinergika).

Aufgrund einer circadianen Rhythmik der Hyperreaktivität werden nachts höhere Dosen (z. B. für Theophyllin) oder die zweimal tägliche Gabe eines lang wirkenden β_2-Sympathomimetikums (s. unten) empfohlen. Beschwerdefreiheit in Ruhe und bei Belastung mit Normalisierung der Lungenfunktion ist das Ziel jeglicher Therapie. Das Risiko von Exazerbationen sollte reduziert werden. Asthmaauslösende Faktoren, wie aktives und passives Rauchen, Allergene, inhalative Noxen am Arbeitsplatz sowie Arzneistoffe, die eine Atemwegsobstruktion auslösen können, sind zu vermeiden.

Eine spezifische Immuntherapie beim exogen-allergischen Asthma ist die **Hyposensibilisierung**. Während ihrer Durchführung muss die symptomatische Therapie konsequent fortgesetzt werden. Eine Antigenkarenz sollte eingehalten werden. Waschbare Bettenfüllungen sowie Matratzenüberzüge, die die Hausstaubmilben-Exposition vermindern, werden verwendet, ungeheizte Schlafräume ohne Teppichböden sind empfehlenswert, der Wert der »Bettsanierung« ist heute jedoch umstritten.

Die Nutzen/Risiko-Relation der Arzneitherapie bei chronisch obstruktiven Erkrankungen der Atemwege ist günstiger, wenn das Arzneimittel inhalativ appliziert werden kann. Der Patient muss im Gebrauch der **Dosieraerosole** und **Pulververnebler** sorgfältig unterwiesen werden, da bei mangelnder Koordination zwischen Sprühstoß und Atemzug (Hub) der therapeutische Erfolg unzureichend sein oder ausbleiben kann. Atemzugsausgelöste Inhalationsgeräte (s. unten) garantieren eine zuverlässige Applikation. Die zur Verfügung stehenden »Inhalationshilfen«, die den Totraum zwischen Dosieraerosol und Mund vergrößern (u. a. Mundrohr, Inhalationskammer, Inhalierbox) und damit mehrere Sekunden nach dem Sprühstoß einsetzende tiefe Atemzüge zulassen, verbessern vor allem die Deposition der Arzneistoffe in den tiefen Atemwegen; sie werden für inhalative Glucocorticoide empfohlen. Dieselbe Wirkung kann durch Inhalation von mikronisiertem Pulver (Trockeninhalation), bei Verwendung von Beclometasondipropionat oder Ciclesonid in Lösung oder mittels Feuchtinhalation (Düsenvernebler) erzielt werden. Bei richtiger Inhalationstechnik sind alle Inhalationsformen gleich wirksam. Patientenschulung und -training, das heißt u. a. die Anwendung eines strukturierten Programms zur Einübung der Anwendung von Dosieraerosolen, sind für den Erfolg der Pharmakotherapie unerlässlich.

22.1.3 Behandlung mit Bronchodilatatoren

β_2-Adrenozeptor-Agonisten

Agonisten an Adrenozeptoren mit einer höheren Affinität zur β_2-Subpopulation der Rezeptoren an glatter Muskulatur (β_2-Adrenozeptor-Agonisten) als zur β_1-Subpopulation (überwiegend z. B. am Herzen) sind neben einer Basistherapie mit inhalativen Glucocorticoiden die Mittel der 1. Wahl bei allen Formen der obstruktiven Atemwegserkrankungen. β_2-Adrenozeptor-Agonisten werden entsprechend heutigen Empfehlungen bedarfsorientiert verordnet. Empfohlene Tageshöchstdosen sollten nicht überschritten werden! Die inhalative (p. i.) Arzneimittelapplikation sollte im Vordergrund stehen.

Ihre Hauptwirkung besteht in einer Senkung des Atemwegswiderstandes aufgrund einer Erschlaffung der glatten Bronchialmuskulatur. Ursache ist die Erhöhung der intrazellulären cAMP-Konzentration mit konsekutiver Senkung der zytosolischen Ca^{2+}-Konzentration, eine Wirkung, zu der auch die cAMP-vermittelte Öffnung von K^+-Kanälen beiträgt. Diese Mechanismen liegen wahrscheinlich auch der Hemmung der Mediatorfreisetzung aus Mastzellen und basophilen Leukozyten zugrunde. Auch die Steigerung der mucoziliären Klärfunktion durch Erhöhung der Zilienschlagfrequenz sowie eine Hemmung der mikrovasalen Exsudation tragen zum therapeutischen Effekt bei.

β_2-Adrenozeptor-Agonisten hemmen die Symptome der allergischen Sofortreaktion, das Ausmaß der Hyperreaktivität wird nicht beeinflusst. Zum Therapieeffekt tragen Bronchospasmolyse und Bronchoprotektion gegen spezifische/unspezifische Reize bei. Sie haben keine entzündungshemmenden Wirkungen und unterscheiden sich damit von der Cromoglicinsäure und von Nedocromil (▶ Kap. 22.1.5), die beide Reaktionstypen unterdrücken, während Glucocorticoide (▶ Kap. 22.1.4) insbesondere Hyperreaktivität, Spätreaktion und erst nach längerer Behandlungsdauer auch die Sofortreaktion hemmen.

Unerwünschte Wirkungen. Milde Steigerung der Herzfrequenz und des Herzzeitvolumens. Der feinschlägige Tremor der Extremitäten ist die typische Folge einer Erregung von β_2-Adrenozeptoren in der Skelettmuskulatur. Er ist ausschließlich peripher ausgelöst und auch meistens Ursache des »Unruhegefühls«. Charakteristisch ist das Nachlassen des Tremors (Toleranz) nach 2- bis 4-wöchiger Behandlung. Nach inhalativer, v. a. aber nach parenteraler Anwendung, werden Hyperglykämie, Hypokaliämie und Hypomagnesiämie beobachtet.

Relative **Kontraindikationen** bestehen bei Hyperthyreose, Tachykardie, Tachyarrhythmie und vorausgegangenem Herzinfarkt. Alternativ ist dann eine kombinierte Therapie mit M-Cholinozeptor-Antagonisten und Glucocorticoiden durchzuführen.

Prototypen kurzwirkender β_2-Adrenozeptor-Agonisten sind **Fenoterol, Terbutalin** und **Salbutamol**. Sie haben nach oraler Einnahme lediglich eine geringe Bioverfügbarkeit (Tab. 22.2) und sollten deshalb für die Dauertherapie überwiegend inhalativ eingesetzt werden. **Clenbuterol** und **Formoterol** haben eine hohe orale Bioverfügbarkeit (Tab. 22.2) und damit auch eine sichere Wirkung nach oraler Anwendung, allerdings steht Formoterol nicht zur oralen Anwendung zur Verfügung.

Bei adäquater Dosierung haben alle genannten Arzneistoffe die gleiche Wirkungsstärke. Für die Therapie ist die Unterschei-

Applikationsformen zur Inhalationstherapie

- *Dosieraerosole:* Klassiker und weit verbreitet.
  - Vorteil: Die Applikation ist für den Patienten deutlich wahrnehmbar, daher gute Akzeptanz.
  - Nachteile: Die Arzneistoffe werden mit hoher Geschwindigkeit aus dem Mundstück geschleudert, sodass Wirksubstanz an der Rachenhinterwand deponiert wird. Korrekte Anwendung gelingt häufig nicht, da viele Patienten mit der Synchronisation des Sprühstoßes mit der Atmung überfordert sind.
- *Trockenpulver:* unterschiedliche Systeme mit unterschiedlicher Handhabung (z. B. Rotadisk®, Glaxo; Turbohaler® Astra Chemicals).
  - Vorteile: Gute Wirkstoffdeposition, einfache Handhabung, kein Treibmittel.
  - Nachteil: Häufig schlechtere Akzeptanz, da Wirkstoffaufnahme kaum wahrnehmbar.
- *Lösungen:* zumeist als Konzentrate, über Inhalator/Vernebler anzuwenden.
  - Vorteil: Einfache Anwendung und hohe Akzeptanz.
  - Nachteil: Eingeschränkte Verfügbarkeit, da nur mit Gerät applizierbar, ungenaue Dosierung und hygienische Probleme.

Wichtig: Stets korrekte Anwendung der Applikatoren kontrollieren. Auch langjährige Anwender sind darin oft nicht sicher. Bei akuter Atemwegsobstruktion sind bisher übliche Systeme wenig geeignet, da der inspiratorische Fluss zur Aktivierung des Gerätes unzureichend ist (gilt für Trockenpulver).

Tab. 22.2. β_2-Adrenozeptor-Agonisten für die Asthmatherapie

INN-Name	Handelsname (Beispiele)	Applikation	Orale Bioverfügbarkeit [%]	Halbwertszeit [h]	Wirkdauer [h]
Kurzwirkend (4–6 h):					
Fenoterol	Berotec®, Partusisten®	inh.	1,5	3	3–5
Reproterol	Bronchospasmin®	inh., i. v.	k. A.	1–2	4–6
Salbutamol	Sultanol®, SalbuHEXAL®	inh., oral	25	2–7	3–6
Terbutalin	Bricanyl®, Terbutalin-ratiopharm®	inh., i. v., oral	10–15	3–4	3–6
Langwirkend (12–24 h):					
Bambuterol	Bambec®	oral	10–12	10	24
Clenbuterol	Spiropent®	oral	100	1 (34)[a]	14
Formoterol	Foradil®	inh.	65 (?)	2–3 (8–10)[a]	12
Salmeterol	Serevent®, aeromax®	inh.	k. A.	3,5	12

[a] biphasische Elimination; k. A. = keine Angabe

dung in kurzwirkende und langwirkende Präparate von Bedeutung, (Tab. 22.2).

Nur etwa 10–30% der inhalierten Dosis erreichen die Bronchiolen, abhängig von Inhalationstechnik und Gerät, 70–90% verbleiben im Mund- und Rachenraum. Verschluckte Arzneistoffe bleiben aufgrund der meist geringen Bioverfügbarkeit ohne wesentliche systemische Wirkung.

Eine langfristige Therapie mit β_2-Adrenozeptor-Agonisten muss grundsätzlich von einer inhalativen entzündungshemmenden Glucocorticoid-Basis-Medikation begleitet werden (▶ Kap. 22.1.4).

Die optimale Dosierung besteht im Mittel in 1 bis 2 Atemzügen (1 Hub aus dem Dosieraerosol für Fenoterol = 100 bzw. 200 µg, Terbutalin = 250 µg, Salbutamol = 100 µg). Eine Überdosierung kaschiert die Notwendigkeit der Anwendung zusätzlicher Arzneimittel! Für die orale Behandlung (nur bei Versagen anderer Therapieformen) stehen u. a. Clenbuterol (2-mal 10–20 µg/Tag) zur Verfügung.

Formoterol und **Salmeterol** sind β_2-Adrenozeptor-Agonisten mit langer Wirkdauer und sind daher für die Unterdrückung obstruktiver Episoden tagsüber und zur Vermeidung des nächtlichen Asthmas von Bedeutung. Formoterol zeichnet sich durch raschen Wirkungseintritt aus und ist deshalb auch zur Akutbehandlung geeignet.

Dosierung

Langwirkende inhalativen β_2-Adrenozeptor-Agonisten:

- 2-mal 1–2 Hub/Tag entsprechend 1- bis 2-mal 6–12 µg/Tag **Formoterol** bzw.
- 2-mal 50 µg/Tag **Salmeterol** sind offensichtlich für eine »Rund-um-die-Uhr-Behandlung« ausreichend.

Bambuterol ist ein Bis-Ester des Terbutalin. Es reichert sich nach oraler Gabe bis zum 25fachen der Plasmakonzentration in der Lunge an und wird dann langsam zum aktiven Terbutalin hydrolysiert. Die abendliche Einnahme von 10 mg p. o. soll bei Patienten mit nächtlichem Asthma eine Verbesserung der morgendlichen Lungenfunktion gewährleisten.

Theophyllin

Theophyllin[1] erweitert die Bronchien. Zusätzlich zur Erschlaffung der glatten Muskulatur der Atemwege werden die mucoziliäre Klärfunktion aktiviert, die Freisetzung von Mediatoren gehemmt, der Druck in den Lungengefäßen gesenkt und der Atemantrieb und die Kontraktilität der Atemmuskulatur gesteigert. Seine antiphlogistische Wirksamkeit ist gesichert, die klinische Relevanz jedoch unklar.

Der Mechanismus der Wirkungen von Theophyllin ist nicht eindeutig geklärt (Antagonismus gegenüber Adenosin an A_1-Adenosin-Rezeptoren, Hemmung der Phosphodiesterase und damit Anstieg von intrazellulären cAMP?).

Theophyllin ist als orale Retardformulierung zur Dauertherapie obstruktiver Atemwegserkrankungen geeignet. Es ist außerdem indiziert beim akuten Asthma-Anfall, v. a. beim Status asthmaticus (i. v.-Injektion und Infusion ▶ Kap. 22.2). Theophyllinderivate gelten als obsolet.

Unerwünschte Wirkungen. Ein Nachteil von Theophyllin ist die geringe therapeutische Breite (Tab. 22.3). Nach massiver Überdosierung (in suizidaler Absicht) treten Krämpfe, Atem- und Herzstillstand ein. Zur Behandlung der Theophyllin-Intoxikation sind zusätzlich zu den Maßnahmen der Elementarhilfe (▶ Kap. 38.1) und der Hämoperfusion β-Adrenozeptor-Antago-

[1] Bronchoretard®, Theophyllin retard-ratiopharm®

Tab. 22.3. Unerwünschte Wirkungen von Theophyllin

Serumkonzentration [µg/ml]	Symptome	Häufigkeit [%]
8–20 (therapeutisch)	Tremor der Hände, Schlaflosigkeit, Übelkeit, Völlegefühl, Begünstigung einer Refluxösophagitis	5–10
20–25	Unruhe, Erregbarkeit, Sinustachykardie	25
>35	supraventrikuläre Tachyarrhythmie, diastolische Hypotonie, Hypokaliämie, Hyperglykämie, Krämpfe	75

Tab. 22.4. Halbwertszeit von Theophyllin

Gesunde	HWZ verkürzt	HWZ verlängert
Neugeborene: 24–30 h	Raucher, kohlenhydratarme Diät	im Alter, bei Leberzirrhose, Cor pulmonale, Herzinsuffizienz, viralem Infekt, Komedikation mit Arzneimitteln, die die hepatische Elimination hemmen: z. B. Cimetidin, Erythromycin, Allopurinol
Kinder: 1–6 h		
Erwachsene: 4,5 (3–12) h		

nisten oder **Verapamil**[2] i. v. zur Behebung, vor allem der kardialen Symptomatik indiziert und gegebenenfalls **Diazepam**[3] als Antikonvulsivum zu applizieren.

Die Sicherheit der Therapie kann durch gelegentliche Bestimmung der Theophyllin-Serum (Speichel)-Konzentration erhöht werden. Die bronchodilatatorische Wirkung des Theophyllins setzt nach oraler Verabfolgung einer Theophyllinlösung bzw. nach parenteraler Gabe nach 5–15 Minuten ein, erreicht nach 30 Minuten ihr Maximum und hält etwa 6–8 Stunden an. Zur Dauertherapie werden nur noch orale Retardformulierungen eingesetzt. Das Wirkungsmaximum ist nach 6–8 Stunden zu erwarten. Bei optimaler Galenik werden weitgehend konstante Theophyllin-Serumkonzentrationen über einen Zeitraum von 10–12 Stunden erzielt.

Pharmakokinetik. Theophyllin wird in der Leber fast vollständig metabolisiert. Die Variabilität der Biotransformation bedingt eine extreme Variabilität der Eliminationshalbwertszeiten im Serum (Tab. 22.4). Es ist zu beachten, dass sich verschiedene Theophyllin-Retardformulierungen in Geschwindigkeit und Ausmaß der Resorption, ihrer Bioverfügbarkeit und in ihrem pharmakokinetischen Profil unterscheiden und damit nicht ohne weiteres austauschbar sind.

Die »empfohlenen Dosierungen« sind nur Anhaltswerte. Es muss nach Wirkung und unter Berücksichtigung unerwünschter Wirkungen »titriert« werden.

Dosierung

Theophyllin:

- Durchschnittliche Tagesdosis für Erwachsene 500–700 mg, maximale Tagesdosis 750–1000 mg.
- Verteilt auf 1–2 Dosen in Form eines Retardpräparates in 12-stündigen Intervallen (d. h. ca. 15 mg/kg), u. U. abends höhere (doppelte) Dosis als morgens.
- Für die *i. v.-Anwendung* bei schwerer Bronchialobstruktion, vor allem beim *Status asthmaticus*, wird eine Dosistitration auf Serumkonzentrationen von 10–15 µg/ml empfohlen. Frühere detaillierte Dosisempfehlungen für verschiedene Lebensalter bzw. Krankheitszustände sind ungenau und wenig hilfreich, da inzwischen die Bestimmung von Theophyllin-Serumkonzentrationen einfach und billig ist.

M-Cholinozeptor-Antagonisten

M-Cholinozeptor-Antagonisten hemmen die bei chronisch-obstruktiven Atemwegserkrankungen erhöhte vagovagale Reflexaktivität. Der Wirkort ist wahrscheinlich unmittelbar am Ende des Reflexbogens an Schleimhaut und glatter Muskulatur lokalisiert. Daher sind die quartären Atropin- bzw. Scopolamin-Derivate **Ipratropiumbromid** und **Tiotropiumbromid** als Dosieraerosole oder Pulverkapseln zur Inhalation bronchospasmolytisch wirksam. Die Sekretion und die mucoziliäre Klärfunktion des Bronchialtraktes bleiben unbeeinflusst. M-Cholinozeptor-Antagonisten sind nur wenig wirksam beim Asthma, ihre eigentliche Indikation ist die COPD.

Unerwünschte Wirkungen. Geringe unerwünschte systemische und lokale Wirkungen (Mundtrockenheit, selten: Harnverhalten, unscharfes Sehen, Erhöhung der Herzfrequenz) sind im Wesentlichen auf die anticholinergen Wirkungen zurückzuführen.

Pharmakokinetik/-dynamik. Die Wirkung von Ipratropiumbromid setzt langsamer als diejenige der β_2-Adrenozeptor-Agonisten ein und ist schwächer ausgeprägt; sie erreicht nach 30–60 Minuten ihr Maximum und hält 3–7 Stunden an. Die übliche Dosierung liegt bei 3-mal 1–2 Hub/Tag (1 Hub = 20 µg Ipratropiumbromid). Tiotropiumbromid zeichnet sich durch eine ca. 10fach höhere Affinität als Ipratropiumbromid zu Muscarin-Rezeptoren aus, die langsame Dissoziation von M1- und M3-Rezeptoren bedingt eine lange Wirkungsdauer von über 24 Stunden. Etwa 2–3% werden oral resorbiert, Wirkungseintritt nach 5 min, die Halbwertszeit beträgt 5–6 Tage. Mittlere rechnerische Tagesdosen (DDD) Tab. 22.5.

[2] Isoptin®, Verapamil Henning®
[3] Valium®, Diazep AbZ®

Tab. 22.5. Mittlere rechnerische Tagesdosen (DDD) von M-Cholinozeptor-Antagonisten

Wirkstoff	Handelsname	DDD [mg]	Applikationsweise
Ipratropium-bromid	Atrovent®, Itrop®	0,12	Dosier-Aerosol, Pulverkapsel
		0,3	Inhalations-Lösung
Tiotropium-bromid	Spiriva®	0,018	Inhalationspulver

Die Kombination mit β_2-Adrenozeptor-Agonisten hat additive bronchospasmolytische Wirkungen; ein entsprechendes Dosieraerosol (1 Hub = 20 µg Ipratropiumbromid + 50 µg Fenoterol) ist vor allem für Patienten mit COPD verfügbar.

22.1.4 Behandlung mit Glucocorticoiden

Aufgrund ihrer entzündungshemmenden Eigenschaften finden Glucocorticoide schon bei leichtem Asthma therapeutisch als Basistherapeutika Anwendung, nahezu immer in freier Kombination mit kurzwirkenden β_2-Adrenozeptor-Agonisten (Tab. 22.1).

Glucocorticoide wirken nicht bronchodilatatorisch; sie sind nur prophylaktisch wirksam. Die Mechanismen der antientzündlichen Wirkungen von Glucocorticoiden sind komplex und bislang nicht völlig aufgeklärt (► Kap. 24.3). Glucocorticoide hemmen die nukleäre Synthese der entzündungserregenden **Zytokine** (Interleukine, TNF-α u. a.). Sie hemmen auch deren Wirkung, beispielsweise durch Unterdrückung der Synthese von Interleukin-2-Rezeptoren auf T-Lymphozyten, wodurch deren Aktivierung verhindert wird. Die Bildung der entzündungserregenden und bronchokonstriktorisch wirkenden Leukotriene und Prostaglandine wird durch Hemmung der durch Zytokine gesteigerten Synthese der Phospholipase A_2 unterdrückt. Die Synthese von β_2-Adrenozeptoren wird gesteigert. Wegen dieser Mechanismen bildet sich die Hyperreaktivität zurück, was sich in einer Erhöhung des **Peak-flow** und einem Rückgang der Beschwerden, besonders der nächtlichen Asthmaanfälle, äußert. Eine Rückbildung der destruktiv-entzündlichen Prozesse in der Bronchialschleimhaut ist charakterisiert durch eine erniedrigte Zahl der Entzündungszellen (Mastzellen, Eosinophile und Lymphozyten). Geschädigte Bronchialepithelzellen werden mitsamt ihrer Innervation regeneriert. Diese **restitutio ad integrum** kann mit keinem anderen Antiasthmatikum erzielt werden!

Die Hemmung der Spätreaktion kann schon wenige Stunden nach Erstapplikation eintreten; eine Hemmung der Sofortreaktion ist erst nach tage- bzw. wochenlanger Therapie zu erwarten. Aufgrund ihrer mehrstufigen Wirkungsmechanismen, vor allem auf die Proteinsynthese, tritt die Wirkung von Glucocorticoiden auch nach i. v.-Injektion hoher Dosen immer mit einer **mehrstündigen Latenz** ein!

Inhalative Applikation

Die topisch verwendeten Glucocorticoide sind **Beclometason** (1 Hub = 50 µg oder 250 µg), **Budesonid** (1 Hub = 200, 400 µg), **Ciclesonid** (1 Hub = 160 µg), **Fluticason** (1 Hub = 125, 250, 500 µg) oder **Mometason** (1 Hub = 200, 400 µg). Ciclesonid ist ein Prodrug, das selektiv in der Lunge durch Esterasen in aktiviertes Ciclesonid umgewandelt wird, mit einer 100fach höheren Affinität zum Glucocorticoid-Rezeptor als das Prodrug. Hierdurch wird in therapeutischen Dosen eine Hemmung der HPA-Achse vermieden.

Alle Substanzen haben eine hohe Affinität zu Glucocorticoid-Rezeptoren, aber eine nur geringe Bioverfügbarkeit, die zwischen 1–20% variiert (Tab. 22.6). Sie sollten frühzeitig in der Stufentherapie eingesetzt werden (Tab. 22.1 und Tab. 22.6). Die inhalative Anwendung hilft, oral applizierte Glucocorticoide einzusparen oder vermag diese zu ersetzen.

Unerwünschte Wirkungen. Systemische unerwünschte Glucocorticoid-Wirkungen nach inhalativer Behandlung sind selten. Ab einer Dosis von 800 µg/Tag Verminderung der morgend-

Tab. 22.6. Kenngrößen inhalativer Corticosteroide und mittlere rechnerische Tagesdosen (DDD)

Wirkstoff	Handelsname	Orale Bioverfügbarkeit [%]	Glucocorticoid-Rezeptoraffinität	DDD [mg]	Applikation
Beclometason atemzug-ausgelöst:	Sanasthmax®, Beclometason-CT®, Ventolair®, Junik®	20	niedrig/mittel	0,8	Aerosol/Pulver
				1,5	Inhalationslösung
				0,4	Aerosol
Budesonid	Pulmicort®, Budesonid-ratiopharm®	11	mittel	0,8 1,5	Aerosol/Pulver Inhalations-Lösung
Ciclesonid	Alvesco®	<1	hoch	0,16	Aerosol
Fluticason	Flutide®, atemur®	1	hoch	0,6	Aerosol/Pulver
Mometasonfuorat	Asmanex®, Nasonex®	<1	hoch	0,4	Aerosol

Tab. 22.7. Tagesdosen inhalativer Glucocorticoide im Stufenschema der Behandlung des Asthmas

INN-Name	Stufe II (niedrig) [μg]	Stufe III (mittel) [μg]	Stufe IV (hoch) [μg]
Beclometasondipropionat	≤500	≤1000	≤2000
Budesonid	≤400	≤800	≤1600
Ciclesonid	≤160	≤320	≤640
Fluticason	≤250	≤500	≤1000

lichen Cortisol-Konzentration im Serum. Nach langfristiger Inhalation von Dosen zwischen 1000 und 2000 μg/Tag wurden Symptome eines milden Cushing-Syndroms (Hautblutungen, Striae distensae, verminderte Hautdicke), eine Abnahme der Knochendichte (Datenlage kontrovers) beobachtet (▶ Kap. 24.3), ein erhöhtes Kataraktrisiko scheint nicht zu bestehen. Bei inhalativen Dosen bis 400 μg Budesonid/Tag sind bei Kindern keine Wachstumsstörungen zu erwarten. Gelegentlich tritt Heiserkeit auf (Myopathie der Stimmbandadduktoren); der Gefahr einer Candidiasis (Soor) der Mund- und Rachenschleimhaut kann durch Anwendung einer Inhalationskammer, wodurch weniger Glucocorticoide in der Mundhöhle verbleiben (▶ Kap. 22.1.2), durch Verwendung einer Galenik mit stark reduzierter oropharyngealer Deposition (Ventolair®, Junik®), durch Verwendung von Ciclesonid (s. oben) oder durch nachfolgende Mundspülung begegnet werden.

Lediglich etwa 10–30% der inhalierten Dosis erreichen die Bronchialschleimhaut und werden resorbiert; ca. 70–90% verbleiben im Mund und Rachen, werden verschluckt und in der Leber rasch und vollständig inaktiviert (Tab. 22.5). Bei atemzugausgelösten Applikationssystemen und einer Galenik mit besonders kleiner Partikelgröße (HFA-134a-BDP, Ciclesonid, Partikelgröße ca. 1 μm) liegt die pulmonale Deposition bei 50–60%. Zur Dosierung Tab. 22.7.

Die volle Wirkung inhalativer Glucocorticoide wird erst nach etwa 7 Tagen erreicht.

Orale Applikation

Sie ist erst dann indiziert, wenn alle anderen Therapiemaßnahmen ausgeschöpft sind (Stufe IV). Bei lang dauernder systemischer Behandlung mit Glucocorticoiden sind charakteristische unerwünschte Wirkungen zu erwarten (▶ Kap. 24.3.1). Häufigste Indikationen für die orale Gabe sind schweres Asthma und rezidivierende Anfälle.

Die Anwendung eines Glucocorticoids per os sollte auf Grund des circadianen Rhythmus nach Möglichkeit morgens erfolgen; die Symptome zwingen jedoch vielfach zu einer 2-maligen Applikation pro Tag (2. Gabe bevorzugt gegen 14 Uhr). Bei akuten Exazerbationen kann die Verteilung auf vier Tagesdosen notwendig sein. Die Tagesdosis sollte so niedrig wie möglich gehalten werden!

Eine intermittierende Therapie mit oralen Glucocorticoiden kann, um Exazerbationen zu beherrschen, auf jeder Therapiestufe notwendig sein. Dosierungsempfehlung: 50 mg Prednisololäquivalent/Tag bis stabile Situation über mindestens 3 Tage erreicht ist, danach dem Verlauf angepasste Dosisreduktion.

22.1.5 Behandlung mit Antiallergika

Cromoglicinsäure und **Nedocromil** hemmen die als Folge einer Antigen-Antikörper-Reaktion oder durch unspezifische Reize auftretende Freisetzung bronchokonstriktorisch wirkender und Entzündungserregender Mediatorsubstanzen, ihre antientzündlichen Wirkungen sind im Vergleich zu den inhalativen Glucocortioiden schwach. Diese Arzneistoffe sind somit keine Bronchodilatatoren; sie haben nur **prophylaktische** Wirkung. Ihre Bedeutung hat durch die Verwendung der modernen inhalativen Glucocorticoide in der Therapie des Asthmas bei Erwachsenen stark abgenommen, bei Kindern können sie versuchsweise alternativ (Tab. 22.1) eingesetzt werden.

Diese Arzneistoffe sind vor allem beim **exogen-allergischen Asthma** wirksam. Sie unterdrücken die Sofort- und Spätreaktion nach Allergenexposition und damit auch die konsekutive Beeinträchtigung der mucoziliären Klärfunktion. Das Anstrengungs-Asthma sowie weitere Symptome der Hyperreaktivität nach Inhalation, z. B. von SO_2 und anderen Reizgasen, Kaltluft usw. können reduziert werden.

Unerwünschte Wirkungen. Nach Inhalation von Cromoglicinsäure-Pulver unspezifische Reizerscheinungen, die zu Husten und Heiserkeit, unter Umständen zu Bronchokonstriktion, führen können. Die vorhergehende oder simultane Inhalation von β_2-Adrenozeptor-Agonisten ist daher sinnvoll.

Cromoglicinsäure wird enteral aufgrund hoher Polarität unzureichend resorbiert und steht daher als mikronisiertes Pulver, wässrige Lösung oder als Dosieraerosol für die Inhalation zur Verfügung, Nedocromil nur als Dosieraerosol (Tab. 22.8).

22.1.6 Behandlung mit Antileukotrienen

Leukotriene werden in den Zellen, die mit dem Asthma assoziiert sind (Eosinophile, Mastzellen, alveoläre Makrophagen), durch das Enzym 5-Lipoxygenase aus Arachidonsäure gebildet. Sie

Tab. 22.8. Mittlere Rechnerische Tagesdosis (DDD) von Antiallergika

Wirkstoff	Handelsname	DDD [mg]	Applikationsweise
Cromoglicinsäure	DNCG Trom®	80	Inhalationslösung
	Intal®	40	Dosier-Aerosol
Nedocromil	Tilade®	8	Dosier-Aerosol

spielen bei der Entzündungsreaktion des Asthmas eine wichtige Rolle und wirken bronchokonstriktorisch, stimulieren die Sekretion von Bronchialschleim und führen zu vermehrtem Bronchialödem. Sie sind deshalb ein neues Prinzip einer antientzündlichen Therapie des Asthmas. Die Wirkung der Antileukotriene lässt sich entweder durch Beeinflussung ihrer Biosynthese durch Hemmung der 5-Lipoxygenase oder durch Antagonismus am Leukotrien-Rezeptor (Cysteinyl-Leukotrien-1, Cys LT1-Rezeptor) vermindern.

Als sich daraus ergebendes neues antientzündliches Wirkprinzip steht der Leukotrienrezeptor-Antagonist **Montelukast**[4] zur Verfügung. Diese Substanz wird als Zusatzmedikation (**Addon-Therapie**) bei leichtem bis mittelschwerem Asthma eingesetzt. Bei Problemen mit der Anwendung inhalativer Glucocorticoide ist auch eine Monotherapie, für die etlichen Ländern eine Zulassung besteht, gerechtfertigt. Aufgrund der bisherigen Erfahrungen verbessern Antileukotriene die Lungenfunktion, können dazu beitragen, die Dosis an β_2-Adrenozeptor-Agonisten zu reduzieren, und scheinen v. a. die nächtlichen Asthmasymptome zu vermindern. Zur Behandlung eines akuten Asthmaanfalls sind sie nicht geeignet.

Pharmakokinetik. Nach oraler Gabe wird Montelukast schnell resorbiert, maximale Plasmakonzentrationen nach etwa 3 Stunden, orale Bioverfügbarkeit 63–75%. Montelukast wird in der Leber metabolisiert (CYP3A4, 2A6, 2C9) und über die Fäzes ausgeschieden, Plasmahalbwertszeit: 3–6 Stunden.

Unerwünschte Wirkungen. Im Allgemeinen gering. Achtung: Mögliches Auftreten von **Churg-Strauss-Syndrom** (Lungeninfiltrate, Leukozytose, Eosinophilie, Kardiomyopathie) beim Absetzen von Glucocorticoiden und Einsatz von Montekulast. Wirkungsverlust bei der gleichzeitigen Einnahme von Induktoren von CYP3A4 (Phenytoin, Phenobarbital, Rifampicin).

22.1.7 Verwendung von Expektoranzien

Die Effektivität der mucoziliären Klärfunktion hängt einerseits von der Intaktheit der Funktion der Flimmerepithelien der Bronchialschleimhaut ab, andererseits von der Menge und der Zusammensetzung des von den submucösen Drüsen und Becherzellen sezernierten Schleims und des von den Clara-Zellen in den Bronchioli gebildeten serösen Sekretes. Expektoranzien werden angewendet, um die Sekretion der Bronchialflüssigkeit zu steigern (**Sekretolytika**), den Abtransport des Sekretes zu fördern (**Sekretomotorika**) und die Viskosität des verfestigten Schleims zu senken (**Mucolytika**). Husten ist das beste Expektorans. Bisher ist nicht klar, ob die üblichen Expektoranzien bei diesen Vorgängen von therapeutischem Vorteil sind.

Expektoranzien werden verwendet bei Exazerbation von Bronchitis und Asthma, bei akuter Tracheobronchitis zur Linderung des Reizhustens, bei Bronchiektasen, bei sehr zähem Schleim. Ob und inwieweit sie Exazerbationen vermindern können ist umstritten. Ohne ausreichende Flüssigkeitszufuhr (2–3 l/Tag) – auch bei Normothermie – können Expektoranzien nicht wirken. Ein jüngster Übersichtsartikel der **Cochrane Library**, in dem 232 Studien mit Expektoranzien bei Patienten mit chronischer Bronchitis oder COPD analysiert wurden, sieht eine geringe Verminderung akuter Exazerbationen (– 0,07 Exazerbationen/Patient/Monat) und der Arbeitsunfähigkeit (– 0,56 Tage/Patient/Monat). Von der französischen Arzneimittelüberwachungsbehörde wurden im Jahre 2001 alle Expektoranzien als unzureichend klassifiziert.

Sekretolytika

Sekretolytika bewirken die Sekretion eines serösen, weniger zähen Schleims. Die klinische Wirksamkeit der am besten untersuchten Expektoranzien **Bromhexin**[5] und dessen stärker wirkendem aktiven Metaboliten **Ambroxol**[6] nach oraler, parenteraler oder inhalativer Behandlung, sowie von **Carbocistein**[7] nach oraler Applikation wird nach wie vor nicht einheitlich beurteilt. Ambroxol stimuliert auch die Bildung von **Surfactant.** Die dadurch verminderte Adhäsivität des Mucus an der Schleimhaut soll zur Verbesserung der mucoziliären Klärfunktion beitragen.

β_2-Adrenozeptor-Agonisten

β_2-Adrenozeptor-Agonisten sowie **Theophyllin** sind **Sekretomotorika**, denn sie steigern die mucoziliäre Klärfunktion durch Erhöhung der Schlagfrequenz der auf den Flimmerepithelien lokalisierten Zilien.

Mucolytika

Die **Mucolytika Acetylcystein**[8] und **Ambroxol** bewirken eine Verflüssigung des Sekretes durch Spaltung von Disulfidbrücken bzw. verstärken den Abbau saurer Mucopolysaccharide. Randomisierte, doppelblinde, placebokontrollierte Studien mit **Acetylcystein** oder **Ambroxol** führten nicht zu eindeutigen Aussagen über eine therapeutisch relevante Wirkung.

Unerwünschte Wirkungen. Aufgrund seiner SH-Gruppen hat Acetylcystein einen unangenehmen Geruch und Geschmack und kann zu gastrointestinaler Irritation führen. Bei gleichzeitiger oraler Verabfolgung kann Acetylcystein Penicilline und Cephalosporine inaktivieren.

---

4 Singulair®
5 Bisolvon®, Bromhexin Berlin-Chemie®
6 Mucosolvan®, Ambril®
7 Transbronchin®
8 Fluimucil®, ACC®

22.1.8 Behandlung mit Antitussiva

Husten ist ein protektiver Reflex, der die Selbstreinigung des Tracheobronchialbaumes ermöglicht. Er wird durch verschiedene Typen von Hustenrezeptoren in den zentralen und peripheren Atemwegen initiiert. Beteiligte Faktoren sind unter anderem Kältereiz, Reizgase und Entzündungsmediatoren. Husten kann bei bronchialer Hyperreaktivität einen Asthmaanfall auslösen.

Antitussiva sind bei der akuten oder chronischen Bronchitis nur selten indiziert, dagegen bei unproduktivem und quälendem Husten oder so genanntem Reizhusten bei pathologisch-anatomischen Veränderungen im Larynx- oder Pharynxbereich oder beim Bronchialkarzinom. Eine Indikation liegt ebenfalls bei durch Grundkrankheit und/oder Fieber geschwächten Patienten vor, denn Hustenstöße führen aufgrund intrathorakaler Drucksteigerung zu einer erheblichen Belastung des Herz-Kreislauf-Systems.

Zentral wirkende Opioide sind stark wirksame Antitussiva. Sie hemmen die Umschaltung des Hustenreflexes im Zentralnervensystem. Die Rangfolge **Codein** < **Dihydrocodein** < **Hydrocodon** spiegelt sowohl die Zunahme der antitussiven Wirkung als auch diejenige des Missbrauchpotentials wider. Hydrocodon unterliegt der BtMVV (► Kap. 4.5). Das schwach wirkende Opioid **Dextromethorphan** ist in Kombinationspräparaten enthalten. **Noscapin** ist ein Alkaloid der Papaverin-Reihe und hat antitussive Wirkungen, nicht jedoch die anderen unerwünschten Wirkungen der Opioide.

Unerwünschte Wirkungen. Alle Opioide hemmen das Atemzentrum, nicht jedoch Noscapin. Eine Senkung der Atemfrequenz beginnt bei 30 mg Codein; Kinder sind u. U. wesentlich empfindlicher. Die schwach sedierenden und obstipierenden Wirkungen entsprechen dem Opioid-Wirkungsspektrum. Daneben können alle Opioide, entsprechend etwa obiger Reihenfolge, eine Bronchokonstriktion auslösen. Sie hemmen auch die mucoziliäre Klärfunktion. Pharmakokinetik und Dosierung ■ Tab. 22.9.

Bei bestehender Hyperreaktivität und Bronchokonstriktion sind **β_2-Adrenozeptor-Agonisten, Theophyllin** und **M-Cholinozeptor-Antagonisten** gut wirkende Antitussiva mit peripherem Angriffspunkt.

22.1.9 Behandlung mit Chemotherapeutika

Die Notwendigkeit dieser Therapieform ergibt sich bei Exazerbationen einer chronischen Bronchitis mit Hinweisen auf eine bakterielle Infektion (z. B. purulents Sputum). Die Therapiedauer mit Antibiotika beträgt i. d. R. 5–7 Tage (z. B. **Azithromycin**[9]). Eine Dauertherapie wird nicht mehr empfohlen.

Die ungezielte Behandlung eines purulenten Schubes sollte mit Aminopenicillinen (u. U. in Kombination mit Sulbactam oder Clavulansäure), Cephalosporinen (z. B. **Cefaclor**[10], **Cefuroximaxetil**[11]) oder Makroliden (z. B. **Erythromycin**[12] und **Azithromycin**[9]) durchgeführt werden. Tetracycline und **Co-trimoxazol**[13] sind wegen ihrer unsicher gewordenen Wirkung gegen Pneumokokken und Haemophilus influenzae nicht optimal geeignet.

22.1.10 Besonderheiten bei Kindern und Jugendlichen

- Die Möglichkeit des Bestehens angeborener Erkrankungen (Mucoviscidose, primäre Zilien- und Immundefekte) muss bedacht werden; das Emphysem infolge eines hereditären α_1-Antiproteasemangels wird erst im Erwachsenenalter manifest.
- Banale Virusinfeke sind vor allem bei Kleinkindern sehr viel häufiger als bei Erwachsenen. Die Anwendung von Antibiotika muss daher besonders sorgfältig erwogen werden.
- Dosieraerosole eignen sich bei Kleinkindern nicht für eine Routineanwendung; die entsprechenden Arzneimittel müssen deshalb mit Hilfe eines Verneblers, einer Vorschaltkammer (Spacer) oder per os appliziert werden.
- Die Anwendung von Tetracyclinen im Alter unter 10 Jahren muss vermieden werden.

[9] Zithromax®, Ultreon®
[10] Panoral®, Cef Diolan
[11] Elobact®, cefudura®
[12] Monomycin®, Erythromycin Stada®
[13] Cotrim Diolan®

■ **Tab. 22.9.** Pharmakokinetik von Antitussiva

Wirkstoff	Handelsname	Einzeldosis [mg]	Bioverfügbarkeit [%]	Halbwertszeit [h]	Wirkungsdauer [h]
Codein	Codicaps® mono, Makatussin®	30–60	50–70	2,9	4–6
Dihydrocodein[a]	Paracodin®, Tiamon®	20–30	20 (?)	3–4,5	4–6
Hydrocodon[a]	Dicodid®	10–20	?	3,8	
Noscapin[a]	Capval®	50	30 (?)	2,6–4,5	4

[a] Pharmakokinetik unzureichend untersucht.

22.1.11 Nichtindizierte Arzneimittel und Arzneimittelkombinationen

Entgegen früheren Aussagen, dass β-Adrenozeptor-Antagonisten, auch solche mit relativer β_1-Selektivität, beim Asthma kontraindiziert sind, muss aufgrund einer aktuellen **Cochrane**-Metaanalyse relativiert werden. Diese Studie zeigt, dass bei leicht bis mittelgradig reversiblem Asthma oder COPD β_1-selektive Adrenozeptor-Antagonisten akut oder kurzfristig keine Einschränkungen FEV_1 verursachen. β_1-Adrenozeptor-Antagonisten sind damit bei entsprechenden Indikationen, z. B. Herzinsuffizienz, Arrythmien und Hochdruck, erlaubt, jedoch sollte die erste Gabe unter ärztlicher Kontrolle erfolgen. Die topische Applikation nicht selektiver β-Adrenozeptor-Antagonisten zur Behandlung des Glaucoms, wie z. B. **Timolol**[14], kann schwere Bronchospasmen auslösen, da β-Adrenozeptor-Antagonisten die bronchienerweiternde Wirkung des Sympathikustonus hemmen. Sie antagonisieren ferner die bronchodilatatorische Wirkung inhalierter β_2-Adrenozeptor-Agonisten. Auch die zur antiglaucomatösen Behandlung verwendeten direkt und indirekt wirkenden **Agonisten** an **M-Cholinozeptoren** (z. B. **Pilocarpin**[15], **Carbachol**[16], **Physostigmin**[17] u. a.) können Bronchospasmen auslösen.

M-Cholinozeptor-Antagonisten

M-Cholinozeptor-Antagonisten, beispielsweise Atropin, sollten bei obstruktiven Erkrankungen der Atemwege nur in Ausnahmefällen Anwendung finden (▶ Kap. 22.1.3). Sie fördern die Dyskrinie und hemmen die mucoziliäre Klärfunktion. Ähnliches gilt für **Antihistaminika** und **Neuroleptika** (z. B. Phenothiazin-Derivate) mit anticholinerger Wirkung. **Morphin**[18] und andere **Opioide** sollten, wenn überhaupt, nur mit Vorbehalt angewendet werden. Sie hemmen das Atemzentrum, wirken antitussiv, hemmen die mucoziliäre Klärfunktion und haben bronchokonstriktorische Wirkungen. Wegen ihrer das Atemzentrum hemmenden Wirkung sollten **Hypnotika** und **Tranquilizer** nur zurückhaltend verwendet werden. **Nitrazepam**[19] und **Diazepam**[3] (>10 mg) können aufgrund einer Myotonolyse zu schweren Ventilationsstörungen mit Hyperkapnie und Hypoxämie führen.

Analgetika und Antirheumatika

Analgetika und **Antirheumatika** vom Typ der Nicht-Steroid-Antiphlogistika (z. B. **Acetylsalicylsäure**[20] sowie Essigsäure- und Propionsäure-Derivate) sollten bei Untergruppen der Asthmatiker, charakterisiert durch die Trias: Nasenpolypen-Affektionen der Nasennebenhöhlen-Eosinophilie (**intrinsic asthma**), nicht angewendet werden; sie können akute Anfälle von Asthma auslösen (Aspirin-Asthma ▶ Kap. 7.3.2).

ACE-Hemmstoffe

ACE-Hemmstoffe können zu Husten (▶ Kap. 14.3.4) und Verschlechterung des Asthmas führen; u. U. ist Absetzen notwendig.

Fixe Kombinationen

Relativ neu auf dem Markt sind fixe Kombinationen aus Salmeterol und Fluticasonproprionat, sowie von Formoterol und Budesonid. Theoretische Überlegungen (synergistische Effekte durch gleichzeitiges Erreichen von Targetzellen) und Studien mit positiven Daten im Vergleich zur Einzelgabe scheinen für die Sinnhaftigkeit zu sprechen (und beflügeln ein aggressives Marketing!). Neuerdings wird die fixe Kombination von Budesonid und Formoterol bzw. Fluticason als Bedarfstherapie (**single inhaler therapy**, SIT) empfohlen. Die **ad hoc-Anwendung** eines inhalativen Glucocorticoids kann mit der Überlegung begründet werden, dass Asthmasymptome sich auf eine ungenügende Suppression der zugrunde liegenden Entzündung zurückführen lassen. Eine endgültige Bewertung dieser Kombinationen ist abzuwarten.

Khellin und Papaverin sind als Bronchospasmolytika nicht wirksam. Kombinationen von Expektoranzien mit zentral wirkenden Antitussiva sind unsinnig: Ein Patient, der nicht husten kann, expektoriert nicht! Die lokale Anwendung oberflächenaktiver Expektoranzien (z. B. Tyloxapol) ist aufgrund ihrer Bronchospasmen auslösenden Wirkung kontraindiziert. Kaliumiodid oder Ammoniumchlorid, als Expektoranzien angewendet, haben nur eine unzureichende Nutzen/Risiko-Relation.

22.2 Status asthmaticus

Als Status asthmaticus wird der protrahiert verlaufende Asthmaanfall bezeichnet, der mit der üblichen Therapie nicht wesentlich beeinflusst werden konnte. Krisenhafte Verschlechterungen können durch Infekte, massive Allergenexposition, inhalative Noxen, Arzneimittel (▶ Kap. 22.1.10) oder abruptes Absetzen der seitherigen Therapie ausgelöst werden. **Es besteht Lebensgefahr!**

Im Vordergrund der Symptomatik stehen Tachypnoe und Tachykardie. Der PaO_2 ist normal oder leicht erniedrigt. Der $PaCO_2$ ist niedrig; es besteht eine respiratorische Alkalose. Entwickelt sich eine respiratorische Acidose mit $PaCO_2$-Erhöhung und damit einhergehend ein schwerer körperlicher Erschöpfungszustand, muss intubiert, das hochvisköse Bronchialsekret abgesaugt und anschließend maschinell beatmet werden.

Mittel der 1. Wahl sind **β_2-Adrenozeptor-Agonisten**. Indiziert sind zusätzlich **Glucocorticoide** (s. unten). Bei unzureichendem Behandlungserfolg ist die i.v.-Gabe von **Theophyllin**

---

[14] Timomann®, TimololHEXAL®
[15] Pilomann®, Borocarpin®-S
[16] Carbamann®, Isopto®-Carbachol
[17] Anticholium®
[18] Morphin AL®, Morphin-ratiopharm®
[19] Eatan®, Nitrazepam AL®
[20] Aspirin®, ASS STADA®

(► Kap. 22.1.3) indiziert; alternativ können 4- bis 6-mal 250–500 µg **Terbutalin** s. c./24 h oder **Salbutamol** i. v. (50–150 µg/10 min mit anschließender Dauerinfusion von 0,04 µg/kg/min) gegeben werden. Eine reichliche Flüssigkeitszufuhr (3–6 l/24 h) muss den Wasserverlust durch Schwitzen und gesteigerte Atmung ausgleichen.

Einteilung des Asthmaanfalls

Leichter bis mittelschwerer Asthmaanfall:

- Merkmale:
- normale Sprache
  - Atemfrequenz <25 Atemzüge/min
  - Pulsfrequenz <120 Schläge/min
  - *Peak-flow-Werte* >50% des Norm- oder individuellen Bestwertes
- Behandlung:
  - kurz wirksamer β_2-Adrenozeptor-Agonist: 2 Hübe, möglichst mit Inhalationshilfe; ggf. im Abstand von 10 Minuten wiederholen, individuelle Dosierung unter Beachtung von Tremor, Unruhe und Palpitationen
  - 50 mg Prednisolonäquivalente oral oder i. v.
  - 200 mg Theophyllin-Lösung oral

Schwerer bis lebensbedrohlicher Asthmaanfall:

- Merkmale:
  - Patient ist so kurzatmig, dass er kaum sprechen kann
  - Atemfrequenz >25 Atemzüge/min
  - Pulsfrequenz >120 Schläge/min
  - *Peak-flow-Werte* <100 l/min

Notarzt anfordern, wenn sich der Zustand unter Behandlung nicht bessert!!

- Sofortbehandlung:
  - Sauerstoff 2–4 l/min über Nasensonde
  - jeweils 4 Hübe eines kurz-wirksamen β_2-Adrenozeptor-Agonisten Abstand von 10 Minuten, möglichst mit Inhalationshilfe
  - Theophyllin 200 mg oral bzw. langsam i. v
  - 100 mg Prednisolonäquivalent i.v. oder oral

Cave: Sedativa!!

- Pflichten für den Arzt:
  - beim Patienten bleiben, bis Notarztwagen eintrifft!
  - durchgeführte Therapiemaßnahmen schriftlich übermitteln!

Antibiotika (z. B. Amoxicillin) können bei Hinweisen auf eine Infektion indiziert sein. Nach Abklingen der Symptomatik muss eine konsequente und langfristige Therapie eingeleitet werden.

Tab. 22.10. Stufenschema der COPD

Schweregrad	Medikation
Risikogruppe	
normale Spirometrie, chronische Symptome (Husten, Auswurf)	Risikofaktoren meiden (Raucherentwöhnung), Grippeschutzimpfung
I: leicht	
FEV_1/FVC <70%, FEV1 ≥80%	zusätzlich: Anticholinergika oder kurzwirksame β_2-Sympathomimetika bei Bedarf
II: mittel	
FEV_1/FVC <70%, FEV1 >50% <80%	zusätzlich: Anticholinergika oder/ggf. kombiniert mit β_2-Sympathomimetika und Theophyllin als Dauertherapie
III: schwer	
FEV_1/FVC <70%, FEV1 >30% <50% und respir. Insuffizienz mit/ohne Symptomatik	zusätzlich: bei Exazerbationen Therapieversuch mit inhal. Glucocorticoiden über 3 Monate, Weiterverordnung bei nachgewiesenem Therapieeffekt, Rehabilitation
IV: sehr schwer	
FEV_1/FVC <70, FEV_1< 30% oder respiratorische Insuffizienz/Zeichen der Rechtsherzinsuffizienz	zusätzlich: Sauerstofflangzeittherapie bei respirator. Insuffizienz; prüfen, ob chirurgische Behandlung indiziert ist

Nach **G**lobal Initiative for Chronic **O**bstructive **L**ung **D**isease, (**GOLD Update 2003**, www.GOLDcopd.com, und Leitlinie der Deutschen Atemwegsliga in der Deutschen Gesellschaft für Pneumologie 2002. Alle FEV1-Werte beziehen sich auf Werte nach Gabe von Bronchodilatatoren; FVC = forcierte Vitalkapazität.

22.3 Chronisch obstruktive Lungenerkrankung (COPD)

Die chronisch-obstruktive Lungenerkrankung (COPD) steht weltweit hinsichtlich Morbidität und Mortalität an der vierten Stelle aller Erkrankungen – mit zunehmender Tendenz, jedoch wurde ihr bisher nicht die nötige Aufmerksamkeit gewidmet. Die COPD ist charakterisiert durch eine nur wenig reversible Atemflussstörung, die progressiv ist und mit abnormen Entzündungsreaktionen der Atemwege, des Lungenparenchyms und der Lungengefäße einhergeht. An eine COPD sollte immer gedacht werden, wenn Husten, Auswurf und Atemnot zusammen mit Risikofaktoren (vor allem: Rauchen) vorliegen. Keine der bisherigen therapeutischen Vorgehensweisen (Tab. 22.10) beeinflusst auf Dauer die zunehmende Verschlechterung der Lungenfunktion. Bronchodilatatoren, vor allem Anticholinergika, stehen im Mittelpunkt der rein symptomatischen Behandlung der COPD. Jüngste internationale Empfehlungen zur Stufeneinteilung und Behandlung der COPD sind in Tab. 22.10 zusammengestellt.

22.4 Akute und chronische Rhinopathie

22.4.1 Pathophysiologie und Konsequenzen für die Therapie

Symptome der **allergischen Rhinitis** werden v. a. durch Blütenpollen, Schimmelpilzsporen, Tierepithelien und bei ganzjähriger Symptomatik durch Hausstaubmilben hervorgerufen. Wie beim allergischen Asthma ist die Reaktion IgE-vermittelt. Die pathophysiologischen Abläufe sind ähnlich denjenigen an der Bronchialschleimhaut.

Die Ursache der **vasomotorischen Rhinopathie** ist unbekannt. Symptome werden ausgelöst durch thermische, chemische oder mechanische Reizungen der Nasenschleimhaut. Die IgE-Konzentration im Plasma ist normal.

Bei der allergischen Rhinopathie steht die Mastzelldegranulation mit Freisetzung von Mediatorsubstanzen im Vordergrund, bei der vasomotorischen Rhinopathie der Reflexbogen bestehend aus Nozizeptoren in der Nasenschleimhaut, Afferenzen im N. facialis, zentrale Umschaltung auf efferente parasympathische Fasern. Die Folgereaktionen sind Juckreiz in Augen, Nase, Gaumen, Conjunctivitis, Niesattacken, »Triefnase« und erhebliche Beeinträchtigung der nasalen Atmung durch Schwellung der Nasenschleimhaut. Polyposis und Hyperplasie der Nasen- und Nebenhöhlenschleimhaut kommen bei allergischer und vasomotorischer (syn. hyperreflektorischer) Rhinopathie vor.

22.4.2 Prophylaktische Maßnahmen

Eine Hyposensibilisierung bei saisonaler Rhinoconjunctivitis (Pollenallergie) durch Injektion steigender Dosen von Allergenextrakten kann gelingen, wenn sie über 2–3 Jahre hinweg durchgeführt wird. Eine Allergenkarenz oder Vermeidung anderer auslösender Reize ist bei Sensibilisierung gegen ubiquitäre Allergene meist schwer durchzuführen.

Tab. 22.11. Arzneitherapie der allergischen Rhinitis

Medikament	Handelsname	Wirksamkeit bei			Tagesdosis
		Juck-/Niesreiz	Sekretion	Kongestion	
H_1-Antihistaminika		+++	++	±	
Azelastin	Allergodil®				2-mal 0,28 mg nasal
Cetirizin	Zyrtec®				1-mal 10 mg oral
Fexofenadin	Telfast®				1-mal 120 mg oral
Levocabastin	Livocab Nasenspray®				2-mal 0,2 mg nasal
Loratadin	Lision®				1-mal 10 mg oral
Ebastin	Ebastel®				1-mal 10 mg oral
Levocetiricin	Xusal®				1-mal 5 mg oral
Antiallergika		+	+	+	
Cromoglicinsäure	Vividrin Nasenspray®				4-mal 2 mg nasal
Nedocromil	Írtan Nasenspray®				4-mal 2 mg nasal
α-Adrenozeptor-Agonisten		–	–	+++	
Naphazolin	Rhinex®				2-bis 4-mal 1 mg nasal
Oxymetazolin	Nasivin®				2-bis 4-mal 1 mg nasal
Tramazolin	Ellatun®				2-bis 4-mal 1 mg nasal
Xylometazolin	Otriven®				2-bis 4-mal 1 mg nasal
Glucocorticoide		+++	+++	++	
Beclometason	Beconase®				2-mal 200 µg nasal
Budesonid	Pulmicort nasal®				2-mal 100 µg nasal
Fluticason	Flutide Nasal®				1-mal 100 µg nasal
Mometason	Nasonex®				1-mal 100 µg nasal
Triamcinolon	Nasacort®				1-mal 110 µg nasal

Glucocorticoide

Ihre topische Applikation auf die Nasenschleimhaut ist bei der allergischen und vasomotorischen Rhinopathie indiziert (Tab. 22.11). Bei der hyperplastischen Rhinopathie ist sie für die Nachbehandlung nach chirurgischer Entfernung der Polypen zur Verhinderung der Rezidive notwendig. Eine Indikation für Glucocorticoide besteht auch beim »Privinismus«, damit der Entzug von α-Adrenozeptor-Agonisten durchgeführt werden kann (▶ Kap. 22.4.3).

Nasale Obstruktion, Hypersekretion und Niesreiz gehen zurück. Die Ursache dafür ist der antiphlogistische Effekt von **Beclometason**, **Budesonid**, **Fluticason**, **Triamcinolon** und **Mometason**. Möglicherweise sind aufgrund hoher lokaler Konzentrationen unspezifische Wirkungen von Glucocorticoiden wie Stabilisierung von Zellmembranen und Gefäßkonstriktion beteiligt. Nach intranasaler Anwendung bleiben die konjunktivalen Reizerscheinungen bei allergischer Rhinopathie weitgehend unbeeinflusst.

Auch bei lang dauernder Anwendung kommt es zu keiner Schleimhautatrophie; entzündliche Schleimhautveränderungen können sich zurückbilden. Unerwünschte systemische Wirkungen nach nasaler Applikation von Glucocorticoiden sind nicht bekannt. Zur topischen Applikation auf der Nasenschleimhaut stehen Pulverinsufflatoren, wässrige Lösungen oder Dosieraerosole zur Verfügung.

Cromoglicinsäure

Die Cromoglicinsäure ist wirksam bei der allergischen, jedoch weniger oder gar nicht bei der vasomotorischen Rhinopathie Tab. 22.11. Die Verwendung von Augentropfen an den Conjunctiven vermindert bei rechtzeitiger Anwendung die Symptomatik von allergischen Reaktionen.

22.4.3 Symptomatische Maßnahmen

α-Adrenozeptor-Agonisten

Die topische Aufbringung der Imidazolin-Derivate auf die Nasenschleimhaut führt aufgrund einer Vasokonstriktion zur Abschwellung und zur Einschränkung der Hypersekretion Tab. 22.11. Die symptomatische Wirkung erstreckt sich auf alle Formen der Rhinitis mit Ausnahme der atrophischen Rhinitis. Imidazolin-Derivate enthaltende Nasensprays oder -tropfen sollten nicht häufiger als 2- bis 3-mal täglich und nur kurzfristig angewendet werden.

Vasokonstriktoren, Glucocorticoide oder ätherische Öle in Nasentropfen oder Sprays sind nicht sinnvoll. Die Einzelkomponenten sind meist in zu niedrigen Konzentrationen enthalten.

Unerwünschte Wirkungen. Bei länger als 2- bis 3-wöchiger Anwendung besteht die Gefahr der Arzneimittel-Rhinitis, **Privinismus**, d. h. verstärkte Schwellung »Rückschlageffekt«. Aufgrund lang dauernder Vasokonstriktion ist bei chronischem Gebrauch mit Schädigungen an Epithelien und Gefäßen zu rechnen. Die muziliäre Klärfunktion sistiert. Als akute systemische Wirkungen können Blutdrucksteigerungen auftreten; Vorsicht bei bestehender Hyperthyreose und Hypertonie!. Vor allem bei Kleinstkindern können nach Überdosierung komatöse Zustände mit Depression des Atemzentrums und Kreislaufschock auftreten.

Histamin-H_1-Rezeptor-Antagonisten

Sie hemmen kompetitiv die durch Freisetzung von Histamin, vor allem bei der allergischen Rhinopathie, ausgelöste Hypersekretion und Schwellung Tab. 22.11. Die Zahl der Niesanfälle geht zurück. Sie wirken auch bei allergischer Conjunctivitis. H_1-Rezeptor-Antagonisten sollen nicht topisch, sondern nur oral appliziert werden.

Eine Kombination mit topisch applizierter Cromoglicinsäure oder mit topischen Glucocorticoiden ist aufgrund additiver Wirkung sinnvoll.

Unerwünschte Wirkungen. Stark sedierende Wirkung von lipophilen Histamin-H_1-Rezeptor-Antagonisten, wie z. B. **Clemastin**[21] oder **Ketotifen**[22], nicht bei neueren hydrophilen Histamin-

[21] Tavegil®

[22] Zaditen®, Ketotifen beta®

Tab. 22.12. Orale Pharmakokinetik nicht-sedierender H_1-Rezeptor-Antagonisten

INN-Name	Handelsname	Metabolit (aktiver)	Halbwertszeit [h]	T_{max} [h]	Bioverfügbarkeit [%]
Cetirizin	Zyrtec®, CetiLich®	(unverändert 70% Urin)	7–12 (21[a])	1 (2,2[a])	70
Levocabastin	Livocab®	(renal unverändert zu 86%)	7,9 ± 2	0,5–1	90
Fexofenadin	Telfast®	(unverändert 80% Stuhl, 12% Urin)	11–15	1–3	>33
Loratadin	Lision®, Loratadin AL®	(CYP3A4) Decarbethoxyloratadin	8–11	1–1,5	n. b.
			17–24		
Desloratadin	Aerius®	(CYP2D6)	19–35	1–1,5	87

[a] bei Niereninsuffizienz; n. b. = nicht bekannt.

H_1-Rezeptor-Antagonisten wie **Fexofenadin**, **Cetirizin** und **Loratadin** in therapeutischen Dosen.

Fexofenadin ist ein aktiver Metabolit und Nachfolger von Terfenadin. Im Gegensatz zu Terfenadin ist Fexofenadin nicht arrhythmogen, da es nicht über das Cytochrom-P-450-System CYP3A4 metabolisiert wird.

Pharmakokinetische Daten zu Histamin-H_1-Rezeptor-Antagonisten sind in ◘ Tab. 22.12 enthalten.

22.5 Behandlung des banalen Infektes mit Beteiligung der Atemwege

Für die symptomatische Behandlung des banalen Infektes können indiziert sein: Nasale Dekongestiva Imidazolin-Derivate, antipyretisch wirkende Analgetika bei febrilen oder subfebrilen Temperaturen, Antibiotika bei einer Superinfektion, eitrigen Bronchitis, Sinusitis, Bronchitis ► Kap. 22.1.8. Banale Infekte können bei vorgeschädigtem Herzen zu Rhythmusstörungen, u. U. zur Dekompensation führen.

Zahllose Kombinationspräparate sind im Handel, die kausal oder symptomatisch wirken sollen. Chinin, obwohl vielfach verwendet, ist kein Arzneimittel zur Fiebersenkung; Histamin-Rezeptor-Antagonisten können den Fließschnupfen vermindern. Die orale Applikation von Spurenelementen Vitamin A, B, C usw. ist nicht sinnvoll. Salicylate und **Paracetamol**[23] senken nur die erhöhte Körpertemperatur. Coffein und Ephedrin können durch zentrale Stimulation das subjektive Wohlbefinden anheben, ohne die Symptome zu beeinflussen. Antitussiva in Kombinationspräparaten sind meist unterdosiert.

Eine besondere Form des banalen Infekts ist der bei Säuglingen und Kleinkindern 1.–3. Lebensjahr auftretende **Pseudo-Krupp**, auch **stenosierende Laryngitis** genannt. Ursächlich sind beteiligt: Virusinfekte, Umweltbelastungen, Reizgase z. B. SO_2 und Zigarettenrauch, besonders bei trockener Luft. Differentialdiagnostisch sind akute Epiglottitis, Angina tonsillaris und Fremdkörperaspiration auszuschließen.

Promethazin-Tropfen[24] 1 mg/kg dienen zur Beruhigung. Die Wirksamkeit von Glucocorticoiden 30–100 mg als Zäpfchen ist wahrscheinlich, als Dosieraerosol, z. B. 0,2 mg Budesonid mehrfach gegeben erwiesen.

Weiterführende Literatur

Arzneimittelkommission der deutschen Ärzteschaft (2006): Arzneiverordnung. 21. Aufl. Deutscher Ärzte-Verlag, Köln

Adam D et al. 1991 Antibakterielle Therapie bei infektiösen Bronchialerkrankungen. MMW 133: 308

Agence Francaise de Sécurité Sanitaire des Produits de Santé 2001 Troubles de la sécrétion bronchique, www.agmed.sante.gouv.fr/htm/5/smr/pneumo/sebron2.htm

Buhl et al. (2006) Leitlinien zur Diagnostik und Therapie von Patienten mit Asthma. Pneumologie 60: 139–177

Chung KF, Adock IM (2004) Combination therapy of long-acting beta$_2$-adrenoceptor agonists and corticosteroids for asthma. Treat Respir Med 3: 279–289

Global Initiative for Chronic Obstructive Lung Disease (GOLD) (2003) Pocket guide to COPD Management, Diagnosis and Prevention: http://www.goldcopd.com/revised_gp.pdf

International Rhinitis Management Working Group (1994) International Consensus Report on the Diagnosis and Management of Rhinitis. Allergy 49(1)

Keam SJ, Keating GM (2004) Tiotropiumbromid – a review of its use as maintenance therapy in patients with COPD. Treat Respir Med 3: 247–268

Kroegel C, König W, Jäger L (1997) Erweiterte Therapie des Asthma bronchiale – Verwendung von 5-Lipoxygenase-Inhibitoren und Leukotrienantagonisten. Dtsch. Ärztebl. 94: A1802

Leitlinien COPD (2002), http://www.leitlinien.de/themen

Mullen ML, Mullen B, Carey M (1993) The association between β-agonist use and death from asthma. JAMA 270: 1842

Nanini L et al. (2005) Combined corticosteroid and long-acting beta-agonist in one inhaler for chranic obstructive pulmonary disease. The Chochrane Library, Issue 2

National Asthma Education and Prevention Program Expert Panel Report (2003) Guidelines for the Diagnosis and Management of Asthma. Update on Selected-Topics-2002 [EPR-Update 2002]. NIH Publication No. 2: 5074:http://www.nhlbi.nih.gov/guidlines/asthma/index.htm

National Heart, Lung, and Blood Institute (1997) Expert Panel Report 2: Guidelines for the Diagnosis and Management of Asthma [EPR-2]. National Institutes of Health, pub. no. 97–4051

National Institutes of Health, National Heart, Lung, and Blood Institute (2003) Pocket Guide to COPD Diagnosis, Management, and Prevention, http://www.goldcopd.comp

N. N. (2005) Leukotriene receptor antagonists – an update. Drug Ther Bull. 43(11): 85–8

Poole PJ, Black PN (2003) Mucolytic agents for chronic bronchitis Cochrane Review. In: The Cochrane Library, Issue 1, Oxford: Update Software

Salpeter S et al. (2002) Cardioselective beta-blockers for reversible airway disease. Cochrane Review 4, www.cochrane.org/cochrane/revabstr./AB002992.htm

Schmidt H (1994) Retardtheophyllin ist nicht gleich Retardtheophyllin. Atemwegs-Lungenkr. 20: 223–231

Smolensky MH, D'Alonso GE (1997) Progress in the chronotherapy of nocturnal asthma. In: Redfern P., Lemmer B. eds.: Physiology and Pharmacology of Biological Rhythms. Handbook of Experimental Pharmacology, Vol. 125, Springer, Berlin, Heidelberg, New York

Undem BJ (2006) Pharmacotherapy of asthma. In: Brunton LL, Lazo JS, Parker KL (eds.) Goodman & Gillman's The Pharmacolocigal Basis of Therapeutics, 11th ed. McGraw Hill, New York

WHO Collaborating Centre for Drug Statistics Methodology 2000 ATC Index with DDDs. Oslo

Worth H et al. (2002) Leitlinie der Deutschen Atemwegsliga und der Deutschen Gesellschaft für Pneumologie zur Diagnostik und Therapie von Patienten mit chronisch obstruktiver Bronchitis und Lungenemphysem COPD. Pneumologie 56:7 04–738

---

[23] ben-u-ron®, Paracetamol beta®

[24] Atosil® Tropfen

23 Rheumatische Erkrankungen

K. Brune, B. Manger

23.1 Pathophysiologische Vorbemerkungen

Unter dem Begriff der rheumatischen Erkrankungen werden schmerzhafte, entzündliche und degenerative Struktur- und Funktionsstörungen des muskuloskeletalen Systems zusammengefasst. Bei Chronifizierung können sie zu deutlichen Destruktionen und Bewegungsunfähigkeit führen. Leitsymptom der rheumatischen Erkrankungsformen ist der »wandernde« (griech. rhein = fließen) Schmerz, der erst akut und rezidivierend, später chronisch unterschiedliche Gelenke und Gewebe befällt. Als Ursache dieser Gelenk-, Muskel- und Weichteilerkrankungen kommen degenerative Gewebeschäden (Arthrose) in Betracht und außerdem immunologische Reaktionen auf Infektionen, bakterielle oder bisher noch unbekannte Antigene. Die Pathogenese der chronischen (entzündlichen) rheumatischen Erkrankungen (rheumatoide Arthritis, syn. chronische Polyarthritis, juvenile chronische Arthritis, andere Autoimmunopathien) ist im Detail noch unklar, die Beteiligung autoimmunologischer Mechanismen gilt jedoch als sicher. Auch die Genese der Arthrose ist nicht vollständig geklärt. Eine kausale Therapie dieser Volkskrankheiten fehlt daher weitgehend.

Der Verlauf der chronischen rheumatischen Erkrankungen ist im Allgemeinen chronisch progredient mit akuten Schüben. Diese Erkrankungen erfordern eine lebenslange, komplexe Therapie (■ Abb. 23.1 u. 23.2). Voraussetzung für eine erfolgreiche Therapie ist ein rechtzeitiger Behandlungsbeginn, um das Fortschreiten der Erkrankung zu verlangsamen und die Compliance der Patienten zu verbessern.

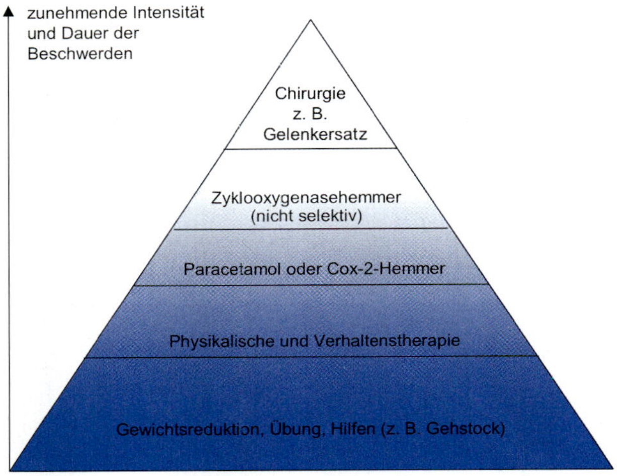

■ **Abb. 23.1.** Therapiepyramide: Vorgehensweise bei aktivierter Arthrose (nach Creamer & Hochberg 1997)

23.2 Prinzipien der Therapie

Eine kausale Therapie ist bei den rheumatischen Erkrankungen bisher nur bei Infektarthritiden und reaktiven Arthritiden über die Elimination des Erregers bzw. der Noxe möglich (■ Tab. 23.1). Das Ziel der Therapie aller anderen rheumatischen Erkrankungen muss die Verbesserung bzw. Erhaltung der Lebensqualität des Patienten sein über:

- eine Linderung der Schmerzen,
- soweit von Bedeutung, die Unterdrückung der Entzündungsreaktion, um eine Bindegewebszerstörung möglichst gering zu halten sowie die Leistungsfähigkeit und Gelenkfunktionalität zu erhalten und
- die Unterdrückung einer möglicherweise reaktiven, überschießenden Bindegewebsreaktion, wie z. B. die Pannusbildung bei der rheumatoiden Arthritis, um die verkrüppelnde Gelenkdestruktion mit Narbenbildung zu verhindern.

■ **Abb. 23.2.** Therapieschema chronisch-rheumatoider Erkrankungen. Wenn zwei unterschiedliche Basistherapeutika zu keiner Remission geführt haben, kann mit **TNF-α-Antagonisten** behandelt werden.

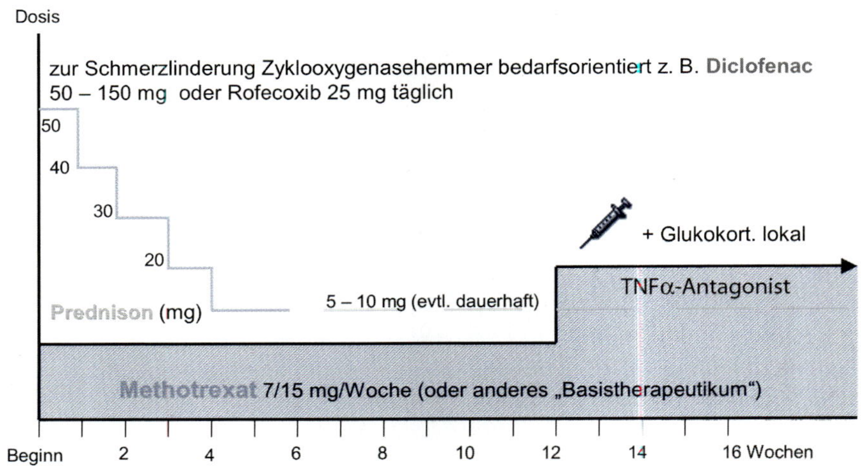

Tab. 23.1. Therapieoptionen bei rheumatischen Erkrankungen

Krankheit		Kausale Therapie (parakausal)	Symptomatische Therapie	
			Haupttherapie	**Begleitende Therapie**
1. Infektiöse Arthritiden				
1.1	z. B. Kokken	Antibiotikum[a]	NSAR	Gelenkdrainage
1.2	Borrelien (Lyme-Arthritis)	Antibiotikum	NSAR	
2. Reaktive Arthritiden				
2.1	reaktive Arthritis (bei Urogenital- bzw. Gastrointestinalinfekt)	Antibiotikum (wenn Erreger noch nachweisbar)	NSAR	
2.2	rheumatisches Fieber	Antibiotikum	NSAR/Glucocorticoide	Bettruhe (+ Benzodiazepine)
2.3	Arthritis bei chronischen Darmerkrankungen		NSAR/Glucocorticoide Sulfasalazin, MTX, Azathioprin	
3. Spondyloarthritiden				
3.1	Spondylitis ankylosans	ø	NSAR/Glucocorticoide, TNF-Blocker	Physiotherapie
3.2	undifferenzierte Spondyloarthritis	ø	Sulfasalazin, MTX, NSAR/ Gluco-corticoide[b]	Physiotherapie
3.3	Psoriasisarthritis	ø	NSAR/Glucocorticoide/MTX/CsA/TNF-Blocker	Physiotherapie
4. Autoimmunarthritiden				
4.1	rheumatoide Arthritis	ø	DMARDs[c] NSAR/Analgetika (Coxibe)[d]	Physio-/Psychotherapie/ chirurgische Intervention
4.2	systemischer Lupus erythematodes	ø	NSAR/Glucocorticoide[a]/Cyclophosphamid/ MTX/Azathioprin/Mycophenolsäure	
4.3	Sjögren-Syndrom	ø	NSAR/Glucocorticoide/ (Hydroxy-)Chloroquin	künstliche Tränen- und Speichelflüssigkeit
4.4	nekrotisierende Vasculitis	ø	Glucocorticoide/Analgetika/Cyclophosphamid/MTX/Azathioprin	
4.5	Sklerodermie	ø	Glucocorticoide/Vasodilatation/Azathioprin/Cyclophosphamid	
5. Stoffwechselerkrankungen mit Gelenksymptomen (Auswahl)				
5.1	Gicht	ø	NSAR/Glucocorticoide, Etoricoxib, Uricosurica, -statica	Kühlen, Colchicin im Anfall möglich
5.2	Chondrocalcinose	ø	NSAR	
5.3	Ochronose	ø	NSAR	
5.4	Hämochromatose	Aderlässe	NSAR	
6. Weichteilrheumatismus				
6.1	Fibromyalgie	ø	Physiotherapie/Amitriptylin	Psychotherapie, NSAR/ Muskelrelaxanzien
6.2	Insertionstendopathien	ø	NSAR	Glucocorticoide[b], Physiotherapie
7. Degenerative Gelenkerkrankungen (Arthrosen)				
7.1	primäre Arthrose			
7.1.1	aktiviert	–	Analgetika/NSAR[e] (Coxibe)/Glucocorticoide lokal	Physiotherapie

▼

Tab. 23.1 (Fortsetzung)

Krankheit		Kausale Therapie (parakausal)	Symptomatische Therapie	
			Haupttherapie	Begleitende Therapie
7.2	sekundäre Arthrose			
7.2.1	Funktionsstörungen des Bewegungsapparates	Operation	NSAR	Physiotherapie
7.2.2	metabolische Gelenkdegeneration	spezifische Therapie	NSAR	Physiotherapie, Operation

[a] gemäß Resistenzbestimmung; [b] lokal z. B. i. a.; [c] DMARDs (disease modifying antirheumatic drugs): Chloroquin, Goldpräparate i.m., D-Penicillamin, Sulfasalazin, MTX, Ciclosporin A, Leflunomid, Azathioprin, Cyclophosphamid (Kombinationstherapien bzw. TNF-Blocker oder Anakiura bei therapierefraktären Patienten); [d] soweit für diese Indikation zugelassen; [e] die Behandlung für mehr als eine Woche ist oft überflüssig und wirkungslos; [f] für die Wirksamkeit sog. Chondroprotektiva (Chondrotrophika: Glucosamin, Hyaluronsäure) fehlt der wissenschaftliche Wirkungsnachweis.
MTX = Methotrexat; NSAR = nicht-steroidale Antirheumatika; NSAR = nicht-steroidale Antirheumatika.

Bei der Therapie der Arthrose spielt die anti-entzündliche Therapie nur eine geringe Rolle (Abb. 23.2). Hier kommt es darauf an, die Schmerzen zu lindern, ohne unerwünschte Arzneimittelwirkungen zu provozieren. Die sog. chondroprotektiven (Knorpel regenerierenden und schützenden) Pharmaka werden ohne ausreichende »Evidenz« angewendet (► Kap. 23.4).

23.3 Pharmakotherapie der rheumatischen Erkrankungen

23.3.1 Analgetisch-antipyretisch wirkende Pharmaka

Das Leitsymptom des Patienten mit rheumatischen Erkrankungen ist der Schmerz im Bewegungsapparat (Nacken, Hände, Schultergürtel, unterer Rücken, Beine etc.), die Gelenkschwellung und die Bewegungseinschränkungen. Als Erstmaßnahme muss daher parallel zur diagnostischen Abklärung eine sinnvolle Arzt- und Patientenbefriedigende Schmerztherapie eingeleitet werden. Dazu stehen zwei große Gruppen der sog. nichtsteroidalen Analgetika zur Verfügung: die sauren, deutlich antiphlogistisch wirksamen Analgetika (Tab. 23.2 und Tab. 23.3) und die nichtsauren, wenig antiphlogistisch wirksamen, antipyretischen Analgetika inklusive der sog. **Coxibe**, selektive Cyclooxygenase-2-Hemmer, (Tab. 23.4 und Tab. 23.5). Opioidanalgetika sollten nur in Sonderfällen zusätzlich und kurzzeitig verwendet werden, wenn die nicht-steroidalen Analgetika nicht ausreichend schmerzlindernd wirken.

Die nichtsteroidalen Analgetika unterscheiden sich nicht nur hinsichtlich des Grades der antiphlogistischen Wirkung, sondern auch hinsichtlich ihrer unerwünschten Arzneimittelwirkungen und Kontraindikationen. Alle Wirkstoffe dieser Gruppe sind Hemmer der Cyclooxygenasen, d. h. der Enzyme, über die proinflammatorische, proalgetische Prostaglandine synthetisiert werden. Diese Enzyme finden sich in fast allen Organsystemen, sie werden aber besonders im Entzündungsgewebe vermehrt exprimiert (Cyclooxygenase 2). Die besondere Anreicherung der sauren, hochgradig an Eiweiß gebundenen, antiphlogistischen Analgetika (Tab. 23.2) im Entzündungsgewebe, der Wand des Magen-Darm-Traktes, im Blut und der Niere erklärt die deutliche antiphlogistische Wirkung, jedoch auch die entsprechenden unerwünschten Arzneimittelwirkungen durch die vollständige Hemmung der Cyclooxygenasen in diesen Geweben.

Die nichtsauren antiphlogistischen Analgetika (Tab. 23.4) verteilen sich homogen im Organismus und hemmen nur in extrem hoher, nicht mehr therapeutischer Dosierung (Pyrazole direkt, Paracetamol indirekt, der Mechanismus ist zurzeit noch unklar) beide Cyclooxygenasen. Die neuen selektiven Hemmer der Cyclooxygenase 2 erzielen eine weitgehende Hemmung der Cyclooxygenase 2 ohne Beeinflussung der Cyclooxygenase 1.

Aufgrund der pharmakokinetischen Eigenschaften sowie der Enzymselektivität ergeben sich die Primärindikationen und Kontraindikationen dieser Wirkstoffe (Tab. 23.4 und Tab. 23.5).

Jüngere Patienten ohne Risikofaktoren für die Entwicklung einer Ulkuskrankheit (<60 Jahre alt) können wie bisher primär mit den Wirkstoffen der Tab. 23.2 (klassische, nichtselektive NSAR) behandelt werden, da das Risiko einer lebensbedrohlichen Blutung im Magen-Darm-Trakt gering ist. Dabei sollten bei periodisch auftretenden Schmerzen Pharmaka mit kurzer Verweildauer im Körper (Diclofenac, Ibuprofen) verwendet werden. Bei persistierenden Dauerschmerzen kommen auch Wirkstoffe mit langer Verweildauer (Oxicame, retardiertes Diclofenac) trotz der höheren Rate unerwünschter Wirkungen in Frage. Bei älteren Menschen oder bei hohem Ulkus-Risiko werden nichtsaure Cyclooxygenase-Hemmer insbesondere die selektiven Cyclooxygenase 2-Hemmer eingesetzt. Die Cyclooxygenase 2-Hemmer sind wesentlich wirksamer als z. B. Paracetamol. Diese Gruppe zeigt eine geringere Inzidenz von Blutungen, Ulzerationen und Perforationen im Magen-Darm-Trakt. Die so genannte Dys-

Tab. 23.2. Pharmakokinetische Eigenschaften und Dosierung saurer antipyretischer Analgetika

Pharmakodynamische, pharmakokinetische und chemische Substanzklassen	Handelsname	Orale Bioverfügbarkeit [%]	Halbwertszeit ($t_{1/2}$[a])	Einzeldosis (max. Tagesdosis) bei Erwachsenen
Geringe Potenz, schnelle Elimination				
Salicylate				
Acetylsalicylsäure	Aspirin®, ASS STADA®	50 dosisabhängig	15 min	0,05–1 g[b] (~6 g)
aktiver Metabolit: Salicylsäure		80–100	2–10 h dosisabhängig	–
2-Arylpropionsäuren				
Ibuprofen	IbuHEXAL®, Ibuprofen AbZ®	100	2 h	200–800 mg (2,4 g)
Mittlere Potenz, verzögerte Elimination				
2-Arylpropionsäuren				
Naproxen	Proxen®, Naproxen-ratipharm®	90–100	12–15 h[c]	250–500 mg (1,25 mg)
Arylessigsäuren				
6-Methoxy-2-naphtyl-Essigsäure (aktiver Nabumeton-Metabolit)	Arthraxan®	20–25	20–24 h	0,5–1 g (1,5 g)
Hohe Potenz, schnelle Elimination				
2-Arylpropionsäuren				
Flurbiprofen	Ocuflur®	n. b.	2,5–4 (–8) h	50–100 mg (200 mg)
Ketoprofen	Gabrilen®, Togal®	90–100	2–4 (–8) h	25–100 mg (200 mg)
Aryl-/Heteroarylessigsäuren				
Diclofenac	Voltaren®, Diclofenac-ratiopharm®	~50 dosisabhängig	1–2 h[d]	25–75 mg (150 mg)
Indometacin	Amuno®, Indomet-ratiopharm®	~100	2–3 (–11) h[c]	25–75 mg (200 mg)
Oxicame				
Lornoxicam	Telos®	90–100	4–10 h	4–12 mg (16 mg)
Hohe Potenz, langsame Elimination				
Oxicame				
Piroxicam	Felden®, Pirorheum®	~100	30–86 h[c]	10–40 mg; initial: 40 mg
Tenoxicam	Liman®	~100	25–175 h[c]	20–40 mg; initial: 40 mg (40 mg)
Meloxicam	Mobec®, Meloxicam-ratiopharm®	~90	20 h[c]	7,5–15 mg (15 mg)

[a] Terminale Eliminationshalbwertszeit; [b] Thrombozytenaggregationshemmende Einzeldosis: 50–100 mg; analgetische Einzeldosis: 0,5–1 g; [c] enterohepatischer Kreislauf; [d] monolithische säurefeste Tabletten oder ähnliche galenische Zubereitungen.

pepsie tritt bei dieser Gruppe selten auf. Wie nicht anders zu erwarten, zeigen auch die selektiven Cyclooxygenase 2-Inhibitoren eine Reihe von unerwünschten Arzneimittelwirkungen. Die Hemmung der Cyclooxygenase 2 im ganzen Körper führt z. B. zu einer deutlich veränderten Nierenfunktion, Wasser- und Elektrolytretention, aber auch Blutdruckerhöhungen können auftreten und müssen bekämpft werden. Da die Cyklooxygenase 2 von erheblicher Bedeutung in der embryonalen und fötalen Entwicklung ist, ist die Anwendung dieser Wirkstoffe während der Schwangerschaft strikt ausgeschlossen. Schließlich führt die Hemmung der Cyclooxyenase 2, die unter anderem auch für die Bildung der antiaggregatorischen Gefäßwandschutzstoffe, Prostazy-

Tab. 23.3. Therapierelevante (nicht selektive) Cyclooxygenase-(COX 1- und COX 2-)Hemmer

Pharmakodynamische, -kinetische und chemische Substanzklassen	(Primäre) Indikation	Kontraindikation	(Typische) UAW	(Wesentliche) Arzneimittelinteraktionen
Geringe Potenz, schnelle Elimination (Handelsnamen Tab. 23.2)				
Salicylate				
Acetylsalicylsäure	passagere oder kontinuierliche entzündliche Schmerzen	Blutgerinnungsstörung, Analgetika-Asthma, florides Ulcus, schwere Niereninsuffizienz, Schwangerschaft	Blutgerinnungsstörungen (~100%), Ulcerationen im GIT bis 50%, Blutverlust im GI-Trakt (~50%), Schwindel, Tinnitus, Hörverlust, Reye-Syndrom bei Kindern mit Virusinfektion, sonst wie Ibuprofen	Antikoagulantien: erhöhtes Blutungsrisiko, ACE-Hemmstoffe: verminderte antihypertensive Wirkung, Glucocorticoide: erhöhtes Ulkus-Risiko
2-Arylpropionsäuren				
Ibuprofen	passagere oder kontinuierliche entzündliche Schmerzen	wie ASS, Beeinflussung der Blutgerinnung reversibel	Ulcerationen im GIT[a] (Dosis >1,2 g/Tag), Blutung 2–4%, Analgetika-Asthma, Analgetika-Kopfschmerz, Nephrotoxizität	wie Acetylsalicylsäure, β-Rezeptor-Blocker: verminderte antihypertensive Wirkung, Lithium: Anstieg der Lithium-Konzentration, Schleifen-/Thiaziddiuretika: verminderte antihypertensive und diuretische Wirkung
Mittlere Potenz, verzögerte Elimination				
2-Arylpropionsäuren				
Naproxen	passagere oder kontinuierliche entzündliche Schmerzen	wie Ibuprofen	wie Ibuprofen (Dosiseffekt geringer) ↑ GI-Wirkungen ↑ Ototoxizität ↑ Ödeme[b]	wie Ibuprofen
Mittlere Potenz, verzögerte Elimination (Handelsnamen Tab. 23.2)				
Arylessigsäuren				
6-Methoxy-2-naphtyl-Essigsäure (aktiver Nabumeton-Metabolit)	(schwach ausgeprägte) kontinuierliche entzündliche Schmerzen	wie Ibuprofen	wie Ibuprofen	wie Ibuprofen
Hohe Potenz, schnelle Elimination				
2-Arylpropionsäuren				
Flurbiprofen	passagere oder kontinuierliche entzündliche Schmerzen (höh. Potenz):	wie Ibuprofen	wie Naproxen	wie Ibuprofen
Ketoprofen	wie Ibuprofen (höh. Potenz)	wie Ibuprofen	wie Naproxen	wie Ibuprofen
Aryl-/Heteroaryl-Essigsäuren				
Diclofenac	starke passagere oder kontinuierliche Schmerzen	wie Ibuprofen	wie Naproxen ↑ Hepatotoxizität	wie Ibuprofen
Indometacin		wie Ibuprofen	wie Naproxen ↑ Kopfschmerz ↑ Nephrotoxizität	wie Ibuprofen Aminoglykoside: Anstieg der Aminoglykosid-Konzentration

▼

Tab. 23.3 (Fortsetzung)

Pharmakodynamische, -kinetische und chemische Substanzklassen	(Primäre) Indikation	Kontraindikation	(Typische) UAW	(Wesentliche) Arzneimittelinteraktionen
Oxicame				
Lornoxicam	wie Diclofenac	wie Ibuprofen	wie Naproxen	wie Ibuprofen
Hohe Potenz, langsame Elimination				
Oxicame				
Piroxicam Tenoxicam	chronische, ausgeprägte entzündliche Schmerzen	wie Ibuprofen, insbesondere: Nierenfunktionsstörungen	wie Naproxen, ↑ Nierenfunktionsstörungen ↑ GI-Wirkungen	wie Ibuprofen
Meloxicam	wie Piroxicam	wie Ibuprofen	wie Naproxen	wie Ibuprofen

[a] Blutungen/Perforationen in Magen-Darm-Trakt als Folge der Einnahme saurer, nicht selektiver Cyclooxygenase-Hemmer führen in Deutschland zu ca. 2000 Todesfällen/Jahr. Sie betreffen zu ~90% Patienten > 60 Jahre. Eine »Ulcusprotektion« kann nur durch Protonenpumpen-Hemmer, Misoprostol (synthetisches Prostaglandin, führt zu Durchfällen und Krämpfen) oder nichtsaure (selektive) Cyclooxygenase-Hemmer erreicht werden. Glucocorticoide erhöhen das Ulcus-Risiko; [b] Die Inzidenz und Intensität von Wasser- und Elektrolytretentionen korreliert mit der Wirkstärke und Eliminationshalbwertszeit des Wirkstoffs. ↑ ausgeprägter als bei Vergleichssubstanz (bei analgetischer Dosierung).
GIT = Gastro-Intestinal-Trakt; GI = gastrointestinal.

Tab. 23.4. Pharmakokinetische Eigenschaften und Dosierung nichtsaurer antipyretischer Analgetika

Pharmakodynamische, -kinetische und chemische Substanzklassen	Handelsname	Orale Bioverfügbarkeit [%]	Halbwertszeit ($t_{1/2}$[a])	Einzeldosis (max. Tagesdosis) bei Erwachsenen
Geringe Potenz, schnelle Elimination, keine COX 2-Selektivität				
Pyrazole				
Metamizol	Novalgin®, Novaminsulfon Lichtenstein®	~90	2–8 h	0,5–1 g (5 g)
Phenazon	Migräne-Kranit®	~100	2–15 h	0,5–1 g (4 g)
Propyphenazon	DEMEX®	~100	2–3 h	0,5–1 g (4 g)
Anilinderivate				
Paracetamol	ben-u-ron®, Paracetamol AL®	70–90	2–4 h	0,5–1,5 g (4 g)
Hohe Potenz, langsame Elimination, COX 2-selektive Hemmer				
a) Sulfonamid				
Celecoxib	Celebrex®	20–60 dosisabhängig	9–12 h	200–400 mg (400 mg)
b) Methylsulfon				
Etoricoxib	ARCOXIA®	80–90	20–24 h	60–120 mg (120 mg)

[a] terminale Eliminationshalbwertzeit.

kline, verantwortlich sind, bei gleichzeitiger fehlender Beeinflussung der proaggregatorischen Thromboxansynthese in Blutblättchen in Risikogruppen häufig (in anderen Gruppen bei Langzeitanwendung) zu einer erhöhten Inzidenz (2- bis 3-mal) von thromboembolischen Ereignissen, besonders Herzinfarkten. Das derzeitige Wissen dient als Basis für den Entscheidungsbaum (Abb. 23.3) zusammengefasst. Danach ist vor allem bei Patienten mit kardiovaskulärem Risiko und der Gefahr von Magen-Darm-Blutungen sehr sorgfältig abzuwägen, welches Risiko man bei bestimmten Indikationen für wichtiger hält: Die spezifischen Kontraindikationen sind genauso wie die in den Tabellen zusammengefassten Arzneimittelinteraktionsmöglichkeiten zu beachten.

Tab. 23.5. Therapierelevante Eigenschaften nichtsaurer antipyretischer Analgetika

Pharmakdynamische, -kinetische und chemische Substanzklassen	(Primäre) Indikation	Kontraindikation (substanzspezifisch)	(Typische) UAW	(Wesentliche) Arzneimittelinteraktionen
Nicht-selektive COX 2-Hemmer (Handelsnamen Tab. 23.4)				
Metamizol	akute mittelstarke Schmerzen, hohes Fieber	Überempfindlichkeit, Glucose-6-Phosphat-Dehydrogenase-Mangel, Veränderungen des Blutbildes, akute hepatische Porphyrie, Stillzeit	hypotensive Reaktionen, allergische Reaktionen, Analgetika-Asthma, Hautreaktionen: zusammen 2,4% selten: Leuko-, Thrombozytopenie, Agranulozytose (<0,1‰)	Ciclosporin A[1]: verminderte Ciclosporin-Konzentration, Antihypertensiva: verminderte antihypertensive Wirksamkeit
Nicht-selektive COX 2-Hemmer				
Phenazon	akute leichte Schmerzen	wie Metamizol, Schwangerschaft	allergische Reaktionen, Hautreaktionen, Kopfschmerz, Schwindel, Nausea, abdominelle Schmerzen, Nephrotoxizität, hypotensive Reaktionen	Warfarin[2]: Anstieg der INR, Cytochrom-P450-Induktoren: Eliminationshalbwertszeit von Phenazon verkürzt. Cytochrom-P450-Inhibitoren: Eliminationshalbwertszeit von Phenazon verlängert, Antihypertensiva: verminderte antihypertensive Wirksamkeit
Propyphenazon	akute leichte Schmerzen, Fieber	wie Phenazon, schwere Nierenfunktionsstörung	wie Phenazon, Veränderungen des Blutbildes (sehr selten)	wie Phenazon
Indirekte COX-Hemmer				
Paracetamol	akute leichte bis mittelschwere Schmerzen, Fieber	Überempfindlichkeit, schwere Leberfunktionsstörung	selten in therapeutischen Dosen, jedoch bei Intoxikationen: Nausea, Emesis, Somnolenz, Hepatotoxizität, Nephrotoxizität	Alkchol, Cytochrom-P450-Induktoren: verstärkte Hepatotoxizität von Paracetamol
Selektive COX 2-Hemmer[a]				
a) Sulfonamid				
Celecoxib	Arthrose, Arthritis	Spezifische Überempfindlichkeit, Sulfonamidallergie, schwere Leberinsuffizienz (s. alle[a])	s. alle[a]	hemmt Abbau von CYP 2D6 abhängigen Wirkstoffen wie: Antidepressiva, SSRI's, Neuroleptika, Antiarrythmika
Selektive COX-2-Hemmer[a]				
b) Methylsulfon				
Etoricoxib	Arthrose, Gicht, akute Schmerzen, Dysmenorrhoe	schwere Leberinsuffizienz. schwere Niereninsuffizienz, nicht eingestellte Hypertonie, s. alle[a]	s. alle[a]	hemmt Östrogenabbau

[a] **alle** (u. U. dosisabhängig) = *Kontraindikation:* Substanzspezifische Überempfindlichkeit, Floride Ulcera, dek. Herzinsuffizienz, Schwangerschaft, Stillperiode, Asthma mit Bez. zu Analgetikaeinnahme, entzündliche Darmerkrankungen. *Typische UAWs:* Wasser- und Salzretention, erhöhter Blutdruck, Oberbauchbeschwerden, Leberfunktionsstörungen *Wesentliche Arzneimittelinteraktionen:* Verminderte Wirkung von Diuretika, ACE-Hemmern und verminderte Lithiumausscheidung.

[1] Sandimmun®, Immunosporin®

[2] Coumadin®

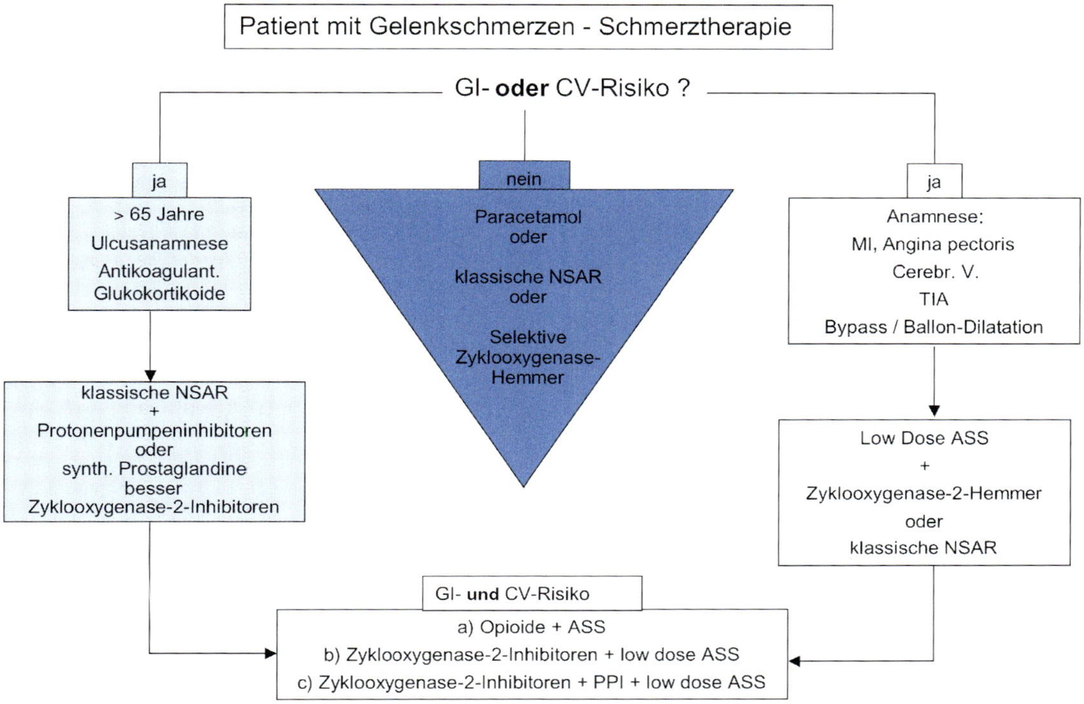

Abb. 23.3. Behandlung von Arthritis- und Arthroseschmerz beim Risikopatienten (Abb. 23.1 und Abb. 23.2). Der vorgeschlagene Entscheidungsbaum soll helfen, bei Patienten mit Gelenk-, Sehnen- und Muskelschmerzen die richtige Wahl zu treffen, wenn gleichzeitig oder alternativ Risikofaktoren von Seiten des Gastrointestinaltraktes oder des kardiovaskulären Systems vorliegen. Auch bei Zugrundelegung dieses Entscheidungsbaums ist abzuwägen, wie hoch einerseits das Blutungsrisiko aus dem Magen-Darm-Trakt, andererseits aber z. B. auch das Infarktrisiko sein könnte

Zur Verwendung von Cyclooxygenasehemmern

Ausgelöst durch die Marktrücknahme von **Rofecoxib**[3] haben sich die europäischen und amerikanischen Aufsichtsbehörden, beraten durch zahlreiche Wissenschaftler, nach öffentlichen und nichtöffentlichen Abhörungen zu folgenden Maßnahmen entschlossen:

1. In den Vereinigten Staaten und in Europa können Coxibe weiterhin angewendet werden.
2. In Deutschland sind weiterhin verfügbar: **Celecoxib**[4], **Etoricoxib**[5] und **Parecoxib**[6].
3. Eine neue Risikobewertung legt nahe, dass besondere Warnhinweise für *alle* Cyclooxygenasehemmer (COX 2-selektive und nichtselektive, teils auch rezeptfrei verkäufliche, wie z. B. Naproxen, Diclofenac, Etoricoxib, Ibuprofen, Indomethacin, Piroxicam etc.) vorgeschrieben werden. Sie werden u. a. enthalten:
   a) den Hinweis auf die generelle gastrointestinale Toxizität, besonders bei nichtselektiven COX-Hemmern (Kontraindikation für nicht-selektive Hemmer: bestehende oder durchgemachte Ulzerationen des Magen-Darm-Trakts) und
   b) den Hinweis auf das Risiko von Blutdruckerhöhungen, Infarkten, Ödemen und Schlaganfällen sowohl für delektive wie nichtselektive COX-Hemmer.

Darüber hinaus werden Warnhinweise vorgeschrieben für

- Celebrex (zunächst in den USA) wegen gefährlicher allergischer Hautreaktionen und

▼

3 Vioxx®
4 Celebrex®
5 ARCOXIA®
6 Dynastat®

- Etoricoxib wegen Ödembildung, Entwicklung von Hypertonie und Herzinsuffizienz (eine Kontraindikation besteht für Etoricoxib nach durchgemachten Infarkten, zerebralen Insulten und bei nicht adäquat eingestelltem Blutdruck).

Neue Erkenntnisse

Eine Reihe von prospektiven, langfristigen, z. T. auch doppelblinden, placebokontrollierten Studien (Kohorten) und von Fallkontrollstudien zum Einsatz nichtselektiver, traditioneller NSAR (Naproxen) und selektiver COX 2-Hemmer heben gezeigt, dass eine langfristige, regelmäßige Applikation bei Polypen des Dickdarms oder zur Prophylaxe der Alzheimer-Krankheit (kontrollierte Studien) zu einer nach 1–2 Jahren sichtbaren erhöhten Inzidenz von Herzinfarkten und Schlaganfällen beiträgt (Kohorten). Auch die langfristige Einnahme nichtselektiver Cyclooxygenasehemmer (u. a. Naproxen, Diclofenac, Indomethacin und Meloxicam) erhöht das Risiko kardiovaskulärer Erkrankungen (Fallkontrollstudie). Diese früher nicht bekannte Eigenschaft aller Cyclooxygenasehemmer bedingt die Neubewertung aller Wirkstoffe dieser Gruppe.

Konsequenzen für die Praxis

Die getroffenen Maßnahmen lassen den Arzt im Dilemma, zwischen traditionellen, eindeutig mit gastrointestinalen Problemen assoziierten Wirkstoffen und gastrointestinal besser verträglichen, aber kardiovaskulär »stigmatisierten« Coxiben zu wählen. Diese Entscheidung muss im Einzelfall getroffen werden. Als Entscheidungshilfe kann gelten:

- Stehen im Vordergrund der Gefahren und Probleme des Patienten die gastrointestinale Toxizität, die Gefahr von Blutungen durch eingeschränkte Blutgerinnung und von pseudoallergischen Reaktionen (Aspirin-induzierbares Asthma), können Coxibe verwendet werden. Notwendig ist es allerdings, den Blutzucker zu kontrollieren. Ob eine Komedikation mit niedrig dosierten Acetylsalicylsäuren das Risiko für kardiovaskuläre Ereignisse reduziert, kann zurzeit nicht sicher gesagt werden.
- Stehen im Vordergrund kardiovaskuläre Risiken (durchgemachter Infarkt, abgelaufener Schlaganfall, koronare Herzkrankheit etc.), muss eine sorgfältige Nutzen/Risiko-Abwägung durchgeführt werden. Werden traditionelle NSAR verwendet, ggf. in Kombination mit Protonenpumpeninhibitoren und niedrig dosierter ASS, ist anzumerken, dass Protonenpumpeninhibitoren den unteren Dünndarm nicht schützen und dass die Acetylsalicylsäure deutlich zeitversetzt vor Ibuprofen appliziert werden sollte (Wirkungsverlust von ASS, wenn es nach Ibuprofen gegeben wird).
- Grundsätzlich ist festzuhalten, dass eine Therapie mit Cyclooxygenasehemmern, egal welcher Gruppe und Selektivität, nur so kurz wie möglich erfolgen sollte. Intermittierende, kurzfristige Anwendung erscheint hingegen weitgehend unproblematisch, wenn die entsprechenden Vorbedingungen und Kontraindikationen beachtet werden.

23.3.2 Glucocorticoide

Glucocorticoide verdanken ihre über lange Zeit dominierende Rolle bei der Therapie autoimmunologisch bedingter, rheumatischer Erkrankungen ihrer dualen Wirkungsweise. Sie sind auf der einen Seite in der Lage, die Expression der Cyclooxygenase 2 zu unterdrücken. Steroidhormone sind daher bei entzündlichen Erkrankungen antiphlogistisch und sekundär (schwach) analgetisch wirksam. Auf der anderen Seite unterdrücken die Steroidhormone auch die Bildung proinflammatorischer Zytokine, wie z. B. TNF-α, IL-1 und IL-6. Diese Zytokine werden vom aktivierten Immunsystem in vermehrtem Umfang gebildet. Sie unterstützen die lokale Entzündungsreaktion, aktivieren die Expression der Cyclooxygenase 2, begünstigen die Lymphozyten- und Bindegewebszellproliferation und zerstören so die Gelenkstruktur. Außerdem führen diese Zytokine zu einer erhöhten Schmerzempfindlichkeit, zu Fieberreaktionen, Abgeschlagenheit, Müdigkeit und anderen Begleiterscheinungen systemischer Entzündungen. Unter diesen Gesichtspunkten eignen sich Glucocorticoide vorzügliche als Antirheumatika.

Trotz ihrer Wirkqualitäten gelten Glucocorticoide aber in der Langzeittherapie als risikoreicher als nicht-steroidale Analgetika. Glucocorticoide vermögen die Progredienz der rheumatoiden Arthritis nicht völlig aufzuhalten. (Eine Retardierung der radiologisch fassbaren Progression durch Steroide ist belegt.) Zudem führen sie vor allem bei der Langzeitanwendung in höherer Dosierung zu den bekannten unerwünschten Arzneimittelwirkungen wie Erhöhung des Blutdrucks, Erhöhung des Blutzuckerspiegels, Stammfettsucht, katabole Stoffwechsellage mit Osteoporose, erhöhte Infektanfälligkeit etc. (► Kap. 22)

Um diese unerwünschten Arzneimittelwirkungen der chronischen Glucocorticoidapplikation zu vermindern, werden in der Rheumatherapie drei Wege begangen (Abb. 23.1):

- Glucocorticoide werden in circadianem Rhythmus früh morgens appliziert, um so die Suppression der Nebennierenrinde möglichst gering zu halten. Die Gabe in einem alternierenden Therapieschema (jeden zweiten Tag die doppelte Dosis) verfolgt das gleiche Ziel.
- Die Dosis der verabreichten Glucocorticoide wird möglichst schnell auf die therapeutisch notwendige Mindestdosis reduziert, um die systemischen Wirkungen zu minimieren. Trotzdem kann es zu Cushingsymptomen kommen, da diese Wirkungen zwar dosisabhängig sind aber eine früher postulierte (absolute) Cushingschwellendosis nicht existiert.

- Schwer resorbierbare Glucocorticoidverbindungen können intraartikulär appliziert werden. Dieses sollte allerdings nur initial bei aktivierter (entzündlicher) Arthrose geschehen und nicht oft wiederholt werden, um den Gelenkknorpel und das Bindegewebe des Gelenkes nicht zu schädigen. Diese Therapie ist auch für einzelne, auf die systemische Therapie nicht reagierende Gelenke bei rheumatoider Arthritis möglich.

23.3.3 *Disease Modifying Antirheumatic Drugs* (DMARDs, »Basistherapeutika«)

Im Laufe des vergangenen Jahrhunderts haben sich eine Reihe von chemisch sehr unterschiedlichen Wirkstoffen als antiproliferativ bzw. immunosuppressiv wirksam in der Langzeittherapie der rheumatoiden Arthrtitis und einigen anderen rheumatischen Erkrankungen (Tab. 23.1) herausgestellt. Viele Arzneistoffe dieser Gruppe zeigen (teils auch in metabolisierter Form) eine lange Verweildauer im menschlichen Organismus (Chloroquin, Penicillamin, Gold Tab. 23.6). Der genaue Wirkmechanismus liegt nach wie vor weitgehend im Dunklen. Eine gemeinsame Eigenschaft der Substanzen besteht in der Anreicherung im entzündeten Bindegewebe. Die Proliferation von Bindegewebszellen wie beispielsweise Fibroblasten, aber auch von immunologisch kompetenten Zellen (T-Lymphozyten) wird dadurch vermindert. Eine geringgradige Hemmung der Entzündung und eine deutliche Verminderung der Narbenbildung ist die Konsequenz. Aufgrund des Fehlens eindeutig definierter pharmakodynamischer Wirkungsmechanismen und des spät (nach 1,5–6 Monaten) einsetzenden Therapieerfolgs werden diese Substanzen auch als Basistherapeutika, SARDs (**slow acting antirheumatic drugs**) oder DMARDs (**disease modifying antirheumatic drugs**) bezeichnet. Primär werden aus der Gruppe der DMARDs derzeit weltweit besonders das Methotrexat und das Sulfasalazin (Abb. 23.3.4) therapeutisch eingesetzt. Für Sulfasalazin, parenterales Gold und Methotrexat lassen sich eine Krankheitsverlaufverzögernde Wirkung belegen (Tab. 23.7). Alle anderen Wirkstoffe werden nur

Tab. 23.6. Pharmakokinetische Eigenschaften und Dosierung von *disease modifying antirheumatic drugs* (DMARDs)[a]

Substanz	Handelsname	Orale Bioverfügbarkeit [%]	Halbwertszeit [$t_{1/2}$]	Einzeldosis (max. Tagesdosis) bei Erwachsenen
Sulfasalazin	Azulfidine® RA, Pleon® RA	bis ~20	5,9–9,8 h	500–1000 mg (3 g)
(Hydroxy-) Chloroquin	Resochin®, Quensyl®	74	30–60 Tage	200–(400) mg (Hydroxychloroquin)
				250 mg (Chloroquin)
i. m. Gold (Natrium-aurothiomalat)	Tauredon®	95% (i. m)	25 Tage, Anreicherung in Lysosomen zahlreicher Organe	1. Woche: 1-mal 10 mg
				2. und 3. Woche: 1-mal 20 mg
				4.–12. Woche: 1-mal 50 mg alle 2 Wochen
Folsäureantagonisten				
Methotrexat	Lantarel®, Metex®	75 (dosisabhängig)	2–15 h dosisabhängig und biphasisch	7,5 mg/Woche, initial: 10–15 mg (max. 30 mg/Woche)
Purinantagonisten				
Azathioprin	Imurek®, Azafalk®	41–47	3–5 h	1–3 mg/kg KG/d
Hemmer der Pyridinsynthese				
Leflunomid (aktiver Metabolit)	Arava®	82–95	4–28 Tage[a] (aktiver Metabolit)	10–20 mg
Hemmer des Calcineurins				
Ciclosporin A	Sandimmun®, Immunosporin®	20–50	6–20 h	1–3 mg/kg KG/d (4 mg/kg KG/d)
Zytokin-Antagonisten				
Etanercept	Enbrel®	58 (bei s. c.)	72–115 h	s. c.: 25 mg/2-mal/Woche
Infliximab	Remicade®	n. b.	9,5 Tage	i. v.: 3–5 mg/kg KG
Anakinra	Kineret®	– (s. c. ~95)	4–6 h	100 mg/d
Adalimumab	Humira®	–	14 Tage	s. c.: 40 mg jede 2. Woche

[a] Heute Mittel der ersten Wahl bei rheumatoider Arthritis.

Tab. 23.7. Therapierelevante Eigenschaften von *disease modifying antirheumatic drugs* (DMARDs) (Handelsnamen Tab. 23.6)

Substanz	(Primäre) Indikation	Kontraindikation	(Typische) UAW	(Wesentliche) Arzneimittelinteraktionen
Sulfasalazin	rheumatoide Arthritis	Überempfindlichkeit auf Salicylate oder Sulfonamide, Veränderungen des Blutbildes, höhergradige Leber- oder Niereninsuffizienz, Glucose-6-Phosphat-Dehydrogenase-Mangel	Leukopenie 5%, (Agranulozytose), Nausea, Emesis, Diarrhoe, Hautreaktion bis 50%, Lyell- und Stevens-Johnson Syndrom (<1%), Oligospermie 70–88%, Nephrotoxizität, Kristall-, Proteinurie, Transaminasenanstieg (gelegentlich), Folsäuremangel, Kopfschmerz 33%, Vertigo, Depression, Neuropathie, Hörschäden, Verwirrtheit	Ciclosporin: Abnahme der Ciclosporin-Konzentration, Digoxin[7]: verminderte Digoxin-Resorption, orale Antikoagulantien: verstärkte Wirkung
(Hydroxy-) Chloroquin	rheumatoide Arthritis, Malariaprophylaxe und -therapie, systemischer Lupus erythematodes	Überempfindlichkeit, Glucose-6-Phosphat-Dehydrogenase-Mangel, Retinopathie, Makulopathie, Veränderungen des Blutbildes, Myastenia gravis, Schwangerschaft, Stillzeit	Nausea, Emesis, Diarrhoe, Magenschmerzen: 5–10%, gelegentlich Sehstörungen, Retinopathie: 0,5%, selten Hautreaktionen, Myopathien inkl. Kardiomyopathie, Tinnitus, Taubheit, Krampfanfälle (selten), Erregungsleitungsstörungen am Herzen, Hepatotoxizität	Goldpräparate, Penicillamin: vermehrt UAW, Digoxin: Anstieg der Digoxin-Konzentration, MAO-Hemmer, leber-toxische Arzneimittel: Kombination vermeiden, Aminoglykoside: verstärkte neuromuskuläre Blockade
i. m. Gold	rheumatoide Arthritis	Überempfindlichkeit, Veränderungen des Blutbildes, Lungenfibrose, schwere Darmentzündung, schwere bzw. progrediente Nieren- oder Lebererkrankung, Schwangerschaft	Veränderungen des Blutbildes: 1–3%, Nausea 10%, Diarrhoe 20–50%, Blutung ~1%, Enterocolitis, Nephrotoxizität, Proteinurie: 3–9%, Hämaturie 1–3%, Hautreaktionen 18–26%, Angioödem, exfoliative Dermatitis (<0,1%)	D-Penicillamin: vermehrt Hautausschläge, Störung der Blutbildung
Folsäureantagonisten				
Methotrexat	schwere Formen der rheumatoiden Arthritis, Psoriasis, Zytostatika-Therapie bei Tumorerkrankungen	Schwangerschaft, Stillzeit, Überempfindlichkeit, akute schwere Infektionen, schwere Nieren- oder Leberfunktionsstörungen, Schädigung des Blutbildenden Systems, Magen-Darm-Ulzera, chronischer Alkoholkonsum	Veränderungen des Blutbildes (dosisabhängig), Nausea, Diarrhoe, Entzündung und Ulzeration der Schleimhäute, Perforationen, Kopfschmerz, Schwindel, Krampfanfälle, Transaminasenanstieg: 26%, Leberzirrhose, Leberfibrose, Hautreaktionen: 1–10%, Lyell-, Stevens-Johnson-Syndrom <0,1%, erh. Infektionsrisiko: z. B. Mykosen, Alveolitis, interstitielle Pneumonitis, Lungenfibrose	lebertoxische Stoffe und Alkohol: stark erhöhte Hepatotoxizität, nichtsteroidale Analgetika, Barbiturate, Penicilline, Phenytoin[8]: verminderte Elimination von Methotrexat, Sulfonamide: verstärkter Antifolateffekt, verstärkte Toxizität von Methotrexat, Impfstoffe: verm. oder ausbleibende Immunantwort, hämatotoxische Arzneimittel: vermehrt Veränderungen des Blutbildes
Purinantagonisten				
Azathioprin	Prophylaxe der Transplantatabstoßung nach Organtransplantation, Autoimmunerkrankungen inkl. schwere rheumatoide Arthritis, Morbus Crohn	Überempfindlichkeit, akute schwere Infektionen, schwerer Immundefekt, Schwangerschaft, Stillzeit, ausgeprägte Veränderungen des Blutbildes	Veränderungen des Blutbildes (dosisabhängig): bis 50%, Hautreaktionen, allergische Reaktionen, Nausea, Emesis, Diarrhoe: ~12%,Pankreatitis: 2–12%, erhöhtes Infektionsrisiko, erhöhtes Risiko für Tumorerkrankungen, v. a. Hauttumore, Hepatotoxizität 3–10%	Allopurinol[9]: Azathioprindosis auf 25% reduzieren, ACE-Hemmstoffe: ausgeprägte Veränderungen des Blutbildes, Impfstoffe: verminderte Immunantwort, atypische Reaktion auf Lebendvakzine, depolarisierende Muskelrelaxanzien: verstärkte Wirkung, nicht depolarisierende Muskelrelaxantien: verm. Wirkung

▼

[7] Lanicor®, Digoregen®

[8] Phenhydan®, Phenytoin AWD®

[9] Zyloric®, Allopurinol Sandoz®

Tab. 23.7 (Fortsetzung)

Substanz	(Primäre) Indikation	Kontraindikation	(Typische) UAW	(Wesentliche) Arzneimittelinteraktionen
Hemmer des Calcineurins				
Leflunomid	aktive rheumatoide Arthritis	wie Azathioprin, schwere Leberfunktionsstörung, Schwangerschaft, Stillzeit	Nausea, Diarrhoe, abdominelle Schmerzen: 9–15%, Hepatoxizität ~6%, Leuko-, Thrombozytopenie, Anämie, Hypertonie, Hautreaktionen: bis 80%, Alopezie: 1–7%, allergische Reaktionen	hämato- oder hepatotoxische Arzneimittel: vermehrt Veränderungen des Blutbildes bzw. verstärkte Hepatoxizität, Colestyramin[10]: starke Abnahme der Eliminationshalbwertszeit von Leflunomid (nötig vor Schwangerschaft!)
Ciclosporin A	Prophylaxe der Transplantatabstoßung, schwere therapieresistente Formen der rheumatoiden Arthritis, Psoriasis, atopische Dermatitis	Überempfindlichkeit, schwere Infektion, unkontrollierte Hypertonie, maligne Tumore, schwere Nierenfunktionsstörung	Nephrotoxizität: bis 37% (dosisabhängig), Anämie: ~2%, Leukopenie: bis 6%, Hypertonie: 10–50%, Ödeme: ~2%, Tremor: 20–50%, Krämpfe: bis 5%, Kopfschmerz, Parästhesien, selten: Polyneuropathie, Encephalopathie, Taubheit, corticale Blindheit (alle neurologischen Störungen dosisabhängig), Hyperurikämie: 84%, Gicht: 24%, Hyperkaliämie, Gingivahyperplasie: bis 70%, Diarrhoe, Nausea, Emesis, selten: GI-Blutung, Ulcera, Hepatotoxizität (dosisabhängig)	Immunsuppressiva: erhöhtes Risiko für Infekte und maligne Tumore, nephrotoxische Arzneimittel: verstärkte Nephrotoxizität, Diclofenac: erhöhte Bioverfügbarkeit von Diclofenac, Cytochrom-P450-Inhibitoren: Anstieg der Ciclosporin-Konzentration, Cytochrom-P450-Induktoren: Abnahme der Ciclosporin-Konzentration, CSE-Hemmstoffe: erhöhtes Risiko für Rhabdomyolyse, Digoxin: verm. Digoxinclearance
Zytokin-Antagonisten				
Etanercept (TNF-Rezeptor-F_c-Fusionsprotein)	schwere therapieresistente rheumatoide Arthritis, juvenile chronische Arthritis, schwere Psoriasisarthritis	Überempfindlichkeit, schwere akute oder chronische Infektionen, Sepsis, Reaktivierung einer latenten Tuberkulose, Risiko einer Sepsis, Schwangerschaft, Stillzeit, Tumorerkrankung, Multiple Sklerose, höhergradige Herzinsuffizienz	allergische Reaktionen, erhöhtes Infektionsrisiko, lokale Reaktionen an der Injektionsstelle: ~40%, Induktion von Symptomen eines Lupus erythematodes, Reaktivierung einer latenten Tuberkulose	Immunsuppressiva: erhöhte Infektneigung
Infliximab (chimärer TNF-Antikörper)	schwere therapieresistente rheumatoide Arthritis, M. Chron, schwere ankylosierende Spondylitis	wie Etanercept	wie Etanercept, Infusionsreaktionen	wie Etanercept
Adalimumab (humaner TNF-Antikörper)	schwere therapieresistente rheumatoide Arthritis	wie Etanercept	wie Etanercept, Reaktivierung einer latenten Tuber-kulose	wie Etanercept
Anakinra (IL-1-Rezeptorantagonist)	schwere therapieresistente rheumatoide Arthritis	Überempfindlichkeit gegen Wirkstoff oder E. coli-Protein, schwere akute oder chronische Infektionen, Sepsis, Risiko einer Sepsis	erhöhtes Infektionsrisiko, lokale Reaktionen an der Injektionsstelle, Neutropenie (1–2%)	Verstärkung der Wirkung von Immunsuppressiva, erhöhte Infektneigung bei Kombination mit TNF-Blockern

[10] Quantalan®, Colestyramin-ratiopharm®

in Einzelfällen verwendet, da ihre Wirkung nicht gesichert und/oder die unerwünschten Wirkungen zu häufig und intensiv sind. Eine Kombination der Basistherapeutika in der Therapie ist möglich. Welche Kombinationen den Kriterien der »evidenzbasierten Medizin« genügen, ist noch umstritten. Alle Wirkstoffe zeichnen sich bei Langzeitanwendung durch erhebliche unerwünschte Arzneimittelwirkungen aus mit der Folge stark nachlassender Compliance. Nach einem Jahr Anwendung wird keiner dieser Wirkstoffe noch von mehr als 50% der primär damit behandelten Patienten verwendet. Fast alle Patienten klagen zumindest temporär über unerwünschte Arzneimittelwirkungen (◘ Tab. 23.6).

Nach Ansicht zahlreicher Rheumatologen sollte bei rheumatoider Arthritis mit deutlich progredientem Verlauf trotz der Probleme bei der Anwendung frühzeitig mit Methotrexat behandelt werden, um die Progredienz zu verlangsamen und die Leistungsfähigkeit und Beweglichkeit möglichst lange zu erhalten (◘ Abb. 23.1). Die Indikation zum Einsatz dieser Wirkstoffe gilt als gegeben, wenn die Diagnose der rheumatoiden Arthritis gesichert und ein progredienter Verlauf der Erkrankung zu erwarten ist. Um die Compliance der Patienten und die Langzeitprognose zu verbessern, ist bei nachlassender Wirksamkeit oder unakzeptablen Nebenwirkungen der Wechsel auf einen anderen Wirkstoff (► Kap. 23.3.4) notwendig. Die Auswahl erfolgt aufgrund der pharmakodynamischen und pharmakokinetischen Eigenschaften und unerwünschten Arzneimittelwirkungen. Zumindest bis zum Auftreten deutlicher klinischer Erfolge ist zusätzlich analgetisch und ggf. mit Glucocorticoiden zu behandeln (s. oben).

23.3.4 Immunsuppressive Pharmaka

Es besteht heute Konsens darüber, dass außer der Arthrose sämtliche rheumatischen Erkrankungen aufgrund (auto)immunologischer Prozesse chronisch progredient verlaufen können. Bei den Infektarthritiden löst die Persistenz eines mikrobiellen Antigens bzw. die Aktivierung temporärer autoimmunologischer Prozesse durch Superantigene oder von Proteinen aus Mikroorganismen mit struktureller Ähnlichkeit zu humanen Proteinen die Chronifizierung aus. Bei der rheumatoiden Arthritis, der juvenilen chronischen Arthritis und anderen Autoimmunopathien setzen bisher nicht identifizierte Antigene, die aufgrund genetischer Eigenschaften des Patienten und im Gefolge von Umwelteinflüssen aktiviert werden, einen Autoimmunprozess mit chronischem Verlauf in Gang.

In jedem Fall werden proinflammatorische Zytokine produziert, die das Immunsystem lokal und/oder systemisch aktivieren. Die autoimmunologischen Prozesse gehen mit der Proliferation und Aktivierung lymphozytärer Klone einher. Therapeutisch ergeben sich daraus zwei Interventionsmöglichkeiten:

- die Proliferation immunkompetenter Zellen wird (direkt) unterdrückt und
- die Bildung der wesentlichsten Zytokine wird gehemmt bzw. ihre Wirkung wird blockiert (z. B. durch gegen sie gerichtete Antikörper oder aber durch Proteinkonstrukte, die Zytokine in der Zirkulation binden und von ihrer Reaktion mit Rezeptoren abhalten).

In ◘ Tab. 23.6 sind die wesentlichsten Wirkstoffe zusammengefasst. Es handelt sich einerseits um klassische Antimetaboliten, die als Folsäureantagonisten (Methotrexat) oder Hemmer der Purin- (Azathioprin) bzw. Pyrimidinsynthese (Leflunomid) die insbesondere vulnerable Lymphozytenproliferation blockieren, andererseits um Pharmaka, die gezielter und selektiver in die Lymphozytenproliferation eingreifen, indem sie wie Ciclosporin A (oder Tacrolimus und Rapamycin, zur Zeit nicht für rheumatologische Indikationen zugelassen) die Bildung oder Wirkung von Interleukin-2, einem entscheidenden Lymphozytenwachstumsfaktor, hemmen.

Die Verwendung dieser Therapeutika hat naturgemäß den Nachteil, dass bei einer relativ unspezifischen Proliferationsblockade auch andere Gewebe geschädigt werden können (Methotrexat, Leflunomid, Azathioprin) und erhebliche unerwünschte Arzneimittelwirkungen auftreten.

Aber auch die relativ selektive Hemmung der IL-2-Produktion geht mit erheblichen unerwünschten Arzneimittelwirkungen einher. Es kommt naturgemäß zu einer Hemmung der zellulären Immunität und damit zu einer erhöhten Infektions- und Tumoranfälligkeit.

Neuester und hoch wirksamer Ansatzpunkt in der Therapie entzündlich rheumatischer Erkrankungen ist der Einsatz von »Antizytokinen«, d. h. von monoklonalen Antikörper gegen TNF-α (Infliximab, Adalimumab oder einem TNF-α-Rezeptor-F_c-Fusionsprotein (Etanercept) oder einem IL-1-Rezeptor-Antagonisten (Anakinra). Der Einsatz dieser Substanzen bietet bei der Behandlung bisher therapierefraktärer Patienten mit rheumatoider Arthritis neue Möglichkeiten, ist jedoch nicht ohne Probleme. Auch diese Substanzen schränken die immunologische Abwehrkraft des Organismus ein. So wurden in der Anfangsphase einer Therapie mit TNF-α-blockierenden Substanzen vermehrt Reaktivierungen latenter Tuberkuloseinfektionen beobachtet. Auch können Antikörper gegen diese therapeutischen Proteine induziert werden, was zum Wirkungsverlust oder Nebenwirkungen führt. Der Stellenwert dieser Substanzen in der Langzeittherapie chronisch rheumatischer Erkrankungen muss noch definiert werden.

Die **unerwünschten Arzneimittelwirkungen** dieser Gruppe sind in ◘ Tab. 23.7 zusammengestellt. Langzeiterfahrungen liegen bisher am umfangreichsten für Methotrexat vor. Nach aktuellen Daten ist bei Patienten mit rheumatoider Arthritis insgesamt keine krankheits- oder therapieinduzierte Malignominzidenz insgesamt festzustellen. Zwar findet sich eine um das ca. 2- bis 5fach erhöhte Rate an Lymphomen, diese ist jedoch eher mit einer erhöhten Krankheitsaktivität und nicht eindeutig mit einer bestimmten Therapie assoziiert. Das Ausmaß der Infektionsproblematik (Tuberkulose) durch Antizytokine wird sich erst in den kommenden Jahren definieren lassen.

Tab. 23.8. Arzneimittel der Rheumatherapie ohne sichere Wirksamkeit

Pharmakologische (chemische) Substanzklasse	Handelsname	Applikationsart	Behauptete Indikation	Gründe für Bedenken
Antiarthrotika				
Glucosamin	Dona® 200-S	p. o.	Osteoarthritisa	positiver Effekt in kleinen Studien, es fehlen große beweisende Studien hoher Qualität
Ademethionin	Gumbasal®	p. o.	Osteoarthritis[b]	
Oxaceprol	AHP 200®	p. o.	Arthrose, rheumatoide Arthritis	
Proteasen (Bromelain)	Bromelain-POS®, Phlogenzym	p. o.	Adjuvans bei rheumatischen Beschwerden	Studien mit Mängeln
Pflanzenextrakte	Phytodolor®, Zeel® comp.	p. o.	Adjuvans bei rheumatischen Beschwerden	Studien geringer Qualität
i. a. Präparate				
Hylaluronat	Synovisc®	i. a.	Osteoarthritis[c]	positiver Effekt in kleinen Studien, Gefahr von Gelenkschäden
Pflanzenextrakte	Zeel® comp.		Arthrose	zweifelhafte Wirksamkeit, Gefahr von Gelenkschäden
Externa				
Cyclooxygenase-Hemmer u. a. Externa	Voltaren® Emulgel® u. a. m.	epicutan	entzündliche Gelenk- und Muskelschmerzen	geringe Wirksamkeit, frei verkäuflich

Die Indikation zu einer Therapie mit einem DMARD bzw. Immunsuppressivum ist mit der eindeutigen Diagnosestellung einer rheumatoiden Arthritis gegeben. Die Tendenz geht heute dazu bei aktiver und progredienter Arthritis frühzeitig eine immunsuppressive Mono- oder Kombinationstherapie einzuleiten.

23.4 Wahl der Pharmakotherapie

23.4.1 Wirkstoffe mit evidenzbasierter Indikation

Die Entscheidung über die Anwendung von Arzneimitteln soll in Zukunft auf »Evidenz« basieren. Für die Anwendung von Cyclooxygenase-Hemmern bei Schmerzen und Glucocorticoiden bei Entzündungen gibt es zahlreiche entsprechende Studien. Sie müssen hier nicht zitiert werden. Die Wirksamkeit hinsichtlich der Progredienzunterdrückung der Erkrankung ist gut belegt für: Sulfasalazin, Methotrexat, parenterales Gold, Ciclosporin A, Leflunomid und die Zytokinantagonisten. Die Wirksamkeit ist weniger gut belegt oder die Substanzen scheinen weniger effektiv im Falle von Azathioprin, Chloroquin, Hydroxychloroquin, oralem Gold und D-Penicilliamin. Für eine Vielzahl von Substanzen, die nicht das Ergebnis naturwissenschaftlicher Forschung sind, sondern der Erfahrungsmedizin entstammen, herrscht ebenfalls eine unsichere Datenlage.

23.4.2 Wirkstoffe ohne eindeutige evidenz-basierte Indikation

Tab. 23.8 fasst weitere zahlreiche Wirkstoffe zusammen, die in Deutschland im Rahmen der Rheumatherapie verwendet werden. Entweder fehlen epidemiologisch einwandfreie Studien, oder es gibt nur wenige kleine, formal akzeptable Studien. Die Verwendung dieser Wirkstoffe unterliegt der Therapiefreiheit des Arztes. Gleiches gilt insbesondere für die sog. Chondroprotektiva, v. a. den intraartikulär applizierten Chondroprotektiva (außer Glucocorticoiden). Für diese Wirkstoffe ist auch unter der Annahme einer geringgradigen Wirkung davon auszugehen, dass allein aufgrund der Risiken einer Gelenkschädigung bei intraartikulärer Applikation das Nutzen/Risiko-Verhältnis wenig überzeugend ist.

Weiterführende Literatur

Arend SM, Breedveld FC, van Dissel JT (2003) TNF-alpha blockade and tuberculosis: better look before you leap. Neth J Med 61 (4): 111–119

Bacon PA, Stevens RJ, Carruthers DM, Young SP, Kitas GD (2002) Accelerated atherogenesis in autoimmune rheumatic diseases. Autoimmun Rev 1 (6): 338–347

Brewer, EJ, Giannini EH, Kuzmina N, Alekseev L (1986) Penicillamine and hydroxychloroquine in the treatment of severe juvenile rheumatoid arthritis. Results of the U.S.A.-U.S.S.R. double-blind placebo-controlled trial. N Engl J Med. 314: 1269

Brune K, Kalden J, Zacher J Zeilhofer HU (2000) Selektive Inhibitoren der Cyclooxygenase 2: Evolution oder Revolution? Deutsches Ärzteblatt 97: A 1818–1825

Brune K, Zeilhofer HU (1999) Handbook of Pain. Antipyretic (non-narcotic) analgesics. Textbook of Pain, Churchill Livingstone, Edinborough, 1139–1154

Clark P, Casas E, Tugwell P, Medina C, Gheno C, Tenorio G, Orozco JA (1993) Hydroxychloroquine compared with placebo in rheumatoid arthritis. A randomized controlled trial. Ann. Intern. Med. 119: 1067

Creamer P, Hochberg M (1997) Osteoarthritis. Lancet 350: 503–508

Den Broedder AA, Assmann KJ, van Riel PL, Wetzels JF (2003) Nephrotic syndrome as a complication of anti-TNFα in a patient with rheumatoid arthritis. Neth J Med 61 (4): 137–141

Deutsche Gesellschaft für Rheumatologie. Stellungnahme der Deutschen Gesellschaft für Rheumatologie (Kommission Pharmakotherapie) zur Anwendung spezifischer Cox-2-Inhibitoren bei rheumatischen Erkrankungen (Stand August 2001): 527–530

Domljan Z, Vrhovac B, Durrigl T, Pucar I (1989) A double-blind trial of ademetionine vs naproxen in activated gonarthrosis. Int. J. Clin. Pharmacol. Ther. Toxicol. 27: 329

Giannini EH, Brewer EJ, Kuzmina N et al. (1992) Methotrexate in resistant juvenile rheumatoid arthritis. Results of the U.S.A.-U.S.S.R. double-blind, placebo-controlled trial. The Pediatric Rheumatology Collaborative Study Group and The Cooperative Children's Study Group. N Engl J Med 326: 1043

Graninger W, Smolen J (2002) Treatment of rheumatoid arthritis by TNF-blocking agents. Int Arch Allergy Immunol 127 (1): 10–14

Gremillion RB, Posever JO, Manek N, West JP, van Volen-Hoven RF (1999) Tacrolimus (FK506) in the treatment of severe, refractory rheumatoid arthritis. Initial experience in 12 patients. J. Rheumatol. 26: 2332

Huskisson EC, Donnelly S (1999) Hyaluronic acid in the treatment of osteoarthritis of the knee. Rheumatology 38: 602

Jessop JD, O'Sullivan MM, Lewis PA, Williams LA, Camilleri JP, Plant MJ, Coles EC (1998) A long-term five-year randomized controlled trial of hydroxy-chloroquine, sodium aurothiomalate, auranofin and penicillamine in the treatment of patients with rheumatoid arthritis. Br. J. Rheumatol. 37: 992

Jeurissen ME, Boerbooms AM, van de Putte LB et al. (1991) Methotrexate versus azathioprine in the treatment of rheumatoid arthritis. A forty-eight-week randomized, double-blind trial. Arthritis Rheum. 34: 961

Kary S, Burmester G (2003) Anakinra: the first interleukin-1 inhibitor in the treatment of rheumatoid arthritis. Int J Clin pract 57 (3): 231–234.

Kvien TK, Hoyeraal HM, Sandstad B (1986)Azathioprine versus placebo in patients with juvenile rheumatoid arthritis. A single center double blind comparative study. J. Rheumatol. 13: 118

Lipsky PE, van der Heijde DM, St Clair EW, Furst DE, Breedveld FC, Kalden JR, Smolen JS, Weisman M, Emry P, Feldmann M, Harriman GR, Maini RN, Anti-Tumor Necrosis Factor Trail in Rheumatoid Arthritis with Concomitant Therapy Study Group (2000) Infliximab and methotrexate in the treatment of rheumatoid arthritis. N Engl J Med. 343(22) 1594–1602

Maini RN, Breedveld FC, Kalden JR et al. (1998) Therapeutic efficacy of multiple intravenous infusions of anti-tumor necrosis factor alpha monoclonal antibody combined with low-dose weekly methotrexate in rheumatoid arthritis. Arthritis Rheum. 41: 1552

Manger B (2002) Empfehlungen der Deutschen Gesellschaft für Rheumatologie zur Therapie der rheumatoiden Arthritis mit dem Interleukin-1-Rezeptor Antagonisten Anakinra. Z Rheumatol 61(1): 698–700

Manger B (2002) Revised recommendations of the Deutsche Gesellschaft für Rheumatologie on therapy with tumor necrosis factor-inhibiting active substances on inflammatory diseases. Z Rheumatol 61 (6): 694–697

McAlindon TE, LaValley MP, Gulin JP, Felson DT (2000) Glucosamine and chondroitin for treatment of osteoarthritits. A systematic quality assessment and meta-analysis. JAMA 283: 1469

Moreland LW, Schiff MH, Baumgartner SW et al. (1999) Etanercept therapy in rheumatoid arthritis. A randomized, controlled trial. Ann. Intern. Med. 130: 478

Simon LS, Smolen JS, Abramson SB et al. (2002) Controversies in COX-2 selective inhibitors. J Rheumatol 29(7): 1501–1510

Smolen JS, Kalden JR, Scott DL et al. (1999) Efficacy and safety of leflunomide compared with placebo and sulphasalazine in active rheumatoid arthritis. A double-blind, randomised, multicentre trial. European Leflunomide Study Group. Lancet, 353: 259

Strand V, Cohen S, Schiff M et al. (1999) Treatment of active rheumatoid arthritis with leflunomide compared with placebo and methotrexate. Leflunomide Rheumatoid Arthritis Investigators Group. Arch. Intern. Med. 159: 2542

Tugwell P, Pincus T, Yocum D et al. (1995) Combination therapy with cyclosporine and methotrexate in severe rheumatoid arthritis. The Methotrexate-Cyclosporine Combination Study Group. N Engl J Med. 333: 137

van de Putte LB, Atkins C, Malaise M, Sany J, Russell AS, van Riel PL, Settas L, Bijlsma JW, Todesco S, Dougados M, Nash P, Emery P, Walter N, Kaul M, Fischkoff S, Kupper H (2004) Efficacy and safety of adalimumab as monotherapy in patients with rheumatoid arthritis for whom previous disease modifying antirheumatic drug treatment has failed. Ann Rheum Dis. 63(5); 508–516

Van Rossum MA, Fiselier TJ, Franssen MJ et al. (1998) Sulfasalazine in the treatment of juvenile chronic arthritis. A randomized, double-blind, placebo-controlled, multicenter study. Dutch Juvenile Chronic Arthritis Study Group. Arthritis Rheum. 41: 808

Verstappen SM, Jacobs JW, Bijlsma JW, Heurkens AH, van Booma-Frankfort C, Borg EJ, Hofman DM, van der Veen MJ (2003) Five-year followup of rheumatoid arthritis patients after early treatment with disease-modifying antirheumatic drugs versus treatment according to the pyramid approach in the first year. Arthritis Rheum, 48 (7): 1797–1807

Weinblatt ME, Coblyn JS, Fox DA, Fraser PA, Holdsworth DE, Glass DN, Trent-ham DE (1985) Efficacy of low-dose methotrexate in rheumatoid arthritis. N Engl J Med. 312: 818

Weinblatt ME, Kaplan H, Germain BF et al. (1994) Methotrexate in rheumatoid arthritis. A five-year prospective multicenter study. Arthritis Rheum. 37: 1492

Weinblatt ME, Kaplan H, Germain BF et al. (1990) Low-dose methotrexate compared with auranofin in adult rheumatoid arthritis. A thirty-six-week, double-blind trial. Arthritis Rheum. 33: 330

Weinblatt ME, Kremer JM, Bankhurst AD et al. (1999) A trial of etanercept, a recombinant tumor necrosis factor receptor. Fc fusion protein, in patients with rheumatoid arthritis receiving methotrexate. N Engl J Med. 340: 253

Weinblatt ME, Keystone EC, Furst DE, Moreland LW, Weisman MH, Birbara CA, Teoh LA, Fischkoff SA, Chartash EK (2003) Adalimumab a fully human anti-tumor necrosis factor alpha monoclonal antibody, for the treatment of rheumatiod arthritis in patients taking concomitant methotrexate: the ARMADA trail. Arthritis Rheum. 48(1): 35–45

24 Gicht

K. Racké, H. Schwörer

24.1 Begriffsbestimmung und patho-physiologische Vorbemerkungen

Bei der **primären** Gicht liegt eine erblich bedingte Stoffwechselanomalie vor, die durch einen stark erhöhten Harnsäurebestand des Organismus gekennzeichnet ist. Die Harnsäure ist beim Menschen das Endprodukt des Purinstoffwechsels und muss renal eliminiert werden. In der Niere wird Harnsäure glomerulär filtriert, tubulär rückresorbiert und schließlich durch tubuläre Sekretion ausgeschieden. Zahlreiche Organismen einschließlich vieler Säugetiere besitzen eine Uratoxidase, die Harnsäure in das etwa 10fach besser wasserlösliche Allantoin überführt. Beim Menschen wird dieses Enzym jedoch nicht exprimiert.

Manifest wird eine Purinstoffwechselstörung beim Menschen im Allgemeinen nur, wenn eine gesteigerte Zufuhr von Purin-haltiger Nahrung, allgemeine Überernährung, Alkohol, ggf. auch Arzneimittel hinzutreten. Die Harnsäure im Organismus entsteht allerdings nur z. T. direkt aus dem Abbau von Nahrungs-Nukleinsäuren; der andere Anteil stammt aus der endogenen Purin-Synthese des Organismus. Die **primäre** Gicht ist in der Regel Folge einer verminderten Ausscheidung der Harnsäure (99% der Fälle), kann aber auch durch eine gesteigerte Biosynthese von Harnsäure bedingt sein.

Unter einer **sekundären** Gicht versteht man eine erhöhte Harnsäurekonzentration, die auf einen gesteigerten Nukleinsäurestoffwechsel infolge eines pathologischen Zelluntergangs zurückgeht (z. B. Fastenkuren, Behandlung maligner Tumoren). Auch pharmakologische Beeinträchtigung der renalen Harnsäureausscheidung, z. B. durch Diuretika, Cyclosporin A oder Pyrazinamid, kann einen akuten Gichtanfall auslösen.

Die normale Harnsäurekonzentration im Serum liegt beim Mann zwischen 3,5–7,0 mg/dl (208–416 µmol/l), bei der Frau zwischen 2,5–5,7 mg/dl (149–339 µmol/l). Bei physiologischem pH ist die Harnsäure bis zu einer Konzentration von 6,5 mg/100 ml wasserlöslich. Das ist besonders für die Löslichkeit der Harnsäure im Urin wichtig. Im gelösten Zustand ist die Harnsäure ohne akute schädigende Wirkung. Eine pathogenetische Bedeutung gewinnen erst Ablagerungen von Urat-Kristallen.

24.2 Prinzipien der Therapie

Bei der medikamentösen Behandlung der Gicht muss unterschieden werden zwischen:

- **der Unterdrückung eines akuten Gichtanfalls**, wobei angestrebt wird, die akute entzündliche Reaktion, »Arthritis urica«, möglichst schnell zu unterbrechen;
- **einer Behandlung der Hyperurikämie (Intervallbehandlung)**, die zum Ziel hat, die pathologisch erhöhte Harnsäure-Konzentration im Plasma zu senken. Bei der primären Gicht ist eine konsequente Dauerbehandlung von entscheidender Bedeutung für das Schicksal des Patienten, das in erster Linie davon abhängt, ob es gelingt, eine Schädigung der Niere (»Gichtniere«) zu vermeiden.

Die Hyperurikamie

Die Hyperurikämie kann sich klinisch als Gicht manifestieren. Sie ist heute vor allem eine typische »Wohlstandserscheinung« und wird oft zusammen mit Adipositas, Diabetes mellitus mit Insulinresistenz, Dyslipidämie, Hypertonie und koronarer Herzerkrankung (metabolisches Syndrom) angetroffen. Erste therapeutische Konsequenz ist die Regulierung der Lebensführung: Bewegung, purinarme Kost, Einschränkung des Alkoholkonsums, Gewichtsreduktion.

Zur medikamentösen Therapie werden, unabhängig von der Ätiologie, insbesondere Urikostatika (z. B. **Allopurinol**[1]) eingesetzt. Urikosurika (z. B. **Benzbromaron**[2]) gelten als Mittel der 2. Wahl, da sie zur Harnkonkrementbildung beitragen können.

Nicht vergessen:

- Allopurinol-Dosis (alte Patienten!) an die Nierenfunktion anpassen;
- reichlich trinken (>2 l/Tag) und
- Harn-pH anheben, v. a. bei Therapie mit Urikosurika.

24.3 Behandlung des akuten Gichtanfalls

Für die Behandlung des akuten Gichtanfalls, der in klassischer Weise akut an einem Gelenk (v. a. Großzehengrundgelenk, Podagra) auftritt, ist **Colchicin**[3] (Alkaloid aus der Herbstzeitlose) der älteste, aber gleichzeitig auch ein besonders zuverlässig sowie spezifisch wirksamer Arzneistoff. Ein Ansprechen auf eine Behandlung mit Colchicin gilt als diagnostisches Kriterium. Für die Behandlung eines gesicherten Gichtanfalls gelten dagegen bei Patienten mit normaler Nierenfunktion nicht-steroidale Antiphlogistika als Mittel der ersten Wahl, da sie deutlich weniger unerwünschte Wirkungen als Colchicin zeigen.

Colchicin verändert die Harnsäure-Konzentration nicht. Es wirkt weder analgetisch noch antiphlogistisch. Die schnelle und zuverlässige Wirkung wird auf eine Hemmung der Phagozytose von Uratkristallen durch Interferenz mit einem mikrotubulären Protein in den Leukozyten zurückgeführt. Die Wirkung setzt innerhalb von 12–24 Stunden ein; symptomfrei werden die Patienten innerhalb von 2–3 Tagen. In niedriger

[1] Zyloric®, Allopurinol AL®
[2] Benzbromaron 100 AL®
[3] Anore®

Dosierung kann Colchicin auch zur Anfallsprophylaxe verwendet werden, besonders, wenn Gichtanfälle unter einer Harnsäuresenkenden Behandlung auftreten. Doch sollte eine prophylaktische Gabe von Colchicin auf maximal 6 Monate beschränkt werden.

Unter den nicht-steroidalen Antiphlogistika zeichnet sich **Indometacin**[4] für die Behandlung des akuten Gichtanfalls durch einen schnellen Wirkungseintritt und eine vollständige enterale Bioverfügbarkeit aus. Aber auch andere nicht-steroidale Antiphlogistika wie z. B. **Diclofenac**[5] oder **Piroxicam**[6] werden erfolgreich in der Therapie des akuten Gichtanfalls eingesetzt. Der selektive COX 2-Hemmer **Etoricoxib**[7] ist ebenfalls für diese Indikation zugelassen.

Bei schweren Gichtanfällen oder nicht ausreichender therapeutischer Wirkung einer Monotherapie können Colchicin und nichtsteroidale Antiphlogistika auch in Kombination verabreicht werden. Zusätzlich können antiphlogistisch wirkende Dosen von Glucocorticoiden (z. B. **Prednisolon**[8] 50 mg/Tag) kurzzeitig eingesetzt werden. Bei Patienten mit Leber- und/oder Niereninsuffizienz sind Glucocorticoide als Mittel der Wahl anzusehen. Bei alleiniger Anwendung von Glucocorticoiden besteht jedoch ein erhöhtes Rezidivrisiko beim Absetzen.

Unerwünschte Wirkungen. Die wichtigsten und häufigsten unerwünschten Wirkungen von Colchicin sind Durchfälle, daneben Übelkeit und Erbrechen. Starke Durchfälle können zu akuten Wasser- und Salzverlusten führen und zum Absetzen der Therapie zwingen. Sie lassen sich durch eine zusätzliche Anwendung von Antidiarrhoika, wie z. B. **Loperamid**[9] symptomatisch abschwächen (► Kap. 21.2.3).

Bei längerer Anwendung von Colchicin ergeben sich jedoch auch Folgen der Mitosehemmung: Haarausfall, Blutbildveränderungen, neurologische Symptome (durch Störung des axonalen Stofftransportes).

Vorsicht ist geboten bei der Kombination von Colchicin mit Pharmaka, die CYP3A4 inhibieren bzw. durch dieses Enzym metabolisiert werden oder mit Pharmaka, die eine Myopathie auslösen können (z. B. Cyclosporin A; HMG-CoA-Reduktase-Hemmer, Fibrate, Erythromycin oder Azol-Fungistatika).

Unerwünschte Wirkungen sowie Arzneimittelinteraktionen von nichtsteroidalen Antiphlogistika ► Kap. 23.3.1.

Kinetik und Dosierung. Zu den pharmakokinetischen Daten von Colchicin ◻ Tab. 24.1. Es wird hepatisch metabolisiert, sowohl renal als auch enteral ausgeschieden und zeigt einen gewissen enterohepatischen Kreislauf. Das Deutsche Arzneibuch (DAB) sieht für Colchicin eine maximale Einzeldosis (EMD) von 2 mg sowie eine maximale Tagesdosis (TMD) von 6 mg vor. Da besonders die TMD von Colchicin zur Erzielung einer ausreichenden therapeutischen Wirkung gelegentlich überschritten werden muss, sei hier auf die formalen Konsequenzen bei der Verschreibung hingewiesen (◻ Kap. 4.2.2).

◻ Tab. 24.1. Pharmakokinetische Daten der zur Behandlung des Gichtanfalls und der Hyperurikämie eingesetzten Pharmaka

Wirkstoff	Applikation	Orale Bioverfügbarkeit [%]	Halbwertszeit [h]
Akuter Gichtanfall			
Colchicin	oral	20–50	4–5
Indometacin	oral	100	2–3
Diclofenac	oral, Supp.	50–60	1
Hemmung der Harnsäureproduktion			
Allopurinol	oral	80	4–5 aktiver Metabolit ca. 30
Steigerung der Harnsäureausscheidung			
Benzbromaron	oral	50	3 aktive Metabolite 12–35
Metabolisierung der Harnsäure			
Rasburicase	i. v. Kurzinfusion	–	18–19

Dosierung

Behandlung des Gichtanfalls
Nichtsteroidale Antiphlogistika:
Indometacin:
- 50 bis 200 mg/Tag p. o.;

Diclofenac:
- 100–300 mg/Tag p. o. oder als Supp. (jeweils in mehreren Einzeldosen). Bei nachlassendem Schmerz: Dosisreduktion.

Colchicin:
- Initial 1 mg p. o. danach alle 2 Stunden 1 mg p. o. bis schmerzstillende Wirkung eintritt oder Erbrechen oder Durchfall auftritt (maximal 8 mg/Tag). Zur Anfallsprophylaxe 0,5–1,0 mg/Tag;

24.4 Behandlung der Hyperurikämie

Die Hauptgefahr bei der chronisch erhöhten Harnsäurekonzentration ist die Entstehung einer Gichtnephropathie mit ihren Folgen (Niereninsuffizienz, Hypertonie), die durch konsequente

[4] Mobilat®, Indometacin AL®
[5] Voltaren®, Diclofenac-ratiopharm®
[6] Felden®, Piroxicam AL®
[7] ARCOXIA®
[8] Decortin® H, Prednisolon JENAPHARM®
[9] Imodium®, Loperamid STADA®

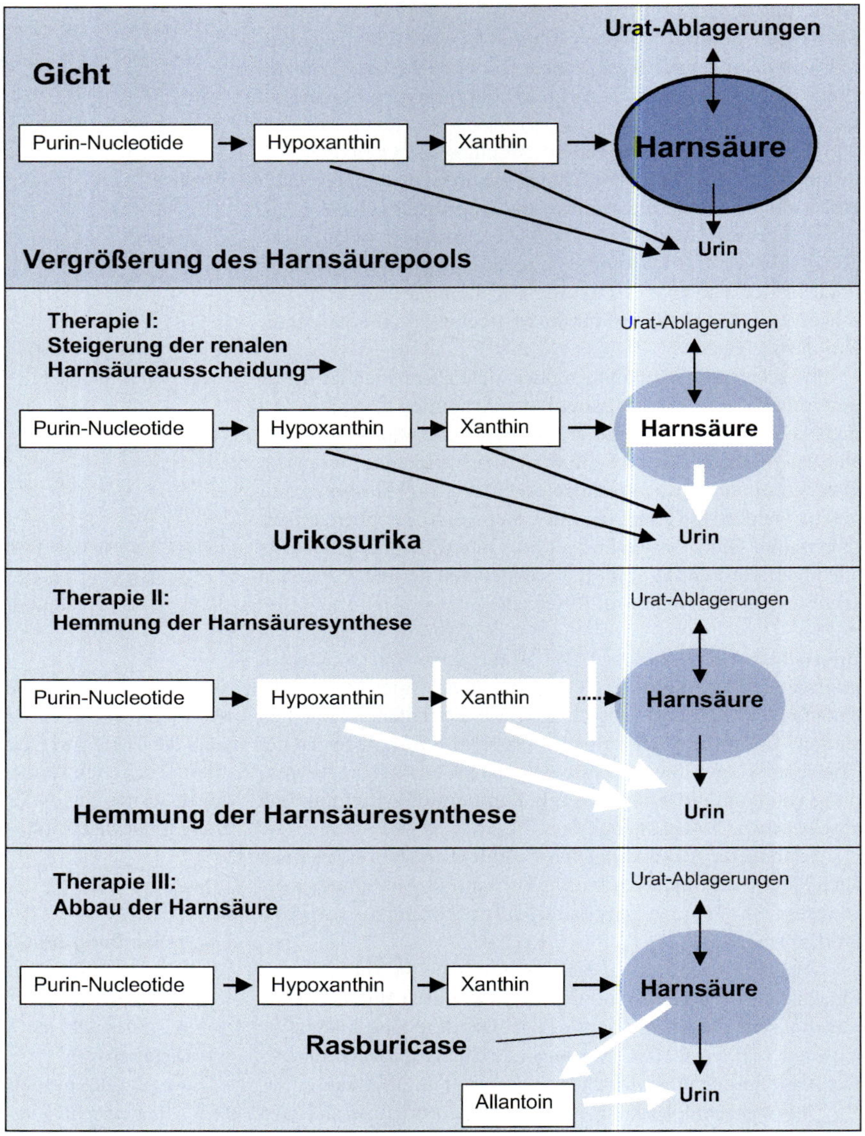

Abb. 24.1. Pathobiochemie und therapeutische Prinzipien der Hyperurikämie

Senkung der Harnsäurekonzentration verhindert oder zumindest hinausgezögert werden kann. Hierfür ist i. A. neben purinarmer Diät, Einschränkung von Alkoholkonsum und Gewichtsreduktion eine medikamentöse Dauertherapie erforderlich.

Die Senkung der Harnsäurekonzentration kann auf unterschiedlichen Wegen erreicht werden (Abb. 24.1):

- Durch Hemmung der Harnsäurebildung (»Urikostatika«);
- durch Steigerung der Harnsäureausscheidung über die Niere (»Urikosurika«) oder
- durch Gabe eines Harnsäuremetabolisierenden Enzyms (Uratoxidase).

24.4.1 Hemmung der Harnsäurebildung

Allopurinol, ein Isomer des Hypoxanthins, hemmt teilweise über den länger wirkenden Metaboliten Oxipurinol die Xanthinoxidase und damit die Oxidation von Hypoxanthin zu Xanthin und weiter zur Harnsäure (Abb. 23.1). Auf diese Weise sinkt die Konzentration der Harnsäure im Blut und im Harn, es werden vermehrt Xanthin (3-mal besser wasserlöslich als Harnsäure) und Hypoxanthin (30-mal besser wasserlöslich als Harnsäure) ausgeschieden. Allopurinol hemmt zusätzlich auch die Purin-Synthese über Rückkoppelungsmechanismen.

Eine Wirkung von Allopurinol ist schon nach zwei Tagen festzustellen; sie ist jedoch erst nach einer Woche maximal ausgeprägt.

Unerwünschte Wirkungen. Als häufige unerwünschte Wirkungen kommen Hautreaktionen (Juckreiz, Dermatitis) vor; Fieber, Leukopenie und gastrointestinale Symptome können zur Dosisreduktion oder zum Absetzen der Therapie zwingen. Selten ist eine echte Überempfindlichkeitsreaktion mit Vasculitis und anderen anaphylaktischen Reaktionen. Zu Beginn der Therapie können durch Allopurinol, offenbar ausgelöst durch gesteigerten Urat-Einstrom aus Ablagerungen im Gewebe, akute Gichtanfälle ausgelöst werden; ggf. ist eine vorübergehende Colchicin-Prophylaxe sinnvoll.

Arzneimittelinteraktionen. Allopurinol hemmt den Abbau von 6-Mercaptopurin und Azathioprin und anderer hepatisch inaktivierter Arzneistoffe, wie Vitamin K-Antagonisten, Theophyllin, Cyclosporin oder Vidarabin. Es kann allergische Reaktionen von Ampicillin oder Amoxicillin sowie die Myelotoxizität verschiedener Zytostatika verstärken.

Kinetik. Die orale Bioverfügbarkeit von Allopurinol liegt bei etwa 80%. Seine Eliminationshalbwertszeit beträgt 4,4 Stunden, die seines aktiven Metaboliten Oxypurinol aber ca. 30 Stunden. Die Elimination erfolgt renal, weshalb bei Niereninsuffizienz eine Dosisanpassung vorgenommen werden muss.

> **Dosierung**
>
> **Intervalltherapie der Gicht:**
>
> Therapieziel: Plasma-Harnsäure-Konzentration ≤6,0 mg/dl
>
> - **Allopurinol:**
>   - schleichender Beginn mit 100 mg/Tag (zur Vermeidung eines Gichtanfalls) und wöchentliche Steigerung um 100 mg/Tag ggf. bis auf 800 mg/Tag;
>   - Langzeiterhaltungstherapie meistens mit 100–300 mg/Tag.
> - Benzbromaron:
>   - 50–100 mg/Tag, einschleichend dosieren (Gefahr von Harnkonkrementen).

Ist durch eine Monotherapie die Harnsäure nicht auf etwa 6 mg/dl zu senken, ist eine Kombinationstherapie indiziert, beispielsweise mit Allopurinol (300 mg/Tag) und Benzbromaron (50–150 mg/Tag). Unter der kombinierten Wirkung beider Arzneistoffe nimmt die Harnsäurekonzentration stärker ab und die Tophi werden rascher verkleinert. Allerdings wird bei dieser Therapieform auch der aktive Metabolit von Allopurinol Oxipurinol schneller eliminiert, so dass das Ausmaß der Xanthinoxidase-Hemmung geringer ist.

24.4.2 Steigerung der Harnsäureausscheidung

Urikosurika steigern die Elimination der Harnsäure über die Niere durch Hemmung ihrer Reabsorption. Dabei steigt die Harnsäurekonzentration im Harn an. Um zu verhindern, dass die Konkrementbildung in der Niere zunimmt, muss für einen ausreichenden Harnfluss (zusätzlich zwei Liter Flüssigkeitszufuhr pro Tag) und eine Alkalisierung des Harns (bessere Wasserlöslichkeit der Harnsäure bei höherem pH) gesorgt werden. Als Urikosurikum wird Benzbromaron verwendet. Benzbromaron und die aktiven Hydroxymetabolite hemmen die tubuläre Rückresorption der Harnsäure. Die urikosurische Wirkung tritt nach ca. 8–12 Stunden ein. Benzbromaron sollte nur Patienten mit normaler Nierenfunktion verabreicht werden, da bei eingeschränkter Nierenfunktion ein ausreichender urikosurischer Effekt nicht mehr zu erwarten ist. Auch sollte es bei bereits bestehender Nephrolithiasis nicht verabreicht werden.

Unerwünschte Wirkungen. Die Therapie sollte nicht während eines Gichtanfalls begonnen werden, weil Benzbromaron selbst Gichtanfälle auslösen kann und die Symptomatik dadurch verstärkt würde. Weitere unerwünschte Wirkungen bestehen in Völlegefühl, Übelkeit und Diarrhoe. Allergische Zwischenfälle und Impotenz sind selten.

Arzneimittelinteraktionen. Die Wirkung von Benzbromaron kann durch Salizylate, Sulfinpyrazon, Pyrazinamid sowie durch Thiazid- und Schleifendiuretika abgeschwächt werden. Benzbromaron kann die renale Exkretion zahlreicher tubulär sezernierter Arzneistoffe, wie Penicilline, Cephalosporine, Sulfonamide, Rifampicin, Sulfinpyrazon und Indometacin hemmen.

Kinetik. Die orale Bioverfügbarkeit von Benzbromaron liegt bei 50%. Die Muttersubstanz wird mit einer Eliminationshalbwertszeit von 3 Stunden, die aktiven Metabolite werden mit Halbwertszeiten von 12–35 Stunden eliminiert.

24.4.3 Gabe von Uratoxidase

Rasburicase[10] ist ein rekombinantes Uratoxidase-Enzym, das von einem genetisch modifizierten **Saccharomycescerevisiae**-Stamm gebildet wird. Durch Rasburicase wird Harnsäure zu Allantoin metabolisiert, das eine etwa 10fach höhere Wasserlöslichkeit als Harnsäure besitzt und rasch renal eliminiert wird (◘ Abb. 24.1). Die Gabe von Rasburicase ist indiziert zur Prophylaxe und Behandlung einer akuten Hyperurikämie bei Patienten mit hämatologischen Malignomen mit hoher Tumorlast, bei denen durch Chemotherapie ein Tumorlysesyndrom (u. a. Hyperurikämie) zu erwarten ist oder auftrat. Rasburicase wird sowohl

[10] FASTURTEC®

zur Behandlung von Erwachsenen als auch von Kindern, bei denen bisher die meisten Erfahrungen vorliegen, eingesetzt. Eine Harnsäuresenkende Wirkung ist bereits 4 Stunden nach der ersten Applikation signifikant und ist bei täglicher Gabe nach 3–4 Tagen maximal. Im Vergleich mit Allopurinol zeigt Rasburicase einen rascheren Wirkungseintritt sowie eine stärkere Harnsäuresenkende Wirkung.

Unerwünschte Wirkungen. Unter der Gabe von Rasburicase kann es zu Hämolyse, Methämoglobinbildung und Neutropenie unter Umständen mit Fieber und Sepsis kommen. Daneben können gastrointestinale Symptome, wie Bauchschmerzen, Übelkeit, Erbrechen, Obstipation, seltener Diarrhoe, oder Mukositis auftreten. Weiterhin kann es zur Bildung von Antikörpern gegen Rasburicase kommen, was die Wirksamkeit von Rasburicase bei wiederholter Verabreichung reduziert und das Risiko für allergische Überempfindlichkeitsreaktionen, die unter anderem mit Bronchospasmus, Dyspnoe, Hypotension und Urtikaria einhergehen können, erhöht und sich selten (<1%) auch als anaphylaktische Reaktionen manifestieren können. Als Kontraindikationen gelten neben bekannter Überempfindlichkeit gegen Rasburicase, Glucose-6-Phosphat-Dehydrogenase-Mangel, der das Risiko für Methämoglobinbildung und Hämolyse erhöht, sowie Erkrankungen mit existierender Methämoglobinämie oder Hämolyse.

Arzneimittelinteraktionen. Diese sind derzeit nicht bekannt. Da Rasburicase in entnommenen Blut-/Plasmaproben Harnsäure weiter abbaut, müssen Proben, in denen Harnsäure bestimmt werden soll, unmittelbar nach der Gewinnung bis zur Analyse speziell gekühlt werden.

Kinetik und Dosierung. Rasburicase (0,15–0,2 mg/kg) wird einmal täglich als Kurzinfusion (30 min) appliziert. Die Harnsäuresenkende Wirkung ist bereits nach 4 Stunden signifikant und ist bei täglicher Gabe nach 3–4 Tagen maximal. Eine renale Ausscheidung trägt nur gering zur Elimination, die hauptsächlich durch Peptidhydrolyse erfolgt, bei. Die Plasmahalbwertszeit liegt bei 18–19 Stunden.

Dosierung

Behandlung der Tumorlyse-Hyperurikämie:
Rasburicase:
- 0,15–0,2 mg/kg als Kurzinfusion (30 min) einmal täglich für bis zu 10 Tagen.

24.5 »Alkalisierung« des Harns

Um eine Verbesserung der Wasserlöslichkeit der Harnsäure zu erreichen, sollte bei der Gicht, speziell bei der Anwendung von Urikosurika, ein Harn pH zwischen 6,5 und 7 eingehalten werden (Kontrolle mit Indikatorpapier). Dies dient nur der Konkrementprophylaxe. Eine Verbesserung der renalen Harnsäure-Clearance ist dadurch nicht zu erreichen. Eine Anhebung des pH über 7–7,5 ist nicht zweckmäßig, weil dann die Gefahr für die Bildung anderer Harnwegskonkremente entsteht (Phosphat-Steine). Zur Verhinderung von Harnsäurekonkrementen haben sich Alkali-Citrat-Gemische (z. B. Hexakaliumhexanatriumpentacitrat) klinisch besser bewährt als Natriumhydrogencarbonat.

Weiterführende Literatur

Easton J, Noble S, Jarvis B (2001) Rasburicase. Paediatr Drugs 3: 433–437
Gräfenstein K (1997) Klinische Rheumatologie. Ecomed, Landsberg
Kelly WN, Wortmann RL (1997) Gout and Hyperuricemia. In: Kelly WN, Ruddy S, Harris ED, Sledge CB (Hrsg.) Textbook of Rheumatology, Vol. 2. W.B. Saunders, Philadelphia, 5nd edn
Rott KT, Agudelo CA (2003) Gout. JAMA 289: 2857–2860
Terkeltaub RA (2003) Gout. N Engl J Med 249: 1647–1655

25 Funktionsstörungen der Schilddrüse

T. Wieland, T. Schilling

Funktionsstörungen der Schilddrüse gehören zu den häufigsten Erkrankungen in Deutschland. Jeder dritte erwachsene Bundesbürger weist krankhafte Veränderungen der Schilddrüse auf. Bei ca. 25% der Erwachsenen treten Knoten auf, deren Inzidenz bei den über 45-Jährigen auf ca. 50% ansteigt.

25.1 Euthyreote Struma

25.1.1 Entstehung und Prophylaxe der Iodmangelstruma

Auch heute sind 90% der euthyreoten Strumen in Deutschland Iodmangelstrumen. Dabei führt der Iodmangel zu einer tendenziellen Minderproduktion von Schilddrüsenhormonen. Über den Regelkreis erfolgt eine verstärkte thyreotrope (TSH) Stimulation der Schilddrüse, die zur Zellvergrößerung (Hypertrophie) der Thyreozyten, und damit zu einer funktionellen Kompensation führt. Somit kann in fast allen Fällen eine Euthyreose aufrechterhalten werden. Bei ausgeprägtem Iodmangel reicht dieser Mechanismus nicht aus und es kommt zur Hypothyreose. Für eine Zellvermehrung (Hyperplasie) sind lokale Wachstumsfaktoren und Iodlipide verantwortlich. Dabei spielt die intrathyreoidale Iodkonzentration eine entscheidende Rolle. Sinkt der Iodgehalt der Schilddrüse ab, erlangen wachstumsstimulierende Faktoren (IGF1, bFGF, EGF, SGF) das Übergewicht gegenüber wachstumshemmenden Stoffen (z.B. Iodlaktone). Die Verschiebung dieses Gleichgewichts führt zur Proliferation. TSH spielt in diesem Prozess lediglich eine modulatorische Rolle (Abb. 25.1). Als Folge der Hypertrophie, der vermehrten Durchblutung und besonders der Hyperplasie steigt das Volumen der Schilddrüse an. Es entwickelt sich ein Kropf. Steigt dagegen der Iodgehalt in der Schilddrüse an, wird das Wachstum durch vermehrte Iodlaktone gehemmt. Gleichzeitig sinken die Bildung und Freisetzung von Wachstumsfaktoren und die Apoptose wird begünstigt.

Die Verbesserung der Iodversorgung der Bevölkerung als Prophylaxe liegt deshalb auf der Hand. Tatsächlich konnte, durch konsequente Verwendung von iodiertem Speisesalz in den letzten 10 Jahren, die Versorgung deutlich verbessert werden. Verschiedene, überwiegend regionale Studien zeigten, dass die aktuelle Iodaufnahme in Deutschland bei etwa 120 µg/Tag liegt und dass bei etwa 70% der untersuchten Personen eine ausreichende Iodversorgung besteht. Der Erfolg dieser Maßnahmen wird u. a. durch den deutlichen Rückgang der Schilddrüsenvolumina bei Kindern, Jugendlichen und jüngeren Erwachsenen dokumentiert. Eine optimale Iodidversorgung (180–200 µg/Tag) ist jedoch noch nicht in allen Regionen gesichert. In besonderen Lebensphasen ist darüber hinaus der Bedarf erhöht (Tab. 25.1). Besonders während Schwangerschaft und Stillzeit sollte deshalb prophylaktisch Iodid (200 µg/Tag) eingenommen werden, da hier der Fetus bzw. das Kind über die Mutter mitversorgt werden muss. Die Möglichkeit der zusätzlichen Iodidgabe in Tablettenform sollte außerdem bei Jugendlichen in der Pubertät in Betracht gezogen werden.

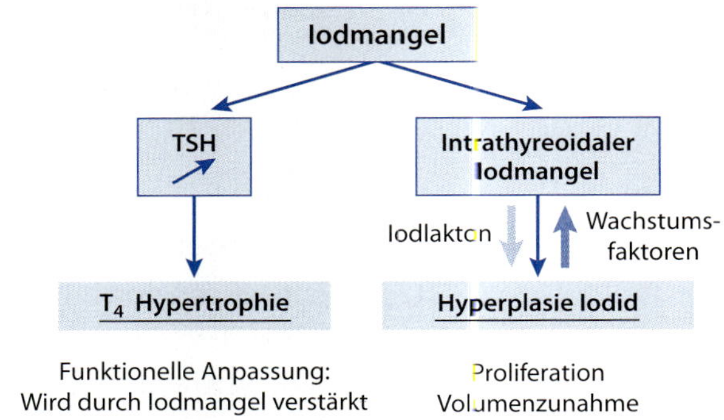

Abb. 25.1. Pathogenese der Iodmangelstruma *unterstrichene* Bereiche = Therapeutische Angriffspunkte für T_4 bzw. Iodid

Weitere Ursachen für Strumen (sporadische Struma)

In seltenen Fällen ist eine Verwertungsstörung für Iodid, eine Hemmung der proteolytischen Abspaltung der Schilddrüsenhormone vom Thyreoglobulinverband, eine Mutation der β1-Isoform des Schilddrüsenhormonrezeptors (generalisierte Hormonresistenz) bzw. strumigene Noxen (Tab. 25.2) für eine Struma verantwortlich zu machen. Diese Möglichkeiten sollten differential diagnostisch berücksichtigt werden. Im Gegensatz zum reinen Iodmangel können hier Änderungen der entsprechenden Laborparameter beobachtet werden. Lithiumsalze, die bei der Behandlung manisch-depressiver Patienten eingesetzt werden, wirken stark strumigen. Sie senken die proteolytische Freisetzung von Schilddrüsenhormonen und bedingen in 5–10% der Fälle eine Schilddrüsenhypertrophie (Struma), aus der sich eine Hypothyreose entwickeln kann. Bei einer Therapie mit Lithiumsalzen sind deshalb eine frühzeitige Schilddrüsenkontrolle und eine dem Befund entsprechende Substitution von Levothyroxin (T_4) notwendig.

Tab. 25.1. Täglicher Iodidbedarf (nach den Empfehlungen der Deutschen Gesellschaft für Endokrinologie)

Iodidbedarf [µg/Tag]	
Kinder:	
► <1 Jahr	50–80
► 1–9 Jahre	100–140
► >10 Jahre	180–200
Jugendliche/Erwachsene	100–200
Schwangere	230
Stillende	260

Tab. 25.2. Strumigene Noxen

Wirkstoffe	Häufigkeit
Thyreostatika	häufig bei Überdosierung, (mit TSH-Anstieg verbunden)
Cobalt	selten
Pyrazolone (Phenylbutazon)	ungewöhnlich
Iodhaltige Medikamente	ungewöhnlich
Lithium	5–10%
Resorcin	selten
Sulfonamide	selten
p-Aminosalicylsäure	selten
Thiocyanat	selten
Natürlich vorkommende Substanzen	
Inhaltsstoffe der Sojabohne (USA)	häufig
Thioglykoside (Brassica-Arten), (Australien, Finnland, England)	häufig
zyanogene Glykoside (Maniok, Bittermandel)	häufig
Iod >1mg/Tag	selten

25.1.2 Behandlung der euthyreoten Struma

Ziel einer konservativen Therapie ist die Verkleinerung des Schilddrüsenvolumens und die Erhaltung des erreichten Therapieergebnisses (sekundäre Prophylaxe).

Zur Therapie stehen drei Optionen zur Auswahl:

25.1.3 Monotherapie mit Iodid

Eine Iodidsubstitution beseitigt prinzipiell die Ursache der Iodmangel-Struma. Der intrathyreoidale Iodgehalt wird normalisiert, und damit das Wachstum (sowohl Hypertrophie als auch Hyperplasie) gehemmt. Die Therapiedosen sind in Tab. 25.3 angegeben. Bei Kindern bis hin zur Pubertät, mit einer nur gering vergrößerten Schilddrüse, ist diese Option Therapie der Wahl mit guten Erfolgsaussichten.

Bei den zur Strumatherapie angewandten Dosierungen sind im Allgemeinen keine unerwünschten Arzneimittelwirkungen von Iodid zu erwarten, da der physiologische Bedarf (Substitution) nicht überschritten wird. Iodidpräparate unterliegen deshalb auch nicht der Verschreibungspflicht. Selten kann es zu allergischen Reaktionen mit Urtikaria, angioneurotischem Ödem, Fieber bzw. Gelenkschmerzen kommen. Eine Iodid-induzierte Hyperthyreose und Haut- bzw. Schleimhautreizungen (Iodakne, Iodismus) treten bei den zur Strumatherapie angewandten Dosierungen nicht auf, müssen jedoch bei gleichzeitiger Anwendung von z. B. Amiodaron oder iodhaltigen Röntgenkontrastmitteln berücksichtigt werden.

Tab. 25.3. Medikamentöse Therapie der Iodmangelstruma (Tagesdosen)

Einteilung	Therapeutisches Vorgehen
Kinder bis zur Pubertät	100–200 µg Iodid
Jugendliche/Erwachsene unter 40 Jahren	nur I: 200–300 µg Iodid
	nur T_4: 50–150 µg Levothyroxin
	Kombination I:T_4 = 2:1 100–200 µg Iodid + 50–100 µg Levothyroxin
	Wichtig: Serum-TSH zwischen 0,3–1,2 µU/ml
Behandlungsdauer 6–12 Monate. Anschließend Rezidivprophylaxe mit 100 µg Iodid/Tag.	

Als wichtige Kontraindikation ist das Vorhandensein autonomer (»heißer«) Knoten, besonders bei einer länger bestehenden Iodmangelstruma, zu nennen. Autonome Areale entziehen sich der Steuerung durch die Hypophyse und geben unkontrolliert Schilddrüsenhormone ab. So lange allerdings ein Iodmangel besteht, kommt es in der Regel nicht zur klinischen Manifestation einer Hyperthyreose. Bei einer Dosierung von Iodid >200–300 µg/Tag ebenso wie bei der Verabreichung stark Iodhaltiger Arzneimittel (z. B. Amiodaron, Röntgenkontrastmittel) kann sich dann aber eine akute Hyperthyreose einstellen. Bei latenter Hyperthyreose muss deshalb eine Autonomie mittels eines Szintigramms vor Beginn der Iodidtherapie ausgeschlossen werden. Weitere Kontraindikationen sind eine Immunhyperthyreose (Morbus Basedow), eine bestehende Iodüberempfindlichkeit und eine hyperthyreote Stoffwechsellage. In seltenen Fällen kann eine latente Tuberkulose durch Iodid reaktiviert werden. Eine Tuberkulose sollte deshalb vor Therapiebeginn anamnestisch ausgeschlossen werden.

25.1.4 Monotherapie mit Levothyroxin (T_4)

Levothyroxin (Dosierung Tab. 25.3) reduziert den TSH-Serumspiegel. Wie oben erwähnt, ist TSH nicht der entscheidende Wachstumsfaktor bei der Ausbildung einer Struma. Die Volumenreduktion beruht auf einer Rückbildung der Zellhypertrophie und der verminderten Durchblutung. Levothyroxin greift deshalb nicht kausal an. Die Hyperplasie wird nicht beeinflusst, ein bestehender Iodmangel wird nicht beseitigt und die Schilddrüse verarmt weiter an Iod. Letzteres führt zu einem rasch einsetzenden Wachstum nach dem Absetzen der Medikation, und damit häufig zu einer erneuten Zunahme des Schilddrüsenvolumens (Rezidiv). Vor diesem Hintergrund und den vorliegenden klinischen Daten, ist die Monotherapie mit Levothyroxin inzwischen als nicht ausreichend zu bewerten.

Bei zu schneller Dosissteigerung zu Beginn der Therapie sowie bei Überdosierung treten Symptome einer Hyperthyreose als unerwünschte Arzneimittelwirkung auf. Im Vordergrund stehen, besonders bei älteren Patienten, kardiale Symptome wie Tachykardie, Herzrhythmusstörungen und Angina pectoris. Daneben können Tremor, Nervosität, Schlaflosigkeit, Diarrhoe, Gewichtsverlust, vermehrtes Schwitzen und Wärmeintoleranz auftreten.

Die wichtigsten Kontraindikationen leiten sich aus diesem Wirkprofil ab. Bei frischem Myokardinfarkt ist Levothyroxin kontraindiziert. Bei älteren Patienten, koronarer Herzkrankheit, Herzinsuffizienz und tachykarden Herzrhythmusstörungen ist Vorsicht geboten. Die Dosierung sollte entsprechend den Empfehlungen für Patienten mit kardialem Risiko (◘ Tab. 25.9) vorgenommen werden.

25.1.5 Kombinationstherapie Levothyroxin plus Iodid

Experimentelle Untersuchungen haben gezeigt, dass bei einer Kombinationstherapie eine ausreichende Iodaufnahme in die Schilddrüse auch dann gewährleistet ist, wenn eine TSH-Absenkung vorliegt. Für eine effektive Rückbildung von Hypertrophie und Hyperplasie sind sowohl eine TSH-Absenkung als auch eine Anhebung des Iodgehaltes des Schilddrüsengewebes notwendig. Die Kombination von Levothyroxin mit Iodid erlaubt deshalb die Nutzung synergistischer Effekte beider Therapieprinzipien, bei Einsatz relativ niedriger Einzeldosen (◘ Tab. 25.3), so dass mögliche unerwünschte Arzneimittelwirkungen höherer Levothyroxin- bzw. Iodiddosen vermieden werden können. Neuere Klinische Studien belegen die Effektivität dieses Therapieansatzes bei Jugendlichen und Erwachsenen bis zum 40. Lebensjahr. Als besonders effektiv hat sich die Kombination von Iodid mit Levothyroxin im Verhältnis von 2:1 erwiesen. Während der Therapie ist ein TSH-Wert im unteren Normbereich (0,3–1,2 µU/ml) anzustreben. Dies kann z. B. durch Titration des Levothyroxinanteils erreicht werden.Die Absenkung des TSH-Spiegels durch Levothyroxin hat dabei offenbar eine protektive Wirkung hinsichtlich möglicher unerwünschter Iodeffekte. Die Kombinationstherapie wird in der Regel gut vertragen.

25.2 Hyperthyreose

25.2.1 Klink der Hyperthyreose

Eine Hyperthyreose ist durch erhöhte Konzentrationen an freien Schilddrüsenhormonen (fT_3, fT_4) und einem supprimierten TSH gekennzeichnet. Klinisch werden drei Schweregrade unterschieden:

- subklinische Hyperthyreose (früher als »latent« oder »grenzwertig« bezeichnet),
- manifeste Hyperthyreose und
- thyreotoxische Krise.

Die wichtigsten Ursachen einer Hyperthyreose sind die Autoimmunhyperthyreose (Morbus Basedow, 50–70%) und die nichtimmunogene funktionelle Autonomie (autonomes Adenom, 30–40%). Alle anderen Ursachen, wie de Quervain-Thyreoditis, Amiodaron oder Überdosierung von Schilddrüsenhormonen (Hyperthyerosis factitia) sind selten.

Der Morbus Basedow ist eine Erkrankung, die durch Autoimmunreaktionen zur Bildung von TSH-Rezeptor-Antikörpern führt, die in der Regel im Serum nachgewiesen werden können. Durch die Bindung dieser Antiköper an den TSH-Rezeptor wird eine ungesteuerte Hormonproduktion in den Thyreozyten induziert. In 50% der Fälle tritt die typische endokrine Orbitopathie auf. Ebenso wie bei der funktionellen Autonomie können die klassischen Symptome der Hyperthyreose:

- Nervosität, Hyperaktivität, psychische Erregung;
- Gewichtsreduktion, Appetitsteigerung;
- Wärmeintoleranz, Schwitzen;
- Tremor;
- Tachykardie und
- Diarrhoe beobachtet werden.

Die Symptome können dabei individuell außerordentlich variabel sein. Besonders bei älteren Patienten kann die kardiale Symptomatik im Vordergrund stehen. Bei Herzinsuffizienz, die schlecht auf eine Behandlung mit Herzglykosiden anspricht, oder tachykarden Herzrhythmusstörungen (paroxysmale Tachykardien, Flimmerarrhythmien) sollte eine Hyperthyreose differential diagnostisch in Betracht gezogen werden. Auch Patienten mit einer subklinischen Hyperthyreose (Prävalenz bei über 50-Jährigen in Deutschland ~6%) haben ein 3fach höheres Risiko innerhalb von 10 Jahren ein Vorhofflimmern zu entwickeln. Postmenopausale Frauen mit subklinischer Hyperthyreose haben zudem ein erhöhtes Osteoporose-Risiko. Deshalb besteht bei Osteoporose, Herzinsuffizienz, Vorhofflimmern und Synkopen, auch bei subklinischer Hyperthyreose, eine Indikation zur thyreostatischen Therapie.

25.2.2 Therapie der Hyperthyreose

Therapieziel ist die Normalisierung der gesteigerten Hormonproduktion. Eine kausale Therapie ist bis heute nicht möglich. Es stehen drei Behandlungsverfahren zur Verfügung:

- thyreostatische Therapie,
- Radio-Iodtherapie und
- operative Therapie.

Bei massiver Symptomatik kann durch eine zusätzliche, symptomatische Behandlung die Zeit bis zum Eintreten der Wirkung der spezifischen Therapie überbrückt werden. Benutzt werden hierzu:

Tab. 25.4. Thyreostatika-Richtdosen

Substanz	Handelsname	Initialdosis [mg/Tag]	Erhaltungsdosis [mg/Tag]	Plasmahalbwertszeit [h]
Thiamazol/ Methimazol	Thyrozol®, Favistan®, Methizol®	10–40	2,5–10	6–8
Carbimazol	Carbimazol Henning®, Carbmiazol HEXAL®	15–60	5–15	6–8 (als Thiamazol)
Propylthiouracil	Propycil®	100–500	50–200	1,5–2
Perchlorat[a]	Irenat®	1200–2000	100–400	kurz, nicht genau bekannt

Die Dosierungen hängen ab vom individuellen Ansprechen, vom Iodgehalt der Schilddrüse und vom Therapieregime (Monotherapie oder Kombinationstherapie); zu unterschiedlichen Beziehungen zwischen Halbwertszeiten und Wirkung siehe Text.
[a] Nur in Ausnahmefällen, wie z.B. Unverträglichkeit gegenüber Thiamazol und Propylthiouracil.

- β-Adrenozeptor-Antagonisten, die keine partiell agonistische Aktivität besitzen. Sie beeinflussen die hyperadrenergen Erscheinungen bei Hyperthyreose und wirken sich besonders günstig auf die Tachykardie aus. Darüber hinaus bewirken manche β-Adrenozeptor-Antagonisten, wie z. B. β-Propranolol, Atenolol und Metoprolol, eine Hemmung der 5'-Deiodase und vermindern die Konversion von T_4 zu T_3 in peripheren Zellen.
- Zur Sedierung agitierter Patienten können zudem Benzodiazepine eingesetzt werden, wobei bei der Therapiedauer das Abhängigkeitspotential zu beachten ist.

Behandlung mit Thyreostatika

Drei unterschiedliche Wirkprinzipien liegen der Wirkung von Thyreostatika zu Grunde:

- Thioamidthyreostatika reduzieren die Synthese von Schilddrüsenhormonen (T_4 und T_3) durch Hemmung der Thyroid-Peroxidase in follikulären Zellen, die zur Iodierung von Tyrosinresten im Thyreoglobulin benötigt wird.
- Die monovalenten Anionen Perchlorat ($Cl0_4^-$) und Thiocyanat (SCN^-) hemmen den Natrium-Iodid-Symporter und damit die Aufnahme des zur Synthese benötigten Iodids in die follikulären Zellen.
- Iod/Iodid und Lithiumsalze hemmen die Abgabe von Schilddrüsenhormonen aus den follikulären Zellen.

Im Gegensatz zu der durch einen chirurgischen Eingriff oder Radio-Iodtherapie ausgelösten Reduktion von Schilddrüsengewebe, sind die Effekte von Thyreostatika reversibel.

Thioamidthyreostatika

Aus dieser Arzneistoffgruppe stehen Carbimazol, Thiamazol (= Methimazol) und Propylthiouracil zur Verfügung (Tab. 25.4). Carbimazol ist ein Prodrug. Es wird während oder unmittelbar nach der Resorption durch Abspaltung der Carbethoxy-Gruppe in seine Wirkform Thiamazol umgewandelt. Carbimazol wird deshalb in der Regel um ein Drittel höher dosiert als Thiamazol.

Kinetik und Dosierung. Die Thioamidthyreostatika werden innerhalb von 2 Stunden zu 80% enteral resorbiert, verschwinden schnell aus dem Blut und werden über die Niere ausgeschieden. Da sie in der Schilddrüse akkumulieren, ist die Wirkdauer deutlich länger als dies die Plasmahalbwertszeit (Tab. 25.4) erwarten lassen würde. So hat eine Einzeldosis von 30 mg Thiamazol eine Wirkdauer von über 24 Stunden. Eine einmal tägliche Gabe ist deshalb in der Regel ausreichend. Die initiale Dosierung von Propylthiouracil, das deutlich kürzer wirkt als Thiamazol, beträgt dagegen 200–500 mg, auf 2–3 Gaben pro Tag verteilt.

In Tab. 25.4 sind Richtdosen für Thyreostatika aufgeführt. Die Dosierung sollte dabei individuell vorgenommen werden. Dabei richtet sich die Dosierung nach dem klinischen Befund einerseits und der Menge an Iod, das zu Beginn der Therapie in der Schilddrüse vorhanden ist, andererseits. Ein Iodmangel verstärkt die Wirkung der Thioamide, während ein Iodüberschuss diese abschwächt. Eine Dosierungsempfehlung unter Berücksichtigung dieser Faktoren wird in Tab. 25.5 gegeben. Generell ist die Dosierung wegen stärkeren und häufigeren unerwünschten Arzneimittelwirkungen bei hohen Dosen so niedrig wie mög-

Tab. 25.5. Dosierungsempfehlung zur initialen thyreostatischen Therapie des Morbus Basedow

Einteilung	Dosierung [mg/Tag]	
Geringe klinische Aktivität, keine Iodbelastung	Thiamazol	10–30
	Carbimazol	15–40
	Propylthiouracil	10–300
Hohe klinische Aktivität oder/und höhere Iodbelastung	Thiamazol	20–40
	Carbimazol	30–60
	Propylthiouracil	200–500

Während der Initialtherapie sind 2-wöchige Kontrollen durchzuführen. Nach dem Erreichen der Euthyreose erfolgt die Umstellung auf die Erhaltungsdosen mit 6–10-wöchigen Kontrollintervallen in einer Mono- bzw. Kombinationstherapie (s. Text).

lich zu halten. Die volle Wirkung der Thyreostatika tritt allerdings erst nach einer Latenzzeit von 2–6 Wochen ein.

Bei Autoimmunhyperthyreose (Morbus Basedow) wird nach Erreichen eines euthyreoten Zustands auf die Erhaltungsdosis (Tab. 25.4) umgestellt. Dafür gibt es zwei Möglichkeiten:

- Monotherapie mit der individuellen Erhaltungsdosis. Dabei muss die Dosis sorgfältig austitriert und der euthyreote Zustand durch häufige Kontrollen gewährleistet werden. Die Compliance des Patienten ist hier von besonderer Bedeutung. Es besteht die Gefahr einer Thyreostatika-induzierten Hypothyreose, bei der vermehrt Thyreotropin (TSH) aus dem Hypophysenvorderlappen ausgeschüttet wird, welches die Entwicklung einer hypertrophen Struma begünstigt.
- Kombinationstherapie mit Levothyroxin (T_4). Bei Patienten mit schlecht kontrollierbarer Medikamenteneinnahme hat sich die Kombination von Thioamid-Thyreostatika (z. B. 10 mg Thiamazol/Tag) mit Levothyroxin (T_4, 50–100 µg/Tag) bewährt, um hypothyreote Zustände zu vermeiden. Durch die Kombination gelingt es zudem sicherer die Abgabe von TSH aus der Hypophyse zu unterdrücken. Die Kontrollintervalle können größer gewählt werden. Der Nachteil einer kombinierten Therapie besteht im häufigeren Auftreten unerwünschter Wirkungen aufgrund der höheren Thioamid-Dosierung.

Eine Therapiedauer von 1–2 Jahren wird empfohlen. In 50% der Fälle tritt eine spontane Remission ein. Eine erneute Therapie mit Thyreostatika ist im Falle eines Rezidives zwar prinzipiell möglich, jedoch wegen der geringen Wahrscheinlichkeit einer Langzeitremission sind Radio-Iodtherapie oder eine Operation vorzuziehen.

Die gelegentlich diskutierte spezifische Beeinflussung des autoimmunen Grundprozesses beim Morbus Basedow durch die Thioamid-Thyreostatika in therapeutisch einsetzbaren Dosen ist nicht belegt. Dies gilt ebenfalls für die Kombination mit T_4.

Bei einer funktionellen Autonomie (autonomes Adenom) ist mit einer Spontanremission nicht zu rechnen. Thioamide werden hier nur kurzfristig (wenige Wochen), bis zum Erreichen eines euthyreoten Zustands vor einer Radio-Iodtherapie oder Operation, eingesetzt. Eine Kombination mit Levothyroxin ist nicht indiziert.

Unerwünschte Wirkungen. Unerwünschte Arzneimittelwirkungen von Thioamid-Thyreostatika sind meist Dosis-abhängig und treten vor allem in den ersten 2 Monaten der Therapie auf. Dabei sind leichtere unerwünschte Arzneimittelwirkungen (Hautausschlag, Gelenkschmerz, Fieber) von ernsteren (Granulopenie/Agranulozytose, Leberschäden, Lupus-Syndrom, Vaskulitis) abzugrenzen.

Hautreaktionen (Exanthem, Urtikaria, Purpura, Pruritus, Erythema nodosum, Haarausfall), Kopfschmerzen, Übelkeit, Erbrechen und Arthralgie/Myalgie sind bei hohen Dosen (z. B. über 10 mg Thiamazol bzw. 15 mg Carbimazol) häufig (>10%) zu beobachten.

Um eine Veränderung der Leukozytenzahl erkennen zu können, sollte vor Beginn der Thioamid-Therapie ein Differenzialblutbild erhoben werden. Die nicht Dosis-abhängige Agranulozytose (~0,18%) tritt am häufigsten in der 3.–7. Woche der Behandlung auf. In den ersten Wochen der Therapie sind daher regelmäßige Blutbildkontrollen erforderlich. Bereits vor dem messbaren Absinken der Leukozytenzahlen können Stomatitis, Tonsillitis oder Lymphknotenschwellungen im Halsbereich auftreten. Der Patient muss explizit auf die Symptomatik dieser Komplikation hingewiesen werden und sollte beim Auftreten solcher Symptome den behandelten Arzt aufsuchen. Bei Auftreten einer Agranulozytose müssen Thioamide sofort abgesetzt und eine geeignete Therapie mit Antibiotika eingeleitet werden. In schweren Fällen ist die Anwendung von Koloniestimulierendem-Faktor (G-CSF) indiziert.

Im Gegensatz zur Agranulozytose entwickelt sich eine Dosisabhängige Leukopenie in der Regel langsam. In den ersten Monaten nimmt die Zahl der Granulozyten in Abhängigkeit von der Dosierung ab. Wenn die fortlaufende Blutbildkontrolle anzeigt, dass die Granulozytenzahl unter 40% der Norm abgesunken ist, sollte die Therapie abgesetzt werden. Die Häufigkeit wird mit 5% angegeben.

Die Dosis-unabhängigen unerwünschten Arzneimittelwirkungen Cholestase, toxische Hepatitis, Vaskulitis und Lupus-Syndrom werden nur sehr selten beobachtet.

Beim Auftreten von unerwünschten Arzneimittelwirkungen unter Thiamazol/Carbimazol kann gegebenenfalls auf Propylthiouracil umgestellt werden.

! Eine Hemmung der Hormonsynthese in der Schilddrüse führt erst nach einer Latenz von 1–3 Wochen zu einer Besserung der Symptome, da die in der Schilddrüse gespeicherten und zirkulierenden Schilddrüsenhormone erst abgebaut werden müssen (Eliminationshalbwertszeiten: T_4 = 7,6 Tage, T_3 = 1,4 Tage).

Werden Patienten z. B. wegen Vorhofflimmerns mit Digitalisglykosiden behandelt, so müssen diese wegen der verminderten Glykosidempfindlichkeit bei Hyperthyreose, d. h. vor bzw. bei Beginn der thyreostatischen Therapie, in höherer Dosierung verabreicht werden. Da bei Erreichen eines euthyreoten Zustands die Glykosidempfindlichkeit wieder ansteigt, muss die Dosierung der Digitalisglykoside überprüft werden. Ohne Reduktion der Dosierung der kann es zu Überdosierungserscheinungen kommen.

Anwendung von Perchlorat

Unter den Ionen, die den Natrium-Iodid-Symporter der Schilddrüse hemmen, hat Natrium-Perchlorat ($NaClO_4$) therapeutische Bedeutung erlangt. Aufgrund seiner geringen therapeutischen Breite und weniger zuverlässigen Wirkung im Vergleich zu Thioamiden beschränkt sich die Anwendung auf bestimmte klinische Situationen.

Perchlorat wird gastrointestinal schlecht vertragen. Die Symptomatik ist besonders bei Nüchterngabe ausgeprägt. Neben harmlosen unerwünschten Arzneimittelwirkungen wie Oberbauchbeschwerden, Erythem, Lymphadenopathie, sind schwere unerwünschte Arzneimittelwirkungen wie aplastische Anämie, Thrombopenie, Agranulozytose und nephrotisches Syndrom beschrieben. Ebenso wie Thioamide wirkt Perchlorat bei übermäßiger Hemmung der Schilddrüsenhormonsynthese strumigen.

Die wichtigste und häufigste Indikation für Perchlorat ist die Blockade der Iodidaufnahme bei unvermeidbarer Zufuhr hoher Ioddosen, z. B. mit Iodhaltigen Kontrastmitteln, im Besonderen bei bereits bekannter Autonomie der Schilddrüse. Dabei erfolgt eine tägliche Gabe von 1 g Natrium-Perchlorat in drei Einzeldosen. Die Therapie sollte spätestens zwei Stunden vor der Kontrastmittelanwendung beginnen und 10–14 Tage danach, in Kombination mit Thiamazol (20 mg/Tag), fortgeführt werden.

Anwendung von Iod/Iodid in hohen Dosen und Lithiumsalzen

Iod/Iodid führt in hohen Dosen zu einer raschen Hemmung der Schilddrüsenhormonsekretion. Diese Wirkung ist jedoch nur passager, d. h. nach wenigen Tagen lässt die Wirkung rasch nach. Diese »paradoxe« Wirkung wird in seltenen Fällen therapeutisch genutzt. So kann bei einer hyperthyreoten Entgleisung eine Euthyreose rasch herbeigeführt werden. Da es nach wenigen Tagen aber zu einer Iod-bedingten Verschlechterung der Hyperthyreose kommt, muss im euthyreoten Fenster unbedingt eine operative Resektion der Schilddrüse erfolgen. Im Falle einer iodinduzierten, hyperthyreoten Entgleisung (iodhaltige Kontrastmittel, Amiodaron), ist jedoch diese, auch als »Plummerung« bezeichnete Hochdosis-Therapie mit Iod, absolut kontraindiziert.

In seltenen Fällen wird die Hochdosis-Therapie auch zur Operationsvorbereitung bei einer diffusen, blutreichen Basedow-Struma durchgeführt. Innerhalb von 7–10 Tagen wird hierbei eine verfestigte und verkleinerte, wenig durchblutete Schilddrüse erreicht.

Lithiumsalze, die ebenfalls die Sekretion von Schilddrüsenhormonen hemmen, werden wegen ihrer hohen Toxizität und geringen therapeutischen Breite nur noch sehr selten verwendet. Sie können aber bei Patienten mit einer Thyreotoxikose, die allergisch auf Thioamide reagieren, bzw. bei Patienten mit hoher Iodkontamination eingesetzt werden. Die Maximaldosis beträgt 1,5 g LiCl/Tag. Es ist ein Serumspiegel von 1 mmol/l Li^+ anzustreben.

Sonderfälle der thyreostatischen Therapie

Hyperthyreose in der Schwangerschaft und Stillzeit

Die Prävalenz der Hyperthyreose in der Schwangerschaft beträgt 0,04–0,2%. In der Schwangerschaft können die beim Morbus Basedow vorhandenen Schilddrüsen-Autoantiköper die Plazenta überwinden und intrauterin eine Hyperthyreose beim Fetus auslösen. Häufig wird eine Hyperthyreose durch eine Schwangerschaft günstig beeinflusst. Bei leichten Verlaufsformen ist deshalb eine symptomatische Therapie oft ausreichend. Die Missbildungsrate unter Thyreostatika ist vernachlässigbar klein. Deshalb ist bei ausgeprägter Symptomatik die unbehandelte Hyperthyreose das größere Risiko für Mutter und Kind.

Da Thioamid-Thyreostatika gut, die Schilddrüsenhormone dagegen kaum die Plazentaschranke überwinden, besteht beim Fetus die Gefahr einer Hypothyreose mit Struma und Entwicklungsretardierung. Thioamide sind deshalb so niedrig wie möglich zu dosieren. Die Konzentration der freien Schilddrüsenhormone im Plasma der Mutter sollte im oberen Normbereich liegen; TSH sollte supprimiert sein. Propylthiouracil ist weniger plazentagängig als Thiamazol. Eine Kombinationstherapie mit T_4 ist in der Schwangerschaft streng kontraindiziert.

Falls eine Operation notwendig sein sollte, muss vorher eine Euthyreose erreicht werden. Der günstigste Zeitpunkt liegt im zweiten Trimenon. Die Radio-Iodtherapie verbietet sich in der Schwangerschaft und bei stillenden Müttern.

Während der Stillzeit ist Thiamazol absolut kontraindiziert. Propylthiouracil tritt wegen seiner hohen Bindung an Plasmaproteine nur zu 0,03% in die Muttermilch über und kann deshalb gegeben werden.

Therapie der thyreotoxischen Krise

Die thyreotoxische Krise ist die akut lebensbedrohliche Entgleisung einer Hyperthyreose. Am häufigsten wird eine Exazerbation einer bisher unerkannten Hyperthyreose durch Iodexposition beobachtet. Die Letalität der thyreotoxischen Krise beträgt 40%. Sie bedarf deshalb einer sofortigen Intensivtherapie, die die Gabe von Thyreostatika sowie eine symptomatische medikamentöse Therapie einschließt (◘ Tab. 25.6).

! Thyreoidektomie innerhalb von 48 Stunden (besonders bei iodinduzierten und schweren Krisen), wenn konservativ keine Besserung erzielt wurde.

Radio-Iodtherapie

Die Radio-Iodtherapie ist effektiv und komplikationsarm. Sie wird deshalb häufig als Therapie der ersten Wahl bei Hyperthyreose, im Besonderen bei Vorliegen einer Autonomie, angewandt. Der β- und γ-Strahler ^{131}Iodid (Herddosis 200–400 Gray) wird bevorzugt von den autonomen Bezirken der Schilddrüse aufgenommen. Die normalen follikulären Zellen nehmen dagegen, aufgrund der hohen Konzentrationen an freien Schilddrüsenhormonen und der daraus resultierenden Suppression des TSH, Iod nur geringfügig auf. Sie werden daher kaum durch die β-Strahlung des ^{131}Iodids geschädigt. Durch das Einschleusen des Radioisotops in den Metabolismus der Schilddrüse, wird in der Schilddrüse eine effektive Halbwertszeit von 4–7 Tagen erreicht. Die Wirkung der Therapie tritt mit Latenz auf. Die Hyperthyreose bessert sich langsam innerhalb von 2–3 Monaten. Bei manifester Hyperthyreose sollte eine thyreostatische Therapie bis kurz vor der Radio-Iodtherapie und anschließend unter Umständen überbrückend bis zu deren Wirkungseintritt vorgenommen wer-

Tab. 25.6. Therapie der thyreotoxischen Krise

Maßnahme	Vorgehen
Thyreostatika	Thiamazol (äquivalent) achtstündlich 40–80 mg i. v.
	bei Iodkontamination ggf. bis 1,5 g Lithiumchlorid tägl.
Adjuvante Medikation	Propranolol 1 mg/h i. v. (max. 10 mg tägl.) oder 3–4-mal 40–80 mg per os (bzw. per Magensonde)
	Sedierung, Diazepam 10 mg langsam i. v., falls erforderlich
	Glucocorticoide z.B. 50 mg Prednison i. v. alle 6–8 h
Intensivtherapie	Dauerüberwachung
	bilanzierte Flüssigkeits-, Elektrolyt- und Kalorienzufuhr (in der Regel 3–5 l und 3000 kcal/24h)
	Normalisierung der Körpertemperatur (Eisbeutel oder ähnliches)
	Digitalisierung im oberen therapeutischen Bereich
	bei auftretenden Herzrhythmusstörungen gezielte Behandlung (kein Amiodaron)
	Sauerstoffgabe
	Thromboseprophylaxe (Heparinisierung)
	bei Hinweisen auf eine Infektion (Pneumoniegefahr) kalkulierte bzw. gezielte Antibiotikatherapie

den. Üblicherweise wird das Thyreostatikum wenige Tage vor der Radio-Iodtherapie abgesetzt und ebenfalls wenige Tage nach der Therapie wieder gegeben. Die Therapie mit Perchlorat bzw. erhöhter Iodzufuhr ist kontraindiziert.

Die Strahlenexposition des restlichen Organismus ist relativ gering. Relativ kontraindiziert ist diese Therapie deshalb nur bei Patienten unter 18 Jahren. Absolut kontraindiziert ist sie während der Schwangerschaft und der Stillzeit. Die operative Thyreoidektomie ist der Radiotherapie vorzuziehen, bei großen Strumen (über 60 ml), bei gleichzeitig vorhandenen kalten Knoten oder großen Zysten und immer dann, wenn eine schnelle mechanische Entlastung erforderlich ist. Bei Verdacht auf ein Malignom der Schilddrüse ist ebenfalls chirurgisch vorzugehen. (Tab. 25.7).

Bei Morbus Basedow wird in der Regel ein ablatives Therapiekonzept verfolgt, das in über 90% der Fälle erfolgreich ist. Bei diesem Therapieregime resultiert aus der weitgehenden Gewebezerstörung eine Hypothyreose, die durch eine lebenslange Substitution mit Levothyroxin kompensiert wird. Bei funktioneller Autonomie bzw. Struma wird dagegen eine euthyreote Stoffwechsellage angestrebt (funktionsoptimiertes Therapiekonzept). Die Beseitigung der Überfunktion ist bei der Autonomie mit einer Radio-Iodtherapie bei etwa 80% der Patienten zu erreichen. Die Hypothyreosefrequenz sowie die Rate der notwendigen Wiederholungstherapien liegen bei jeweils etwa 10%. Die maximal erreichbaren Volumenreduktionen der Schilddrüse betragen bei der autonomen Struma ca. 50%, beim Morbus Basedow ca. 70% und bei der funktionellen Autonomie bis ca. 75–80%.

25.3 Hypothyreose

25.3.1 Angeborene Hypothyreose

Die angeborene Hypothyreose hat eine Prävalenz bei Neugeborenen von ca. 1:3000. Der Hypothyreose-Suchtest soll am 5.–7. Lebenstag vorgenommen werden. TSH-Werte >100 μU/ml deuten auf eine permanente Hypothyreose hin. Werte zwischen 20–100 μU/ml bedürfen weiterer Überprüfung. Der intrauterine und frühkindliche Mangel an Schilddrüsenhormonen bedingt schwere Entwicklungsstörungen (körperliche und geistige Retardierung, Kretinismus). Symptome des reduzierten Stoffwechsels beim Säugling sind auffallende Ruhe, großes Schlafbedürfnis, zunehmende Trinkfaulheit und Obstipation. Die Behandlung muss zur Verhinderung der extremen Verzögerung der geistigen und körperlichen Entwicklung dieser Kinder so früh wie möglich einsetzen. Richtdosen zur Substitution von Levothyroxin (T_4) aus dem ausreichend T_3 gebildet wird, sind in Tab. 25.8 angegeben.

Tab. 25.7. Indikationen und Kontraindikationen für eine Radio-Iodtherapie

Indikationen	Kontraindikationen
Hyperthyreose infolge M. Basedow oder Autonomie Struma mit Autonomie <60 ml Rezidivhyperthyreose nach thyreostatischer Therapie ohne und mit Struma Unverträglichkeit von Thyreostatika Rezidivhyperthyreose nach Strumaresektion Kontraindikationen oder Ablehnung einer Operation bei an sich operationspflichtiger Schilddrüse	**absolut:** Schwangerschaft, Stillzeit schwere Hyperthyreose ohne thyreostatische Vorbehandlung Kinderwunsch innerhalb der ersten 6–12 Monate nach der ^{131}Iodid-Applikation **relativ:** Strumen >60 ml Strumen mit deutlichen mechanischen Komplikationen gleichzeitiges Vorhandensein kalter Knoten, Malignomverdacht Alter <18 Jahre (strenge Indikationsstellung)

Tab. 25.8. Dosierungen für Substitutionstherapie mit Levothyroxin (T_4) bei Kindern

Richtdosierung	Levothyroxin
Frühgeborene	12 µg/kg/Tag*
Säuglinge	25–50 µg/Tag
Kleinkinder	50–75 µg/Tag.
Schulkinder	ca. 100 µg/Tag
Jugendliche	ca. 150 µg/Tag

* 100 µg/m² Körperoberfläche ≈ 2 –12 µg/kg/Tag

25.3.2 Erworbene Hypothyreose

Im Erwachsenenalter sind die Atrophie nach Autoimmunthyreoiditiden (Hashimoto-Thyreoditis) sowie die iatrogene Hypothyreose (Schilddrüsenoperationen, Radio-Iodtherapie, medikamentöse Behandlung) die häufigsten Ursachen einer Unterfunktion der Schilddrüse. Primäre Hypothyreosen treten bevorzugt bei Frauen (4-mal häufiger als bei Männern) mit einem Altersgipfel zwischen 40 und 60 Jahren auf. Die Symptomatik beginnt langsam mit uncharakteristischen, oft als altersbedingt angesehenen Beschwerden wie Antriebsarmut, Konzentrationsstörungen, Kälteempfindlichkeit, Depression, Menstruationsstörungen und Obstipation. Bei primären Hypothyreosen ist der basale TSH-Serumspiegel schon in subklinischen Stadien erhöht (>4 µU/ml). Bei einer sekundären Hypothyreose ist das basale TSH jedoch erniedrigt und steigt auch nach Provokation mit Thyroliberin (TRH) nicht an.

Zur Therapie wird heute in der Regel mit Levothyroxin (T_4) substituiert, weil aus ihm in den Geweben bedarfsgerecht das wirksamere T_3 gebildet wird. Der Einsatz von T_3 beschränkt sich im Wesentlichen auf Zustände mit Schilddrüsenhormonresistenz und vorliegender Schwäche der Konversion von T_4 zu T_3. Meist ist es nicht notwendig den euthyreoten Zustand schnell zu erreichen, so dass das Hormon in langsam steigenden Dosen (Tab. 25.9) gegeben werden kann. Dadurch vermeidet man kardiale Komplikationen, die durch einen gesteigerten Sauerstoffbedarf des Myokards ausgelöst werden. Besonders bei Patienten mit bereits bestehender koronarer Herzkrankheit, Diabetes oder bereits lange bestehender Hypothyreose ist Vorsicht geboten. Ebenso sollte durch eine langsame Steigerung dem geringeren T_4-Bedarf (ca. 30%) bei älteren Patienten (>60 Jahren) Rechnung getragen werden.

Während der Schwangerschaft steigt der Bedarf an Schilddrüsenhormonen um etwa 40%. Die Substitutionsdosis einer hypothyreoten Frau ist vor der Schwangerschaft, jedoch spätestens bei Kenntnis der Schwangerschaft, um den entsprechenden Betrag (25–50 µg) zu erhöhen.

Bei sekundärer Hypothyreose mit gleichzeitig vorliegender sekundärer Nebennierenrindeninsuffizienz muss vor dem Beginn einer Therapie mit Schilddrüsenhormon die Substitution von Glucocorticoiden erfolgen.

[1] Euthyrox®, Eferox®
[2] Thyrotardin® -inject, Thybon®

Tab. 25.9. Substitutionstherapie mit Levothyroxin (T_4) bei Hypothyreose

Einteilung	Therapeutisches Vorgehen
klinische Hypothyreose des Erwachsenen	**einschleichende Dosierung empfohlen:** Beginn mit Levothyroxin[1] 50 µg/Tag, nach 1–2 Wo. Steigerung auf 75 µg/Tag, nach weiteren 1–2 Wo. Steigerung auf 100–150 µg/Tag. Erhaltungsdosis im Mittel 1,6 µg/kg/Tag. Bei älteren Patienten langsamer steigern.
	Therapiekontrolle: Schilddrüsenhormone 24 h nach letzter Tabletteneinnahme bestimmen: fT_4 und fT_3 sollen im oberen Normbereich liegen, basale TSH-Serumspiegel im unteren Normbereich
klinische Hypothyreose bei Patienten mit koronarer Herzkrankheit oder entsprechender Gefährdung	Beginn mit Levothyroxin 12,5–25 µg/Tag zurückhaltende Steigerung der Dosis: 12,5–25 µg alle 4 Wo.
	das Erreichen von fT_4 und fT_3-Werten im unteren Normbereich und basalen TSH-Serumspiegeln <4 µU/ml ist ausreichend
Hypothyreotes Koma (Myxödem-Koma)	Therapie umfasst intensiv-medizinische Betreuung:
	Schilddrüsenhormonsubstitution: Levothyroxin 300–500 µg i. v., weitere Gaben von 50–200 µg im Abstand von 8–24 h **alternativ** Liothyronin (T_3[2]) initial 100 µg unter Monitorkontrolle, später 25 µg alle 12 h (Vorteil: rascherer Wirkungseintritt)
	Glucorticoide: z. B. Hydrocortison 200 mg i. v./Tag

Weiterführende Literatur

Abalovich M, Gutierrez S, Alcaraz G, Maccallini G, Garcia A, Levalle O (2002) Overt and subclinical hypothyroidism complicating pregnancy. Thyroid. 12: 63–68

Arafah BM (2001) Increased need for thyroxine in women with hypothyroidism during estrogen therapy. N. Engl. J. Med. 344: 1743–1749

Basaria S, Cooper DS (2005) Amiodarone and the thyroid. Am. J. Med. 118: 706–714

Brabant G (2004) Hypo- und Hyperthyreose. MMW Fortschr. Med. 146(9): 30–34

Col NF, Surks MI, Daniels GH (2004) Subclinical thyroid disease: clinical applications. JAMA. 291: 239–243

Cooper DS (2005) Antithyroid drugs. N. Engl. J. Med. 352: 905–917

Deutsche Gesellschaft für Endokrinologie (2003) Rationelle Diagnostik und Therapie in Endokrinologie, Diabetologie und Stoffwechsel (2. Auflage), Thieme, Stuttgart-New York

Dietlein M, Dressler J, Grünwald F, Leisner B, Moser E, Reiners C, Schicha H, Schneider P, Schober O (2004) Leitlinie zur Radiodtherapie bei benignen Schilddrüsenerkrankungen (Version 3). Nuklearmedizin. 43: 217–220

Füssl H (2004) Schilddrüse nur latent gestört. MMW Fortschr. Med. 146(25): 4–8

Gärtner R (2002) Entzündliche Schilddrüsenerkrankungen. Pathosphysiologie, Diagnose und Therapie. Internist 43: 635

Gärtner R (2004) Jeder Zweite über 65 hat ein Problem mit der Schilddrüse MMW Fortschr. Med. 146(39): 36

Gärtner R (2004) Subklinische Hypothyreose. MMW Fortschr. Med. 146(39): 37–39

Gärtner R (2004) Supprimiertes TSH als Zufallsbefund: Die subklinische Hyperthyreose. MMW Fortschr. Med. 146(39): 40–42

Haddow JE, Palomaki GE, Allan WC, Williams JR, Knight GJ, Gagnon J, O‹Heir CE, Mitchell ML, Hermos RJ, Waisbren SE, Faix JD, Klein RZ (1999) Maternal thyroid deficiency during pregnancy and subsequent neuropsychological development of the child. N. Engl. J. Med. 341: 549–555

Hotze LA, Schumm-Draeger PM (2003) Schilddrüsenkrankheiten-Diagnostik und Therapie (5. Auflage), Berliner Medizinische Verlangsanstalt GmbH

Meng W (2004) Medikamentöse Therapie des Knotenkropfes. MMW Fortschr. Med. 146(39): 42–47

Meng W, Scriba PC (2002) Iodversorgung in Deutschland Deutsches Ärzteblatt 39: 2185–2189

Moka D, Dietlein M, Schicha H. (2002) Radioiodine therapy and thyrostatic drugs and iodine. Eur. J. Nucl. Med. Mol. Imaging. 29(2): S486–S491

Paschke R, Reiners C, Führer D, Schmid KW, Dralle H, Brabant G. (2005) Empfehlungen und offene Fragen in der Diagnostik und Therapie von Schilddrüsenknoten. Stellungnahme der Sektion Schilddrüse der Deutschen Gesellschaft für Endokrinologie. Dtsch. Med. Wochenschr. 13: 1831–1836

Quadbeck B, Hörmann R, Janssen OE, Mann K (2003) Medikamentöse Behandlung der Immunhyperthyreose (Typ Morbus Basedow): Patientenselektion, Langzeitverlauf und Rezidivprohylaxe. Internist 44: 440–448

Reiners C, Wegscheider K, Schicha H, Theissen P, Vaupel R, Wrbitzky R, Schumm-Draeger PM (2004) Prevalence of thyroid disorders in the working population of Germany: ultrasonography screening in 96,278 unselected employees. Thyroid 14: 926–931

Schumm-Draeger PM, Caspar-Bell G, Weitz B, Encke A, Usadel KH (2003) Optimierte post-operative Struma-Rezidivprohylaxe mit Schilddrüsenhormon und Iodid. Internist 44: 420–426

Siegmund W, Spieker K, Weike AI, Giessmann T, Modess C, Dabers T, Kirsch G, Sänger E, Engel G, Hamm AO, Nauck M, Meng W (2004) Replacement therapy with levothyroxine plus triiodothyronine (bioavailable molar ratio 14 : 1) is not superior to thyroxine alone to improve well-being and cognitive performance in hypothyroidism. Clin. Endocrinol. 60: 750–757

Spitzweg C, Morris JC (2002) The sodium iodide symporter: its pathophysiological and therapeutic implications. Clin. Endocrinol. 57: 559–574

Surks MI, Ortiz E, Daniels GH, Sawin CT, Col NF, Cobin RH, Franklyn JA, Hershman JM, Burman KD, Denke MA, Gorman C, Cooper RS, Weissman NJ (2004) Subclinical thyroid disease: scientific review and guidelines for diagnosis and management. JAMA. 291: 228–238

Völzke H, Lüdemann J, Robinson DM, Spieker KW, Schwahn C, Kramer A, John U, Meng W (2003) The prevalence of undiagnosed thyroid disorders in a previously iodine-deficient area. Thyroid. 13: 803–810

26 Diabetes mellitus

H.-G. Joost, M. Nauck

26.1 Typ 1-Diabetes

26.1.1 Definition, Pathophysiologie und Therapieziele

Typ 1-Diabetes entsteht durch eine autoimmunologische Zerstörung der Insulinproduzierenden β-Zellen in den Langerhansschen-Inseln des Pankreas. Bei der Erstmanifestation findet sich fast immer eine Dekompensation der Blutzuckerregulation. Ein Typ 1-Diabetes muss immer mit Insulin behandelt werden. Ziel der Therapie ist es, akute Symptome des Insulinmangels (Polyurie, Glucosurie, Ketonämie) zu verhindern und das Auftreten von diabetischen Folgeerkrankungen (»Sekundärkomplikationen«: Retinopathie, Nephropathie, Neuropathie, Makroangiopathie) zu verhindern oder wenigstens zu verzögern. Die Therapie des Typ 1-Diabetes sollte deshalb annähernd normale Blutzucker (nüchtern: 80–120 mg/100 ml; postprandial: nicht über 160–180 mg/100 ml) und HbA_{1c}-Werte (<8%, nach Möglichkeit <7%) anstreben. Bei niedrigeren HbA_{1c}-Werten steigt das Risiko von Hypoglykämie-Episoden. Eine Stoffwechseleinstellung dieser Güte kann nur mit einer **intensivierten konventionellen Insulintherapie** (ICT) oder Insulinpumpenbehandlung erreicht werden.

DCCT-Studie

Den Beweis dafür, dass strenge Kontrolle der Blutzuckerwerte tatsächlich die Manifestation diabetischer Spätschäden verzögert, erbrachte eine prospektive Studie (DCCT), in der Patienten im Mittel über 6,5 Jahre beobachtet wurden. Eine »intensivierte« Insulin-Therapie (drei oder mehr Insulin-Injektionen täglich mit schnellwirksamem Insulin zum Essen und Verzögerungsinsulin als Basalinsulin, gestützt auf häufige Blutzuckerbestimmungen), war günstiger als die »konventionelle« Behandlung (1–2 tägliche Insulin-Injektionen von Mischinsulin). Durch die intensive Behandlung konnten Häufigkeit oder Schweregrad diabetischer Retinopathien, Nephropathien und Neuropathien um 76, 54 bzw. 60% gesenkt werden.

26.1.2 Insuline

Die Ersteinstellung eines Typ 1-Diabetes erfolgt in der Regel mit Human-Insulin, das eine geringere Antigenität als die früher verwendeten Insuline von Rind und Schwein besitzt (geringere Antikörperbildung). Zusätzlich zu Insulinen, die der natürlichen Aminosäuresequenz entsprechen, gibt es heute sowohl schnell als auch lang wirksame Insulinanaloga, die durch Austausch, Entfernung bzw. Addition von Aminosäuren beim menschlichen Insulinmolekül entstehen.

Die wichtigsten Unterschiede zwischen den Insulin-Präparaten bestehen in den pharmakokinetischen Parametern **Wirkungseintritt** und **Wirkungsdauer** (Tab. 26.1). Diese Parameter werden durch die Lösungsgeschwindigkeit der schwer löslichen Insulinkomplexe (z. B. NPH-Insulin, Zn-Insulin-Kristallsuspensionen) sowie die Dissoziationsgeschwindigkeit der löslichen, hexameren Insulinkomplexe (z. B. in Normal-Insulin) bestimmt.

Wegen der langsamen Dissoziation von injiziertem Normal-Insulin werden maximale Plasmakonzentrationen erst nach ca. 60 Minuten erreicht. Den Patienten ist zu empfehlen, Insulin ca. 30 Minuten vor der Mahlzeit zu spritzen, damit es dann zur Wirkung kommt, wenn die Nahrungsstoffe resorbiert werden (sog. »Spritz-Ess-Abstand«). Durch eine einfache Umstellung der Reihenfolge von zwei Aminosäuren im Insulin-Molekül (Lysin B^{29} und Prolin B^{28}), durch Austausch von Prolin in Position 28 gegen Aspartat bzw. durch Austausch von Asparagin B^{3} gegen Lysin und Lysin B^{29} gegen Glutaminsäure entstehen Derivate (**Insulinlispro**, **Insulinaspart** bzw. **Insulinglulisin**), dessen Hexamere sehr rasch dissoziieren. Maximale Plasmawerte werden nach Injektion der Insulin-Analoga bereits nach 30 Minuten gemessen; es ist deshalb nicht mehr nötig, die Insulin-Analoga längere Zeit vor der Mahlzeit zu spritzen, womit der Spritz-Ess-Abstand entfällt. Durch den schnellen Wirkungseintritt werden postprandiale Hyperglykämien sicherer vermieden; die kürzere Wirkungsdauer macht Hypoglykämien seltener. Eine Zwischenmahlzeit zur Abfederung des Hypoglykämierisikos kann entfallen um den Preis, dass bei einer größeren (>1 BE) Zwischenmahlzeit nochmals Insulin verabreicht werden muss. Risiken, die wegen der etwas höheren Affinität des **Insulinlispro** zum IgF-I-Rezeptor befürchtet wurden (erhöhtes Krebsrisiko, Verschlechterung einer proliferativen Retinopathie), sind nicht gesichert.

Unerwünschte Wirkungen einer Insulin-Behandlung sind:

- **Hypoglykämie-Episoden:** Man spricht von »schweren« Hypoglykämien, wenn Patienten so beeinträchtigt sind, dass sie sich nicht selbst helfen können. Hypoglykämien entstehen durch fehlende Abstimmung von Kohlenhydratgehalt einer Mahlzeit und Insulindosierung, bei zu hoher Basalinsulindosierung bei Weglassen oder Verschieben einer Mahlzeit, durch nicht berücksichtigte körperliche Aktivität, durch Alkoholgenuss oder grobe »Fehler« in der Insulintherapie. Häufige Hypoglykämieepisoden (auch geringeren Schweregrades) stumpfen die hormonelle Hypoglykämie-Gegenregulation ab, die Hypoglykämie-Wahrnehmungsschwelle sinkt und die Gefahr schwerer Hypoglykämien steigt (sog. »Autonomes Versagen«). Es war wegen der adrenergen Komponente der Hypoglykämie-Gegenregulation befürchtet worden, dass β-Blocker die Symptome mitigieren und die Erholung aus Hypoglykämien verzögern. Das ist aber nicht der Fall. Ein erhöhtes Risiko bieten Hypoglykämien für Patienten mit proliferierenden Retinopathien, frischen Netzhautblutungen, Koronarinsuffizienz und Arrhythmien sowie mit Cerebralsklerose;

Tab. 26.1. Eigenschaften und Wirkungskinetik von Insulin-Präparaten

Präparat	Handelsname	Wirkungseintritt	max. Wirkung [h]	Wirkungsdauer [h]
Kurzwirkende Insuline				
Insulinlispro	HUMALOG®, Liprolog®	10–15 min	1/2–1	2–5
Insulinaspart	NovoRapid®	10–15 min	0,5–1	2–5
Insulinglulisin	Apidra®	10–15 min	0,5–1	2–5
Normal-Insulin	Insuman®Rapid, Huminsulin®Normal, Insulin, Actrapid®	30 min	1–2	5–8
Verzögerungs-Insuline				
NPH-Insuline[a]	Insuman® Comb,Huminsulin Profil®, Actraphane®	1/2–1 h	3–5	11–20
Insulin-Analoga				
Insulinglargin	Lantus®	ca. 1 h	4	24–30
Insulindetemir	Levemir®	ca. 1 h	5–8 h	12 - 16
Insulin-Zn-Suspensionen				
Insulin-Zn-Suspensionen	Monotard®HM	ca. 2 1/2 h	4–16	22–30
	Ultratard®HM	3–4 h	8–24	24–36

[a] NPH = Neutrales Protamin Hagedorn: Diese Intermediär-Insuline aus schwerlöslichen Protamin-Insulin-Komplexen werden zur konventionellen Insulin-Therapie mit Normal-Insulin (10–50%) gemischt, um einen schnelleren Wirkungseintritt zu erzielen.

- eine **Lipodystrophie** des subkutanen Gewebes wird begünstigt, wenn die Injektionen stets an der gleichen Stelle erfolgen. Bei nicht sachgerechter, intrakutaner Injektion können Ulzerationen, Nekrosen und umschriebene Atrophien auftreten;
- lokalisierte und generalisierte **Hautreaktionen** können sich als **allergische** Reaktionen auf Insulin oder zugesetzte Depot- und Konservierungsstoffe entwickeln;
- tierische Insuline können durch Bildung zirkulierender Antikörper, die das injizierte Insulin binden, eine Insulinresistenz verursachen, die erhöhte Dosierungen erfordert. Auch Human-Insulin kann die Bildung von Antikörpern hervorrufen, die jedoch eine geringe Affinität haben und daher kaum klinische Bedeutung erlangen. Bei Antikörper-bedingter Insulinresistenz ist die Umstellung auf Human-Insulin sinnvoll.

26.1.3 Intensivierte Insulintherapie

Die beste Blutzuckereinstellung wird mit der intensivierten Insulin-Therapie (auch *Basis-Bolustherapie* genannt) erreicht, sie ist bei jedem Typ 1-Diabetiker anzustreben.

Beim Gesunden werden pro Tag ca. 45 I.E. Insulin sezerniert, davon ca. 50% basal und 50% postprandial. Deshalb wird bei der intensivierten Insulin-Therapie vor jeder Hauptmahlzeit (3- bis 4-mal) ein kurz wirkendes Insulin (**Normalinsulin, Insulinlispro, Insulinaspartat** oder **Insulinglulisin)** injiziert (Spritz-Ess-Abstand ca. 30 Minuten bei Normalinsulin, kürzer oder gar nicht bei Insulinanaloga), und zwar je nach Höhe des Blutzuckers und Kohlenhydratmenge der Mahlzeit zwischen ca. 2 und 12 I.E. (0,5–2,5 I.E. pro BE, sog. **BE-Faktor**). Die basale Insulin-Sekretion beträgt etwa eine I.E. pro Stunde; sie ist am höchsten in den frühen Morgenstunden. Um auch diese basale Insulinsekretion zu ersetzen, wird immer abends vor dem Schlafengehen und oft zusätzlich tagsüber ein intermediär wirkendes Insulin, z. B. **NPH-Insulin, Insulin detemir** (Entfernung von Threonin B^{30}, Bindung einer C_{14}-Fettsäure, Myristinsäure, an Lysin B^{29}) oder **Insulinglargin** (Austausch von Aspartat A^{21} gegen Glycin, Addition von zwei Arginin-Resten in Positionen B^{31-32}) injiziert. **Insulinglargin** hat eine Wirkdauer von ca. 24 Stunden, ein sehr flaches Wirkprofil ohne erkennbares Wirkmaximum und muss i. d. R. nur einmal täglich (immer zur gleichen Tageszeit) injiziert werden. **Insulin detemir** sollte bei Typ 1-Diabetes zweimal täglich (in ca. 12 h Abstand), und NPH-Insulin zwei- bis viermal täglich injiziert werden. Etwa 50% der gesamten Tagesdosis sollten als Basisinsulin verabreicht werden. Lang wirkende Insuline, z. B. **Ultra-lente-Insulin**, sind nur in Ausnahmefällen indiziert. Wird ein länger wirkendes Lente-Insulin (Insulin-Zn-Suspension) eingesetzt, so muss berücksichtigt werden, dass Insuline der Lente-Gruppe nur untereinander, jedoch nicht mit Normal-Insulin oder NPH-Insulinen mischbar sind.

Voraussetzung für eine derartige »intensivierte« Insulin-Therapie ist, dass der Patient selbst seinen Blutzucker vor jeder Injektion bestimmt, um hypoglykämische oder hyperglykämische Glucose-Konzentrationen zu erkennen und die Insulin-Dosis entsprechend anzupassen (»Korrekturinsulin« = schnellwirksames Insulin). Moderne Injektionshilfen erleichtern die häufigen Injektionen von Insulin vor den Mahlzeiten (**Insulin-Pen**).

Die zeitgerechte Zufuhr von Insulin kann auch über **Insulin-Pumpen** erfolgen, die zusätzlich zu einer basalen Insulin-Dosis auf Knopfdruck eine vorausberechnete Menge von Insulin über einen Kunststoffkatheter in das subkutane Gewebe injizieren. Die Insulinpumpenbehandlung ist besonders hilfreich, wenn es mit Insulininjektionen nicht gelingt, die Glukoseprofile über Nacht zu kontrollieren (sog. **Dawn-Phänomen**, Blutzuckeranstiege in der zweiten Nachthälfte durch Wachstumshormonsekretion) oder wenn eine besonders flexible Abstimmung auf besondere Anforderungen (z. B. Schichtdienst, Sport, Schwangerschaft) notwendig ist.

26.1.4 Konventionelle Insulintherapie

Wenn der Patient nicht bereit oder in der Lage ist, eine intensivierte Insulintherapie durchzuführen, ist die konventionelle Insulin-Therapie indiziert. Hierzu werden meistens $^2/_3$ der Tagesdosis (ca. 0,6 I.E./kg, muss individuell bestimmt werden) morgens als Mischung von Normalinsulin (z. B. 30%) mit einem Insulin von intermediärer Wirkdauer (70%, meist NPH-Insulin) vor dem Frühstück und $^1/_3$ als Mischinsulin vor dem Abendbrot injiziert. Variationen dieses Schemas sind möglich.

Die häufigsten Probleme bei konventioneller Therapie sind Hyperglykämien vor dem Frühstück und Hypoglykämien bei Auslassen oder Verschieben von Mahlzeiten.

Ein Anstieg des Insulin-Bedarfs ist bei akuten Infektionen oder bei Patienten zu erwarten, die mit Glucocorticoiden oder Diuretika vom Benzothiadiazin-Typ über lange Zeit behandelt werden sowie dann, wenn ein **Morbus Cushing** oder eine Hyperthyreose vorliegt. Körperliche Arbeit und sportliche Übungen senken den Insulin-Bedarf und können Hypoglykämien auslösen, wenn die Insulin-Dosis nicht angepasst wird.

26.1.5 Ernährungsmedizinische Aspekte der Therapie des Typ 1-Diabetes

Die größtenteils vom Patienten selbst durchgeführte Therapie des Typ 1-Diabetes erfordert eine intensive Schulung des Patienten. Er muss den Kohlenhydratgehalt (Berechnungseinheiten, 1 BE = 10–12 g Glucose-Äquivalente) einer Mahlzeit sicher schätzen können, weil hierauf die Insulinmenge abgestimmt wird. Hinsichtlich der Verteilung der Mahlzeiten über den Tag haben Patienten bei intensivierter Insulintherapie Variationsmöglichkeiten, wenn die basale Insulinversorgung sichergestellt ist und das schnellwirksame Insulin auf den Kohlenhydratgehalt der einzelnen Mahlzeit abgestimmt ist. Zu beachten ist die Tatsache, dass s. c. injiziertes Normalinsulin länger wirkt, als es nötig wäre, um eine einzelne Mahlzeit »abzudecken«. Dann ist häufig ein Snack 3–4 h nach der Hauptmahlzeit sinnvoll, um niedrige Blutzuckerwerte zu verhindern. Bei manchen Verzögerungsinsulinen ist zur Vermeidung nächtlicher Hypoglykämien (typischerweise 2–4 Uhr, d. h. zur Zeit des Wirkungsmaximums von NPH-Insulin) eine Spätmahlzeit sinnvoll.

Wird eine konventionelle Insulin-Therapie mit nur zwei täglichen Injektionen durchgeführt, müssen die Kohlenhydrate von 5–7 (kleineren) Mahlzeiten entsprechend dem Wirkprofil des Insulins verteilt werden.

Saccharose darf in begrenzter Menge verwendet werden. Schwer mit Insulin zu kontrollieren sind allerdings größere, schnell resorbierbare Mengen (z. B. in zuckerhaltigen Getränken).

Neben dem (unabdingbaren) Aspekt der Abstimmung von Kohlenhydratanteilen und Insulin spielt bei Ernährungsempfehlungen für Patienten mit Typ 1-Diabetes das erhöhte kardiovaskuläre Risiko (»gesunde Ernährung«, d. h. fettbegrenzt, Eiweiß entsprechend dem Bedarf) und das Risiko, mit einer Insulintherapie Gewicht zuzunehmen (kalorienbegrenzt) eine Rolle. Deshalb wird heute eine kohlenhydrat- und ballaststoffreiche Ernährung empfohlen. Zu bevorzugen sind langsam resorbierbare Kohlenhydrate.

26.1.6 Besonderheiten in der Schwangerschaft

Besonders strenge Kriterien gelten für die Einstellung der schwangeren Diabetikerin. Die erhöhte Missbildungsrate, Morbidität und Mortalität des Kindes kann durch strenge Stoffwechselkontrolle sowie durch intensive geburtshilfliche Überwachung nahezu vollständig normalisiert werden. Die kapillaren Blutzuckerwerte sollen bei Schwangeren zwischen 70 und 100 mg/100 ml nüchtern sowie <140 mg/100 ml 1 h postprandial liegen, das Glykohämoglobin (HbA_{1c}) im Normbereich (<6,2% bei den üblichen Nachweismethoden). Dieses Ziel ist nur durch eine intensivierte Insulin-Therapie zu erreichen, die präkonzeptionell, spätestens aber sofort nach Nachweis der Schwangerschaft eingeleitet wird.

26.1.7 Therapiekontrolle

Selbstkontrolle durch entsprechend geschulte Patienten: Eine Selbstbestimmung der Blutglucose ist integraler Bestandteil intensivierter Insulinbehandlungs-Regime. In diesem Zusammenhang sollte vor den großen Mahlzeiten, vor dem Zu-Bett-Gehen und bei Besonderheiten (Hypoglykämie-Symptome, Sport, Autofahren) der Blutzucker gemessen werden. Therapieschemata mit weniger Möglichkeiten zur Blutzuckerkorrektur (konventionelle Insulintherapie, Kombination **Bedtime-Verzögerungs-**

insulin und orale Antidiabetika) erfordern eine deutlich geringere Häufigkeit der Blutzucker-Selbstkontrolle. Bei Behandlung mit manchen oralen Antidiabetika reicht auch eine Harnzuckerkontrolle zum Nachweis einer ausreichenden Stoffwechselkontrolle.

Zusätzlich zur Selbstkontrolle muss die Stoffwechselführung ärztlich überwacht werden; dazu sind mehrfache Blutglucose-Bestimmungen (Blutzucker-Tagesprofil: morgens nüchtern, 60–90 Minuten nach dem Frühstück, vor und 60–90 Minuten nach dem Abendessen) erforderlich und eine Bestimmung des glykolysierten Hämoglobin HbA_{1c}. Bei stabiler Stoffwechsellage und HbA_{1c} im Zielbereich ist die ärztliche Kontrolle alle 3 Monate (Gesundheitspass Diabetes), bei instabilem Stoffwechsel häufiger erforderlich.

26.2 Typ 2-Diabetes

26.2.1 Pathophysiologie und Therapieziele

Typ 2-Diabetes beginnt meist jenseits des 40. Lebensjahres (tritt heute aber bereits bei Jugendlichen und jungen Erwachsenen mit Übergewicht auf) und ist durch eine langsam progrediente Insuffizienz der β-Zellen des Pankreas, die mit Insulin-Resistenz einhergeht, charakterisiert. Nach entsprechender Dauer des Diabetes treten wie beim Typ 1 Retinopathie, Nephropathie und Neuropathie auf. Die Daten einer großen klinischen Studie (UKPDS) zeigen, dass die Entwicklung dieser Sekundärkomplikationen auch beim Typ 2-Diabetes durch eine verbesserte Blutzuckereinstellung verzögert wird.

Typ 2-Diabetes

Grundsätzliches Therapieziel sollte wie beim Typ 1-Diabetes mellitus eine möglichst normnahe Blutzuckerkontrolle sein. Nur bei älteren Patienten ist eine weniger stringente Kontrolle mit dem Therapieziel »Freiheit von akuten Diabetes-Symptomen« adäquat.

Patienten mit Typ 2-Diabetes sind in erster Linie durch eine atherosklerotische Makroangiopathie bedroht, die zu entsprechenden kardio- und cerebrovaskulären Ereignissen (Myokardinfarkt, Schlaganfall) führt. Neben der Blutzuckereinstellung muss daher bei Typ 2-Diabetes eine intensive Therapie zusätzlicher Risikofaktoren (Hypertonie, Hypercholesterinämie) betrieben werden. Außerdem sollte bei Patienten mit erhöhtem kardiovaskulären Risiko eine Thromboembolie-Primärprävention mit ASS erwogen werden. Die Ergebnisse prospektiver klinischer Studien zeigen, dass die kardiovaskuläre Mortalität des Typ 2-Diabetikers durch eine medikamentöse Primärprävention (ACE-Hemmer, β-Blocker, Statine, ASS) signifikant gesenkt werden kann.

26.2.2 Ernährungsmedizinische Aspekte der Therapie des Typ 2-Diabetes

Ein wesentliches Ziel der Therapie ist die Gewichtskontrolle, d. h. die Reduktion des erhöhten Körpergewichtes, was die Adipositas-assoziierte Insulin-Resistenz bessert. Nach Erstmanifestation lässt sich der Typ 2-Diabetes nahezu immer zunächst mit kalorienreduzierter, gesunder Ernährung einstellen. Leider gelingt es nur selten, das reduzierte Gewicht dauerhaft zu halten. Um die Gewichtskontrolle zu unterstützen, aber auch zur Steigerung der kardio-respiratorischen Fitness und Senkung des kardiovaskulären Risikos sollte zur sog. **Lifestyle-Intervention** ein auf die Leistungsfähigkeit abgestimmtes Bewegungsprogramm gehören. Die Ernährungsempfehlungen sind im wesentlichen eine Begrenzung der Fettzufuhr (30% der Kalorien), nicht mehr Eiweiß als bedarfsgerecht (ca. 15% der Kalorien) und eher reichlich Kohlenhydrate, am besten in Form langsam resorbierbarer Kohlenhydrate (Vollkornbrot, Müsli usw.). Bei Insulinbehandlung müssen Kohlenhydratgehalt und Insulinwirkung aufeinander abgestimmt werden, bei Einsatz oraler Antidiabetika empfiehlt sich eine Verteilung auf mehrere eher kleine Mahlzeiten über den Tag.

26.2.3 Metformin

Das Biguanid-Derivat **Metformin** wirkt bei Patienten mit einem Typ 2-Diabetes Blutzuckersenkend, indem es vor allem die Glucoseabgabe der Leber durch eine Hemmung der Gluconeogenese senkt. Ferner sind eine verminderte Glucose-Resorption aus dem Darm und eine verbesserte Aufnahme von Glucose in den Muskel beschrieben.

Wenn der Stoffwechsel nicht allein durch Diät und körperliche Aktivität befriedigend eingestellt werden kann, ist Metformin die 1. Wahl insbesondere bei übergewichtigen Diabetikern, da es im Gegensatz zu Insulin und Sulfonylharnstoffen keine weitere Gewichtszunahme bewirkt und nach der UKPD-Studie bei übergewichtigen Patienten besonders überzeugend wirkte: In der mit Metformin behandelten Gruppe waren die mit Diabetes assoziierten Komplikationen um 32%, die Diabetesassoziierte Mortalität um 42% sowie die Gesamtmortalität um 36% reduziert.

Gelingt mit Metformin allein keine ausreichende Stoffwechseleinstellung, kann die Substanz mit einem zweiten oralen Antidiabetikum (Sulfonylharnstoff, Glucosidasen-Hemmer, Glitazon) kombiniert werden. Diese Kombinationen sind wirksamer als eine Monotherapie mit Metformin oder Sulfonylharnstoffen.

Unerwünschte Wirkungen und Risiken. Häufige unerwünschte Wirkungen von Metformin sind gastrointestinale Symptome (Bauchschmerzen, Bauchkrämpfe, Diarrhoe), die durch eine Anreicherung der Substanz in der Darmmukosa erklärt werden können.

Unter bestimmten Voraussetzungen kann Metformin das Auftreten einer Lactatacidose mit Koma und letalem Ausgang begünstigen (Häufigkeit 2,5–10 Fälle auf 100.000 Patientenjahre). Deshalb ist die Substanz kontraindiziert bei acidotischen Stoffwechselstörungen, auch bei hyperosmolarem oder ketoacidotischem diabetischem Koma. Da Metformin ausschließlich renal eliminiert wird, ist eine normale Nierenfunktion Voraussetzung für die Therapie. Die Bestimmung der Serum-Kreatinin-Konzentration ist in halbjährigem Abstand zu wiederholen. Bei älteren Personen ist die Kreatinin-Clearance zu bestimmen.

Wegen der Lactacidose-Gefahr darf Metformin außerdem nicht eingesetzt werden, wenn Gewebshypoxie besteht (bei Herzinsuffizienz, Lungenerkrankungen oder respiratorischer Acidose), bei Alkoholabusus, eingeschränkter Leberfunktion, Pankreatitis, fieberhaften und konsumierenden Erkrankungen, prä- und postoperativen Zuständen und Abmagerungskuren. Bei Beachtung dieser Kontraindikationen und bei entsprechender Kontrolle der Therapie kann Metformin als sicheres Medikament gelten.

26.2.4 β-zytotrope Substanzen (Sulfonylharnstoffe, Glinide)

Blutzuckersenkende Sulfonylharnstoffe steigern die Insulin-Sekretion aus den β-Zellen des Pankreas. Sie sollten nur eingesetzt werden, wenn es durch konsequente Diät und Gewichtsreduktion nicht gelungen ist, eine Ausscheidung von Glucose mit dem Urin zu unterbinden. Als Ersteinstellung von übergewichtigen Patienten wird zudem Metformin bevorzugt. Sulfonylharnstoffe werden deshalb v. a. bei normalgewichtigen Patienten und dann, wenn Kontraindikationen gegen oder Unverträglichkeiten für Metformin vorliegen, eingesetzt. Da die Störung der Inselzellfunktion unter der Behandlung fortschreitet, ist die Wirkung der Therapie mit Sulfonylharnstoffen in der Regel zeitlich begrenzt. Sulfonylharnstoffe dürfen nur so lange eingesetzt werden, wie sie eine gute Einstellung gewährleisten (Blutglucose unter 180 mg/100 ml im Tagesprofil, Harn glucosefrei); die Empfehlung, die weiter bestehende Wirksamkeit alle 2 Jahre durch einen **Auslassversuch** zu prüfen, wird in der Praxis selten befolgt. Bei Sekundärversagen wird der Sulfonylharnstoff mit einem zweiten oralen Antidiabetikum (α-Glucosidase-Hemmer oder Glitazon) kombiniert, oder aber der Patient wird auf Insulin umgestellt. Vorübergehend kann auch eine Kombination von Sulfonylharnstoff mit Insulin in niedriger Dosis zu einer befriedigenden Einstellung führen; hierdurch kann eine tägliche Insulin-Injektion eingespart werden. Später, manchmal schon nach einigen Monaten, lässt sich eine normal dosierte, reine Insulin-Behandlung nicht mehr umgehen.

Die Ergebnisse der UKPD-Studie haben gezeigt, dass **Glibenclamid** die Diabetes-assoziierten Komplikationen um 12% reduziert. Die Reduktion makrovaskulärer Komplikationen (Myokardinfarkte) war gering und nicht signifikant; es gab hierin keinen Unterschied zu einer nur mit Insulin behandelten Gruppe. Aus dieser Studie folgt, dass die Therapie mit Sulfonylharnstoffen, sofern sie eine optimale Stoffwechselkontrolle bewirkt, der Insulin-Therapie beim Typ 2-Diabetes nicht unterlegen ist. Die Studie hat außerdem frühere Befürchtungen, Sulfonylharnstoffe könnten das Herzinfarkt-Risiko erhöhen (**UGDP-Studie**), nicht bestätigt. Einschränkend muss hervorgehoben werden, dass die Studie keine Patienten **nach** Herzinfarkt einschloss.

Unterschiede zwischen den einzelnen Sulfonylharnstoff-Derivaten bestehen vor allem in der Tagesdosis und in den pharmakokinetischen Parametern (Tab. 26.2). **Gliclazid**, **Glimepirid** und **Glibornurid** werden langsamer eliminiert. **Glibenclamid** hat eine Sonderstellung, da seine Wirkungsdauer wegen tiefer Kompartimente länger als die Eliminationskinetik ist; dies kann das Auftreten von protrahierten Hypoglykämien erklären.

Sehr kurz wirken die Carbamoyl-Benzoesäure-Derivate **Repaglinid** und **Nateglinid,** mit denen an die Mahlzeiten angepasste Serumspiegel erreicht werden können. **Repaglinid** wird durch CYP 2C8 inaktiviert, sodass die gleichzeitige Verabreichung eines zweiten CYP 2C8-Substrats (z. B. Gemfibrozil, kontraindiziert!) die Wirkung verlängern (Anstieg der Eliminationshalbwertszeit auf 3,7 h) und verstärken kann.

Einigen Sulfonylharnstoffen wie z. B. dem Glimepirid werden extrapankreatische Effekte auf die Glucoseverwertung zugeschrieben. Es ist allerdings zweifelhaft, ob diese zumeist **in vitro**

Tab. 26.2. Orale Antidiabetika. Übliche Dosierungen und Pharmakinetik

Arzneistoff	Handelsname	Tagesdosis [mg]	Halbwertszeit [h]	Renale/biliäre Elimination [%]
Sulfonylharnstoffe				
Tolbutamid	Orabet®	500–1000	5	90/10
Glibenclamid	Euglucon®, GlibenHEXAL®	3,5–10,5	2–5	50/50
Gliclazid	Diamicron®	80–240	12	70/30
Glibornurid	Glutril®, Guborid®	12,5–75	8	65/35
Glimepirid	Amaryl®, Glimegamma®	1–6	5–6	62/38
Gliquidon	Glurenorm®	15–120	1,5	5/95
Carbamoyl-Benzoesäure-Derivate				
Repaglinid	Novonorm®	1,5–16	1	8/92
Nateglinid	STARLIX®	180–360	1,5	83/17
Biguanide				
Metformin	Glucophage®, Metformin-ratiopharm®	850–2550	1,5–4,5	100/0

gemessenen Effekte tatsächlich in der Therapie zur blutzuckersenkenden Wirkung beitragen.

Unerwünschte Wirkungen und Risiken. Die wichtigste unerwünschte Wirkung der Sulfonylharnstoffe ist die Hypoglykämie. An eine Hypoglykämie ist bei jedem Patienten zu denken, der Sulfonylharnstoffe einnimmt und cerebrale Ausfallserscheinungen zeigt.

Schwere Hypoglykämien müssen stationär behandelt werden; die Behandlung muss die lange Dauer (bis zu 3 Tagen) und die Rückfallgefahr der Hypoglykämien berücksichtigen. **Glucose** als intravenöse Injektion und anschließende Infusion (10–20%) wird dosiert nach der Blutzuckerkonzentration, die auf 120–180 mg/100 ml gehalten werden soll. Neben dem Blutzucker ist auch die Kalium-Konzentration im Plasma zu kontrollieren. Die Überwachung muss mindestens über 3 Tage aufrechterhalten werden.

Glucagon (1 mg alle 6 Stunden i. m.) bietet den Vorteil, bei Hypoglykämien auch subkutan oder intramuskulär injiziert wirksam zu sein, d. h. dann, wenn bei schlechten Kreislaufverhältnissen eine Venenpunktion nicht schnell gelingt.

Viele hypoglykämische Reaktionen auf Sulfonylharnstoffe könnten vermieden werden, wenn ältere Patienten mit kurz wirkenden Präparaten (z. B. **Gliquidon, Repaglinide, Nateglinide**) behandelt würden, wenn Patienten mit Leber-, Nieren- oder Herzinsuffizienz besonders aufmerksam überwacht würden und wenn schließlich die Patienten über die Bedeutung einer regelmäßigen Kohlenhydratzufuhr und die Auswirkungen extremer Belastungen (wie schwere Muskelarbeit, Alkoholabusus, Infektionskrankheiten) informiert wären.

Eine häufige unerwünschte Wirkung aller Sulfonylharnstoffe ist eine Gewichtszunahme, die mehrere kg Körpergewicht betragen kann.

Wechselwirkungen. Das Schicksal und die Wirkung der Sulfonylharnstoff-Derivate im Organismus kann durch viele andere gleichzeitig gegebene Arzneimittel (insbesondere mit hoher Eiweißbindung) beeinflusst werden (▶ Kap. 36). Deshalb sollte jeder Patient, der mit Sulfonylharnstoffen eingestellt ist und bei dem auf eine zusätzliche medikamentöse Therapie nicht verzichtet werden kann, in den folgenden Wochen genau beobachtet werden, damit hypoglykämische Reaktionen, aber auch eine Verschlechterung der Stoffwechselführung so früh wie möglich erkannt werden.

26.2.5 Verzögerung der Resorption von Glucose und anderen Nährstoffen aus dem Darm (Acarbose, Miglitol, Orlistat)

Der Stoffwechsel bei Patienten mit Typ 2-Diabetes kann langsam in Blut aufgenommene Kohlenhydrate besser assimilieren. Das wird erreicht, wenn sie aus Nährstoffen mit niedrigem glykämischen Index, das heißt in wenig aufgeschlossener Form wie in Vollkornbrot oder Hülsenfrüchten, aufgenommen werden. **Ballaststoffe** verzögern zudem die Magenentleerung und die Resorption von Kohlenhydraten.

Hemmstoffe der Enzyme, die Rohrzucker und andere Di- und Oligosaccharide spalten (α-Glucosidasen) und Glucose für die Resorption freisetzen, verzögern die Resorption der Kohlenhydrate aus der Nahrung. Der erste Vertreter dieser Gruppe ist die **Acarbose**[1], ein weiterer α-Glucosidase-Hemmstoff ist **Miglitol**[2].

Die bisherigen Studien haben gezeigt, dass sich mit **Acarbose** eine langfristig verbesserte Blutzuckereinstellung, sichtbar an gesenkten HbA_{1c}-Konzentrationen, erreichen lässt. Es gibt Hinweise, dass dies mit einer Verminderung von kardiovaskulären Ereignissen, insbesondere Myokardinfarkten einhergeht. Ein Effekt auf die Mortalität ist allerdings nicht belegt.

Nachteilig ist, dass Kohlenhydrate durch die Resorptionsverzögerung die von Bakterien besiedelten Darmabschnitte erreichen, wo sie unter Gasentwicklung abgebaut werden. Hierdurch kommt es gelegentlich (bei bis zu 15% der Patienten) zu Flatulenz, Meteorismus, Bauchschmerzen und Durchfällen, was bei einem Teil der Patienten zum Therapieabbruch führt. Durch eine einschleichende Dosierung lassen sich diese unerwünschten Wirkungen vermeiden. Wichtig ist, dass die Patienten, die häufig zusätzlich Blutzuckersenkende Substanzen erhalten, darüber informiert sind, dass im Falle einer Hypoglykämie Brot oder Saccharose (Haushaltszucker) wenig wirksam sind, wenn Acarbose eingenommen wurde. Sie sollten für diesen Fall immer Traubenzucker bei sich haben.

Der Lipasehemmstoff **Orlistat**[3] reduziert die Fettresorption und kann zur Unterstützung einer Reduktionsdiät eingesetzt werden. Er bewirkt innerhalb eines Jahres eine um 4 kg höhere Gewichtsabnahme als eine nur mit Diät behandelte Kontrollgruppe. Störende Konsequenzen der Primärwirkung sind Fettstühle, häufige Defäkation und unfreiwilliger Stuhlabgang.

26.2.6 Glitazone

Die Thiazolidindion-Derivate **Rosiglitazon**[4] und **Pioglitazon**[5] sind aktivierende Liganden des nukleären Rezeptors PPARγ. Sie stimulieren die Transkription von Genen, die am Glucose- und Lipidstoffwechsel beteiligt sind, und induzieren die Neubildung von Fettzellen. Sie verteilen die Triglyzeride metabolisch günstiger und entfernen Triglyzeride aus Leber, Muskel und Pankreas hinein in subkutane Fettdepots. Dadurch reduzieren sie die Insulin-Resistenz bei Typ 2-Diabetes und ermöglichen die orale Therapie von ansonsten insulinpflichtigen Patienten. Die Thera-

---
1 Glucobay®
2 Diastabol®
3 Xenical®
4 Avandia®
5 Actos®

pie mit Glitazonen führt zu einer Senkung der Nüchternblutglucose und des HbA_{1c}, wobei der volle therapeutische Effekt erst nach 2–8 Wochen eintritt. Daten zur Wirkung auf die mit Diabetes assoziierten Sekundärkomplikationen und zu Langzeitrisiken liegen noch nicht vor, so dass eine vollständige Nutzen/Risiko-Abwägung derzeit nicht möglich ist.

Thiazolidine sind zurzeit in Deutschland nur zur Monotherapie und zur Kombinationstherapie mit Metformin oder Sulfonylharnstoffen zugelassen, nicht zur Kombination mit Insulin.

Unerwünschte Wirkungen. Der erste Vertreter der Substanzklasse (Troglitazon) hat schweres, häufig tödliches Leberversagen verursacht (ca. 50 Fälle). Für Rosiglitazon wurden bislang 3 Fälle von Leberschädigung berichtet, allerdings dürfte das Risiko der Hepatotoxozität für Rosiglitazon und Pioglitazon sehr viel geringer sein. Glitazone sind bei Leberfunktionsstörungen kontraindiziert; bei Anstieg der Leberenzyme müssen sie abgesetzt werden.

In der Monotherapie bewirken Glitazone keine Hypoglykämie. Es muss jedoch bedacht werden, dass sie in Kombination mit Sulfonylharnstoffen oder Metformin deren Wirkung verstärken und deshalb Hypoglykämien auslösen können.

Glitazone können eine Flüssigkeitsretention mit Ödemen verursachen; sie sind deshalb bei Herzinsuffizienz kontraindiziert. Sie verursachen nahezu immer eine Gewichtszunahme, die auf die erhöhte Wassereinlagerung, aber auch auf die verstärkte Neubildung von Fettzellen zurückzuführen ist. Relative häufig wird eine Anämie beobachtet, die auf die Flüssigkeitsretention und/oder eine Knochenmarksdeprimierende Wirkung zurückgeführt wird. Rosiglitazon erhöht das Gesamt-Serumcholesterin (LDL- und HDL-Cholesterin), während Pioglitazon die Triglyceride senkt.

26.2.7 Insulintherapie des Typ 2-Diabetikers

Ist eine Einstellung mit Diät und oralen Antidiabetika nicht mehr ausreichend, wird eine Insulin-Behandlung erforderlich, zu der es sehr unterschiedliche Ansichten und Empfehlungen gibt. Vorübergehend kann die tägliche Injektion eines Verzögerungsinsulins mit oralen Antidiabetika kombiniert werden, langfristig wird man allerdings entweder eine konventionelle oder eine intensivierte Insulin-Therapie durchführen müssen. Die Entscheidung, ob intensiv behandelt wird, ist individuell zu treffen und hängt von Alter, Lebenserwartung, Begleiterkrankungen und Motivation des Patienten ab. Eine normnahe Blutzuckereinstellung ist zwar wünschenswert, darf aber nicht mit häufigen hypoglykämischen Episoden erkauft werden. Nach der UKPD-Studie senkt die intensivierte Therapie (Insulin oder Sulfonylharnstoffe) den HbA_{1c}-Wert um 0,9% gegenüber dem konventionellen Ansatz (nicht-medikamentöse Therapie, solange der Nüchternblutzucker <270 mg/dl). Die intensivierte Therapie reduzierte signifikant das Risiko mikrovaskulärer Sekundärkomplikationen, die Häufigkeit kardiovaskulärer Ereignisse aber nur im Trend.

Der Insulinbedarf ist bei Typ 2-Diabetes je nach der Schwere der Sekretionsstörung und der Insulinresistenz sehr variabel (ca. 20–300 i.E.; im Mittel ca. 75 I.E.) und muss individuell festgestellt (»titriert«) werden. Wichtigste unerwünschte Wirkung ist die Hypoglykämie (Häufigkeit schwerer Hypoglykämien 2,3 –11 Fälle pro 100 Patientenjahre). Die Insulintherapie bewirkt eine stärkere Gewichtszunahme als die Therapie mit Sulfonylharnstoffen, in den Jahren nach Beginn um ca. 5–7 kg im Mittelwert.

26.3 Hyperglykämische Entgleisungen (Diabetisches »Koma«)

Die Behandlung des diabetischen Komas hat zum Ziel:

- Wasser- und Elektrolytverluste auszugleichen;
- den Blutzucker zu normalisieren und
- den Säure-Base-Haushalt zu normalisieren.

Das ketoacidosische Koma tritt bei absolutem Insulinmangel, d. h. überwiegend bei Typ 1-Diabetes auf. Die Patienten befinden sich in einer hypertonen Volumenkontraktion (▶ Kap. 6.1.1). Das Ausmaß des Flüssigkeitsdefizits lässt sich, bevor Elektrolytbefunde vorliegen, am Hämatokrit und, wenn das normale Körpergewicht bekannt ist, an der Gewichtsabnahme abschätzen. Es erreicht im Mittel 5–10 Liter. Es wird daher Kochsalzlösung, isoton und bei hyperosmolarem Koma auch hypoton, infundiert.

Die Infusion von Insulin senkt den Blutzucker und hemmt die Ketonkörperbildung. Unter der Infusion bildet sich die Acidose deshalb meist zurück, ohne dass Alkali zugeführt werden muss. Lediglich bei pH von ≤7,1 und lebensbedrohlichem Schock sollte zusätzlich Natriumhydrogencarbonat infundiert werden. Insulin wird getrennt von anderen Infusionen appliziert, um die Dosis unabhängig von der Flüssigkeitszufuhr verändern zu können.

Obwohl der Kaliumverlust extreme Werte erreichen kann, sind die Serum-Kalium-Konzentrationen anfangs oftmals normal oder erhöht (»Pseudohyperkaliämie«), da der Intrazellulärraum zur Kompensation der Acidose Kalium gegen Wasserstoff-Ionen austauscht (▶ Kap. 6.1.3). Wenn sich jedoch unter der Therapie mit Insulin die Acidose zurückbildet, strömen Kalium-Ionen im Austausch gegen Wasserstoff-Ionen in den Intrazellulärraum zurück; akut tritt eine schwere Hypokaliämie auf. Das Kaliumdefizit kann 10% des gesamten Körperkaliums erreichen, was einem Verlust von 5 mmol/kg Körpergewicht entspricht.

Eine Ketoacidose ist immer noch ein lebensbedrohliches Ereignis, auch wenn fast alle Patienten überleben. Eine besondere Todesursache ist das Hirnödem, das hauptsächlich bei Kindern und Jugendlichen auftritt, insbesondere bei zu rascher Blutzuckersenkung (Umkehrung des osmotischen Gradienten zwischen Extra- und Intrazellulärraum). Es wird empfohlen, nicht mehr als

4 l Flüssigkeit/m^2 und Tag zu infundieren. Plasmaosmolarität, die Konzentrationen von Blutglucose und Natrium-Ionen im Plasma sollten verfolgt und ein Abfall der Osmolarität um mehr als 5 mmol/h entsprechend einem Blutzucker-Abfall von ca. 100 mg/dl/h vermieden werden. Bei einem Hirnödem sollte möglichst früh **Mannitol**[6] infundiert werden.

Dosierung

Therapie des ketoacidotischen Komas:

- **Flüssigkeitsersatz:**
  - Bis 4–6 Liter isotoner NaCl-Lösung müssen in 12 Stunden zugeführt werden. In den ersten 60 Minuten wird 1 Liter, auch schon vor Krankenhausaufnahme, infundiert, dann, in der zweiten und dritten Stunde je 1 Liter unter Beachtung des zentralen Venendrucks. Dieser soll 12 cm Wassersäule nicht überschreiten, bei höheren Werten kann es zu akuter Herzinsuffizienz und Lungenödem kommen. Die Infusion kann fortgesetzt werden mit je 500 ml in der vierten und fünften Stunde. Der Rest wird in den nachfolgenden 7 Stunden infundiert.
- **Insulin:**
  - Rasch wirkendes Normal-Insulin wird in einer Dosis von z. B. 6 I.E./Std. (0,1 I.E./kg/Std.) intravenös infundiert, bis die Blutzuckerwerte auf ca. 200 mg/100 ml abgesunken sind. Danach werden 3 I.E./h (0,05 I.E./kg/h) gegeben, bis der Patient fähig ist zu essen und er die erste subkutane Insulin-Injektion erhalten hat.
- Zufuhr von Kalium-Ionen:
  - Bei Kalium-Konzentrationen im Plasma unter 4 mmol/l werden der Kochsalzlösung 20 mmol/l KCl zugesetzt. Fallen die Konzentrationen trotzdem unter 3 mmol/l ab, so wird der Zusatz auf 40 mmol KCl/l verdoppelt. Unter der parenteralen Kalium-Zufuhr muss die Kalium-Konzentration im Plasma zuerst mindestens alle 2, später alle 4 Stunden gemessen werden; sie sollte 4–5 mmol/l betragen. Das EKG sollte fortlaufend überwacht werden. Um eine Hyperkaliämie zu vermeiden muss sichergestellt sein, dass die Niere ausreichend ausscheidet.

Das **nicht-ketotische hyperosmolare Koma** ist ein lebensbedrohender Zwischenfall bei Patienten mit Typ 2-Diabetes. Die begrenzten Insulin-Reserven dieser Patienten reichen aus, um eine Ketoacidose zu verhindern; es geht jedoch Glucose und damit Lösungswasser mit dem Urin verloren. So kommt es zu einer Hypovolämie und hypertonen Volumenkontraktion.

Die Behandlung unterscheidet sich von derjenigen des ketoacidotischen Komas vor allem in zwei Punkten: Das Flüssigkeitsdefizit ist noch ausgeprägter als bei der Ketoazidose, dafür ist der Insulinbedarf geringer.

Dosierung

Behandlung des nicht-ketotischen hyperosmolaren Komas:

- Na^+-Konzentration. Bei extremer Hypernatriämie (>150 mmol/l) können hypotone NaCl-Lösungen eingesetzt werden;
- bei Blutzuckerkonzentration >300 mg/dl Zufuhr von NaCl (die Osmolarität der Infusionslösung richtet sich nach der im Plasma), bei Werten <300 mg/dl Infusion von Glucose 5% und
- Dosierung von Insulin ca. 3 I.E./h.

Neben der Gefahr der Überinfusion, die sich im Anstieg des zentralen Venendrucks anzeigt, kann die zu schnelle Infusion hypotoner Lösungen eine Verlagerung von Flüssigkeit in die Zelle auslösen.

Weiterführende Literatur

American Diabetes Association: Clinical Practice Recommendations (2005) Diabetes Care 28 (Supp. 1): S 1–79; http://care.diabetesjournals.org/content/vol28/suppl_1

Arzneimittelkommission der Deutschen Ärzteschaft (2002) Diabetes Mellitus. Arzneiverordnung in der Praxis, Sonderheft Therapieempfehlungen, http://www.akdae.de

Deutsche Diabetesgesellschaft (2002) Evidenzbasierte Leitlinien zur Diagnostik und Therapie des Diabetes mellitus. http://www.deutsche-diabetes-gesellschaft.de

Diabetes Control and Complications Trial Research Group (1993) The effect of intensive treatment of diabetes on the development and progression of long-term complications in insulin-dependent diabetes mellitus. N. Engl. J. Med. 329: 977–986

Nauck, Brabant, Hauner: Kursbuch Diabetologie, Kirchheim Verlag, Mainz 2005

Turner RC, Holman RR (1995) Lessons from UK prospective diabetes study. Diabetes Res. Clin. Pract. 28: 151–157

UKPDS Group (1998) Intensive blood-glucose control with sulphonylureas or insulin compared with conventional treatment. Lancet 352: 837–853

[6] Osmofundin®, Mannit® Lösung

27 Schlafstörungen

H. Fink, R. Hellweg

27.1 Erkennung und Beseitigung von Schlafstörungen

Schlaf ist ein zyklisch wiederkehrender Erholungszustand des Organismus, bei dem das Gehirn aktiv ist. Schlafstörungen sind ein Mangel an Quantität oder Qualität von Schlaf. Sie können Krankheitswert besitzen und eine Behandlung erfordern.

Etwa 10% der Erwachsenen leiden an Schlafstörungen, die das Wohlbefinden und die Leistungsfähigkeit beeinträchtigen. Das Auftreten von Schlafstörungen ist abhängig von Alter, physischer und psychischer Belastung, vom Hormonstatus und von der beruflichen Tätigkeit. In Deutschland hat ein Viertel aller Hausarztpatienten Schlafstörungen. Unter diesen Allgemeinarztpatienten mit Insomnie befinden sich mehr Frauen als Männer sowie ein überraschend hoher Anteil Jugendlicher; mehr als zwei Drittel der Patienten leiden länger als ein Jahr unter Schlafbeschwerden.

Unter den Schlafstörungen (Insomnie, Hyposomnie) nehmen die **Durch- und Einschlafstörungen** den größten Anteil ein. Sie führen zu einer deutlichen Verkürzung der Gesamtschlafzeit.

Als Ursachen der Schlafstörungen kommen in Betracht:

- Exogene (umgebungsbedingte) Faktoren, z. B. Lärm, zu hohe Temperaturen;
- organische Faktoren, die z. B. durch Herzerkrankungen, hormonelle Störungen oder Schmerzen bedingt sein können;
- psychische/psychotische Faktoren, z. B. bei Vorliegen einer Depression, Schizophrenie oder von Angststörungen;
- pharmakogene Faktoren, ausgelöst durch Einnahme, z. B. von Methylxanthinen, Antidepressiva und paradoxe Reaktion auf z. B. **Benzodiazepine** und
- Entzug von z. B. Benzodiazepinen.

Störungen des Schlaf- und Wach-Rhythmus (chrono-biologische Störungen) treten oft bei Schichtarbeit oder nach Langstreckenflügen auf.

Die Hyposomnie wird dann als eigenständige (chronische) Krankheit betrachtet, wenn sie trotz Wegfalls der auslösenden Faktoren weiter besteht oder wenn sie in keinem angemessenen Verhältnis zu den auslösenden Faktoren steht.

Eine Behandlung von Schlafstörungen muss v. a. darauf ausgerichtet sein, Ursachen bzw. Störfaktoren zu beseitigen. Eine medikamentöse Therapie ist immer nur symptomatisch und wegen der unerwünschten Wirkungen bestimmten Einschränkungen unterworfen.

Eine medikamentöse Therapie empfiehlt sich:

- Zur Entlastung bei akuten, reaktiven Schlafstörungen, die durch bestimmte extreme Situationen ausgelöst wurden;
- bei einer länger dauernden, nicht bereits medikamentös behandelten Schlafstörung, um die Angst vor dem »Nicht-Einschlafen-Können« zu nehmen und
- zur Unterstützung der Therapie bei anderen organischen oder psychischen Grunderkrankungen.

Die Therapie ist bei chronischer, vorbehandelter Schlafstörung mit besonderer Vorsicht durchzuführen, um die Entwicklung von Abhängigkeiten zu vermeiden. Eine intermittierende Einnahme von Schlafmitteln (maximal an 3–5 Abenden pro Woche) wird neuerdings als wirksam und sinnvoll angesehen.

27.2 Vorbemerkungen zur Physiologie des Schlafes

Anhand von EEG-Mustern werden zwei Schlafphasen unterschieden: Non-REM-Schlaf und REM-Schlaf (**rapid eye movements** = REM).

Etwa 75% der Gesamtdauer des Schlafes werden im Non-REM-Schlaf verbracht. Diese Schlafphase ist gekennzeichnet durch das überwiegende Auftreten von langsamen Wellen im EEG und einem tieferen Schlaf. In der REM-Schlafphase treten die schnellen Augenbewegungen und Träume auf, Pulsschlag und Atemfrequenz sind beschleunigt. Das EEG-Muster zeigt Phasen elektrischer Aktivierung, wie sie im Wachzustand zu beobachten sind. Die alternierenden Non-REM- und REM-Phasen haben einen etwa 100-minütigen ultradianen Zyklus. Die ungestörte Entwicklung und das zyklische Ablaufen der beiden Schlafphasen sind notwendig zur Erfüllung der Schlaffunktionen.

Der Schlaf-Wach-Zyklus und die Ausprägung der Schlafphasen werden durch verschiedene Neurotransmissionssysteme kontrolliert und moduliert. Aufgrund der Kenntnisse über die Wirkungsmechanismen der gebräuchlichen Hypnotika wurde dem **GABAergen System** in der letzten Zeit die größte Aufmerksamkeit gewidmet (▶ Kap. 27.3). Dem **serotonergen System** wird ebenfalls eine wichtige Rolle bei der Regulation des Schlaf-Wach-Zyklus zugeschrieben. Das im Wachzustand freigesetzte Serotonin soll den Non-REM-Schlaf regulieren. Nach **Tryptophan** als Präkusor von Serotonin und Melatonin ist in den letzten Jahren **Melatonin** viel Interesse gewidmet worden, da es zur Generation des endogenen Schlaf-Wach-Rhythmus beitragen soll.

Das **Histamin-System** und das **noradrenerge System** (▶ Kap. 27.3) haben eine Kontrollfunktion für den Wachzustand und eine Modulationsfunktion für den REM-Schlaf. Das **cholinerge System** steht in engem Wechselspiel mit den **aminergen Systemen**. Über cholinerge Einflüsse erfolgen Aktivierungen von Hirnstrukturen während des Wachseins und in der REM-Schlafphase.

Weiterhin wurden für bestimmte **Peptide** Wirkungen auf die Schlaf-Wach-Regulation nachgewiesen, z. B. für **Corticotropin-like intermediate lobe peptide**, Orexine, Muramylpeptide, Zytokine.

Es ist daher verständlich, dass Arzneimittel, die aus anderer Indikation eingenommen werden und die Aktivität der o. g. Transmissionssysteme verändern, Schlafstörungen bewirken können.

27.3 Behandlung von Schlafstörungen mit Hypnotika

Von einem Hypnotikum wird erwartet, dass es bei guter Wirksamkeit die zyklisch ablaufenden Schlafphasen nicht stört, möglichst frei von unerwünschten Wirkungen ist und auch nicht zu Toleranz und Abhängigkeit führt. Der Patient soll das Empfinden eines erholsamen Schlafes haben. Keines der in der Therapie verwendeten Hypnotika erfüllt bisher diese Idealvorstellungen. Die Vor- und Nachteile der einzelnen Hypnotika müssen sorgfältig abgewogen werden.

Als Hypnotika werden eingesetzt:

- Benzodiazepine und andere Agonisten am GABA-A-Rezeptor-Komplex;
- Histamin-H_1-Rezeptor-Antagonisten;
- Chloralhydrat und
- pflanzliche Präparate.

In den vergangenen Jahren hat sich eine entscheidende Veränderung beim Einsatz der als Hypnotika geeigneten Pharmaka vollzogen. Die Verordnung von Barbituraten als Schlafmittel wurde als obsolet angesehen, da sie im Vergleich zu den Benzodiazepinen und anderen Agonisten an der Benzodiazepin-Bindungsstelle ein größeres Intoxikationsrisiko und ein höheres Abhängigkeitspotential haben.

Insgesamt ist die Verordnungshäufigkeit von Hypnotika seit Anfang der 90er Jahre zurückgegangen. Allerdings erhält in der allgemeinärztlichen Versorgung in Deutschland die Hälfte der Patienten eine medikamentöse Behandlung, wobei am häufigsten pflanzliche Mittel verordnet werden. Die Verordnung von Antidepressiva hat stark zugenommen. Sie werden nicht nur bei Komorbidität oder Überschneidung mit Depression und generalisierter Angsterkrankung sondern auch mittlerweile bei primärer Insomnie empfohlen. Die Verordnungshäufigkeit von Benzodiazepinen hat stark abgenommen, während die Verordnung von Zolpidem, Zopiclon und Zaleplon leicht zugenommen hat.

27.3.1 Benzodiazepine

Pharmakodynamik

Benzodiazepine stellen eine Gruppe von strukturverwandten Substanzen dar, die sich ebenfalls in ihrem Wirkungsspektrum ähneln. Benzodiazepine wirken aktivierend auf die zentrale GABAerge Transmission. Sie sind Agonisten an der Benzodiazepin-Bindungsstelle des GABA-A-Rezeptors und verstärken allosterisch die Hemmantwort zentraler Neurone auf den Neurotransmitter GABA. Die hypnotische Wirkungsstärke eines Benzodiazepin-Derivats korelliert mit seiner Affinität zur Benzodiazepin-Bindungsstelle.

Benzodiazepine zeigen neben einer hypnotischen auch anxiolytische, antikonvulsive und muskelrelaxierende Wirkungen (► Kap. 8.5.2).

Unterschiede im Wirkungsspektrum der einzelnen Benzodiazepin-Derivate werden wie folgt erklärt:

- Es werden mehrere Benzodiazepin-Bindungsstellen am GABA-A-Rezeptor unterschieden. Die Benzodiazepin-1-Stelle (enthält A_1-Untereinheiten) vermittelt hypnotische Effekte, während die Benzodiazepin-2-Bindungsstelle (enthält A_2-, A_3- oder A_5-Untereinheiten) mit anxiolytischen und motorischen Effekten in Verbindung gebracht wird.
- Eine andere Vorstellung geht von den Unterschieden in der intrinsischen Aktivität aus. An einem Effektorsystem ohne Rezeptorreserve haben Partialagonisten eine kleinere intrinsische Aktivität als volle Agonisten, während sie an einem Effektorsystem mit hoher Rezeptorreserve mit einer intrinsischen Aktivität von eins wirken. So ist für die Auslösung der hypnotischen Effekte eine geringere Rezeptorbesetzung (= größere Rezeptorreserve) als für die motorischen Wirkungen notwendig, so dass Partialagonisten weniger unerwünschte Wirkungen haben könnten.
- Die unterschiedlichen pharmakokinetischen Eigenschaften tragen zu den unerwünschten Wirkungen bei. Kurzwirkende Verbindungen verursachen kaum Überhangeffekte, jedoch können Absetzphänomene (**rebound insomnia**) schon am frühen Morgen nach der abendlichen Einnahme auftreten. Langwirkende Benzodiazepine führen zu Überhangeffekten und zur Kumulation.

Benzodiazepin-Hypnotika beschleunigen und erleichtern den Schlafeintritt, vermindern das nächtliche Aufwachen und erhöhen die Gesamtschlafzeit.

Im EEG wird der Phasenablauf des Schlafes verändert, das heißt das zweite Stadium des Non-REM-Schlafes und die Latenzzeit bis zur ersten REM-Periode werden verlängert und die Zeit des REM-Schlafes verkürzt.

Bereits kleine Dosen vermindern die Spontanaktivität und die Reizantwort der Formatio reticularis.

Unerwünschte Wirkungen

- Am nächsten Tag können **Überhangeffekte** (**hang-over**) auftreten. Die Patienten wirken sediert, verschlafen und psychomotorisch beeinträchtigt. Die auftretenden Ataxien und Koordinationsstörungen bei älteren Patienten können Stürze (mit Frakturen) begünstigen. Die Ausprägung der Effekte ist abhängig von der Dosis und der Wirkungsdauer.
- Die alveoläre Ventilation wird vermindert, die Dauer von Schlafapnoe nimmt insbesondere bei älteren Patienten zu.
- Benzodiazepine führen akut zu Gedächtnisstörungen in Form von anterograden Amnesien. Deshalb und zur Vermeidung unkontrollierten Verhaltens sollten die Benzodiazepine unmittelbar vor dem Schlafengehen eingenommen werden. Nach Daueranwendung werden Verschlechterungen der psycho-motorischen und kognitiven Funktionen beobachtet, die auch nach größeren Einnahmepausen bestehen bleiben.

Tab. 27.1. Kurzwirkende Benzodiazepine

Wirkstoff	Handelsname (Beispiele)	Dosis [mg]	Zeit bis zur max. Plasmakonz. [h]	Bioverfügbarkeit [%]	$t_{1/2}$ [h]	Bemerkung
Brotizolan	Lendormin®	0,125–0,25	1	70	7–8	aktive Metabolite
Triazolam	Halcion®	0,25 (0,125 für Ältere)	0,7–2,3	First-Pass-Effekt	2,0–3,5	aktive Metabolite ($t_{1/2}$ = 4 h)

- In seltenen Fällen werden paradoxe Wirkungen (Angst, Schlaflosigkeit, Halluzinationen, Alpträume) oder bei einer längeren Einnahmedauer depressive Symptome ausgelöst oder verstärkt (Suizidtendenzen).
- Die teratogene Potenz wird als gering eingeschätzt. Da Benzodiazepine plazentagängig sind, können sie die Funktionen des ZNS der Feten beeinflussen. Bei Neugeborenen wurden akute Wirkungen und Entzugserscheinungen (**floppy infant syndrome**) beobachtet.
- Benzodiazepine treten in die Muttermilch über.
- Die ZNS-dämpfenden Wirkungen verschiedener Pharmaka und von Ethanol werden verstärkt.

Die **akute Toxizität** der Benzodiazepine ist im Vergleich zu anderen Hypnotika gering. Bei älteren Patienten mit respiratorischer Insuffizienz und bei stark alkoholisierten Patienten wurden insbesondere nach i. v.-Gabe von Benzodiazepinen Todesfälle beschrieben.

Kontraindiziert sind Benzodiazepine bei bekannter Überempfindlichkeit, Medikamenten-, Drogen- und Alkoholabhängigkeit, Kindern, Jugendlichen, Stillenden und Vorliegen eines akuten Engwinkelglaukoms.

Nach **wiederholter Einnahme** von Benzodiazepinen können sich schon nach wenigen Wochen **Toleranz und Abhängigkeit** (Risiko bei 30%) entwickeln. Deshalb sollen sie möglichst niedrig dosiert werden und die Dosis schon in der ersten Behandlungswoche reduziert bzw. die Dosierintervalle vergrößert werden. Benzodiazepine sollten i. A. nicht länger als drei Wochen verordnet werden.

Es hat sich gezeigt, dass Benzodiazepine mit geringerer Rezeptoraffinität ein geringeres Potential für das Entstehen von Toleranz und Abhängigkeit als hochaffin bindende aufweisen.

Wird ein Dauergebrauch abrupt beendet, kommt es zu **Entzugserscheinungen**, die ein breites Spektrum an Symptomen (Angstzustände, Schlaflosigkeit, Erregungszustände bis hin zu psychotischen Erscheinungen, Tremor, Krämpfe, Metallgeschmack, Reizüberempfindlichkeit, Anorexie) umfassen. Um Entzugserscheinungen zu vermeiden wird eine schrittweise Dosisreduktion empfohlen. Besondere Bedeutung hat die **rebound insomnia**, die nach einmaliger Einnahme von kurz wirkenden Benzodiazepinen schon am frühen Morgen auftritt und mit Angsterscheinungen am Tage verbunden sein kann. Häufigkeit und Schweregrad der **rebound insomnia** korellieren auch mit der Rezeptoraffinität der Verbindung.

Therapeutische Anwendung

Die Benzodiazepine werden nach ihrer **Wirkdauer** eingeteilt und entsprechend als Ein- oder Durchschlafmittel eingesetzt.

Kurzwirkende Benzodiazepine. Zu den **kurzwirkenden** Benzodiazepinen zählen **Brotizolam** sowie **Triazolam** (Tab. 27.1). Beide zeigen eine gute hypnotische Wirksamkeit, doch nimmt diese infolge rascher Toleranzentwicklung bei wiederholter Einnahme ab. Bei abruptem Absetzen entwickelt sich schnell eine ausgeprägte **rebound insomnia**. Eine häufige unerwünschte Wirkung ist die anterograde Amnesie. Nach Triazolam, das eine hohe Rezeptoraffinität hat, wurden in den letzten Jahren exzitatorische ZNS-Wirkungen im Sinne eines Reboundeffektes (Angst- und Verwirrtheitszustände, Halluzinationen, depressive Verstimmungen, Aggression) und ausgeprägte Amnesien beschrieben, die jedoch auf die Einnahme zu hoher Dosen zurückgeführt werden können. Für eine vergleichsweise geringe therapeutische Breite und ein tatsächlich erhöhtes Sicherheitsrisiko von Triazolam fehlen überzeugende Beweise. Triazolam kann sinnvoll in der Therapie situationsbedingter Schlafstörungen und Störungen des Schlaf-Wach-Rhythmus sein, sollte jedoch bei älteren Patienten niedrig dosiert werden. Letale Ausgänge von Intoxikationen sind beschrieben worden.

Mittellangwirkende Benzodiazepine. Zwei oft als Hypnotika angewandte Arzneistoffe aus der Reihe der **mittel-langwirkenden** Benzodiazepine sind **Temazepam** und **Lormetazepam**. Im Vergleich zu den kurz wirkenden und den lang wirkenden Benzodiazepinen nehmen diese Stoffe hinsichtlich der Geschwindigkeit der Toleranzentwicklung, der Stärke der **rebound insomnia**, der Sedationseffekte am Tage und dem Auftreten von Übererregbarkeitserscheinungen eine Mittelstellung ein (Tab. 27.2).

Langwirkende Benzodiazepine. **Flurazepam**, **Nitrazepam** und **Flunitrazepam** sind **lang wirkende** Benzodiazepin-Hypnotika, die meist als Durchschlafmittel eingesetzt werden. Bei wiederholter Einnahme ist die Stoffakkumulation zu beachten. Eine sedierende Wirkung am folgenden Tag ist auch schon bei einmaliger Anwendung zu beobachten (Tab. 27.3).

Flunitrazepam hat eine hohe Affinität zum Benzodiazepin-Rezeptor. Die Wirkung von Flunitrazepam wird z. T. auch über den α_2-Adrenozeptor vermittelt. Flunitrazepam führt **zu einer ausgeprägten Toleranzentwicklung** und nach Absetzen zu

Tab. 27.2. Mittellangwirkende Benzodiazepine

Wirkstoff	Handelsname (Beispiele)	Dosis [mg]	Zeit bis zur max. Plasmakonzentration	Bioverfügbarkeit [%]	$t_{½}$ [h]	Bemerkung
Temazepam	Planum®, temazep von ct	10–20	20–40 min	80–90	10–14	keine aktiven Metabolite
Lormetazepam	Noctamid®, Lormetazepam-ratiopharm®	1 (0,5 für Ältere)	1 h	80	10–13	keine aktiven Metabolite

Tab. 27.3. Langwirkende Benzodiazepine

Wirkstoff	Handelsname (Beispiele)	Dosis [mg]	Zeit bis zur max. Plasmakonz. [h]	Bioverfügbarkeit [%]	$t_{½}$ [h]	Bemerkung
Flunitrazepam	Rohypnol®, Fluninoc®	0,5–1,0	1,2	80–90	10–30	aktive Metabolite
Flurazepam	Staurodorm Neu® Dalmadorm®	15–30	0,5	30–60	0,7–2	aktiver Metabolit ($t_{½}$=100 h)
Nitrazepam	Nitrazepam AL®, Radedorm®	2,5–10	0,7–2	54–98	25–30	aktiver Metabolit

deutlichen Entzugserscheinungen. Es wird von Drogenabhängigen missbraucht und darf daher auf keinen Fall Drogenabhängigen oder Patienten mit Abhängigkeitsanamnese verschrieben werden.

27.3.2 Andere Agonisten am GABA-A-Rezeptor

»Z-Substanzen«, Tab. 26.4

Zolpidem und Zopiclon

Zolpidem. Es ist ein kurz wirkendes Hypnotikum mit einer Imidazolpyridinstruktur. Es bindet relativ selektiv als voller Agonist an den Subtyp des GABA-A-Rezeptors, der die A_1-Untereinheit enthält. Von Vorteil ist die Wasserlöslichkeit der Substanz. Wenn die Dosis und die Anwendungsvorschriften eingehalten werden, verstärkt es das vierte Schlafstadium, verändert die REM-Phasen nicht, und die in Einzelfällen berichteten schwereren zentralen Nebenwirkungen können vermieden werden. Bis jetzt wurden kaum Toleranzeffekte, Entzugserscheinungen bzw. **rebound insomnia** beobachtet. Die Angaben in der Literatur sprechen mehrheitlich für ein eher geringes Abhängigkeitspotential, sind aber widersprüchlich, so dass Zolpidem nicht bei bekannter Benzodiazepinabhängigkeit verordnet werden sollte.

Zolpidem wird sehr häufig als Einschlafmittel verordnet.

Zopiclon. Das Cyclopyrrolonderivat ist wie Zolpidem ebenfalls ein Agonist am GABA-A-Rezeptor, bindet aber an anderer Stelle als die Benzodiazepine. Die hypnotische, anxiolytische, muskelrelaxierende und antikonvulsive Wirkung von Zopiclon ist jedoch mit der Wirkung von kurz wirkenden Benzodiazepinen vergleichbar.

Zopiclon hat im Vergleich mit den Benzodiazepinen eine schwächere Wirkung auf den Phasenablauf des Schlafes und löst keine **rebound insomnia** aus. Die Patienten fühlen sich am nächsten Morgen frisch. Es wird angenommen, dass Zopiclon auch ein geringeres Abhängigkeitspotential aufweist. Eine schnelle Toleranzentwicklung ist möglich. Zoplicon ist als Racemat im Handel. Das (S)-Enantiomer (Eszoplicon) hat eine 50-fach höhere Affinität zur Bindungsstelle und verbessert bereits in Dosen von 2–3 mg die Schlafdauer und -qualität ohne Beeinträchtigung am nächsten Tag über längere Zeit. Mit der Markteinführung wird gerechnet.

Tab. 27.4. Andersartige Agonisten am GABA-A-Rezeptor

Wirkstoff	Handelsname (Beispiele)	Dosis [mg]	Zeit bis zur max. Plasmakonz. [h]	Bioverfügbarkeit [%]	$t_{½}$ [h]	Bemerkung
Zolpidem	Stilnox®, Zoldem®	10 (5 für Ältere)	0,5–3	70	2–3	keine aktiven Metabolite
Zopiclon	Ximovan®, Zop®	7,5	1–2,5	80	5	Metabolite medizinisch nicht relevant; Proteinbindung nur 45%
Zaleplon	Sonata®	10 (5 für Ältere)	1	30	1	keine aktiven Metabolite

Unerwünschte Wirkungen. Nach beiden Hypnotika wird allerdings eine leichte Störung des Gedächtnisses beobachtet. Zopiclon soll Patienten mit **psychischen Erkrankungen nicht** verordnet werden, da es zu Übererregbarkeit führen kann. Häufig wird über bitteren metallischen Geschmack geklagt. Nach Zolpidem treten selten Erbrechen, visuelle Störungen oder Schwindel auf. Die Kontraindikationen entsprechen für beide Stoffe denen der Benzodiazepine.

Zaleplon

Mit Zaleplon, einem Pyrazolopyrimidin, ist seit 1999 ein weiteres Schlafmittel auf dem Markt, das sich strukturell von den Benzodiazepinen unterscheidet. Zaleplon bindet nicht nur an A_1-Untereinheiten des GABA-A-Rezeptors, sondern auch an A_2- und A_3-Untereinheiten und andere GABA-Rezeptor-Konfigurationen. Die intrinsische Aktivität für die GABA-A-Rezeptoren mit der A_1-Untereinheit ist geringer als von Zolpidem, und es bindet nicht an peripheren Benzodiazepin-Rezeptoren. Im Wirkungsprofil wird es in letzter Zeit mit Triazolam verglichen. Es wirkt schnell und kurz, die Schlafphasen bleiben unbeeinflusst. In klinischen Studien gibt es bisher keine Hinweise für psychomotorische Beeinträchtigungen am nächsten Tag oder Entzugserscheinungen. Ein Abusus durch Patienten mit vorbestehendem Arzneimittelmissbrauch wird für möglich gehalten.

27.3.3 Histamin-H_1-Rezeptor- Antagonisten

Antagonisten am Histamin-H_1-Rezeptor lösen eine hypnotische Wirkung durch ihren Angriff im ventralen posterioren Hypothalamus aus. Die REM-Schlafphasen werden vermindert. **Diphenhydramin** und **Doxylamin** sind als Einzelstoffe verfügbar oder in Kombinationspräparaten enthalten. Beide Substanzen sind nur apotheken-, aber nicht rezeptpflichtig (Tab. 27.5).

Unerwünschte Wirkungen. Die unangenehmen Atropin-ähnlichen Begleitwirkungen (z. B. Miktionsstörungen, Mundtrockenheit) beugen einer Abhängigkeitsentwicklung vor. Diphenhydramin kann zudem Photosensibilisierungen auslösen. Bei Vergiftungen treten vornehmlich Herzkreislaufwirkungen (Störungen der kardialen Erregungsleitung) und zentrale anticholinerge Symptome mit deliranten Erregungszuständen bis hin zu Krampfanfällen auf. Die Behandlung der Vergiftung erfordert – nicht zuletzt auf Grund der anti-emetischen Wirkungen der H_1-Rezeptor-Antagonisten – einen erheblichen intensivmedizinischen Aufwand. In Kombination mit Alkohol werden die ZNS-Wirkungen verstärkt. Vorsicht ist geboten, wenn andere Diphenhydramin-enthaltende Medikamente eingenommen werden.

27.3.4 Chloralhydrat

Es wird seit vielen Jahren als mildes Schlafmittel auch bei älteren Patienten eingesetzt. Es verursacht kaum Störungen der Schlafphasen und sehr selten paradoxe Reaktionen.

Bei länger dauernder Gabe kann eine Gewöhnung auftreten. Wie von halogenierten Kohlenwasserstoffen bekannt, können unerwünschte kardiale Wirkungen auftreten, die die therapeutische Breite einschränken. Kontraindikationen sind Lebererkrankungen und Störungen der kardialen Erregungsleitungen. Auf Grund des schlechten Geschmacks wird es oral in Form von Kapseln oder rektal verabreicht. Chloralhydrat hat eine geringe therapeutische Breite, hat starke lokal reizende Wirkung und kardiovaskuläre unerwünschte Wirkungen (Tab. 27.6).

Tab. 27.5. H_1-Rezeptor-Antagonisten

Wirkstoff	Handelsname (Beispiele)	Dosis [mg]	Zeit bis Wirkungseintritt [min]	Bioverfügbarkeit [%]	$t_{1/2}$ [h]	Bemerkung
Diphenhydramin	Hevert Dorm®, nervo OPT®	25–50	15–30	40–60	5–8	
Doxylamin	Hoggar N®, Sedaplus®	25–50	30	>90	9–10	90% renal unverändert ausgeschieden

Tab. 27.6. Chloralhydrat

Wirkstoff	Handelsname (Beispiele)	Dosis [mg]	Zeit bis Wirkungseintritt [min]	Bioverfügbarkeit	t½ [min]	Bemerkung
Chloralhydrat	Chloraldurat Pohl®	250–500	30	ausgeprägter First-Pass- Effekt	4 (Trichlorethanol 7 h)	weitere Metabolite ($t_{1/2}$=80 h); Kumulation möglich

27.3.5 Weitere hypnotisch wirkende Arzneimittel

- Verschiedene **pflanzliche Präparate** aus Baldrian, Hopfen etc. werden zur Behandlung von Schlafstörungen verwendet, erfreuen sich großer Beliebtheit und zeigen kaum unerwünschte Wirkungen. Gleichwohl bestehen Zweifel an ihrer Wirksamkeit.
- **Neuroleptika** können bei psychotisch bedingten Schlafstörungen oder bei älteren Patienten mit sehr starken Unruhezuständen indiziert sein oder, wenn die üblichen Hypnotika nicht angewendet werden können (▶ Kap. 8).
- **Clomethiazol**[1] wird hauptsächlich zur Behandlung von Prädilir, Delirium tremens und akuter Entzugssymptomatik eingesetzt und soll nur dann von einem erfahrenen Arzt als Hypnotikum angewendet werden, wenn Schlafstörungen bei älteren Menschen nicht anders behandelt werden können. Atem- und Kreislaufdepression kommen vor allem nach i. v.-Gabe und bei hoher Dosierung vor. Wegen einer Gefahr der Gewöhnung und des Missbrauchs soll mit Clomethiazol nur maximal 1 bis 2 Wochen behandelt werden (dann ausschleichen – Gefahr von Krampfanfällen). Alkohol kombiniert mit Clomethiazol kann zu Atemdepression mit Todesfolge führen.
- **L-Tryptophan**[2] steht wieder zur Anwendung zur Verfügung. Bei chronischen Schlafstörungen wird hypothetisch ein Serotoninmangel in den zentralen Raphekernen ausgeglichen. Die akute Toxizität ist gering, über eine länger als 4 Wochen dauernde Therapie, liegen keine Erfahrungen vor.

27.4 Neue Strategien in der Behandlung von Schlafstörungen

Melatonin

Melatonin wird im Pinealorgan während der Dunkelphase aus Serotonin synthetisiert. Zahlreiche Untersuchungen weisen darauf hin, dass Melatonin zum endogenen circadianen Rhythmus des Menschen beiträgt und dass eine Melatoningabe positive Wirkungen auf Schlafeintritt und Schlaftiefe hat. Die hypnotische Wirkung ist am stärksten, wenn der endogene Melatoninspiegel niedrig ist bzw. der REM-Schlaf bei den Patienten gestört ist. Ein **gestörter circadianer Rhythmus** durch Schichtarbeit oder Fernreisen (**Jet-lag**) und bestimmte Schlafstörungen (bei Blindheit oder im Alter) werden als Anwendungsgebiete diskutiert. Melatonin ist bei uns als Arzneimittel nicht zugelassen. In USA ist Melatonin ein Nahrungsergänzungsmittel und unterliegt daher nicht den arzneirechtlichen Bestimmungen.

Antidepressiva

Zu depressiven Zuständen gehören fast immer Schlafstörungen. Daher können mit Antidepressiva mit dämpfenden und Schlafanstoßenden Wirkungen, beispielsweise **Amitryptilin**[3], **Trazodon**[4],

[1] Distraneurin®
[2] Ardeydorm®, Kalma®
[3] Saroten®, Amitriptylin-neuraxpharm®
[4] Thombran®, Trazodon HEXAL®

Schlafstörungen

Mehr als 10% der Erwachsenen leiden an einer behandlungsbedürftigen Schlafstörung. Wichtigste Maßnahme ist die Beseitigung der Ursachen und Störfaktoren.

Eine Pharmakotherapie kann symptomatisch und vorübergehend durchgeführt werden mit:

- **Benzodiazepinen**, die nach ihrer Wirkdauer unterschieden werden. Kurz wirkende Benzodiazepine (Brotizolam, Triazolam) verursachen häufig **rebound insomina**. Lang wirkende Benzodiazepine (Flurazepam, Nitrazepam, Flunitrazepam) führen zu Überhangeffekten und Kumulation. Die mittellang wirkende Benzodiazepine (Temazepam, Lormetazepam) nehmen auch hinsichtlich der unerwünschten Wirkungen eine Mittelstellung ein. Nach wiederholter Einnahme (wenige Wochen) können sich Toleranz und Abhängigkeit entwickeln. Deshalb sollen sie möglichst niedrig dosiert werden, schon bald die Dosis reduziert bzw. das Dosierintervall vergrößert werden und nicht länger als drei Wochen verordnet werden.
- **Chemisch andersartige Hypnotika mit Angriff am GABA-A-Rezeptorkomplex:** Zolpidem, Zaleplon und Zopiclon sind kurz wirkend. Die unerwünschten Wirkungen sind i. Vgl. zu den kurz wirkenden Benzodiazepinen schwächer ausgeprägt.
- **Histamin-H_1-Rezeptor-Antagonisten:** Diphenhydramin und Doxylamin lösen neben hypnotischen auch unangenehme anticholinerge Wirkungen aus. Vergiftungen sind mit erheblichem intensivmedizinischen Aufwand zu behandeln. Die Präparate sind nicht rezeptpflichtig.
- **Chloralhydrat** kann auch bei älteren Patienten eingesetzt werden. Es stört die Schlafphasen kaum, ist jedoch lokal reizend, verursacht Mundgeruch und kann unerwünschte kardiale Wirkungen auslösen.
- **Pflanzliche Präparate:** Sie sind beliebt, werden gut vertragen, doch bestehen Zweifel an ihrer Wirksamkeit.
- **Neuroleptika** können bei älteren Menschen mit starken Unruhezuständen indiziert sein.
- **Clomethiazol** darf nur als Ultima ratio bei älteren Klinikpatienten angewendet werden.
- **Barbiturate** sind obsolet.

Trimipramin[5], **Doxepin**[6] und **Mitrazapin**[7], depressionstypische Schlafstörungen erfolgreich behandelt werden. Diskutiert wird gegenwärtig, ob dämpfende Antidepressiva auch Schlafgestörten ohne Vorliegen einer Depression gegeben werden sollten. Insbesondere ältere Menschen sollten mit neueren Antidepressiva ohne anticholinerge Wirkungen, z. B. Mitrazapin, behandelt werden.

Weiterführende Literatur

Arendt J (2003) Importance and relevance of melatonin to human biological rhythms. J Neuroendocrinol 15(4): 427–431

Darcourt G, Pringney D, Salliere D, Lavoisy J (1999) The safety and tolerability of Zolpidem – an update. J Psychopharmacol 13: 81–93

Hajak G, Rüther E (Hrsg.) (1995) Insomnie. Springer, Berlin

Hallström C (Hrsg.) (1993) Benzodiazepine Dependence. Oxford University Press, Oxford

Kales A (Hrsg.) (1995) Pharmacology of Sleep. Handb. Exp. Pharm. 116. Springer, Berlin

Riemann D et al. (2002) Trimipramine in primary insomnia: results of a polysomnographic double-blind controlled study. Pharmacopsychiatry 35: 165–174

Rudolph U, Crestani F, Benke D et al. (1999) Benzodiazepine actions mediated by specific γ-aminobutyric acid A receptor subtypes. Nature 401: 796–800

Terzano MG et al. (2003) New drugs for insomnia: comparative tolerability of zopiclone, zolpidem and zaleplon. Drug Saf. 26: 261–282

Winkelman J, Pies R (2005) Current patterns and future directions in the treatment of insomnia. Ann Clin Psychiatry 17(1): 31–40

Wittchen H-U et al. (2001) NISAS-2000: Die »Nation wide Insomnia Screening and Awareness Study". Fortschritte der Medizin 119. Jg. Originalien Nr. 1: 9

Zhdanova IV, Tucci V (2003) Melatonin, Circadian Rhythms, and Sleep. Curr Treat Options Neurol 5(3): 225–229

---

5 Stangyl®, Trimipramin-neuraxpharm®

6 Doxepia®, Doxepin STADA®

7 Remergil®, Mitrazapin STADA®

28 Anfallserkrankungen

H. Bigalke, R. Benecke

28.1 Allgemeine Vorbemerkungen

Fünf bis sechs Prozent der Menschen erleiden in ihrem Leben einen Krampfanfall, $^{1}/_{10}$ von ihnen, also 6 aus 1000, werden auf Dauer behandlungsbedürftig, 3–4 von ihnen werden unter der Behandlung völlig anfallsfrei, 2 werden wesentlich gebessert, und weniger als 2 Patienten von 1000 sind therapieresistent. Einige Formen epileptischer Erkrankungen des Kindesalters können nach der Pubertät spontan remittieren, so dass sich eine weitere medikamentöse Therapie erübrigt. Die Behandlung der Epilepsie wird vorwiegend durch einen Neurologen und den Hausarzt durchgeführt. Dies ist aus mehreren Gründen im wohlverstandenen Interesse des Patienten:

- Die Epilepsie ist keine einheitliche Erkrankung, sondern nur ein Oberbegriff für recht unterschiedliche Erkrankungen mit unterschiedlich guter Prognose.
- Der Neurologe kann durch eine genaue Diagnostik zu einer Aussage darüber kommen, ob die Epilepsieform des Patienten erblich ist.
- Der Neurologe kann die am besten geeigneten Arzneimittel auswählen, wenn er vorher durch geeignete diagnostische Maßnahmen Ursprung und Art des Krampfleidens erkannt hat. Gerade aber die Therapie mit den am besten geeigneten Arzneimitteln und die Bereitschaft des Patienten, seine Lebensumstände der Erkrankung anzupassen, sind die beste Garantie dafür, dass er in Schule, Beruf und Freizeit durch die Therapie am wenigsten behindert ist.
- Es gibt Epilepsieformen, die durch eine Operation ein für allemal beseitigt werden können.
- Es muss nicht bei jeder Epilepsieform schon nach dem ersten Anfall behandelt werden (dies gilt besonders für die sog. Fieberkrämpfe bei Kindern), aber das sollte ein Neurologe entscheiden.

28.2 Ätiologie und Pathophysiologie – Bedeutung für die Prophylaxe

Neben einer genetischen Disposition zu Krampfleiden gibt es viele somatische Ursachen, die allein oder in Kombination zu epileptischen Erkrankungen führen können.

Eine genetische Disposition zu Krampfleiden kann durch somatische Ursachen unter Umständen manifest werden. Somatische Ursachen:

- Pränatale, perinatale und postnatale Läsionen; eine häufige Ursache für Epilepsien bei Neugeborenen und Kleinkindern.
- Selten sind degenerative Erkrankungen Ursache für eine Epilepsie.
- Raumfordernde Prozesse verlangen besondere Aufmerksamkeit, weil sie häufig operativ behandelbar sind. Raumfordernd sind z. B. Hirntumoren, Metastasen, Blutungen, Abszesse und Aneurysmen. Auch Meningitiden, Encephalitiden und Hirnödeme können Krampfanfälle auslösen.
- Als metabolische Ursachen kommen Hypoglykämie, Hypocalcämie, Hypomagnesiämie, Hyponatriämie, Hypoxie, Alkalose, Mangel an Vitamin B_6 (z. B. unter der Therapie mit **Isoniazid**[1]), intrazelluläre Wasseranreicherung, Schwangerschaftstoxikose, Niereninsuffizienz, ADH-Sekretionsstörung, Hyperbilirubinämie, Leberinsuffizienz, Morbus Addison sowie Eiweißstoffwechselstörungen in Frage.
- Durch verschiedene Arzneimittel kann die Krampfbereitschaft erhöht werden, wie beispielsweise durch Theophyllin, zentralwirkende Analeptika und durch Isoniazid, Phenothiazine und trizyclische Antidepressiva, H_1-Rezeptor-Antagonisten, Penicilline und Cephalosporine in hohen Dosen, Gyrasehemmern, Estrogene und Pyrazol-Derivate. Bei vielen Vergiftungen (z. B. mit Organophosphaten, Cocain) besteht erhöhte Krampfbereitschaft.
- Eine Erhöhung der Krampfbereitschaft tritt auch ein nach Absetzen bestimmter Arzneimittel wie Tranquilizer, Sedativa, Hypnotika, Opioide und anderer Arzneimittel mit zentral dämpfenden Eigenschaften und insbesondere nach dem Entzug von Alkohol!.
- Es ist bekannt, dass bei gegebener Disposition bzw. beim Vorliegen einer sog. Reflexepilepsie epileptische Anfälle durch rhythmische, akustische, optische oder taktile Reize ausgelöst werden können. Besonders idiopathische Epilepsien mit Grands maux können auch durch zu wenig Schlaf oder durch falsche Schlafzeiten provoziert werden.

Die Einteilung der Epilepsien erfolgt streng nach der Symptomatik. **Fokale Anfälle** beschränken sich auf einen Körperabschnitt oder eine Körperhälfte, **generalisierte Anfälle** breiten sich auf beide Körperhälften aus. Tritt bei fokalen Anfällen ein Bewusstseinsverlust auf, spricht man von **komplexen Anfällen**. Entsprechend dem Verlauf und der Art der Muskelkontraktionen werden die generalisierten Anfälle in Untergruppen unterteilt.

Die Auswahl des Arzneimittels zur Behandlung einer Epilepsie erfolgt an Hand des Anfalltyps (Tab. 28.1).

28.3 Grand-mal-Status

Ein Grand-mal-Status liegt dann vor, wenn Anfälle im Abstand von ca. 5–15 Minuten rezidivieren, ohne dass der Patient im krampffreien Intervall das Bewusstsein wiedererlangt.

Der Grand-mal-Status mit Grand-mal-Anfällen ist ein lebensbedrohendes Ereignis. Auch bei optimaler Therapie muss mit einer Letalität von bis zu 10% gerechnet werden. Die Ursachen hierfür sind unter anderem Herz- und Atemstillstand, Hirn- oder Lungenödem, Hyperthermie oder eine sekundär eingetretene Aspirationspneumonie. Folgeerscheinungen sind

[1] tebesium®, Isozid®

Tab. 28.1. Einteilung der Epilepsien

Anfallsform	Unterformen	Symptome	Arznei 1. Wahl	Arznei 2. Wahl (Monotherapie)
Fokal	Einfache A.	lokalisierte motorische, sensorische, vegetative, psychische oder kombinierte Überaktivität	Carbamazepin[2], Oxcarbazepin[3], Lamotrigin[4]	Phenytoin[5] Gabapentin[6]
	Komplexe A.	siehe oben, mit Verlust des Bewusstseins	Carbamazepin	Phenytoin
	Sekundär generalisierte A.	siehe oben, dann weiter ausbreitend	Carbamazepin	Valproinsäure[7]
Generalisiert (mit/ohne Bewusstseins-verlust)	Absencen	Sekundendauernde Eintrübung des Bewusstseins	Ethosuximid[8]	Valproinsäure
	Myoklonische A.	symmetrische oder asymmetrische Muskelkontraktion	Valproinsäure	Clonazepam[9]
	Tonische A.	Anstieg des Muskeltonus		
	Atonische A.	Verlust des Muskeltonus		Carbamazepinl
	Klonische A.	Bewusstseinsverlust, generalisierte, tonische Spasmen		
	Tonisch-klonische A.	Kombination aus obigen Formen		

bleibende oder nur schwer reversible, neurologische und/oder psychische Störungen.

Ursache eines Grand-mal-Status kann der abrupte Abbruch einer antiepileptischen Therapie sein.

Maßnahmen bei Grand-mal-Status

Vor Ort wird der Patient in eine Lage gebracht, die eine Selbstverletzung verhindert; Zahnprothesen werden entfernt (in anfallsfreier Periode) und die Atemwege freigehalten. Differentialdiagnostisch ist zu bedenken, dass es sich um hypoglykämische oder hypoxische Krämpfe handeln kann. Ein bereits beendeter Anfall bedarf keiner nachträglichen Notfalltherapie.

Initialtherapie des Grand-mal-Status (z. B. durch den Notarzt)

- Venösen Zugang schaffen.
- **Diazepam:** 10–20 mg in 4 bis 8 min. i. v. (Erwachsene); 5–10 mg in 2 bis 4 min. i. v. (Kinder); alternativ: jede Minute 1/4 der Gesamtdosis i. v. (Bolus).
- **Phenytoin (Bolusinjektion)**: 250–500 mg in 10 min. i. v. (Erwachsene), 10 mg/kg in 10 min. i. v. (Kinder).

Achtung: Überwachung der Herzfunktion!

- Ohne venösen Zugang: 10 mg **Diazepam**[10] rektal (Erwachsene); 5 mg Diazepam rektal (Kinder von 1/2 bis 3 Jahre) bei Sistieren der Krämpfe: erneuter Versuch der Schaffung eines venösen Zugangs.
- Bei Atemdepression: Maskenbeatmung (10 l/min O_2).

Der Patient wird, falls nötig, bei Sauerstoffbeatmung und laufender Infusion von Phenytoin sofort in die Klinik verlegt. Folgende Angaben sind für den aufnehmenden Klinikarzt von Bedeutung:

- Was ist zur Person des Patienten bekannt?
- Welche Antiepileptika wurden vom Notarzt in welcher Dosis zu welcher Uhrzeit gegeben?
- War der Patient am Ende der Injektion bewusstlos?

Wenn der intravenöse Zugang noch nicht besteht, wird er nach Klinikaufnahme geschaffen. Die Infusion von Diazepam und Phenytoin wird in den vorstehend genannten Dosierungen nachgeholt bzw. wiederholt. Wenn die Krämpfe nicht sistieren, muss der Patient auf einer Intensivstation weiterbehandelt werden, weil für die weitere Arzneitherapie die kontinuierliche Kontrolle von Kreislauf und Atmung notwendig wird und der Patient unter Umständen maschinell beatmet werden muss.

Begleitende Diagnostik. Die intensivmedizinische Standarddiagnostik informiert bereits über einen Teil der Ursachen, die zum Grand-mal-Status beigetragen haben können: Hyponatriämie, Hypocalcämie, Wasser-Intoxikation, Hypoglykämie. Die zusätzliche Diagnostik soll u. a. die Frage beantworten, ob der Patient sein Antiepileptikum ordnungsgemäß eingenommen hat und welche Faktoren den Grand-mal-Status ausgelöst haben könnten.

Nach der Verlegung auf die Normalstation soll dort bereits die Aufklärung und Beratung des Patienten durch den Neurologen, die neurologische Diagnostik und gegebenenfalls die Einstellung des Patienten auf eine geeignete medikamentöse Therapie erfolgen.

---

2 Tegretal®, Carbium®
3 Trileptal®, Timox®
4 Lamictal®, elemendos®
5 Zentropil®, Phenytoin AWD®
6 Neurontin®, Gabapentin-ratiopharm®
7 Orfiril®, Valproinsäure-ratiopharm®
8 Petnidan®, Suxilep®
9 Rivotril®, Antelepsin®

Intensiv-medizinische, stationäre Behandlung des Grand-mal-Status

- Monitoring von Blutdruck, Atmung, EKG, Blutgasen und Plasmakonzentration der Antiepileptika.
- Infusion von physiologischer Kochsalzlösung, Bolusinjektion von 50 ml Glucose (50%).
- **Diazepam:** 10–20 mg in 4–8 min. i. v. (Erwachsene); 5–10 mg in 2 bis 4 min. i. v. (Kinder); alternativ: jede Minute $^{1}/_{4}$ der Gesamtdosis i. v. als Bolus.
- **Phenytoin:** 250–500 mg in 10 min. i. v. (Erwachsene), 10 mg/kg in 10 min. i. v. (Kinder).
  Achtung: Überwachung der Herzfunktion!
- **Phenytoin (Perfusor):** 25–50 mg/min bis zu einer Gesamtdosis von 17 mg/kg Körpergewicht, obwohl noch nicht zugelassen, wird in vielen Kliniken (Heilversuch) alternativ Valproat als Bolusinjektion (1000 mg/h) sowie als kontinuierliche intravenöse Erhaltungstherapie (400 mg/h) bei Erwachsenen eingesetzt.

Bei Persistenz des Status:

- Diazepam (s. oben). Bei bestehender Persistenz.
- Intubation und assistierte Beatmung! **Thiopental**[11] 200 mg in 2 min als Bolusinjektion.

Bei bestehender Persistenz:

- **Thiopental:** 4–15 mg/min (Perfusor) über 24 Stunden.
- **Clomethiazol**[12]**:** (bei Grand-mal-Status infolge Alkoholkrankheit) 40–100 ml 8-prozentige Lösung i. v. innerhalb 10 min. Schneller Wirkungseintritt! Im Erfolgsfall: Reduktion der Infusionsgeschwindigkeit auf 1–0,5 ml/min.

28.4 Maßnahmen zur Einleitung einer medikamentösen Dauerbehandlung

28.4.1 Aufklärung, Führung und Beratung durch den Hausarzt

Im Allgemeinen sieht der Hausarzt den Patienten nach Ablauf des ersten Krampfanfalls. Die Herstellung eines vertrauensvollen Verhältnisses zwischen dem Arzt und dem Patienten mit seiner Familie beim ersten Gespräch ist für den Erfolg einer vielleicht jahrelangen Therapie entscheidend. Ein schwerer Fehler wäre die Behandlung des Patienten ohne vorausgegangene Diagnostik. Der modernen neurologischen Diagnostik kann beispielsweise der Nachweis operabler Veränderungen im Frühstadium durch den Einsatz von Computer- und Kernspintomographie gelingen. Diese Untersuchungen sollten im Bedarfsfall durch den Neurologen veranlasst werden.

In der Regel kennt der Hausarzt die Lebensumstände und die Arzneimittel- und Fremdstoffzufuhr seines Patienten am besten. Der Neurologe sollte vom Hausarzt Informationen zu folgenden Fragen erhalten: Wie ist der Schlafrhythmus des Patienten? Ist er ein Nachtarbeiter? Ist er im Schichtdienst tätig? Welchen Beruf übt er aus und besteht ggf. der Verdacht auf eine Exposition gegen Chemikalien im Beruf oder in der Freizeit? Ist das Fernsehen seine hauptsächliche Feierabendbeschäftigung? Wurde er wegen Kopfschmerzen behandelt oder hat er darüber geklagt? Bestehen Sehstörungen? Besteht eine Hypertonie und welche antihypertensiven Arzneimittel nimmt der Patient ein? Wie wurden frühere Schwangerschaften vertragen? Besteht jetzt eine Schwangerschaft? Hat das Gewicht in den vergangenen Wochen zugenommen und war dies Folge einer Wassereinlagerung? Welche anderen Erkrankungen bestehen? Wie hoch ist der Alkoholkonsum (sehr wichtige Frage, die der Hausarzt meist zutreffender beantwortet als der Patient!)? Besteht Abhängigkeit von Cocain, Opiaten, Appetitzüglern oder Tranquilizern? Es ist ebenfalls auf den Missbrauch von Designerdrogen (Ecstasy u. a.) zu achten. Nimmt die Patientin oder der Patient Analgetika, Antidepressiva oder Kontrazeptiva ein? Wurde sie (er) mit Penicillinen, Cephalosporinen oder Gyrasehemmern behandelt?

28.4.2 Aufklärung und Beratung durch den Neurologen

Die Diagnostik epileptischer Erkrankungen ist nicht Gegenstand dieses Kapitels. Nach Stellung der Diagnose müssen die Entscheidungen über weitere Maßnahmen getroffen werden.

- Besteht eine Indikation zu einem neurochirurgischen Eingriff?
- Trifft dies zu, benötigt der Patient i. d. R. eine medikamentöse Therapie bis zum Operationstermin. Carbamazepin und Valproat haben sich hierfür bewährt.
- Welche prophylaktischen Maßnahmen können dem Patienten empfohlen werden?
- Angesichts des weit verbreiteten Alkoholismus und der Abhängigkeit von Tabletten und Rauschmitteln ist die Abstinenz von Ethanol, Rauschmitteln und Sedativa bei sehr vielen Patienten die wichtigste Prophylaxe. Je nach Epilepsieform muss der Schlaf-Wach-Rhythmus geregelt werden.
- Besteht eine Indikation zum Beginn der medikamentösen Dauertherapie?
- Wenn nicht mehr als ein Anfall pro Jahr auftritt, sehen die meisten Therapeuten von einer medikamentösen Therapie ab. Probleme um die Fahrerlaubnis (Kraftfahrer sollen zwei Jahre anfallsfrei sein) oder im Beruf kann jedoch die Einleitung der Therapie notwendig machen.

---

[10] Diazepam Desitin® rectal tube, Diazepam-ratiopharm® Zäpfchen
[11] Trapanal®, Thiopental-Rotexmedica®
[12] Distraneurin®

- Wenn der Krampf Folge des Entzugs von Ethanol oder Rauschmitteln war, besteht zunächst kein Anlass für eine Arzneitherapie.

Empfehlungen beim Auftreten von Fieberkrämpfen im Kindesalter

- *Beginn der antikonvulsiven Dauertherapie schon nach dem ersten Anfall:* bei manifesten Hirnschäden, bei längerer Anfallsdauer (15 Minuten), bei fokalen Anfällen und fortdauernden pathologischen Veränderungen im EEG nach dem Anfall.
- *Beginn der antikonvulsiven Dauertherapie nach dem zweiten Anfall:* bei familiärer Disposition, wenn Anfälle im ersten Lebenshalbjahr oder nach dem vierten Lebensjahr auftreten, wenn an einem Tag zwei oder mehr Anfälle auftreten.
- Der Nutzen einer intermittierenden Prophylaxe von Fieberkrämpfen mit Antiepileptika ist durch kontrollierte Studien nicht erwiesen. Am wichtigsten ist die rechtzeitige Senkung der erhöhten Körpertemperatur mit **Paracetamol**[13]. Zusätzlich wird Diazepam rektal gegeben.

- Welche Aufklärung und Beratung erhält der Patient beim Beginn der Dauertherapie mit Antiepileptika? Die Regelmäßigkeit der Tabletteneinnahme ist die wichtigste Voraussetzung für den Erfolg der Therapie. Der Patient erhält hierfür schriftliche Anweisungen, die die Uhrzeiten für die Tabletteneinnahme, die für den Patienten verständliche Bezeichnung der Tabletten sowie deren Zahl enthalten. Die Verordnung einer Dosette ist sehr zu empfehlen. Andere Arzneimittel, besonders frei verkäufliche, dürfen nicht ohne Zustimmung des Arztes eingenommen werden. Falls ein anderer Arzt aufgrund einer anderen Erkrankung Arzneimittel verordnet, muss der Patient ihn auf die bestehende Dauertherapie mit Antiepileptika hinweisen, weil Antiepileptika mit anderen Arzneimitteln unverträglich sein können. Wenn die verordneten Antiepileptika eine Enzyminduktion verursachen, müssen Patienten darüber aufgeklärt werden, dass die Sicherheit oraler Kontrazeptiva nicht mehr gewährleistet ist (Tab. 28.4). Ein nichtmedikamentöses Verfahren für die Kontrazeption sollte erwogen werden. Auf jeden Fall sollte der Therapeut auf die besonders zu Beginn der Behandlung auftretenden unangenehmen Begleitwirkungen der Antiepileptika hinweisen. Sämtliche Patienten erhalten einen Anfallskalender, den sie genau ausfüllen müssen. Die wahrheitsgemäßen Eintragungen ermöglichen erstens, mit möglichst geringen Dosen eines Medikamentes zu behandeln (das ist für die geistige Entwicklung epileptischer Kinder wichtig). Zweitens können die Ergebnisse solcher Eintragungen auch dazu ermutigen, nach mehreren Jahren regelmäßiger Einnahme das Ausschleichen aus der medikamentösen Therapie zu wagen.

Wenn für die besondere Form der diagnostizierten epileptischen Erkrankung ein Erbgang besteht, so ist bei bestehender oder erwünschter Schwangerschaft die Aufklärung einer Patientin geboten. Das Risiko von Fehlbildungen ist bereits erhöht, wenn die Mutter an einer Epilepsie leidet und steigt nur wenig an, wenn mit Antiepileptika behandelt wird. Deshalb ist die Fortsetzung der medikamentösen Therapie in der Schwangerschaft sehr zu empfehlen.

28.4.3 Führung der Dauertherapie durch den Hausarzt und den Neurologen

Allgemeine Richtlinien

Nach einem halben Jahr Therapie wird der Patient in der Regel auf das für ihn beste Antiepileptikum in optimaler Dosierung eingestellt sein. Nachuntersuchungen sollen im Abstand von 6 Monaten erfolgen. Man untersucht, welches Ausmaß die unerwünschten Wirkungen angenommen haben. Die Fahndung nach immunologischen Reaktionen ist besonders wichtig: Tastbefund der Lymphknoten, dermatologischer Befund, Blutbild. Hinzu kommt die Leber- und Nierenfunktionsprüfung. Wegen des unterschiedlichen Verlaufs der Resorption aus unterschiedlichen Fertigarzneimitteln sollte man das einmal gewählte Mittel nicht ohne triftigen Grund wechseln.

28.4.4 Indikation zur Bestimmung der Konzentration im Plasma

Konzentrationen im Plasma soll man nur im Zusammenhang mit klinischen Befunden bewerten. Dann können sie zur Klärung folgender Fragen beitragen: Steigt die Konzentration in der Einstellungsphase wie erwartet an? Strebt sie einem Gleichgewicht im therapeutischen Bereich zu? Besteht eine Unter- oder Überdosierung? Nimmt der Patient seine Antiepileptika regelmäßig ein? Haben die Änderungen der Lebensumstände, wie beispielsweise höheres Lebensalter, Schwangerschaft, geänderte Ernährung, Erkrankungen, zusätzliche Verordnung anderer Arzneimittel, Alkoholismus die Resorption, Verteilung oder Elimination eines Antiepileptikums geändert? Welche Komponente in einer schlecht begründeten Kombinationstherapie könnte man abbauen?

28.4.5 Schwangerschaft, Geburt und Stillperiode

Antiepileptika können durch Enzyminduktion einen Vitaminmangel bei Mutter und Kind und, durch Änderung der Resorption, einen Folsäuremangel erzeugen.

[13] ben-u-ron®, Paracetamol Sandoz®

Von der 28. Schwangerschaftswoche an verordnet man daher der Mutter 10 mg **Vitamin K**[14] pro Woche (p. o.) und substituiert **Folsäure**[15].

Alternativ wird, bei Kinderwunsch, frühzeitig auf Lamotrigin eingestellt.

Die Konzentration der meisten Antiepileptika ist in der Muttermilch geringer als im Plasma. Der psychologische Gewinn durch Stillen ist weit größer als eine denkbare Beeinträchtigung des Säuglings durch die Antiepileptika.

28.4.6 Prophylaxe einer Osteopathia antiepileptica

Sie entwickelt sich besonders unter einer Kombinationstherapie mit Phenytoin und Carbamazepin, **Primidon**[16] oder **Phenobarbital**[17], unter einer mehr als zehnjährigen Therapie und verstärkt eine Alters- oder Immobilisations-Osteoporose. Kinder sind stärker gefährdet als Erwachsene. Die alkalische Serumphosphatase kann stark erhöht sein. Prophylaktischen Wert haben Gymnastik, vielseitige Ernährung mit vielen Milchprodukten und ausreichende Exposition gegen UV-Licht. **Vitamin D**[18] in einer Tagesdosis von 1000–5000 I.D. gibt man nur bei erwiesener Gefährdung.

28.5 Auswahl des Antiepileptikums

Erstes Auswahlkriterium ist die Art der epileptischen Erkrankung (Tab. 28.1). Weil aber für die Behandlung jedes Formenkreises epileptischer Erkrankungen in der Regel mehrere Stoffe mit unterschiedlichen Wirkmechanismen zur Verfügung stehen, können weitere Auswahlkriterien beachtet werden (Tab. 28.2). Sie berücksichtigen insbesondere das Lebensalter, die Lebensumstände und die Begleiterkrankungen des Patienten. Wichtige Negativ-Faktoren sind:

- die stark schwankende Resorption von Phenytoin bei Kindern,
- die Sättigungskinetik von Phenytoin schon im therapeutischen Bereich,
- Wesensveränderungen durch viele Antiepileptika mit Ausnahme von Valproinsäure besonders bei Kindern,
- die Gefahr einer hepatotoxischen Wirkung von Valproinsäure bei Kindern unter 10 Jahren und bei Alkoholikern und
- das vermehrte Auftreten einer Spina bifida bei Neugeborenen nach Behandlung von Schwangeren mit Valproinsäure.

Carbamazepin oder Valproinsäure werden gegenwärtig für den Beginn der Therapie vorgezogen. In der Regel ist Carbamazepin das Mittel der ersten Wahl bei fokalen und sekundär generalisierten Anfällen. Valproinsäure wird bei generalisierten Anfällen verordnet.

Bei **Blick-Nick-Salaam (BNS)-Krämpfen** sind Clonazepam oder **Nitrazepam**[26] gut, aber oft nicht länger als ein halbes Jahr wirksam. Danach ist der Einsatz eines Corticoids (**Tetracosactid**[27]) Erfolgsversprechend, denn es fördert die Hirnreifung. Vigabatrin kann zugelegt werden.

Bei myoklonisch-astatischen Anfällen ist Clonazepam oder Nitrazepam gut wirksam, aber wiederum oft nicht auf längere Dauer. Danach wird Valproinsäure empfohlen, weil sie das Wesen der Kinder nicht verändert. Alternativ wird Ethosuximid, Phenobarbital und Primidon verordnet.

Bei juvenilen Absencen oder Pyknolepsien ist Valproinsäure indiziert; sie ist gleichzeitig gegen Grand-mal-Anfälle prophylaktisch wirksam, aber kann besonders bei Kindern unter 10 Jahren hepatotoxisch wirken. Das konkurrierende Ethosuximid ist kaum hepatotoxisch, wirkt aber nicht gegen Grand-mal-Anfälle.

Beim **Impulsiv-petit-mal-Syndrom** verdient Valproinsäure den Vorzug vor Primidon und Phenobarbital. Sie wirkt mindestens so gut wie Primidon, beugt einem Grand-mal-Anfall vor und erzeugt keine Wesensveränderungen.

Beim Grand-mal-Anfall mit oder ohne nachweisbaren Focus sind Carbamazepin und Valproinsäure gut wirksam. Bei therapieresistenten fokalen Anfällen ist die Kombination mit Lamotrigin oder Gabapentin Erfolgsversprechend. Diese Empfehlung gilt auch für sekundär generalisierte Anfälle.

28.6 »Andosieren«, Dosisreduktion und Beendigung der Dauertherapie durch den Neurologen

Antiepileptika werden einschleichend dosiert, um die unerwünschten Wirkungen so gering wie möglich zu halten. Die Therapie beginnt mit einer Substanz, deren Dosis bis zum Eintritt der Wirkung oder einer unerträglichen, unerwünschten Wirkung erhöht wird. In seltenen und wohlbegründeten Ausnahmefällen und nach vergeblicher Monotherapie kann die Therapie mit zwei Substanzen gerechtfertigt sein.

Wenn unter dreijähriger oder längerer Dauertherapie Anfälle nicht mehr aufgetreten sind und der Patient sich nicht in der Pubertät befindet, kann die Beendigung der Dauertherapie versucht werden. Dabei beträgt die Rezidivquote bei Kindern

---

14 Konakion®, Kanavit® Tropfen
15 Folsan®, Folsäure-ratiopharm®
16 Liskantin®, Primidon Holsten®
17 Luminal®
18 Vigantoletten®, Ospur D3®
19 Lamictal®
20 Sabril®
21 Gabitril®
22 Taloxa®
23 Timox®, Trileptal®
24 Keppra®
25 Topamax®
26 Mogadan®, Nitrazepam-neuraxpharm®
27 Synacthen®

Tab. 28.2. Wirkprofile und UAW

Antikonvulsiva	Wirkungsmechanismus			UAW	Indikation
	Na^+-Kanal	GABA	Ca^{2+}-Kanal		
Carbamazepin	Blockade +++		Blockade +	Müdigkeit, Diplopie, Ataxie, Leukopenie	alle Formen außer Absencen
Phenytoin	Blockade +++			Gingivahyperplasie, Hypertrichiose, Exantheme, Keratose, Hirsutismus, Ataxie, Megaloblastenanämie	alle Formen außer Absencen
Valproat	Blockade ++	Blockade des Abbaus		Müdigkeit, Haarausfall, Leberfunktionsstörungen	generalisierte Anfälle
Ethosuximid			Blockade Typ T +++	Benommenheit, Nausea, Appetitmangel, Leukopenie	Absencen
Clonazepam, Diazepam		Aktivierung		Müdigkeit, Ataxie, Wirkungsverlust	Status Epileptikus
Lamotrigin[19]	Blockade +++ der Glutamatfreisetzung		Blockade (+)	Exantheme, Schwindel, Ataxie, Somnolenz	fokale Anfälle, Lennox-Gastaut
Vigabatrin[20]		Blockade des Abbaus		Psychosen, GI-Beschwerden, Gewichtszunahme	fokale Anfälle, West-Syndrom, Lennox-Gastaut
Tiagabin[21]		Blockade der Aufnahme		Schwindel, Müdigkeit, Tremor, Diarrhoe	fokale Anfälle
Phenobarbital		Aktivierung		Müdigkeit, Ataxie, Exantheme, Ostheopathie	alle Formen außer Absencen
Felbamat[22]	unbekannt			Übelkeit, Appetitlosigkeit, Schwindel, Erbrechen, aplastische Anämie (selten), Hepatotoxizität (selten)	Lennox-Gastaut-Syndrom
Gabapentin[4]	unbekannt			Müdigkeit, Schwindel, Ataxie	fokale Anfälle
Oxcarbazepin[23]	Blockade +++		Blockade +	Müdigkeit, Schwindel, Ataxie, Hyponatrieämie	fokale und generalisierte Anfälle
Levetiracetam[24]	unbekannt			Asthenie, Benommenheit	Add-on-Therapie bei partiellen Anfällen mit und ohne sekundäre Generalisierung
Topiramat[25]	Blockade +++	Aktivierung	Blockade +	Benommenheit, Gewichtsverlust, Sehstörungen	fokale und generalisierte Anfälle, Lennox-Gastaut-Syndrom

wenigstens 20% und steigt bei Erwachsenen auf mehr als 40%. Häufig aber kann man einen Patienten mit einer Minimaldosis anfallsfrei halten. Als Faustregel kann gelten, dass das Antiepileptikum über einen Zeitraum von 2 Jahren oder länger abgesetzt wird, wobei man im Abstand von 3 Monaten die Dosis jeweils um den gleichen Betrag (linear) reduziert.

28.7 Besonderheiten einzelner Antiepileptika

Angaben zum Wirkungsmechanismus, UAW und Anwendung enthält Tab. 28.2, Angaben zu Kinetik der besprochenen Antiepileptika enthält Tab. 28.3. Wechselwirkungen mit anderen Arzneimitteln und untereinander sind in Tab. 28.4 zusammengefasst.

Carbamazepin

Bei allergischen Hauterscheinungen oder allergischen Leukopenien muss Carbamazepin sofort abgesetzt werden. Es ist kontraindiziert bei idiopathischen oder kryptogenen Epilepsien.

Phenytoin

Die Megaloblastenanämien sind Ausdruck eines Abfalls der Folsäure-Konzentration im Plasma unter Phenytoin. Substitution mit Folsäure beseitigt die Megaloblastenanämie, reduziert jedoch oft auch die antiepileptische Wirkung. Leukopenien sind häufig, jedoch in der Regel harmlos. Werte bis 3500 Leukozyten bzw.

Tab. 28.3. Pharmakokinetik

Antikonvulsiva	HWZ Kinder [h]	HWZ Erwachsene [h]	Intervall bis Wirkspiegel erreicht [Tage]	Proteinbindung [%]
Carbamazepin	14–28	14–27	3–4	80
Phenytoin	5–14 (60)	12–36	7–28	95
Valproat	8–15	6–15	1–2	95
Ethosuximid	20–60	20–60	7–10	0
Clonazepam	20–30	20–30		98
Lamotrigin	30–60	30–60	28	55
Vigabatrin	–	4–5		
Tiagabin	–	4–7	2	96
Phenobarbital	37–73	40–140	7–28	60
Felbamat	10–13	>13		
Gabapentin	5–7	5–7		0
Oxcarbazepin	–	10–13	4	40
Levetiracetam	–	6–8	2	<10
Topiramat	–	20–30	5	15

Tab. 28.4. Interaktionen wichtiger Antikonvulsiva

Antikonvulsiva	Blutspiegel von Antikonvulsiva werden von folgenden Substanzen		Blutspiegel folgender Substanzen werden durch Antikonvulsiva	
	erhöht	erniedrigt	erhöht	erniedrigt
Carbamazepin	Phenytoin, Cimetidin[28], Verapamil[29], Erythromycin[30]	Valproinsäure, Phenobarbital, Phenytoin	Phenytoin	Haloperidol, Ethosuximid, Valproinsäure
Phenytoin	Phenobarbital, Isoniazid, Cimetidin, Sulfonamide	Phenobarbital, Valproinsäure, Carbamazepin	Phenobarbital	Theophyllin, orale Antikoagulanzien, Carbamazepin, Valproinsäure, Lamotrigin, Opiate
Valproat		Phenobarbital, Phenytoin, Carbamazepin	Phenobarbital, Ethosuximid, Phenytoin, Lamotrigin	
Ethosuximid	Valproinsäure	Carbamazepin		
Phenobarbital	Phenytoin, Phenobarbital		Steroide, Verapamil, Diltiazem[31], Erythromycin, Gyrasehemmer	

1500 Neutrophile können toleriert werden; jedoch ist dann häufigere Kontrolle notwendig. Phenytoin wird aus intramuskulären Depots und bei Kindern nach oraler Gabe mit großen Schwankungen resorbiert. Mit steigenden Konzentrationen im Plasma steigen zunächst auch die metabolische Umwandlung und damit die Elimination von Phenytoin an. Wird jedoch eine bestimmte Konzentration im Plasma überschritten, so bleibt die Eliminationsgeschwindigkeit trotz steigender Plasmaspiegel konstant (Kinetik 0-ter Ordnung).

Valproinsäure

Unter der Therapie können **Hämatome** auftreten. Es sollten Thrombozytenzahl, Thrombozytenadhäsivität und Blutungszeit kontrolliert werden. Vorsicht ist geboten bei chirurgischen Eingriffen. Nach Valproinsäure steigt die Konzentration an freiem Phenobarbital im Plasma an. Leichte Veränderungen im Muster

[28] Cime®, Cimetidin AL®
[29] Isoptin®, Verapamil-ratiopharm®
[30] Paediathrocin®, Erythromycin STADA®
[31] Dilzem®, Diltiazem-ratiopharm®

der Leberenzyme sind häufig, in seltenen Fällen können sie jedoch am Beginn einer tödlich verlaufenden Leberfunktionsstörung stehen. Die Leberenzyme müssen daher regelmäßig kontrolliert werden. Eine strikte Kontraindikation besteht zwischen dem 20. und 40. Schwangerschaftstag (Spina bifida). Unter Valproat steigt bei Frauen der Testosteronspiegel an. Dies führt zur Virilisierung. Häufig werden auch polycystische Ovarien diagnostiziert.

Ethosuximid

Es wird vermutet, dass Ethosuximid Grand-mal-Anfälle provozieren kann. Allergische Reaktionen treten auf. Die meisten der in ca. 10% der Fälle auftretenden Leukopenien sind nicht allergisch bedingt und zwingen nicht zum Absetzen.

Benzodiazepine

Clonazepam, Diazepam und Nitrazepam verschlechtern die Symptomatik eines bestehenden Glaukoms und einer Myasthenia gravis. Nach intravenöser Injektion können sie vorübergehend eine Atemdepression auslösen. Vor allem bei erstmaliger Verwendung haben sie ein breites Wirkungsspektrum, jedoch nimmt die Wirkungsstärke bei einer gleich bleibenden Tagesdosis bereits während der ersten 6 Therapiemonate stark ab.

Lamotrigin

Die Na^+-Kanalblockade durch Lamotrigin führt zur Hemmung der Freisetzung von Glutamat. Lamotrigin ist als Monotherapeutikum bei fokalen und sekundär generalisierten Anfällen und als Zusatz-Antiepileptikum bei refraktären, sekundär generalisierten Epilepsien, Fokal-Epilepsien und Lennox-Gastaut-Syndrom zugelassen, falls eine Standardtherapie mit maximal verträglichen Dosen nicht zu Anfallsfreiheit führt. Lamotrigin wird bei Kinderwunsch und während der Gravidität verordnet.

Vigabatrin

Die Gabe von Vigabatrin kann bei fokaler Epilepsie zusätzlich zum Basis-Antiepileptikum gegeben werden, wenn anders der Behandlungserfolg nicht zu erreichen ist. Die Anfallshäufigkeit nimmt bei 50% der Patienten um mehr als die Hälfte ab. Die anfängliche Schläfrigkeit (>10%), Gemütsschwankungen sowie Ataxie und Benommenheit verschwinden meist bei Fortsetzung der Therapie. Eine bestehende Depression kann sich verstärken. Das Körpergewicht nimmt zu. Gelegentlich treten gastrointestinale Beschwerden auf. Besonders relevant sind Gesichtsfelddefekte, die bei 30% der Patienten auftreten.

Tiagabin

Tiagabin wird als Zusatztherapeutikum bei Patienten mit therapieresistenten fokalen Epilepsien ohne und mit sekundärer Generalisierung eingesetzt. Etwa 25% der Patienten profitieren von der Therapie. Tiagabin wird in der Leber hydroxiliert, weshalb bei Lebererkrankungen eine Dosisanpassung erfolgen muss.

Phenobarbital

Der Abbau von Phenytoin wird bei Kindern bei gleichzeitiger Gabe von Phenobarbital beschleunigt. Bei Erwachsenen dagegen kommt es durch eine Enzymhemmung zur Erhöhung der Phenytoin-Spiegel.

Felbamat[22]

Wird wegen der seltenen, aber desto trotz schweren, unerwünschten Wirkungen (aplastische Anämie) selten verwendet. Ist bei gegenüber anderen Antikonvulsiva resistenten Anfällen, besonders beim Lennox-Gastaut-Syndrom, indiziert.

Gabapentin[6]

Antikonvulsivum mit wenig unerwünschten Wirkungen. Kaum Wechselwirkungen mit anderen Medikamenten. Bei Diabetikern kann der Blutzuckerspiegel erhöht werden. Es ist kontraindiziert bei Pankreatitis.

Oxcarbazepin[23]

Oxcarbazepin ist ein neues Antiepileptikum, das auf Grund seines geringen Nebenwirkungsspektrums, seiner geringen medikamentösen Interaktionen und seines breiten Einsatzgebietes eine interessante Alternative zu Carbamazepin darstellt. Als besondere Vorteile einer Oxcarbazepin-Therapie gelten die gute Wirksamkeit sowie die fehlende Enzyminduktion für Vitamin D, Cholesterol, Geschlechtshormone und die Schilddrüsenhormone T_3/T_4. Bei Therapie mit Oxcarbazepin ist zu beachten, dass die Substanz zu Hyponatriämie unter 125 mmol/l führen kann, die in seltenen Fällen Verwirrtheitszustände bedingen können.

Levetiracetam[24]

Levetiracetam ist die neueste Substanz, die bisher in der antikonvulsiven Pharmakotherapie zugelassen ist. Die bisherige Studienlage belegt eine relativ hohe Wirksamkeit bei Patienten mit Pharmakoresistenz gegenüber anderen Antiepileptika. Die Substanz ist derzeit in Deutschland nur zur Kombinationstherapie zugelassen. Durch die kurze Halbwertszeit ist eine Mehrfachgabe erforderlich. Wegen fehlender klinischer Studien ist die Substanz noch nicht für die Einnahme während der Schwangerschaft und Stillzeit zugelassen.

Topiramat[25]

Topiramat ist ein wirksames Antikonvulsivum, dessen Anwendungsgebiete fokale, primär generalisierte tonisch-klonische Anfälle und Anfälle beim Lennox-Gastaut-Syndrom sind. Auch zur Monotherapie ist die Substanz unabhängig von der Anfallsart zugelassen. Bei Patienten mit herabgesetzter Nierenfunktion ist eine Topiramat-Therapie unter Berücksichtigung der verlängerten Halbwertszeit möglich. Als häufigste Nebenwirkungen werden reversible Gewichtsverluste beschrieben, die dosisabhängig auftreten.

Weiterführende Literatur

Bang L, Goa K (2003) Oxcarbazepine: a review of its use in children with epilepsy. Paediatr Drugs. 5(8): 557–573

Browne TR (2000) Handbook of Epilepsy Lippincott Williams & Wilkins

Chitturi S, George J (2002) Hepatotoxicity of commonly used drugs: nonsteroidal anti-inflammatory drugs, antihypertensives, antidiabetic agents, anti-convulsants, lipid-lowering agents, psychotropic drugs. Semin Liver Dis. 22(2): 169–183

Crawford P (2002) Epilepsy and pregnancy. Seizure. 11(A): 212–219

Holmes LB (2002) The teratogenicity of anticonvulsant drugs: a progress report. J Med Genet. 39(4): 245–247

Loescher W (2002) Basic pharmacology of valproate: a review after 35 years of clinical use for the treatment of epilepsy. CNS Drugs. 16(10): 669–694

Meador KJ (2003) Newer anticonvulsants: dosing strategies and cognition in treating patients with mood disorders and epilepsy. J Clin Psychiatry. 64(8): 30–34

Noviasky JA, Porsteinsson AP, Lee YH (2001) Second generation anticonvulsant medications: their use in children. J Sch Nurs. 17(2): 103–111

Posner EB, Mohamed K, Marson AG (2003) Ethosuximide, sodium valproate or lamotrigine for absence seizures in children and adolescents. Cochrane Database Syst Rev. (3): CD003032.

Pennell PB (2002) Pregnancy in the woman with epilepsy: maternal and fetal out-comes. Semin Neurol. 22(3): 299–308

Sills GJ (2003) Pre-clinical studies with the GABAergic compounds vigabatrin and tiagabine. Epileptic Disord. 5(1): 51–56

Stefan H (1999) Epilepsien – Diagnose und Behandlung. Georg Thieme, Stuttgart

Smith R, Ball R (2002) Discontinuing anticonvulsant medication in children. Arch Dis Child. 87(3): 259–60.

Weaver DF (2003) Epileptogenesis, ictogenesis and the design of future antiepileptic drugs. Can J Neurol Sci. 30(1): 4–7

29 Morbus Parkinson

P. Dominiak, A. Moser

29.1 Parkinsonsche Krankheit und Parkinson-Syndrom

29.1.1 Definition, Pathophysiologie und Rationale für die Pharmakotherapie

Der Morbus Parkinson ist eine neurodegenerative Erkrankung, die sich hauptsächlich durch die vier Kardinalsymptome Hypokinese, Rigor, Ruhetremor und eine posturale Instabilität bemerkbar macht. Aber auch psychiatrische Symptome sind gerade im Verlauf dieser chronisch-progredienten Erkrankung häufig. Die Gesamt-Prävalenz der Erkrankung liegt bei 1–2 Promille und nimmt mit steigendem Alter kontinuierlich zu. Die Prävalenz bei den über 65-Jährigen beträgt in Europa bereits 1,8%. Das durchschnittliche Erkrankungsalter liegt zwischen 50 und 60 Jahren, wobei die Erkrankung um das 1,5 bis 2-fache häufiger bei Männern als bei Frauen auftritt. Während in der Pathophysiologie des M. Parkinson deutliche Fortschritte hinsichtlich der zu Grunde liegenden Mechanismen zu verzeichnen sind, liegt die Pathogenese weiterhin im Dunkeln. Umwelteinflüsse und genetische Faktoren sind an der Entwicklung des M. Parkinson (= **Idiopathisches Parkinson-Syndrom**) zumindest beteiligt. Beide führen wahrscheinlich zu einer direkten oder indirekten Veränderung der Ubiquitin-Proteasom-vermittelten Proteindegradation, die den wichtigsten proteolytischen Weg falsch gefalteter Proteine und ihrer Detoxifikation in eukariotischen Zellen darstellt. Dadurch kommt es zur Anhäufung von aggregiertem, unlöslichem α-Synuclein in Form von so genannten **Lewy-Körperchen**. Welche Rolle die Lewy-Körperchen im Wechselspiel mit weiteren pathogenetischen Faktoren, wie oxidativer Stress, mitochondrialer Dysfunktion und sekundärer »Exzitotoxizität« spielen, ist bislang unklar. Die Folge ist eine Degeneration nigro-striataler Dopamin-Neurone und ein Verlust der pigmentierten Neurone in der Substantia nigra (Pars compacta). Der dadurch entstehende Dopaminmangel führt zu einer Steigerung der Aktivität:

- der Striatum-Globus-pallidus-externus-Schleife, die GABA als Transmitter nutzt und
- der Nucleus-subthalamicus-Globus-pallidus-internus-Schleife, die Glutamat als Transmitter besitzt.

Die gesteigerte Aktivität der Basalganglien hemmt die thalamo-cortico-spinale Schleife, was sich klinisch als Hypokinese und Rigor bemerkbar macht.

Eine definitive Diagnosestellung ist allerdings nur durch die Autopsie möglich, bei ca. einem Viertel wurde eine unterschiedliche neurologische Erkrankung diagnostiziert als zu Lebzeiten.

Der **Ruhetremor** entsteht durch alternierende Kontraktionen vorwiegend distaler antagonistischer Muskeln. Er hat meist eine Frequenz von 4–6 Hz und ist eines der klinisch auffälligsten Symptome. Er beginnt oft einseitig im Arm oder Bein und er kann sich durch Faktoren wie Stress, Ermüdung oder Kälte verschlimmern. Der typische Ruhetremor wird häufig von einem zusätzlichen Haltetremor höherer Frequenz begleitet.

Die **Hypokinese** bis Akinese ist üblicherweise das beschwerlichste Symptom und äußert sich in einer Verlangsamung der täglichen normalen Aktivitäten, beim Gehen und Haushaltsverrichtungen, in verminderter mimischer Expression und Störung der Feinmotorik mit Schwierigkeiten beim Knöpfen und Schreiben (Mikrographie). Die Patienten benötigen längere Zeit, um sich vom Sitzen in den Stand zu erheben, das Armschwingen beim Gehen ist reduziert.

Der **Rigor** bezeichnet eine Erhöhung des muskulären Widerstands bei passiven Bewegungen z. B. wenn man versucht den Arm zu beugen. Er entsteht aufgrund anhaltender Kontraktionen antagonistischer Muskeln. Unbehandelt sind die Patienten dabei unter Umständen derart muskelsteif, dass sie nicht von selbst aufstehen können. Als »Zahnradphänomen« wird ein ruckartiges Nachgeben des Muskelwiderstandes bezeichnet, dessen Ursache wahrscheinlich ein den Rigorbegleitender Tremor ist.

Stell- und Haltereflex-Verluste führen zu einer **posturalen Instabilität**, die nicht selten zu einer Antero- oder Lateropulsion mit Stürzen der Patienten führt.

29.1.2 Parkinson-Syndrom

Dem Parkinson-Syndrom liegt meist eine bekannte Ursache zu Grunde. Iatrogen kann das Parkinson-Syndrom durch Dopamin-Antagonisten wie »klassische« Antipsychotika (Butyrophenone, Phenothiazine) induziert werden. Ein Beispiel hierfür wäre Haloperidol. Aber auch Reserpin, das die vesikulären Speicher aller biogenen Amine entleert, kann ein Parkinson-Syndrom hervorrufen. Das Parkinson-Syndrom kann jedoch auch die Folge von Toxinen (Mangan, MPTP) sein, von Schädelhirntraumata und selten auch von ischämischen Hirninfarkten. Die Symptome des Parkinson-Syndroms ähneln denen des M. Parkinson, insbesondere aber bei den neuroleptikainduzierten Parkinson-Syndromen steht aber der Ruhetremor deutlich im Hintergrund.

29.2 Pharmakotherapeutische Strategien

Hauptziele der Pharmakotherapie sollten sein:

- Schutz der dopaminergen Neuronen vor Zerstörung durch die degenerativen Prozesse (Neuroprotektion),
- Erhaltung der noch funktionstüchtigen Neuronen und
- funktionelle Wiederherstellung der beeinträchtigten neuronalen Schleifen.

Dabei steht klinisch die Verbesserung der Lebensqualität der Parkinson-Patienten im Vordergrund. Die Pharmakotherapie stellt eine wichtige von vielen Therapieoptionen dar und ist, trotz des Wunsches nach Neuroprotektion, vor allem symptomorientiert.

Es existieren Substanzen wie der MAO-B-Hemmer Selegilin, die Dopaminagonisten, Koffein und Nikotin, GABA-Agonisten und Glutamat-Antagonisten, denen ein neuroprotektiver Effekt

Tab. 29.1. Substanzklassen und Substanzen für die Parkinson-Therapie

Substanzklasse	Substanzen	Handelsnamen
L-DOPA	Levodopa + Benserazid	Madopar®, Levodopa comp. B Stada®
	Levodopa + Carbidopa	Nacom®, Levocarb Gry®
	Levodopa + Carbidopa + Entacapon	Stalevo®
Dopaminagonisten	Apomorphin	APO-go®
	Bromocriptin	Pravidel®, Bromocriptin-ratiopharm®
	Cabergolin	Dostinex®, Cabaseril®
	α-Dihydroergocryptin	Almirid®, Cripar®
	Lisurid	Dopergin®
	Pergolid	Parkotil®
	Pramipexol	Sifrol®
	Ropinirol	Requip®
MAO-B-Hemmstoffe	Selegilin	Movergan®, Xilopar®
	Rasagilin	AZILECT®
COMT-Hemmstoffe	Entacapon	Comtess®
	Tolcapon	Tasmar®
NMDA-Antagonisten	Amantadin	PK-Merz®, Amantadin-ratiopharm®
	Budipin	Parkinsan®
M-Cholinozeptorantagonisten	Biperiden	Akineton®, Biperiden-neuraxpharm®
	Bornaprin	Sormodren®
	Metixen	Tremarit®
	Procyclidin	Osnervan®
	Trihexyphenidyl	Artane®
Adjuvanzien	Propranolol (β-Adrenozeptor-Antagonist)	Dociton®, propra von ct

zumindest experimentell unterstellt wird. Bisher fehlen aber am Patienten eindeutige Nachweise für spezifische neuroprotektive Eigenschaften, und die meisten von ihnen werden vorwiegend symptomatisch verwendet.

Zur Verfügung stehen die in Tab. 29.1 genannten Substanzklassen.

Die Pharmakotherapie kann unter verschiedenen Gesichtspunkten angewandt werden:

- **Kausale Therapie**, die gegen die Ursache der Erkrankung gerichtet ist und als **neuroprotektiv** bezeichnet wird;
- **symptomorientierte Therapie**, die die verschiedenen Kardinalsymptome und Begleiterscheinungen behandelt;
- **patientenorientierte Therapie**, die den Status des Patienten bzw. seine berufliche Situation oder sein Alter berücksichtigt und
- **nebenwirkungsorientierte Therapie**, die sich an dem Schweregrad der unerwünschten Wirkungen und an den typischen Fluktuationen wie dem **end-of-dose**- und der **on-off**-Fluktuation orientiert.

Da die Pathogenese des M. Parkinson nicht endgültig geklärt ist, wird eine kausale Therapie nicht möglich sein. Der in Deutschland verfügbare MAO-B-Hemmstoff **Selegilin**[1] und der COMT (Catechol-O-Methyltranskinase)-Hemmstoff **Entacapon**[2] greifen zwar in experimentellen Untersuchungen in die Pathogenese der Krankheit ein, weil sie die Bildung von Zellschädigenden O_2-Radikalen verhindern, ähnlich wie auch die Dopaminagonisten, aber diese Effekte sind bisher am Menschen nicht eindeutig nachgewiesen worden. Die erwähnten Substanzklassen werden, wie alle anderen hier beschriebenen Substanzen auch, symptomatisch eingesetzt.

Die symptomatische Behandlung berücksichtigt die Wirkung der einzelnen Substanzklassen auf die Kardinalsymptome Ruhetremor, Rigor, Hypokinese und Stell- und Haltereflex Verluste (Tab. 29.2). So vermindern alle Substanzklassen, deren Angriffspunkt am dopaminergen System und am NMDA-Rezeptor lokalisiert sind, mehr die Minussymptome - Hypo-

1 Movergan®, Xilopar®

2 Comtess®

Tab. 29.2. Qualitative Effekte der einzelnen Substanzklassen bei M. Parkinson

Symptomorientierte Differentialtherapie				
Substanzklasse	Minussymptome		Plussymptome	
	Hypokinese	Bradykinese	Rigor	Ruhe-Tremor
L-DOPA	+++	+++	++	+
Dopaminagonisten	++	++	+	+
MAO-B Hemmer	+	+	(+)	(+)
COMT-Hemmer	keine direkten Effekte ∅			
NMDA-Antagonisten	+(+)	+(+)	+(+)	+(A) ++(B)
M-Cholinozeptor-Antagonisten	(+)	–	(+)	+
β-Adrenozeptor-Antagonisten	–	–	–	+

A = Amantadin; B = Budipin.

kinese und das Plussymptom Rigor – aber auch die Bradyphrenie, während die Cholinozeptor-Antagonisten und β-Adrenozeptor-Antagonisten fast ausschließlich das Plus-Symptom – Ruhetremor – beeinflussen.

29.2.1 Therapie des Frühstadiums

Zur symptomorientierten Therapie ist die Einteilung der klinischen Symptomatik in einen hypokinetisch-rigiden Typ, einen Tremordominanz- und Äquivalenz-Typ hilfreich. Neben dieser Einteilung spielen die Schwere der Erkrankung, die Erkrankungsdauer, das Alter des Patienten sowie die Lebensumstände eine wichtige Rolle.

Im Frühstadium können **Amantadin**[3] oder MAO-B-Hemmstoffe (Selegilin) gegeben werden, wenn lediglich eine sehr milde Symptomatik vorliegt. Dopaminagonisten sind dagegen bei Patienten mit einer leichten bis mittelschweren Einschränkung ihrer täglichen Aktivitäten als primäre Behandlung angezeigt. Bei älteren (über 70 Jahren) und multimorbiden Patienten jeden Alters kann primär mit einer L-Dopa-Therapie begonnen werden. Anticholinergika waren zwar die ersten Medikamente in der Therapie des M. Parkinson, spielen aber mittlerweile nur noch eine sehr untergeordnete Rolle.

Die Initialtherapie mit Dopaminagonisten kann die Ausbildung der **wearing-off-** und **on-off-Fluktuationen** verzögern. Patienten, deren Erkrankung vor dem 65. Lebensjahr beginnt, vertragen im Allgemeinen die medikamentöse Therapie besser, und zeigen ein niedrigeres Risiko zu unerwünschten Wirkungen. Ältere Patienten leiden dagegen unter der Behandlung mehr an Wahrnehmungsstörungen (Halluzinationen) und Psychosen. Daher sollten Amantadin und Anticholinergika nur mit Vorsicht Verwendung finden. Insbesondere bei älteren Patienten rufen L-Dopa und die Dopaminagonisten mehr unerwünschte Wirkungen hervor.

Da Dopaminagonisten die Gefahr von Einschlafattacken bergen, ist der Einsatz bei Patienten, die Autofahren nur bedingt geeignet. Knöchelödeme werden durch Amantadin, Dopaminagonisten aber auch L-Dopa-Präparate deutlich verschlechtert.

Für die Therapie des Frühstadiums lässt sich also folgender Algorithmus beschreiben:

1. Berücksichtigung des Grads der Einschränkung des Patienten, sowie des Alters, der möglichen Fluktuationen und des Nebenwirkungsprofils der Substanzen, dann:
2. A: **Amantadin**, wenn eine minimale Therapie möglich ist; weniger geeignet bei älteren Patienten; ungeeignet bei Patienten mit einer eingeschränkten Nierenfunktion; kann Knöchelödeme verschlechtern.
   B: **Mao-B-Hemmstoffe**, wenn eine minimale Therapie möglich ist; weniger geeignet bei älteren Patienten; ungeeignet bei Patienten mit einer koronaren Herzkrankheit.
   C: **Dopaminagonisten** bei leichter bis mittelschwerer Beeinträchtigung; können langfristig das Auftreten von Fluktuationen reduzieren; können Müdigkeit und kognitive Störungen verursachen; können Knöchelödeme verschlechtern; sind ungeeignet für Patienten mit Herzklappen-Erkrankungen (ergotinische Dopaminagonsiten).
   D: **L-Dopa** bei älteren (über 70 Jahre) und multimorbiden Patienten jeden Alters.

Bei Krankheitsverschlechterung:

3. A+B: Wechsel zu Dopaminagonisten.
   C: Dosiserhöhung oder zusätzlich L-Dopa.
   D: Dosiserhöhung oder zusätzlich Dopaminagonisten.

29.2.2 Therapie des Vollstadiums

Im Vollstadium muss häufig eine kombinierte Therapie erfolgen. Während der Behandlung treten Probleme auf, die besonderer Berücksichtigung bedürfen wie die **Fluktuationen** (**wearing-off-** oder **end-of-dose-** und **on-off**-Phänomene), **Zunahme der Symptome nachts und am frühen Morgen** sowie **Dyskinesien** und paranoid-halluzinatorische **Psychosen**. Diesen Problemen muss mit spezifischer Veränderung der Pharmakotherapie begegnet werden.

1. Bei Fluktuationen soll die Einnahmefrequenz der L-Dopa-Dosis gesteigert werden und bei Patienten, die auf eine Standard-Kombinationstherapie aus L-Dopa und Benserazid oder Carbidopa eingestellt waren, zu einer **Slow-release-Formulierung** gewechselt werden. Zusätzlich zur bestehenden Therapie können COMT-Hemmer (z. B. **Entacapon**[2]), Dopaminagonisten (z. B. **Bromocriptin**[4], **Cabergolin**[5]), NMDA-Antagonisten (**Amantadin**[3]) sowie MAO-B-Hemmstoffe (**Selegilin**[1], **Rasagilin**[6]) kombiniert werden.
2. Die Verschlechterung des Krankheitsbildes bei Nacht kann durch intakten Schlaf abgemildert werden, hier ist der Einsatz eines schwachen Sedativums hilfreich. Außerdem hilft die Gabe einer oder der Wechsel zu einer **Slow-release-Formulierung** aus L-Dopa und Benserazid oder Carbidopa am Abend. Auch die Kombination mit einem Dopaminagonisten mit längerer Halbwertzeit (z. B. Cabergolin) ist angezeigt. Bei Verschlechterung der Symptome in den frühen Morgenstunden sollte man eine schnell-lösliche L-Dopa-Kombination noch vor dem Aufstehen einnehmen und nicht ein retardiertes Präparat, da es schneller wirksam ist.

---

[3] PK-Merz®, Amantadin-ratiopharm®
[4] Pravidel®, Bromocriptin-ratiopharm®
[5] Dostinex®, Cabaseril®
[6] Azilect®

3. Dyskinesien treten häufig als Begleiterscheinung der Anti-Parkinson-Therapie auf. Als sehr hilfreich bei Dyskinesien hat sich die zusätzliche Gabe von Amantadin erwiesen. Wenn Patienten bereits mit einem Dopaminagonisten eingestellt sind, sollte seine Dosis erhöht werden, bei gleichzeitiger Reduktion der L-Dopa-Dosis. Außerdem sollten Selegilin und Entacapon bei Patienten mit Dyskinesien abgesetzt werden. Ist der Patient auf eine **Slow-release-L-Dopa-Kombination** eingestellt, dann sollte zu einer Standardformulierung gewechselt werden.
4. Parkinson Patienten entwickeln häufiger als die vergleichbare Bevölkerung Depressionen. Dabei liegt die Häufigkeit depressiver Symptome bei 20–40% aller Patienten. Es besteht keine klare Korrelation zwischen dem Grad der motorischen Behinderung und der Ausprägung der depressiven Symptomatik, sodass diese auch nach Einleiten einer erfolgreichen Dopamimetischen Therapie fortbestehen kann. Häufig wird deshalb eine antidepressive Therapie (z. B. mit Amitriptylin, Doxepin) notwendig. Darüber hinaus können alle Antiparkinson-Medikamente paranoid-halluzinatorische Psychosen hervorrufen. Tritt eine Psychose ohne vorhergehende Medikations-Änderung auf, sollte eine Änderung der Medikation in folgender Reihenfolge durchgeführt werden: Absetzen von Anticholinergika, Mao-B-Hemmstoffen, Amantadin, COMT-Hemmstoffen und Dopaminagonisten. Als zusätzliche Medikation kann man die Gabe atypischer Antipsychotika wie **Quetiapin**[7] oder **Clozapin**[8] erwägen. Kontraindiziert sind alle hochpotenten klassischen Antipsychotika, da diese bereits in geringen Dosen die hypokinetisch-ridigen Symptome erheblich verstärken können.

29.3 Substanzklassen und Substanzen

29.3.1 L-Dopa

L-Dopa ist in der Behandlung des M. Parkinson die effektivste Pharmakotherapie und wird in dopaminergen Nerven zu Dopamin metabolisiert. Nach der Gabe einer normalen L-Dopa-Standarddosis werden ca. 99% in der Peripherie zu Dopamin umgewandelt, was zu Übelkeit, Erbrechen und orthostatischer Hypotension führt. Durch die Kombination mit einem Dopa-Decarboxilase-Hemmstoff (Benserazid, Carbidopa), der die Bluthirnschranke nicht penetriert, werden immer noch 90% in der Peripherie zu Dopamin umgesetzt. Entsprechend hoch sind auch die Dosen bei der chronischen Therapie: sie beginnen mit 50 bis 150 mg pro Tag (in der Regel zu Beginn 3 Einzeldosen) und werden alle zwei bis drei Tage um 50 mg pro Tag bis zum Ansprechen der klinischen Symptomatik gesteigert. Generell sollte versucht werden, eine Tagesdosis von 800 mg nicht zu überschreiten. Neben Standardformulierungen stehen eine schnell wirkende dispersible Form von **L-Dopa**[9] und **Slow-release** (SR)-Formulierungen zur Verfügung, die je nach Bedarf eingesetzt werden können. Die schnell wirkende Form in Form wasserlöslicher Tabletten eignet sich besonders zur Gabe am frühen Morgen, um die Beweglichkeit rasch zu verbessern. SR-Formulierungen führen zu einer kontinuierlichen L-Dopa-Freisetzung über den Tag, so sind wenige Tages-Einzeldosen notwendig. Weil L-Dopa aus den SR-Formulierungen das Gehirn später erreicht als aus den Standardformulierungen wird empfohlen, die Therapie mit einer Standardzubereitung zu beginnen und später auf eine SR-Form zu wechseln. Die Tabletten sollten nüchtern eingenommen werden, zumindest eine Stunde vor oder nach dem Essen, um eine Konkurrenz mit anderen Aminosäuren bei der Resorption zu vermeiden.

L-Dopa ist besonders bei der Behandlung der hypokinetischen Symptome wirksam und sollte auch dann eingesetzt werden, wenn die Parkinson-Symptome sich unter der Therapie mit anderen Anti-Parkinson-Mitteln verschlechtern. Es ist aber auch beim Rigor und weniger ausgeprägt beim Tremor wirksam. Die Mehrheit der Patienten (>70%) spricht gut auf die Therapie mit L-Dopa an. Patienten mit einem Parkinson-Syndrom sollen in der Regel nicht mit L-Dopa behandelt werden.

Unerwünschte Wirkungen. Die unerwünschten Wirkungen betreffen das vegetative System, die Motorik und die Psyche. So werden Übelkeit, Erbrechen, orthostatische Dysregulation und Tachyarrhythmien berichtet. Etwa 50% der Patienten entwickeln nach etwa 5–10 Jahren Therapie mit L-Dopa motorische Störungen, die als Fluktuationen bezeichnet werden und mit **wearing-off-**, **end-of-dose-** und **on-off-Phänomenen** beschrieben werden. Diese Fluktuationen nehmen mit der Dauer der Behandlung zu, da die Degeneration in den nigrostriatären Neuronen ein progressiver Prozess ist, der die Wiederaufnahme und Freisetzung von Dopamin limitiert. Diskutiert wird auch eine toxische Wirkung von L-Dopa, die mit der Bildung freier O_2-Radikale bei der Umwandlung zu Dopamin erklärt wird.

Patienten, die mit L-Dopa behandelt werden, entwickeln unter Umständen Schlafstörungen, visuelle Halluzinationen und paranoid-halluzinatorische Psychosen. Trotz dieser Reihe von Nebenwirkungen ist eine L-Dopa-Therapie zur Behandlung der Patienten gerechtfertigt, da durch sie die Lebenserwartung durch die Vermeidung krankheitsbedingter Komplikationen deutlich steigt.

29.3.2 Dopaminagonisten

Dopaminagonisten wirken direkt an den Dopaminrezeptoren. Vorwiegend stimulieren sie den D_2- und D_3-Typ, können aber nicht wie Dopamin, das aus L-Dopa gebildet wird, das ganze Spektrum an D-Rezeptoren binden. Ein voll ausgeprägter Effekt

[7] Seroquel®
[8] Leponex®, Clozapin-neuraxpharm®
[9] Madopar LT®

soll nur dann erreicht werden, wenn auch D_1-Rezeptoren stimuliert werden, was offensichtlich nur durch Dopamin selbst möglich ist. Vielleicht erklärt der mangelnde Effekt am D_1-Rezeptor, warum Dopaminagonisten schwächer wirksam sind als L-Dopa (▣ Tab. 29.2). Die Dopaminagonisten (Substanzen ▣ Tab. 29.1) sind bei sämtlichen Stadien des M. Parkinson wirksam und werden bei leichtem bis mittelschwerem Parkinson in Monotherapie eingesetzt. Wenn sie im Frühstadium des M. Parkinson gegeben werden, können sie die Entwicklung von Dyskinesien vermindern oder verzögern und zwar besser als L-Dopa. In Vergleichsstudien zwischen Dopaminagonisten und L-Dopa konnte eine Reduktion der dopaminergen Nervenendigungen nach Pramipexol und Ropinirol gegenüber L-Dopa gezeigt werden, was als neuroprotektiver Mechanismus interpretiert wird. Direkte große Vergleichsstudien zwischen den verschiedenen Dopaminagonisten existieren nicht. Aus Metaanalysen lässt sich allerdings kein Unterschied zwischen den einzelnen Substanzen errechnen, sie haben alle vergleichbare klinische Wirkungen und Nebenwirkungen.

Pramipexol[10] zeichnet sich durch eine gute Wirksamkeit auf den Ruhetremor aus, auch zeigt es eine gute Wirksamkeit gegen eine depressive Verstimmtheit im Rahmen des M. Parkinson.

Eine interessante Substanz ist **Cabergolin**[5] wegen seiner sehr langen HWZ von 72 h, die eine einmal tägliche Dosierung erlaubt. Man beginnt mit 1 mg pro Tag und steigert dann im wöchentlichen Rhythmus um 0,5 bis 1 mg auf eine Tagesdosis von 2 bis 6 mg (Dosierungen und unerwünschte Wirkungen ▣ Tab. 29.3). Ropinirol ist ein neuerer D_2-Agonist und wird zu Beginn der Therapie mit 0,25 bis 1 mg dreimal täglich verordnet. Ein Ansprechen der Therapie beginnt bei 9 mg Tagesdosis. Es sollte aber insgesamt nicht mehr als 24 mg pro Tag gegeben werden.

Das Nebenwirkungsprofil der Dopaminagonisten ist dem von L-Dopa vergleichbar (▣ Tab. 29.3), jedoch tritt nach Gabe von Dopaminagonisten und Umständen eine ausgeprägte Tagesmüdigkeit zusammen mit Einschlafattacken auf. Außerdem sind insbesondere bei Dopaminagonisten mit Ergotalkaloid-Struktur (Bromocriptin, Cabergolin, α-Dihydroergocryptin, Lisurid, Pergolid) Herzklappen-, Pleura- und Pleura-pulmonale Fibrosen beschrieben, die den therapeutischen Einsatz einschränken können. Beim Einsatz von Dopamin-Agonisten vom Ergotamin-Typ ist darüber hinaus eine Kontrolle der Begleitmedikation erforderlich. Diese Substanzklasse wird über das Cytochrom-(CYP)-P450-System der Leber abgebaut. Für den Metabolismus von Ergotamin-Abkömmlingen, einschließlich der entsprechenden Dopamin-Agonisten, ist dabei die Isoform CYP 3A verantwortlich. Da CYP 3A durch Makrolid-Antibiotika wie Erythromycin und Clarithromycin, aber auch Nahrungsmittel wie Grapefruitsaft gehemmt wird, führen diese potentiell zu einer relativen Überdosierung der Dopamin-Agonisten.

[10] Sifrol®

[11] Tasmar®

29.3.3 MAO-B-Hemmer

MAO-B-Hemmer hemmen die Monoaminoxidase vom Typ B und damit den Abbau von Dopamin. Sie steigern die Verfügbarkeit von Dopamin und verursachen wegen ihrer Selektivität viel weniger eine Bluthochdruckkrise als nicht selektive MAO-Hemmer, wenn Patienten während der Therapie Tyramin-haltige Lebensmittel zu sich nehmen. Die verfügbaren Substanzen sind **Selegilin**[1] und **Rasagilin**[6]. Selegilin wird vor allem in der Frühphase des M. Parkinson eingesetzt. Selegilin kann die Parkinsonsymptome um wenige Monate verzögern, wenn es bei Patienten eingesetzt wird, die vorher unbehandelt waren. Da die symptomatischen Effekte relativ mild sind und eine signifikante Wirksamkeit im Voll- und Spätstadium des M. Parkinson nicht nachgewiesen ist, bleibt sein Einsatz auf die Frühphase beschränkt. Der Substanz wird eine schwach neuroprotektive Wirkung zugeordnet, da sie den oxidativen Metabolismus von Dopamin hemmt, bei dem freie O_2-Radikale entstehen. Die Neuroprotektion bei Patienten wird allerdings kontrovers diskutiert. Rasagilin wurde im letzten Jahr in Deutschland eingeführt, seine Indikationen sind die Mono- oder Zusatztherapie mit Levodopa bei Patienten mit **End-of-dose-Fluktuationen**.

Selegilin wird mit 2-mal 5 mg am Tag dosiert, wobei die zweite Dosis am Nachmittag gegeben werden sollte, um Schlaflosigkeit zu vermeiden. Höhere Dosen können den erwünschten Effekt nicht steigern, verursachen aber ein erhöhtes Risiko für eine Bluthochdruckkrise wegen der Abnahme der Selektivität. Wird die Substanz zusammen mit trizyklischen Antidepressiva oder selektiven Serotonin-Wiederaufnahme-Hemmstoffen eingenommen, kann ebenfalls eine hypertensive Krise resultieren. Insbesondere bei älteren Patienten mit einer koronaren Herzkrankheit sollte Selegilin daher nicht verwendet werden. Da Selegilin einerseits den oxidativen Abbau von Dopamin vermindert, andererseits selbst zu Amphetamin abgebaut wird, können insbesondere bei gleichzeitiger Gabe von L-Dopa Dys- und Hyperkinesen sowie Halluzinationen und paranoide Psychosen auftreten. In diesem Fall sollte Selegilin als erstes abgesetzt werden. Rasagilin 1mg wird einmal täglich mit oder ohne Levodopa gegeben (▣ Tab. 29.3.).

29.3.4 COMT-Hemmer

COMT-Hemmer hemmen den Abbau von Katecholaminen und damit auch von Dopamin zu inaktiven Metaboliten. Das bedeutet, dass die Verfügbarkeit von L-Dopa im Gehirn unter der Wirkung der COMT-Hemmer gesteigert wird. In Deutschland ist mit **Entacapon**[2] ein peripher wirksamer COMT-Hemmer für die Therapie auf dem Markt. Als Alternative ist seit kurzem wieder **Tolcapon**[11] verfügbar, wobei die Auflagen des Herstellers insbesondere im Hinblick auf eine Leberschädigung zu beachten sind. Im Gegensatz zu Entacapon verhindert Tolcapon den Abbau von Dopamin nicht nur peripher sondern auch zentral. Die Plasma-

HWZ von L-Dopa wird von Entacapon verlängert und bei Patienten mit Fluktuationen die **on**-Zeit für die L-Dopa-Therapie gesteigert. Es wird diskutiert, dass die Wirkung von Entacapon alleine mit der veränderten Kinetik von L-Dopa erklärt werden kann. Die Wirkdauer von Entacapon beträgt etwa 1,5 Stunden, Entacapon muss daher in einer konstanten Dosis von 200mg mit jeder L-Dopa-Dosis eingenommen werden, wodurch eine Reduktion der L-Dopa-Dosis um etwa 20% in den meisten Fällen möglich ist. Im Gegensatz zu Tolcapon wurde bisher keine Hepatotoxizität für Entacapone berichtet. Entacapon verfärbt den Urin gelblich.

29.3.5 NMDA-Hemmer

NMDA-Hemmer wie **Amantadin**[3] und **Budipin**[12] besitzen eine schwache Anti-Parkinson-Wirkung. Der genaue Wirkmechanismus ist nicht bekannt, es wird aber ein Anstieg der Dopaminfreisetzung, eine Wiederaufnahmehemmung für Dopamin sowie Stimulation der Dopaminrezeptoren diskutiert. Am wahrscheinlichsten ist wohl der Antagonismus am NMDA-Rezeptor, der die Wirkung von Glutamat hemmt und so zur Verbesserung vor allem der Fluktuationen beiträgt. Amantadin vermittelt eine Verbesserung von Hypokinese, Rigor und Ruhetremor, wobei die Wirkung auf Hypokinese und Rigor stärker ausgeprägt ist als bei Behandlung mit Anticholinergika. NMDA-Antagonisten werden am günstigsten im Frühstadium der Erkrankung, bei Patienten mit leichter Parkinson-Symptomatik, eingesetzt. Die Kombination von Amantadin zur L-Dopa-Therapie soll die Wirkung von L-Dopa signifikant verbessern. Amantadin wird mit Dosen von 100 bis 300 mg täglich eingesetzt. Da Amantadin-Sulfat auch als Infusion zur Verfügung steht, hat sich der Einsatz zur Behandlung der akinetischen Krise seit Jahren bewährt. Es wird unverändert im Urin ausgeschieden und soll deshalb bei Niereninsuffizienz nur mit Vorsicht verwendet werden. Insgesamt ist aber die Nebenwirkungsrate relativ niedrig. Es treten Knöchelödeme, gastrointestinale Beschwerden, Appetitlosigkeit, innere Unruhe, erhöhter Antrieb und Verwirrtheitszustände auf. Diese unerwünschten Wirkungen werden bei älteren Patienten häufiger als bei jüngeren beobachtet.

Budipin hat neben der Blockade von NMDA-Rezeptoren auch anticholinerge Effekte. Diese machen sich vor allem in den unerwünschten Wirkungen wie Mundtrockenheit, Miktionsbeschwerden, Schwindel, Unruhe und Müdigkeit bemerkbar. Die Substanz wird hauptsächlich bei Tremor eingesetzt und mit 2-bis 3-mal 10 mg bis 3-mal 20 mg täglich eingesetzt. Die Anwendung von Budipin wurde seit 2001 wegen QT-Zeitverlängerung deutlich eingeschränkt. Das Präparat darf nur noch unter strengen Auflagen und regelmäßigen EKG-Kontrollen verordnet werden.

29.3.6 M-Cholinozeptor-Antagonisten

M-Cholinozeptor-Antagonisten (Anticholinergika) können das Ungleichgewicht zwischen depletiertem Dopamin und erhöhtem Acetylcholin in den Basalganglien verbessern. Die in Deutschland zur Verfügung stehenden Substanzen sind in ◘ Tab. 29.1 dargestellt. Sie werden allenfalls als Monotherapie eingesetzt sowie bei Patienten unter 70 Jahren mit vorwiegendem Ruhetremor, bei denen die Hypokinese kein größeres Problem darstellt (◘ Tab. 29.2). Patienten, die unter der Therapie mit L-Dopa und/oder Dopaminagonisten an persistierendem Tremor leiden, können probatorisch zusätzlich mit Anticholinergika behandelt werden. Unter ihnen werden **Biperiden**[13] und **Trihexyphenidyl**[14] am häufigsten in Deutschland verschrieben. Die Dosierungen sind in ◘ Tab. 29.3 dargestellt. Anticholinergika zeichnen sich bei geringem Effekt durch ein breites Nebenwirkungsspektrum aus, das häufig ihre Anwendung limitiert. Vor allem ältere Patienten und Patienten, die kognitive Störungen haben, leiden unter zunehmenden Gedächtnisstörungen. Außerdem treten Mundtrockenheit, Störungen der Magen-Darm-Peristaltik, Akkommodationsstörungen (Achtung: Glaukom!), Tachykardien, Verwirrtheit und Psychosen auf.

29.3.7 Adjuvanzien

ZNS-gängige β-Adrenozeptor-Antagonisten wie **Propranolol**[15] können zusätzlich im Früh- und Spätstadium zur Therapie des Tremors eingesetzt werden. Aufgrund ihrer β_2-Adrenozeptor blockierenden Eigenschaft verhindern sie das Muskelzittern der quergestreiften Muskulatur. Andere Symptome des M. Parkinson werden durch Propranolol nicht beeinflusst. Die Tagesdosis beträgt 20–40 mg. Als unerwünschte Wirkungen können Bradykardie, AV-Block, Blutdrucksenkung und Bronchialobstruktion (Achtung: Asthma!) auftreten.

---

12 Parkinsan®

13 Akineton®, Biperiden-neuraxpharm®

14 Artane®, Parkopan®

15 Dociton® propra von ct

Tab. 29.3. Wirkungen, Nebenwirkungen und Dosierung von Anti-Parkinson-Medikamenten

Substanzklasse	Wirkmechanismus	Unerwünschte Wirkungen	Substanzen	Dosierung
L-Dopa	Umwandlung zu Dopamin in Neuronen, die Dopadecarboxylase enthalten	Übelkeit, Erbrechen, Hypotension, Psychosen, Halluzinationen, Fluktuationen, Dyskinesien	Levodopa+ Benserazid Levodopa+ Carbidopa	100–800 mg/Tag, einschleichend 3-mal tägl. bis max. 2 · stündl.
Dopaminagonisten	Stimulierung dopaminerger Rezeptoren	siehe L-Dopa, zusätzlich Tagesmüdigkeit, periphere Ödeme, Fibrosen	Bromocriptin	15–30 mg/Tag, 3–4-mal tägl.
			Cabergolin	2–6 mg/Tag, 1-mal tägl.
			Dihydroergocriptin	60–120 mg/Tag, 2–3-mal tägl.
			Lisurid	1–3 mg/Tag, 3-mal tägl.
			Pergolid	1,5–5 mg, 3-mal tägl.
			Pramipexol	1,5–2,1 mg, 3-mal tägl.
			Ropinirol	6–24 mg, 3-mal tägl.
MAO-B-Hemmstoffe	Hemmung des Dopaminabbaus	Übelkeit, Benommenheit, Verwirrtheit, Schlaflosigkeit, eingeschränkte Wahrnehmung	Selegilin	5–10 mg, 2-mal tägl.
			Rasagilin	1mg täglich mit oder ohne Levodopa
COMT-Hemmstoffe	Erhöhung der Verfügbarkeit von L-Dopa	Verstärkung der L-Dopa-Nebenwirkungen, Durchfälle	Entacapon	200–1600 mg mit jeder L-Dopa-Dosis
			Tolcapon	100 mg, 3-mal tägl.
NMDA-Antagonisten	Blockade des NMDA-Rezeptors für Glutamat	kognitive Störungen, periphere Ödeme, Hautrötung, gastrointestinale Beschwerden	Amantadin	150–300 mg/Tag, 2–3- mal täglich tägl. Vorsicht bei älteren Patienten mit eingeschränkter Nierenfunktion!
		Budipin: auch anticholinerge NW	Budipin	10–20 mg/Tag, 2–3-mal tägl.
M-Cholinozeptor-Antagonisten	Blockade der M-Cholinozeptoren	Mundtrockenheit, Harnverhalten, Störungen der Magen-Darm-Motorik, Akkommodationsstörungen Glaukom!, Tachykardien, Verwirrtheit, Agitation	Biperiden	5–20 mg, einschleichend
			Trihexyphenidyl	1–6 mg, 3-mal tägl.

Weiterführende Literatur

Guttman M, Kish St J, Furukawa Y (2003) Current concepts in the diagnosis and management of Parkinsons's disease, CMAJ 168: 293–303

Kondo T (2002) Initial therapy for Parkinson's disease: levodopa vs. Dopamine receptor agonists, J. Neurol. 249(2): 25–29

Tarsy D (2003) Treatment of Parkinson's disease, Up To Date online 11.3

Tintner R, Jankovic J (2002) Treatment options for Parkinson's disease, Current Opinion in Neurology 15: 467–476

30 Erkrankungen und Schädigungen des Auges

B. Hinz, C. Mardin

30.1 Allgemeine Gesichtspunkte der Pharmakotherapie am Auge

Bei der Therapie von Augenerkrankungen dominiert die **topische Applikation**. Dabei wird der Arzneistoff in wässriger Lösung, als Suspension oder in Gel- bzw. Salbenform auf das äußere Auge aufgebracht. Eine Besonderheit stellt die schnelle systemische Resorption dar, die über die gut durchblutete Bindehaut und nasale Mucosa gewährleistet wird. Dies erklärt die unerwünschten systemischen Wirkungen, die bei einer Reihe von Ophthalmika bei normal dosierter lokaler Therapie zu erwarten sind. Die meisten Ophthalmika gehen nach Applikation in dem präcornealen Tränenfilm in Lösung und diffundieren durch die Hornhaut in das Augeninnere. Tränenfilm und Hornhaut können als hydrophile und hydrophobe Grenzschichten aber auch Permeationsbarrieren für das Eindringen exogener Noxen und Arzneistoffe in das Auge darstellen.

30.1.1 Okuläre Resorption von Ophthalmika

Viele Ophthalmika sind in ihrer pharmazeutischen Zubereitung und damit in ihrem Löslichkeitsverhalten zur Wirkung am äußeren Auge konzipiert, z. B. Antibiotika bei oberflächlichen Infektionsprozessen des äußeren Auges. Hierbei genügen die Löslichkeit und die Verteilung im Tränenfilm des Auges, ganz im Gegensatz zu Pharmaka wie z. B. Antiglaukomatosa, deren Zielstrukturen im Augeninneren liegen.

Ophthalmika zur Therapie der Konjunktivitis oder Blepharitis, Tränenersatzmittel zur Behandlung von Benetzungsdefiziten oder Pharmaka zur Therapie der Keratitis bedürfen einer guten Durchmengung mit dem **präcornealen Tränenfilm,** da dieser die Brücke der Bioverfügbarkeit für die erkrankten Strukturen darstellt. Ein auf das Auge aufgebrachter wasserlöslicher Arzneistoff vermischt sich sehr schnell mit dem Tränenfilm, der physiologisch einem wässrigen Volumen von ca. 7–10 µl entspricht. Die meisten Mehrdosenbehälter für Ophthalmika geben eine Tropfengröße von etwa 40 µl ab. Der Überschuss wird von den abführenden Tränenwegen aufgenommen, und über die Tränenbasalsekretion setzt ein sofortiger Verdünnungsprozess für die aufgebrachte Arzneimittellösung ein. Die Basalsekretion beträgt 1,2 µl/Minute, steigt jedoch reflektorisch sehr schnell an, wenn es durch einen abweichenden pH-Wert der Arzneimittellösung, ungünstige Osmolalität oder Temperaturänderung zu einem reflektorischen Träneneinstrom kommt. Durch die Tränenbasalsekretion wird eine auf das Auge aufgebrachte Arzneimittellösung innerhalb einer Minute um 70% verdünnt, nach 8 Minuten ist noch etwa 0,1% der ursprünglichen Arzneimittelkonzentration vorhanden. Mit gleicher Kinetik fällt der Diffusionsgradient für die Wirkstoffpermeation in das Auge. Der Lidschluss verursacht einen weiteren Abfluss des Arzneimittels über die ableitenden Tränenwege.

Der **Tränenfilm** besteht aus drei Schichten mit unterschiedlichem Löslichkeitsverhalten: Die obere Lipidschicht stellt eine hydrophobe Phase dar. Die mittlere, wässrige Phase, entspricht einem ausschließlich hydrophilen Kompartiment, während die präcorneale Muzinschicht wieder hydrophobes Verhalten zeigt. Die gegensätzlichen Löslichkeitseigenschaften der Grenzschichten des Tränenfilms sind für die okuläre Resorption und die Bioverfügbarkeit von Ophthalmika von Bedeutung.

Liegen die Zielstrukturen der **Therapie im Augeninneren,** muss der Arzneistoff die **Permeabilitätsbarrieren** der Hornhaut überwinden. Hierbei ist das mehrschichtige Hornhautepithel ein lipophiles Kompartiment, durch das überwiegend fettlösliche Pharmaka diffundieren. Das Hornhautstroma ist hydrophil, während das Hornhautendothel wiederum eine lipophile Grenzschicht darstellt. Wirkstoffe, von denen eine gute Hornhautpenetration verlangt wird, wie z. B. Antiglaukomatosa, sind entweder schwache Säuren oder schwache Basen, welche nur teilweise dissoziiert in ionisierter Form vorliegen. Der ionisierte Arzneistoff durchdringt leicht das hydrophile Stroma, während nicht-ionisierte Alkaloide, z. B. Pilocarpin oder Atropin, die lipophilen Grenzschichten Epithel und Endothel durchdringen. Entsprechend der Dissoziationskonstanten des diffundierenden Arzneistoffs stellen sich in den verschiedenen Kompartimenten ständig neue Diffusionsgleichgewichte und -gradienten ein, die durch die Konzentration und die biophysikalischen Eigenschaften des Arzneistoffs bzw. der jeweiligen Hornhautstruktur bestimmt werden. Hierbei kann das **Hornhautepithel** als Reservoir für **lipophile** Arzneistoffe und das **Hornhautstroma** als Reservoir für hydrophile Arzneistoffe dienen.

Subkonjunktival injizierte Arzneistoffe gelangen nicht nur durch eine Diffusion über die Sklera in das Auge, sondern nehmen über den Injektionskanal und den präcornealen Tränenfilm den Diffusionsweg durch die Hornhaut und Bindehaut in das Auge (vergleichbar der Tropfapplikation).

30.1.2 Resorption von Ophthalmika in den Kreislauf

In Abhängigkeit von der jeweiligen Pharmakokinetik werden >90% eines auf das äußere Auge aufgebrachten Arzneimittels vom Organismus aufgenommen. Dies ist ein wichtiger Aspekt bei der Risikoabwägung von Ophthalmika. Nach der lokalen Applikation am Auge werden Pharmaka über die gut durchblutete Bindehaut und die nasale Mucosa (s. oben) resorbiert. Dorthin gelangt der Arzneistoff mit der Tränenflüssigkeit. Die schnelle systemische Resorption unter Umgehung des **First-pass-Effekts** der Leber (z. B. β-Blocker) kann für manche Patienten eine Gefahr bedeuten. Lediglich ein geringer Teil der aufgebrachten Arzneimittelmenge erreicht über die Nase den Intestinal-Trakt und wird dort aufgenommen. Ein ebenso geringer Teil von Arzneistoffen wird über die Wege des Kammerwassers in das episklerale venöse Gefäßsystem und den allgemeinen Kreislauf gelangen. Die Kompression der Tränenwege im medialen Lidwinkel nach Anwendung von Augentropfen für 1–2 Minuten kann die Aufnahme des Arzneistoffs in den allgemeinen Kreislauf begrenzen. Die systemischen Risiken von unerwünschten Wirkungen steigen mit der Tropfengröße, da weiterer Arzneistoff durch den Volumenüberschuss in den allgemeinen Kreislauf gelangt. Das Gleiche gilt für die schnelle Applikation von mehreren Tropfen hintereinander, während eine wiederholte Tropfapplikation mit einer zeitlichen Distanz von einigen Minuten die Aufnahme von Wirkstoff in das Auge steigern kann. Die in den Geweben des vorderen Augensegmentes erzielbare Arzneistoffkonzentration ist eine Funktion der Konzentration der aufgebrachten Arzneimittellösung, jedoch nur in einem engen Bereich.

30.1.3 Aspekte der individuellen Wirksamkeit von Ophthalmika

Der gewünschte Arzneimitteleffekt nach topischer Applikation kann trotz identischer Dosierung je nach pharmazeutischer Zubereitung unterschiedlich ausfallen. Wie bereits ausgeführt entscheidet die Größe des Tropfvolumens aus dem Mehrfachdosenbehälter der Arzneimittellösung wie auch die Osmolarität der Tropflösung über die Gesamtmenge an Pharmakon, die auf das Auge gelangt.

Entsprechend den Vorschriften des deutschen Arzneibuches müssen Augentropflösungen in Mehrfachdosenbehältern zur Vorbeugung einer bakteriellen Kontamination mit Konservierungsstoffen versehen sein. Eine Vielzahl dieser oberflächenaktiven Stoffe, wie z. B. Benzalkoniumchlorid, beeinträchtigen durch unspezifische, **toxische** Wirkungen die Integrität des mehrschichtigen Hornhautepithels und steigern somit die Permeation des Wirkstoffes durch die hydrophobe Grenzschicht des Hornhautepithels. Das Antiglaukomatosum Carbachol beispielsweise permeiert lipophile Kompartimente sehr schlecht, kann allerdings unter Zusatz von Benzalkoniumchlorid eine ausreichende Permeation in die vordere Augenkammer erzielen. Oftmals sind solche **Konservierungsstoffe** Ursache von Unverträglichkeitserscheinungen und Allergisierung. Von Bedeutung können auch Arzneimittelinteraktionen bei gleichzeitiger Applikation von unterschiedlichen Ophthalmika sein.

Ist die Permeationsschranke des Hornhautepithels durch die zu behandelnde Augenerkrankung unterbrochen, wie z. B. bei einer Keratitis, wird eine größere Arzneimittelmenge in das Auge aufgenommen und kann von dort in den Kreislauf weitergegeben werden. Ebenso wie Konservierungsstoffe können auch Anästhetika die Epithelschranke der Hornhaut aufbrechen und die Arzneimitteldiffusion durch die Hornhaut erheblich verstärken. Die Bioverfügbarkeit des Pharmakons im Auge hängt auch vom Pigmentierungsgrad der Regenbogenhaut ab. Das Irispigment kann insbesondere Adrenozeptor- und M-Cholinozeptor-Liganden unspezifisch binden, weshalb die Bioverfügbarkeit sinkt, jedoch zugleich ein Arzneimittelreservoir in den **pigmentierten Irisstrukturen** verbleibt. So wirken beispielsweise Mydriatika und Parasympathomimetika bei dunkel pigmentierten Augen sehr viel schwächer als in weniger pigmentierten, blauen Augen.

30.2 Spezielle Pharmakotherapie von Augenkrankheiten

Die nachfolgende Besprechung der Pharmakotherapie der häufigsten und wichtigsten medikamentös behandelbaren Augenerkrankungen erfolgt nach topographischen Gesichtspunkten. Dementsprechend wurde eine Einteilung in Erkrankungen im vorderen (Lider, Binde-, Horn- und Regenbogenhaut, Vorderkammer, Ziliarköper und Linse) und hinteren Augenabschnitt (Glaskörper, Papille und Netzhaut) vorgenommen (◻ Abb. 30.1).

30.2.1 Erkrankungen des äußeren Auges und vorderen Augenabschnitts

Erkrankungen der Lider

Nicht-infektiöse, konstitutionelle Lidrandentzündungen sind **die seborrhoische Blepharitis** sowie die **Blepharitis bei Acne rosacea**. Bei diesen Erkrankungen erweisen sich lidrandhygienische Maßnahmen sowie am Lidrand applizierte Glucocorticoid- und Antibiotikahaltige Augensalben günstig, da die im Rahmen

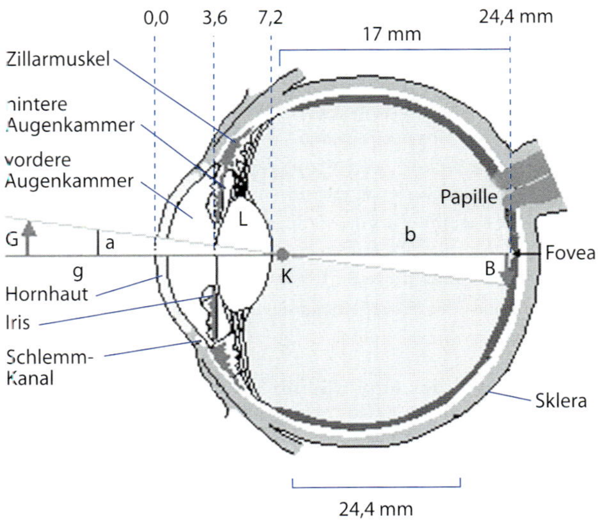

◻ **Abb. 30.1.** Anatomie des Auges. Horizontalschnitt durch ein Auge des Menschen mit Fovea und Papille mit Nervus opticus *(N. O.)*. Abbildung im vereinfachten Strahlengang mit Gegenstand *(G)*, Gegenstandsweite *(g)*, Sehwinkel (α), Linse *(L)*, Knotenpunkt *(K)*, Bildweite *(b)* und umgekehrtem Bild *(B)*. 1 Grad Sehwinkel entspricht etwa 0,3 mm Bildgröße auf der Retina. Nach Eysel in Schmidt & Schaible (2000)

der Seborrhoe auftretende Krustenbildung häufig von Staphylokokken superinfiziert ist.

Bei den **bakteriellen Lidentzündungen** orientiert sich die notwendige topische Antibiotikatherapie am **nachgewiesenen Erreger.** In den meisten Fällen sind Staphylokokken, seltener Clamydien, beteiligt. Geeignet ist eine **Gentamicin**[1]- oder Tetracylin-haltige Augensalbe.

Beim Auftreten einer **Lidphlegmone** oder eines **Lidabszesses** ist die Kombination einer topischen Antibiotikatherapie mit einer antibiotischen Allgemeintherapie notwendig.

Bei Virus-Befall der Lider (z. B. Herpes simplex oder Herpes zoster) ist eine topische, antivirale Therapie mit einer **Aciclovir**[2]-haltigen Augensalbe wirksam. Eine **systemische Behandlung** mit Aciclovir zur Prävention einer herpetischen Uveitis ist sinnvoll, bei bestehender Uveitis notwendig.

Bei **Pilzinfektionen** der Lider wird mit einer Antimykotika-haltigen Salbe in Abhängigkeit vom Erreger behandelt.

Bei **allergischen Liderkrankungen** bringt der Einsatz einer Glucocorticoid-haltigen Salbe nach Ausschaltung des Allergens schnelle Abhilfe.

Erkrankungen der Tränenorgane

Die **akute Entzündung** der Tränendrüse (**Dakryoadenitis**) wird **viral** im Rahmen einer anderen Grunderkrankung (z. B. Mumps, Masern, Influenza, Herpes zoster, Herpes simplex) oder **bakteriell** (meist akut durch Streptokokken, Gonokokken oder Staphylokokken) hervorgerufen. Oft findet man eine Sinusitis maxillaris in der Anamnese. Der **chronische Verlauf** wird durch **Tuberkulose** oder **Lues** verursacht. Selten sind Pilzinfektionen der Tränendrüse. Die antiinfektiöse Therapie richtet sich nach dem Erreger.

Eine **Dakryocystitis** (purulente Entzündung des Tränensacks) beruht am häufigsten auf einer Verlegung des Tränennasenkanals. Zur Therapie werden lokale und systemische Antibiotika, abschwellende Augentropfen (z. B. **Xylometazolin**[3]) und **Ethacridin**[4]-Umschäge angewandt.

Bei der **Kanalikulitis** der Tränenröhrchen besteht häufig ein Befall mit Aktinomyzeten; auch Aspergillus oder Candida ist möglich. Nach operativer Entfernung des Pilzbefallenen Tränenröhrchens ist eine Erreger-orientierte antimykotische Therapie nötig.

Erkrankungen der Augenhöhle

Orbitaphlegmone

Orbitaphlogmone stellen eine infektiöse Erkrankung der Augenhöhle dar. Die häufigste Ursache ist die Simusitis, insbesondere die Ethmoiditis (Sinusitis der Siebbeinzellen). Als die häufigsten pathogenen Erreger wurden **Haemophilus influenzae**, **Streptococcus pneumoniae** und – bei der postoperativen Orbitaphlegmone – Staphylokokken identifiziert. Eine intensive lokale und systemische **Antibiotikatherapie** richtet sich nach den nachgewiesenen oder vermuteten Erregern.

Andere Orbitopathien

Ein **Exophthalmus** bedarf einer intensiven Oberflächenpflege des Auges durch Tränenersatzmittel. Bei einer Kompressionsneuropathie des Nervus opticus ist eine operative Dekompression notwendig. Der entzündliche Pseudotumor der Augenhöhle spricht gut auf systemische Glucocorticoidtherapie an und kann in den meisten Fällen mit einer Intervalldosierung zur Regression gebracht werden. Bei einem chronisch-entzündlichen Pseudotumor bestehen gute Erfahrungen mit dem Immunsuppressivum Ciclosporin. Bei einer orbitalen Raumforderung durch eine Myositis der geraden Augenmuskeln ist eine hochdosierte Glucocorticoidtherapie notwendig. Bei der orbitalen Sarkoidose gilt eine Kombination aus systemischen Glucocorticoiden sowie immunsuppressiver Therapie als medikamentöses Vorgehen der Wahl. Eine Orbitabeteiligung bei Erkrankungen des lymphatischen Systems wird mit Bestrahlung und Zytostatika behandelt.

Erkrankungen der Hornhaut

Keratokonjunctivitis sicca

Die **Keratokonjunctivitis sicca** (Syndrom des »trockenen Auges«) zählt zu den häufigsten Augenproblemen ab dem 4. Lebensjahrzehnt. Die Ursachen des trockenen Auges liegen in einer veränderten Zusammensetzung des Tränenfilms oder in einer verminderten Tränenproduktion infolge von Systemerkrankungen. Die zur Diagnostik verwendeten Verfahren umfassen die Quantifizierung der wässrigen Tränensekretion (Schirmer- und Jones-Test), die Tränenfilmaufreißzeit und die Markierung von Defekten im Tränenfilm (Vitalfärbung mit Bengalrot). Das Ziel der Therapie besteht in der Wiederherstellung der Integrität des dreischichtigen Tränenfilms. Grundlage hierfür ist eine genaue Analyse der einzelnen Komponenten des Augenfilms und der Tränenoberfläche.

Störungen der Lipidphase stellen die häufigste Form von Benetzungsstörungen dar. Aufgabe der von den Meibom-Drüsen gebildeten Lipidphase ist es, die Verdunstung des Tränenfilms von der Augenoberfläche zu reduzieren und damit die Stabilität des Tränenfilms zu gewährleisten. Leitsymptom ist das **Brennen**, das durch die Bildung trockener Stellen auf der Hornhaut entsteht.

Die **wässrige Phase** enthält eine Reihe funktionell bedeutsamer Inhaltsstoffe, die für die Regeneration des Oberflächenepithels, Proliferation und Differenzierung (Wachstumsfaktoren, Vitamin A), die antimikrobielle Abwehr (Lysozym, Lactoferrin) sowie für die Integrität der Zellmembranen der Oberflächenzellen (osmotisch wirksame Substanzen) verantwortlich sind. Störungen dieser Phase beruhen auf einer Funktionsveränderung der Tränendrüse. Bei weitestgehend unklarer Pathogenese wird

---

[1] Refobacin® Augensalbe, Gentamicin® POS
[2] Zovirax® Augensalbe, Virupos®
[3] Otriven® Augentropfen
[4] Rivanol®

Tab. 30.1. Therapie von Benetzungsstörungen in Abhängigkeit vom Schweregrad

Grad 1 *(leichte Benetzungsstörungen):*
niedrig-visköse, konservierte Tränenersatzmittel (Polyvinylalkohole, Polyvidone, Cellulosederivate) bis zu 4-mal täglich, Salbe oder Gel zur Nacht
Grad 2 *(Patienten mit deutlicher Funktionsstörung mit Anfärbbarkeit der Oberfläche im Bengalrottest):*
höher visköse, nach Möglichkeit unkonservierte Tränenersatzmittel (Carbomere, Hyaluronsäure, Dexpanthenol) bis zu stündlich, Salbe oder Gel zur Nacht
Grad 3 *(Patienten mit massiven Benetzungsstörungen):*
zusätzlich Tränenwegsverschluss durch kleine Silikonpfropfen oder Cellulosestäbchen, Eigenserum-Augentropfen und je nach Indikation Antiphlogistika, Verbandslinsen und Stimulation der Tränendrüse
Nach Lemp (1994) und Kruse et al. (2002).

Tab. 30.2. Hilfsstoffe in Tränenersatzmitteln

Synthetische Polymere
Polyvinylalkohol[9]
Povidon (Polyvinylprrolidon, PVP)[10]
Polyacrylat (Carbomer)[11]
Cellulose-Derivate
Methylhydroxypropylcellulose (Hypromellose, HPMC)[12]
Hyetellose (Hydroxyethylcellulose, HEC)[13]
Carmellose (Carboxymethylcellulose, CMC)[14]
Dexpanthenol[15]
Hyaluronsäure[16]
Nach Kruse et al. (2002).

seit kurzem ein **Androgenmangel bzw. eine Verschiebung des Androgen-Estrogen-Gleichgewichts** als ätiologischer Faktor diskutiert. In der Tat gehen Androgenmangelzustände, wie das Altern bei beiden Geschlechtern, die Menopause oder die antiandrogene Therapie bestimmter urogenitaler Erkrankungen des Mannes mit der Ausbildung eines trockenen Auges einher. Eine **sekundäre Insuffizienz** der Tränendrüse kann auch auf entzündliche Veränderungen (z. B. Sjögren-Syndrom) und Pharmaka (β-Blocker, Anticholinergika, Antihistaminika, Kontrazeptiva) zurückgeführt werden. Leitsymptom von Störungen der wässrigen Phase ist das **Fremdkörpergefühl**.

Störungen der Mucinphase, die die Verbindung des Tränenfilms mit der Augenoberfläche ermöglicht, sind Folge einer **Reduktion von Becherzellen**. Als Ursache werden Veränderungen des Vitamin A-Spiegels, chronisch entzündliche Bindehauterkrankungen (z. B. Stevens-Johnson-Syndrom), okuläres Pemphigoid (Vernarbung der Bindehaut) sowie virale oder bakterielle Infektionen angesehen.

Die Wahl der Behandlung von Benetzungsstörungen orientiert sich am Schweregrad der Erkrankung (Tab. 30.1).

Bei **Störungen der Lipidphase** werden Antibiotika (**Erythromycin**[5], alternativ **Bacitracin**[6], **Chloramphenicol**[7]) zur Reduktion der bakteriellen Flora auf der Lidkante, die über Toxinablagerungen zu Irritationen der Augenoberfläche führen und die Ausbildung von Hornhautulzera begünstigen können, eingesetzt. Zur Behandlung von bakterienassoziierten marginalen Hornhautulzera sind **lokale Glucocorticoide** Mittel der Wahl. **Systemische Antibiotika (Tetracycline)** kommen zur Therapie von Störungen der Lipidphase zum Einsatz, die im Rahmen einer Systemerkrankung (z. B. Rosacea-assoziierte hintere Blepharitis) entstehen. Zur symptomatischen Substitutionstherapie kommen die auch zur Therapie von Störungen der wässrigen und Mucinphase eingesetzten **Filmbildner** zur Anwendung. Darüber hinaus sind mittlerweile Arzneimittel mit Bestandteilen der Lipidphase (aqualipides Augengel aus mittelkettigen Triglyceride in Kombination mit **Carbomer**[8]) im Einsatz. Kontrollierte klinische Studien liegen hier allerdings noch nicht vor. Als adjuvante Maßnahmen sind **heiße Kompressen** (Verflüssigung des Drüsensekrets) und **Lidmassage** (zur Entleerung der Drüsen) angeraten.

Störungen der wässrigen Phase werden symptomatisch durch häufige Gabe von viskösen Tränenersatzmitteln behandelt. Ein entscheidendes Kriterium für die Verweildauer auf dem Auge ist dabei die Viskosität. Die gebräuchlichsten Filmbildner und Hilfsstoffe in Tränenersatzmitteln sind in Tab. 30.2 zusammengestellt. Des Weiteren ist über einen Einsatz von lokalen Glucocorticoiden bei Benetzungsstörungen entzündlicher Genese (z. B. schwere Formen beim Sjögren-Syndrom) berichtet worden.

Störungen der Muzinphase können durch **Retinolpalmitat**[17]-haltige Präparate behandelt werden. Eine Reihe Retinolpalmitat-haltiger Präparate beinhalten Viskositätserhöhende Stoffe, die die Verweildauer auf der Augenoberfläche verlängern.

Zur Anregung der Tränen- und Speichelsekretion bei Sjögren-Syndrom wird **Pilocarpin**[18] (4-mal 5 mg oral/Tag) eingesetzt.

---

[5] in Ecolicin®
[6] in Polyspectran®
[7] Posifenicol®, Thilocanfol® C
[8] Liposic®, Siccapos®
[9] Liquifilm® N
[10] Arufil®, Oculotect® fluid
[11] Liposic®, Siccapos®
[12] Artelac®, Sic-Ophtal®
[13] Lacrigel®
[14] Celluvisc®
[15] Corneregel®, Bepanthen® Augensalbe
[16] Hylo-Comod®
[17] Oculotect®
[18] Salagen®

Keratitiden

Unter dem Begriff **Keratitis** werden Entzündungen der Hornhaut unterschiedlicher Ursache zusammengefasst. Die Hornhaut ist normalerweise durch das intakte Epithel sowie durch Abwehrmechanismen der Augenoberfläche geschützt. Für die Bildung eines Hornhautgeschwürs sind Läsionen des Hornhautepithels sowie eine Reihe von Risikofaktoren äußerer (z. B. Kontaktlinsen, topische Glucocorticoide, langfristige topische Antibiotika, warmes feuchtes Klima), lokaler (z. B. trockenes Auge, bakterielle oder mykotische Konjunktivitis, länger bestehender Hornhautepitheldefekt) oder systemischer Art (z. B. Mangelernährung, Alkoholismus, Immunosuppression, Diabetes mellitus, Verbrennungen) verantwortlich.

Bakterielle Keratitis. Die **bakterielle Keratitis** wird am häufigsten durch **Staphylokokken**, **Pseudomonas aeruginosa**, **Streptococcus pneumoniae** und **Enterobakterien** hervorgerufen. Charakteristisch sind Schmerzen, Photophobie, konjunktivale Rötung, Tränen, Sekretabsonderung, Blepharospasmus, Lidschwellung und herabgesetzte Sehschärfe. Eine keimorientierte, lokale antibiotische Therapie mit intensiver Applikation zum schnellen Erreichen einer geeigneten Wirkstoffkonzentration sollte sofort nach dem Resultat der Gramfärbung begonnen werden. Im Falle grampositiver Bakterien sind Kombinationen von **Neomycin**[19], **Polymyxin B**[20] und **Bacitracin**[21], bei gramnegativen Bakterien **Gentamicin** oder **Kanamycin**[22] indiziert. Die genannten Antibiotika werden lokal in den ersten 3 h alle 10 min, dann stündlich verabreicht. In schweren Fällen (intraokuläre Mitbeteiligung) werden Antibiotika zusätzlich subkonjunktival injiziert oder systemisch appliziert. Zur Behandlung der Begleitiritis und zur Ruhigstellung des Ziliarmuskels werden zusätzlich **Zykloplegika** (Arzneistoffe, die die Akkommodation lähmen, z. B. **Atropin**[23] und **Scopolamin**[24]) eingesetzt. Die lokalen Nebenwirkungen der genannten Zykloplegika, die auch als Mydriatika im Rahmen der Diagnostik des Augenhintergrundes (hier allerdings meist das kürzer wirksame **Tropicamid**[25]) oder zur Sprengung von Synechien eingesetzt werden, bestehen in Akkommodationslähmung, Photophobie, Mundtrockenheit, Gesichtsrötung und Tachykardie. Bei engem Kammerwinkel besteht **die Gefahr eines akuten Glaukomanfalls!** Bei ausgeprägter Iritis sind **Glucocorticoide in der postakuten Phase** angezeigt.

Akanthamöben-Keratitis. Ein therapeutisch schwieriges Problem stellt die **Akanthamöben-Keratitis** dar, die in der Mehrzahl der Fälle bei Kontaktlinsenträgern auftritt, daneben auch durch Verletzungen oder über Kontakt mit kontaminiertem Wasser aus Schwimmbädern oder Seen hervorgerufen wird. In den Anfangstadien der Erkrankung sind **Aminoglykoside** hilfreich. In weitergehenden Stadien erfolgt meist eine **Kombinationstherapie**, bestehend aus **Propamidinisoethionat** (0,1%), **Polyhexamethylenbiguanid** (0,02%) sowie **Aminoglykosiden**. Zur Prävention wird eine **adäquate Kontaktlinsenreinigung** (zweistufiges 3%iges Wasserstoffperoxid-Desinfektionssystem oder Desinfektion mit Chlorhexidin (0,001–0,005%ig) über mindestens 30 min) empfohlen.

Keratomykose. **Keratomykosen** entstehen im Gefolge einer Infektion der Hornhaut mit filametösen Pilzen (Aspergillus, Cephalosporium, Fusarium) nach Verletzungen oder durch Candida-Infektionen, die sich auf vorbestehende Erkrankungen der Hornhaut aufpfropfen. In Abhängigkeit von der nachgewiesenen Pilzart wird die Erkrankung mit **Natamycin**[26], **Amphotericin B**, **Nystatin** oder **Miconazol** therapiert. Aufgrund der begleitenden Iritis ist eine Therapie mit **Zykloplegika** sinnvoll.

Herpes simplex-Virus-Keratitis. Die durch Herpes simplex-Viren verursachte Keratitis lässt sich nach klinischen Gesichtspunkten in mehrere Formen unterteilen. Bei der **epithelialen Keratitis** (Keratitis dendritica) erfolgt eine oberflächliche Infektion der Hornhautnerven mit Herpes simplex-Viren. Charakteristisch ist die Bildung bäumchenartiger Epitheldefekte, nach Abheilung bleiben allerdings keine Narben zurück. Die **stromale Keratitis** (Keratitis disciformis) ist durch eine diffuse scheibenförmige Stromafärbung mit oder ohne Epithelschädigung gekennzeichnet. Hier führen die entstehenden Narben nach Abheilung zu einer Transparenzminderung und Profilveränderung der Kornea und damit zu einer verminderten Sehqualität. Bei der **nekrotisierend-infiltrativen Keratitis** kommt es zur Stromanekrose, die bis zur Perforation fortschreiten kann. Die **endotheliale Keratitis** (Endotheliitis) geht mit einer Schwellung der Endothelzellen und einer Trübung der darunter liegenden Hornhaut einher. In der Regel kommt es bei der Herpes simplex-Virus-Keratitis in früher Kindheit zur Erstinfektion. Die in Ganglien latent persistierenden Herpes simplex-Viren (entscheidend für Augenbeteiligung ist das Ganglion Gasseri) werden bei Vorliegen bestimmter prädisponierender Faktoren (z. B. reduzierter Allgemeinzustand, Fieber, UV-Exposition, Immunosuppression, physisches oder psychisches Trauma) reaktiviert.

Bei der epithelialen Form der Herpes simplex-Keratitis ist die topische Gabe von **Virustatika** indiziert. Arzneimittel der 1. Wahl ist **Aciclovir**, das als 3%ige Salbe 5-mal täglich für 3 Wochen gegeben wird. Sind die tiefen Hornhautabschnitte (herpetische Stromakeratitis) oder die vordere Uvea beteiligt, ist eine **Allgemeintherapie mit Aciclovir** nötig. Die per se pharmakologisch inaktive Substanz wird erst nach Penetration in eine Virus-infizierte Zelle über virale Thymidinkinasen und zelluläre Enzyme

[19] Dispadex®
[20] In Kombi-Stulln® N/-DU Augentropfen
[21] Polyspectran®
[22] Kanamytrex®, Kan-Ophtal®
[23] Atropin-POS®
[24] Boro-Scopol®
[25] Mydrum®, Mydriaticum Stulln®
[26] Pima-Biciron®

in das wirksame Aciclovir-Triphosphat überführt, das die virale DNA-Polymerase hemmt. Aciclovir führt in 92% der Fälle zu einer Abheilung der Keratitis innerhalb von 2 Wochen. Führt die Gabe von Aciclovir nicht zum gewünschten Therapieerfolg, kann auf **Trifluridin**[27] (1%ige Augentropfen, alle 3 Stunden 1 Tropfen) zurückgegriffen werden. Trifluridin ist ein Hemmer der Thymidinsäuresynthetase und behindert auf diese Weise die Bildung viraler DNA. Darüber hinaus greift es als Thymidin-Analogon inhibitorisch in die DNA-Synthese ein. Trifluridin weist bei einer im Vergleich zu Aciclovir gleichwertigen Bekämpfung der Keratitis stärkere epitheltoxische Wirkung auf. Bei der stromalen und endothelialen Form der Herpes simplex-Keratitis steht neben der antiviralen Therapie mit Aciclovir die entzündungshemmende Therapie mit **lokalen Glucocorticoiden** im Vordergrund. Anstelle der Glucocorticoide kommt gegebenenfalls auch eine lokale Therapie mit **Ciclosporin** in Frage. Bei der epithelialen Keratitis ist die Gabe von Glucocorticoiden kontraindiziert.

Keratitis photoelectrica. Durch intensive Ultraviolett-Strahlung (z. B. durch Höhensonne, bei Seereisen, bei Schweißarbeiten) werden die äußeren Zellen der Hornhaut geschädigt. Schmerzen, Hyperämie und Tränenfluss treten erst einige Stunden nach der Schädigung auf.

Die **Anwendung von schwach wirksamen Oberflächenanästhetika** z. B. **Oxybuprocain**[28], ist **lediglich zur Untersuchung indiziert.** Stark wirkende Lokalanästhetika können nach wiederholtem Gebrauch zu **Hornhautschädigungen** führen (Kunstfehler!). Daher sollten bei starken Schmerzen nur Analgetika verabreicht werden. Neben kühlenden Umschlägen und Salben (z. B. **Dexpanthenol**[29]) können auch lokale Vasokonstriktoren (z. B. **Tetryzolin**[30], **Tramazolin**[31]) Hyperämie, Schwellung und Schmerz lindern. Nur bei stärksten entzündlichen Erscheinungen ist in Ausnahmefällen die **kurzfristige** lokale Gabe von Glucocorticoiden indiziert.

Erkrankungen der Bindehaut

Die Bindehautentzündung ist eine der häufigsten Augenerkrankungen, die durch Bakterien, Viren oder Allergene ausgelöst werden kann. Allen Formen gemeinsam ist eine Gefäßerweiterung, die sich als sog. »rotes Auge« manifestiert. Jede Bindehautentzündung sollte der Ursache entsprechend adäquat behandelt werden. Im Folgenden werden die wichtigsten Formen der nichtinfektiösen und infektiösen Konjunktividen vorgestellt.

Nichtinfektiöse Konjunktividen

Conjunctivitis simplex. Auslösender Faktor einer **Conjunctivitis simplex** ist eine mechanische Reizung durch mechanische Einflüsse (Staub, Wind, Rauch), UV-Licht, Störungen des Binokularsehens, Überanstrengung oder Tränenmangel. Die Symptome sind Rötung, Jucken, Brennen, Verengung der Lidspalte und ein wässrig-schleimiger Ausfluss. Die Therapie besteht in der symptomatischen Behandlung mit **Dexpanthenol**. **Vasokonstriktorische** Wirkstoffe (**Tetryzolin**, **Tramazolin**) führen zu einem Rückgang der Rötung (daher als »Weißmacher« bezeichnet), sind allerdings nur kurzfristig gut wirksam und führen bei häufig wiederholter Gabe (hohes Abususpotential) zu einer reaktiven Hyperämie. Bei Patienten mit trockenem Auge werden Tränenersatzmittel eingesetzt.

Allergische Konjunktivitis. Ursache der **Conjunctivitis allergica** ist eine Überempfindlichkeitsreaktion gegen ein spezifisches Antigen (z. B. Staub, Graspollen, Arzneimittel). Charakteristisch ist ein starker Juckreiz, vermehrter Tränenfluss, häufig ausgeprägte Lidschwellung sowie eine Ansammlung eosinophiler Granulozyten in der Tränenflüssigkeit.

Zur Behandlung und Prophylaxe der Symptome der saisonalen und nicht saisonalen allergischen Konjunktivitis gehört die weitestgehende Vermeidung des auslösenden Antigens und die lokale Gabe von Histamin-Freisetzungs-hemmenden **Mastzellstabilisatoren** (**Natriumcromoglicat**[32], **Nedocromil**[33], **Lodoxamid**[34]). Zur schnellen und dauerhaften Symptomlinderung finden **lokale H1-Antihistaminika** (**Levocabastin**[35], **Azelastin**[36], **Emedastin**[37], **Epinastin**[38]) Einsatz. **Glucocorticoide** sollten nur kurzfristig appliziert werden. Von Vorteil sind hier weniger stark penetrierende Vertreter wie **Fluorometholon**[39]. Eine akute Wirksamkeit zeigen auch **α1-Sympathomimetika** (**Tetryzolin, Tramazolin**), die wie bereits erwähnt nur kurz wirken.

Infektiöse Konjunktividen

Bakterielle Konjunktivitis. Eine **bakterielle Konjunktivitis** wird meist durch Staphylococcus aureus, Strepto- und Pneumokokken verursacht. Charakteristisch ist eine meist beidseitige Entzündung der Konjunktiva mit ausgeprägter Rötung, Ödembildung und Absonderung eines purulenten Sekrets. Ziel der Therapie ist die Beseitigung der konjunktivalen Bakterienbesiedelung. Die kausale Therapie erfolgt mit **topisch applizierten Antibiotika** (**Gentamicin**, **Chlortetracyclin**[40], **Ciprofloxacin**[41], **Ofloxacin**[42], **Levofloxacin**[43], **Kanamycin**[44], **Natamycin**, **Chloramphenicol**,

---

[27] Triflumann®
[28] Novesine®, Conjuncain® - EDO®
[29] Bepanthen® Augensalbe
[30] Berberil® N, Yxin®
[31] Biciron®
[32] Vividrin®, Allergo COMOD®
[33] Irtan®
[34] Alomide®
[35] Livocab®
[36] Allergodil®
[37] Emadine®
[38] Relestat®
[39] Fluoro-Ophthal®, Fluoropos®
[40] Aureomycin®
[41] Ciloxan®
[42] Floxal®
[43] Oftaquix®
[44] Kanamycin-POS®, Kan-Ophtal®

Erythromycin). Zum raschen Abklingen der Symptome werden Antibiotika auch in fixer Kombination mit **topischen Glucocorticoiden** (z. B. **Prednisolon und Chloramphenicol**[45], **Dexamethason und Gentamicin**[46]) eingesetzt. Grundsätzlich sollte der Einsatz von Glucocorticoiden in der akuten Therapie wegen der lokalen Immunosuppression allerdings kritisch gesehen werden. Unter antibiotischer Therapie kommt es in der Regel innerhalb von 1–2 Wochen zu einer Abheilung.

Neugeborenenkonjunktivitis. Die potentiell zur Erblindung führende **Gonoblenorrhoe** kann beim Neugeborenen in einem Zeitraum von 2–4 Tagen nach Gonokokken-Übertragung von Gonorrhoe-infizierten Müttern während der Geburt evident werden. Die **Gonokokkenkonjunktivitis** ist durch ein anfänglich serösblutiges, später reichlich dickflüssig-eitriges Sekret gekennzeichnet. Zusätzlich kann es zu Beteiligung der Hornhaut (**Geschwüre** und **Einschmelzungen**) kommen.

Bei einer Gonoblenorrhoe wird der hochinfektiöse Eiter durch wiederholtes Ausspülen mit physiologischer Kochsalzlösung entfernt und gleichzeitig **Penicillin G** hochdosiert intravenös (0,4 Mill. I.E. pro Tag i. v. für 5–6 Tage) appliziert. Alternativ können **Cerfuroxim** oder **Cefotaxim** intravenös verabreicht werden. Häufig empfohlen wird die zusätzliche **lokale Gabe** von **Penicillin G** in kurzen Abständen, allerdings ist hiermit ein erhöhtes Sensibilisierungsrisiko verbunden.

Die innerhalb der 1. Stunde nach der Geburt durchgeführte **Credésche-Augenprophylaxe** erfolgt durch Einträufeln von je einem Tropfen 1%iger **Silbernitratlösung**[47] in beide Bindehautsäcke des Neugeborenen. Mit dieser erstmals im Jahre 1881 durchgeführten (seit 1986 in Deutschland allerdings nicht mehr gesetzlich geregelten) Prophylaxe konnte die Inzidenz der **Gonoblennorrhoe** enorm gesenkt werden, so dass entsprechende Fälle inzwischen extrem selten sind. Folge der Silbernitratprophylaxe können leichtere Reizzustände der Konjunktiven sein.

Weitere bakterielle Konjunktivititis-Formen können durch **Staphylo- oder Pneumokokken** hervorgerufen werden. Lokale Spülungen und Anwendung von **Gentamicin** oder **Kanamycin** als Augentropfen oder Augensalbe sind angezeigt. In schweren Fällen muss eine Allgemeinbehandlung entsprechend dem Antibiogramm durchgeführt werden.

Die heute am häufigsten vorkommende infektiöse Form der Neugeborenenkonjunktivitis stellt die durch **Chlamydien** hervorgerufene sog. **Einschlusskörperchen-Konjunktivitis** dar. Mittel der Wahl sind hier **Tetracyclin**-Augentropfen und 40 mg/kg/Tag **Erythromycin** i. m. in 3–4 Einzelgaben.

Keratokonjunktivitis epidemica. Die durch Adenoviren hervorgerufene **Keratokonjunktivitis epidemica** betrifft Augenbindehaut und Hornhaut. Entsprechende Infektionen haben ihren Ursprung häufig in Arztpraxen oder Kliniken, in denen augenärztliche Maßnahmen durchgeführt werden, oder in Gemeinschaftseinrichtungen, in denen Besucher und Personal engen Kontakt haben (z. B. Kindergarten). Die Übertragung erfolgt durch Tröpfcheninfektion oder durch unmittelbaren Kontakt (z. B. Hautkontakt oder augenärztliche Instrumente oder Tropfflaschen). Charakteristisch ist die himbeerrote Verfärbung der Bindehaut. In der Hornhaut können subepitheliale Infiltrate auftreten. Oft erkranken beide Augen gleichzeitig. Es besteht Juckreiz und Brennen. Das Allgemeinbefinden ist meist gestört. Die Erkrankung dauert etwa 2 bis 4 Wochen und heilt in der Regel vollständig ab.

Eine symptomatische Therapie mit **vasokonstriktorisch** wirkenden Augentropfen (z. B. **Tetryzolin, Naphazolin**) lindert die Beschwerden, sollte jedoch nur vorübergehend durchgeführt werden. **Lokal applizierte Antibiotika** mit breitem antibakteriellem Wirkungsspektrum (**Gramicidin, Neomycin,** in Kombinationspräparaten) schützen ggf. vor einer Superinfektion. Oberflächlich wirksame Glucocorticoide (Fluorometholon) sollten nur nach augenärztlicher Rücksprache verwendet werden. Zur Prophylaxe vor kornealer Viruspersistenz wird die Anwendung von Povidon-Iod-Augentropfen in der akuten Phase diskutiert.

Erkrankungen der Aderhaut

Anteriore und intermediäre Uveitis

Unter dem Begriff **Uveitis** werden unterschiedliche entzündliche Erkrankungen der Aderhaut zusammengefasst, die sich hinsichtlich Ursache, anatomischer Lokalisation und Verlauf erheblich voneinander unterscheiden. Die Aderhaut (Uvea) stellt ein gefäßreiches Gewebe dar, das der Lederhaut (Sklera) aufliegt und den gesamten Augapfel auskleidet. Bei der am häufigsten auftretenden **anterioren Uveitis (Iritis)** sind Regenbogenhaut (Iris) und Ziliarkörper betroffen. Bei der **intermediären Uveitis (Zyklitis)** steht eine entzündliche Infiltration des Glaskörpers und eine Ödembildung im Bereich der Makula im Vordergrund. Oft treten beide Formen zusammen als sog. **Iridozyklitis** auf. Die infolge einer Uveitis entstehenden **Synechien** können ein sekundäres Winkelblockglaukom (vordere Synechien zwischen Iris und Hornhautrückfläche) oder Katarakt (hintere Synechien zwischen Iris und Linse) zur Folge haben. Prinzipiell werden Uveitiden durch **Infektionen** (Bakterien, Viren, Pilze, Parasiten) oder **immunologische Mechanismen** (Erkrankungen des rheumatischen Formenkreises) ausgelöst.

Bei beiden Uveitis-Formen ist die pharmakotherapeutisch ausgelöste **Mydriasis** von ausschlaggebender Bedeutung, da die Schmerzempfindlichkeit des Patienten durch Relaxation des Ziliarmuskels herabgesetzt wird sowie Synechien verhindert bzw. wieder gelöst werden können. Als Mydriatika werden die **Parasympatholytika Tropicamid** und **Scopolamin** eingesetzt. Bei unzureichender Wirkung kommt das **α1-Sympathomimetikum Phenylephrin**[48] zum Einsatz. **Nichtinfektiöse Uveitis-Formen**

[45] Aquapred® N
[46] Dexamytrex®, Dexa-Gentamicin®
[47] Mova Nitrate Pipette®
[48] Visadron®, Neosynephrin-POS®

werden mit antiphlogistisch wirkenden **lokalen Glucocorticoiden** (z. B. **Prednisolonacetat**[49]-Tropfen) behandelt. Unerwünschte Effekte der lokalen Glucocorticoidtherapie umfassen Sekundärglaukom, kortikale Linsentrübungen sowie ein erhöhtes Infektionsrisiko. Oft kann die Glucocorticoidtherapie durch die Gabe **nichtsteroidaler Antiphlogistika** wie **Diclofenac**[50] oder **Indomethacin**[51] ersetzt werden. Die **Erreger-bedingte Uveitis anterior und intermedia** beinhaltet die antibiotische oder antivirale Therapie, die lokal, gegebenenfalls aber auch systemisch durchgeführt wird.

30.2.2 Erkrankungen im hinteren Augenabschnitt

Uveitis posterior

Der relativ selten auftretenden **Uveitis posterior (Chorioiditis)** liegt eine **Infektion** durch Bakterien (z. B. Borrelien, Mykobakterien) oder unspezifische **Entzündungsvorgänge** infolge einer meist bekannten Grunderkrankung zugrunde. Die im Bereich von Uvea und Retina auftretenden Entzündungen heilen innerhalb von 2–6 Wochen unter Ausbildung von chorioretinalen Narben ab, die bei Involvierung der Makula zu Gesichtsfeldausfällen und Visusverlusten führen können. Die Therapie erfolgt mit **Antibiotika** (infektiöse Choroiditis) bzw. mit **systemischen Glucocorticoiden** (nichtinfektiöse Chorioiditis).

Glaukom

Begriffsbestimmung und Pathophysiologie

Das **Glaukom** (grüner Star) ist eine der häufigsten Sehnervenerkrankungen mit einer Prävalenz von 1–4% der über 40-jährigen Bevölkerung. Nach der diabetischen Retinopathie stellt das Glaukom die zweithäufigste Erblindungsursache (ca. 15–20%) in den entwickelten Ländern dar. Dem gegenwärtigen Kenntnisstand entsprechend wird das Glaukom als eine **progressive Optikusneuropathie** mit korrespondierendem Funktionsverlust (Gesichtsfeldverlust) angesehen.

Das Glaukom wird in ein **Offenwinkelglaukom** (offener Kammerwinkel) und in ein **Winkelblockglaukom** (verschlossener Kammerwinkel) eingeteilt. Innerhalb dieser Gruppen wird zwischen **primären** und **sekundären Formen** unterschieden. Letztere treten infolge einer anderen Augenerkrankung, eines Unfalls oder aufgrund unerwünschter Arzneimittelwirkungen auf.

Beim **primären Offenwinkelglaukom** (>90% aller Glaukome) kommt es durch strukturelle Veränderungen im Trabekelmaschenwerk zu einem erhöhten Widerstand des Kammerwasserabfluss (Abb. 30.2) und konsekutiv zu einer Steigerung des Augeninnendrucks. Neben dem **Hochdruckglaukom** (Augeninnendruck >21 mm Hg) sind beim primären Offenwinkelglaukom aber auch **Niedrig- und Normaldruckglaukom-Formen** beschrieben worden. Dementsprechend wurde die traditionelle Assoziation des Glaukoms mit einem erhöhten Augeninnendruck inzwischen verlassen. Zu den sekundären Offenwinkelglaukomen (Häufigkeit 2–4%) zählen das **Pigmentdispersionsglaukom** und das **Pseudoexfoliationsglaukom**, die infolge der Ablagerung von Pigment (aus der Rückfläche der Iris) bzw. von feinfibrillärem Material (im Ziliarepithel gebildetes sog. **Pseudoexfoliationsmaterial**) im Kammerwinkel entstehen. Wie bereits erwähnt können **Glucocorticoide** eine Augeninnendruck-Erhöhung bewirken und ein **Steroidglaukom** auslösen. Als molekularer Mechanismus wird die Induktion des Proteins **Myocilin** diskutiert, das den trabekulären Abflusswiderstand erhöht. Eine sekundäre Drucksteigerung wurde beispielsweise bei etwa 30% der Patienten nach 4-wöchiger Behandlung mit 0,1%igen Dexamethason-Augentropfen registriert.

Das **primäre akute Winkelblockglaukom** wird durch eine Blockade des transpupillären Durchflusses des Kammerwassers aus der Hinter- in die Vorderkammer verursacht. Die sekundäre Form ist häufig Folge einer im Rahmen einer ischämischen diabetischen proliferativen Retinopathie auftretenden Neovaskularisation, die mit einem Verschluss und einer Vernarbung des Kammerwinkels einhergeht.

Prinzipien der Therapie des primären chronischen Offenwinkelglaukoms

Wesentliche Ziele der Glaukomtherapie liegen im Funktionserhalt (Sehschärfe und Gesichtsfeld), der Abwendung einer progressiven glaukomatösen Sehnervenschädigung und im Erhalt der Lebensqualität des Patienten.

---

[49] Inflanefran®
[50] Voltaren® ophtha
[51] Indocolir®

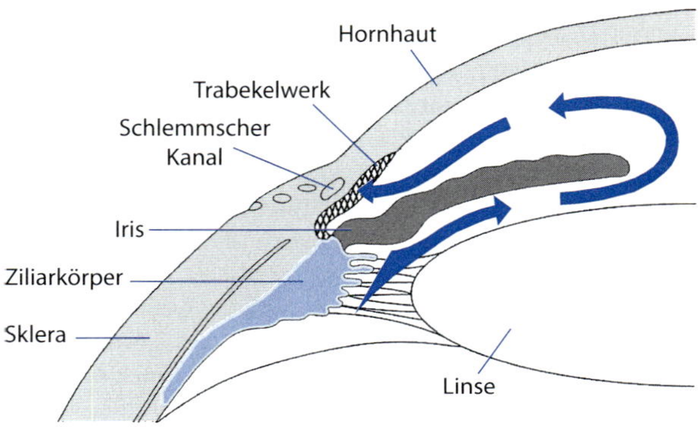

Abb. 30.2. Bildung und Abfluss des Kammerwassers
Das Kammerwasser wird vom nichtpigmentierten Epithel des Ziliarkörpers gebildet, gelangt von der hinteren Augenkammer durch die Pupillenöffnung in die vordere Augenkammer und fließt von hier zu etwa 80% über den Schlemmschen Kanal in die kleinen Venen ab und zu etwa 20% über den sog. uveoskleralen Abflussweg, d. h. durch die Bindegewebsspalten des Ziliarmuskels.

Bei der Pharmakotherapie des Glaukoms kommt der **Senkung des Augeninnendrucks** nach wie vor die größte Bedeutung zu, da bisher nur für dieses Therapiekonzept ein Aufhalten der progressiven Sehnervenschädigung gezeigt werden konnte (**Advanced Glaucoma Intervention Study**). Die Ergebnisse der **Normal Tension Glaucoma Study** zeigen weiterhin, dass eine pharmakotherapeutische Senkung des Augeninnendrucks auch das Progressionsrisiko eines Normal- bzw. Niedrigdruckglaukoms verringern kann. Resultat einer für den jeweiligen Patienten individuell festzulegenden Pharmakotherapie sollte ein so genannter **Zieldruck** sein, bei dem es nicht zu einer Progression von Gesichtsfeldverlust und Sehnervenschädigung kommt. Dabei empfiehlt sich eine **initiale Drucksenkung um 30%**, bei Patienten mit extrem hohem Augeninnendruck um mehr als 30%. Die Pharmakotherapie des Glaukoms sollte zunächst mit einem Arzneistoff begonnen werden. Bei unzureichender Wirkung sollte vor Hinzufügen eines zweiten Arzneistoffs die Gabe eines anderen Wirkstoffs erwogen werden. Eine mögliche Herangehensweise ist in ◘ Tab. 30.3 dargestellt. Eine wichtige Grundregel ist die **nicht öfter als 6-mal tägliche Applikation**, um ein Absinken der Compliance wie auch eine Konjunktivitis infolge Belastung der Bindehaut mit Konservierungsmitteln zu verhindern. Zur Vermeidung eines Auswascheffektes sollte bei einer kombinierten Gabe von zwei verschiedenen Augentropfen ein Zeitraum von mindestens 5 Minuten zwischen den einzelnen Applikationen liegen.

Therapie des primären Offenwinkelglaukoms

Die als Goldstandard der Glaukomtherapie angesehenen **β-Blocker** rufen eine sehr effiziente Drucksenkung (ca. 30%) via Hemmung der Kammerwasserproduktion hervor. β-Blocker werden 1- bis 2-mal täglich appliziert. Nichtselektive β-Blocker (z. B. **Timolol**[52]) bewirken eine im Vergleich zu selektiven β_1-Blockern (z. B. **Betaxolol**[53]) stärkere Drucksenkung, sind allerdings mit einer höheren Nebenwirkungsrate assoziiert. Unerwünschte Wirkungen können lokal (subklinische chronische Konjunktivitis, Sensibilitätsstörungen der Hornhaut, trockenes Auge) oder systemisch (u. a. Verstärkung einer Herzinsuffizienz, Bradykardie, Zunahme des Atemwegswiderstands) auftreten. Die verhältnismäßig kostengünstigen Substanzen stehen in verschiedenen Konzentrationen zur Verfügung und sind auch als konservierungsfreie Substanzen erhältlich.

Die Augeninnendruck-senkende Wirkung lokal applizierter **Prostaglandin-Analoga** (**Latanoprost**[54] 0,005%, **Travoprost**[55] 0,004%, **Unoproston**[56]) wird über eine **Erhöhung des uveoskleralen Abflussweges** (zu ca. 20% genutzter Kammerwasserabflussweg) vermittelt. Als Mechanismus konnte eine über Stimulation von Kollagenabbauenden **Matrix-Metalloproteinasen** vermittelte Auflockerung der extrazellulären Matrix im Bereich von Sklera und Aderhaut nachgewiesen werden. Latanoprost führt bei 1mal täglicher Applikation zu einer sehr effizienten Drucksenkung (ca. 30–35%). Als lokale Nebenwirkungen der Prostaglandin-Analoga sind eine Zunahme der braunen Irispigmentierung infolge erhöhter Melanogenese (bei ca. 10–20% der behandelten Patienten) sowie ein vermehrtes Wimpernwachstum (ca. 15%) beschrieben worden. In Bezug auf Latanoprost besitzt Travopost ein vergleichbares, Unoproston hingegen ein geringeres Drucksenkungspotential.

Prostamide (**Bimatoprost**[57] 0,03%) zeigen ein den Prostaglandin-Analoga ähnliches Wirkprofil. Dabei scheint Bimatoprost neben dem uveoskleralen Abfluss auch die trabekuläre Fazilität zu verbessern. Inwiefern bislang nicht identifizierte Prostamid-Rezeptoren oder klassische FP-Rezeptoren die pharmakologische Wirkung der Substanz vermitteln, wird derzeit kontrovers diskutiert. Bisherigen klinischen Erfahrungen zufolge scheint Bimatoprost weniger unerwünschte Effekte (Irispigmentierung, Wimpernwachstum) als Prostaglandin-Analoga hervorzurufen.

Carboanhydratase-Hemmer (**Dorzolamid**[58], **Brinzolamid**[59]) senken den Augeninnendruck über Hemmung der Kammerwasserproduktion. Bei lokaler 2- bis 3-maliger Applikation pro Tag wird eine 25–30%ige Drucksenkung erreicht. Aufgrund der enthaltenen Sulfonamidstruktur besitzen die Substanzen ein gewisses (ca. 5%) lokales Allergisierungspotential. Systemische Nebenwirkungen sind hingegen selten.

α2-Agonisten (Antisympathotonika) bewirken ihre sehr effiziente Drucksenkung (ca. 30%), die über eine Verminderung der Kammerwasserproduktion vermittelt wird. Die unter **Clonidin**[60] beobachteten unerwünschten zentralnervösen (Müdigkeit) und systemischen Effekte (Blutdrucksenkung) werden bei den weniger lipophilen Vertretern **Brimonidin**[61] und **Apraclonidin**[62] in geringerem Ausmaß registriert. Aufgrund seines lokalen Allergisierungspotentials ist Apraclonidin allerdings nicht zur Dauertherapie des primär chronischen Glaukoms, sondern eher zur Behandlung intraokulärer Druckspitzen indiziert. Für Brimonidin konnte zusätzlich eine Verbesserung des uveoskleralen Kammerwasserabflusses nachgewiesen werden.

Parasympathomimetika wie **Pilocarpin**[63] und **Carbachol**[64] sind gegenwärtig nur Mittel der 2. und 3. Wahl. Die entsprechenden Substanzen führen via **Kontraktion des Musculus ciliaris** zu einer Erniedrigung des trabekulären Abflusswiderstands und zu einer effizienter Drucksenkung (ca. 30%). Ein wesentlicher Nachteil ist die durch diese Pharmaka hervorgerufene **Miosis**, die mit

---

52 Nyogel®, Timolol CV®
53 Beoptic® S, Betoptima®
54 Xalatan®
55 Travatan®
56 Rescula™ (in Deutschland nicht zugelassen)
57 Lumigan®
58 Trusopt®
59 Azopt®
60 Isoglaucon®, Clonid-Ophtal®
61 Alphagan®
62 Iopidine®
63 Spersacarpine®, Pilomann®
64 Isopto Carbachol®, Carbamann®

Tab. 30.3. Pharmakotherapie des primären Offenwinkelglaukoms

1.	Monotherapie:	β-Blocker (1- bis 2-mal täglich) oder Prostaglandin-Analogon (1-mal täglich) oder lokaler Carboanhydratase-Hemmer (3-mal täglich)
2.	2-Fach-Kombination:	2 der nachfolgenden 3 Präparate: β-Blocker, lokaler Carboanhydratasehemmer (2-mal täglich), Prostaglandin-Analogon (1-mal täglich)
3.	3-Fach-Kombination:	β-Blocker + lokaler Carboanhydratase-Hemmer (2-mal täglich) + Prostaglandin-Analogon (1-mal täglich)
4.	4-Fach-Kombination:	β-Blocker + lokaler Carboanhydratase-Hemmer (2-mal täglich) + Prostaglandin-Analogon (1-mal täglich) + α_2-Agonist (Brimonidin)

Nach Jonas et al. (2005)

einer schlecht tolerierten Myopisierung (junge Patienten) bzw. Sehverschlechterung (ältere Kataraktpatienten) einhergehen kann. Darüber hinaus müssen die Substanzen in relativ hochfrequenten Therapieschemata (3- bis 4-mal pro Tag) appliziert werden. Parasympathomimetika können zu einem generalisierten **parasympathischen Syndrom** (gesteigerte Sekretionen, Schwitzen, gastrointestinale Symptome, Bronchospasmus) und u. U. zu Kreislaufkollaps führen. **Kinder reagieren besonders empfindlich.**

Sympathomimetika rufen eine relativ geringe Drucksenkung (ca. 20%) hervor, die wahrscheinlich über $ß_2$-Rezeptoren im Trabekelmaschenwerk (Förderung des Kammerwasserabfluss) vermittelt wird. Sympathomimetika sind mit einer Reihe von systemischen (hypertensive Krisen bei disponierten Patienten) und lokalen (reaktive Gefäßerweiterungen, allergische follikuläre Blepharokonjunktivitiden) Nebenwirkungen verbunden. Anstelle des früher verabreichten Adrenalins wird heute dessen Dipivalylester Dipivefrin[65] (0,1 %) verwendet. Wenngleich die systemischen Nebenwirkungen dieser Substanz geringer sind, sollte der Arzneistoff bei Patienten mit schweren kardiovaskulären Erkrankungen mit entsprechender Vorsicht eingesetzt werden.

Therapie des akuten Winkelblockglaukoms

Beim **Winkelblockglaukom** kann es infolge einer akuten Verlegung des Kammerwinkels durch die Iris zur Auslösung eines akuten Glaukomanfalls kommen, der mit einem plötzlichen, schmerzhaften und massiven intraokulären Druckanstieg auf bis zu 80 mmHg einhergeht. Ziele der Therapie bei Winkelblockglaukom bestehen in der Senkung des intraokulären Drucks, der Schmerzbekämpfung sowie im Aufklaren der Hornhaut für die operative Therapie.

Parasympathomimetika wie **Pilocarpin** sind Mittel der ersten Wahl bei drohendem bzw. akut bestehendem Winkelblockglaukom. Bei nicht ausreichender Drucksenkung können zusätzlich **osmotisch wirksame Substanzen** (**Mannitol**[66]) eingesetzt werden, die den Augeninnendruck über eine relative Dehydratation des Augeninneren (Glaskörper, Hinter- und Vorderkammer) senken. Mannitol wird als intravenöse Infusion verabreicht. Zur Abnahme der Kammerwasserproduktion werden **Carboanhydratase-Hemmer** (z. B. **Acetacolamid**[67], 500 mg i. v., danach 250 mg oral alle 4–6 Stunden) eingesetzt. Lokal können zur Drucksenkung weiterhin **β-Blocker** und **α2-Agonisten** eingesetzt werden. Bei einem primären Winkelblockglaukom wird mit der **Neodymium-YAG-Laser-Iridotomie** ein kleines Loch in die Iris geschossen, welches das transpupilläre Durchflusshindernis umgeht. Bis zur Durchführung einer Iridotomie muss die Pupille durch häufige Applikation von Pilocarpin-Augentropfen 2% (alle 5 min) eng gestellt werden.

Altersabhängige Makuladegeneration

Die **altersabhängige Makuladegeneration** ist eine Sehstörung, bei der es zum Verlust der Zapfen im Bereich der **Makula lutea** (gelber Fleck), der Stelle des schärfsten Sehens, kommt. In Deutschland leidet etwa ein Viertel der Bevölkerung über 65 Jahre an dieser Krankheit. Charakteristisch ist eine **Dysfunktion des retinalen Pigmentepithels**, die mit einer Akkumulation von Stoffwechselprodukten des Pigmentepithels und der Bildung von Drusen auf der Bruchmembran einhergeht. Letztere zerstören das Pigmentepithel und beeinträchtigen damit die Funktion der benachbarten Photorezeptoren. Bei der häufigen (ca. 80%) **trockenen** und langsam fortschreitenden Verlaufsform werden harte und kalzifizierte Drusen gebildet. Bei der **feuchten** oder exsudativen Verlaufsform führen weiche Drusen zu einer Flüssigkeitsansammlung unter dem Pigmentepithel und damit zu einer Pigmentepithelanhebung, die oft mit einer subretinalen **Neovaskularisation** und einem schnellen und drastischen Visusabfall verbunden ist.

Die bisherigen Behandlungsmethoden hemmen die Neubildung von Blutgefäßen und eignen sich somit nur zur Therapie der feuchten Form. Bei der ältesten Therapieform werden die entsprechenden Gefäße mit Hilfe eines Argon-Lasers verödet. Meistens kommt es dabei allerdings auch zu einer Zerstörung benachbarter gesunder Sinneszellen. Bei der photodynamischen Therapie wird der **Photosensitizer Verteporfin**[68] infundiert, der sich vorwiegend in proliferierenden Geweben anreichert. Durch die anschließende Bestrahlung mit nicht thermischem Laserlicht kommt es über eine künstlich erzeugte Thrombose zu einem selektiven Verschluss der Gefäße. Vor kurzem wurde mit **Pegaptanib**[69] ein Oligonukleotid-Aptamer zur Therapie der feuchten altersabhängigen Makuladegeneration zugelassen, das – in den

[65] Glaucothil®, d Epifrin®
[66] Osmofundin®, Mannit-Lösung®
[67] Diamox® parenteral
[68] Visudyne®
[69] Macugen®

Glaskörper injiziert – den für die Neovaskularisierung verantwortlichen proangiogenen **Vascular Endothelial Growth Factor** (VEGF) über Bindung an eine Unterform (VEGF 165) hemmt. Weiterhin ist das humanisierte Antikörperfragment **Ranibizumab**[70], das nach intravitrealer Injektion VEGF inhibiert, in klinischer Entwicklung. Andere Ansätze konzentrieren sich auf eine Hemmung der innerhalb der Angiogenese wichtigen Invasion und Migration. Kombinationstherapien mit Verteporfin und einer intravitrealer Injektion von **Triamcinolon** (Glucocorticoid mit antiangiogener und antientzündlicher Wirkung) werden in klinischen Studien untersucht. Ebenso getestet wird das Steroid **Anecortave Acetat**[71], das lediglich antiangiogene Eigenschaften (Hochregulation des Plasminogenaktivator-Inhibitors) bei fehlenden Glucocorticoid-typischen Nebenwirkungen (z. B. Druckerhöhung, Kataraktbildung) ausüben soll. Allerdings liegen über den Langzeiterfolg dieser Therapieformen noch keine Daten vor. Eine im Hinblick auf den Übergang der trockenen zur feuchten Form risikomindernde Wirkung wurde einer **Vitamin- und Zinkreichen Nahrung** in der 2001 veröffentlichten **Age-Related Eye Disease Study** zugeschrieben.

30.3 Unerwünschte Wirkungen von Arzneimitteln am Auge nach systemischer Anwendung

Das Auge nimmt unter allen Organen des Körpers eine Sonderstellung ein, da **Hornhaut** und **Linse stark bradytrophe Gewebe** sind. Beide Augenanteile sind daher für eine Schädigung durch Arzneimittel besonders anfällig. Arzneistoffe können sich in mikrokristalliner Form in der Kornea ablagern. Retina und Uvea haben neben einer speziellen Durchblutungsregulation den höchsten Melanin-Gehalt des Körpers. Zahlreiche Arzneimittel (Phenothiazine, Tetracycline, Chloroquin, Pilocarpin) haben eine hohe Affinität zu **Melaninen;** sie reichern sich deshalb in **Netzhaut und Uvea** an. Dies erklärt, warum durch eine lang dauernde Pharmakotherapie (z. B. mit Chloroquin) die Netzhaut isoliert geschädigt werden kann. Die ◘ Tab. 30.4 gibt einen Überblick über unerwünschte Wirkungen von Arzneimitteln am Auge nach oraler bzw. parenteraler Applikation.

[70] Lucentis™
[71] Retaane™

◘ **Tab. 30.4.** Unerwünschte Wirkungen von Arzneistoffen am Auge nach systemischer Anwendung

Arzneistoffe	Handelsname	Wirkungen	Besonderheiten
Herz- und kreislaufwirksame Arzneistoffe			
Amiodaron	Cordarex®	Hornhauttrübung	reversibel
		Schädigung des Nervus opticus	irreversibel
Digitalis-Glykoside		unscharfes Sehen, Lichtscheu; Farbsinnstörung im Rot-Grün-Bereich, Gelbsehen, Gesichtsfeldausfälle	Zeichen der Überdosierung! reversibel
Diuretika (Benzothiadiazin-Derivate)		transitorische Myopie	relativ selten
Parasympatholytika (Atropin- und Scopolamin-Derivate)		Mydriasis, Akkommodationsschwäche, Lichtscheu; Erhöhung des Augeninnendrucks bei Engwinkelglaukom	auch nach Absetzen des Arzneimittels noch Tage anhaltende Gefahr eines Glaukomanfalls bei engem Kammerwinkel
CSE-Hemmstoffe			
Lovastatin	Mevinacor®	Katarakt, Verschwommensehen	reversibel
Pravastatin	Pravasin®		
Simvastatin	Denan®, Zocor®		
Antirheumatika			
Glucocorticoide		Katarakt[a], Steroidglaukom, Papillenödem; Abduzenslähmung	keine lokale Anwendung bei defektem Hornhautepithel! Ausnahme: bei Verätzungen
D-Penicillamin	Metalcaptase®	Neuritis optica	reversibel
Antiepileptika			
Phenytoin	Phenhydan®	Nystagmus, Doppeltsehen durch Augenmuskellähmung	bei Überdosierung auftretend; meist reversibel
Trimethadion ▼		Lichtscheu, Abschwächung des Farbsehens, Nyktalopie	langsam reversibel

Tab. 30.4 (Fortsetzung)

Arzneistoffe	Handelsname	Wirkungen	Besonderheiten
Psychopharmaka			
Phenothiazin-Derivate		Pigmentablagerungen in Hornhaut, Linse und Bindehaut; u. U. toxische Retinopathie (vgl. Chloroquin)	bei Dosierungen >200 mg/Tag über Jahre, Verstärkung der toxischen Wirkung durch Belichtung
Levomepromazin	Neurocil®		
Fluphenazin	Lyogen®		
Thioridazin	Melleril®		
Antidepressiva		Mydriasis, erhöhter Augeninnendruck, trockenes Auge	bei Engwinkelglaukom
Imipramin	Tofranil®, Imipramin-neuraxpharm®		
Amitriptylin	Saroten®, Amitriptylin-neuraxpharm®		
Antibiotika			
Chloramphenicol	Paraxin®	Neuritis optica	nur nach hoher Dosierung
Steptomycin	Streptomycin® (Grünenthal)	Nystagmus, Lähmung der äußeren Augenmuskeln, Neuritis retrobulbaris, Atrophie des N. opticus	nur nach lang dauernder Therapie
Tetracycline		Kurzsichtigkeit, unscharfes Sehen, Doppeltsehen	selten
Linezolid	Zyvoxid®	Optische Neuropathie	Überwiegend bei Patienten, die über einen längeren Zeitraum als die maximal empfohlenen 28 Tage behandelt wurden
Chemotherapeutika			
Sulfonamide		transitorische Myopie; Narbenbildung auf Bindehaut und Kornea	reversibel nach Stevens-Johnson-Syndrom
Chloroquin	Resochin®	Hornhauttrübung und Lichtscheu, Chloroquin-Retinopathie: perizentrale Gesichtsfeldausfälle, Ringskotom, Störung des Farbsehens und der Dunkeladaptation	Hornhauttrübungen sind reversibel. Retinopathien sind irreversibel und treten bei Einhalten der Tagesdosis von 2,5 mg Chloroquin pro kg Körpergewicht nur noch selten auf
Hydroxychloroquin	Quensyl®		
Chinin	Chininum hydrochloricum®	diffuse Retinopathie	bei hoher Dosierung
Tuberkulostatika			
Ethambutol	Myambutol®	retrobulbäre Neuritis, Pigmentverschiebungen, Atrophie de N. opticus	bei Dosierung von >25 mg/Tag >3 Monate ansteigende Häufigkeit
Isoniazid	Isozid®	Atrophie des N. opticus	
Hemmstoffe der Na^+/K^+-ATPase			
Omeprazol	Antra®	Verschwommensehen	selten bis gelegentlich
Pantoprazol	Pantozol®		
Esomeprazol	Nexium®		
Antikoagulanzien und Kontrazeptiva			
Antikogulanzien		Netzhautblutungen	
Kontrazeptiva		Verdacht auf gehäuft auftretende venöse Gefäßverschlüsse mit Netzhautblutungen; Anstieg des Augeninnendrucks	Häufigkeit und Schweregrad abhängig vom Östrogengehalt

▼

Tab. 30.4 (Fortsetzung)

Arzneistoffe	Handelsname	Wirkungen	Besonderheiten
Urologika			
Sildenafil	Viagra®	Augenschmerzen und Augenrötung, nichtarteriitische anteriore ischämische Optikusneuropathie (NAION), Verschluss von Netzhautgefäßen, Gesichtsfelddefekte	bei der Post-Marketing-Überwachung gelegentlich oder selten berichtete unerwünschte Ereignisse
Antiöstrogene			
Tamoxifen	Nolvadex®	Papillenödem, Retinablutungen, Corneatrübungen	reversibel
Vitamine			
Vitamin A	Retinol Tabletten®	unscharfes Sehen, Doppeltsehen; Papillenödem	bei Überdosierung, reversibel
Vitamin D	Vigantoletten®	Ca^{2+}-Ablagerungen in Hornhaut und Bindehaut	bei Überdosierung, reversibel

[a] Gefährdung bei >10 mg Prednisolon/Tag länger als 1 Jahr, irreversibel

Weiterführende Literatur

Dolder R, Skinner FS (1990) Ophthalmika. Pharmakologie, Biopharmazie und Galenik der Arzneimittel. 4. Aufl., Wiss. Verlagsgesellschaft, Stuttgart

Fechner PU, Teichmann KD (2000) Medikamentöse Augentherapie. 4. Aufl. ENKE im Georg Thieme Verlag, Stuttgart, New York

Gragoudas ES, Adamis AP, Cunningham ET Jr, Feinsod M, Guyer DR (2004) Pegaptanib for neovascular age-related macular degeneration. N Engl J Med 351: 2805–2816

Hinz B, Rösch S, Ramer R, Tamm ER, Brune K (2005) Latanoprost induces matrix metalloproteinase-1 expression in human non-pigmented ciliary epithelial cells through a cyclooxygenase-2-dependent mechanism. FASEB J 19: 1929–31

Holz FG, Miller DW (2003) Pharmakologische Therapie der altersabhängigen Makuladegeneration. Ophthalmologe 100: 97–103

Kampik A, Grehn F (2002) Augenärztliche Therapie. Georg Thieme Verlag, Stuttgart, New York

Lemp MA (1994) Management of the dry-eye patient. Int Opthalmol Clin 34: 101–113

Schlote T, Freudenthaler SM, Stübiger N, Zierhut M (2001) Medikamentöse Nebenwirkungen am Auge. Georg Thieme Verlag, Stuttgart, New York

Weinreb RN, Toris CB, Gabelt BT, Lindsey J, Kaufman P (2002) Effects of prostaglandins on the aqueous humor outflow pathways. Surv. Ophthalmol. 47(1): 53–64

31 Erkrankungen und Schädigungen der Haut

H. Glossmann, H. Hofmann

31.1 Einleitung

Die Haut hat beim Erwachsenen eine Fläche von ca. 2 m^2 und wiegt ohne Subkutis etwa 3 kg. Haut und deren Anhangsgebilde sind nicht nur dem ärztlichem Auge einfach zugänglich, sondern auch relativ problemlos minimal invasiven diagnostischen Verfahren (Biopsie, Stripping). Dank moderner molekularbiologischer und biochemischer Methoden kann die Pathogenese von Hautkrankheiten heute z. T. bis ins molekulare Detail aufgeklärt werden. Dies gilt in eingeschränktem Maß auch für die Wirkungsweise von Arzneimitteln bei Hautkrankheiten.

31.1.1 Haut als Manifestationsorgan unerwünschter Arzneimittelwirkungen

Die Haut imponiert nicht nur als aktives synthetisches Organ, sondern als immunologisch äußerst reaktives und faszinierendes Gewebe.

Kein Wunder, dass sich auch eine Vielzahl von **unerwünschten Arzneimittelnebenwirkungen** an der Haut manifestieren. Von der schieren Zahl her gesehen (ca. 15% aller Arzneimittelnebenwirkungen) ist dies beeindruckend. Schwere lebensbedrohliche Hautreaktionen wie generalisierte Urticaria mit Anaphylaxie, Stevens-Johnson-Syndrom oder toxische epidermale Nekrolyse werden vor allem von Antibiotika wie Co-trimoxazol und Penicillinen, von Antikonvulsiva wie Phenytoin, Carbamazepin und Lamotrigin sowie von Allupurinol, Analgetika und nichtsteroidalen Antirheumatika (Pyrazolonen) ausgelöst. Am häufigsten sind toxische Arzneimittelexantheme, beispielsweise durch **Ampicillin**[1] ausgelöst, gefolgt von Urtikaria, Erythema multiforme, Erythrodermie und phototoxische Reaktionen der Haut z. B. nach **Thiaziden**, **Furosemid** sowie **Tetracyclinen**. Hinzu gesellen sich kosmetisch störende Ablagerungen (z. B. durch **Amiodaron**[2], **Gold**), Induktion oder Verschlimmerung der Akne (z. B. durch **Glucocorticoide**), Alopezie (z. B. durch **Zytostatika**), Pemphigus (z. B. ausgelöst durch **D-Penicillamin**[3]etc.) und Arzneimittelexantheme können infektionsbedingten viralen Hautausschlägen täuschend ähnlich sehen und auch besonders häufig im Zusammenhang mit Infektionskrankheiten auftreten (z. B. Ampicillinexanthem bei EBV-Infektion). Wegen der Vielzahl der in Frage kommenden Medikamente wird der Auslöser am besten aus der Anamnese und der empirischen Wahrscheinlichkeit ermittelt.

31.2 Pharmakokinetik und Pharmakodynamik der Epidermis

31.2.1 Pharmakokinetische Barriere: Die Hornschicht

Die Hornschicht (**Stratum corneum**) besteht aus 10–20 Zelllagen von Korneozyten (hexagonale, kernlose Plättchen aus unlöslichem Keratin und quervernetzten Proteinen), die auf ihrer Oberfläche kovalent gebundene Lipide tragen und über diese zementartig mit dem interzellulären »Barrierelipid« verbunden sind. Aufgrund der physikochemischen Eigenschaften ist die Hornschicht nahezu, aber nicht vollständig (als Beispiel: **Perspiratio insensibilis**) impermeabel für hydrophile Moleküle und Wasser. Sie fungiert als **einzige** Barriere der Haut in der transdermalen Applikation systemisch wirkender Arzneimittel (**Estrogene, Fentanyl**[4], **Nicotin**[5], **Nitrate**) und der transepidermalen (topischen) Applikation von Lokaltherapeutika. Dicke der Hornschicht und Barrierelipidgehalt sind regional extrem unterschiedlich. Besonders gut penetrabel sind Gesichts- und Halsregion (die beste Penetration durch die Kopfhaut existiert hinter dem Ohr), die Beugefalten (Achsel, Leiste) sowie Perianal- und die Genitalgegend. Diese Areale werden deshalb als »Problemzonen« bezeichnet, da hier oft unerwünschte Wirkungen von Lokaltherapeutika – v. a. von Corticosteroiden – auftreten. Besonders schlecht penetrabel sind Fußsohle und Handflächen.

Diese **regionalen Unterschiede** müssen bei der transdermalen ebenso wie bei der topischen Therapie (z. B. mit **Retinoiden, Glucocorticoiden, Vitamin D-Derivaten**) beachtet werden. Länger dauernde Wasserexposition der Hornschicht führt zur hygroskopischen Quellung, der partiellen Aufhebung der Barrierefunktion und zur beschleunigten transepidermalen und transdermalen Resorption von Wirkstoffen (Prinzip des »Okklusivverbandes«). Die Barrierefunktion ist bei einer Reihe von Hautkrankheiten in den betroffenen Arealen erniedrigt bzw. wird durch den Wirkstoff selbst verändert. **Tacrolimus**[6] penetriert die gesunde Haut wesentlich schlechter (ca. 10-mal geringer) als die entzündete Haut bei der atopischen Dermatitis. Hydrophobe Wirkstoffe penetrieren die Hornschicht rasch – je nach Verteilungskoeffizient zwischen Vehikel und Hornschicht. Dies ist abhängig vom Konzentrationsgradienten und von der Temperatur. Beim Übertritt in die tiefer gelegenen Zellschichten kann es zur Aktivierung von Prodrug-Wirkstoffen (Beispiel: Esterasespaltung von **Tazaroten**), und zur Induktion von inaktivierenden Enzymen kommen. Die Haut besitzt ähnlich wie die Leber expressionsregulierte Cytochrom-P450-Enzyme. **Tretinoin** z. B. induziert das Cytochrom-P450-Enzym, das die Inaktivierung zu 4-Hydroxyretinsäure katalysiert. Auch individuelle Unterschiede im Ansprechen auf topische Medikamente könnten durch Cytochrom-P450-Polymorphismus erklärt werden.

Quantitativ unerheblich als Adsorptionsmatrix sind die Hautadnexe (Schweißdrüsen und Haarfollikel). Als Eintrittspforten für hochmolekulare Substanzen (z. B. Kontaktallergene) und

1 Binotal®, Ampicillin-ratiopharm®
2 Cordarex®, Amiodaron-ratiopharm®
3 Metalcaptase®
4 Durogesic®, Fentanyl HEXAL®
5 Nicotinell®, NiQuitin®
6 Protopic®

als Zielort für die Lokaltherapie bei der topischen Aknetherapie sind sie jedoch von Bedeutung. Ein entscheidender Faktor in der Penetrationsfähigkeit eines topisch applizierten Wirkstoffes ist das jeweilige Vehikel. Cremes, Gele und Emulsionen haben einen in dieser Reihenfolge zunehmenden Wassergehalt, der zur hygroskopischen Aufquellung, raschen Diffusion und Verteilung des Wirkstoffes in die Hornschicht oder in die Hautadnexe führt. Aus diesem »Depot« kann der Wirkstoff in tiefere Lagen der Epidermis gelangen. Auf diesem Prinzip beruhen beispielsweise experimentelle Aknetherapien mit Retinoiden (auftragen → kurz einwirken lassen → abwaschen), um eine Talgfollikelselektive Lokaltherapie zu erreichen.

31.2.2 Epidermis – Wirkort topischer Medikamente, Zielorgan systemischer Therapie und Sekretionsorgan

Das mehrschichtige Plattenepithel der gesunden Epidermis besteht zu 90% aus **Keratinozyten**, die über spezifische Adhäsionsmoleküle (Cadherine) untereinander und mit der Basalmembran verbunden sind. Keratinozyten sezernieren Defensine. Diese antimikrobiellen Peptide sind für die normale Abwehr der Haut gegen Bakterien, Pilze und Viren wichtig. Bei der atopischen Dermatitis sind Expression und Konzentration der Defensine vermindert – bei der Psoriasis hingegen erhöht. Dazwischen liegen Melanozyten, Langerhans-Zellen, neuroendokrine Zellen sowie Sinneszellen. Die **Langerhans-Zellen** spielen eine zentrale Rolle in der Immunreaktion der Haut. Nach Kontakt mit Antigen aktivieren sie die **Helfer-T-Lymphozyten** im zugeordneten Lymphknoten. Keratinozyten sind zur Bildung einer erstaunlichen Vielzahl von Mediatoren (**Zytokine**) befähigt, die für die Kommunikation untereinander, mit der darunter liegenden Dermis, mit Entzündungszellen und dem Immunsystem dienen. Umgekehrt können eine Vielzahl von Mediatoren die Keratinozyten beispielsweise in ihrem Proliferationsverhalten, ihrer Differenzierung und ihrem Sekretionsmuster beeinflussen. Bei extremen Noxen (z. B. UV-Bestrahlung, bakterielle Infektion, physikalisches Trauma) sowie bei vielen Hauterkrankungen ist dieses Kommunikationsnetzwerk aktiviert oder die Homöostase verändert. Ziel der topischen Therapie mit **Glucocorticoiden** und **Calcineurininhibitoren** bei der atopischen Dermatitis, dem akuten Kontaktekzem oder der Psoriasis ist die Inhibition der T-Lymphozyten in der Epidermis.

31.2.3 Dermis

Im **fibroelastischen Gewebe** (bestehend aus Fibroblasten, Kollagen- und Elastinfasern, umgeben von Glykosaminglykanen und Proteinglykanen) finden sich Blut- und Lymphgefäße, Nerven und Mastzellen. Da nach der Hornschicht keinerlei pharmakokinetische Barriere existiert, wird die Dermis naturgemäß von topisch applizierten Medikamenten erreicht und ist damit auch Manifestationsort von unerwünschten Wirkungen z. B. Teleangiektasien und Hautatrophie durch Glucocorticoide.

31.3 Wichtige Arzneimittelgruppen

31.3.1 Glucocorticoide

Topische Glucocorticoide können in 4 Klassen nach Wirkstoffstärke eingeteilt werden (◘ Tab. 31.1). Nach topischer Applikation werden sie in den oberen Lagen der Hornschicht gespeichert (Reservoir), sodass eine einmalige tägliche Anwendung ausreichend ist. Vor dem 6. Lebensmonat, bei erhöhter Permeabilität des **Stratum corneum** (z. B. bei atopischer Dermatitis) und in den sog. Problemzonen ist die Penetration z. T. extrem gesteigert und mit verstärkten systemischen bzw. lokalen unerwünschten Wirkungen zu rechnen. Glucocorticoide wirken über Rezeptoren, die als Homodimere über Bindung an DNA die Gentranskription aktivieren. Dieser Signalweg ist für systemische Nebenwirkungen verantwortlich. Glucocorticoide aktivieren über monomere Rezeptoren (ohne DNA-Bindung) Transkriptionsfaktoren wie AP-1, die die Expression von Entzündungsgenen blockieren. Obwohl einige neu entwickelte Glucocorticoide wie **Prednicarbat** und **Mometason** präferentiell diese blockierende Wirkung aufweisen und damit weniger kutane und systemische unerwünschte Wirkungen auslösen sollen, ist deren klinische Überlegenheit in der Langzeitanwendung noch nicht hinreichend belegt. An **lokalen unerwünschten Wirkungen** sind die Hautatrophie (bei bis zu 4-wöchiger Therapie reversibel), akneiforme Veränderungen, periorale Dermatitis, Striae vor allem in Hautfalten und Hypopigmentierung zu beobachten. Systemische unerwünschte Wirkungen (▶ Kap. 23) sind bei sachgerechter Anwendung eher selten.

Indikationen für **systemische Glucocorticoidtherapie** sind allergische Dermatosen mit systemischer Beteiligung (schwere Urtikaria, Quincke-Ödem, schwere Arzneimittelexantheme) und verschiedene Autoimmunerkrankungen.

◘ **Tab. 31.1.** Glucocorticoid-Externa (Auswahl)

Klasse	Beispielpräparat(e)	Handelspräparat(e)
IV: sehr stark wirksam	Clobetasol	Dermoxin®, Clobegalen®
	Diflucortolon	Karison®, Nerisona®
III: stark wirksam	Mometason	Ecural®
	Fluocortolon	Ultralan®
II: mittelstark wirksam	Prednicarbat	Dermatop®
	Methylprednisolonaceponat	Advantan®
I: schwach wirksam	Hydrocortisonbutyrat	Alfason®, Laticort®
	Prednisolon	Linola-H®,Prednisolon Salbe LAW®

31.3.2 Retinoide

Retinoide, synthetische Derivate des Vitamin A, sind Modulatoren des Wachstums, der Differenzierung und des Stoffwechsels epidermaler Zellen. Sie wirken – wie Calcitriol oder Steroidhormone – über Bindung an nukleäre Rezeptoren mit verschiedenen Subtypen, die als RAR und RXR bezeichnet werden. Sie können systemisch (Tab. 31.2) und topisch (Tab. 31.3) eingesetzt werden. Systemisches **Isotretinoin** hat eine ausgeprägte sebostatische Wirkung, die bei topischer Anwendung fehlt – ein bislang ungeklärtes Phänomen. **Acitretin** hingegen »normalisiert« hyperproliferative Keratinozyten bei Psoriasis und erblichen Verhornungsstörungen. Retinoide werden auch zur Prophylaxe von Hauttumoren bei chronischer UV-Schädigung und **Xeroderma pigmentosum** eingesetzt. Zur topischen Therapie werden der nicht Rezeptorsubtyp-selektive körpereigene Agonist **Tretinoin** (all-trans-Retinsäure), sowie **Adapalen** und **Tazaroten** verwendet. Diese binden präferentiell an RX-Rezeptoren. Die durch Retinoide bewirkte Ausdünnung der Keratinozytenschicht kann als Vorbereitung zur Laser- und photodynamischen Therapie bei Präkanzerosen genutzt werden. Ein weiteres Präparat, das selektiv den RXR aktiviert ist Bexaroten (ein Rexinoid). Es kann topisch und systemisch zur Behandlung von kutanen T-Zell-Lymphozyten eingesetzt werden.

Alle Retinoide sind stark teratogen wirksam. Für systemische Retinoide gelten deshalb strenge Regeln für die Anwendung bei Frauen im gebärfähigen Alter. Bei Frauen mit Kinderwunsch sollen auch die topischen Retinoide in der Schwangerschaft und Stillzeit nicht eingesetzt werden. Fall-Kontroll-Studien haben aber kein erhöhtes Fehlbildungsrisiko für Anwendung von topischem **Tretinoin** in der Schwangerschaft belegen können. Grundsätzlich ist bei jeder Retinoidtherapie die gleichzeitige Einnahme von Vitamin A-Präparaten wegen des erhöhten Risikos von unerwünschten Wirkungen zu unterlassen.

Tab. 31.2. Orale Retinoide

	Acitretin	Isotretinoin
Handelspräparat	Neotigason®	Roaccutan®, Isotret HEXAL®
Bioverfügbarkeit	20–90%[a]	25%[b]
Eliminationhalbwertszeit	2–4 Tage	10–20 h
aktiver Metabolit (Eliminationsdosishalbwertszeit)	Etretinat (80–175 Tage)	–
Standarddosis	0,5–0,6 mg/kg/Tag	0,5–1 mg/kg/Tag
Hauptanwendungsgebiet	Psoriasis	Akne

[a] variabel, bei Einnahme mit fettreicher Nahrung verbessert;
[b] bei Einnahme mit fettreicher Nahrung verdoppelt.

Tab. 31.3. Topische Aknepräparate (Auswahl)

Bestandteil(e)	Handelspräparat(e)
Benzoylperoxid	Sanoxit®
	PanOxyl®
	Benzaknen®
Erythromycin	Aknemycin®
	Inderm®
Clindamycin	Basocin®
Tretinoin	Cordes VAS Creme®
	Eudyna®
	Airol Creme®
Isotretinoin	Isotrex®
Adapalen	Differin®

31.3.3 Vitamin D-Analoga

Calcitriol[7] (1,25-Dihydroxy-Vitamin D_3) besitzt als fettlösliches Hormon ebenso wie die Retinoide ideale pharmakokinetische Eigenschaften, um das **Stratum corneum** zu penetrieren. Keratinozyten, Langerhans-Zellen, Fibroblasten und T-Zellen besitzen Vitamin D-Rezeptoren (VDR), die als heterodimere Partner bestimmte Retinoidrezeptoren zum Signaltransfer benötigen. Vitamin D-Analoga (**Calcipotriol**[8], **Tacalcitol**[9]) führen bei topischer Anwendung bei Psoriasis zu einer Reduktion der Hyperproliferation von Keratinozyten, zu ihrer terminalen Differenzierung und zur Verminderung von T-Zellen und Granulozyten in den betroffenen Hautarealen.

Dabei kommt es zu einer Erhöhung der Dichte der VDR in den Keratinozyten. Dies kann als mögliche Erklärung für fehlende Desensibilisierung und **Rebound-Phänomene** bei der topischen Psoriasistherapie mit Vitamin D-Analoga dienen. TH-1-Lymphozyten-Funktionen werden durch die Vitamin D-Analoga präferentiell inhibiert, ein Hinweis auf funktionellen Synergismus mit Ciclosporin.

31.3.4 Calcineurininhibitoren

Tacrolimus[6] und **Pimecrolimus**[10] sind zur topischen Therapie von Hautkrankheiten, bei denen aktivierte T-Lymphozyten eine dominante Rolle spielen, geeignet. Sie binden ebenso wie Cyclosporin an zytosolische Rezeptorproteine (Cyclophilin, Macrophilin), die die Phosphatase Calcineurin blockieren. Calcineurin ist

[7] Silkis®
[8] Psorcutan®, Daivonex®
[9] Curatoderm®
[10] Elidel®, Douglan®

für die Übermittlung des Signals vom T-Zellrezeptor zum Kern wichtig. Die Hemmung der Phosphatase verhindert die Transkription inflammatorischer Zytokine, Proliferation und Differenzierung. Vorteile gegenüber topischen Glucocorticoiden sind:
- keine Hautatrophie,
- raschere antipruritische Wirkung,
- kein Rebound.

Nachteile sind:
- schlechte oder fehlende Wirkung bei chronisch lichenifizierten Ekzemen,
- fehlende Wirkung bei etwa einem Drittel der Patienten mit atopischem Ekzem,
- sehr hohe Behandlungskosten! und
- Spätfolgen (maligne Hauttumoren) können mangels Langzeiterfahrung nicht ausgeschlossen werden.

31.4 Therapie der Ekzeme

Pathogenese. Ekzeme gehören zu den häufigsten Hautkrankheiten. Das **allergische Kontaktekzem** ist eine im Wesentlichen von TH-1-Lymphozyten vermittelte (Typ IV-) Reaktion der Epidermis nach Sensibilisierung durch Antigene. Das **toxische Kontaktekzem** ist eine Reaktion der Keratinozyten auf Chemikalien, häufig in Kombination mit Schädigung der Barrierefunktion der Haut (chronischer Lipidentzug z. B. durch Detergenzien, chronische hygroskopische Quellung z. B. durch Wasser, chronische mechanische Irritation). Das **atopische Ekzem** ist eine Manifestation der Atopie und wird über eine genetische Disposition mit Sensibilisierung gegen exogene oder endogene Antigene erklärt. Mehrere Kandidatengene z. B. Mutationen im Interleukin-4-Rezeptor, die einen verstärkten Signaltransfer auslösen, sind derzeit identifiziert, ohne dass diese Erkenntnisse bislang zur Verbesserung der Therapie beitragen. Trotz unterschiedlicher Pathogenese ist die Reaktion der Haut bei den Ekzemkrankheiten nahezu uniform und kann in Stadien von akut nässend bis chronisch lichenifiziert ablaufen. Die Beurteilung des Stadiums ist für die Wahl des richtigen Vehikels entscheidend (sog. **stadiengerechte Therapie**). Alle Ekzeme sind durch starken Juckreiz gekennzeichnet, der durch den Kratzreflex und nachfolgende Irritation auch nicht sichtbar lädierter Haut zu neuen Läsionen und Senkung der Juckreizschwelle führen kann. Einhergehend mit der Verminderung der Barrierefunktion, die begleitet wird von einer Änderung des pH-Wertes und der Lipidzusammensetzung, kann es zum Aufblühen der Hautflora kommen: verstärkte Besiedelung mit **Staphylococcus aureus** bei atopischem Ekzem, Besiedlung mit dem Pilz **Mallassezia furfur** bei seborrhoischem Ekzem. Diese Keime können als Produzenten von Superantigenen fungieren bzw. die Persistenz des Ekzems verursachen.

31.4.1 Kontaktekzem

Beim **akuten toxischen** und **allergischen Kontaktekzem** ist die Erkennung und **Vermeidung der Noxe** bzw. des Antigens die wichtigste Maßnahme. Derzeit Mittel der Wahl für die Therapie sind stark wirksame **Glucocorticoide** (Klasse III–IV) in Lotio- oder Cremegrundlage, die nur einmal täglich aufgetragen werden (Tab. 31.1). Bei akut nässenden Ekzemen werden zusätzlich feuchte Umschläge angewendet (»feucht auf feucht«). Die Therapie kann nach wenigen Tagen beendet werden.

Für das **chronische Ekzem** wird entweder eine tägliche Behandlung mit einem stark wirksamen Glucocorticoid vorgeschlagen oder eine intermittierende Therapie – abwechselnd mit einer **fetten** (wirkstofffreien oder harnstoffhaltigen) **Salbengrundlage**. Alternativ kann von einem stark wirksamen Glucocorticoid auf ein schwächer wirksames nach Eintreten der Besserung umgestellt werden. Die Therapie erfordert **Geduld**, da z. B. beim chronischen Handekzem etwa ein Viertel der Patienten mehr als drei Monate zur Abheilung benötigen. Zur Vermeidung von berufsbedingten Ekzemen sind präventive Maßnahmen wie Schutzhandschuhe und Hautschutzpräparate für besonders gefährdete Berufe unerlässlich. Für die Problemzonen (Gesicht, Beugefalten) sollten, wenn überhaupt, nur schwache Glucocorticoide verwendet werden.

31.4.2 Atopisches Ekzem (syn. atopische Dermatitis, Neurodermitis atopica)

Das atopische Ekzem ist eine häufige, bei 3–15% der mitteleuropäischen Bevölkerung auftretende, chronisch rezidivierende Entzündung der Haut, die sich meist im Kindesalter manifestiert. Außer durch die typischen Charakteristika des Ekzems ist sie durch besonders trockene Haut und quälenden Juckreiz gekennzeichnet.

Topische Therapie

Neben der genetischen Disposition tragen zahlreiche Provokationsfaktoren zur Manifestation bei, deren Meidung die erste therapeutische Maßnahme beim atopischen Ekzem darstellt: zum Beispiel bei nachgewiesener Sensibilisierung, Reduktion oder Meidung von oralem oder inhalativem Allergenkontakt (z. B. Kuhmilch, Fisch, Nüsse, Hausstaubmilben und Tierhaare). Aufgrund der trockenen Haut ist die tägliche rückfettende und Feuchtigkeitsspendende Basispflege mit wirkstofffreien oder harnstoffhaltigen Cremegrundlagen sehr wichtig, vorzugsweise unmittelbar nach dem Baden oder Duschen, solange die Haut noch befeuchtet ist. Durch konsequente Basispflege kann bei einem leichten atopischen Ekzem bereits Symptomfreiheit erreicht werden. Bei schweren Verläufen und Exazerbationen ist die intermittierende (1- bis 3-wöchige) Therapie mit **Hydrocortisonacetat** oder neuen, nebenwirkungsarmen Glucocorticosteroiden der Klasse II–III (z. B. **Prednicarbat** oder **Mometason**[11])

[11] Ecural®

abwechselnd mit wirkstofffreien Pflegesalben, durchzuführen. Zum Ausschleichen der Glucocorticoide und zur Behandlung des abheilenden Ekzems sind Schieferöl-Extrakte wie **Ichthyol** und **Tumenol** hilfreich. Bufexamac ist wenig wirksam und führt zu Sensibilisierungen.

Eine wesentliche Verbesserung der Therapie ist durch die Entwicklung der topisch wirksamen Calcineurininhibitoren **Tacrolimus** und **Pimecrolimus** erreicht worden.

Sie sind zur Behandlung ab dem 2. Lebensjahr zugelassen. Sie eigenen sich vor allem für akute entzündliche Schübe in Gesicht-, Hals- und Genitalbereich. Systemische Spiegel sind bei äquieffektiver Dosierung für Pimecrolimus geringer als bei Tacrolimus. Diese Präparate sollen aufgrund von Studiendaten kein erhöhtes Malignitätsrisiko besitzen. Da bisher nur Studien über eine Therapiedauer bis zu einem Jahr vorliegen, ist von einer Langzeitanwendung bei Kindern oder Patienten mit geschwächtem Immunsystem dringend abzuraten (**Reservestatus!**).

Systemische Therapie

H1-Histamin-Antagonisten. Der quälende **Juckreiz** und dadurch bedingte **Schlafstörungen** sind die gravierendsten Symptome des atopischen Ekzems. Die Wirksamkeit von Histamin-H_1-Antagonisten ist nicht belegt, es sei denn in Dosen, in denen diese sedierend wirken. Mangels besserer Alternativen werden die sedativ wirkenden Substanzen (z. B. **Dimentindenmaleat**[12] oder **Hydroxyzin**[13]) bei Erwachsenen und Kindern bzw. **Doxylaminsuccinat**[14] bei Kleinkindern (ab 6 Monaten) am Abend gegeben.

Phototherapie

Die Behandlung mit kombiniertem UVA- und UVB-Licht oder 311 nm (Schmalspektrum-UVB)-Licht hat sich als **adjuvante Therapie** zur Einsparung von Glucocorticoiden bei schwerem atopischen Ekzem bewährt. Eine komplette Remission kann mit hochdosiertem UVA_1-Licht (340–400 nm) und PUVA (▶ Kap. 31.6.4) erreicht werden. Die Anwendung ist allerdings limitiert wegen Reboundeffekten, der Gefahr der Lichtalterung sowie kanzerogener Spätfolgen und sollte keinesfalls bei Kindern eingesetzt werden.

Antibiotika/Virostatika

Die Haut der Mehrheit der Patienten mit atopischem Ekzem ist mit **Staphylococcus aureus** besiedelt. Staphylokokken-Toxine können als Superantigene die T-Zellen aktivieren und durch Produktion von proinflammatorischen Zytokinen das Ekzem verschlimmern. Eine ausgedehnte Superinfektion mit Staphylokokken (**Impetiginisierung**) wird topisch mit antiseptischen Lösungen oder Cremes behandelt oder als Kurzzeittherapie (3–5 Tage) mit oralem **Flucloxacillin**[15] oder einem **Cephalosporin**. Beim **Eczema herpeticatum**, einer potentiell lebensbedrohlichen ausgedehnten Herpes simplex-Infektion muss das topische Glucocorticoid abgesetzt und **Aciclovir**[16] systemisch gegeben werden.

Immunsuppressive Therapie

Die systemische Gabe von Glucocorticoiden ist wirksam, jedoch so belastet mit unerwünschten Wirkungen (z. B. schneller Rebound nach Absetzen, Cushing-Syndrom, Wachstumsverzögerung, Infektionen), dass erfahrene Dermatologen darauf verzichten.

In sehr schweren Fällen kann **Ciclosporin**[17] eingesetzt werden. Nach 4–6 Wochen kann mit einer erheblichen Besserung gerechnet werden. Eine Langzeittherapie ist jedoch nur in Ausnahmefällen gerechtfertigt.

> **Dosierung**
>
> **Ciclosporin:**
> - 2,5 bis 5 mg/kg KG/Tag;
> - ausschleichend 1 mg/kg KG und Tag

31.5 Therapie der Acne vulgaris

Pathogenese. Bei der Acne vulgaris spielen eine Rolle:
- Genetisch bedingte Follikelhyperkeratose,
- Androgen-induzierte Talgdrüsenhyperplasie und
- durch Talgdrüsenhyperplasie und Talgretention: Vermehrung der mikrobiellen Flora, u. a. von **Propioni-bacterium acnes**.

Zirkulierende Androgene der Nebennierenrinde und der Gonaden führen bei ca. 80% der Menschen in der Adoleszenz und im frühen Erwachsenenalter zu einer Überaktivierung von Androgenrezeptoren regionaler Talgdrüsen (Gesicht, Brust, Rücken, Oberarme). Eine genetische Prädisposition ist wahrscheinlich. Die Stimulation der Androgenrezeptoren führt zu einer Vergrößerung der Talgdrüsen, Proliferationssteigerung des Epithels und exzessiver Talgproduktion (◘ Abb. 31.1). Die Proliferationssteigerung geht mit einer Follikelhyperkeratose einher. Die adhärenten, verhornten Zellen bilden sog. Mikrokomedonen, die im Gemisch mit dem sezernierten Talg klinisch sichtbare Komedonen bilden. Dieses Stadium wird als **Acne vulgaris comedonica** bezeichnet. **Propionibacterium acnes** gehört zur normalen Flora in den Haarfollikeln. Dieser Keim proliferiert in dem für ihn günstigen Nährmedium; bakterielle Lipasen setzen freie Fettsäuren aus den Talglipiden frei, die ihrerseits proinflammatorisch- und proliferationsfördernd wirken. Der Keim aktiviert außerdem Komplement und

[12] Fenistil®
[13] Atarax®, AH3® N
[14] Mereprine®
[15] Staphylex®, Flucloxacillin DeltaSelect®
[16] Zovirax®, Aciclostad®
[17] Sandimmun®, Ciclosporin-1A Pharma®

bewirkt durch Sekretion chemotaktischer Faktoren eine Inflammation (**Acne papulopustulosa**). In seltenen Fällen kann es zur abszedierenden Acne conglobata und zur Narbenbildung kommen.

Die Auswahl der Therapeutika (◘ Tab. 31.3) richtet sich nach dem klinischen Bild der Akne (z. B. nur Komedonen oder milde Inflammation bzw. schwere abszedierende Inflammation), ihrer Ausdehnung und der Tendenz zur Narbenbildung.

31.5.1 Komedonenakne

Ziel der Therapie ist es, die Entwicklung neuer Komedonen zu vermindern, die abnorme follikuläre Keratinisierung zu normalisieren und die gesteigerte Lipidsynthese und Sekretion (Talgbildung) zu dämpfen. Die ersten beiden Ziele können durch topisch applizierte Retinoide erreicht werden. Eine starke Inhibition der pathologisch gesteigerten Talgsynthese wird derzeit lediglich mit systemisch appliziertem Retinoid (**Isotretinoin**) erzielt. Klinisch ausreichend geprüfte topische Präparate sind **Tretinoin**, **Isotretinoin** sowie **Adapalen**. **Tazaroten** ist ebenfalls bei der Akne gut wirksam, derzeit aber nur für die Therapie der Psoriasis zugelassen. Alle Retinoide führen zur Hautirritation und bewirken eine erhöhte Empfindlichkeit der behandelten Haut gegenüber UV-Licht. Die topische Therapie mit Retinoiden soll mit den geringsten Konzentrationen beginnen (z. B. **Tretinoin** 0,025%ige Creme bzw. **Isotretinoin** als 0,05%iges Gel). Unter dieser Therapie kommt es zur Abschälung der Follikelhyperkeratose mit initialer Hautrötung und Brennen. Für leichte Fälle der Akne könnte **Adapalen** aufgrund seiner geringeren Hautirritation vorteilhaft sein. Deutlich sicht- (und mess)bare Erfolge sind nach 3–4 Wochen, wesentliche Besserungen nach ca. 3 Monaten zu beobachten. **Tretinoin** und **Isotretinoin** dürfen nicht gleichzeitig mit **Benzoylperoxid** wegen der chemischen Inaktivierung der Retinoide aufgetragen werden.

31.5.2 Papulopustulöse Akne

Topische antibakterielle Therapie

Stehen entzündliche Veränderungen im Vordergrund, werden entweder **Benzoylperoxid** (oder/und) topische Antibiotika (**Erythromycin, Clindamycin**) auf die erkrankten Bereiche aufgebracht. **Benzoylperoxid** ist ein lipophiles Oxidationsmittel, das neben einer keratolytischen eine hervorragende Wirkung gegen die Propionibakterien entfaltet und keinerlei Resistenz auslöst. In 2,5%iger Zubereitung ist es ebenso wirksam wie in höherprozentigen Konzentrationen, bewirkt aber weniger Hautirritation. **Erythromycin** und **Clindamycin** entfalten bei topischer An-

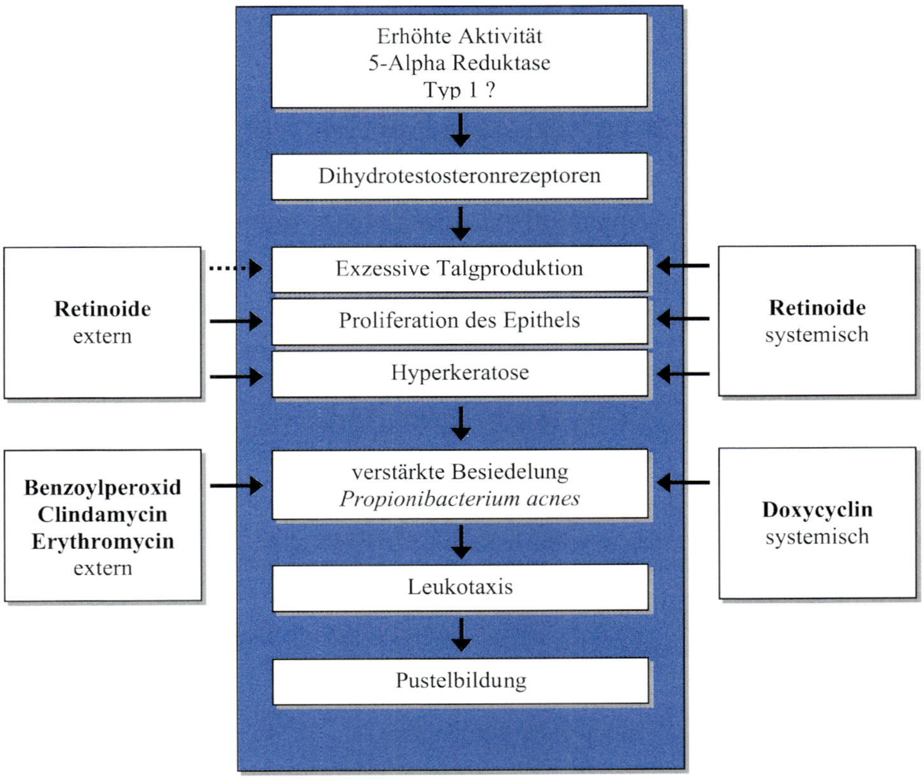

◘ Abb. 31.1. Pathogenese der Akne und Angriffspunkte der Aknetherapeutika im Talgdrüsenfollikel; schwache oder unsichere Wirkung ist durch den unterbrochenen Pfeil symbolisiert

wendung außer der gewünschten Keimreduktion schwach antiinflammatorische Wirkungen über Granulozyten-Migrationshemmung. Bei Langzeitanwendung kommt es zur Selektion von **Erythromycin**- bzw. **Clindamycin**-resistenten Staphylokokken, die auch auf die Haut von Kontaktpersonen übertragen werden. Dies ist allerdings ohne klinische Relevanz. Geringe Anteile (z. B. vom Clindamycin bis 8% der aufgebrachten Dosis) gelangen in die allgemeine Zirkulation. Viele mit **Erythromycin** oder **Clindamycin** vorbehandelte und ein zunehmender Anteil von Antibiotika-naiven Patienten sind Träger von z. B. Erythromycin-resistenten Propionibakterien. Die lokale Therapie soll deshalb auf **4–6 Wochen beschränkt** bleiben. Sie kann mit topischen Retinoiden kombiniert werden. Eine **fixe Kombination** von **Erythromycin** und **Benzoylperoxid** ist klinisch wirksamer als die jeweiligen Einzelsubstanzen und verhindert eine Resistenzentwicklung. In vielen Fällen ist die topische Therapie mit Antibiotika ebenso wirksam wie die systemische und daher gegenüber dieser zu bevorzugen.

Systemische antibakterielle Therapie

Bei schwerer papulopustulärer Akne werden orale **Antibiotika** angewendet. Aufgrund der Gefahr der Resistenzentwicklung und der Entwicklung einer gramnegativen bakteriellen Follikulitis soll deren Einsatz ebenfalls auf 6 Wochen, maximal 3 Monate beschränkt werden. Tetracyclin-Derivate sind gut wirksam. **Doxycyclin**[18] in einer Dosierung von 50 mg/Tag ist Mittel der Wahl, da schwerwiegende unerwünschte Wirkungen für dieses Tetracyclin nicht beschrieben sind. Die Photosensiblisierungsgefahr ist mit weniger als 3% sehr gering. Doxcyclin ist wie alle **Tetracycline in der Schwangerschaft kontraindiziert**. **Erythromycin** kann als Ersatz für **Doxycyclin** in der Schwangerschaft dienen. **Minocyclin**[19] sollte wegen der Gefahr von seltenen, jedoch schwerwiegenden Nebenwirkungen z. B. Lupus erythematodes, (geschätzte Inzidenz 1:2000), Autoimmunhepatitis, Arthritiden bei Akne nur noch in begründeten Ausnahmefällen angewendet werden. Die unerwünschten Wirkungen von **Minocyclin** treten in Abhängigkeit von der kumulativen Dosis und überwiegend bei Mädchen und Frauen auf.

Systemische Therapie mit Isotretinoin

Die systemische (orale) Therapie mit Isotretinoin bewirkt schon in sehr niedrigen Tagesdosen von 0,1 mg/kg Körpergewicht eine starke (ca. 75%ige) Reduktion der Talgproduktion und Verkleinerung der Talgdrüsen. Als optimal werden derzeit kumulative Gesamtdosen von etwa 150 mg/kg Körpergewicht angesehen. Da die Rückfallrate bei schwerer Akne umso höher ist, je niedriger die kumulative Gesamtdosis war, wird die Therapie häufig mit den in ◻ Tab. 31.2 angegebenen Tagesdosen begonnen. Sie sollte ausschließlich von erfahrenen Dermatologen durchgeführt werden. Eine ausführliche Patientenaufklärung über die sicher zu erwartenden und möglichen **unerwünschten Wirkungen** (◻ Tab. 31.4) ist unerlässlich. Bei Frauen im gebärfähigen Alter muss (nach Schwangerschaftsausschluss) eine wirksame Antikonzeption einen Monat vor der Therapie beginnen und nach Abschluss der Therapie noch für 3 weitere Monate erfolgen. Schwere Leber- und Nierenfunktionsstörungen sind absolute Kontraindikationen. Zweckmäßigerweise erfolgt die Antikonzeption mit Estrogen-Gestagen-Kombinationen, wobei das Gestagen möglichst antiandrogene Wirkungen haben sollte (**Dienogest**[20], **Cyproteronacetat**[21], **Chlormadinon**[22]), da hiermit eine zusätzliche Reduktion der Talgproduktion erreicht wird. Laborwerte für Triglyceride, Cholesterin und Transaminasen müssen vor und in 4- bis 6-wöchigen Abständen während der Therapie bestimmt werden. Die gleichzeitige Gabe von Tetracyclinpräparaten ist wegen der Gefahr eines **Pseudotumor cerebri** (Hirndrucksteigerung) untersagt. Die wichtigsten unerwünschten Wirkungen, die einer Vitamin A-Überdosierung entsprechen, sind in ◻ Tab. 30.4 aufgeführt. Inzidenz und Schweregrad sind

[18] Supracyclin®, Doxycyclin AL
[19] Aknosan®, Minocyclin Hexal®
[20] In Valette®
[21] In Diane®
[22] In Belara®

◻ Tab. 31.4. Wichtige unerwünschte Wirkungen der oralen Retinoid-Therapie

Organsystem/ Laborwerte	Symptom	Häufigkeit [%]
Haut	trockene, brennende Lippen (Cheilitis)	75–95
	trockene Haut	30–50
	trockene Schleimhaut	20–50
	trockene Augen	20–50
	Conjunctivitis	30
	Haarverlust (reversibel)	10–20
Bewegungs- und Stützapparat	Knochen-, Muskel- und Gelenkschmerzen	2–15
	Demineralisation	selten
	Hyperostose	selten
Gastrointestinal	Übelkeit	selten
	Erbrechen	selten
	akute Pankreatitis (Triglycerid-induziert)	selten
Zentralnervensystem	Kopfschmerzen	selten
	Depressionen!	selten
Blutlipide	Hypertriglyceridämie	20–25
	LDL-Cholesterinerhöhung	10–15
Leber	Transaminasenerhöhung	15
Muskulatur	Kreatinkinaseerhöhung	selten

dosisabhängig. Nahezu obligat nach 2–3 Wochen auftretend ist eine Cheilitis, die als klinisches Zeichen von Compliance und wirksamer Retinoid-Spiegel angesehen wird. In etwa $^2/_3$ der behandelten Patienten kommt es nach 5–6 Monaten zu einer Ausheilung der Akne.

31.6 Therapie der Psoriasis

Pathogenese. Die Psoriasis ist eine chronische, häufig in Schüben verlaufende Hauterkrankung, deren Prävalenz etwa 1,5% in der zentraleuropäischen Bevölkerung beträgt. Manifestiert sie sich im jugendlichen Alter, liegt eine erbliche Disposition zugrunde (Abb. 31.2); für die im späten Lebensalter auftretende Variante gilt dies nicht. Aktivierte T-Lymphozyten vom Subtyp 1 (TH_1-Zellen) sind als Hauptverursacher des sich überstürzenden Proliferationsgeschehens der Keratinozyten und ihrer mangelnden Differenzierung erkannt worden, allerdings ist der T-Zell-Stimulus (Superantigene mikrobieller Herkunft, Autoantigene?) unbekannt. Ein ganzes Orchester proinflammatorischer Zytokine und Mediatoren (z. B. Leukotriene) führt in den betroffenen Arealen zu den charakteristischen, erythematos-quamösen Herden. Außer mechanischer Irritation können auch systemische Arzneimittel (Lithium, ACE-Hemmstoffe, β-Rezeptor-Antagonisten) Schübe auslösen.

Zur Behandlung stehen **topische** (Tab. 31.5) und **systemische Präparate** (Tab. 31.2), die **Phototherapie** und die **Photochemotherapie** zur Auswahl. Betrifft die Ausdehnung der Herde ca. 10% der Körperoberfläche, werden topische Präparate verwendet. Beim Versagen der topischen Therapie oder wenn mehr

Tab. 31.5. Topische Antipsoriatika[a]

Arzneimittelgruppe	Wirkstoff	Handelspräparat(e)
Vitamin D-Analoga	Calcipotriol	Psorcutan®, Daivonex®
	Tacalcitol	Curatoderm®
Retinoide	Tazaroten	Zorac®
Dithranolpräparate	Dithranol (als Monopräparat)	Micanol®
	▶ mit Harnstoff	Psoradexan®
	▶ mit Salicylsäure	Psoralon MT®

[a] Glucocorticoide Tab. 31.1

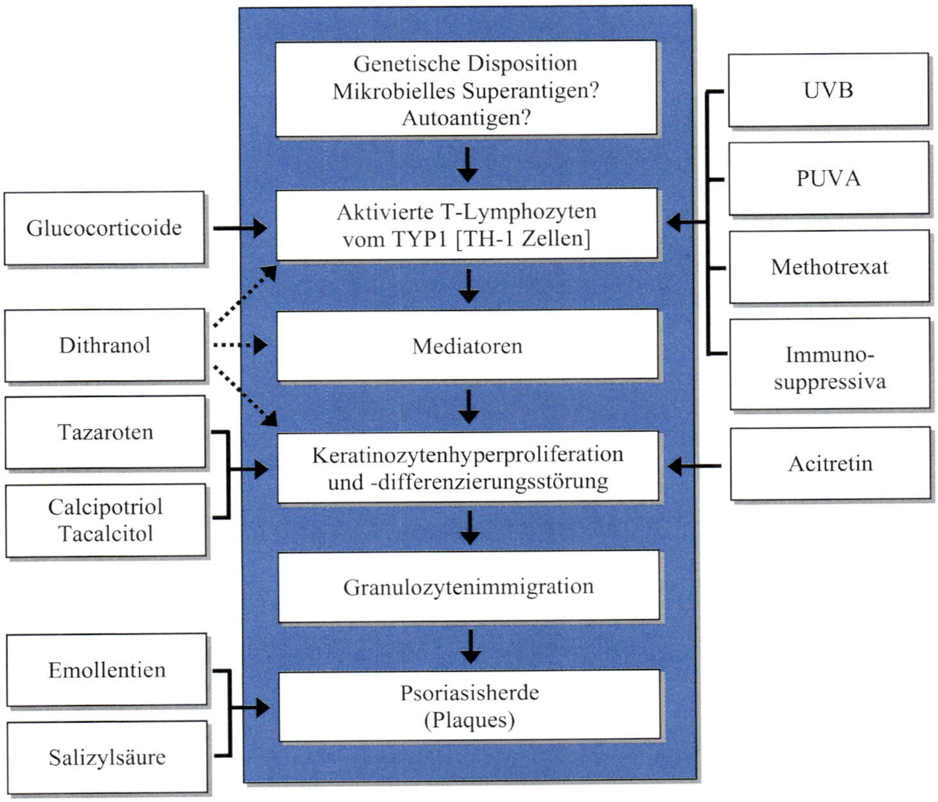

Abb. 31.2. Pathogenese der Psoriasis und Angriffspunkte von Antipsoriatika bzw. UVB und PUVA; vermutete Wirkung ist durch unterbrochene Pfeile symbolisiert. Die Angriffspunkte der Biologicals sind hier nicht dargestellt (siehe weiterführende Literatur).

als 20% der Körperoberfläche betroffen sind, kommt die Photo- bzw. Photochemotherapie zum Einsatz. Die systemische Therapie mit **Acitretin**, **Ciclosporin** und **Methotrexat**[23] ist Sonderformen der Psoriasis und schweren therapierefraktären Fällen vorbehalten.

31.6.1 Topische Therapie

Pflegende und Harnstoffhaltige **Basissalben** und **Ölbäder** führen zur hygroskopischen Quellung der verhärteten, parakeratotischen Oberfläche der Plaques und können bei Patienten zu einer Reduktion der inflammatorischen Läsionen führen. Etwa gleiche (ca. 30%ige) prozentuelle »Heilungsraten« werden immer wieder in klinischen Studien allein für die wirkstofffreien Vehikel beschrieben. Angaben in der Werbung über Erfolgsquoten mit wirkstoffhaltigen Präparaten lassen diese Tatsache gern unberücksichtigt.

Keratolytika sind unverzichtbar für die Ablösung von Schuppen. Mittel der Wahl ist Salicylsäure 2–10% zur Vorbereitung von Psoriasisherden für die topische Therapie mit anderen Wirkstoffen und die Phototherapie. Bei großflächiger Anwendung bei Kindern oder Patienten mit Erythrodermie besteht die **Gefahr der metabolischen Azidose** durch systemische Resorption von Salicylsäure.

Dithranol

Seit 1915 ist die lokale Anwendung von **Dithranol** (Cignolin) in aufsteigender Dosierung von 0,025–2% die Standardtherapie der chronisch stationären Psoriasis. Der Wirkungsmechanismus ist nicht aufgeklärt. Dithranol inhibiert die Langerhans-Zellen, die Keratinozytenproliferation, die Leukotriensynthese und die Sekretion von bestimmten Zytokinen, stimuliert aber auch proinflammatorische Mediatoren. Es kommt zu einer starken Entzündungsreaktion mit Freisetzung von freien O_2-Radikalen. Nach etwa 4–6-wöchiger Anwendung ist die Psoriasis abgeheilt. Nachteilig ist die Bildung von Dimeren, die zu einer Braunverfärbung der Haut und der Wäsche führen. **Dithranol**[24] in neuer Zubereitung soll diese unerwünschten Wirkungen vermindern. Eine praktische Verbesserung stellt die »Dithranol-Minutentherapie« dar, bei der die Hautirritierende Wirkung abgeschwächt ist.

Systemische unerwünschte Wirkungen sind nicht beobachtet worden obwohl Dithranol in Form oxidativer Abbauprodukte resorbiert wird. In anderen Zubereitungen (▫ Tab. 31.5) sollen Zusatzstoffe entweder die Penetration verbessern, oder die Wirksubstanz vor Oxidation zu unwirksamen Produkten schützen.

Glucocorticoide

Die täglich einmalige Anwendung von mittelstarken oder starken Glucocorticoiden führt für die Dauer der Applikation zu einer raschen Besserung der psoriatischen Läsionen, die nach Absetzen allerdings prompt rezidivieren (**Rebound-Phänomen**). Topische Glucocorticoide werden auch abwechselnd mit topischen Retinoid (**Tazaroten**) oder Vitamin D-Derivaten (**Calcipotriol**, **Tacalcitol**) eingesetzt. Diese Kombinationen sollen unerwünschte Wirkungen vermindern und die Abheilungsraten verbessern.

Retinoide

Tazaroten, ein Retinoid, das auch bei Akne wirksam ist, kann nach 3-monatiger Anwendung psoriatische Läsionen (besonders am Rumpf und Extremitäten, weniger an den Prädilektionsstellen Ellenbogen und Knien) verbessern. Langzeiterfahrungen (über Jahre) liegen nicht vor; die Psoriasis kann sich sogar verschlimmern bzw. Kontaktdermatitis auftreten. Wie bei allen Retinoiden ist die Anwendung in der Schwangerschaft untersagt bzw. muss während der Therapie eine wirksame Antikonzeption betrieben werden.

Vitamin D-Analoga

Calcipotriol. Dieses Vitamin D-Analogon zeigt in vergleichenden Studien mindestens die **gleiche (wenn nicht bessere) Wirksamkeit** im Vergleich zu starken oder mittelstarken **Glucocorticoiden** oder **Dithranol**. Im Gegensatz zu den Glucocorticoiden führt es auch bei länger dauernder Anwendung nicht zur Hautatrophie; beim Absetzen ist auch kein Rebound-Phänomen beobachtet worden. Eine pharmakodynamische Toleranz (Nachlassen der Wirkung) ist nicht bekannt.

Pharmakokinetik. Calcipotriol gelangt nur in sehr geringem Ausmaß (etwa 5%) in die systemische Zirkulation und wird rasch zu inaktiven Metaboliten konvertiert. Dennoch sind bei großflächiger Anwendung bzw. bei Verwendung in Problemzonen Veränderungen in der Ca^{2+}-Homöostase zu erwarten.

Unerwünschte Wirkungen. Calcipotriol ist hautirritierend und sollte nur dann im Gesicht verwendet werden, wenn die Parathormonspiegel kontrolliert werden. Die Gesamtdosis pro Woche soll 5 mg bei Nierengesunden (entspricht 100 g der 0,005%igen Zubereitung) nicht überschreiten. In sehr seltenen Fällen (Patienten mit eingeschränkter Nierenfunktion) kann es zur **Hypercalcämie** kommen. Als empfindlichster Parameter der Ca^{2+}-Homöostase wird die Kontrolle des Parathormonspiegels empfohlen, der sich bei Calcipotriol-induzierter, erhöhter Ca^{2+}-Aufnahme (aus dem Intestinum) erniedrigt. Selten werden **Kontaktdermatitiden** gegen den Wirkstoff beobachtet.

Tacalcitol. In vergleichenden Untersuchungen zeigte dieses Vitamin D-Derivat (1-mal 4 µg/Tag) geringere Wirksamkeit als Calcipotriol (2-mal 50 µg/Tag). Auch im Vergleich zu **Betamethason**[25] schnitt das Präparat nicht besser ab. Aufgrund seiner

[23] Methotrexat Lederle®, MTX-Hexal®
[24] Micanol®
[25] Betnesol V®, Betasalbe Lichtenstein®

pharmakokinetischen und pharmakodynamischen Charakteristika kann von einem Nebenwirkungsprofil in der Ca^{2+}-Homöostase ähnlich dem des Calcipotriols ausgegangen werden. Lokale Irritation wird ebenso wie bei Calcipotriol beobachtet und – allerdings sehr vereinzelt – Wirkstoff bedingte Kontaktdermatitis und **Erythema multiforme**.

31.6.2 Systemische Therapie

Acitretin

Systemisches **Acitretin** hat sich für Sonderformen der Psoriasis (**Psoriasis pustulosa, erythrodermatische Psoriasis**) als Monotherapie (in einer Tagesdosis von 25–50 mg) bewährt. Für die ausgedehnte chronische Plaqueform der Psoriasis kann **Acitretin** mit UVB Phototherapie oder mit PUVA kombiniert werden. Dabei wird die orale Therapie mit niedrigen Tagesdosen (10–25 mg/Tag) 1–2 Wochen vor der Phototherapie begonnen und die applizierten UV-Dosen auf die Hälfte des Üblichen gesenkt. Die Erfolgsquoten mit dieser kombinierten Behandlung sind in kontrollierten Studien (allerdings mit kleinen Patientenzahlen) eindrucksvoll. Das Spektrum der unerwünschten Wirkungen von **Acitretin** ist in ◘ Tab. 31.4 aufgeführt. Bei einer Langzeittherapie wurden Verkalkungen der Ligamente und Osteoporosen beobachtet.

Acitretin wird **in vivo** zu einem wirksamen Metaboliten **Etretinat** verestert, der extrem lipophil ist und für viele Monate im Fettgewebe residiert. Die Veresterung von **Acitretin** in **Etretinat** wird durch Alkoholkonsum gesteigert, findet jedoch auch bei Abstinenz statt. Aus diesem Grund wird Frauen im gebärfähigen Alter empfohlen, während der Therapie mit **Acitretin** und für mehrere Monate und danach keinen Alkohol zu trinken. Wegen der überaus langen Gewebsresidenz der Acitretinmetaboliten muss die Antikonzeption mindestens (!) 2 Jahre nach Absetzen fortgeführt werden.

Methotrexat

In sehr niedriger Dosierung (z. B. 7,5–15 mg/70 kg KG) einmal pro Woche ist Methotrexat (Therapie der primär chronischen Polyarthritis ► Kap. 23) bei Psoriasis als Inhibitor der T-Lymphozytenproliferation wirksam. Da der aktive Metabolit (Methotrexatpolyglutamat) eine monatelange (intrazelluläre) Verweildauer in den T-Lymphozyten und z. B. in der Leber hat, können viele Nebenwirkungen des Antimetaboliten an Wechselgeweben durch die Gabe von Folsäure (1 mg/Tag an Methotrexat-freien Tagen) verhindert bzw. vermindert werden. Wegen **embryotoxischer Wirkung** ist die Anwendung bei Frauen mit Kinderwunsch untersagt und eine Antikonzeption noch mehrere Monate nach Absetzen der Therapie fortzuführen. Die Nebenwirkungen (Hepatotoxizität) und Überwachungsmaßnahmen entsprechen denen im ► Kap. 12.2.4 genannten.

[26] Raptiva®

31.6.3 Immunosuppressiva

Ciclosporin[17]

Die Anwendung des Calcineurininhibitors in Tagesdosen von 3–5 mg/kg Körpergewicht führt bei über 60% der Psoriasis-Patienten zu einer signifikanten Verbesserung innerhalb von 1–3 Monaten. Danach kann eine wesentlich reduzierte Erhaltungsdosis gegeben werden. Das Medikament sollte nicht länger als ein Jahr und keinesfalls gleichzeitig mit potenziell mutagenen Therapien (z. B. Photo(chemo)therapie) wegen eines erhöhten Risikos von Tumoren verabfolgt werden. Die Nebenwirkungen entsprechen den in ► Kap. 12.2.5 genannten.

Selektive Immunosuppressiva und Zytokininhibitoren (*Biologicals*)

Diese biotechnologisch hergestellten Proteine (monoklonale Antikörper, Fusionsproteine) können nur parenteral angewendet werden. Sie sind zwar selektiv für bestimmte Liganden oder Rezeptoren, führen aber auch zur Beeinträchtigung der körpereigenen Immunabwehr und können selbst als Immunogene wirken. Aktivierung von latenten Infektionen (Tuberkulose) oder Sepsisfälle mit tödlichem Ausgang sind schwerwiegende Nebenwirkungen. Das erhöhte Risiko von Tumoren (insbesondere non-Hodgkin-Lymphome) ist belegbar. **Infliximab** (Anti-TNF-α-Antikörper) und **Eternacept** (löslicher TNF-α-Rezeptor), **Efalizumab**[26] (T-Lymphozyten-$CD11_a$-Rezeptor-Antikörper), **Alefacept** (Fusionsprotein LFA_3 mit Fc-Anteil) werden bei therapierefraktärer, schwerer arthropatischer oder erythodermatischer Psoriasis vorübergehend eingesetzt. Sie sind für eine Langzeitbehandlung ungeeignet, wegen der extrem hohen Kosten, möglicher Spätfolgen durch die Immunosuppression und/oder ihrem immunogenen Potential mit dem Risiko für Autoimmunreaktionen (z. B. sind Thrombozytopenie und schwere hämolytische Anämien für Alefecept und Lupus-Syndrome für Infliximab berichtet worden).

31.6.4 Photo- und Photochemotherapie

Phototherapie (Ultraviolettbestrahlung) als **UVB** (290–320 nm) oder als **PUVA** (Psoralen und UVA Bestrahlung, 320–400 nm) gehört zu den wirksamsten Therapieformen der Psoriasis. Psoralene, z. B. 8-Methoxypsoralen, werden entweder systemisch (oral) oder topisch (**Creme-PUVA**, **Bade-PUVA**) als Photosensibilisierer für die nachfolgende UVA-Strahlung appliziert. Während die UVB-Therapie das Risiko für Nichtmelanomhauttumoren nur geringfügig erhöht, birgt PUVA ein erhebliches Risiko für Plattenepithelkarzinome. Neuere Daten belegen die Assoziation von PUVA mit erhöhter Inzidenz der wesentlich gefährlicheren Melanome. Eine eingeschränkte »Überwachung« seitens der epidermalen Lymphozyten wird hierfür verantwortlich gemacht. Es gelten deshalb strikte Regeln und Höchstgrenzen für PUVA. Wegen des Risikos für Tumorentstehung sind **Ciclosporin** und

Methotrexat gleichzeitig mit PUVA strikt untersagt. Einzelberichte lassen ein kumulatives Risiko von aufeinander folgender PUVA und systemischer Therapie mit den oben genannten Medikamenten vermuten.

31.7 Therapie der Mykosen der Haut und Schleimhäute

Pilzinfektionen der Haut, Haare und Nägel sowie der Schleimhäute sind häufig. Sie werden durch **Dermatophyten** und **Hefen** hervorgerufen.

Dermatophyten sind Fadenpilze, die auf den Abbau von Keratin spezialisiert sind. Sie können aus dem Erdboden stammen (**geophil**) oder von Tieren (**zoophil**) bzw. von Menschen (**anthropophil**) übertragen werden. Dermatophyteninfektionen werden als Tinea bezeichnet. Die Lokalisation (z. B. **Tinea corporis, T. capitis, T. unguium**) und die Eindringtiefe (**T. superficialis, T. profunda**) sind entscheidend, ob eine topische oder systemische Therapie durchgeführt wird.

Hefen sind Sprosspilze, die passager die Haut, v. a. Hautfalten und Schleimhäute, besiedeln. Eine lipophile Hefe (**Malassezia furfur**) gehört zur physiologischen Flora des Haarfollikels. Hefen sind opportunistische Erreger. Sie können sich bei schlechter Immunabwehr des Wirtes vermehren und akute und chronische Entzündungen hervorrufen. Häufigster Erreger ist **Candida albicans**. Die Erkrankungen durch Candida werden als **Candidose** bezeichnet, in der Mundhöhle auch als **Soor**. Hefeinfektionen der Haut treten v. a. bei Schädigungen der Haut (z. B. Mazeration im Windelbereich) auf. Austrocknende, antiseptische Pinselungen sind oft schon ausreichend.

31.7.1 Topische Therapie von Mykosen

Einzelne Herde einer **Tinea superficialis** oder aber Hefeinfektion können mit antimykotischen Lösungen oder Cremes behandelt werden. Hierzu werden Wirkstoffe verwendet, die entweder nur auf Dermatophyten wirken (**Tolnaftat**[27]) oder nur auf Hefen (Polyene wie z. B. **Nystatin**[28] oder **Amphotericin B**[29]). Zunehmend werden Breitband-Antimykotika eingesetzt, die auf Dermatophyten, Hefen und grampositive Bakterien wirken. Aus der Substanzklasse der Pyrolidone hat sich **Ciclopiroxolamin**[30] bewährt, aus der Gruppe der Azole unter anderen **Clotrimazol**[31], **Bifonazol**[32], **Ketoconazol**[33] und **Econazol**[34], aus der Gruppe der Allylamine **Terbinafin**[35] und aus der Gruppe der Morpholine **Amorolfin**[36].

31.7.2 Systemische Therapie von Mykosen

Bei ausgedehnter **Tinea superficialis**, bei **Tinea profunda**, bei der chronischen **Tinea palmoplantaris**, **Tinea capitis** und **Tinea unguium** ist nur eine systemische Behandlung erfolgreich. **Griseofulvin** ist wegen erheblicher unerwünschter toxischer Wirkungen inzwischen **obsolet**. Neuentwickelte Antimykotika – **Azole** und **Allylamine** – sind wirksamer und weniger toxisch. Sie hemmen den Aufbau der Pilzzellmembran durch Inhibition der Ergosterinbiosynthese und reichern sich selektiv am Ort der Pilzinfektion – im Keratin – an. Dies erlaubt eine verkürzte Therapiedauer. Da die myzetische Ergosterinsynthese in vielen Schritten analog der der Cholesterinsynthese abläuft, muss bei wenig selektiven Wirkstoffen mit einer Inhibition humaner Enzyme gerechnet werden. Dies ist zum Beispiel für **Ketoconazol** der Fall: Durch Hemmung von Cytochrom-P450-Enzymen kam es zu erniedrigten Testosteronspiegeln und schweren unerwünschten Arzneimittelinteraktionen. Die Selektivität für pilzspezifische Enzyme ist bei den neuen Triazolen (**Itraconazol**[37] und **Fluconazol**[38]) wesentlich besser. Inhibition der Cytochrom-P450-Enzyme wird daher seltener beobachtet. Nur bei Itraconazol müssen Arzneimittelinteraktionen mit Medikamenten, die über CYP 3A4 abgebaut werden, unbedingt berücksichtigt werden. In therapeutischen Konzentrationen wirken Triazole fungistatisch auf Dermatophyten, Hefen und einige Schimmelpilze. **Itraconazol** wird nur bei saurem pH im Magen resorbiert. Als hilfreich bei der Resorption haben sich saure Colagetränke erwiesen. **Fluconazol** ist ein wasserlösliches Triazol und zeichnet sich durch besonders gute Liquorgängigkeit aus. Resistenzentwicklungen von **Candida albicans** sind bei Langzeittherapie beschrieben: Fluconazol sollte daher nur für schwere Hefeinfektionen reserviert werden. Allylamine (**Terbinafin**) hemmen die Squalenepoxidase in der Sterolbiosynthese. Sie wirken fungizid auf **Dermatophyten**. Interaktionen mit anderen Medikamenten (z. B. mit trizyklischen Antidepressiva) sind zu erwarten, da sie das Cytochrom-P450-Isoenzym CYP 2D9 hemmen. Bei etwa 1–2% treten reversible Geschmacksstörungen und Exantheme auf. Aufgrund besserer Heilungsraten in kontrollierten Vergleichstudien mit Griseofulvin und Itraconazol ist **Terbinafin** bei Dermatophyteninfektionen derzeit Mittel der Wahl.

---

[27] Tonoftal®, Tinatox®
[28] Biofanal®, Moronal®
[29] Ampho-Moronal®, Amphotericin B®
[30] Batrafen®, Sebiprox®
[31] Canesten®, Clotrimazol AL
[32] Mycospor®, Bifon®
[33] Nizoral®, Terzolin®
[34] Epi-Pevaryl®, Gyno-Pevaryl®
[35] Lamisil®, Terbinafin-ratiopharm®
[36] Loceryl®
[37] Sempera®, Itraconazol STADA®
[38] Fungata®, Diflucan®

31.8 Therapie von bakteriellen Hautinfektionen

Hautinfektionen sollten nach Möglichkeit topisch behandelt werden. Hierzu eignen sich in erster Linie Antiseptika. **Triphenylmethan-Farbstoffe** werden in der Dermatologie seit über 100 Jahren eingesetzt. Sie sind bei oberflächlichen Hautinfektionen wirksam und preiswert. Lediglich **Eosin** und **Pyoctanin** können verordnet werden. Sie wirken als wässrige Lösungen antiseptisch, austrocknend und Juckreizstillend. **Polyvinylpyrolidon-Iod**[39] wirkt sehr gut antiseptisch wirksam, kann aber zu Wundheilungsstörungen führen. Gut geeignet für sekundär infizierte Wunden sind antiseptische Umschläge oder Cremes mit Chinolonen, beispielsweise **Triclosan**[40] und **Chlorhexidin**[41]. Lokal applizierte Antibiotika führen leicht zu allergischer Sensibilisierung und fördern die Resistenzentwicklung von Bakterien. Daher sollten nur Antibiotika topisch angewendet werden, die nicht zur systemischen Therapie eingesetzt werden. Zur Behandlung von grampositiven Bakterien, u. a. **Staphylococcus aureus** wird derzeit **Fusidinsäure**[42] empfohlen; für Träger von multiresistenten Staphylokokken (MRSA) **Mupirocin**[43]-Salbe. Bei ausgeprägter **Impetigo contagiosa** oder Furunkeln ist eine systemische Antibiotikatherapie beispielsweise mit **Flucloxacillin**[15] oder **Cephalosporinen** erforderlich.

31.9 Therapie der parasitären Hautkrankheiten

31.9.1 Therapie der Skabies

Die antiparasitäre Therapie ist wegen der Gefahr von neurotoxischen Nebenwirkungen nicht ohne Risiken. Das geringste Risiko besteht bei **Crotamiton** und wird deshalb zur Behandlung von Schwangeren und Säuglingen empfohlen. **Lindan**[44] (Hexachlorcyclohexan 0,3%) wird derzeit am häufigsten zur Behandlung der Skabies des Erwachsenen eingesetzt. Um die Resorption durch die Haut möglichst niedrig zu halten, sollten erosive Hautläsionen vorher behandelt werden. **Permethrin**[45] wird in Konzentrationen von 1–5% als Einzeittherapie von der WHO empfohlen, jedoch von Experten des Umweltbundesamtes bisher strikt abgelehnt. Entscheidend ist die Simultanbehandlung aller (!) Kontaktpersonen, sonst kommt es unweigerlich zu Rezidiven (»Ping-Pong-Infektionen«). Seit kurzem hat sich **Ivermectin**[46] zur systemischen Einmaltherapie auch bei therapierefraktären und schweren Skabiesinfektionen bei Immunsupprimierten als sehr wirksam erwiesen. Es ist jedoch für die Skabiestherapie noch nicht zugelassen.

31.10 Therapie und Prophylaxe von Hautschäden durch Sonnenlicht

Die ultraviolette Strahlung des Sonnenlichtes hat erwünschte und unerwünschte Wirkungen auf die Haut. Dauer und Intensität bestimmen z. B. die Vitamin D-Vorräte. Da im Alter die Biosynthese von Prävitamin D_3 (7-Dehydrocholesterin) in der Haut auf etwa ein Drittel des Jugendlichen abnimmt, ist der alte Mensch, ohne ausreichende Sonnenexposition, fast ausschließlich auf die Vitamin D-Zufuhr der Nahrung angewiesen. **Sonnenbrand** und **Immunsuppression** sind akute Reaktionen der Haut auf übermäßige UV-Bestrahlung. Hautkrebs, das häufigste Karzinom überhaupt, entwickelt sich mit Vorliebe in einer durch vielfach wiederholte UV-Bestrahlung gealterten Haut (extrinsische Altershaut). Diese ist, im Gegensatz zur intrinsischen Altershaut, durch lederartige Struktur, ungleiche Pigmentation (Hypo- und Hyperpigmentierung), Altersflecken, Falten und herabgesetzte Elastizität gekennzeichnet.

Ultraviolette Strahlung (ohne sichtbaren Sonnenbrand) führt zum Kollagenverlust durch Induktion der Expression von Kollagenabbauenden Enzymen (▶ Kap. 31.2). Experimentell gelingt es, diese Kaskade durch vorausgehende topische Applikation von **Tretinoin** zu verhindern. Klinische Belege für die Prävention der extrinsischen Altershaut oder von Hauttumoren sind allerdings ausstehend. Durch 12-monatige tägliche topische Applikation von **Tretinoin** in sehr geringer Dosierung (0,025%ige Creme) gelingt es, die klinischen und histologischen Zeichen der Altershaut signifikant zu verbessern. Danach kann die Anwendung ein-, zweimal oder wöchentlich erfolgen.

Topisches **Imiquimod**[47] bindet an den Toll-Rezeptor 7 der Makrophagen und induziert die Sekretion von Zytokinen (TNF-α, Interleukin-12 und Interferon-α), die zu einer starken, lokalen Entzündungsreaktion führen. Aktinische Keratosen und oberflächliches Basalzellkarzinom sprechen auf diese Behandlung an. Systemische Zytokinwirkungen mit Grippesymptomatik (Gelenkschmerzen, Fieber) sind bei großflächiger Anwendung möglich.

Lichtschutzmittel (mit hohem Schutzfaktor d. h. >15) konsequent und korrekt angewendet, können Sonnenbrand verhindern sowie aktinische Keratosen (Präkanzerosen) und Plattenepithelkarzinome in ihrer Inzidenz vermindern. Nach derzeitigem Erkenntnisstand bieten sie jedoch **keinen Schutz vor Melanomen und Basalzellkarzinomen**. Einige Bestandteile der Lichtschutzmittel werden geringfügig systemisch resorbiert, stellen aber keine Gesundheitsgefährdung dar. Sonnenbaden – mit oder ohne – Lichtschutzmitttel sowie gehäufte Sonnenbrände im

---

[39] Betaisodona®, Braunovidon®
[40] Sicorten Plus Creme®
[41] Chorhexamed®
[42] Fucidine®
[43] Turixin®, InfectoPyoderm®
[44] Jacutin®, Infectopedicul Lindan®
[45] Infectopedicul®, Infectoscab®
[46] Stromectol®
[47] Aldara®

Kindesalter und in der Pubertät führen zur beschleunigten Entwicklung von Nävuszellnävi, deren Zahl mit dem Melanomrisiko korreliert.

Daher wäre in diesem Lebensalter ein konsequenter Lichtschutz mittels Kleidung und Vermeidung von intensiver UV-Bestrahlung als logische Prophylaxe anzusehen!

Weiterführende Literatur

Braun-Falco O, Plewig G, Wolff HH, Burgdorf WHC, Landthaler M (2005) Dermatologie und Venerologie. Springer Verlag, Heidelberg

Fritsch P (2004) Dermatologie und Venerologie. Springer-Verlag, Heidelberg

Naldi L, Griffiths CEM (2005) Traditional therapies in the menegement of moderate to severe chronic plaque psoriasis: an assessment of the benefit and risk. British Association of Dermatologists 152: 597

Rott S, Mrowietz U (2005) Recent developments in the use of biologicals in psoriasis and autoimmune disorders – the role of autoantibodies. BMJ 330: 716

Schön MP, Boehncke WH (2005) Psoriasis. N Engl J Med. 352: 1899

Stern RS (2004) Treatment of Photoaging. N Engl J Med. 350: 1526

William DJ (2005) Acne. N Engl J Med. 352: 1463

Willimas HC (2005) Atopic Dermatitis. N Engl J Med. 352: 2314

32 Arzneitherapie in Schwangerschaft und Stillperiode

H. Foth, R. Stahlmann

32.1 Problembeschreibung

Embryos und Feten können eine eigene Sensitivität gegenüber Arzneimittelwirkungen haben, die sich nur zu bestimmten Entwicklungsstufen während der Schwangerschaft ausprägt. Daher können Arzneimittelbedingte pränatal-toxische Wirkungen unterschiedliche Phasen der Entwicklung betreffen.

Besondere Risiken von Arzneimitteln für die Schwangerschaft werden unter anderem durch epidemiologische Studien aufgedeckt, und hier ist die Ursachen-Wirkungs-Beziehung zunächst verschleiert, weil die zu beurteilenden Effekte die Endpunkte verschiedener toxischer Wirkmechanismen sein können. Es resultiert eine Unsicherheit im Urteil, da verschiedene Faktoren am ursächlichen pathophysiologischen Prozess beteiligt sein können.

Mit Hilfe experimenteller Prüfmethoden können schwangerschaftsbezogene Risiken abgebildet werden. Allerdings sind die tierexperimentellen Methoden darauf ausgerichtet, Störungen der Fertilität der embryo-/fetalen Entwicklung, sowie der postnatalen Entwicklung unter höheren Dosierungen als therapeutisch erforderlich abzubilden. Damit wird das Prüfergebnis experimentell überzeichnet, und es ergibt sich zwangsläufig das Problem der Übertragbarkeit zwischen Modell und der Anwendung am Menschen.

32.1.1 Definitionen, reproduktionstoxische Endpunkte

Arzneimittelbedingte pränatal-toxische Wirkungen können unterschiedliche Phasen der Entwicklung betreffen. Ausgeprägte Effekte können zum pränatal induzierten Fruchttod beitragen, der sich auch in Form von Präimplantationsverlusten oder Abort manifestieren kann, sofern Frühphasen der Schwangerschaft betroffen sind. Grobstrukturelle Anomalien werden während der Organogenese in den Schwangerschaftswochen 3–10 ausgelöst und stellen die teratogenen Wirkungen im engeren Sinne dar. In dieser Phase findet ein fein aufeinander abgestimmtes Programm aus Zellproliferation, Zelltod und Differenzierung statt, die aus den Keimblättern und Primitivorganen die eigentlichen Organanlagen herausbildet. Am auffälligsten sind teratogene Effekte wie z. B. Lippen-Kiefer-Gaumenspalten, Störungen in der Entwicklung der Gesichts- und Schädelknochen oder der Extremitätenentwicklung. Seitens der inneren Organe sind Herzfehler und Anomalien des Urogenitalsystems dominierend.

Nach Abschluss der Organogenese findet während der Fetalentwicklung ein weiterer Wachstumsschub mit aufeinander abgestimmtem Entwicklungsprogramm in der Organ- und Gewebedifferenzierung statt, so dass toxische Effekte zu strukturellen wie funktionellen Anomalien führen können. Eine allgemeine Wachstumsretardierung wird im Allgemeinen von den teratogenen und embryo-/fetotoxischen Wirkungen unterschieden, ist jedoch nicht weniger gravierend, da sich hier erhebliche Störungen in der Anpassung zwischen intra- und extrauterinem Leben und der postnatalen Entwicklung verbergen können. Ein besonderer Fall arzneimittelbedingter pränataler Schädigung ist die transplacentar hervorgerufene kanzerogene Wirkung, die unter Umständen erst mit großer Latenz manifest wird, was die Aufdeckung der Ursachen erschwert.

32.1.2 Erkenntnismaterial aus der Prüfung auf Reproduktionstoxizität

Seit Inkrafttreten des Arzneimittelgesetzes (1978) müssen Arzneimittel vor Zulassung hinsichtlich ihrer Wirksamkeit und Sicherheit geprüft werden. Damit liegen für neue Arzneimittel vor Beginn der Klinischen Phase I (Human-Pharmakologie) Ergebnisse aus tierexperimentellen Prüfungen zur pränatalen Entwicklung vor. Diese müssen durch tierexperimentelle Prüfungen zur Wirkung auf die männliche und weibliche Fertilität ergänzt werden bevor in Klinischen Phase III-Studien (Therapiestudien) die Wirksamkeit und Sicherheit an größeren Studiengruppen untersucht werden kann.

Die Stufen der embryonal-fetalen Entwicklung werden in der Reproduktionstoxikologie nach den Protokollen der klassischen Segment I–III-Tests untersucht. Der Segment I-Test erfasst mit seinem Behandlungsschema den gesamten Reproduktionszyklus. Der Segment II-Test erfasst die Embryo-Fetal-Entwicklung, d. h. den Zeitraum zwischen Implantation und Abschluss der Organogenesephase, für die stellvertretend der Schluss des knöchernen Gaumens herangezogen wird. Im Segment III-Test wird die prä- und postnatale Reifung untersucht, das heißt der Zeitraum zwischen Verschluss des knöchernen Gaumens bis zur Geburt sowie den Zeitraum nach Geburt bis zum Abschluss der Laktation. Das Studiendesign folgt in der Regel einem Routineprotokoll, da die Ergebnisse zum gegenseitigen Vergleich zwischen Testsubstanzen nutzbar sein müssen. Andererseits wird heute die strenge Gliederung in »Segmente« nicht immer befolgt, sondern die Prüfung wird den speziellen Gegebenheiten angepasst. Es sollte generell bedacht werden, dass die langen Behandlungszeiten (z. B. bei Segment I-Studie) nur relativ niedrige Dosierungen angewandt werden können.

Für die Prüfung auf Reproduktionstoxizität können lediglich Säugetiere herangezogen werden, die Übereinstimmung im Schwangerschaftsablauf und in der Embryonalentwicklung mit dem Menschen zeigen. Es werden zwei verschiedene Tierspezies einbezogen, wobei es sich in den meisten Fällen um Ratten und Kaninchen handelt. Die Testergebnisse müssen objektivierbar sein und Kriterien der statistischen Prüfung standhalten können. Damit ist verbunden, dass eine Fülle von Basisdaten zu Fertilität, Implantationsfrequenz und sensiblen Entwicklungsstufen zur Verfügung stehen müssen.

Bei nahezu allen der häufig verwendeten Tierspezies sind inzwischen wichtige physiologische Unterschiede zum Menschen bekannt. Bei der Ratte hat im Gegensatz zum Menschen nicht

Dopamin, sondern Prolaktin eine entscheidende Funktion bei Implantation und früher Embryonalentwicklung. Ratten haben eine größere Empfindlichkeit gegenüber nichtsteroidalen Antiphlogistika als der Mensch. Kaninchen haben eine größere Sensitivität gegenüber Antibiotika und entwickeln häufiger Störungen des Gastrointestinaltraktes, was das Studiendesign einschränken kann. Mäuse sind besonders empfindlich gegenüber Stressbedingungen. Hunde sind nur saisonal paarungsbereit und haben rassebedingte Inzuchtfaktoren, über die zu wenig bekannt ist, die aber das Ergebnis beeinflussen können.

Bei aller Sorgfalt in der reproduktionstoxikologischen Vorprüfung besteht zwangsläufig ein Restrisiko, arzneimittelbedingte pränatal-toxische Wirkungen am Menschen erst nach Markteinführung zu entdecken.

32.2 Schädigungen durch Arzneimittel während der Schwangerschaft

32.2.1 Beispiele und Konsequenzen für die Sicherheitsprüfung

Thalidomid ist das eindrücklichste Beispiel für Teratogenität am Menschen durch ein Arzneimittel, das den Daten zur akuten Wirkung sowie zur therapeutischen Breite entsprechend, zunächst ein günstiges Sicherheitsprofil hat. Thalidomid wurde zur Behandlung von Schlaflosigkeit auch an Schwangere verordnet und stellte zunächst gegenüber der damals verfügbaren Alternative, den Barbituraten, die sicherere Therapie dar.

Die ungewöhnliche Häufung von Anomalien der Extremitäten, den Phokomelien sowie Amelien, die in der Fehlbildungsfrequenz sehr selten spontan auftreten, ließ den Verdacht einer externen Ursache aufkommen. Bei der epidemiologischen Aufklärung der Risikofaktoren für diese Auffälligkeit konnte eine relativ schnelle Zuordnung der Ursache geführt werden, was auf die außerordentlich starke teratogene Potenz, die geringe Spontanfrequenz der betroffenen Anomalie, sowie die kurze Zeitspanne der sensiblen Phase in der Embryonalentwicklung für diese Anomalie zurückzuführen ist. Thalidomid wurde 1961 vom Arzneimittelmarkt genommen. Als weitere Konsequenz auf diese dramatischen Schäden durch intrauterine Arzneimittelexposition wurde daraufhin die Reproduktionstoxikologie entwickelt und ist nun Standard für die Sicherheitsprüfung von Arzneimitteln vor der Zulassung.

Bei der Etablierung von Prüfmodellen hat sich aber auch gezeigt, dass nur sehr wenige Tierspezies, beispielsweise Primaten, neben dem Menschen gegenüber der Teratogenität von Thalidomid empfindlich sind. Im Zusammenhang mit der Aufklärung des toxischen Mechanismus wurde die immunmodulatorische und antiinflammatorische Wirkung von Thalidomid erkannt, die inzwischen zu neuen Indikationen, wie der Behandlung des Erythema nodosum leprosum, des chronischen kutanen systemischen Lupus erythematodus und HIV-assoziierter Erkrankungen geführt hat. Die Nutzen/Risiko-Abwägung wurde in einigen Ländern in Form einer Wiederzulassung mit strenger Indikationsbeschränkung zum Schutz vor pränataler Toxizität umgesetzt.

Ein weiteres Beispiel für ein Arzneimittel mit pränatal-toxischer Wirkung ist das Diethylstilbestrol (DES), ein synthetischer nichtsteroidaler Agonist am Östrogenrezeptor, der in den 70er-Jahren vor allem in den USA zur Aufrechterhaltung von Frühschwangerschaften bei drohendem Abort, zum allgemeinen Schwangerschaftsschutz sowie zur Behandlung eines Diabetes mellitus eingenommen wurde. Die ungewöhnlich frühe Erkrankung an Zervixkarzinomen in der Pubertät und frühem Erwachsenenalter bei jungen Frauen hat im Rahmen der Suche nach Risikofaktoren gezeigt, dass die Einnahme von DES in hohen Dosierungen während der Schwangerschaft bei den Töchtern zu Fehlbildungen in den Reproduktionsorganen sowie zu Karzinomen der Zervix und Vagina geführt haben, die sich erst mit der hormonellen Reifung entwickelten. Unter den während der Schwangerschaft DES-exponierten Söhnen wurde eine erhöhte Rate von Kryptorchismus, Hodenhypoplasie und abnormer Spermienmorphologie gefunden.

DES ist bislang die einzig erkannte Substanz mit Potenz zur transplacentaren Kanzerogenese am Menschen. Gleichzeitig wurde aber auch evident, dass ein physiologischer Prozess, die Stimulierung von Hormonrezeptoren, wenn er zum falschen Zeitpunkt in der Embryonalentwicklung erfolgt und durch unphysiologisch hohe Konzentrationen hormonell wirksamer Stoffe aufrechterhalten wird, eine pränatale Toxizität auslöst, die sich an hormonsensitiven Organen unter Umständen erst im Erwachsenenalter manifestiert.

Inzwischen ist für Antiandrogene (Bicalutamid, Cyproteron, Flutamid, Danazol) und Antiöstrogene (Aminoglutethimid, Anastrozol, Formestan, Raloxifen, Tamoxifen) bekannt, dass Entwicklungsstörungen der Geschlechtsorgane von weiblichen Feten induziert werden. Ähnliches wurde auch für Androgene und Anabolika wie Testosteron, Mesterolon, Clostebol, Nandrolon gefunden, die zur Virilisierung weiblicher Feten nicht nur im Tierexperiment, sondern auch beim Menschen führen.

32.2.2 Unsicherheit

Im individuellen Beratungsfall kann eine Auskunft über bestimmte Risiken von Arzneimitteln in der Schwangerschaft nur mit einem gewissen Grad an Unsicherheit gegeben werden, die bei konkreter Nutzen/Risiko-Abwägung den Wechsel zu anderen Arzneimitteln nahe legen kann beziehungsweise andere Therapiestrategien empfehlenswert macht.

Eine wesentliche Quelle der Unsicherheit ist die ungenügende Datenlage zum Risiko pränatal-toxischer Wirkungen von Arzneimitteln. Datenlücken sind insbesondere dann zu erwarten, wenn das Arzneimittel bereits vor Inkrafttreten des Arzneimittelgesetzes zugelassen war (Altarzneimittel), und es keine systematischen Prüfungen auf reproduktionstoxische Wirkungen gibt.

Dessen ungeachtet kann es insbesondere für Altarzneimittel eine relativ breite Erfahrung zur Anwendung in der Schwangerschaft geben, so dass gerade die Prüfung zu diesem Sicherheitsaspekt auf eine häufige Anwendung am Menschen ohne Auffälligkeiten verweisen kann.

Es kann sich daher die paradoxe Situation ergeben, dass ein Arzneimittel mit ungenügend bekanntem Wirkungsmechanismus, das ohne gezielte Prüfung auf Reproduktionstoxizität in der Schwangerschaft schon oft eingesetzt und offenbar vertragen wurde, gegen ein anderes Arzneimittel abgewogen werden muss, das hinsichtlich der humanpharmakologischen Wirkung fundiert dokumentiert ist, einen spezifischen Wirkungsmechanismus aufweist, auch ein schmales Spektrum an unerwünschten Wirkungen hat und schließlich gezielt hinsichtlich reproduktionstoxischer Wirkungen geprüft ist, für das aber zu wenig Erfahrung zur Anwendung in der Schwangerschaft verfügbar ist.

In den Anwendungsrichtlinien zugelassener Arzneimittel findet sich häufig der Hinweis »Kontraindikation Schwangerschaft«, der sich mehr aus der allgemeinen Risikokalkulation aufgrund ungenügender Belege für Sicherheit als aus vorliegenden Hinweisen auf Risiken für die Schwangerschaft ableitet.

Ein weiterer Aspekt für Unsicherheit ist darin begründet, dass seltene Effekte ebenso wie Effekte, die Endpunkt einer Serie von Einzelwirkungen sind, nur bei der Auswertung großer Fallzahlen identifiziert werden können. Es ist daher nicht verwunderlich und wird trotz aller Bemühungen um Daten zur Sicherheit auch weiterhin nicht ausbleiben, dass für einige Arzneimittel erst nach Markteinführung seltene toxische Wirkungen am Menschen beobachtet werden und bei der Suche möglicher Ursachen dieser Risiken Arzneimittel als auslösende Faktoren identifiziert werden.

Auch umgekehrte Situationen wurden beobachtet, die zeigen, dass Arzneimittel, die im Tierversuch reproduktionstoxisch wirken, am Menschen in der Schwangerschaft gut vertragen werden. Ein Beispiel dafür ist die **Acetylsalicylsäure**[1] (ASS), die in hohen Dosierungen im Tierversuch zu einer erhöhten Rate an Gaumenspalten führt, bei vielfacher Anwendung während der Schwangerschaft in analgetisch wirksamen Dosierungen aber nicht teratogen am Menschen wirkt. Die schwangerschaftsbezogenen Risiken für ASS lassen sich auf die Folgen der Cyclooxygenase-Hemmung zurückführen, mit vorzeitigem Verschluss des Ductus arteriosus Botalli sowie verzögertem Geburtsverlauf und verlängerter Blutungszeit. Die Risiken sind daher mit der Hauptwirkung von ASS verbunden und ASS sollte nicht während des 3. Trimenon und in der gesamten Schwangerschaft nicht in antiphlogistischer Dosierung eingenommen werden. Niedrige Dosierungen werden ohne Nachteile für die Schwangerschaft vertragen.

Ein weiteres Beispiel ist Co-trimoxazol, für das aus tierexperimenteller Vorprüfung der Verdacht auf teratogene Wirkung bei therapeutisch relevanten Dosierungen besteht. Dieser Verdacht konnte aber für den Menschen nach Auswertung der Schwangerschaften mit Anwendung von Co-trimoxazol nicht bestätigt werden und damit ist der Beleg für ein abweichendes Ergebnis zwischen Vortestung und klinischer Anwendung erbracht. Die noch verbleibende Unsicherheit beruht auf der Frage, ob die bisherige Anwendungshäufigkeit von Co-trimoxazol am Menschen ausreicht, um auch seltene Reaktionen erfassen zu können.

Ein »Fehlen von Hinweisen auf mögliche Effekte beim Menschen« kann auch dadurch bedingt sein, dass die epidemiologischen Prüfansätze immer von einem Bezugspunkt – hier die Spontanrate von Fehlbildungen bei Lebendgeborenen – ausgehen müssen, um Abweichungen im Studienkollektiv zu prüfen. Die Inzidenz der bei der Geburt erkennbaren »gröberen Fehlbildungen« liegt bei 2% aller Lebendgeborenen. Werden geringere Abnormitäten, wie Ohranhängsel, Ohrkerbe oder Naevus flammeus, mitgezählt, so übersteigt die Häufigkeit der abnormen Entwicklung die 30%-Grenze. Jede einzelne grobstrukturelle Abnormität tritt mit einer Häufigkeit von kleiner als 1%, häufig auch kleiner als 1‰, auf. Eine exakte Definition der Kriterien für die Diagnose »Fehlbildung« ist daher unerlässlich. Da eine statistische Signifikanz in den Effekten nur bei einer genügend großen Fallzahl erreicht werden kann, ist die Aussagekraft von Kasuistiken gering. Aus den Einzelfallberichten kann sich ein Verdacht auf ein Schädigungspotential ergeben, das in fundierten Studien weiter untersucht werden muss.

32.2.3 Information über Risiken – Risikokommunikation

Seit vielen Jahren gibt es Versuche, die entsprechenden Informationen über Arzneimittelrisiken während der Schwangerschaft zu klassifizieren, um im Falle einer Behandlungsnotwendigkeit aus einer Gruppe dasjenige Arzneimittel mit den geringsten Risiken auszuwählen.

Die »Rote Liste« bietet eine Klassifizierung in Chiffren **Gr 1** bis **Gr 11** an, um Anwendungsbeschränkungen etwas differenzierter zu erläutern. Dies kann zumindest als erster Schritt zu einer angemessenen Risikobetrachtung verstanden werden, die über die pauschalisierte Angabe »Kontraindikation Schwangerschaft« hinausgeht.

Die Chiffren zu vorliegenden Humandaten sind:

- **Gr 1–3** »Bei umfangreicher Anwendung am Menschen hat sich kein Verdacht auf eine embryotoxische/teratogene Wirkung ergeben«
- **Gr 4–6** »Ausreichende Erfahrungen über die Anwendung beim Menschen liegen nicht vor«
- **Gr 7** »Es besteht ein embryotoxisches/teratogenes Risiko beim Menschen (1. Trimenon)«
- **Gr 8** »Es besteht ein fetotoxisches Risiko beim Menschen (2. und 3. Trimenon)«

[1] Aspirin®, ASS-ratiopharm®

Gr 9 »Es besteht das Risiko perinataler Komplikationen oder Schädigungen beim Menschen«

Gr 10 »Es besteht das Risiko unerwünschter hormonspezifischer Wirkungen auf die Frucht beim Menschen«

Gr 11 »Es besteht das Risiko mutagener/karzinogener Wirkung«

Diese Informationen wurden erstellt, um im Falle einer Behandlungsplanung die bestmögliche Entscheidung treffen zu können. Im konkreten Beratungsfall ergeben sich aber häufig anders gelagerte Konstellationen, bei denen etwa drei Standardsituationen voneinander unterschieden werden müssen:

1. Retrospektive Beratung im Falle einer Arzneimitteleinnahme bei unerkannter Schwangerschaft
2. Prospektive Beratung bei geplanter Schwangerschaft aber behandlungspflichtiger Grunderkrankung
3. Prospektive Beratung bei akuten Erkrankungen während der Schwangerschaft und Beschwerden aufgrund der Schwangerschaft

Die retrospektive Beratungssituation steht vor dem Problem, dass die Datenlage selten spezifisch genug ist, um alle Aspekte beurteilen zu können und die verfügbaren Informationssysteme dafür nicht entwickelt wurden und daher selten wissenschaftlich exakte Abschätzungen geben können. Die meisten dieser Beratungssituationen betreffen die Frühschwangerschaft und gerade hier ist der mögliche Einfluss embryotoxischer/teratogener Wirkungen besonders gravierend. Dennoch sind Fälle, in denen nach Abwägung aller Informationen zum Abbruch der Schwangerschaft geraten werden sollte, eine Rarität.

Die ohne Kenntnis der Schwangerschaft eingenommenen Arzneimittel werden meist unter therapeutischen Bedingungen in üblichen Dosierungen angewendet. Hier ergeben sich trotz verbleibender Unsicherheit in der exakten Risikoabschätzung selten Unsicherheiten, wie weiter zu verfahren ist. Die zu ergreifenden Maßnahmen konzentrieren sich auf kritische Überprüfung der weiteren Behandlungsnotwendigkeit mit Arzneimitteln sowie gegebenenfalls weitere sonographische Kontrollen des Schwangerschaftsverlaufs.

Die prospektive Beratung bei geplanter Schwangerschaft wird sich auf die Überprüfung der Notwendigkeit zur weiteren Behandlung sowie die Optimierung des Therapieregimes beschränken. Hier gilt es, unter den therapeutischen Alternativen, diejenige mit den besten Informationen und der geringsten Risiken auszuwählen sowie die Risikoabwägung zu den Folgen einer ungenügenden Behandlung der Grunderkrankung zu treffen. In der Regel sind soweit möglich Monotherapien zu bevorzugen, da hier die wissenschaftlich exakteren Informationen verfügbar sind.

Im Verlaufe der Schwangerschaft können akute Erkrankungen auftreten, die die Gesundheit der Mutter und den Schwangerschaftsverlauf gefährden, und daher behandlungspflichtig sind. Hier muss die Nutzen/Risiko-Entscheidung nach üblichen Behandlungsgesichtspunkten erfolgen und die Behandlung nach dem geringsten Risiko für reprotoxische Wirkungen ausgewählt werden. Die schwangerschaftsbedingten Änderungen in der Pharmakokinetik sowie die Folgen schwangerschaftsbedingter Anpassungsvorgänge die ein erhöhtes Risiko in sich bergen, z. B. Erbrechen, Blutdruckanstieg, Thrombose, müssen natürlich besondere Beachtung finden.

32.2.4 Arzneimittel mit Risiken für die Schwangerschaft

In der folgenden Tabelle wird eine Übersicht über Arzneimittel gegeben, die bereits in therapeutischer Dosierung embryo-/fetotoxische Wirkungen an Menschen haben können. Diese Zuordnung resultiert in der Regel aus der Beurteilung von Kasuistiken, da gezielte Studien meist fehlen. Daher ist der Kausalzusammenhang nicht immer eindeutig

32.3 Behandlung mit Arzneimitteln während der Schwangerschaft

32.3.1 Allgemeine Gesichtspunkte

Nach wie vor gilt, dass für mehr als 60% der bei Geburt feststellbaren Fehlbildungen am Menschen die Ätiologie unklar ist. Für weniger als 5% der Fehlbildungen sind Arzneimittel oder Chemikalien als verantwortliches Agens reprotoxischer Wirkungen mit hinreichender Sicherheit zu identifizieren. Damit besteht für die Mehrzahl der Fälle weiterhin ein großer Klärungsbedarf hinsichtlich ursächlicher Faktoren oder Ereignisketten und insbesondere zur Präventionsmöglichkeit.

Bei der Verordnung von Arzneimitteln sollte daher stets bedacht werden, dass wegen der bekannten methodischen Mängel ein Medikament für das keine pränatal-toxischen Risiken bekannt sind, nicht unbedingt sicher sein muss, solange ein Mangel an Daten besteht. Eine Arzneitherapie muss daher bei bekannter oder möglicher Schwangerschaft bei der Planung neben anderen Gesichtspunkten auch die möglichen Risiken für die Schwangerschaft abwägen.

Die Entscheidung für oder gegen eine Therapieform muss die üblichen Kriterien für Notwendigkeit, Wirksamkeit und Sicherheit eines Arzneimitteleinsatzes für die jeweilige Erkrankung erfüllen und zusätzlich darauf eingehen, dass die Pharmakokinetik gegenüber nicht schwangeren Patienten verändert sein kann. Während der Schwangerschaft steigt das Gesamtkörperwasser und ebenso das Plasmavolumen sowie der Fettgewebsanteil an, während die Plasmaproteinkonzentration absinkt. Glomeruläre Filtrationsleistung und Lungenfunktion werden gesteigert. Die Placenta ist keine wirksame Barriere für Arzneimittel, so dass, bis auf wenige Ausnahmen, z. B. **Heparin**[2], praktisch alle Arzneimittel den Feten erreichen.

[2] Thrombophob®, Heparin-ratiopharm®

Tab. 32.1. Beispiele für Arzneimittel mit embryo-/fetotoxischer Wirkung beim Menschen in therapeutischer Dosierung

Arzneimittelgruppe	Embryo-/Fetotoxizität
Antibiotika, antibakterielle Chemotherapeutika	
Aminoglykoside	Ototoxizität; Behandlung mit Streptomycin während der Schwangerschaft hat zu Hörstörungen bei den Kindern geführt
Sulfonamide	Hyperbilirubinämie beim Neugeborenen bei Gabe in der Spätschwangerschaft
Tetrazykline	Behandlung im 2. und 3. Trimenon der Schwangerschaft kann zu Störungen der Zahnentwicklung und Knochenentwicklung führen
Antihypertensiva	
AT_1-Rezeptorantagonisten (Losartan u. a.)	bei Anwendung im zweiten und dritten Schwangerschaftsdrittel können AT-Rezeptorantagonisten (»Sartane«) diverse Schädigungen z. B. Nierenfunktionsstörungen, Oligurie, Oligohydramnie, Schädelhypoplasie) und Todesfälle bei Feten und Neugeborenen verursachen
ACE-Hemmer (z. B. Captopril, Enalapril)	Behandlung in der 2. Hälfte der Schwangerschaft führt zu gestörter Ossifikation der Schädelknochen, Nierenversagen bei Neugeborenen, Dysgenesie der Nierentubuli (Kinder oft nicht lebensfähig!)
Antiepileptika	
Diazepam Clonazepam	Diazepam ist mit dem Risiko teratogener Wirkungen (Lippenspalte, Gaumenspalte) belastet ◘ Tab. 32.5
Carbamazepin	wirkt beim Menschen teratogen (Fehlbildungsrisiko insgesamt etwa verdoppelt), Neuralrohrdefekte stärker betroffen; kann Vitamin K-Mangel erzeugen mit Hämorrhagie-Risiko ◘ Tab. 32.5
Valproinsäure	wirkt beim Menschen teratogen (Fehlbildungsrisiko insgesamt etwa verdreifacht), Neuralrohrdefekte dabei stärker betroffen ◘ Tab. 32.5
Antimykotika	
Fluconazol	kongenitale Anomalien wurden beschrieben (Kausalzusammenhang nicht eindeutig, Azole wirken im Tierexperiment teratogen)
Itraconazol	siehe Fluconazol
Hypnotika	
Thalidomid[b]	multiple Fehlbildungen (Extremitäten, kardiovaskuläres System etc.)
Retinoide	
Acitretin[c]	multiple Fehlbildungen (Gesicht, ZNS, kardiovaskuläres System etc.)
Isotretinoin	siehe Acitretin
Psychopharmaka	
Lithium	kardiovaskuläre Fehlbildungen (Epstein-Anomalie)
Magen-Darm-Therapeutika	
Misoprostol	kann zur Fehlgeburt und Fehlbildungen führen: Moebius Sequenz
Virustatika	
Efavirenz	im Tierexperiment teratogen; beim Menschen Neuralrohrdefekte (z. B. Meningomyelocele) in geringer Inzidenz
Zytostatika	
Cyclophosphamid	ZNS-Fehlbildungen
Methotrexat	ZNS-Fehlbildungen

[a] es ist unklar, ob bei anderen oralen Antikoagulantien (z. B. Phenprocoumon) ein ähnliches Risiko für Blutungen und Fehlbildungen besteht; die gesamte Gruppe ist während der Schwangerschaft streng kontraindiziert;
[b] Thalidomid wird heute wieder in zunehmendem Maße zur Behandlung des Erythema nodosum leprosum, als Immunsuppressivum oder bei anderen Indikationen angewandt; [c] Acitretin und ist ein Metabolit des Etretinats (nicht mehr im Handel), es liegen über dieses Retinoid nur wenige Fallberichte vor, es wird aber hinsichtlich des teratogenen Risikos ähnlich wie Etretinat beurteilt.

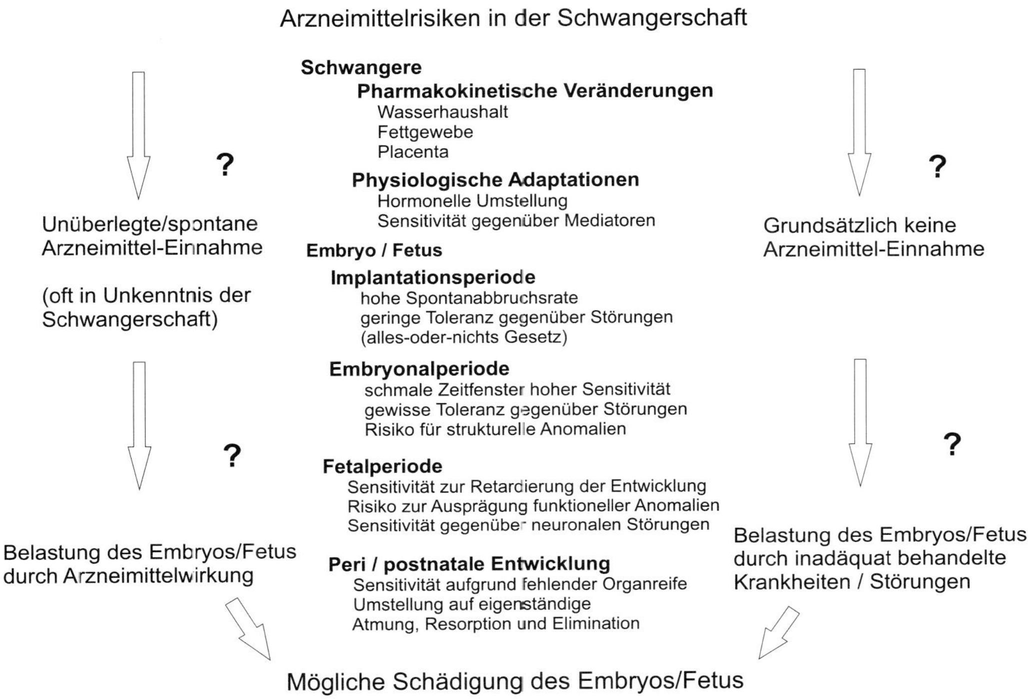
Arzneimittelrisiken in der Schwangerschaft
Schwangere
Pharmakokinetische Veränderungen
Wasserhaushalt
Fettgewebe
Placenta
Physiologische Adaptationen
Hormonelle Umstellung
Sensitivität gegenüber Mediatoren
Embryo / Fetus
Implantationsperiode
hohe Spontanabbruchsrate
geringe Toleranz gegenüber Störungen
(alles-oder-nichts Gesetz)
Embryonalperiode
schmale Zeitfenster hoher Sensitivität
gewisse Toleranz gegenüber Störungen
Risiko für strukturelle Anomalien
Fetalperiode
Sensitivität zur Retardierung der Entwicklung
Risiko zur Ausprägung funktioneller Anomalien
Sensitivität gegenüber neuronalen Störungen
Peri / postnatale Entwicklung
Sensitivität aufgrund fehlender Organreife
Umstellung auf eigenständige
Atmung, Resorption und Elimination
?
Unüberlegte/spontane Arzneimittel-Einnahme
(oft in Unkenntnis der Schwangerschaft)
?
Belastung des Embryos/Fetus durch Arzneimittelwirkung
?
Grundsätzlich keine Arzneimittel-Einnahme
?
Belastung des Embryos/Fetus durch inadäquat behandelte Krankheiten / Störungen
Mögliche Schädigung des Embryos/Fetus

Abb. 32.1. Arzneimittelrisiken in der Schwangerschaft. Arzneimittelwirkungen können in der Schwangerschaft aufgrund der physiologischen Entwicklungsabläufe und der Umstellungsprozesse auf maternaler Seite ein besonderes Profil haben. Sowohl die spontane wie auch die unterlassene Einnahme von Arzneimitteln kann Ausgangspunkt für eine mögliche Schädigung des Embryos/Fetus sein

Weiterhin ergeben sich neue Risikofaktoren, wie erhöhte Thromboseneigung, auf die eingegangen werden muss. Eine falsche Therapieentscheidung kann aus zweierlei Sicht ein Risiko für die embryo-/fetale sowie postnatale Entwicklung darstellen, da Risiken sowohl aus der Verordnung eines pränatal-toxischen Arzneimittels als auch aus der zu zögerlichen Verordnung wirksamer Substanzen und damit nicht angemessenen Behandlung der Erkrankung erwachsen.

Akute Erkrankungen der Schwangeren, wie z. B. Infektionen, Fieber, Schmerzen, erfordern eine wirksame Therapie mit Arzneimitteln und hier ist aus den Alternativen die wirksamste und zugleich sicherste Substanz zu wählen. In Notsituationen gelten die gleichen Überlegungen, das heißt unter den gleichrangig wirksamen Substanzen ist die für die Schwangerschaft sicherste Substanz auszuwählen.

Bei schwangerschaftsbedingten Erkrankungen wie Hyperemesis gravidarum, Thromboembolie, Bluthochdruck und Präeklampsie sind zum Teil abweichende Behandlungsstrategien gegenüber Nichtschwangeren erforderlich, da die pharmakodynamische Antwort, z. B. bei Antiemetika, verändert ist und möglicherweise auch eine verminderte Toleranz gegenüber unerwünschten Wirkungen, z. B. Verminderung des Plasmavolumens bei Diuretika, eingetreten ist oder vergleichbare Situationen bei nicht schwangeren Patientinnen nicht auftreten, z. B. Eklampsie. Im Falle chronischer Erkrankungen und geplanter Schwangerschaften sollten die Behandlungsprotokolle überprüft und gegebenenfalls optimiert werden.

Einige Arzneimittelgruppen sollen im Folgenden hinsichtlich der wesentlichen Aspekte bei der Nutzen/Risiko-Abwägung für Schwangere näher dargestellt werden.

32.3.2 Schmerz, Entzündung, Infektionen

Die Schmerzbehandlung und Behandlung von entzündungsbedingtem Schmerz muss für die Schwangerschaft angemessen berücksichtigen, dass einige Substanzen aufgrund ihres Wirkungsmechanismus zur Hemmung der Prostaglandinsynthese führen und dadurch ungünstig in wichtige physiologische, Prostaglandin-vermittelte Prozesse bei der Schwangerschaft eingreifen können. Dazu gehört die Verlängerung des Geburtsverlaufs mit Hemmung der Wehentätigkeit sowie verminderte Lockerung im Gewebe des kleinen Beckens vor der Geburt. Auf Seiten des Feten sind vorzeitiger Verschluss des Ductus arteriosus Botalli und Störungen der fetalen Kreislaufverhältnisse sowie der postnatalen Anpassung zu nennen.

Agonisten an Opioidrezeptoren können bei therapeutischer Verwendung unter der Geburt zur Atemdepression beim Neugeborenen mit entsprechenden Risiken für die postnatale Anpassung an eigenständige Atmung führen. Ein Drogenabusus während der Schwangerschaft löst im Feten eine Opioidabhängigkeit aus, die postnatal zu akuten Entzugserscheinungen mit vegetativer Labilität führt und eine vorübergehende Opioidsubstitution bei den Neugeborenen erfordert.

Paracetamol[3] ist gut analgetisch und antipyretisch wirksam und hat in therapeutischen Konzentrationen nur geringe Hemmeffekte auf die Cyclooxygenase. Es ist Placentagängig und erreicht dadurch auch den Embryo beziehungsweise Feten. Für Paracetamol ist keine embryotoxische Wirkung bekannt und daher ist es auch aufgrund seiner guten Verträglichkeit das Mittel der ersten Wahl zur Behandlung von Schmerzen und Fieber in allen Phasen der Schwangerschaft. Im Falle massiver Überdosierung gelten für Schwangere gleichartige Behandlungsstrategien wie für Nichtschwangere. N-Acetylcystein ist ebenfalls Placentagängig und daher als Antidot angezeigt.

Für Acetylsalicylsäure (ASS) liegen umfassende Erfahrungen zur Anwendung am Menschen vor. Wie bei keinem anderen Beispiel wird bei ASS deutlich, dass Risiken und möglicher Nutzen entscheidend von den Dosierungen und den jeweiligen Entwicklungsphasen abhängen. In niedrigen Dosierungen von 75–300 mg pro Tag ist ASS wirksam zur Thromboseprophylaxe und wird auch in analgetisch-antipyretisch wirksamen Dosierungen bei gelegentlicher Einnahme während der Schwangerschaft ohne erhöhte Risiken vertragen. Dennoch ist ASS als Analgetikum ein Mittel der zweiten Wahl. Die Wirksamkeit von ASS zur Prophylaxe der Präeklampsie mit Bluthochdruck und der damit verbundenen Risiken (Wachstumsretardierung) ist auch in umfangreichen Studien nicht eindeutig zu belegen und bleibt weiterhin Gegenstand kontroverser Diskussionen.

In der Spätschwangerschaft sowie in antiphlogistischer Dosierung während aller Phasen der Schwangerschaft hat ASS aufgrund der Prostaglandinsynthesehemmung substantielle Effekte auf den Geburtsverlauf und erhöhte Risiken für den Feten. Zudem kann die Thrombozytenaggregations-Hemmung zu Komplikationen mit verlängerter und verstärkter Blutung führen. Eine Einnahme nach der 28. Schwangerschaftswoche ist aus diesem Grund nicht angezeigt.

Codein[4] ist als Agonist am Opioidrezeptor verdächtig, bei Einnahme kurz vor Geburtstermin zur Atemdepression im Neugeborenen zu führen. Grundsätzlich kann Codein zu Entzugserscheinungen in Neugeborenen führen, jedoch nur nach längerer Anwendung im Abusus. Bei üblicher therapeutischer Verwendung als Antitussivum sowie als Analgetikum im Kombination mit Paracetamol oder ASS während der Schwangerschaft sind keine Fehlbildungsrisiken bekannt geworden. Codein ist als Analgetikum angezeigt, wenn Paracetamol allein nicht ausreicht, sowie als Antitussivum mit den üblichen Indikationseinschränkungen z. B. bei bronchialer Verschleimung. Ähnliche Überlegungen gelten auch für das antitussiv ähnlich wirksame Dextromethorphan.

Für den Einsatz anderer Agonisten am Opioidrezeptor mit stärkerer analgetischer Potenz ist, wie bereits erwähnt, das Risiko zur postnatalen Ateminsuffizienz beim Neugeborenen sowie zu möglichen Entzugserscheinungen bei langfristigem Konsum bei Abusus zu beachten. Die meisten klinischen Erfahrungen zur Sicherheit für die Schwangerschaft liegen für Fentanyl und weniger für Alfentanyl, Remifentanil und Sulfentanil vor. Alle Opioide sind während der Schwangerschaft nur nach Nutzen/Risiko-Abwägung im Zusammenhang mit der Dringlichkeit der klinischen Situation und der Wirksamkeit zur Behandlung schwerer Schmerzen zu verwenden.

Die Belege für embryo-/fetotoxisches Potential, Entwicklungsretardierung und Gedeihstörungen sowie Abhängigkeitspotential am Menschen durch Opioide sind nicht im Zusammenhang mit therapeutischer Verwendung, sondern im Zusammenhang mit Abusus, z. B. mit Heroin und **Morphin**[5], erhoben worden. Hier sind am Ausgang der Schwangerschaft und der Entwicklung nach der Geburt vielfältige Zusatzfaktoren seitens der Gesundheit sowie aus dem Lebensumfeld der Mutter beteiligt. Es gibt keine Hinweise auf ein teratogenes Risiko bei gelegentlicher, therapeutischer Anwendung von Morphin, auch bei Gabe von hohen Dosen ist das Risiko offenbar sehr gering.

Die Behandlung des chronischen meist entzündlich bedingten Schmerzes kann durchaus schwierig durchzuführen sein. Die nichtsteroidalen Antiphlogistika (NSAIDs, **non steroidal antiinflammatory drugs**) werden – beziehungsweise wurden – in der Schwangerschaft nicht nur als Antirheumatika, sondern auch bei drohender Frühgeburt sowie bei schwangerschaftsbezogenen Situationen wie Polyhydramnion und Bluthochdruck verwendet. Die meisten Erfahrungen zur Sicherheit in der Schwangerschaft liegen für Indomethacin, **Diclofenac**[6] und **Ibuprofen**[7] vor. In Abhängigkeit von den Entwicklungsstufen steht für Indomethacin das Risiko für Konstriktion im Ductus arteriosus im Vordergrund. Die Häufigkeit dieser unerwünschten Wirkung ist vor der 27. Schwangerschaftswoche gering, steigt dann aber steil an. Die Dosis-Wirkungs-Beziehung ist für diesen Effekt nicht überzeugend.

NSAIDs führen offenbar zu einem verminderten fetalen Urinfluss, Nierenschaden und Oligohydramnion, wofür eine verminderte renale Perfusionsrate und verstärkte Vasopressinwirkung verantwortlich gemacht wird.

Die schon häufiger in der Schwangerschaft verwendeten NSAIDs wie zum Beispiel Diclofenac und Ibuprofen sind als Antiphlogistika in der Schwangerschaft zumindest bis etwa zur

---

[3] ben-u-ron®, Paracetamol STADA®
[4] Codeintropfen-CT®, Optipect®
[5] MST Mundipharma®, Morphin-ratiopharm®
[6] Voltaren®, Diclac®
[7] Dolgit®, Ibu-ratiopharm®

Tab. 32.2. Behandlung mit Analgetika und Antiphlogistika in der Schwangerschaft

Arzneistoff	Bemerkungen
Analgetika, Antirheumatika	
Paracetamol	klinisch keine embryotoxischen Reaktionen bekannt, auch für Überdosisfälle, übliche Gesichtspunkte zur Behandlungsplanung
Codein	Risiko für Atemdepression bei perinataler Gabe, Entzugserscheinungen im Neugeborenen nach längerer Gabe, als Analgetikum und Antitussivum in üblicher Dosierung anwendbar
Opioide	Risiko für Atemdepression bei perinataler Gabe, Entzugserscheinungen im Neugeborenen bei Abusus während der Schwangerschaft, anwendbar mit üblicher Indikationsstellung
NSAID	Risiko für verzögerten Geburtsverlauf und vorzeitigem Verschluss des Ductus arteriosus mit Hauptwirkung verbunden, Tokolyse, relative Kontraindikation nach der 28. Schwangerschaftswoche; die meisten Informationen zur Sicherheit liegen für Ibuprofen, Diclofenac und Indomethacin vor. Acetylsalicylsäure nur, wenn Plättchenaggregationshemmung therapeutisch nötig ist!

27. Woche hinreichend gut verträglich. In den weiteren Entwicklungsstufen ist die Nutzen/Risiko-Abwägung auf Seiten der Risiken verschoben und die Substanzen werden zunehmend (relativ) kontraindiziert. Fetotoxische Komplikationen im Herzkreislaufsystem oder Funktion der fetalen Niere können durch Ultraschall frühzeitig erkannt werden. Alle derartigen Substanzen wirken tokolytisch und verändern damit den physiologischen Geburtsverlauf.

Die Nutzen/Risiko-Abschätzung bei der Behandlung von Infektionskrankheiten muss auf die drei Interaktionsebenen zwischen Mikroorganismus und Patient, Mikroorganismus und Antibiotikum, Antibiotikum und Patient angemessen eingehen. Zusätzliche Risiken für die Schwangerschaft, teratogene Wirkungen durch Antibiotika sowie die Risiken für den Schwangerschaftsverlauf bei ungenügend behandelter Infektionskrankheit, z. B. durch eingeschränkte Organfunktion oder Folgen der Immunantwort, sind zu beachten. Die Arzneistoffe sind in den Behandlungsregimes daher nur innerhalb ihrer Äquivalenz in der Keimempfindlichkeit und entsprechend Sicherheit für die Schwangerschaft austauschbar.

Penicilline sind Placentagängig, aber haben keine teratogenen oder embryo-/fetotoxischen Wirkungen und können daher zu allen Entwicklungsstufen der Schwangerschaft gegeben werden. Mögliche Kontraindikationen ergeben sich aus der möglichen Penicillinallergie sowie ungenügender Keimempfindlichkeit. Penicilline sind insgesamt Antibiotika der ersten Wahl. Ähnliches gilt für die Gruppe der Cephalosporine, in der für die älteren Substanzen die meiste Anwendungserfahrung für Schwangerschaften vorliegt und sie aus dieser Sicht zu bevorzugen wären.

Bei den Makrolidantibiotika ist die Datenlage unterschiedlich. Für Erythromycin liegt eine jahrzehnte lange Erfahrung über die Anwendung in der Schwangerschaft vor, ein ausgeprägtes teratogenes Risiko ist dabei nicht aufgefallen. Allerdings weisen neuere epidemiologische Untersuchungen auf ein leicht erhöhtes Risiko für kardiovaskuläre Anomalien bei Einnahme in der Frühschwangerschaft hin. Clarithromycin zeigte im Tierexperiment ein teratogenes Potenzial. Bei Ratten verursachte die Substanz kardiovaskuläre Fehlbildungen bei Dosierungen, die zu etwa doppelt so hohen Konzentrationen führen, wie sie während der Therapie beim Menschen bestehen. Ebenso wie die anderen Makrolide, Azalide (Azithromycin) oder Ketolide (Telithromycin) sind die Erfahrungen beim Menschen nicht ausreichend, um die Sicherheit bei Einnahme während der Schwangerschaft begründen zu können.

Tetracycline interagieren wegen ihrer großen Affinität zu Calcium-Ionen mit der Calcifizierung von Knochen und Zahnschmelz. Die Folge ist eine Verfärbung und eine Gefügeveränderung im Hydroxylapatit-Protein-Komplex mit geringerer mechanischer Belastbarkeit. Tetracycline sind in Abhängigkeit von der Entwicklungsstufe fetotoxisch und insbesondere nach der 15. Schwangerschaftswoche kontraindiziert. Im ersten Trimenon sind sie Mittel der zweiten Wahl.

Ähnlich wie die Tetracycline bilden auch die antibakteriell wirksamen Chinolone (**Gyrasehemmer** in älteren Bezeichnungen) Chelatkomplexe mit divalenten Kationen. Chinolone wirken im Experiment toxisch auf Sehnen und Knorpelstrukturen. Studien haben gezeigt, dass vor allem der juvenile Gelenkknorpel und die Epiphysenfuge während der frühen postnatalen Entwicklung empfindlich auf praktisch alle Chinolone reagieren. Sie sind daher kontraindiziert bei Kindern und Jugendlichen.

Das Risiko unter therapeutischen Bedingungen scheint zumindest für einige Chinolone gering zu sein und daher wird die Behandlung von Infektionen bei Mukoviszidose-Patienten mit Ciprofloxacin als akzeptabel betrachtet. Die vorliegenden günstigen Erfahrungen sind aber nicht ausreichend, um sie auf die gesamte Arzneistoffgruppe zu übertragen.

Die Indikationen zur Behandlung der aktiven Tuberkulose sind für Schwangere übereinstimmend mit den Gesichtspunkten für Nicht-Schwangere. **Isoniazid**[8], **Rifampicin**[9] und **Ethambutol**[10]

---

8 tebesium®-s, Isozid®
9 Eremfat®, Rifa®
10 Myambutol®, EBM-Fatol®

sind Mittel der ersten Wahl auch für die Behandlung während der Schwangerschaft. Spezielle Aufmerksamkeit erfordert bei Isoniazid der beschleunigte Pyridoxalmetabolismus und bei Rifampicin die veränderte Vitamin K-Synthese. Pyridoxal und Vitamin K sollten substituiert werden, um eine ZNS-Toxizität und hämorrhagische Komplikationen zu verhindern. Für Pyrazinamid liegen keine Erkenntnisse zu Teratogenität und Embryo-/Fetotoxizität vor. Allerdings wird aufgrund der Datenlücken empfohlen, während der Schwangerschaft Pyrazinamid nur abhängig von Resistenzproblemen mit den Antituberkulotika der ersten Wahl zu verordnen.

Die Mittel der zweiten Wahl aus der Gruppe der Aminoglykoside werden aufgrund ihrer Ototoxizität nicht für die Anwendung in der Schwangerschaft empfohlen.

Die Behandlung mit Antimykotika ist insbesondere für die lokale Therapie mit Nystatin ausreichend in der Sicherheit für die

Tab. 32.3. Behandlung mit Antiinfektiva in der Schwangerschaft

Arzneistoff	Bemerkungen
Antibiotika	
Penicilline	keine Hinweise auf Teratogenität und Embryo-/Fetotoxizität, übliche Gesichtspunkte zur Behandlungsplanung mit Penicillinen
Cephalosporine	keine Hinweise auf Teratogenität und Embryo-/Fetotoxizität, übliche Gesichtspunkte zur Behandlungsplanung, die meisten Informationen zur Sicherheit in der Schwangerschaft liegen für ältere Cephalosporine vor
Makrolide	zur Sicherheit von Erythromycin in der Schwangerschaft gibt es widersprüchliche Daten, übliche Gesichtspunkte zur Behandlungsplanung insbesondere zur antibakteriellen Wirksamkeit, weniger Informationen zur Sicherheit liegen für andere Makrolide vor
Tetracycline	Störungen der Calciumutilisation bei Knochen- und Zahnschmelzbildung, bis zur 15. Schwangerschaftswoche Risiken gering
Chinolone	im Tierexperiment nicht teratogen, allerdings Störung der Knorpelbildung und Gelenkschäden bei postnataler Exposition. In klinischen Studien kein erhöhtes Risiko bei Gabe im ersten Trimester festgestellt, aber insgesamt zu wenig Information zur Sicherheit. Ausnahmetherapie bei entsprechender Keimempfindlichkeit und Mangel an Behandlungsalternativen
Sulfonamide, Trimethoprim Aminoglycoside Nitroimidazole Polypeptid-Antibiotika	dokumentierte Embryo-/Fetotoxizität, z. T. geringe therapeutische Breite aufgrund erheblicher unerwünschter Wirkungen, Ausnahmetherapie bei entsprechender Keimempfindlichkeit und Mangel an Behandlungsalternativen
Tuberkulostatika	
Isoniazid Rifampicin Ethambutol	die Behandlungserfordernis ergibt sich aus der Erkrankung, Behandlungsplanung nach üblichen Gesichtspunkten, Placentagängig sind Isoniazid, Rifampicin, Ethambutol (Mittel der ersten Wahl). Begleittherapie mit Pyridoxal und Vitamin K sowie Kontrolle der Leberfunktion und des Gerinnungsstatus; für Pyrazinamid liegen zu wenig Informationen zur Sicherheit vor, Streptomycin ist embryo-/fetotoxisch (Ototoxizität)
Antimykotika	
Nystatin Clotrimazol Miconazol Variconazol Fluconazol Itraconazol Amphotericin B	topische Behandlung in der Regel ohne Risiko, systemische Gabe nur nach sorgfältiger Abwägung der Erfordernis und Bevorzugung von Substanzen mit der meisten Information zur Sicherheit (Nystatin, Clotrimazol, Miconazol für lokale Behandlung und Amphotericin B für systemische Behandlung), Azole sind im Tierexperiment teratogen, die Humandaten sind unzureichend
Antivirale Mittel	
Aciclovir Ribavirin Zidovudin	Placentagängig, embryo-/fetotoxisch im Tierexperiment (insbesondere Ribavirin), die topische Anwendung ist für Aciclovir mit Informationen zur Sicherheit gestützt; bei systemischer Gabe ist für Zidovudin ein protektiver Effekt für Feten/Neugeborene gegenüber Transfer von HIV belegt; bei schwerwiegenden Virusinfektionen kann eine systemische Behandlung erforderlich werden; die Behandlungsplanung muss das antivirale Spektrum berücksichtigen; es liegen zu wenig Informationen zur Sicherheit vor

Schwangerschaft belegt. Ähnliches gilt für die lokale Therapie mit Co-trimazol und Miconazol. Azol-Antimykotika zeigen im Tierexperiment ein teratogenes Potenzial. Fallberichte über kongenitale Fehlbildungen bei Kindern, deren Mütter in der Frühschwangerschaft zum Beispiel Fluconazol oder Itraconazol eingenommen hatten, wurden publiziert. Für eine fundierte wissenschaftliche Beurteilung der Risiken bei einer Behandlung in der Schwangerschaft ist die Datenlage jedoch nicht ausreichend. Entsprechendes gilt für das Echinocandin Caspofungin. Amphotericin B ist sowohl für die lokale als auch die systemische Therapie bei Schwangeren aufgrund vorliegender Erfahrungen geeignet. Unerwünschte Wirkungen können an Schwangeren in Form von Fieberreaktionen, Elektrolytverschiebungen und Nierentoxizität auftreten.

Antivirale Mittel aus der Gruppe der Nukleosidanaloga greifen mit Ausnahme von **Amantadin**[11] in die DNA-Synthese ein und haben daher ein reprotoxisches Potential im Tierexperiment. **Aciclovir**[12], **Ribavirin**[13], Zidovudin u. a. weisen eine relativ ausgeprägte Spezifität zwischen der Hemmung virusspezifischer DNA-Replikation und der DNA-Synthesehemmung in Säugerzellsystemen auf. Auch sind die Dosierungen für reprotoxische Effekte im Tierexperiment höher als die therapeutisch erzielten Plasmakonzentrationen. Dennoch ist eine kritische Nutzen/Risiko-Abwägung angezeigt. Der topische Einsatz von Aciclovir, z. B. zur Herpesbehandlung, ist hinsichtlich spezifischer Risiken für die Schwangerschaft sicher, da nur eine unbedeutend geringe systemische Verfügbarkeit zu erwarten ist. Die systemische Gabe muss im konkreten Fall zwischen Risiken der Virusinfektion, z. B. disseminierter Herpes simplex- oder Varicella pneumoniae-Infektion, und den Aciclovirbedingten Risiken aufgrund des tierexperimentell nachgewiesenen teratogenen Potenzials abwägen. In einer umfangreichen Zusammenstellung von Aciclovir-behandelten Schwangeren (**Aciclovir in Pregnancy Registry**) ergab sich kein Hinweis auf Pränataltoxizität beim Menschen. Allerdings handelte es sich überwiegend um Frauen, die das Medikament in niedriger Dosierung oral eingenommen hatten. Zur Frage eines möglichen Risikos bei intravenöser Aciclovir-Therapie liegen keine ausreichenden Informationen vor. Ribavirin darf mit Ausnahme bedrohlicher Infektionen in der Schwangerschaft nicht verwendet werden. Für Schwangere mit beruflichem Umgang mit Ribavirin, z. B. Pflegepersonal, bestehen Bedenken bezüglich der Sicherheit, wenn eine Kontaktmöglichkeit gegenüber dem zur Therapie von RS-Virusinfektionen angewandten Aerosol vorliegt.

Zidovudin verringert das Risiko einer transplacentaren respektiven perinatalen HIV-Infektion der Neugeborenen HIV-infizierter Mütter. Es gibt deshalb eine relativ fundierte Datenlage zur Verträglichkeit in der Schwangerschaft und zum reprotoxischen Risiko am Menschen. Zidovudin ist zur Prophylaxe des vertikalen Virustransfers indiziert.

Zidovudin wird heute in Kombination mit anderen antiretroviralen Wirkstoffen verabreicht. Die optimale Kombination von Wirkstoffen, die mit dem geringsten pränatal-toxischen Risiko verbunden ist, ist nicht bekannt. Wegen des teratogenen Potentials soll Efavirenz nicht während der Schwangerschaft gegeben werden.

32.3.3 Blutdruck, Blutgerinnung, Atemwege

Ein Hypertonus während der Schwangerschaft stellt an sich ein erhöhtes Risiko dar, v. a. wenn die diastolischen Werte dauerhaft 110 mmHg übersteigen. Dabei sind chronische Hypertonie, während der Schwangerschaft auftretende Hypertonie und Präeklampsie (Hypertonus, Ödeme, Proteinurie) voneinander zu unterscheiden, da sie auf unterschiedlichen Pathomechanismen beruhen und daher auch unterschiedliche Behandlungsstrategien erfordern. Eklampsie und HELLP-Syndrom (**hematolysis, elevated liver enzyme, low platelet count**) sind schwere Komplikationen, so dass bereits ihre Vorstufen möglichst effektiv behandelt werden müssen.

Unter den blutdrucksenkenden Arzneistoffen sind einige Substanzen in ihrer Wirksamkeit und Sicherheit für die Schwangerschaft besser bekannt als andere und sind daher als Mittel der ersten Wahl zu bevorzugen, obwohl das Spektrum unerwünschter Wirkungen sie aus den Erstrangmitteln in der Hypertonustherapie außerhalb der Schwangerschaft verdrängt hat (z. B. **α-Methyldopa**[14]). Abhängig vom therapeutisch erforderlichen und vom erreichbaren Effekt auf den Blutdruck sind auch Zweitrangmittel einzusetzen, für die oft weniger Informationen zur Sicherheit in der Schwangerschaft vorliegen.

Einige β-Adrenozeptorenblocker, v. a. **Metoprolol**[15] und auch Atenolol, wurden häufig zur Behandlung von Bluthochdruck in der Schwangerschaft eingesetzt und die Wirkung auf die Entwicklung der Feten untersucht. Dabei wurde in einigen Studien für Atenolol eine Wachstumsretardierung festgestellt, die in weiteren Untersuchungen jedoch nicht bestätigt wurde. β-Adrenozeptorenblocker sind Mittel der ersten Wahl zur Behandlung von Bluthochdruck in der Schwangerschaft, wobei die meisten Informationen zu Verträglichkeit und Sicherheit für die älteren Substanzen vorliegen. Im Neugeborenen können Bradykardie und Hypoglykämie ausgelöst werden, daher sollten β-Adrenozeptorenblocker nicht bis kurz vor Geburtstermin gegeben werden.

α-Methyldopa ist ein Beispiel für eine Substanz, die aufgrund der Erfahrungen zu Wirksamkeit und Sicherheit in der Schwangerschaft ebenfalls Mittel der ersten Wahl ist, obwohl seine Bedeutung als Mittel gegen Bluthochdruck außerhalb der Schwangerschaft aufgrund unerwünschter Wirkungen gering ist.

---

[11] PK-Merz®, Amantadin-CT®
[12] Zovirax®, Aciclovir-ratiopharm®
[13] Rebezol®, Virazole®
[14] Presinol®, Methyldopa STADA®
[15] Beloc®, Metoprolol-ratiopharm®

Hydralazin[16] und Dihydralazin sind stark wirksam und wurden als Mittel der Wahl zur akuten Blutdrucksenkung in der Schwangerschaft eingesetzt. Es gibt keine Evidenzen zur Teratogenität, aber die Erfahrungen zur Gabe im ersten Trimenon sind begrenzt. In Fällen mit Präeklampsie sollte (Di)Hydralazin intravenös erst nach Korrektur einer möglichen Hypovolämie gegeben werden, um starke Blutdruckabfälle zu verhindern, die ein Risiko für den Feten darstellen.

Mittel der zweiten Wahl zur Behandlung von Bluthochdruck in der Schwangerschaft im ersten Trimenon sind Calciumkanalblocker wie **Nifedipin**[17], da aufgrund des Wirkungsmechanismus und experimenteller Daten mit Störungen der frühen Entwicklungsstufen gerechnet werden muss. Im zweiten und dritten Trimenon sind Nifedipin zur Blutdrucksenkung und **Verapamil**[18] zur Arrhythmiebehandlung ausreichend sicher.

Der Einsatz von Diuretika ist insbesondere in der Schwangerschaft mit dem Problem behaftet, durch Verringerung des Plasmavolumens die Perfusionsverhältnisse der Placenta nachhaltig zu verschlechtern, und damit ist eine Hauptwirkung dieser Arzneimittelgruppe mit einem spezifischen Risiko verbunden. Bei Herzinsuffizienz, Niereninsuffizienz und Lungenödem kann sich eine Notwendigkeit ergeben, Diuretika einzusetzen. Kontrollen des Elektrolytstatus und des Hämatokrit sind angezeigt und die Entwicklung eines Oligohydramnions ist auszuschließen. **Hydrochlorothiazid**[19] kann bei längerfristiger Gabe eine Hypoglykämie im Neugeborenen begünstigen. Bei Anwendung im zweiten und dritten Trimenon können Arzneimittel wie die ACE-Inhibitoren oder Angiotensinrezeptor-Antagonisten (»Sartane«), die direkten Einfluss auf das Renin-Angiotensin-System haben, diverse Schädigungen (Hypotonie, Nierenfunktionsstörungen, Oligurie und/oder Anurie, Oligohydramnie, Schädelhypoplasie, intrauterine Wachstumshemmung) und Todesfälle bei Feten und Neugeborenen verursachen. Diese Antihypertensiva dürfen daher nicht während der Schwangerschaft verabreicht werden. Wenn im Verlauf der Behandlung eine Schwangerschaft festgestellt wird, müssen AT-Rezeptor-Antagonisten abgesetzt werden.

Hypotension während der Schwangerschaft kann die Entwicklung des Feten beeinträchtigen und stellt ein Risiko an sich dar. Adrenerg wirksame Substanzen haben, soweit bekannt, kein teratogenes Potential, bei hohen Dosierungen haben sie Embryo-/Fetotoxizität sowie maternale Toxizität im Tierexperiment. Insgesamt gibt es zu wenig Daten zur Sicherheit; so dass nur bei Behandlungsnotwendigkeit adrenerg wirksame Substanzen eingesetzt werden sollten.

Während der Schwangerschaft ist das Risiko zur Thrombembolie mehrfach erhöht und dennoch fehlen eindeutige Belege für den Nutzen einer prophylaktischen Therapie während der Schwangerschaft. Ausgenommen sind Fälle mit zusätzlichen Risikofaktoren, wie längerer Immobilisierung, postoperative Situationen, Herzklappenschäden oder Klappenersatz sowie Fälle mit drohendem Abort bei Antiphospholipid-Antikörper-Nachweis. Unfraktioniertes sowie niedermolekulares Heparin ist indiziert, weil eine Passage von Heparin über die Placentaschranke nicht stattfindet. ASS ist auch in Thrombozytenaggregationshemmenden Dosierungen während der Schwangerschaft einsetzbar und sicher. Cumarinderivate sind aufgrund der für den Menschen bekannten teratogenen und embryo-/fetotoxischen Wirkungen (Cumarinembryopathie mit Fehlbildungen im ZNS und fetaler Blutungsneigung) kontraindiziert.

Obstruktive Atemwegserkrankungen erfordern auch während der Schwangerschaft die Fortführung der Therapie. Asthma stellt an sich einen Risikofaktor für Störungen im Schwangerschaftsverlauf (Bluthochdruck, häufigere Frühgeburten, intrauterine Wachstumsretardierung) dar, weshalb eine konsequente und effektive Therapie der Schwere und Häufigkeit von Asthmaanfällen ein entscheidender Schritt zur Normalisierung des Risikos für die Schwangerschaft ist.

Die Therapie mit Agonisten am β_2-Adrenozeptor ist hinsichtlich zusätzlicher Risiken für die Schwangerschaft sicher, insbesondere wenn kurzwirksame Substanzen inhalativ angewendet werden. Sie wirken nicht nur bronchospasmolytisch, sondern auch in Abhängigkeit von der systemisch verfügbaren Fraktion tokolytisch.

Die inhalative Anwendung von Glucocorticoiden kann während der Schwangerschaft unverändert weitergeführt werden. Insbesondere für Beclomethason und Budenosid gibt es ausreichende klinische Erfahrungen zur Sicherheit in der Schwangerschaft. Wenn eine systemische Anwendung von Glucocorticoiden erforderlich wird, ist Prednison/Prednisolon das Mittel der Wahl aufgrund der vorliegenden Behandlungserfahrung. Glucocorticoide stehen im Verdacht, am Menschen Wachstumsretardierungen auszulösen. Bei längerer Anwendung ist eine Suppression der Nebennierenrindenfunktion denkbar. Eindeutige Belege für den Menschen gibt es bislang nicht.

In Fällen ungenügender Effektivität durch β_2-Agonisten kann **Theophyllin**[20] nach üblichen Anwendungskriterien auch in der Schwangerschaft gegeben werden. Die Plasmakonzentrationen sollten möglichst geringen Schwankungen unterliegen und bei Erreichen von **Steady-State-Bedingungen** engmaschig kontrolliert werden. Theophyllin ist Placentagängig und hat im Neugeborenen aufgrund der Unreife der Stoffwechselkapazität eine längere Präsenz. Im Neugeborenen wird neben einer Veränderung der Atemtätigkeit eine zentrale Erregung mit Brady- und Tachykardie ausgelöst.

Für **Ipratropiumbromid**[21] sind keine schwangerschaftsspezifischen Risiken bekannt. Da es zudem eine geringe systemische Verfügbarkeit bei inhalativer Anwendung hat, kann es in der Schwangerschaft nach üblichen Kriterien verwendet werden.

---

16 Treloc®
17 Adalat®, Nifihexal®
18 Isoptin®, VeraHEXAL®
19 Esidrix®, HCT-ratiopharm®
20 Euphylong®, Solosin®
21 Atrovent®, Itrop®

Tab. 32.4. Behandlung mit Arzneimitteln in der Schwangerschaft

Arzneimittel	Bemerkungen
Antihypertensiva/Vasodilatatoren	
β-Blocker	keine Hinweise auf Teratogenität und Embryo-/Fetotoxizität für Metoprolol, Propranolol; Erstrangmittel für die Verwendung in der Schwangerschaft; teilweise widersprüchliche Hinweise auf Wachstumsretardierung nach z. B. Atenolol in verschiedenen Studien
α-Methyldopa	keine Hinweise auf Teratogenität und Embryo-/Fetotoxizität; aufgrund des Wirkungsmechanismus sind Wirkungen auf ZNS-Differenzierung und Funktion nicht ausgeschlossen; Untersuchungen zur Entwicklung nach der Geburt über mehrere Jahre haben für den Menschen bislang kein Risiko für veränderte ZNS-Funktionen ergeben; Erstrangmittel für die Verwendung in der Schwangerschaft aufgrund der relativ breiten Erfahrung
Hydralazin Dihydralazin	begrenzte Erfahrungen zur Sicherheit im ersten Trimenon; akut und schnell wirksam sowie intravenös applizierbar; eine zu starke Blutdrucksenkung stellt zumindest perinatal ein erhöhtes Risiko dar; Erstrangmittel für die Verwendung in der Schwangerschaft auch bei Präeklampsie
Nifedipin	aufgrund experimenteller Belege besteht der Verdacht auf Interferenz mit der frühen embryonalen Entwicklung durch Hemmung des Calciumeinstroms; am Menschen bei Verwendung im 2. und 3. Trimenon kein Hinweis auf Embryo-/Fetotoxizität und daher Mittel der Wahl bei ungenügender Blutdrucksenkung nach β-Blockern
Clonidin[39] Prazosin[40]	soweit bekannt kein teratogenes Potential oder Embryo-/Fetotoxizität im Menschen. In klinischen Studien gut verträglich, aber insgesamt zu wenig Information zur Sicherheit, daher Zweitrangmittel
Antihypotensiva	
Adrenalin[41] Amezinium[42] Etilefrin[43] Norfenefrin Pholedrin	adrenerg wirksame Substanzen haben soweit bekannt kein teratogenes Potential; bei hohen Dosierungen haben sie Embryo-/Fetotoxizität sowie maternale Toxizität im Tierexperiment; insgesamt gibt es zu wenig Daten zur Sicherheit, so dass nur bei Behandlungsnotwendigkeit adrenerg wirksame Substanzen eingesetzt werden sollten
Diuretika	
Hydrochlorothiazid Furosemid Mannit[44]	bei Herzinsuffizienz, Niereninsuffizienz und Lungenödem kann sich eine Notwendigkeit ergeben, Diuretika einzusetzen, aber sie haben ein Risiko, durch Verringerung des Plasmavolumens die Perfusionsverhältnisse der Placenta nachhaltig zu verschlechtern; Kontrollen des Elektrolytstatus und des Hämatokrit sind angezeigt und die Entwicklung eines Oligohydramnions ist auszuschließen; Hydrochlorothiazid kann bei längerfristiger Gabe eine Hypoglykämie im Neugeborenen begünstigen
Antikoagulantien/Fibrinolytika	
Heparin Protamin	Heparin ist nicht Placentagängig; unfraktioniertes Heparin und niedermolekulares Heparin sind wirksam und sicher anwendbar; Protamin ist nicht Placentagängig und als Antidot bei Überdosierung mit unfraktioniertem Heparin wirksam; bei niedermolekularem Heparin ist die Wirksamkeit schwächer
Streptokinase	Placentagängigkeit offenbar gering; zu wenig Information zur Sicherheit daher nur mit strenger Indikationsstellung anwenden
Antiasthmatika	
selektive β_2-Agonisten	Placentagängig, möglichst inhalativ anwenden und kurzwirksame Präparate bevorzugen; der systemisch verfügbare Anteil kann zur Tokolyse und zur fetalen Tachykardie führen
Theophyllin	fetotoxisch (Tachykardie), in Abhängigkeit von Lungenfunktion als Mittel der zweiten Wahl einsetzbar, Monitoring des Plasmaspiegels ist zu empfehlen, Konzentrationsspitzen und Schwankungen in der Plasmakonzentration sind zu vermeiden
Ipratropiumbromid	geringe Resorption bei inhalativer Gabe und daher ist das Risiko für systemische Wirkung gering
Glucocorticoide	teratogen im Tierexperiment, nicht für die Anwendung beim Menschen bestätigt, für Beclomethason liegen Informationen zur inhalativen Anwendung vor, die Sicherheit belegen

32.3.4 Übelkeit/Erbrechen, Schlafstörungen, psychische Erkrankungen

Die Mehrzahl der Schwangerschaften wird durch Phasen mit mehr oder weniger starker Übelkeit und mit Erbrechen (Hyperemesis gravidarum) begleitet. Bei ausgedehnten klinischen Untersuchungen zu Wirksamkeit und Sicherheit von Antiemetika in der Schwangerschaft wurde bestätigt, dass auch ausgeprägte Hyperemesis gravidarum den Schwangerschaftsverlauf nicht nachteilig beeinflusst. Nicht-medikamentöse Behandlungsstrategien, z. B. häufigere und kleinere Mahlzeiten, Auswahl nach persönlicher Präferenz, erste Mahlzeit schon vor dem Aufstehen, waren in vielen Untersuchungen in ihrer Wirksamkeit den Antiemetika äquivalent. Umgekehrt hat sich auch gezeigt, dass es schwierig sein kann, bei schwerer Hyperemesis gravidarum die Beschwerden erfolgreich mit Antiemetika zu behandeln.

Antihistaminika sind bei Schwangerschaftsbedingtem Erbrechen zunächst Mittel der ersten Wahl. **Meclozin**[22], **Doxylamin**[23], **Dimenhydrinat**[24] oder **Diphenhydramin**[25] sind weitgehend äquivalent und die Datenlage hinsichtlich Sicherheit in der Schwangerschaft ist nicht substantiell verschieden. Meclozin ist ein in der Schwangerschaft bereits häufig verwendetes und gut vertragenes Antihistaminikum mit antiemetischer Wirkung. Ähnliches gilt für Cyclizin und Buclizin mit allerdings geringerer Datenlage zur Sicherheit und Verträglichkeit in der Schwangerschaft. Doxylamin stand im Verdacht, als Kombinationspräparat mit Pyridoxal zu Fehlbildungen bei der Skelettentwicklung und im Gastrointestinaltrakt zu führen. In ausgedehnten klinischen Anwendungsbeobachtungen und retrospektiver Prüfung konnte dieser Verdacht nicht bestätigt werden. Dimenhydrinat und Diphenhydramin stimulieren die Uteruskontraktion und können dadurch zur verminderten Placentaperfusion und zum Hypoxierisiko für den Feten beitragen. Von einer Anwendung im dritten Trimenon und bei drohender Frühgeburt wird abgeraten.

Metoclopramid[26] hat einen anderen Wirkungsmechanismus (Antagonist an Dopaminrezeptoren) und verfügt auch über zentrale Wirkkomponenten. Metoclopramid wirkt prokinetisch auf die Motilität im Magen und ist daher besonders bei Übelkeit und Erbrechen mit Motilitätsstörungen, beispielsweise Refluxneigung, angezeigt. Antiemetika aus der Gruppe der Phenothiazine, wie Chlorpromazin, Prochlorperazin und Promethazin haben sich bei auch bei schwerer Hyperemesis gravidarum als wirksam gezeigt. Teratogene oder embryo-/fetotoxische Effekte sind nicht bekannt. Allerdings ist die Datenlage insgesamt zu gering, um definitive Aussagen zur Sicherheit in der Schwangerschaft am Menschen zu treffen. Andere Alternativen aus der Gruppe der Serotonin-Antagonisten oder stark wirksame Antiemetika, die sich für die Behandlung von Zytostatika-bedingter Übelkeit bewährt haben, kommen für die Schwangerschaft nur in therapierefraktären Fällen in Frage, da eine Nutzen/Risiko-Abwägung sich nicht auf wissenschaftlich fundierte Daten stützen kann.

Epilepsie ist an sich ein substantieller Risikofaktor für Fehlbildungen, und daher muss soweit möglich die Häufigkeit und Schwere von Anfällen vermindert werden. Generell sind Antiepileptika mit dem Risiko zur Embryo-/Fetotoxizität behaftet oder es liegen zu wenig Informationen zur Sicherheit vor. Daher ist die Behandlung zu optimieren und Monotherapien sollten möglichst bevorzugt werden. Bei geplanten Schwangerschaften sollte wenn möglich schon im Vorfeld die Therapie auf dringende Erfordernis überprüft und auf die am besten dokumentierten Substanzen innerhalb der gleichrangig wirksamen Stoffe umgestellt werden. Grundsätzlich muss die Behandlungsplanung nach üblichen neurologischen Gesichtspunkten mit dem Ziel der weitgehenden Anfallsfreiheit erfolgen.

Im Falle von Schlafstörungen stellen sich die Nutzen/Risiko-Überlegungen für die Schwangerschaft noch kritischer dar als für die üblichen Behandlungssituationen. Doxylamin und Diphenhydramin wirken sedativ und sind aus der Behandlung von Hyperemesis gravidarum auch relativ gut bezüglich schwangerschaftsbezogenen Risiken bekannt (s. oben). Benzodiazepine sind Hypnotika der ersten Wahl außerhalb der Schwangerschaft. Für die Schwangerschaft ergeben sich allerdings Risiken aus der für den Menschen vermuteten erhöhten Fehlbildungsrate nach Exposition gegenüber Benzodiazepinen im ersten Trimenon sowie den am Neugeborenen auftretenden Effekten mit vermindertem Muskeltonus, Trinkschwäche und verminderter Atemaktivität (**Floppy-infant-Syndrom**). Bei gelegentlicher Einnahme sowie geringen, therapeutisch ausreichenden Dosierungen scheint das Risiko insgesamt gering zu sein. Es wird empfohlen, Benzodiazepine nur bei kritisch geprüfter Behandlungsnotwendigkeit in der Schwangerschaft zu verordnen und dabei kurzwirksame Substanzen in der niedrigsten therapeutisch ausreichenden Dosierung zu verwenden und die Behandlungsdauer möglichst zu verkürzen.

Chronische und akut während der Schwangerschaft auftretende psychische Erkrankungen sind ein Risiko für den Schwangerschaftsverlauf und möglicherweise auch für die Organogenese in der Frühschwangerschaft. Es muss daher das Ziel sein, die Erkrankung mit psychotherapeutischen Maßnahmen und soweit erforderlich medikamentöser Unterstützung erfolgreich zu behandeln. Die Therapieplanung richtet sich vordergründig am klinischen Erscheinungsbild und der Wirksamkeit der geplanten Maßnahmen aus. Zusätzliche Überlegungen zur Sicherheit in der Schwangerschaft betreffen das Fehlbildungsrisiko, das am Menschen für die gebräuchlichen Psychopharmaka – soweit bekannt – gering ist. Verschiedene Substanzen können am Neugeborenen postnatale Anpassungsstörungen erzeugen, z. B. Phenothiazine, Butyrophenone oder tricyclische Antidepressiva. Andere Arzneistoffe, wie spezifische Serotonin-Rückaufnahmehemmstoffe

[22] Postadoxin®
[23] Hoggar®, Mereprine®
[24] Vomex®, Vertigo-Vomex S®
[25] Emesan®, Sedopretten®
[26] Paspertin®, MCP-ratiopharm®

Tab. 32.5. Behandlung mit Arzneimitteln in der Schwangerschaft

Arzneimittel	Bemerkungen
Antiemetika	
Meclozin	teratogen im Tierexperiment, Risiko für klinische Situation nicht bestätigt; wirkt antihistaminisch und anticholinerg. Es gibt hinreichende Informationen zur Sicherheit
Metoclopramid	keine erhöhten Fehlbildungsraten bekannt, wirkt prokinetisch auf die Motilität im Magen und ist Mittel der Wahl bei Übelkeit und Erbrechen mit Refluxsymptomatik
Serotonin-Antagonisten	starke antiemetische Wirkung und daher erforderlich, wenn andere Mittel nicht ausreichen; zu wenig Information zur Sicherheit
Dimenhydrinat	keine embryo-/fetotoxischen Effekte bekannt, stimuliert Uteruskontraktion, wodurch das Risiko zu nachfolgender Hypoxie steigt; nicht Mittel der ersten Wahl
Phenothiazine	bei nicht ausreichender Wirksamkeit einsetzbar, die antiemetische Wirksamkeit ist stark, zu wenig Information zur Sicherheit
Hypnotika	
Benzodiazepine	Verdacht auf erhöhte Fehlbildungsrate (Herz, Gaumenspalten) bei Gabe im ersten Trimenon, Sedation, Skelettmuskelhypotonie, Trinkschwäche, Atemschwäche, Zyanose und Hypothermie (*Floppy-Infant-Syndrom*) bei Anwendung in Spätschwangerschaft; bei Behandlungserfordernis sollten kurz wirksame Benzodiazepine als Hypnotika oder Anxiolytika bevorzugt werden
Doxylamin	Verdacht auf erhöhtes Fehlbildungsrisiko in klinischen Studien nicht bestätigt, wirkt sedativ und antiemetisch
Diphenhydramin	stimuliert Uteruskontraktion, wodurch das Risiko zu nachfolgender Hypoxie steigt, wirkt antihistaminisch, sedativ, anticholinerg; es gibt hinreichende Informationen zur Sicherheit
Antiepileptika	
Diazepam Clonazepam	**Diazepam**[27] mit dem Risiko teratogener Wirkungen (Lippenspalte, Gaumenspalte) belastet. Wenn sich die Notwendigkeit zur Behandlung mit niedriger Dosierung ergibt, kann Diazepam oder Clonazepam[28] gegeben werden. Am Ende der Schwangerschaft steigt das Risiko für postnatale Effekte im Neugeborenen (Entzugserscheinungen, Anpassungsstörungen)
Carbamazepin	wirkt beim Menschen teratogen (Fehlbildungsrisiko insgesamt etwa verdoppelt), Neuralrohrdefekte stärker betroffen; kann Vitamin K-Mangel erzeugen mit Hämorrhagie-Risiko; dennoch in Fällen von dringend erforderlicher Behandlung auch in der Schwangerschaft einsetzbar, möglichst als Monotherapie durchführen
Valproinsäure	wirkt teratogen im Menschen (Fehlbildungsrisiko insgesamt etwa verdreifacht), Neuralrohrdefekte dabei stärker betroffen; dennoch in Fällen von dringend erforderlicher Behandlung und Nichtersetzbarkeit durch äquivalente Substanzen auch in der Schwangerschaft einsetzbar, möglichst als Monotherapie durchführen; möglichst geringe Konzentrationen anstreben und Plasmaspiegel kontrollieren
Phenobarbital Primidon	Hinweise auf erhöhte Fehlbildungsrate und Entzugserscheinungen in Neugeborenen, dennoch in Abhängigkeit von der klinischen Erscheinungsform der Epilepsie auch in Schwangerschaft verwendbar
Phenytoin	teratogen beim Menschen (fetales Hydantoin-Syndrom), in Abhängigkeit von der klinischen Wirksamkeit sollte die Behandlung möglichst als Monotherapie in möglichst geringer Dosierung fortgeführt werden
Ethosuximid	teratogene Wirkung beim Menschen bislang nicht bekannt, allerdings fehlt die Datenlage für eine wissenschaftlich fundierte Beurteilung; in Abhängigkeit vom klinischen Erscheinungsbild Mittel der Wahl zur Epilepsiebehandlung in der Schwangerschaft
Psychopharmaka	
Phenothiazine	Fehlbildungsrisiko offenbar gering, insgesamt zu wenig Information zur Sicherheit bei antipsychotischer Dosierung, da Studien meist die Verwendung als Antiemetikum betreffen; Neugeborene können extrapyramidale Störungen und Entzugserscheinungen zeigen
Butyrophenone	für **Haloperiodol**[29] liegen die meisten Informationen zur Sicherheit vor, es gibt keine Hinweise auf Teratogenität, Neugeborene können Sedation, Trinkschwäche und Unruhe aufweisen
▼	

Tab. 32.5. Fortsetzung

Arzneimittel	Bemerkungen
Psychopharmaka	
Tricyclische Antidepressiva	Verdacht auf erhöhte Fehlbildungsrate konnte bislang nicht bestätigt werden, Entzugserscheinungen im Neugeborenen sind möglich; Monotherapien mit älteren Substanzen sollten bevorzugt werden, da hier die meisten Informationen zur Sicherheit vorliegen
SSRI	die meisten Informationen zur Sicherheit liegen für das langwirksame Fluoxetin vor, keine Hinweise auf erhöhte Fehlbildungsrate oder gestörte neuronale Entwicklung; für andere SSRI gibt es zu wenig Informationen zur Sicherheit in der Schwangerschaft
Lithium	Verdacht auf erhöhte Fehlbildungsrate am Herzen, Lithium hat insgesamt eine geringe therapeutische Breite und die Eliminationsparameter verändern sich innerhalb der Schwangerschaft; die Behandlung mit Lithium sollte kritisch geprüft werden, die Verteilung auf mehrere Einzelgaben wird empfohlen, um Konzentrationsspitzen zu verringern

(SSRI) oder Lithium, sind in ihrer Wirkung auf den Schwangerschaftsverlauf und die fetale Entwicklung ungenügend bekannt. Diese Unsicherheit in der Datenbasis macht es erforderlich, die Dosierungen auf das therapeutisch notwendige Mindestmaß zu verringern.

32.3.5 Stoffwechselerkrankungen

Ein deregulierter Blutzuckerspiegel im Rahmen von Diabetes mellitus ist, unabhängig vom Typ, ein erheblicher Risikofaktor für den Schwangerschaftsverlauf und Komplikationsraten (große Abortrate, hohe Geburtsgewichte, postnatale Stoffwechselinstabilitäten). Es muss daher das unbedingte Therapieziel sein, während und möglichst auch vor einer Schwangerschaft zu einer physiologisch ausgeglichenen Stoffwechsellage zu kommen. Dabei ist Insulin das Mittel der Wahl auch für Diabetes Typ II und während der Schwangerschaft neu aufgetretenen Diabetes. Insulin ist nicht Placentagängig und hat daher im Feten auch keine Effekte.

Orale Antidiabetika sind weniger effektiv hinsichtlich der Stabilisierung einer euglykämischen Stoffwechsellage in der Schwangerschaft. Sie sind weiterhin Placentagängig und haben daher das Risiko, fetale Hypoglykämien zu erzeugen. Einige Sulfonylharnstoffderivate wurden mit erhöhten Fehlbildungsraten in Verbindung gebracht, wobei die Abgrenzung zwischen substanzbezogenem Effekt und den Folgen nicht hinreichend korrigierter Hyperglykämien nicht möglich war.

Während der Schwangerschaft kann eine Schilddrüsenunterfunktion ebenso wie ein Iodmangel die mentale Entwicklung beeinträchtigen. Aus dieser Sicht ist Schilddrüsenfunktion zu überprüfen und eine Unterfunktion mit Thyroxin zu korrigieren. Thyroxin wird zum aktiven Triiodthyronin konvertiert.

Eine Schilddrüsenüberfunktion kann zu zahlreichen Komplikationen führen, wie Abort, Frühgeburten, geringem Geburtsgewicht, Totgeburten, neonataler Schilddrüsenüberfunktion und Herzversagen. Als Thyreostatika sollten in erster Linie Propylthiouracil, besonders im ersten Trimenon und in zweiter Linie dann Thiamazol oder Carbimazol gegeben werden.

32.4 Risiken durch Genussgifte und Stoffe mit Abhängigkeitspotential

Die embryo-/fetotoxische und teratogene Wirkung von Alkohol ist das am besten dokumentierte Beispiel eines Stoffes mit hohem Risiko und hoher Relevanz außerhalb der Arzneimittelgruppe. Der Alkoholkonsum ist weit verbreitet und kann auch den Gebrauch von Arzneistoffaufbereitungen mit Alkohol betreffen. Das fetale Alkoholsyndrom umfasst sowohl strukturelle Anomalien (kraniofaziale Fehlbildungen, Mikrozephalie, u. a.), Entwicklungsstörungen (verringertes Geburtsgewicht, geringere Körperlänge und geringerer Kopfumfang) sowie funktionelle Störungen (retardierte mentale und motorische Entwicklung). Das volle Bild der fetalen Alkoholschädigung mit strukturellen und funktionellen Manifestationen ist auf Fälle mit jahrelang bestehender Alkoholkrankheit und exzessivem Konsum während der Schwangerschaft beschränkt. Bei periodisch exzessivem sowie regelmäßigem substantiellen Konsum dominieren funktionelle Störungen, die postnatal permanente mentale und motorische Retardierungen umfassen. Mit sensitiven Methoden können Einflüsse auf die psychosoziale und intellektuelle Entwicklung schon ab einem regelmäßigen Konsum von 15 g Alkohol/Tag festgestellt werden. Das Risiko für embryo-/fetotoxische Effekte bei gelegentlichem und moderatem Konsum während der Schwangerschaft ist offenbar sehr gering. Andererseits können keine sicher unschädlichen Aufnahmemengen wissenschaftlich begründet werden und daher wird vom Alkoholkonsum während der Schwangerschaft abgeraten.

---

27 Valium®, diazep von ct®

28 Antelepsin®, Rivotril®

29 Haldol®, Haloperidol HEXAL®

Methylxanthine wie Coffein, Theobromin und Theoxanthin werden in Kaffee, Tee, Kakaoprodukten und Softdrinks konsumiert. Die möglichen Auswirkungen auf die Schwangerschaft waren Gegenstand intensiver Diskussionen, da sich tierexperimentell für Coffein Hinweise auf teratogene Wirkungen ergaben (Störungen bei der Entwicklung der Phalangen in hohen Dosierungen). Bei einem täglichen Konsum bis 150 mg Coffein pro Tag bestehen keine Bedenken für Risiken für die Schwangerschaft. Für darüber hinaus gehende Dosierungen wurden am Menschen ebenfalls keine Schädigungen festgestellt, allerdings ist die Datenlage für eine wissenschaftlich begründete Risikoabwägung nicht umfangreich genug.

Beim Tabakrauchen wird eine sehr komplexe Stoffmischung aus zum Teil hochaktiven zytotoxischen, kanzerogenen sowie modulierenden Stoffen für zelluläre Differenzierung konsumiert. Das Rauchen während der Schwangerschaft stellt ein embryo-/fetotoxisches Risiko, offenbar aber nicht ein teratogenes Risiko dar. Rauchen erhöht das Risiko für Komplikationen im Schwangerschaftsverlauf, wie Placentaablösungen, Frühgeburten, perinatale Mortalität und für fetale Entwicklungsstörungen, wie verringertes Geburtsgewicht und verringerter Kopfumfang. Auch passive Exposition gegenüber Tabakrauch ist offenbar nicht ohne Risiko. Es wurden keine Auffälligkeiten in der postnatalen Entwicklung registriert, die ein kanzerogenes Risiko belegen.

Opiatabhängigkeit vorrangig gegenüber Heroin während der Schwangerschaft ist nicht selten. Als wesentliche Wirkungen sind verringerte Geburtsgewichte, häufigere Frühgeburten, erhöhte perinatale Mortalität und postnatale Entwicklungsretardierungen dokumentiert. Postnatale Entzugserscheinungen, Atemstörungen, Hyperaktivität, Tremor, Diarrhoe, Erbrechen, treten 24–72 h post partum auf. Postnatale Störungen können jedoch nicht von Auswirkungen durch Defizite in sozialen Faktoren wie Zuwendung, Intensität der Versorgung und Förderung abgetrennt werden. Kinder heroinabhängiger Mütter, die unmittelbar nach der Geburt adoptiert wurden und in intakten Familienverhältnissen aufwuchsen, wiesen gegenüber Kontrollen lediglich geringfügig veränderte Merkmale wie Konzentrationsmangel und vermehrte Hyperaktivität auf.

Für den gelegentlichen Konsum von Cocain, Marihuana, LSD, Phencyclidin (PCP), Mescalin und Psilocybin sind keine direkten teratogenen oder embryo-/fetotoxischen Wirkungen bei intaktem sozialen Umfeld bekannt. Komplikationen für den Schwangerschaftsverlauf resultieren aus einer erhöhten Häufigkeit von Placentaablösungen (Cocain) oder Vasokonstriktionen (Amphetamin) mit Malperfusion der Placenta und Hypoxierisiko. Durch Marihuana-Rauchen werden im mütterlichen Kreislauf vergleichsweise hohe Kohlenmonoxid-Belastungen erreicht, die im Zusammenhang mit postnatalen Entwicklungsstörungen, z. B. verzögerten Spracherwerb gesehen werden. Postnatale Adaptationsstörungen mit Tremor, Trinkschwäche, Hypertonie und Tachypnoe sind für Cocain bekannt.

32.5 Behandlung mit Arzneimitteln während der Stillperiode

Durch das Stillen wird das Kind mit einer optimal auf die Bedürfnisse für seine Entwicklung abgestimmten Ernährung in den ersten Lebensmonaten versorgt. Zudem wird die in den ersten Monaten noch nicht entwickelte Immunkompetenz durch den Transfer von Antikörpern durch die Frauenmilch ausgeglichen. Weiterhin stärkt das Stillen ganz wesentlich die Entwicklung der Mutter-Kind-Beziehung. Das Stillen hat damit einige essentielle Vorteile gegenüber Alternativen.

Wird in dieser Zeit die Behandlung der Mutter mit Arzneimitteln erforderlich, ist zu klären, ob über die Milch ein ungewollter Transfer vom Arzneistoff und seinen Metaboliten in nennenswertem Ausmaß stattfindet und dadurch mögliche Risiken für das Kind zu beachten sind. Ganz konkret ist abzuschätzen, ob die Nachteile eines Abstillens, das die »Mitbehandlung« des Kindes beenden würde, zu rechtfertigen sind, um möglichen unerwünschten Wirkungen oder möglichen Risiken für die Entwicklung im Vorfeld zu begegnen.

Die bei einer Behandlung der Mutter zu erwartende Aufnahme von Arzneimitteln und Metaboliten über die Frauenmilch kann quantitativ abgeschätzt werden. Bei einer durchschnittlichen Tagesaufnahme von 150 ml Milch pro kg Körpergewicht kann aus der Konzentration in Frauenmilch die Gesamtaufnahme ermittelt werden. Alternativ kann aus der Dosis pro kg Körpergewicht, die das Kind über die Milch erreicht, bezogen auf Dosis pro kg Körpergewicht der Mutter eine prozentuale Dosis errechnet werden. Dadurch ist der Bereich möglicher pharmakologisch-toxikologischer Wirkungen im Kind quantitativ abschätzbar, auch ohne eine invasive Abklärung der tatsächlichen Plasmakonzentrationen im Kind vornehmen zu müssen. Die verbleibenden Unsicherheiten für die Interpretation der Daten liegen vor allem auf Seiten der ungenügend bekannten Sensitivität gegenüber pharmakodynamischen Wirkungen sowie der für einige Enzymsysteme noch nicht ausgereiften metabolischen Kompetenz, die die Kinetik entscheidend beeinflussen kann.

Der Quotient zwischen Konzentration in Frauenmilch und im mütterlichen Plasma (M/P-Quotient) gibt Auskunft, ob eine Konzentrierung von Arzneistoff in der Milch stattgefunden hat. Dieser Parameter ist allerdings ohne den direkten Bezug zur Plasmakonzentration in der Mutter nicht aussagekräftig. Durch Verteilungsprozesse kann die Plasmakonzentration sehr niedrig sein, und ein M/P-Quotient >1 würde dennoch nicht zu einer großen Arzneistoffbelastung führen. Umgekehrt ist ein niedriger M/P-Quotient bei hoher Plasmakonzentration in der Mutter unter Umständen für das Kind insgesamt dennoch relevant, obwohl zunächst ein niedriger Quotient eine niedrige relative Konzentration und somit Sicherheit signalisieren würde.

Im Unterschied zur Schwangerschaft kann die Frage möglicher arzneimittelbedingter Effekte am gestillten Kind durch Beobachtung der klinischen Effekte in Verbindung mit den Informationen zur relativen Dosis direkt beantwortet werden. Eine wesentliche Voraussetzung für die Überlegungen ist aber, dass die Endpunkte der Arzneimittelwirkungen im Kind qualitativ denen der Erwachsenen entsprechen und durch die Beobachtung mögliche Verschiebungen in Dosis-Effekt-Beziehungen beurteilbar werden. Bei Kindern kann jedoch durch Wachstum und Entwicklung das Profil der Arzneiwirkung substantiell von Erwachsenen abweichen. Etwaige altersabhängige Effekte in der Wirkqualität können nur durch gezielte Untersuchung in den Altersgruppen erfasst werden. Im Falle der ungewollten »Mitbehandlung« über die Milch gerade bei sehr jungen Kindern ist abzuwägen, dass auf der einen Seite dies die Altersgruppe mit dem ausgeprägtesten Wachstum ist. Andererseits entspricht die bezogen auf kg Körpergewicht transferierte Dosis unter Umständen nur wenige Prozent der am Erwachsenen therapeutisch wirksamen Dosis und die Behandlungsdauer ist oftmals kurzfristig oder zumindest zeitlich begrenzt. Trotz aller Unsicherheit wegen oftmals fehlenden speziellen altersabhängigen Untersuchungen kann die tatsächlich zu erwartende Wirkung durch Arzneimitteltransfer über die Milch für viele Standardsituationen aus der dokumentierten Erfahrung zu Mutter-Kind-Paaren übertragen und die nötige Entscheidung zur Behandlung der Mutter mit oder ohne Empfehlung zum weiteren Stillen getroffen werden.

Beispielsweise ist für Iod-haltige Kontrastmittel und Iod-haltige Radiopharmazeutika bekannt, dass Iod in unterschiedlichem Ausmaß abgespalten wird und teilweise eine sehr lange Präsenz in der Milch zu erwarten ist, die unter Umständen mehrere Tage umfassen kann. Je nach Ausgangslage im Iodhaushalt kann diese zusätzliche Aufnahme die notwendige Substitution für das Kind substantiell übersteigen und die Schilddrüsenfunktion zumindest transient beeinflussen. Die Anwendung Iod-haltiger Arzneimittel, die zur Freisetzung von Iod neigen, ist für stillende Frauen daher problematisch. Andererseits stellt sich immer seltener die Notwendigkeit zur Verwendung Iod-haltiger Kontrastmittel angesichts diagnostischer Alternativen in Bildgebenden Verfahren mit geringerer Strahlenbelastung und geringeren unerwünschten Wirkungen.

Unter den antibakteriell wirkenden Stoffen haben Chinolone (sog. **Gyrase-Inhibitoren**) ein Schädigungspotential gerade auf den sich entwickelnden Knorpel, so dass junge Kinder die Risikogruppe für diese am Erwachsenen nicht zu erwartende Wirkung darstellen. Chinolone sollten daher nicht für stillende Frauen verordnet werden. Generell gilt, dass die Behandlung mit Antibiotika bei vielen Substanzen im gestillten Kind die Neigung zu Durchfällen fördert.

Mittel, die zur Steigerung des Milchflusses beitragen, wirken in der Regel über Dopaminantagonismus verstärkt auf die Prolaktinfreisetzung. Diese Wirkung haben viele Neuroleptika wie Phenothiazine, Haloperidol, Sulpirid, sowie Mittel mit Förderung der Magenperistaltik, z. B. Domperidon oder Metoclopramid, oder das Blutdruckmittel α-Methyldopa. Wird eine Förderung des Milchflusses benötigt, ist im Vergleich mit anderen Substanzen Metoclopramid Mittel der Wahl und die Behandlung sollte auf eine Dauer von etwa 1–1,5 Wochen beschränkt werden. Oxy-

Tab. 32.6. Behandlung mit Arzneimitteln während der Stillzeit

Arzneimittelgruppe	Zu bevorzugende Mittel	Alternativen
Analgetika	Paracetamol	Acetylsalicylsäure (<1,5 g/Tag)
	Codein Morphin	andere Agonisten und Partialagonisten
Antiphlogistika	Ibuprofen	Diclofenac
Lokalanästhetika	Lidocain Bupivacain	
Antiinfektiva	Penicilline Cephalosporine Erythromycin Roxitromycin	
	Lokale Antimykotika	Fluconazol (systemisch)
Antihypertensiva/ Vasodilatatoren	Metoprolol Oxprenolol Propranolol Hydralazin Dihydrohydralazin α-Methyldopa Diltiazem Nifedipin Captopril Enalapril	
Antiasthmatika	Salbutamol	Formoterol
	Terbutalin	Formoterol
	Ipratropiumbromid Theophyllin	
Antiepileptika	Valproinsäure Phenytoin Carbamazepin	
Psychopharmaka[a]	Levomepromazin Perphenazin Triflupromazin	
	Amitriptylin Clomipramin Nortriptylin Imipramin Desipramin Dosulepin	Paroxetin[b], Sertralin[b], Fluvoxamin[b]
	Diphenhydramin	Lormetazepam[b], Temazepam[b]
Hypnotika		

[a] nur bei dringender Indikation, möglichst als Monotherapie, Erfahrungen zur Langzeitwirkung unzureichend;
[b] nur bei Dringlichkeit, z. B. therapeutischer Überlegenheit.

tocin erleichtert den Beginn des Milchflusses (»Einschießen der Milch«) und fördert die Rückbildung des Uterusvolumens in der Phase nach der Geburt.

Mittel mit Senkung des Milchflusses aufgrund einer Hemmung der Prolaktin-Wirkung sind Dopaminagonisten, Amphetamin, einige Diuretika oder Östrogene. Alkohol und Opiate hemmen die Oxytocin-Freistetzung und wirken daher ebenfalls Milchfluss-senkend. Eine Unterstützung beim Abstillen kann durch Bromocriptin erreicht werden; allerdings ist die Wirkung durch unerwünschte Effekte im Herzkreislaufsystem begleitet und daher rückt die Empfehlung zum Abstillen mit Bromocriptin zugunsten unterstützender Maßnahmen wie Kühlung und Abpumpen in den Hintergrund. Bei Mastitis richten sich die Empfehlungen zunächst ebenfalls auf physikalische Maßnahmen wie Bettruhe, häufiges Abpumpen, Wärme vor Abpumpen gefolgt von Kühlung und ggf. unterstützt durch antibiotische Therapie.

Eine Übersicht zu den Gesichtspunkten bei der Arzneimittelwahl für einige Standardsituationen wird in der ◘ Tab. 32.6 gezeigt.

Weiterführende Literatur

Holmes LB, Harvey EA, Coull BA, Huntington KB, Khoshbin S, Hayes AM, Ryan LM (2001) The teratogenicity of anticonvulsant drugs. New Engl J Med. 344: 1132–1138

Ito S (2000) Drug therapy for breast feeding women. New Engl J Med. 343: 118–126

Jödicke B, Neubert D (2004) Reproduktion und Entwicklung. In Marquardt, Schäfer (Hrsg.) Lehrbuch der Toxikologie, 2. Auflage. Wissenschaftliche Verlagsgesellschaft, Stuttgart

Koren G, Pastuszak A, Ito S (1998) Drugs in pregnancy. New Engl J Med. 338: 1129–1137

Riecke K, Stahlmann R (2000) Test systems to identify reproductive toxicants. Andrologica 32: 209–218

Schaefer Ch (Ed) (2001) Drugs during pregnancy and lactation. Elsevier Verlag

33 Besonderheiten der Arzneimitteltherapie im Kindesalter

H. W. Seyberth, M. Schwab

33.1 Allgemeine Erwägungen

Kinder sind keine kleinen Erwachsenen. Dieser Satz gilt auch in der Arzneitherapie. Nachfolgend sollen wichtige Prinzipien der Arzneitherapie im Kindesalter vermittelt werden. Dazu ist die allgemein übliche Einteilung

- Neugeborenes: bis 4. Lebenswoche,
- Säugling: bis ein Jahr,
- Kleinkind: bis 6 Jahre und
- Schulkind einschließlich Adoleszenz

nur begrenzt brauchbar. Eher eignet sich die in ◻ Abb. 33.1 vorgenommene Einteilung.

33.2 Pharmakokinetik

Die Pharmakokinetik beim Kind ist nur unzureichend bekannt. Auch wenn große Bemühungen unternommen werden, hier Abhilfe zu schaffen, trifft für Kinder immer noch der Begriff der **therapeutic orphans** (therapeutische Waisenkinder) zu. Die Folge sind häufige Über- und Unterdosierungen.

In den Industriestaaten sind 80% der Arzneimittel nicht für Kinder zugelassen, da oft geeignete Zubereitungen fehlen, was wiederholt zu schweren Zwischenfällen geführt hat. Besonderes gravierend ist dieser Zustand in der Früh- und Neugeborenenmedizin mit einer ausgesprochenen Polypharmakotherapie im Intensivbereich!

33.2.1 Resorption

Neugeborene (insbesondere Frühgeborene) weisen eine stark verminderte **Säureproduktion** auf. Erst im Alter von 3 Jahren werden Erwachsenenwerte erreicht. Außerdem ist die Entleerung des Magens in den ersten 6 Monaten verzögert. Daraus ergibt sich unter anderem eine verbesserte intestinale Resorption von Penicillinen, während die Resorption bestimmter Antiepileptika (z. B. **Phenytoin**[1]) vermindert ist. Von praktischer Bedeutung sind diese Besonderheiten nur **in den ersten Lebenswochen.**

Wie bei Erwachsenen ist die **rektale Resorption** meist gering, stets aber unzuverlässig. Folgende Arzneistoffe sind für Suppositorien geeignet: **Paracetamol**[2], **Ibuprofen**[3], **Chloralhydrat**[4], **Diazepam**[5] **(einmalige Gabe,** z. B. bei Fieberkrampf) und **Glucocorticoide** (einmalige Gabe, z. B. bei Laryngotracheobronchitis).

[1] Phenytoin AWD®, Phenhydan®
[2] ben-u-ron®, Paracetamol AL®
[3] Nurofen® junior
[4] Chloraldurat®
[5] Diazepam Desitin rectal®, Diazepam-ratiopharm® Zäpfchen

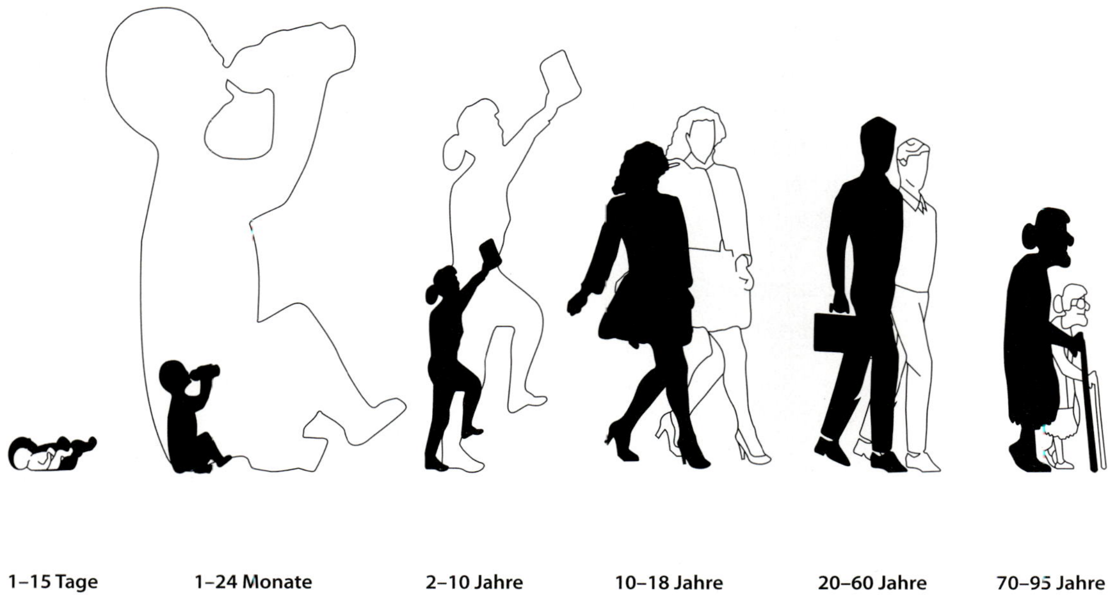

◻ **Abb. 33.1.** Altersabhängigkeit von Gesamtkörper-Clearance (GKC) und Gesamtkörpervolumen (GKV). GKC (grau) und GKV (schwarz) sind relativ zu denen des Erwachsenen (10–18, 20–60 Jahre) dargestellt. Beim Neugeborenen ist das Verteilungsvolumen für die meisten Arzneistoffe groß, der hepatische Metabolismus und die renale Exkretion sind gering. Daraus resultiert eine niedrige GKC. Die hohe GKC vom 1. Monat bis zum 10. Lebensjahr ist auf die im Vergleich zum Erwachsenen gesteigerte Funktion von Leber und Niere zurückzuführen. Vom 10. bis zum 60. Lebensjahr ändert sich die GKC relativ wenig, danach nimmt sie ab.

Auch die **Resorption aus dem Muskel** nach i. m.-Injektion ist in den ersten drei Lebenswochen unzuverlässig. Dazu kommt, dass bei Injektion in den Gesäßmuskel die Gefahr besteht, den Nervus ischiaticus zu verletzen. Nach der Entwicklung geeigneter intravenöser Applikationssysteme ist die intramuskuläre Anwendung heute weitgehend zugunsten einer **intravenösen Applikation** verlassen worden. **Phenytoin, Digoxin, Cloramphenicol** und **Diazepam** sollten aufgrund von schlechter Resorption aus einem muskulärem Depot grundsätzlich nicht intramuskulär verabreicht werden.

Die **Resorption von Arzneistoffen durch die Haut** ist bei Früh- und Neugeborenen gesteigert. Dies ist therapeutisch nutzbar, hat aber in der Vergangenheit auch zu Vergiftungen durch Methylenblau (Kennzeichnung von Windeln), extern anzuwendende Desinfektionsmittel und Borsäure geführt.

33.2.2 Verteilung

Die Größe des **Extrazelullärraums (EZR)** im Vergleich zum **Gesamtkörpervolumen** ist altersabhängigen Veränderungen unterworfen. So macht die Extrazellulärflüssigkeit beim Frühgeborenen 50% des Körpergewichts aus, beim reifen Neugeborenen 45%, bei Kindern über einem Jahr 25% und bei Erwachsenen 20–25%. Anschaulich bedeutet das, dass die Organe des Kindes in einem im Vergleich zum Erwachsenen großen »Organbad« untergebracht sind. Die **Fett- und Muskelmasse** dagegen ist bei Kindern **gering**. Der Fettgehalt steigt von 3% des Körpergewichts bei Frühgeborenen über 12% beim reifen Neugeborenen auf 30% beim Einjährigen an (Erwachsene: durchschnittlich 18%). Die Plasmaproteinbindung von Stoffen ist auch erniedrigt. Die überwiegende Mehrzahl der bei Kindern eingesetzten Arzneistoffe ist wasserlöslich und **verteilt sich im (relativ großen) EZR.** Um bei Kindern therapeutische Plasmaspiegel zu erreichen, müssen diese Arzneistoffe bezogen auf das Körpergewicht bei Therapiebeginn **höher als bei Erwachsenen** dosiert werden. Das **relativ große Verteilungsvolumen** führt außerdem zu einer **Verlängerung der Plasmahalbwertzeit** (lange Dosierungsintervalle beachten!). Bei Festlegung der Erhaltungsdosis/Dosierungsintervalle müssen allerdings auch hepatischer Metabolismus und renale Exkretion berücksichtigt werden, die je nach Alter der Kinder im Vergleich zum Erwachsenen vermindert oder gesteigert sind (▸ unten).

Zur **Vermeidung von Unterdosierungen** wurde in der Vergangenheit nach Körperoberfläche dosiert, da diese proportional zum EZR ist **(Oberflächenregel)**. Aus verschiedenen Gründen hat sich dieses Vorgehen in der Praxis **nicht bewährt.** Zum einen führen Fieber, Erbrechen, Exsikkose oder Ödembildung bei Kindern zu erheblichen Größenveränderungen des EZR, zum anderen finden altersspezifische Unterschiede in der Leber- und Nierenfunktion keine Berücksichtigung. Moderne Prinzipien der Dosierung von Arzneimitteln im Kindesalter werden nachfolgend dargestellt (▸ Kap. 33.2.5).

33.2.3 Elimination

Die Gesamtkörper-Clearance unterliegt einer altersabhängigen Entwicklung (◘ Abb. 33.1). Ursächlich sind Veränderungen im hepatischen Metabolismus und in der renalen Exkretion beteiligt.

Hepatischer Metabolismus

Bei Neugeborenen und in verstärktem Ausmaß bei Frühgeborenen liegt eine ausgesprochene Hydroxylierungs- und Glucuronidierungsschwäche der Leber vor, während Methylierung und Sulfatierung weniger betroffen sind. Im Alter von einem Monat ist die hepatische Biotransformation aber bereits gegenüber dem Erwachsenen gesteigert. Auch beim älteren Kind (bis ca. 8 Jahre) wird noch eine höhere hepatische Metabolisierungsrate als beim Erwachsenen gefunden. Dieser **komplexe Verlauf** macht eine Anpassung der Erhaltungsdosis von Arzneistoffen, die in der Leber metabolisiert werden, erforderlich. Während das Früh- und Neugeborene nur einen Bruchteil der Erwachsenen-Erhaltungsdosis bezogen auf das Körpergewicht benötigt, muss dem **Kleinkind häufig eine höhere Dosis** als dem Erwachsenen verabreicht werden. Ein praktisch wichtiges Beispiel ist **Theophyllin**[6], das außer bei Asthma bronchiale bei der Neugeborenen-Apnoe eingesetzt wird. Hier liegt die Erhaltungsdosis beim Früh- und Neugeborenen bei 3, beim Kleinkind bei 25 und beim Erwachsenen (<50 Jahre) bei 15 mg/kg/Tag. Eine entsprechende **Anpassung** ist auch bei anderen, überwiegend **hepatisch eliminierten Arzneistoffen** erforderlich (**Phenobarbital, Carbamazepin**[7], **Diazepam, Valproinsäure**[8], **Paracetamol, Imipramin**[9]). Außer quantitativen Besonderheiten werden beim Neugeborenen auch qualitative Besonderheiten gefunden. So wird beim Frühgeborenen aus Theophyllin durch Methylierung das pharmakologisch aktive Coffein gebildet, während der bei älteren Kindern und Erwachsenen nachweisbare, durch Demethylierung entstehende Metabolit 3-Methyl-Xanthin nicht zu finden ist. Wie beim Erwachsenen ist auch beim Neugeborenen eine **Induktion des hepatischen Arzneimittelmetabolismus** zu beobachten, beispielsweise durch **Betamethason**[10], das bei drohender Frühgeburt der Schwangeren zur Beschleunigung der Lungenreifung des Feten verabreicht wird.

Die Nichtbeachtung der **eingeschränkten Leistungsfähigkeit der Leber bei Früh- und Neugeborenen** führt zu relativen Überdosierungen und gefährlichen unerwünschten Wirkungen. So ist das durch **Chloramphenicol** hervorgerufene Grey-Syndrom, das häufig einen tödlichen Ausgang nahm (▸ Kap. 10.1), Folge einer falschen (zu hohen) Dosierung bei Glucuronidierungsschwäche. Durch die Reifung der Leber innerhalb der

---

[6] Bronchoretard®, Theophyllin Stada®
[7] Tegretal®, Carbium®
[8] Ergenyl®, Convulex®
[9] Tofranil®, Imipramin-neuaxpharm®
[10] Celestan®

ersten 6 Lebenswochen ist eine Dosissteigerung von 25 auf 150–300 mg/kg/Tag erforderlich.

Auch bei Kindern muss eine genetisch bedingte Einschränkung der Metabolisierungskapazität berücksichtigt werden (Pharmakokinetik). Am Beispiel von 6-Mercaptopurin und der Therapie der kindlichen akuten lymphoblastischen Leukämie ist eindeutig belegt, dass eine genetisch bedingte Difizienz der am Abbau von 6-Mercaptopurin beteiligten Thiopurin S-Methytransferase eine Dosisanpassung von 6-Mercaptopurin auf 10–15% der Standarddosis erforderlich macht. Eine entsprechende pharmakokinetische Diagnostik sollte deshalb nicht nur Erwachsenen vorbehalten sein.

Elimination

Bei der **renalen Elimination** ist eine ähnliche Entwicklung wie beim hepatischen Arzneimittelmetabolismus zu beobachten. In der **ersten Lebenswoche** ist die **Plasmahalbwertzeit** renal eliminierter Arzneimittel stark **verlängert.** Dies ist dadurch zu erklären, dass bei der Geburt ein beträchtlicher Teil der Glomeruli noch nicht an das Tubulussystem funktionell »angeschlossen« ist. Nach der Geburt kommt es zu einer raschen Steigerung der renalen Elimination, so dass bereits am Ende des ersten Monats Erwachsenen-Halbwertzeiten für renal eliminierte Arzneimittel erreicht werden. Vom 5. Monat bis zum 8. bis 10. Lebensjahr ist die renale Clearance vieler Arzneistoffe im Vergleich zum Erwachsenen erhöht. Die renale Elimination bei der Geburt ist desto geringer, je geringer das Gestationsalter ist. Der Rückstand der Frühgeborenen wird innerhalb von etwa 4 Wochen aufgeholt. In der Pädiatrie wichtige, **renal eliminierte Arzneimittel** sind u. a. **Digoxin, Aminoglykoside** und **Penicilline**.

33.2.4 Wichtige Arzneimittelinteraktionen

An dieser Stelle soll nur eine Interaktion genannt werden, die in der Praxis besonders wichtig ist. **Erythromycin**[11] und in geringerem Umfang auch neue Makrolide wie **Clarithromycin**[12] **verstärken die Wirkung von Theophyllin,** wahrscheinlich durch Hemmung des hepatischen Metabolismus. In Anbetracht der geringen therapeutischen Breite von Theophyllin sollten diese Kombinationen vermieden werden. Darüber hinaus sind die auch bei Erwachsenen zu beobachtenden Arzneimittelinteraktionen zu beachten.

33.2.5 Praktische Empfehlungen

In der Praxis werden Dosierungen für Kinder häufig – ausgehend von der Erwachsendosierung auf Körpergewichtsbasis – »heruntergerechnet«. Es ist damit zu rechnen, dass bei diesem Vorgehen die Plasmakonzentrationen bei Kindern diejenigen bei Erwachsenen je nach Alter sowohl überschreiten (Neugeborenes) als auch unterschreiten (Kleinkind). Dass die Arzneimitteltherapie bei Kindern dennoch gewöhnlich erfolgreich ist, ist am ehesten auf den vorwiegenden Einsatz »sicherer« Arzneimittel, d. h. **Arzneimittel mit großer therapeutischer Breite,** zurückzuführen (z. B. **Paracetamol, Amoxicillin**[13]).

Dagegen müssen die pharmakokinetischen Besonderheiten im Kindesalter unbedingt bei **Arzneimitteln mit einer geringen therapeutischen Breite** berücksichtigt werden, z. B. bei der Anwendung von **Digoxin, Theophyllin, Aminoglykosiden** und **Zytostatika.** Früh- und Neugeborene zeichnen sich einerseits durch ein großes EZV und andererseits durch eine kleine Arzneimittelclearance aus. Daraus ergibt sich die Notwendigkeit, in den ersten Lebenswochen zwischen einer (relativ hohen) Sättigungs- und einer (relativ niedrigen) Erhaltungsdosis zu unterscheiden. Besonders in der **Akutmedizin** muss, um eine rasche Verbesserung der Symptomatik zu erreichen, eine **ausreichend hohe Sättigungsdosis** verabreicht werden. Dies gilt u. a. für **Phenobarbital, Digoxin, Aminoglykoside, Indometacin** und **Chloramphenicol**. Bei älteren Säuglingen und im Kleinkindalter dagegen ist die Unterscheidung von Erhaltungs- und Sättigungsdosis i. d. R. nicht mehr notwendig, da sich – bedingt durch eine hohe Arzneimittelclearance – die Erhaltungsdosis der Sättigungsdosis im allgemeinen angenähert hat. Ausgenommen bleiben Digoxin und Phenobarbital.

Vor allem in den ersten Lebensmonaten verändert sich die Pharmakokinetik vieler Arzneimittel in nichtlinearer Weise. Außer den entwicklungsbedingten Veränderungen ist der Einfluss weiterer **Störfaktoren,** wie sie im Rahmen von Zuständen mit eingeschränkter renaler oder hepatischer Perfusion auftreten (z. B. Exsikkose), zu beachten. Ferner ist besonders bei **Frühgeborenen der Reifegrad** zu beachten. Die direkte Bestimmung der Plasmakonzentration von Arzneistoffen oder deren Metaboliten ermöglicht eine individuelle Dosisanpassung. Deshalb spielt sie in der Pädiatrie eine wichtige Rolle. Eine besondere Indikation für die Bestimmung der Konzentration von Arzneistoffen im Plasma besteht bei der Anwendung von Arzneimitteln, die sich durch einen **sättigbaren Metabolismus** auszeichnen. Dazu gehören **Phenytoin, Theophyllin** und **Acetylsalicylsäure**[14] (antirheumatische Dosierung). Der Metabolismus von Phenytoin und Theophyllin unterliegt außerdem großen interindividuellen Schwankungen. Die Arzneimittelkonzentrationsbestimmung ist auch beim Einsatz oto- und nephrotoxischer Arzneistoffe wie **Aminoglykoside** und **Amphotericin B**[15] indiziert.

Bei Patienten mit **Mukoviszidose ist eine gesteigerte Elimination** von Arzneimitteln zu beobachten. Diese ist v. a. auf einen Anstieg der **renalen Clearance** zurückzuführen. Daher müssen Antibiotika wie **Aminoglykoside, Penicilline** und **Co-trimoxazol**

---

11 Monomycin®, Erythromycin Stada®
12 Klacid®, Clarithromycin-ratiopharm®
13 Amoxypen®, Amoxicillin AL®
14 Aspirin®, ASS-ratiopharm®
15 Ampho-Moronal®, Amphotericin®

Tab. 33.1. Besondere unerwünschte Wirkungen bei der Anwendung von Arzneimitteln im Kindesalter

Arzneistoff	Handelsname (Beispiele)	Unerwünschte Wirkung	Altersabschnitt
Chloramphenicol	Paraxin®	Grey-Syndrom	Neugeborenes[a]
Sulfonamide, Co-trimoxazol	Eusaprim®, Cotrimoxazol AL®	Kernikterus	Neugeborenes[a]
Tetracycline		Dentinverfärbung und Kariesanfälligkeit der Zähne, Wachstumsverzögerung	bis zum 8. Lebensjahr
Gyrase-Hemmstoffe		Knorpelschädigung (tierexperimentell)	gesamte Wachstumsperiode?
Phenobarbital	Luminal®	Atemstillstand	Neugeborenes[a]
Digoxin	Lanicor®, Dilanacin®	Herzrhythmusstörungen mit Hirnblutung	Neugeborenes[a]
Glucocorticoide (Dauertherapie)		Wachstumsverzögerung, Minderwuchs	gesamte Wachstumsperiode?
Indometacin	Indo-paed®, Indometacin BC®	Verminderung der glomulären Filtrationsrate	Neugeborenes[a]
Furosemid	Lasix®, Furosemid AL®	Nephrocalcinose	Frühgeborenes
ACE-Hemmstoffe		starker Blutdruckabfall, Nierenversagen	Neugeborenes[a]
Vitamin A-Überdosierung	A-Mulsin®	Hirndrucksteigerung, Zunahme des Kopfumfangs	Säugling
Neuroleptika, Metoclopramid	Paspertin®, MCP-Hexal®	Bewegungsstörungen	alle Altersabschnitte

[a] Die unerwünschte Wirkung ist verstärkt beim Frühgeborenen zu beobachten.

bei Patienten mit Mukoviszidose **höher dosiert** werden als allgemein üblich. In geringerem Ausmaß werden bei Mukoviszidose auch Arzneimittel, die einem hepatischen Metabolismus unterliegen, beschleunigt ausgeschieden; dazu gehören u. a. H_1-Rezeptor-Antagonisten und Antiepileptika. Einen gesteigerten Arzneimittelmetabolismus findet man auch bei Leukosen.

Die Möglichkeit, Plasmakonzentrationen von Arzneimitteln direkt zu bestimmen, hat bereits zu einer Reihe von Dosisempfehlungen auf Körpergewichtsbasis geführt, die das Alter des Kindes und bei Neugeborenen bzw. Säuglingen auch den Reifegrad berücksichtigen. Es bleibt aber festzuhalten, dass bei Kindern die **Individualdosierung** Vorrang hat vor der Pauschaldosierung. In vielen Fällen hat bereits jetzt die Therapiesteuerung durch individuelle Konzentrationsbestimmung von Arzneimitteln im Plasma die Pauschaldosierung abgelöst.

33.3 Pharmakodynamik

Die pharmakodynamischen Besonderheiten im Kindesalter sind noch weitgehend unerforscht. Als Ursache für die fast fehlende bronchospasmolytische Wirkung von **β_2-Rezeptor-Agonisten** bei Säuglingen wird eine unzureichende Expression von β_2-Rezeptoren bzw. von funktionell nachgeschalteten Proteinen in der Bronchialmuskulatur angenommen. Erst im fortgeschrittenen Schulalter wird hier eine normale Ansprechbarkeit gefunden. Die hohen Plasmakonzentrationen von **Vasopressin** (ADH), **Prostaglandinen** und **Catecholaminen** deuten auf eine relative **Unempfindlichkeit weiterer Rezeptorsysteme** hin. Auch das **Immunsystem** befindet sich beim Säugling noch in der Entwicklung. Daher müssen **Antibiotika** bei Infektionen **frühzeitig und hochdosiert eingesetzt werden.** Die noch nicht abgeschlossene Myelinisierung im Zentralnervensystem könnte die Ursache für das geringe oder paradoxe Ansprechen auf zentralwirkende Substanzen wie **Diazepam** und **Phenobarbital** sein.

33.4 Unerwünschte Wirkungen von Arzneimitteln, die nur nach Anwendung bei Kindern auftreten

An dieser Stelle werden lediglich unerwünschte Wirkungen dargestellt, die spezifisch bei Kindern auftreten (Tab. 33.1). Aus diesen ergeben sich **kinderspezifische relative oder absolute Kontraindikationen.** Darüber hinaus sind alle aus der Erwachsenenmedizin geläufigen unerwünschten Wirkungen und Kontraindikationen in Rechnung zu stellen.

Chloramphenicol

Bereits erwähnt wurde das durch relative Überdosierung von **Chloramphenicol** hervorgerufene, lebensbedrohliche Grey-Syndrom (► Kap. 10.1.11). Ursächlich ist eine Glucuronidierungsschwäche des Früh- bzw. Neugeborenen. Bei entsprechend hoher Dosierung mit toxischen Plasmakonzentrationen tritt das Grey-Syndrom auch beim Erwachsenen auf. In der Pädiatrie ist Chloramphenicol ein wichtiges Reservetherapeutikum, z. B.

bei abszedierenden bakteriellen Meningitiden und Anaerobier-Infektionen. Durch Arzneimittelkonzentrationsbestimmung sollte die Erhaltungsdosis kontinuierlich angepasst werden.

Sulfonamide, Sufonylharnstoffe, Ceftriaxon

Die **Bindungskapazität von Albumin** für Bilirubin ist bei reifen Neugeborenen in den ersten 2 Wochen, bei Frühgeborenen für längere Zeit niedrig. Stark Proteingebundene Arzneistoffe wie **Sulfonamide** (einschließlich **Co-trimoxazol**) können in diesem Zeitraum zum **Kernikterus** führen; sie sind daher **kontraindiziert**. Die Kontraindikation für Sulfonamide sowie weitere **Arzneistoffe mit starker Proteinbindung** (z. B. **Sulfonylharnstoffe**, **Ceftriaxon**[16]) gilt auch für Schwangere vor und während der Geburt.

Tetracycline

Tetracycline bilden Komplexe mit Ca^{2+} und führen dadurch zu einer Wachstumsverlangsamung beim Feten sowie zur Dentinverfärbung und erhöhten Kariesanfälligkeit der Zähne, die während der Tetracyclin-Therapie angelegt wurden (► Kap. 10.1.2). Daher sind sie vor dem 8. Lebensjahr und während der gesamten Schwangerschaft kontraindiziert.

Gyrase-Hemmstoffe

Für **Gyrase-Hemmstoffe** (Fluorchinoline ► Kap. 10.1.1) gilt während der gesamten Wachstumsperiode (bis zum 18. Lebensjahr) ein striktes Anwendungsverbot, da sie im Tierversuch schwere Knorpelschäden hervorrufen. Daher dürfen sie auch während der gesamten Schwangerschaft und Stillzeit nicht angewendet werden. Von dem Anwendungsverbot ausgenommen sind Kinder mit Mukoviszidose, da sich in zwei Studien bei dieser Patientengruppe keine Hinweise auf eine Schädigung der Gelenke durch den Gyrose-Hemmstoff **Ciprofloxain**[17] ergaben.

Phenobarbital

Die Plasmahalbwertzeit von **Phenobarbital** ist bei reifen Neugeborenen in der ersten Woche, bei Frühgeborenen für längere Zeit, um den Faktor 4–7 gegenüber Säuglingen jenseits des ersten Lebensmonats erhöht. Ursache ist die **mangelnde Reife der Leber** mit entsprechend geringer Clearance. Nichtbeachtung dieser Besonderheit hat in der Vergangenheit bei der Behandlung von Anfallsleiden zu schweren Zwischenfällen (Atemstillstand) durch eine zu hohe Erhaltungsdosis geführt. Bei der Behandlung mit Phenobarbital sollte in der ersten Lebenswoche streng zwischen Sättigungsdosis in der Akutbehandlung und Erhaltungsdosis unterschieden werden.

> **Dosierung**
>
> **Phenobarbital:**
> - Akutbehandlung: 20–30 mg/kg/Tag;
> - Erhaltungsdosis: 5 mg/kg/Tag.

Digoxin

Auch für **Digoxin** gilt, dass die Plasmahalbwertzeit besonders in der ersten Lebenswoche, v. a. bei Frühgeborenen, stark verlängert ist (Faktor 2–5 im Vergleich zu Kindern jenseits der 4. Lebenswoche und zu Erwachsenen). Ursache ist in diesem Fall die noch nicht abgeschlossene Entwicklung der Nieren (geringe renale Clearance). Relative Überdosierung in der ersten Lebenswoche (z. B. bei Komedikation mit **Indometacin**, ► unten) hat zu Herzrhythmusstörungen mit Hirnblutung geführt. Durch individuelle Dosierung auf der Grundlage von Arzneimittelkonzentrationsbestimmungen sind diese unerwünschten Wirkungen vermeidbar.

Glucocorticoide

Während der gesamten **Wachstumsperiode** führt jede lang dauernde systemische Therapie mit **Glucocorticoiden** zu einer Verzögerung des Knochenwachstums und deshalb zu Minderwuchs; Ursache ist die katabole Wirkung der Glucocorticoide. Dies gilt auch dann, wenn Zeichen des Hypercorticismus nicht erkennbar sind. Grundsätzlich anders zu bewerten ist die inhalative Anwendung von Glucocorticoiden bei Asthma bronchiale (► Kap. 23.3.2). Als einzige systemische unerwünschte Wirkung wird eine geringgradige Wachstumsverzögerung beobachtet, die lediglich bei einer hohen Dosierung nicht vollständig reversibel ist. Aus diesem Grund sollte eine möglichst niedrige Dosierung angestrebt werden.

Indometacin

Indometacin, ein Nicht-Steroid-Antiphlogistikum (► Kap. 23.3.1), wird bei persistierendem Ductus arteriosus eingesetzt. Bei Früh- und Neugeborenen setzt es stark die glomeruläre Filtrationsrate herab und kann zum Nierenversagen führen. Ursachen sind pharmakokinetische und pharmakodynamische Besonderheiten (verminderter hepatischer Metabolismus, Prostaglandinabhängige Perfusion der Nieren). So wird bei gleicher Plasmakonzentration, für die beim Frühgeborenen ein Zehntel der Erwachsenendosis erforderlich ist, die glomeruläre Filtrationsrate beim Frühgeborenen um 40% und beim Erwachsenen um 12% reduziert.

Furosemid

Bei prolongierter Anwendung führt **Furosemid** wegen seiner calciuretischen Wirkung beim Frühgeborenen – aber nicht in einer anderen Altersstufe – zur Nephrocalcinose. Bei zwingender Indikation (z. B. Herzinsuffizienz, Beatmungslunge) ist bei Frühgeborenen eine regelmäßige Ultraschalluntersuchung der Niere erforderlich.

ACE-Hemmstoffe

Beim Neugeborenen scheint das Renin-Angiotensin-Aldosteron-System für die Blutdruckregulation und zur Aufrechterhaltung der renalen Filtrationsrate bedeutsamer zu sein als das

---

16 Rocephin®, Ceftriaxon-ratiopharm®

17 Ciprobay®, Cipro Basics®

sympathische Nervensystem. Die damit zusammenhängende starke Stimulation des Renin-Angiotensin-Aldosteron-Systems erklärt die erhöhte Ansprechbarkeit des Neugeborenen auf **ACE-Hemmstoffe**; klinisch kommt es zu starkem Blutdruckabfall und zum Nierenversagen. Vergleichbar reagieren Erwachsene, bei denen durch eine Therapie mit Diuretika das Renin-Angiotensin-Aldosteron-System aktiviert ist.

ACE-Hemmstoffe sind daher in der Neonatologie, insbesondere bei Frühgeborenen, kontraindiziert.

Vitamin A

Überdosierungen mit Vitamin A (Retinol) sind zu befürchten, wenn eine Rachitis-Prophylaxe mit Multivitaminpräparaten versucht wird. Beim Erwachsenen ruft eine Überdosierung eine Hirndrucksteigerung durch Hyperliquorrhoe mit entsprechender Symptomatik hervor. Beim jungen Säugling kommt es zusätzlich zu einer Zunahme des Kopfumfanges. An dieser Stelle sei darauf hingewiesen, das eine übermäßige Vitamin-A-Zufuhr in der Schwangerschaft mit einer Häufung von Missbildungen assoziiert ist und dass die Retinoide **Isotretinoin**[18] und **Acitretin**[19] **teratogen** sind.

Neuroleptika, Metoclopramid

Die wichtigste unerwünschte Wirkung von **Neuroleptika** bei Erwachsenen sind Bewegungsstörungen; sie sind auf den Antagonismus an Dopamin-Rezeptoren zurückzuführen. Auch bei korrekter Dosierung rufen Neuroleptika bei Kindern besonders häufig schwere Dyskinesien, Tics, Grimassieren, Tortikollis etc. hervor, die ihrerseits psychotische Bilder auslösen können. Ähnliche Symptome treten auch bei Gabe des Dopamin-Rezeptor-Antagonisten **Metoclopramid** auf, der allzu häufig als Antiemetikum im Kindesalter verordnet wird. Als Antidot bei akut aufgetretenen Bewegungsstörungen wirkt der Muscarin-Rezeptor-Antagonist **Biperiden**[20] (▶ Kap. 29), der langsam i. v. gegeben wird. Es ist aber nicht auszuschließen, dass bei Kindern, ähnlich wie bei Erwachsenen, die Bewegungsstörungen nach Absetzen des Dopamin-Rezeptor-Antagonisten in seltenen Fällen persistieren. Entgegen der üblichen Praxis sollte der Einsatz von Neuroleptika deshalb nicht leichtfertig erfolgen! Als Antiemetika sind bei Kindern Histamin-H_1-Rezeptor-Antagonisten wie **Dimenhydrinat**[21] zu bevorzugen (Achtung: ausgeprägte Müdigkeit, Sedation!).

33.5 Prinzipien der Verordnung

Der verordnende Arzt hat den größten Einfluss auf die **Compliance** (Einnahmezuverlässigkeit). Er muss die Eltern oder das ältere Kind über die Risiken der Erkrankung und den Nutzen bzw. die Risiken der Arzneimitteltherapie aufklären. Sehr hilfreich sind **kurz gehaltene, schriftliche Informationen**. Die für die Durchführung der Arzneimitteltherapie verantwortliche Person (Elternteil, Kind) sollte vom Arzt ausdrücklich benannt werden. Dies ist von besonderer Bedeutung für die Compliance bei der Behandlung chronischer Erkrankungen. Eine wesentliche Verbesserung der Compliance wird erreicht, wenn der Arzt mit Eltern bzw. Patienten den Behandlungserfolg zu einem geeigneten Zeitpunkt überprüft.

Wenn möglich sollten bei Kindern **Arzneimittel zur oralen Applikation** verordnet werden (▶ Kap. 33.2.1). Aufgrund der einfachen Applizierbarkeit und besseren Möglichkeit der Dosisanpassung sind zumindest bis zum 5. Lebensjahr Säfte oder besser noch Tropfen – letztere enthalten nur wenig galenische Begleitstoffe – den festen Zubereitungen vorzuziehen. Ist eine inhalative Therapie angezeigt, ist u. U. eine Technik erforderlich, die ohne die aktive Mitarbeit des Kindes auskommt (Ultraschall-Vernebler statt Dosier-Aerosol). Suppositorien sind nur für solche Arzneistoffe in Betracht zu ziehen, bei denen es nicht auf gut reproduzierbare Plasmakonzentrationen ankommt (▶ Kap. 34.2). Sie sind daher **nicht** als Träger für **Antibiotika**, **β_2-Rezeptor-Agonisten** oder **Glucocorticoide** (prolongierte Behandlung) geeignet. Dies gilt wegen der sehr **geringen therapeutischen Breite** insbesondere auch für **Theophyllin,** das leider immer noch in der rektalen Darreichungsform für die Akutbehandlung des Asthma bronchiale angeboten wird.

Aus Gründen der Compliance sollte die Einnahme zu den Mahlzeiten erfolgen, vorausgesetzt diese sind einigermaßen gleichmäßig über den Tag verteilt (Achtung: zu lange Nachtintervalle bei vorgezogener Abendmahlzeit im Krankenhaus!). Wegen verringerter Bioverfügbarkeit bei gleichzeitiger Nahrungsaufnahme sind nur **Penicilline** mit einem schmalen Spektrum, bestimmte Tetracycline (jedoch nicht die häufig eingesetzten Tetracycline **Doxycyclin**[22] und **Minocyclin**[23]!) und die Tuberkulostatika **Isoniazid**[24] und **Rifampicin**[25] ausgenommen. Unter Berücksichtigung der pharmakokinetischen Eigenschaften eines Arzneimittels ist eine **möglichst geringe Zahl von Tagesdosen** anzustreben. Daher ist die Entwicklung von **Retardpräparaten für Kinder** von Bedeutung. Bis zu drei Tagesdosen können zu den Hauptmahlzeiten eingenommen werden. Günstiger sind allerdings zwei Tagesdosen (morgens und abends), da die u. U. kritische Mittagsdosis im Kindergarten oder in der Schule entfällt. Bei mehr als drei Tagesdosen beträgt selbst bei Erwachsenen die Compliance nur 25%!

---

18 Roaccutan®, Isotret-HEXAL®
19 Neotigason®
20 Akineton®, Biperiden-neuraxpharm®
21 Vomex®, Vertigo-Vomex S®
22 Supracyclin®, Doxycyclin AL®
23 Skid®, Minocyclin-ratiopharm®
24 Isozid®, tebesium®-s
25 Rifa®, Eremfat®

33.6 Grundsätze der Arzneimitteltherapie häufiger Erkrankungen oder Symptome bei Kindern

33.6.1 Akute Erkrankungen

Akute Krankheitsbilder mit rascher Spontanheilung sind bei Kindern häufiger als bei Erwachsenen. Deshalb sollte man sich bei Kindern mit akuten Erkrankungen die Frage stellen, ob eine Arzneitherapie überhaupt erforderlich ist. Bei sorgfältiger Beobachtung wird es häufig sinnvoll sein, ein in vergleichbarer Situation beim Erwachsenen indiziertes Arzneimittel nicht zu verabreichen (z. B. Antiemetikum bei einer Gastroenteritis). Gegen diese Grundsätze wird vielfach verstoßen. So werden in großem Umfang **virale Infekte der oberen Luftwege** von vornherein mit Antibiotika behandelt. Da es für diese Vorgehensweise keine rationale Grundlage gibt, werden Kinder unnötig den Risiken einer Therapie mit Antibiotika ausgesetzt (Allergie, Durchfall etc.); außerdem werden Resistenzentwicklungen begünstigt. So hat sich **die großzügige Verschreibung von Makrolid-Antibiotika mit langer Halbwertzeit weltweit ungünstig auf die Resistenzentwicklung** ausgewirkt. Die ungerechtfertigte Verschreibung von Antibiotika mag u. a. ursächlich für die schlechte Compliance bei der Antibiotikatherapie von Kindern sein. Daher sind die vorstehenden Ausführungen zur Verbesserung der Compliance bei einer Infektion, die mit Antibiotika behandelt werden muss, besonders wichtig. Eltern bzw. Kinder sind ferner darauf hinzuweisen, dass die Antibiotika-Therapie auch nach Abklingen der Symptome über den vom Arzt vorher festgelegten Zeitraum zu erfolgen hat.

33.6.2 Fieber

Fieber, das häufigste Symptom in der pädiatrischen Praxis, ist per se für Kinder nicht gefährlich, deshalb auch nicht grundsätzlich behandlungsbedürftig. Meistens ist es ausreichend, für eine reichliche Flüssigkeitszufuhr zu sorgen, eine gute Wärmeabgabe zu ermöglichen (leichte Kleidung und Decken) sowie eine übermäßige Wärmezufuhr, z. B. durch überheizte Räume, zu vermeiden. In der Regel sollen antipyretische Arzneimittel erst bei Fieber ab 40°C eingesetzt werden. Ausgenommen sind Kinder mit Krampfanfällen bei Fieber oder mit einer neurologischen (Vor-) Erkrankung.

Bei **behandlungsbedürftigem Fieber** verfügen **Paracetamol** und **Acetylsalicylsäure** zwar über eine gleiche Wirksamkeit, es soll jedoch im gesamten Kindesalter **Paracetamol als Standardmittel eingesetzt** werden, da seine Anwendung im Gegensatz zu der von Acetylsalicylsäure nicht mit einem erhöhten Blutungsriskio einhergeht und nur für Paracetamol kindergerechte Zubereitungsformen (Saft, Suppositorien) zur Verfügung stehen. Für eine Bevorzugung von Paracetamol spricht ebenfalls der **Zusammenhang zwischen der Einnahme von Acetylsalicylsäure und dem seltenen Reye-Syndrom, das bei Kindern unter 18 Jahre** auftritt. Paracetamol-Vergiftungen mit Leberschädigung sind bei Kindern eine Rarität; die therapeutische Breite scheint recht groß zu sein. Dennoch sollten Eltern auf die Einhaltung der empfohlenen Einzeldosis und Dosierungsintervalle sowie die Gefahr der akzidentellen Vergiftung hingewiesen werden. Das Propionsäure-Derivat **Ibuprofen**[26] steht als Saft zur Verfügung und darf ab dem 3. Lebensmonat eingesetzt werden. Es gibt allerdings experimentelle Hinweise darauf, dass Ibuprofen **ähnlich wie Acetylsalicylsäure ein Reye-Syndrom** hervorrufen kann. Außerdem hat eine Studie gezeigt, dass Ibuprofen durch Hemmung der renalen Cyclooxygenase gerade bei Kindern unter 2 Jahren eine transitorische Einschränkung der Nierenfunktion bewirkt. Deshalb und wegen des vergleichsweise geringen Erprobungsgrades sollte Ibuprofen bei Kindern zurückhaltend verordnet werden, auch wenn gezeigt wurde, dass bei kurzfristiger Anwendung bei Kindern mit Fieber schwere unerwünschte Wirkungen nicht häufiger vorkommen als bei einer vergleichbaren Behandlung mit Paracetamol. Da Ibuprofen rezeptfrei zur Verfügung steht, ist allerdings wahrscheinlich, dass es im Rahmen der Selbstmedikation zunehmend bei Kindern Anwendung findet. Das Pyrazolderivat **Metamizol**[27] darf wegen seiner unerwünschten Wirkungen nur bei hohem Fieber, das auf andere Maßnahmen nicht anspricht, eingesetzt werden; für Kinder eignet sich die Tropfenform.

33.6.3 Schmerz

Die **Schmerzbehandlung** bei Kindern ist häufig unzureichend. Entgegen der weithin herrschenden Auffassung haben bereits Frühgeborene ein ausgeprägtes Schmerzempfinden. Geeignet für die Schmerztherapie sind **antipyretische Analgetika** (► oben). Bei schweren Schmerzzuständen sollte bei Kindern aller Altersstufen (wie bei Erwachsenen) nicht auf den Einsatz von **Morphin**[28] oder Morphin-artig wirkenden Analgetika verzichtet werden.

33.7 Zusammenfassung

Wichtige Prinzipien der Arzneimitteltherapie im Kindesalter sind in den Merksätzen zusammengefasst.

---

[26] Nurofen für Kinder Fiebersaft®

[27] Novalgin®, Novaminsulfon Lichtenstein®

[28] Morphin-Merck®, MST-Mundipharma®

Merksätze für die pädiatrische Arzneimitteltherapie

- Von den auf dem Markt befindlichen Arzneimitteln sind nur 20% für Kinder zugelassen (mit Angaben über pädiatrische Dosierungen).
- Die Ontogenese beeinflusst in nicht-linearer Weise die Pharmakokinetik vieler Arzneimittel.
- Die Unterscheidung von Sättigungsdosis und Erhaltungsdosis ist v. a. in der Neonatologie zu beachten.
- Individualdosierung hat Vorrang vor der Pauschaldosierung.
- Bei akuten Erkrankungen mit rascher Spontanheilung ist der Einsatz von Arzneimitteln, insbesondere Antibiotika, häufig nicht indiziert.

Weiterführende Literatur

Berlin CM (Jr.) (2001) Advances in Pediatric Pharmacology and Toxicology. Adv. Pediatrics 48: 439–464

Buchanan N (1997) Pediatric Clinical Pharmacology and Therapeutics, p. 118. In: Speight, T.M. (ed.): Avery's Drug Treatment, 4rd edn. ADIS Press, Auckland

v. Harnack, GA, Janssen F (2003) Pädiatrische Dosistabellen. Wissenschaftliche Verlagsgesellschaft, Stuttgart

Seyberth HW (1984) Aktuelle Probleme der klinischen Pharmakologie im Kindesalter. Kinderarzt 15: 309–315

Kearns GL, Abdel-Rahman SM, Alander SW, Blowy DL, Leeder JS, Kaufmann RE (2003) Developmental Pharmacology – Drug Disposition, Action, and Therapy in Infants and Children. N Engl J Med Vol 349: 1157–1167

34 Arzneitherapie im Alter

W. Siegmund

34.1 Begriffsbestimmung, allgemeine Vorbemerkungen

Eine allgemein anerkannte Definition des biologischen Alter(n)s gibt es nicht. Altern ist ein kontinuierlicher Prozess. Dementsprechend unterscheidet sich auch die Arzneitherapie beim alten Menschen nicht grundsätzlich von derjenigen beim jüngeren, sie besitzt jedoch einige, vorwiegend quantitative Besonderheiten.

Der prozentuale Anteil alter Menschen an der Gesamtzahl der Patienten wird in den nächsten 20 Jahren überproportional steigen und noch stärker deren Anteil am Arzneimittelverbrauch. 2002 entfiel über die Hälfte des GKV-Fertigarzneimittelumsatzes auf Versicherte ab 60 Jahren (26,1% der Gesamtmitglieder); auf jeden Patienten im Mittel 21 Arzneimittelpackungen im Wert von € 745,–, wobei die Aufwendungen für Frauen deutlich höher als für Männer gleichen Alters waren. Jedoch steigen Krankheitskosten nicht nur mit dem wachsenden Alter, sondern eher mit der Nähe des Todes. Somit kann die Kostenexplosion im Gesundheitswesen nicht pauschal mit der Überalterung der Bevölkerung erklärt werden.

Bei vielen Menschen ergeben sich aber unmittelbar nach dem Erreichen des Rentenalters ökonomische und psychologische Besonderheiten. Mit zunehmendem Lebensalter können auch bei gesunden Personen langsam bedeutsame **physiologische Veränderungen** hinzukommen, mit denen sich klinisch relevante **pharmakokinetische** und **pharmakodynamische Besonderheiten** begründen lassen. Darüber hinaus sind Menschen im hohen Alter häufig dauernd behandlungsbedürftig, weil sie an chronischen Erkrankungen des Gehirns (Demenz, hirnorganisches Psychosyndrom, Parkinsonismus, Depressionen), an den Folgekrankheiten von Arteriosklerose und Hypertonie, an Funktionsstörungen von Niere, Lunge oder Endokrinium (Altersdiabetes, Postmenopause) oder an entzündlich oder degenerativ bedingten Veränderungen des Bewegungsapparates (Arthrose, Osteoporose) leiden. **Multimorbidität** begründet häufig die gleichzeitige Gabe mehrerer Arzneimittel und führt zur exponentiellen Zunahme **unerwünschter Arzneimittelwirkungen** und **-wechselwirkungen**. In der ärztlichen Allgemeinpraxis wird etwa die Hälfte der Versicherten über 60 Jahre mit durchschnittlich 2,7 Arzneimitteln täglich dauerhaft behandelt, im internistischen Patientengut sind sechs oder mehr Verordnungen pro Patient eher die Regel. Das Problem der **Polytherapie** wird häufig kompliziert durch mitbehandelnde Ärzte (und Vertreter »besonderer Therapierichtungen«) und durch unkontrollierbare **Selbstmedikation.** Ungefähr 10% aller internistischen Krankenhauseinweisungen soll Folge unerwünschter Arzneimittelwirkungen sein, 2,5fach häufiger als im Durchschnitt der Bevölkerung.

Ein besonderes Problem ist die Einnahmezuverlässigkeit (Compliance) bei ambulanten älteren Patienten. Besonders unregelmäßig werden Antibiotika und Mittel zur Behandlung der chronischen Herzinsuffizienz und Hypertonie eingenommen. Wichtige Gründe für eine schlechte Compliance sind mangelnde Aufklärung der Patienten und unzureichende Akzeptanz der Arzneitherapie. Oft verstehen alte Menschen die Notwendigkeit einer regelmäßigen Arzneimitteleinnahme nicht, besonders bei symptomarmen chronischen Erkrankungen mit geringem oder fehlendem Leidensdruck, oder nachdem subjektiv unangenehme Nebenwirkungen erlebt wurden. Fehleinnahmen entstehen auch bei vermindertem psychischen und/oder physischen Leistungsvermögen des Patienten. Als Beispiele seien genannt: mangelnde Aufmerksamkeit und Merkfähigkeit, Sehstörungen bei Glaukom oder Katarakt (Unterscheiden von optisch ähnlichen Zubereitungen, Lesen von Informationen), motorische Störungen bei Rheumatoidarthritis oder Morbus Parkinson (Öffnen von Packungen, Teilen von Tabletten, Abzählen von Tropfen), Schluckstörungen nach Apoplexie (Einnahme großer fester Zubereitungen).

34.2 Pharmakokinetische Besonderheiten

Pharmakokinetische Besonderheiten im Alter entstehen nur teilweise durch physiologische Veränderungen (◘ Tab. 34.1). Resorption, Verteilung und Elimination werden von Umweltfaktoren, schlechten Gewohnheiten (Rauchen, Alkohol, Fehlernährung) oder Begleiterkrankungen meist stärker als durch das kalendarische Alter verändert.

So kann die **Resorption** aus dem Magen-Darm-Trakt wegen der verminderten Säuresekretion und Abnahme von Motilität, Durchblutung und Größe der resorbierenden Fläche verändert sein. Wegen der verminderten Gewebedurchblutung besteht auch ein verzögerter Wirkungseintritt subkutan oder intramuskulär applizierter Pharmaka. Im Allgemeinen muss man jedoch bei Gesunden nicht mit klinisch relevanten Störungen der Bioverfügbarkeit rechnen.

Besonderheiten in der **Verteilung** kommen durch geringere Organdurchblutung, Schwund von Muskelmasse, Minderung des Körperwassers (v. a. intrazellulär), Veränderungen im Plasmaproteinmuster (Abnahme der Albumine, Zunahme des α_1-sauren Glykoproteins) und die oft drastische Zunahme (im sehr hohen Alter auch Abnahme) des Fettgewebes zustande. Dies kann im Einzelfall für gut wasser- oder fettlösliche Arzneimittel (z. B. höhere Plasmakonzentrationen von Digoxin, Überhangwirkungen zentral dämpfender Pharmaka oder für solche mit extrem hoher Proteinbindung bei geringer therapeutischer Breite und kleinem Verteilungsvolumen (z. B. Wirkungsverstärkung von gerinnungshemmenden Vitamin K-Antagonisten, **Phenytoin**[1]) von klinischer Bedeutung sein. Allerdings werden auch **Verteilungsvorgänge** in stärkerem Maße von Krankheiten als durch »Alter« beeinflusst.

Störungen der **Biotransformation** von Arzneistoffen sind wegen der reduzierten metabolischen Kapazität und Durchblutung von Darmmucosa und Leber im Alter zu erwarten. Dies kann zur verzögerten Elimination von Arzneistoffen führen, die

---

1 Phenhydan®, Phenytoin AWD®

Tab. 34.1. Pharmakokinetische Besonderheiten beim alten Menschen

Pharmakokinetik	Altersbedingte Veränderungen	Klinische Konsequenzen
Resorption	↓ Säuresekretion des Magens	meist keine Störung der Resorptionsrate
	↓ Magen-Darm-Motilität	
	↓ Durchblutung	u. U. veränderte Resorptionsgeschwindigkeit
	↓ resorbierende Fläche	
	↓ Gewebedurchblutung	verzögerter Wirkungseintritt s. c. oder i. m. applizierter Arzneimittel
Verteilung	↓ Organdurchblutung	im Einzelfall: veränderte Serumkonzentrationen gut wasser- oder lipidlöslicher Arzneimittel
	↓ Muskelmasse	
	↓ Serumalbumin	
	↑ α_1-Glycoprotein	
	↑ Körperfettgewebe	Überhangeffekte zentral dämpfender Pharmaka
Biotransformation	↓ Lebergröße (bis 40%)	höhere Serumkonzentrationen von *high-clearance-Arzneimitteln* durch bessere Bioverfügbarkeit und langsamere Elimination Beispiele: Propranolol, Metoprolol, Propafenon, Verapamil, Clomethiazol, Nifedipin
	↓ Leberdurchblutung (ca. 30%)	
	bei multimorbiden Patienten oft verlangsamt: Cytochrom-P-450-abhängige Phase I-Reaktionen meist unverändert: Phase II-Reaktionen (Glukuronidierung, Sulfatierung, Acetylierung)	
Exkretion	↓ renale Durchblutung	verzögerte Elimination vorwiegend renal ausgeschiedener Arzneimittel Beispiele: Amphotericin B, Aminoglykoside, Gyrase-Hemmstoffe, Vancomycin, Atenolol, Digoxin

durch Phase-I-Reaktionen insbesondere vom mikrosomalen Cytochrom-P450-System abgebaut werden. Bei Arzneistoffen mit **hoher präsystemischer Elimination** (z. B. **Propranolol**[2], **Metoprolol**[3], **Propafenon**[4], **Clomethiazol**[5], **Prazosin**[6]) kann es zusätzlich infolge besserer Bioverfügbarkeit zu unerwünscht hohen Blutkonzentrationen kommen (verminderter **First-pass-Effekt**). Ein höheres Risiko haben multimorbide Patienten. Die Elimination durch Konjugation (Glucuronidierung, Sulfatierung, Acetylierung u. a.) ist dagegen kaum altersabhängig. Insgesamt ist die Bedeutung von rein altersbedingten Veränderungen der Biotransformation eher gering.

Mit klinisch relevanten Einschränkungen muss dagegen in Bezug auf die **renale Exkretion** von Arzneimitteln gerechnet werden, auch beim gesunden alten Menschen. Durch Minderung der Größe und/oder Zahl von Glomerula und Nephrone nehmen die glomeruläre Filtrationsrate jährlich um ca. 1 ml/min und die tubuläre Funktion um etwa 1% ab. Die Normalwerte der Kreatinin-Clearance sinken mit zunehmendem Alter. Da bleibt das Serumkreatinin oft normal, da auch die endogene Kreatininsynthese aufgrund der Abnahme der Muskelmasse abnimmt und so eine normale Nierenfunktion vorgetäuscht werden kann. Im Alter ist das Serumkreatinin kein Maß für die Nierenfunktion. Ferner sind die Folgen chronischer Begleiterkrankungen (Hypertonie, Herzinsuffizienz) sowie die Ernährung zur berücksichtigen (Tab. 34.2).

! Die Dosis vorwiegend renal eliminierbarer Arzneistoffe mit geringer therapeutischer Breite muss deshalb angepasst werden.

34.3 Pharmakodynamische Besonderheiten

Pharmakodynamische Besonderheiten bei älteren Menschen betreffen die Arzneistoff-Rezeptor-Interaktionen, die Reagibilität von Geweben und Organen sowie Regulationsvorgänge. So ist die nachlassende Wirkung von M-Cholinozeptor-Antagonisten, β-Adrenozeptor-Agonisten oder -Antagonisten oder Herzglykosiden mit der verminderten Anzahl oder Ansprechbarkeit der jeweiligen Rezeptoren zu erklären. Funktionsänderungen des Zentralnervensystems können die Wirkung zentral dämpfender Arzneimittel verstärken und die Effekte stimulierender Stoffe abschwächen. Nach Verordnung von Hypnotika und Sedativa ist

[2] Dociton®, propra von ct®
[3] Beloc®, metoprolol-corax®
[4] Rytmonorm®, Profafenon®
[5] Distraneurin®
[6] Minipress®, Prazosin-ratiopharm®

Tab. 34.2. Altersabhängigkeit der Nierenfunktion

Funktionsparameter	gesunde Junge [26 ± 3 Jahre, N = 24]	gesunde Alte [68 ± 7 Jahre, N = 29]	alte Hypertoniker [70 ± 6 Jahre, N = 25]	alte Patienten mit Herzinsuffizienz [69 ± 6 Jahre, N = 14]
GFR [ml/min/1,73 m²]	121 ± 11	103 ± 11	103 ± 13	92 ± 14
CLKr [ml/min]	117 ± 20	81 ± 23	85 ± 29	71 ± 26
CLKr [ml/min] berechnet nach Cockroft-Gault	115 ± 20	71 ± 15	72 ± 20	63 ± 19
effektiver renaler Plasmafluss [ml/min/1,73 m²]	650 ± 85	486 ± 102	427 ± 55	377 ± 103
Serumkreatinin [mg/dl]	0,9 ± 0,1	0,9 ± 0,1	1,0 ± 0,2	1,1 ± 0,2

Daten von Fliser et al. (1997)

vermehrt mit paradoxen Reaktionen wie mit Schlaflosigkeit und mit Erregungszuständen, nach Coffein hingegen mit Schläfrigkeit zu rechnen. Die Rigidität der Gefäße schränkt die Reaktionsbreite vasodilatierend und -konstriktorisch wirkender Arzneistoffe ein. Alte Menschen neigen stärker zu Hypoglykämie durch Antidiabetika, zu orthostatischen Dysregulationen durch Arzneimittel mit antiadrenergen Wirkungen (α-Adrenozeptor-Antagonisten, H_1-Antihistaminika, tricyclische Antidepressiva, schwache Neuroleptika), zu Störungen des Wasserhaushaltes durch Diuretika und Laxanzien oder zu Unterkühlung durch Neuroleptika.

34.4 Dosierungsempfehlungen im Alter

Im Alter gibt es keine allgemeingültigen Dosiervorschriften oder Faustregeln. Immer ist eine gründliche Arzneimittelanamnese geboten. Wegen der unüberschaubaren Vielfalt von Besonderheiten ist stets eine **individuelle Dosierung** erforderlich. Die **Therapie sollte einschleichend** mit niedrigen Dosen (etwa 50% der üblichen Erwachsenendosis) begonnen und in Abhängigkeit vom **Therapieerfolg** angepasst werden. Bei wenigen Problemarzneimitteln (beispielsweise **Theophyllin**[7], Herzglykoside, Aminoglykosid-Antibiotika, Antiepileptika) kann die Überprüfung der Plasmakonzentration der Arzneistoffe zur Dosisfindung genutzt werden. Die Dosis vorwiegend renal eliminierbarer Arzneistoffe (wie z. B. Aminoglykosid-Antibiotika, **Digoxin**[8], **Atenolol**[9]) sollte an die aktuelle glomeruläre Filtrationsrate (GFR) nach Messung der Kreatinin-Clearance (CL_{KR}) oder wenigstens durch Verwendung der folgenden Formel nach Cockroft und Gault

$$CL_{KR}\ [\text{ml/min}] = \frac{(140-\text{Alter [a]}) \times \text{Gewicht [kg]}}{(f \times \text{Serumkreatinen [mg/dl]}}$$

angepasst werden (für Männer f = 72, für Frauen f = 85). Neuere Daten weisen aber darauf hin, dass offensichtlich die wirkliche glomeruläre Filtrationsrate im Alter durch Messung der Kreatinin-Clearance und besonders durch Berechnung mit der Formel nach Cockroft und Gault zu niedrig bestimmt wird (Tab. 34.2). Die Notwendigkeit der Dosisanpassung wird auch von der therapeutischen Breite des betreffenden Arzneimittels sowie von der Forderung nach Einhaltung eines therapeutischen Fensters oder einer pharmakologischen Zielgröße (z. B. INR-Wert, Blutzucker) mitbestimmt.

Oft ist es nicht möglich, sämtliche Beschwerden zu behandeln; deshalb müssen **Schwerpunkte** gesetzt werden, die sich aus dem **Nutzen/Risiko-Verhältnis** ableiten. Die Zahl gleichzeitig gegebener Arzneimittel ist durch einfache Behandlungsschemata und Verwendung von retardierten Zubereitungen auf ein unbedingt erforderliches Minimum zu beschränken. Vorteilhaft ist die Verordnung anwendungsfreundlicher oral anzuwendender Präparate und Verpackungen. Die Gabe von Suppositorien bedarf bei Patienten mit eingeschränkter Beweglichkeit oft einer helfenden Hand. Kindersichere Packungen sind auch »greisensicher«. Dosisanpassungen sollten langsam vorgenommen werden (**start low – go slow**). Die Einnahmedisziplin lässt sich verbessern, wenn der Patient und eine ihm nahe stehende Pflegeperson über die Notwendigkeit der beabsichtigten Therapie informiert werden und möglichst schriftliche Anweisungen erhalten. Dies gilt insbesondere beim Verschreiben von »Prophylaktika« und solchen Arzneimitteln, deren Wirkung erst nach einer Latenz einsetzt. Eine begonnene Arzneitherapie bedarf der regelmäßigen Kontrolle, um bei veränderter klinischer Situation so frühzeitig wie möglich Korrekturen vornehmen bzw. über ihr Absetzen unter sorgfältiger Beobachtung der Patienten entscheiden zu können. Entscheidungen sollten besonders aus der Sicht des zu erwartenden **Beitrages zur Lebenserwartung und Lebensqualität** getroffen werden, wobei bevorzugt gut erprobte und bewährte Arzneimittel verschrieben werden sollten.

7 Bronchoretard®, Theophyllin-STADA®
8 Dilanacin®, Lanicor®
9 Tenormin®, Atenolol-AL®

34.5 Beispiele für Besonderheiten bei der Therapie mit einzelnen Stoffgruppen

Auch im Alter sollte rationale Pharmakotherapie durch die Verordnung von Arzneimitteln mit erwiesenen pharmakologischen Wirkungen unter Berücksichtigung der individuellen Besonderheiten der Patienten geprägt sein. So genannte **Geriatrika** werden zur Vorbeugung und Behandlung der körperlichen und psychischen Leistungsminderung im Alter angeboten. Vertreter dieser Gruppe sind einige Phytopharmaka wie Ginseng oder Knoblauch, chemische Stoffe wie Procain und Lecithin, Vitamine, Spurenelemente, Anabolika oder Organextrakte. Ihnen gemeinsam ist, dass ihr therapeutischer Wert gegen das Altern bisher mit wissenschaftlichen Methoden nicht belegt werden konnte, zumal angezweifelt werden muss, ob der wahrscheinlich genetisch determinierte Altersprozess überhaupt durch Arzneimittel beeinflussbar ist. In den folgenden Abschnitten sollen deshalb einige Besonderheiten der rationalen Anwendung solcher Arzneimittel dargestellt werden, deren Wirksamkeit auch im Alter gesichert ist.

34.5.1 Antibiotika

Alte Menschen sind besonders infektanfällig. Infektionen verlaufen häufig atypisch, spezifische Symptome wie Fieber und Leukozytose können fehlen. Der Krankheitsverlauf ist dennoch in der Regel schwerer und die Letalität höher als bei jüngeren Personen. Wegen wiederholter Anwendung von Antibiotika ist mit selektierten Problemkeimen zu rechnen.

Eine altersspezifische Behandlung mit Antiinfektiva gibt es nicht. Es sind allerdings häufiger als üblich bakteriologische Kontrollen und eine gezielte Therapie zu empfehlen. Kalkulierte Chemotherapien sollten möglichst mit bakterizid wirkenden Stoffen erfolgen, wobei auch in der Geriatrie β-Lactam-Antibiotika Mittel der ersten Wahl sind.

Bei Arzneistoffen mit geringer therapeutischer Breite ist besondere Vorsicht geboten.

Die Erhaltungsdosis (nicht Initialdosis) muss bei Patienten mit stark eingeschränkter Nierenfunktion (Aminoglykosid-Antibiotika, Gyrase-Hemmstoffe, **Clindamycin**[10], **Co-trimoxazol**[11], **Ethambutol**[12], **Flucytosin**[13], **Fluconazol**[14], **Aciclovir**[15], **Vancomycin**[16], **Amphotericin B**[17]) bzw. mit schweren Leberschäden (Makrolid-Antibiotika, **Doxycyclin**[18], **Fusidinsäure**[19], **Mezlocillin**[20], **Ceftriaxon**[21]) angepasst werden.

Zu berücksichtigen ist auch, dass Superinfektionen oder Gerinnungsstörungen nach Breitband-Antibiotika (β-Lactam-Antibiotika, Makrolid-Antibiotika, Lincosamide) häufiger auftreten und Aminoglykosid-Antibiotika eine bestehende Hörstörung und Nierenschädigung verschlimmern können.

34.5.2 Analgetika

Im Alter kommen Schmerzsyndrome überwiegend bei degenerativen Skeletterkrankungen, Tumoren, Minderdurchblutungen oder nach Herpes zoster vor. Bei Behandlung mit NSAIDs besteht ein höheres Risiko für gastrointestinale und renale Nebenwirkungen, besonders bei multimorbiden Patienten, die weitere Medikamente einnehmen (Diuretika, Antihypertensiva). Eine Kombinationstherapie mit Psychopharmaka, v. a. Antidepressiva, zur Behandlung chronischer Schmerzzustände senkt den Analgetika-Bedarf. Die Therapie mit **Morphin**[22] oder morphinartig wirkenden Analgetika sollte möglichst oral unter Beachtung der höheren Empfindlichkeit alter Menschen auf die zentraldämpfenden und die hypotensiven Wirkungen dieser Arzneistoffe erfolgen. Eine Kombination mit Laxanzien ist erforderlich. Die Entwicklung von Abhängigkeit und Toleranz sind bei Verwendung von retardierten Zubereitungen kaum zu befürchten. **Pethidin**[23] und **Methadon**[24] sind zur Schmerztherapie im Alter ungeeignet. Bei der Behandlung der häufig polymorbiden alten Patienten mit schwersten Schmerzzuständen sind auch invasive Methoden der Schmerztherapie (Peridural-, Spinalkatheter, Portsysteme) wegen der geringeren Gefahr unerwünschter Wirkungen von Vorteil. Im Alter sollten auch stärker physikalische und psychologische Behandlungsverfahren eingesetzt werden.

34.5.3 Psychopharmaka

Die Anwendung von Psychopharmaka ist bei alten Menschen mehrfach höher als im mittleren Lebensalter. 20–30% der alten Menschen sind behandlungsbedürftig psychisch krank, mehr als 40% der über 65-Jährigen haben Schlafstörungen. Der Verbrauch von Psychopharmaka bei den über 80-Jährigen reicht aus, um fast jeden vierten Patienten in einer Dauertherapie zu halten.

Vor jeder Verordnung von Psychopharmaka müssen die der psychischen Störung möglicherweise zugrunde liegenden körperlichen Krankheiten ausgeschlossen bzw. behandelt werden

[10] Sobelin®, Clinda-saar®
[11] Eusaprim®, Cotrim-Diolan®
[12] Myambutol®, EMB-Fatol®
[13] Ancotil®
[14] Fungata®, FlucoLich® derm
[15] Zovirax®, Aciclovir-1A Pharma®
[16] Vancomycin CP Lilly®, Vancomycin-ratiopharm®
[17] Ampho-Moronal®, Amphotericin B®
[18] Supracyclin®, Doxyderma®
[19] Fucidine®
[20] Baypen®
[21] Rocephin®, Ceftriaxon-ratiopharm®
[22] Morphin-Merck®, M STADA®
[23] Dolantin®
[24] Polamidon®

(z. B. Störungen von Blutdruckregulation, Herzfunktion, von Wasser- und Elektrolythaushalt). Auch Komedikationen durch mitbehandelnde Ärzte könnten kognitive Störungen und Verwirrtheitszustände verursacht haben, z. B. durch Psychopharmaka, zentral wirkende Antihypertensiva, Antiparkinson-Mittel, Opioide, Glucocorticoide, Theophyllin, Herzglykoside, Histamin-H_2-Rezeptor-Antagonisten oder Arzneimittel mit starken anticholinergen Eigenschaften. Neben den in ▶ Kap. 34.4 genannten Besonderheiten ist besonders das gesteigerte Sturz- und Frakturrisiko alter Menschen nach Gabe von Antidepressiva, Neuroleptika und Tranquilizern/Hypnotika zu beachten.

Antidepressiva

Sie sind im Alter häufig indiziert, oft im Zusammenhang mit den bei beginnender **Demenz** zu behandelnden depressiven Syndromen.

Tricyclische Antidepressiva (TCA) sind wegen Vorschädigungen im Alter oft nur eingeschränkt anwendbar bzw. kontraindiziert. Ihre M-Cholinozeptor-antagonistischen Wirkungen können folgenschwere Komplikationen verursachen (Tachykardie, Glaucomanfall, akute Harnverhaltung, paralytischen Ileus, Vigilanzstörungen, psychische bis psychotische Reaktionen). Die α-Adrenozeptor-antagonistische Wirkung (Störungen der Blutdruckregulation und der kardialen Erregungsleitung) ist bei Kombination mit Antihypertensiva und Antiarrhythmika zu berücksichtigen. **Nortriptylin**[25] soll vergleichsweise besser Herz-Kreislauf-verträglich sein. Tetracyclische Antidepressiva wie **Mirtazapin**[26] haben bei vergleichbarer Wirksamkeit weniger solche unerwünschten Wirkungen. Serotonin-Wiederaufnahmehemmer (SSRI, z. B. **Paroxetin**[27], **Citalopram**[28]) können wegen nahezu fehlender M-Cholinozeptor- und α-Adrenozeptor-antagonistischer Effekte eine Alternative bei älteren, antriebs- und affektarmen Depressiven sein. Sie verursachen aber oftmals gastrointestinale Beschwerden, innere Unruhe und Schlafstörungen. Auch der reversible MAO-Hemmstoff **Moclobemid**[29] wird wegen der im Vergleich zu TCA geringeren M-Cholinozeptor-antagonistischen und kardiotoxischen Wirkung vorteilhaft beurteilt. Seine antriebssteigernde Wirkung kann allerdings bei psychoorganisch beeinträchtigten Patienten zu nächtlicher Unruhe führen. Ferner stehen Johanniskraut-Präparate[30] als pflanzliche Mittel zur Verfügung, die bei leicht- und mittelgradigen Depressionen wirksam sein sollen.

Neuroleptika

Die niedrigpotenten Butyrophenone **Melperon**[31] und **Pipamperon**[32] werden wegen ihrer guten psychomotorisch dämpfenden und sedierenden Wirkung bei geringen anticholinergen und kreislaufdepressiven Eigenschaften in der Geriatrie häufig verordnet. Schwach wirkende Phenothiazine wie z. B. **Levomepromazin**[33], **Promethazin**[34] und **Thioridazin**[35] eignen sich zwar als Sedativa, haben aber stärkere vegetative Wirkungen (Vigilanzstörungen, Delirgefahr, Orthostase). Stark wirkende Neuroleptika werden im Alter hauptsächlich symptomatisch zur Behandlung von funktionellen und organischen Wahnsymptomen sowie Erregungszuständen verwendet. Sie sind jedoch **keine Schlafmittel** und sollten bei Schlafstörungen mit anderer Ursache nicht eingesetzt werden. Die nicht unumstrittene Therapie mit geringen Dosen meist eines Butyrophenons (z. B. **Haloperidol**[36]) ist nicht selten mit extrapyramidal-motorischen Störungen (Parkinson-Syndrom, Frühdyskinesien, auch Spätdyskinesien) belastet. Die atypischen Neuroleptika **Risperidon**[37], **Olanzapin**[38] und **Clozapin**[39] sind zwar nicht mit diesen Nachteilen behaftet, doch werden zahlreiche andere, nicht minder schwerwiegende Nebenwirkungen beobachtet (z. B. Hypersalivation und Agranulozytosen nach Clozapin). Neueren Mittel wie **Ziprasidon**[40] und **Quetiapin**[41] könnten wegen ausbleibender Gewichtszunahme gegenüber anderen Neuroleptika vorteilhaft sein.

Tranquilizer, Hypnotika

Schlafstörungen im Alter sind häufig durch Faktoren bedingt, die nicht auf Schlafmittel ansprechen, etwa allgemeine Inaktivität oder Kreislaufstörungen. Ein besonders hoher Verbrauch von Schlaf- und Beruhigungsmitteln in Pflegeheimen lässt oft den Verdacht aufkommen, dass ihr Einsatz auch der Erleichterung der Pflege dient!

Zur Behandlung von Schlafstörungen und von Angst, Unruhe und Erregungszuständen im Alter eignen sich v. a. Benzodiazepine mit schnellem Wirkungseintritt und mittlerer Halbwertszeit (**Oxazepam**[42], **Lorazepam**[43], **Temazepam**[44]). Weniger empfehlenswert sind Präparate mit kurzer Halbwertszeit (z. B. **Triazolam**[45]), da paradoxe Reaktionen wie Wachzustände, Agitiertheit und delirante Zustände bei psychoorganisch beeinträchtigten älteren Patienten häufiger auftreten. Alle Benzodiazepine verursachen besonders im Alter kognitive und psychomotorische unerwünschte Wirkungen und bergen die Gefahr einer Niedrig-

---

[25] Nortrilen®
[26] Remergil®
[27] Seroxat®, Paroxetin beta®
[28] Cipramil®, Citalopram-1A Pharma®
[29] Aurorix®
[30] Jarsin®, Texx®
[31] Eunerpan®, Melperon-neuraxpharm®
[32] Dipiperon®, Pipamperon-neuraxpharm®
[33] Neurocil®, Levium®
[34] Atosil®, Proneurin®
[35] Melleril®, Thioridazin-neuraxpharm®
[36] Haldol®, Haloperidol-neuraxpharm®
[37] Risperdal®
[38] Zyprexa®
[39] Leponex®, Clozapin-neuraxpharm®
[40] Zeldox®
[41] Seroquel®
[42] Adumbran®, Oxazepam-neuraxpharm®
[43] Tavor®, Lorazepam-neuraxpharm®
[44] Remestan®, Temazep-CT®
[45] Halcion®

dosisabhängigkeit. In dieser Hinsicht sind auch **Zolpidem**[46] und **Zopiclon**[47] nur relativ besser. Auch von ihnen ist heute bekannt, dass sie zur Abhängigkeit führen und Entzugserscheinungen hervorrufen können. Durch Verzicht auf Benzodiazepine und deren Analoga lassen sich die im Alter häufig folgenschweren Konsequenzen von Gangunsicherheit und Sturzgefahr deutlich vermindern. **Chloralhydrat**[48] ist wegen der geringen therapeutischen Breite und der möglichen kardiovaskulären unerwünschten Wirkungen trotz guter Wirkung bei alten Menschen mit Vorsicht einzusetzen. Die Wirkung pflanzlicher Hypnotika ist zwar umstritten, doch sollte alten Menschen, wenn sie glauben damit schlafen zu können, nicht davon abgeraten werden. Es muss jedoch vermerkt werden, dass Langzeitwirkungen noch unzureichend geprüft und Wechselwirkungen bei Komedikation nicht auszuschließen sind. Gut charakterisiert wurden bislang Wechselwirkungen zwischen dem Enzym-induktorisch wirkenden Johanniskraut und Arzneimitteln, die Substrat von CYP3A4 und/oder P-Glykoprotein sind (z. B. **Cyclosporin**[49], Digoxin). Von dem in Deutschland nicht zugelassenen Melatonin ist bekannt, dass niedrige Abenddosen die Schlaflatenz und -qualität verbessern sowie die Anzahl der Aufwachperioden vermindern können, besonders bei älteren Patienten mit Schlafstörungen.

Antidementiva

Sie werden zur Behandlung von Hirnleistungsstörungen im Zusammenhang mit der Alzheimer und vaskulären Demenz eingesetzt und sollen Funktionen wie Gedächtnis, Konzentrations- und Lernfähigkeit, Denken und Vigilanz verbessern. Ziel der Behandlung mit Antidementiva ist die Erhaltung oder Wiederherstellung von Selbständigkeit und Selbstbestimmung der Patienten und damit die Verbesserung ihrer Lebensqualität. Klinische Studien, die diese Therapieziele zum Gegenstand haben, stehen für die meisten Antidementiva ebenso aus wie für die so genannten Geriatrika. Antidementiva entstammen chemisch und pharmakologisch sehr heterogenen Stoffklassen. In einzelnen physiologischen oder biochemischen Parametern, psychometrischen Tests und kontrollierten klinischen Studien konnten mit einigen dieser Stoffe wie den Cholinesterase-Hemmern **Galantamin**[50], **Donepezil**[51] und **Rivastigmin**[52] sowie den NMDA-Rezeptorantagonisten **Memantin**[53] Wirksamkeitsbelege erbracht werden. Sie verbessern bei Patienten mit leichter bis mittlerer Demenz vom vaskulären und Alzheimer Typ signifikant kognitive Leistungen, den Grad der Hilfsbedürftigkeit sowie Verhaltenssymptome. Doch ist der klinische Nutzen dieser Wirkungen in Hinblick auf eine praktisch bedeutsame Verbesserung der Lebensqualität der Patienten begrenzt. Auch hinsichtlich der Progressionsverzögerung der Demenz erfüllen alle heute verfügbaren Nootropika die Erwartungen nicht. Erfolglose Therapieversuche sollten spätestens nach drei Monaten beendet werden.

34.5.4 Herzglykoside

Der Nutzen einer Therapie mit Herzglykosiden im Alter sollte besonders kritisch bedacht werden. Sie wirken bei chronischer Herzinsuffizienz symptomatisch, jedoch nicht lebensverlängernd, verursachen aber wegen ihrer geringen therapeutischen Breite häufig unerwünschte Wirkungen. Die Dosisfindung wird durch pharmakokinetische Besonderheiten älterer Patienten kompliziert, wie geringeres Verteilungsvolumen durch weniger Muskelmasse und Plasmaproteine und langsamere renale und/oder hepatische Elimination (▶ Kap. 35.2). Bei gleicher Dosis sind die Plasmakonzentrationen von Digoxin bei älteren Patienten etwa doppelt so hoch wie im mittleren Lebensalter. Zu beachten sind ferner die altersbedingte Neigung zu Bradykardie sowie die geringere Kaliumkonzentration im Plasma und die damit erklärbare höhere Digitalisempfindlichkeit trotz normaler Plasmaspiegel. Digitalisierte alte Patienten sollten kaliumreiche Nahrung zu sich nehmen (Bohnen, Erbsen, Linsen, Kartoffeln, Spinat), ggf. sind erniedrigte Kaliumkonzentrationen durch Substitution in den oberen Normbereich anzuheben. Eine Therapie mit Herzglykosiden im Alter sollte mit langsamer Sättigung begonnen und individuell, unter Umständen mithilfe einer Kontrolle der Plasmakonzentration angepasst werden. Bei Verschlechterungen der Nieren- (**Digoxin**[54]) und der Leberfunktion (**Digitoxin**[55]) sind rechtzeitig Dosiskorrekturen durchzuführen.

34.5.5 Antihypertensiva

Etwa 40–60% der über 65-Jährigen haben erhöhte Blutdruckwerte, wobei eine isolierte systolische Hypertonie bei bis zu einem Drittel dieser Menschen auftritt. Von einer antihypertensiven Therapie profitieren bis ins hohe Alter von 80 Jahren sowohl Patienten mit klassischer als auch mit isolierter systolischer Hypertonie durch Verringerung von Mortalität und Häufigkeit cerebro- und kardiovaskulärer Ereignisse. Im Gegensatz zu jüngeren Patienten sind im Alter der systolische Blutdruckwert bzw. der Pulsdruck von besonderer prädiktiver Bedeutung. Vor und besonders zur Kontrolle einer medikamentösen Therapie sind wiederholte Blutdruckmessungen im Sitzen und Stehen unbedingt erforderlich, um situationsbedingte Druckanstiege auszuschließen und Orthostasereaktionen zu erkennen. Geeignete Methoden sind ambulantes 24-Stunden-Blutdruckmonitoring und Blutdruckselbstmessungen. Die Arzneitherapie sollte nach Ausschöpfung nicht-medikamentöser

---

[46] Bikalm®, Zolpinox®
[47] Ximovan®, Zopiclon AbZ®
[48] Chloraldurat®, Chloraldurat Pohl®
[49] Sandimum®, Cicloral®
[50] Reminyl®
[51] Aricept®
[52] Exelon®
[53] Ebixa®, Axura®
[54] Lanicor®, Dilanacin®
[55] Digimerck®, Digimed®

Verfahren mit einer Monotherapie in geringst möglicher Dosis bei Blutdruckwerten über 160/100 mmHg begonnen werden, wobei aus den Mitteln der Wahl nach individuellen Gesichtspunkten ausgewählt wird. Bevorzugt werden Präparate mit einer 24-stündigen Wirkdauer frühmorgens appliziert. Der diastolische Blutdruck sollte langsam über Wochen und Monate möglichst unter 90 mmHg und der systolische Druck unter 140 mmHg gesenkt werden. Bei Patienten mit systolischen Werten zwischen 160–180 mmHg sollte eine Reduktion um 20 mmHg angestrebt werden. Bei zu schneller Blutdrucksenkung können orthostatische Dysregulation und Schwindel häufiger auftreten und die Sturzgefahr erhöhen. Bei kardial und cerebral vorgeschädigten Patienten erhöht sich das Herzinfarkt- und Apoplexierisiko. Bei deutlichem orthostatischen Blutdruckabfall (= 30 mmHg) wird die Dosis auf die Werte im Stehen eingestellt. Im Interesse der Compliance sind bei unzureichendem Erfolg der Monotherapie auch fixe Kombinationen sinnvoll. Besonders empfohlen werden Thiaziddiuretika oder β-Adrenorezeptor-Antagonisten in Kombination mit Thiaziddiuretika. Bei der isolierten systolischen Hypertonie kommen auch langwirksame Calcium-Kanal-Blocker aus der Gruppe der Dihydropyridine zum Einsatz.

Diuretika

Bei mittleren Dosen ist bereits mit einer Hyponatriämie zu rechnen, besonders bei gestörtem Trinkverhalten. Es ist darauf zu achten, dass die Kochsalzzufuhr nicht zu drastisch vermindert wird. Alte Patienten neigen auch zur Hypokaliämie und deren schwerwiegenden Folgen unter anderem für die Wirkung gleichzeitig verordneter Herzglykoside. **Hydrochlorothiazid**[56] (12,5 mg/Tag) kann darum mit einem kaliumsparenden Diuretikum kombiniert werden. Bei geringfügig eingeschränkter Nierenfunktion und gleichzeitiger Einnahme von ACE-Hemmstoffen oder Nicht-Steroid-Antiphlogistika besteht die Gefahr der Hyperkaliämie. Bei deutlich eingeschränkter Nierenfunktion (Kreatinin >2 mg/dl) müssen Schleifendiuretika eingesetzt werden, kaliumsparende Diuretika sind kontraindiziert.

β-Adrenozeptor-Antagonisten

Ihr Nutzen ist gut belegt, obwohl die Wirksamkeit mit dem Lebensalter abnimmt, während die bekannten unerwünschten Wirkungen stärker hervortreten. Wegen der im Alter häufig verminderten Nierenfunktion sollten Stoffe eingesetzt werden, die vorwiegend in der Leber metabolisiert und nicht vorwiegend renal eliminiert werden wie beispielsweise **Metoprolol** oder **Bisoprolol**[57]. Bei der Indikationsstellung sollten differenzialtherapeutische Überlegungen berücksichtigt werden (z. B. Einsatz besonders bei KHK, tachykarde Rhythmusstörungen und Herzinsuffizienz, Probleme bei Diabetes mellitus oder COPD, Kontraindikation bei Asthma bronchiale).

Calcium-Kanalblocker

Lang wirksame Vertreter vom Dihydropyridintyp (z. B. **Nitrendipin**[58], **Amlodipin**[59], **Felodipin**[60]) haben im Alter eine gute antihypertensive Wirkung, während unerwünschte Wirkungen seltener als bei jüngeren Patienten auftreten. Sie werden bevorzugt bei Patienten mit »metabolischem Syndrom«, Asthma bronchiale, koronarer Herz- und peripherer Verschlusskrankheit verordnet.

ACE-Hemmstoffe

Sie sind Mittel der Wahl bei Hypertonie-Patienten mit Nierenerkrankungen, Herzinsuffizienz, nach Herzinfarkt und bei Diabetes mellitus. Wegen fehlender Kontraindikationen eignen sie sich auch bei Patienten mit obstruktiven Atemwegserkrankungen und peripheren arteriellen Durchblutungsstörungen. Die Therapie sollte mit der niedrigsten empfohlenen Dosis begonnen werden. Bei schwerer Herzinsuffizienz ist der Gefahr eines plötzlichen Blutdruckabfalls (**First-dose-Hypotonie**) durch entsprechende Maßnahmen zu begegnen (Überwachung, gegebenenfalls Absetzen von Diuretika, stationäre Einstellung). Besondere Beachtung ist auch dem Serumkalium und der Nierenfunktion zu widmen.

34.5.6 Antikoagulanzien

Zunehmend werden auch alte Menschen mit Vitamin K-Antagonisten behandelt, beispielsweise bei Vorhofflimmern oder rezidivierenden Beinvenenthrombosen. Die Indikationsstellung für diese orale Antikoagulation ist im Einzelfall sehr sorgfältig zu erwägen. So kann bei bestimmten Grunderkrankungen (z. B. Diabetes mellitus, Hypertonie, Divertikulose) ein erhöhtes Blutungsrisiko vorliegen. Die Wirkung von **Cumarinen**[61] wird von einseitigen Ernährungsgewohnheiten (Vitamin K), Komedikationen (Enzyminduktoren und -hemmer) und Krankheiten (Synthesestörung von Gerinnungsfaktoren) im Alter beeinflusst. Wegen ihrer sehr langen Halbwertszeit können Fehleinnahmen weitreichende Konsequenzen haben. Die Therapie sollte langsam begonnen (initial 6–9 mg/Tag) und auf die erforderlichen INR-Werte zuverlässig eingestellt werden. Die Nutzen/Risiko-Abschätzung hat auch zu berücksichtigen, ob die kontrollierte Medikamenteneinnahme gewährleistet werden kann. Alternativen sind Thrombozytenfunktionshemmer oder die parenterale Gerinnungshemmung mit Heparin (z. B. einmal täglich niedermolekulares Heparin durch Pflegepersonal).

---

[56] Esidrix®, HCT von ct®
[57] Concor®, Bisogamma®
[58] Bayotensin®, Nitrendipin AL®
[59] Norvasc®, Amlodipin dura®
[60] Modip®, Felodipin-STADA®
[61] Marcumar®, Falithrom®

34.5.7 Sexualhormone

Bei der Frau sinkt die Konzentration an Sexualhormonen nach dem Klimakterium schnell und erheblich ab. Daher kann der symptomatische Einsatz von Östrogenen zur Behandlung von klimakterischen Ausfallerscheinungen sinnvoll sein. Stark belastende Menopausensymptome (Hitzewallungen, nächtliches Schwitzen) werden gemildert. Die Östrogengabe reduziert ebenfalls Stimmungsschwankungen und hält die Haut dicker und feuchter. Eine Stressinkontinenz infolge der Atrophie des Genitale und der Erschlaffung des Beckenbodens lässt sich somit erfolgreich behandeln. Die langjährige prophylaktische Anwendung ist dagegen nicht gerechtfertigt, da sich die Erwartungen an die Östrogensubstitution wie Verminderung der Inzidenz von Herzinfarkt und Schlaganfall nicht erfüllt haben. Nach den Ergebnissen der WHI-Studie (**Women's Health Initiative**) müssen von 10.000 hormonsubstituierten Frauen pro Jahr zusätzlich 8 mit einem invasiven Mammakarzinom, 7 mit einem Herzinfarkt, 8 mit Schlaganfall sowie 18 mit Thrombosen rechnen. Dieses Risiko wird nicht aufgewogen durch 6 weniger kolorektale Karzinome und 5 weniger Hüftfrakturen. Die Hormongabe scheint auch das Demenzrisiko zu erhöhen.

Auch beim alternden Mann können Symptome wie Muskelschwäche, Libidominderung, Osteopenie und psychische Auffälligkeiten durch Hormonmangel bedingt sein (Climacterium virile). Der derzeitige Erkenntnisstand erlaubt aber keinesfalls eine eindeutige Substitutionsempfehlung mit Testosteron.

Weiterführende Literatur

Bruchhausen F von, Lemmer B (2000) Arzneimitteltherapie für ältere Menschen. Springer, Berlin

Estler CJ (1997) Arzneimittel im Alter. Grundlagen für die Arzneimitteltherapie des älteren Menschen. Wissenschaftliche Verlagsgesellschaft, Stuttgart

Fliser D, Franek E, Joest M, Block S, Mutschler E, Ritz E (1997) Renal function in the elderly: impact of hypertension and cardiac function. Kidney Int 51: 1196–1204

Hornung WP (1994) Psychopharmaka im Alter. Deutsches Ärzteblatt 91: A-2418

Klotz U (2000) Arzneimittelgebrauch und -anwendung in Abhängigkeit vom Alter. In: Kovar KA (Hrsg.) Pharmazeutische Praxis. Wissenschaftliche Verlagsgesellschaft, Stuttgart

Köhler GI, Bode-Böger SM, Busse R, Hoopmann M, Welte T, Böger RH (2000) Drug-drug interactions in elderly patients. Relation to hospital admissions and multiple drug use. Int J Clin Pharmacol Ther 38: 504–513

Leitlinie für die Prävention, Erkennung, Diagnostik und Therapie der arteriellen Hypertonie. Arbeitsgemeinschaft der Wissenschaftlichen Medizinischen Fachgesellschaften (AWMF) 2003: www.uni-düsseldorf.de/AWMF

Platt D, Mutschler E (1999) Pharmakotherapie im Alter. Wissenschaftliche Verlagsgesellschaft, Stuttgart

Schwabe U, Paffrath D (2003) Arzneiverordnungs-Report 2003. Springer, Berlin, Heidelberg

Shumaker SA et al. (2003) Estrogen plus progestin and the incidence of dementia and mild cognitive impairment in postmenopausal women: the Women's Health Initiative Memory Study: a randomized controlled trial. JAMA 289: 2651–62

Sperling H, Rübben H (2002) Climacterium virile. Mythen, Fakten, Konsequenzen. Internistische Praxis 42: 763–771

Writing Group for the Women's Health Initiative Investigators (2002) Risks and benefits of estrogen plus progestin in healthy postmenopausal women. Principal Results From the Women's Health Initiative Randomized Controlled Trial. JAMA 288: 321–333

35 Wechselwirkungen zwischen Arzneimitteln

U. Klotz, H. K. Kroemer

35.1 Definitionen, Mechanismen und klinische Bedeutung

Viele Patienten erhalten gleichzeitig mehrere Medikamente, die sich in ihrer Wirkung gegenseitig beeinflussen können. Hat dies Auswirkungen für die therapeutische Anwendung, spricht man von Arzneimittelinteraktionen (bzw. Wechselwirkungen). Solche Interaktionen können auch im Rahmen einer Selbstmedikation auftreten oder durch Nahrungsbestandteile hervorgerufen werden. Im Rahmen einer Interaktion können sowohl synergistische als auch antagonistische Arzneimitteleffekte resultieren.

Die Wechselwirkungen können außerhalb des Organismus (physikalische Inkompatibilitäten) oder innerhalb des Körpers (pharmakokinetische und/oder pharmakodynamische Interaktionen) auftreten. Im Rahmen des vorliegenden Kapitels werden nur Letztere besprochen. Ungefähr 5–22% der unerwünschten Arzneimittelwirkungen (UAW) sind auf Arzneimittelinteraktionen zurückzuführen (bei Patienten im Altersbereich von 70–103 Jahren sind es 56%!). Bei den UAW-bedingten stationären Krankenhauseinweisungen (10,2% bei älteren Patienten) kommt den Arzneimittelinteraktionen mit 4,6% der Fälle eine große Bedeutung zu. Auch bei der Entlassung aus der Klinik erhalten Patienten häufig (60%) Arzneimittelkombinationen, die potentielle Interaktionen beinhalten, die in 12,2% der Fälle als schwerwiegend bezeichnet werden. Ihre Häufigkeit nimmt exponentiell mit der Zahl der gleichzeitig verabreichten Medikamente zu. Die Anzahl der theoretischen Interaktionsmöglichkeiten N lässt sich mathematisch ausdrücken

$$N = \frac{(\text{Zahl der Arzneimittel})!}{2!\,(\text{Zahl der Arzneimittel} - 2)!}$$

und bei 3 Arzneimitteln sind 3 Kombinationen von jeweils 2 interferierenden Pharmaka möglich. Bei in der Klinik durchschnittlich 7 gleichzeitig verabreichten Medikamenten sind bereits 21 Interaktionen theoretisch denkbar. Grundsätzlich können diese auf allen pharmakokinetischen Eben ablaufen, was aus folgender Gegenüberstellung deutlich wird.

$$C_{av}^{ss}\,(\text{im Blut}) = \frac{(f) \times D}{\tau} \times \frac{1}{CL_R + CL_H}$$

bestimmt die reversible Wirkung — »Dosierungsgeschwindigkeit« — Eliminationsleistung

Es hängt zum einen vom Ausmaß der Konzentrationsveränderungen (ΔC_{av}^{ss}) und zum anderen von der Steilheit der Konzentrations-Wirkungs-Kurve ab, ob die beobachteten pharmakokinetischen Interaktionen auch pharmakodynamische bzw. klinische Auswirkungen haben.

Wird das Interaktionspotential eines (neuen) Arzneimittels nicht rechtzeitig erkannt bzw. berücksichtigt, kann dies, wie kürzlich am Beispiel des neuartigen Ca-Kanalblockers **Mibefradil**[1] geschehen, zur Rücknahme vom Markt zwingen. Schon präklinische Tests hatten ergeben, dass Mibefradil ein potenter Hemmstoff des arzneimittelabbauenden Enzyms CYP 3A4 ist. Dieses Enzym ist für den Abbau einer Vielzahl von Medikamenten verantwortlich (s. unten). Da die kombinierte Gabe von Mibefradil und anderen Arzneimitteln zu schwerwiegenden pharmakokinetischen und pharmakodynamischen Interaktionen führte, musste Mibefradil 1,5 Jahre nach seiner Einführung wieder vom Markt genommen werden.

Vor ca. 5 Jahren wurde von der FDA und vom BfArM **Cisaprid**[2] vom Markt zurückgenommen, da bei bestimmten Risikopatienten gefährliche Herzrhythmusstörungen auftraten. Einen wesentlichen Risikofaktor stellte die Komedikation von CYP 3A4-Inhibitoren dar (z. B. Erythromycin, Clarithromycin, **Ketoconazol**[3], **Fluconazol**[4], Fluvoxamin, **Nefazodon**[5] oder Grapefruitsaft), da dieses Enzym für den Abbau von Cisaprid verantwortlich ist. Auch beim 2001 zurückgezogenen Lipidsenker Cerivastatin spielten Wechselwirkungen mit Fibraten eine wesentliche Rolle bei den sehr selten aufgetretenen Rhabdomyolysen. Diese aktuellen Beispiele verdeutlichen die klinische Relevanz von Arzneimittelwechselwirkungen.

Präparate aus Johanniskrautextrakten sind zurzeit als »milde« Antidepressiva sehr populär. Bei diesen freiverkäuflichen Arzneimitteln muss jedoch bedacht werden, dass sie u. a. enzyminduzierende Inhaltsstoffe enthalten, das heißt, der enzymatische Abbau und der zelluläre Auswärtstransport anderer gleichzeitig verabreichter Arzneimittel wird beschleunigt und führt dadurch zu einer Wirksamkeitsabnahme, beispielsweise von Ciclosporin, Theophyllin, **Phenprocoumon**[6], **Indinavir**[7] und oralen Kontrazeptiva.

Häufig werden die Wechselwirkungen initial nur bei einzelnen Patienten beobachtet, deren Mechanismen dann in kontrollierten Studien abgeklärt werden. Aus der Kenntnis der ablaufenden Mechanismen lassen sich meistens entsprechende Dosierungskorrekturen bzw. alternative Therapiemöglichkeiten ableiten. Durch entsprechende **in vitro**-Techniken können heute wichtige Interaktionen vor der Erstanwendung am Menschen abgeschätzt werden.

35.2 Pharmakokinetische Arzneimittelinteraktionen

Pharmakokinetische Wechselwirkungen können alle Teilprozesse der Pharmakokinetik (Resorption, Verteilung, Elimination, Transportvorgänge) oder mehrere gleichzeitig betreffen. Da eine

1 Posicor 50®, Cerate® (in Deutschland nicht mehr im Handel)
2 Propulsin® (in Deutschland nicht mehr im Handel)
3 Nizoral®, Terzolin®
4 Fungata®, FlucoLich Derm®
5 Nefadar®
6 Marcumar®, Falithrom®
7 Crixivan®

große Vielfalt von Interaktionen bekannt sind, kann im Folgenden nur an Hand von einigen wichtigen Beispielen auf ihre Prinzipien eingegangen werden.

35.2.1 Interaktionen bei der Resorption

Arzneimittelinduzierte Veränderungen der pH- und Motilitätsverhältnisse im Magen-Darm-Kanal können insofern einen Einfluss auf die Co-Medikation haben, als deren Geschwindigkeit und/oder Ausmaß der Resorption verändert werden.

H_2-Rezeptorantagonisten (Cimetidin, Ranitidin, Famotidin) und v. a. Protonenpumpen-Inhibitoren (z. B. **Omeprazol**[8], **Lansoprazol**[9], **Pantoprazol**[10], **Rabeprazol**[11]) hemmen längerfristig die Magensäuresekretion und erhöhen somit den intragastralen pH-Wert. Dadurch kommt es beispielsweise unter Cimetidin oder Omeprazol zu einer pH-abhängigen Verminderung der Resorption des Antimykotikums Ketoconazol. Umgekehrt nehmen die resorbierten Mengen an Cimetidin, Ranitidin oder auch Digoxin ab, wenn gleichzeitig Antacida eingenommen werden, was in der täglichen Praxis vermieden werden kann, wenn ein Zeitabstand von mindestens 2 Stunden bei der Einnahme eingehalten wird.

Antacida und **Sucralfat**[12] können auch dafür verantwortlich sein, dass Gyrasehemmer (z. B. **Ciprofloxacin**[13], **Ofloxacin**[14], Temafloxacin) unwirksam sind, da deren orale Bioverfügbarkeit deutlich abnehmen kann.

Verschiedene Zytostatika können wahrscheinlich über eine Schädigung der Darmschleimhaut dazu führen, dass die Resorption von Digoxin beeinträchtigt wird.

Anticholinergika (z. B. atropinähnliche Stoffe) und Opiate (z. B. Morphin, **Codein**[15], Pethidin) verzögern die Magenentleerungszeit. Daher kann die Absorption von Paracetamol deutlich verlangsamt werden. Wird die Magenentleerung stimuliert, z. B. durch **Metoclopramid**[16], kommt es umgekehrt zu einer Beschleunigung der Absorption von Alkohol und Paracetamol.

Die Salze von zwei- und dreiwertigen Metallen (Calcium, Magnesium, Eisen und Aluminium; in Antacida oder Nahrungsmitteln enthalten) können mit einigen Medikamenten (z. B. Tetracycline) schlecht resorbierbare Komplexe bilden. Ähnlich verhält sich das Ionenaustauscherharz **Colestyramin**[17], das eine starke Bindungsaffinität für saure Arzneimittel aufweist und z. B. Warfarin, Aspirin und Digitoxin im Gastrointestinaltrakt »abfängt«. Bei der kombinierten Tbc-Behandlung ist zu beachten, dass die p-Aminosalicylsäure (PAS) die Absorption von gleichzeitig oral gegebenem Rifampicin um etwa 50% vermindert.

Wird bei Patienten mit chronisch entzündlichen Darmerkrankungen, die häufig unter Diarrhoe leiden oder gleichzeitig Antibiotika erhalten, **Sulfasalazin**[18] eingesetzt, so kann aus diesem nur noch im abgeschwächten Maße durch die Colon-Bakterien die eigentliche Wirksubstanz 5-Aminosalicylsäure (Mesalazin) durch reduktive Spaltung der Azoverbindung freigesetzt werden.

35.2.2 Interaktionen bei der Verteilung

Durch Konkurrenz um die im Plasma oder Gewebe vorhandenen sättigungsfähigen Proteinbindungsstellen können unter folgenden kinetischen Voraussetzungen bei der häufig durchgeführten Polypragmasie Wechselwirkungen auftreten:
1. Das in Frage kommende Arzneimittel muss einen engen therapeutischen Bereich aufweisen,
2. es muss eine Beziehung zwischen der freien (ungebundenen) Arzneimittelkonzentration und der Wirkung bestehen,
3. das scheinbare Verteilungsvolumen muss kleiner als 2 l/kg sein,
4. die Plasma-Eiweißbindung muss über 85% liegen, das heißt die freie Fraktion f_u ist <0,15 und
5. bei therapeutischer Dosierung muss eine Sättigung der zur Verfügung stehenden Bindungsstellen eintreten.

Aus diesen Gegebenheiten geht hervor, dass besonders bei Amitriptylin, Desipramin, Digitoxin, Disopyramid, Imipramin, Nortriptylin, Phenytoin, Phenylbutazon, Salicylsäure, Tolbutamid, Valproinsäure und Warfarin Probleme auftreten könnten.

Am humanen Serumalbumin konnten durch Ligandenexperimente drei verschiedene Bindungsstellen gefunden werden, die durch die Modellsubstanzen Diazepam, Warfarin und Digitoxin charakterisierbar sind. Wenn ab einer bestimmten Konzentration der Arzneimittel bzw. endogenen Liganden diese Bindungsstellen abgesättigt sind, kommt es zu kompetitiven Verdrängungsreaktionen. Klinisch relevante Beispiele sind allerdings selten:
- Verdrängung des Phenytoins durch Valproinsäure;
- Verdrängung des Warfarin durch Phenylbutazon und
- Verdrängung von Valproinsäure durch Salicylate.

Grundsätzlich sind solche Interaktionen besonders bei solchen Medikamenten zu erwarten, die eine konzentrationsabhängige Plasma-Eiweißbindung aufweisen, wie z. B. Disopyramid, Phenylbutazon, Salicyl- und Valproinsäure.

Im Allgemeinen kann davon ausgegangen werden, dass bei erniedrigter Plasma-Eiweißbindung mit der Erhöhung der freien Fraktion f_u das scheinbare Verteilungsvolumen zunimmt, weil

[8] Antra®, Omeprazol AbZ®
[9] Agopton®, Lanzor®
[10] Rifun®, Pantozol®
[11] Pariet®
[12] Ulcogant®
[13] Ciprobay®, Ciproflox Sandoz®
[14] Tarivid®, Oflox Basics®
[15] Codicaps®mono, Codeintropfen CT®
[16] Paspertin®, MCP-Hexal®
[17] Quantalan®
[18] Azulfidine®, Sulfasalazin Heyl®

nun ein größerer Anteil des Arzneimittels sich in periphere Gewebe verteilen kann. Eine Zunahme von f_u führt auch häufig zu einer Beschleunigung der Elimination.

In der Vergangenheit wurden die Bindungswechselwirkungen überschätzt, da die freie Konzentration nur sehr kurzfristig ansteigt und andere Mechanismen (häufig Hemmung des Abbaus) überwiegen (Tab. 35.1). Sie sind selten von pharmakologischer bzw. klinischer Relevanz.

Tab. 35.1. Pharmakokinetische Interaktionen, die auf einer Verdrängung aus der Plasmaproteinbindung **und** Hemmung des Abbaus beruhen

Arzneimittel	Konsequenz
orale Antikoagulanzien	verstärkte Blutungsneigung
+ Phenylbutazon	
+ Tolbutamid	
+ Sulfonamid	
orale Antidiabetika	Hypoglykämie
+ Phenylbutazon	
Phenytoin	verstärkte zentrale Dämpfung
+ Salicylate	
+ Valproinsäure	

35.2.1 Interaktionen beim Arzneimittelmetabolismus

Vor ihrer endgültigen Ausscheidung werden viele Arzneimittel in der Leber (bei oraler Applikation zum Teil auch bereits im Dünndarm) metabolisiert. Für den Stoffwechsel sind verschiedene Enzymsysteme, beispielsweise die großen Familien der Cytochrom-P450 (CYP)-Isoenzyme oder der Glukuronosyltransferasen verantwortlich. Dieser enzymvermittelte Um-/Abbau kann durch Arzneimittel gehemmt oder beschleunigt werden.

Die Beschleunigung der hepatischen Elimination beruht in aller Regel auf einer Enzyminduktion, das heißt, meistens wird die Enzymmenge in der Leber und/oder im Dünndarm vermehrt. Die Stimulation der Proteinsynthese wird erst nach 5–10 Tagen voll wirksam und hält nach Absetzen des Induktors (entsprechend der $t_{1/2}$ des Induktor und der Proteine) noch mehrere Tage an. Ein rascherer Induktionseffekt ist denkbar, wenn die Induktion auf einer Enzymstabilisierung beruht (z. B. Induktion von CYP2E1 durch Alkohol). Eine induktionsbedingte Erhöhung der metabolischen Clearance, die zu einem Abfall von Arzneimittelkonzentrationen führt, kann durch eine entsprechende Dosiserhöhung des induzierten Arzneimittels ausgeglichen werden (beim Absetzen des Induktors muss jedoch dann an die notwendige Dosisreduktion gedacht werden).

Typische Arzneimittel mit induzierenden Eigenschaften sind Barbiturate, Antikonvulsiva (vor allem Carbamazepin, Phenytoin, nicht jedoch die neuen Substanzen **Gabapentin**[19],

[19] Neurontin®, Gabapentin-ratiopharm®

Abb. 35.1. Induktoren der verschiedenen CYP-Isoenzyme; der dadurch beschleunigte Abbau kann zur Wirkungsabschwächung/-verlust der beispielhaft genannten Substanzen führen sowie die Bildung von aktiven bzw. toxischen Metaboliten erhöhen.

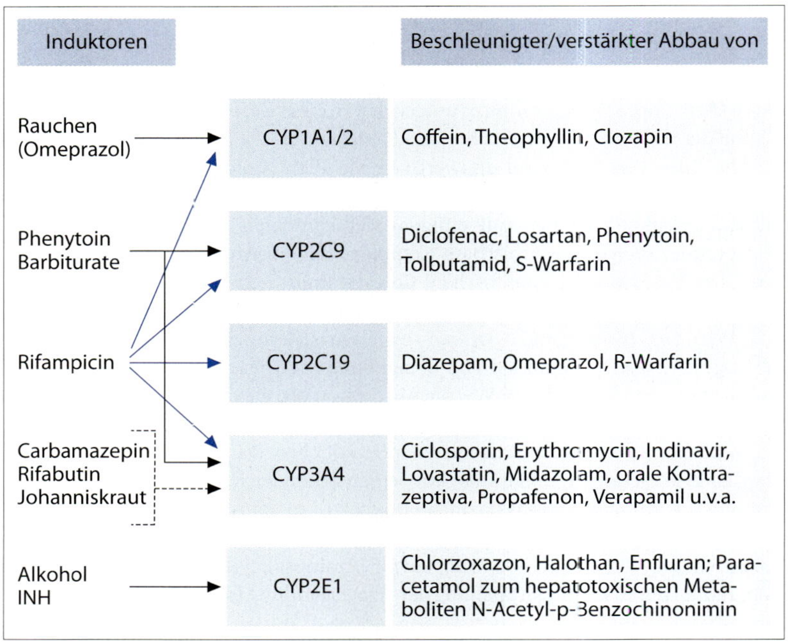

Lamotrigin[20], **Tiagabin**[21] und **Vigabatrin**[22]), Rifampicin, **Rifabutin**[23], **Isoniazid**[24] (INH) oder Dexamethason, jedoch auch Genussgifte, wie Rauchen und Ethanol. Die verschiedenen Induktoren führen dazu, dass neben vielen Arzneimitteln auch endogene Substanzen (z. B. Steroidhormone, Bilirubin, **Vitamin D**[25]) beschleunigt metabolisiert werden.

Die genannten Induktoren vermehren nicht nur die verschiedenen CYP-Proteinmengen, sondern erhöhen auch die Konzentrationen der Glutathion-S-Transferasen und UDP-Glukuronosyltransferasen (Enzyme des Phase II-Arzneimittelstoffwechsels).

Durch Induktion muss insbesondere bei oraler Einnahme mit einer Wirkungsabschwächung (-verlust) gerechnet werden, da nicht nur in der Leber, sondern auch die in der Dünndarmmucosa vorkommenden Enzymsysteme in ihrer Abbaukapazität gesteigert werden. Dabei ist zu bedenken, dass auch pflanzliche Inhaltsstoffe den Arzneimittelstoffwechsel induzieren können, beispielsweise kommt es unter einer antidepressiven Therapie mit Johanniskrautpräparaten zu einer Abnahme der oralen Bioverfügbarkeit von Theophyllin, Ciclosporin, Phenprocoumon, oralen Kontrazeptiva sowie Digoxin.

Der relativ unspezifische Induktor Rifampicin (◘ Abb. 35.1) erniedrigt beispielsweise die orale Bioverfügbarkeit von Verapamil und Propafenon von ca. 20–30% auf 2–5%, so dass ihre kardiovaskulären Wirkungen nach oraler Einnahme kaum noch nachzuweisen sind.

Durch zahlreiche Substanzen können die arzneimittelabbauenden Enzyme gehemmt werden. Dabei werden unterschiedliche Mechanismen wirksam:

1. (Reversible) nichtkompetitive Bindung des Hemmstoff an das Protein (nichtselektive Hemmung);
2. kompetitive (reversible) Bindung von zwei Medikamenten an den gleichen Substratbindungsstellen und
3. irreversible Bindung eines Hemmstoffes (bzw. meistens seines in der Leber entstehenden reaktiven Metaboliten) an das Enzymsystem (sog. **mechanism-based-Inhibition**).

Zur ersten Gruppe von Inhibitoren gehören beispielsweise Cimetidin und Ketoconazol, die beide aufgrund ihrer Imidazolringstruktur über das Eisenatom an das Hämoprotein von CYP-Enzymen gebunden werden und deshalb relativ unspezifisch den oxidativen Metabolismus einer Vielzahl von Arzneimitteln hemmen (◘ Tab. 35.2). Da die H_2-Blocker Ranitidin, Famotidin und **Nizatidin**[26] eine andere Struktur besitzen, weisen sie keine signifikanten Hemmeffekte auf.

Chinidin (Substrat von CYP3A4) stellt einen potenten Inhibitor von CYP 2D6 dar und wird deshalb auch in die erste Gruppe eingeordnet.

Beispiele für die zweite Gruppe stellen die β-Blocker Metoprolol und Propranolol dar, bei deren Metabolismus u. a. CYP2D6 involviert ist und die sich deshalb gegenseitig in ihrem Abbau behindern können. Ebenso hemmt Omeprazol dosisabhängig den Stoffwechsel von Diazepam, Moclobemid und Proguanil, da diese Substanzen alle Substrate des CYP2C19 darstellen.

◘ Tab. 35.2. Cimetidin hemmt die hepatische Elimination von:

Acenocoumarol	Estradiol	Nitrendipin
Alprazolam	Ethanol	Nortriptylin
Amitriptylin	Felodipin	Paroxetin
Amoxicillin	Femoxetin	Pelloxacin
Antipyrin	Flecainid	Pentoxifyllin
Bromazepam	5-Fluorouracil	Pethidin
Bupivacain	Flurazepam	Phenandion
Carbamazepin	Flurbiprofen	Phenytoin
Carbocystein	Glibenclamid	Pindolol
Chinidin	Gliclazid	Piroxicam
Chinin	Glipizid	Prednison
Chlordiazepoxid	Imipramin	Procainamid
Chlormethiazol	Indometacin	Propranolol
Chloroquin	Labetalol	Salicylsäure
Chlorpromazin	Lidocain	Spartein
Clobazam	Mebendazol	Sulindac
Coffein	Metformin	Tacrin
Ciclosporin	Methadon	Theobromin
Dapson	Metoprolol	Theophyllin
Debrisoquin	Metronidazol	Tolbutamid
Desipramin	Midazolam	Triamteren
Desmethyldiazepam	Mirtazapin	Triazolam
Diazepam	Moricizin	Trimazosin
Digitoxin	Nicardipin	Valproinsäure
Diltiazem	Nicotin	Verapamil
Doxepin	Nifedipin	Warfarin
Encainid	Nimodipin	Zaleplon
Enoxacin	Nitrazepam	

Reaktive Metabolite von **Chloramphenicol**[27], Troleandomycin und Erythromycin können stabile Komplexe mit dem CYP-System bilden und so zu einer »quasi« irreversiblen Hemmung des Arzneimittelstoffwechsels führen (Gruppe 3). Diallylsulphid

[20] Lamictal®, elemendos®
[21] Gabitril
[22] Sabril®
[23] Alfacid®
[24] Isozid®, tebesium®-s
[25] Vigantoletten®, Ospur D3®
[26] Nisax®
[27] Paraxin®

(ein Bestandteil vom Knoblauch) ist als potenter Hemmstoff von CYP2E1 auch in diese Kategorie einzuordnen. Gleiches gilt für Inhaltsstoffe des Grapefruitsaftes (Bergamottin, Dihydroxybergamottin), die das qualitativ und quantitativ wichtigste CYP3A4 inhibieren.

Ob eine Substanz den Abbau eines gleichzeitig verabreichten Arzneimittels hemmt, hängt entscheidend von den kinetischen Parametern (K_m und V_{max}-Werte) und von den **in vivo** vorliegenden Konzentrationen beider »Reaktionspartner« ab. Eine Inhibition tritt rasch ein, sobald am Wirkort (Leber) eine ausreichende Hemmkonzentration erreicht wird.

Mehr als die Hälfte aller Arzneimittel werden durch CYP3A4 metabolisiert, das in der Leber etwa $^1/_3$ und im Darm etwa 70% des Gesamtgehalt an CYPs darstellt. Deshalb ist es nicht verwunderlich, dass dieses Enzym im Mittelpunkt des klinischen Interesses steht, wie dies am Beispiel der Interaktion des Antihistaminikums **Terfenadin**[28] (CYP3A4-Substrat) mit Ketoconazol besonders deutlich wird. Das potentiell kardiotoxische Terfenadin wird durch CYP3A4 zu dem erst H_1-antagonistisch wirksamen Metaboliten Terfenadincarboxylat (**Fexofenadin**[29]) verstoffwechselt. Die gleichzeitige Gabe von Ketoconazol (und wie später gezeigt wurde auch von Itraconazol, Erythromycin, Clarithromycin) führt zur Hemmung dieses Abbauweges, wodurch es zu einer Konzentrationserhöhung der Ausgangssubstanz (**Prodrug**) kommt. Als Folge traten lebensbedrohliche Arrhythmien (**Torsade des Pointes**) auf, worauf das ehemals freiverkäufliche Terfenadin durch den aktiven Metaboliten Fexofenadin ersetzt wurde.

Bei den Protonenpumpeninhibitoren gibt es pharmakodynamisch und klinisch gesehen mittlerweile fünf gleichwertige Substanzen, die sich etwas in ihren Interaktionsmöglichkeiten unterscheiden (Tab. 35.3), was eine Entscheidungshilfe bei der Auswahl darstellen kann (das Interaktionspotential von Esomeprazol ist ähnlich dem von Omeprazol).

Bei der kombinierten AIDS-Therapie werden u. a. auch Proteaseinhibitoren eingesetzt. Entsprechend den Hemmkonstanten (K_i-Werte) stellt **Ritonavir**[30] den stärksten Inhibitor des CYP3A4 und **Nelfinavir**[31] einen schwächeren Hemmstoff dar; Indinavir, Amprenavir sowie Saquinavir nehmen eine Zwischenstellung ein. Bei der gleichzeitigen kurzfristigen Gabe von Ritonavir (R) und Saquinavir (S) wird z. B. die AUC von S um das 50fache durch R erhöht. Es gibt jedoch Hinweise, dass bei längerer Gabe höherer Dosen von Ritonavir diese Substanz auch induzierend wirken kann.

Weitere Hemmstoffe des CYP3A4 stellen mit fallender Potenz Clotrimazol, Ketoconazol, Itraconazol, Fluconazol, Erythromycin, **Roxithromycin**[32] und Clarithromycin dar. Beim Einsatz all dieser Hemmstoffe, ist damit zu rechnen, dass CYP3A4-Substrate (z. B. Ciclosporin, Midazolam, Triazolam) verlangsamt abgebaut werden, was durch entsprechende Dosisreduktionen ausgeglichen werden muss.

Inhaltsstoffe des Grapefruitsaftes (Furanocoumarine, Flavonoide) sind potente Hemmstoffe des CYP3A4 in der Dünndarmmucosa. Daher wird nach oraler Gabe von zahlreichen CYP3A4-Substraten bei gleichzeitigem Genuss von Grapefruitsaft die orale Bioverfügbarkeit dieser Arzneimittel z. T. drastisch erhöht. In Tab. 35.4 sind einige Beispiele angeführt.

---

28 Teldane®, Terfenadin Stada®
29 Telfast®
30 Norvir®
31 Viracept®
32 Rulid®, Roxi Basics®

Tab. 35.3. Arzneimittelinteraktionen zwischen Protonenpumpeninhibitoren und anderen Arzneimitteln

Drug tested	Involvierte Enzyme	Omeprazol	Lansoprazol	Pantoprazol	Rabeprazol
Theophyllin, Coffein	CYP1A2	nein (CL ↑)[a]	nein (CL ↑)[a]	nein	nein
Phenytoin	CYP2C9	CL ↓	nein	nein	nein
(S)-Warfarin	CYP2C9	nein	nein	nein	nein
Diazepam	CYP2C19	CL ↓	nein	nein	nein
(R)-Warfarin	CYP2C19, 1A2, 3A4	CL ↓	nein	nein	nein
Metoprolol	CYP2D6	nein	nu	nein	nu
Ethanol	ADH + CYP2E1	nein	nu	nein	nu
Ciclosporin	CYP3A4	nein	nu	nein	nu
Carbamazepin	CYP3A4	CL ↓	nu	nein	nu
Nifedipin	CYP3A4	CL ↓	nu	nein	nu
orale Kontrazeptiva	CYP3A	nu	nein	nein	nu
Antipyrin	globaler Leberfunktionstest	CL ↓	(CL ↑)[a]	nein	nu

[a] widersprüchliche Ergebnisse in der Literatur;
nein = keine signifikanten Interaktionen; nu = bisher nicht untersucht, ↑ = Zunahme, ↓ = Abnahme, CL = Clearance.

Tab. 35.4. Prozentuale Erhöhung der oralen Bioverfügbarkeit von Arzneimitteln bei gleichzeitiger Einnahme von Grapefruitsaft

Arzneimittel	Anstieg von f um
Simvastatin	das 9fache
Lovastatin	das 5fache
Cisaprid	65–244%
Felodipin	80–150%
Nisoldipin	75–100%
Saquinavir	40–120%
Nitrendipin	40–100%
Nicardipin	30–100%
Pranidipin	70%
Nifedipin	35–50%
Nimodipin	50%
Midazolam, Triazolam	50%
Carbamazepin	40%
Verapamil	40%
Terfenadin	30–55%
Ciclosporin	20–50%
Coffein	10–30%
Amlodipin	10–20%
Diltiazem	10%
Chinidin	10%

Beim Stoffwechsel der heute sehr populären HMG-CoA-Reduktasehemmstoffe ist CYP3A4 das entscheidende Enzym für die Substanzen **Atorvastin**[33], Lovastatin und Simvastatin, während **Fluvastatin**[34] hauptsächlich durch CYP2C9 abgebaut wird. Myotoxizität mit schwerer Rhabdomyolyse und akutem Nierenversagen wird selten als dosis- und konzentrationsabhängige Nebenwirkung von Lovastatin und Simvastatin beobachtet, v. a. bei gleichzeitiger Gabe von anderen Arzneimitteln (z. B. Itraconazol, Clarithromycin, Azithromycin, Cyclosporin, Erythromycin, **Gemfibrozil**[35]), die CYP3A4-Substrate bzw. Hemmstoffe dieses Isoenzyms darstellen und deshalb Ausdruck von Arzneimittelwechselwirkungen sind. Eine kombinierte Gabe von Lovastatin bzw. Simvastatin mit anderen CYP3A4-Substraten und -Hemmstoffen ist daher nicht zu empfehlen. Für das Fluvastatin (CYP2C9-Substrat) wurde kürzlich gezeigt, dass seine AUC bei gleichzeitiger Gabe von Fluconazol im Mittel um 84% ansteigt.

Bei den selektiven Serotoninwiederaufnahmehemmern (SSRI) gibt es ebenfalls zahlreiche Substanzen, die sich wiederum in ihrem Interaktionspotential etwas unterscheiden (Tab. 35.5). Am günstigsten scheint dabei Citalopram abzuschneiden.

Tab. 35.5. Selektive Serotoninwiederaufnahmehemmer (SSRI) als Substrate und potentielle Inhibitoren verschiedener CYP-Isoenzyme

SSRI	Abbauende CYPs	Hemmstoff von
Citalopram	2C19, 2D6, 3A4	(2D6)
Fluvoxamin	1A2	1A2, 2C19, 3A4; Amitriptylin, Clomipramin, Imipramin, Alprazolam, Diazepam, Bromazepam, Haloperidol, Clozapin, Theophyllin, Warfarin
Fluoxetin	2D6, (2C9/10), (2C19)	2C19, 2D6; Nortriptylin, Desipramin, Imipramin, Phenytoin
Paroxetin	2D6	2D6; Desipramin, Perphenazin
Sertralin	3A4	(3A4, 2D6), Desipramin

Während durch die früher erwähnten Induktoren auch die Glukuronidierung von Arzneimitteln beschleunigt werden kann, bleiben die Konjugationsreaktionen in aller Regel gegenüber den zahlreichen Inhibitoren unbeeinflusst.

35.2.2 Interaktionen bei der renalen Elimination

Bei der renalen Elimination (glomeruläre Filtration, passive Rückresorption, aktive Sekretion) sind ebenfalls zahlreiche Interaktionen bekannt. Bei saurem Urin (pH-Wert ca. 5) wird beispielsweise vom Amphetamin mehr unverändert ausgeschieden (60–70%) als bei durch Natriumbicarbonat alkalisiertem Urin (10%). Bei Vergiftungen mit Salicylaten oder Barbituraten macht man sich die bei höherem pH-Wert schnellere Elimination zu Nutze, indem man den Urin alkalisiert.

Umgekehrt kann die sehr kurze Wirkdauer von Penicillin durch die gleichzeitige Gabe von Probenecid verlängert werden, da das Urikosurikum die aktive tubuläre Sekretion des Penicillins kompetitiv hemmt.

Bei der renalen Elimination des **Lithiums**[36] laufen – analog dem Natrium – neben der glomerulären Filtration auch tubuläre Rückresorptionsprozess ab. Daher ist es nicht verwunderlich, dass verschiedene Diuretika über eine Beeinflussung dieser Mechanismen die Plasmakonzentration von Li^+ verändern können. **Acetazolamid**[37] behindert die Rückresorption und folglich wird die Li^+-Ausscheidung beschleunigt. Zur Erniedrigung der Li^+-Konzentrationen kommt es auch durch den diuretischen Effekt

[33] Sortis®
[34] Cranoc®, Locol®
[35] Gevilon®, Gemfi®
[36] Quilonum®, Hypnorex®
[37] Diamox®

Tab. 35.6. Beispiele von endogenen Substanzen und Arzneimitteln, die aktiv tubulär sezerniert werden

Organische Säuren mit Affinität für das Anionentransportsystem	Organische Basen mit Affinität für das Kationentransportsystem
aromatische Aminosäuren	Kreatinin
Bilirubin	verschiedene Katecholamine
Fettsäuren	
	Chinidin/Chinin
Aciclovir	Cimetidin
Cephalosporine	Disopyramid
Captopril	Ethambutol
Cisplatin	Famotidin
Furosemid	Metformin
Hydrochlorothiazid	N-Acetylprocainamid
Ibuprofen	Pindolol
Methotrexat	Procainamid
Penicilline	Ranitidin
Probenecid	Triamteren
Salicylate	Trimethoprim
Sulfonamide	Amilorid

der Methylxanthine. Dagegen führen Furosemid und Thiaziddiuretika (bzw. auch eine natriumarme Diät) über eine Erhöhung der Reabsorption zu einer Abnahme der Li^+-Clearance (etwa 25%), so dass mit einem Anstieg des Li^+-Plasmaspiegels zu rechnen ist. Mit Ausnahme der Acetylsalicylsäure führen verschiedene nichtsteroidale Antiphlogistika, wie z. B. Phenylbutazon, Indometacin und Diclofenac, über eine Abnahme der renalen CL des Lithiums zu einem signifikanten Anstieg der Plasmakonzentrationen mit erhöhtem Intoxikationsrisiko. Nichtsteroidale Antirheumatika vermindern auch die renale Clearance von Methotrexat und erhöhen damit seine Toxizität.

Sowohl für saure als auch basische Arzneimittel sind aktive, sättigungsfähige renale Carriersysteme nachgewiesen. Aus diesem Grund können die »Säuren« Probenecid, Acetylsalicylsäure, Sulfonamide, Furosemid und Etacrynsäure im proximalen Tubulus kompetitiv die aktive Sekretion von Penicillin hemmen. In ähnlicher Weise kann die aktiv sezernierte »Base« Cimetidin (in stark abgeschwächter Form auch Ranitidin) die renale Sekretion von Procainamid, N-Acetylprocainamid, Metformin und Triamteren verlangsamen. In Tab. 35.6 sind weitere Arzneimittel aufgelistet, die potentiell von diesen Interaktionen betroffen sein können.

35.2.3 Interaktionen beim Arzneimitteltransport

Das Verständnis der Mechanismen von Interaktionen zwischen Arzneimitteln hat sich in den vergangenen Jahren erheblich verbessert. Insbesondere mit der intensiven Untersuchung des Cytochrom-P450-Systems (aber auch anderer Arzneimittel-verstoffwechselnder Enzyme) sind viele Interaktionen erklärbar und zum Teil bereits vor der Erstanwendung am Menschen vorhersagbar. Dennoch gibt es eine Reihe bekannter und klinisch relevanter Interaktionen, die bisher nur schwer verständlich waren. Ein klinisch besonders wichtiges Beispiel dafür sind die vielfältigen Interaktionen des Herzglykosids Digoxin. Diese Substanz wird nur zu geringen Anteilen einer Dosis verstoffwechselt und überwiegend unverändert renal ausgeschieden. Trotz dieser seit langem bekannten pharmakokinetischen Eigenschaften des Digoxin, gibt es eine breite Palette klinisch relevanter Interaktionen. Dazu zählen eine erhöhte Bioverfügbarkeit von Digoxin bei gleichzeitiger Gabe etwa von Antibiotika wie Clarithromycin, Antiarrhythmika wie Verapamil und Propafenon oder Antimykotika wie Itraconazol. Auch diese Interaktionen werden verständlich, wenn man als Ursache Proteine annimmt, die Arzneistoffe nicht metabolisieren, sondern über Biomembranen transportieren und auf diesem Wege erheblichen Einfluss auf die im Organismus erreichten Konzentrationen haben. Es handelt sich bei diesen Proteinen um die Gruppe der so genannten ABC-Transporter (**ATP-binding cassette**).

ABC-Transporter wurden im Rahmen der primären oder sekundären Resistenz gegenüber einer Tumortherapie mit Zytostatika erstmalig beschrieben. Diese Proteine haben die Funktion, einen Arzneistoff, der das Zellinnere erreicht hat, in einem gerichteten Transport unter Verbrauch von ATP wieder aus der Zelle herauszubefördern. Der bekannteste und 1976 erstbeschriebene Vertreter dieser Gruppe ist das P-Glykoprotein (P-Gp; Synonym P170), das Produkt des MDR1-Gens (MDR, **multidrug resistence**). Es ist zwischenzeitlich zweifelsfrei nachgewiesen, dass P-Gp nicht nur in Tumoren vorkommt, sondern physiologisch in vielen Organen des gesunden Organismus lokalisiert ist (Tab. 35.7). Die physiologische Rolle liegt entweder in der schnellen Ausscheidung von Fremdstoffen (Transporter in Niere und Leber) oder in der Protektion des Organismus oder einzelner Organsysteme (Transporter in Gehirn und Darmschleimhaut). Neue Forschungsergebnisse haben klar gezeigt, dass ABC-Transporter aus einer Vielzahl von Subgruppen bestehen, z. B. MDR-Proteine sowie der MDR-assoziierten Proteine (MRP) und - ähnlich den Cytochrom-P450-Enzymen - eine Vielzahl von Subtypen mit unterschiedlicher Substratspezifität aufweisen. Die Zuordnung einzelner Substrate zu definierten Transportern, ist Gegenstand aktueller Untersuchungen.

Das Vorkommen dieses Transportproteins vermindert die intrazelluläre Konzentration verschiedenster Arzneimittel (Tab. 35.8).

Tab. 35.7. Vorkommen und Funktion von P-Glykoprotein im Körper. Sehr wahrscheinlich werden mehrere Transporter vom ABC-Typ an den gleichen Orten exprimiert

Organ	Zelle	Funktion
Leber	Hepatozyt	Exkretion in den Gallengang
Niere	Tubulusepithelzellen der proximalen und distalen Tubuli	Teil der Sekretion in den Tubulus
Darmschleimhaut	Enterozyt	Exkretion zurück in das Darmlumen
Blutgefäßsystem	Endothelzellen der Blut-Hirn-Schranke	Exkretion zurück in das Blut
Plexus choroideus	Epithelzelle	

Tab. 35.8. Auswahl von Substraten für P-Gp

Substrat	Substanzgruppe
Talinolol, Celiprolol	β-Adrenozeptorenblocker
Domperidon	peripherer Dopaminantagonist
Paclitaxel	Zytostatikum
Saquinavir	HIV-Protease-Inhibitor
Loperamid	peripher wirksames Opioid
Morphin	Opioid
Dexamethason	Steroidhormon
Vincaalkaloide, Anthracycline	Chemotherapeutika
Ciclosporin, Tacrolimus	Immunsuppressiva
Digoxin (inkl. seiner Derivate)	Herzglykoside
Phenytoin	Antiepileptikum
Itraconazol	Antimykotikum
Clarithromycin	Antibiotikum
Verapamil	Antiarrhythmikum
Ondansetron	Antiemetikum
Fexofenadin	Antihistaminikum
Ivermectin	antiparasitäre Substanz

Transportproteine vom ABC-Typ können somit dazu beitragen, Fremdstoffe entweder nicht in den Organismus aufzunehmen oder empfindliche Organe zu schützen. So kann beispielsweise in der Dünndarmmucosa vorkommendes P-Gp Substanzen zurück in das Darmlumen transportieren und dadurch deren Bioverfügbarkeit reduzieren. Andererseits schützt P-Gp in den Endothelzellen der Blutgefäße im Gehirn das ZNS vor toxischen Fremdstoffen, weil deren Konzentrationen im ZNS reduziert werden.

Wie oben für andere Enzymsysteme beschrieben, kann die gleichzeitige Gabe von zwei Substraten, die über dasselbe Protein transportiert werden, zu Arzneimittelinteraktionen führen. Theoretisch können somit alle in Tab. 35.8 aufgelisteten Substanzen Interaktionen um P-Gp zeigen. Gleiches gilt für die Möglichkeit einer Induktion von ABC-Transportern durch simultan gegebene Induktoren.

Interessanterweise sind viele Arzneistoffe die durch CYP3A4 verstoffwechselt werden, zusätzlich Substrate für P-Gp. Beide Proteinsysteme können daher als Teile einer kombinierten Entgiftungskette verstanden werden, bei der einer detoxifizierenden Oxidation ein eliminierender Transportschritt folgt. Es gibt allerdings auch Beispiele für Substanzen, die durch CYP3A4 oxidiert, aber nicht transportiert werden (z. B. Midazolam) und andere, die ausschließlich transportiert, nicht aber oxidiert werden (z. B. Digoxin oder Talinolol).

Interaktionen durch Inhibition von Transportproteinen

Dieser Typ von Interaktionen sollte genutzt werden, um die Chemoresistenz von Tumoren durch Gabe von P-Gp-Inhibitoren zu überwinden. Die Vorstellung dabei ist, dass eine Blockade des in vielen Tumoren vorkommenden P-Gp, z. B. durch R-Verapamil, zu erhöhten Konzentrationen von Zytostatika in der Tumorzelle führt und so den Therapieerfolg verbessert. Die meisten klinischen Studien verliefen allerdings bisher enttäuschend.

Eine klinisch relevante Interaktion wurde unter dem normalerweise nur peripher wirksamen Antidiarrhoikum Loperamid und Chinidin beobachtet. Lediglich bei gleichzeitiger Gabe des Opioids Loperamid und des P-Gp-Inhibitors Chinidin trat eine Atemdepression auf. Da die Loperamid-Plasmakonzentrationen nicht angestiegen waren, muss angenommen werden, dass durch die Chinidin-induzierte Hemmung der P-Gp-Barriere in der Blut-Hirn-Schranke nun Loperamid ins ZNS penetrieren konnte und somit aus einem normalerweise peripher wirksamen Arzneimittel ein zentralwirksames, atemdepressives Opioid wurde.

Wie bereits erwähnt, kommt P-Gp auch physiologisch in einer Vielzahl von Organen vor (Tab. 35.7). Inhibitoren des P-Glykoproteins können daher die Sekretion anderer Substrate an Darm, Leber, Niere und Blut-Hirn-Schranke hemmen und so ein Ansteigen der Serum- und Organkonzentrationen bewirken. Im Falle des bereits beschriebenen P-Gp-Substrates Digoxin führt daher beispielsweise eine gleichzeitige Gabe des Antiarrhythmikums Chinidin zu stark erhöhten Plasmakonzentrationen. Viele der bisher nicht verstandenen Interaktionen von Digoxin und anderer Substrate für P-Gp sind über diesen Mechanismus erklärbar. Analoge Interaktionen sind auch für andere ABC-Transporter denkbar. Weitere Hemmstoffe des P-Gp-vermittelten Arzneimitteltransportes sind z. B. Ciclosporin, Grapefruitsaft, Nifedipin, Nitrendipin oder Valspodar.

Interaktionen durch Induktion von Transportproteinen

Ausgangspunkt für die Beschreibung dieses Typs von Interaktionen sind Fallbeschreibungen von Patienten, die bei gleichzeitiger

Gabe von Digoxin und Rifampicin nur sehr geringe Konzentrationen von Digoxin aufwiesen. Der Mechanismus dieser Interaktion war bisher nicht verstanden, weil Rifampicin zwar als Induktor des Cytochrom-P450-Systems bekannt ist, Digoxin aber keinem nennenswerten Stoffwechsel unterliegt und daher durch Rifampicin nicht beeinflusst werden sollte. Es konnte kürzlich gezeigt werden, dass für diese Interaktion eine Induktion des P-Gp im Duodenum durch Rifampicin verantwortlich ist. Diese Induktion führte zu einem vermehrten Vorkommen von P-Gp in den Enterozyten, wodurch nach oraler Gabe in vermehrtem Ausmaß Digoxin in das Darmlumen sezerniert wird. Dadurch wird die Bioverfügbarkeit von Digoxin erheblich eingeschränkt. Es ist davon auszugehen, dass auch andere P-Gp-Substrate (Tab. 35.8) bei gleichzeitiger Gabe des Enzyminduktors Rifampicin bzw. Johanniskraut (Hyperforin) in ihrer Pharmakokinetik verändert werden, selbst wenn sie nicht metabolisiert werden. Solche Interaktionen wurden bisher für den β-Adrenozeptorenblocker Talinolol nachgewiesen. Die verschiedenen ABC-Transporter werden unterschiedlich durch eine Enzyminduktion beeinflusst; so ist neben P-Gp auch das MRP2, nicht aber MRP1 induzierbar.

35.3 Pharmakodynamische Arzneimittelinteraktionen

Pharmakodynamische Wechselwirkungen entstehen als Folge dynamischer, d. h. vom Arzneimittel ausgehender Prozesse. Sie sind stets dann zu erwarten, wenn verschiedene Wirkstoffe an einem Rezeptor, Zielzellen, Erfolgsorgan oder Regelkreis synergistisch (d. h. überadditiv) oder antagonistisch wirken. Die in Tab. 35.9 aufgeführten Beispiele sollen nur einen kurzen Überblick geben, denn die pharmakodynamischen Interaktionen werden bei den einzelnen Arzneimitteln erwähnt.

Das auf Rezeptorebene ablaufende Agonist-Antagonisten-Prinzip lässt sich bei Überdosierungen oder Vergiftungen therapeutisch ausnutzen, beispielsweise bei Opioid-induzierter Atemdepression wird das Antidot **Naloxon**[38] und bei einer Benzodiazepinvergiftung der Antagonist **Flumazenil**[39] verabreicht.

Wirken zwei Medikamente über den gleichen biochemischen Mechanismus, z. B. hemmen **Sildenafil**[40] und organische Nitroverbindungen beide die Phosphodiesterase (PDE) vom Typ 5, was zu einem Anstieg von cGMP mit entsprechendem Blutdruckabfall führt, deshalb kann die gleichzeitige Einnahme dieser Substanzen zu lebensbedrohlichen kardiovaskulären Komplikationen führen.

35.4 Praktische Schlussfolgerungen

Bei der gleichzeitigen Gabe von zwei oder mehreren Arzneimitteln ist beim Auftreten von unerwarteten bzw. ungewöhnlichen Arzneimittelwirkungen grundsätzlich auch daran zu denken, dass diese evtl. durch Wechselwirkungen (Interaktionen) hervorgerufen sein könnten. Die in den vorherigen Abschnitten beschriebenen Beispiele sollten das Bewusstsein dafür schärfen, dass neuartige Wechselwirkungen mit altbewährten Arzneimitteln (s. Digoxin/Chinidin), mit neuen Substanzen (s. Mibefradil), mit freiverkäuflichen pflanzlichen Präparaten (s. Johanniskraut) oder Nahrungsbestandteilen (s. Grapefruitsaft) auftreten kön-

[38] Narcanti®, Naloxon-ratiopharm®

[39] Anexate®, Flumazenil HEXAL®

[40] Viagra®

Tab. 35.9. Beispiele für pharmakodynamische Wechselwirkungen

Gleichzeitige Gabe von	Klinische Konsequenz
Hypnotika bzw. Psychopharmaka + Ethanol	herabgesetzte Vigilanz; bei Überdosierung Atemdepression, Koma
Narkotika + Opioide bzw. Benzodiazepine oder Barbiturate oder Propofol	verstärkte narkotische Wirkung
selektive Serotoninwiederaufnahmehemmer + MAO-Hemmer (z. B. Moclobemid) bzw. + Johanniskraut-Extrakte	Serotoninsyndrom mit *flush*, Hyperthermie, Verwirrtheit, Hyperaktivität, Tremor, Kopfschmerzen, Blutdruckanstieg und Krämpfen
Halothan + Sympathomimetika	kardiale Arrhythmien
Digitalisglykoside + Hypokaliämie (durch Saluretika oder Laxanzien)	verstärkte Glykosidwirkung
Spironolacton + KCl	kardiale Arrhythmien
Aminoglykoside + Furosemid	erhöhte Ototoxizität
β-Blocker + Verapamil oder Diltiazem	Bradykardie, AV-Block
NSAR + ACE-Inhibitoren	Einschränkung der Nierenfunktion
Albuterol + β-Blocker	Abnahme der bronchodilatierenden Wirkung

nen. Diese pharmakokinetischen Interaktionen führen nicht notwendigerweise bei allen Patienten zu einer klinisch relevanten Wechselwirkung, da diese von den verabreichten Dosen, den erreichten Plasmakonzentrationen sowie der individuellen Sensitivität und/oder Compliance des Patienten abhängen.

Die geschilderten Beispiele sollten ebenfalls deutlich machen, dass manchmal bei Analogsubstanzen (**me-too**-Präparate) Unterschiede im Interaktionspotential vorliegen (z. B. bei H_2-Rezeptorantagonisten, Protonenpumpeninhibitoren, HMG-CoA-Reduktasehemmern, SSRI), so dass eine Wirksubstanz ausgewählt werden kann, bei der die Gefährdung des Patienten durch Interaktionen geringer ist.

Einzelbeobachtungen oder Fallberichte sollten konsequenterweise Anlass sein, kontrollierte klinische Studien durchzuführen, um detaillierte Kenntnisse über Ausmaß und Mechanismen der Wechselwirkungen zu gewinnen, die dann zu entsprechenden Therapie-/Dosisempfehlungen führen.

Präklinische und **in vitro**-Experimente zur Pharmakokinetik können häufig erste Hinweise geben, bei welchen Arzneistoffkombinationen möglicherweise Interaktionen ins Kalkül zu ziehen sind, die dann bei der klinischen Prüfung beachtet werden müssen.

Bei der Gabe von Arzneimitteln sollten stets bestimmte Medikamenten- und Patientenfaktoren berücksichtigt werden. Von Seiten des Arzneimittels sind seine therapeutische Breite, die Dosis, Behandlungsdauer, zeitliche Reihenfolge/Abstand der einzelnen Medikamentengaben von entscheidender Bedeutung.

Beim Patienten muss an Compliance, die Einnahme freiverkäuflicher Arzneimittel, Verordnung durch mehrere Ärzte, seine Grunderkrankungen, Leber- und Nierenfunktion, das Alter und genetische Faktoren gedacht werden.

Die Beschränkung der Gabe auf nur absolut notwendige und therapeutisch wirksame Medikamente tragen ebenso zur Vermeidung von Wechselwirkungen bei, wie eine gründliche und klare Patienteninformation.

Ein Patient wird von negativen Auswirkungen im Rahmen von Arzneimittelinteraktionen am ehesten verschont bleiben, wenn sein behandelnder Arzt das folgende MASTER-System beachtet:

M inimum an Arzneimitteln verwenden;
A lternative Medikamente einsetzen;
S tarte mit niedriger Dosis/langsamer Dosissteigerung;
T itriere Dosierung nach Wirkung (therapeutisches Monitoring);
E rkläre dem Patienten mögliche Probleme und
R egelmäßige Überwachung von Patient und Arzneimittelwirkungen.

Weiterführende Literatur

Benet LZ, Hoener B (2002) Changes in plasma protein binding have little clinical relevance. Clin Pharmacol Ther 71: 115–121

Bonate PL, Reith K, Weir S (1998) Drug interactions at the renal level. Implications for drug development. Clin Pharmacokinet 34: 375–404

Evans AM (2000) Influence of dietary components on the gastrointestinal metabolism and transport of drugs. Ther Drug Monit 22: 131–136

Fugh-Berman A (2000) Herb-drug interactions. Lancet 355: 134–138

Haefeli WE, Seibert-Grafe M, Gleiter CH (2002) Arzneimittel-Kombinationstherapie, Kommissionsverlag Michael Itschert, Gardes Verlag, Sankt Augustin

Herrlinger C, Klotz U (2001) Drug metabolism and drug interactions in the elderly. Best Pract Res Clin Gastroenterol 15: 897–918

Klotz U, Beil W, Gleiter C. et al. (2003) Arzneimittelinteraktionen-Mechanismen und klinische Bedeutung. Internist 44: 1444–1449

Lin JH (2003) Drug-drug interactions mediated by inhibition or induction of P-glycoprotein. Adv Drug Delivery Rev 55: 53–81

Michalets EL, Williams CR (2000) Drug interactions with cisapride: clinical implications. Clin Pharmacokinet 39: 49–75

Paneitz A, Meissner K, Kroemer HK (2000) Arzneimittelinteraktionen: Neue Mechanismen und klinische Relevanz. Internist 41: 338–343

Unter http://medicine.iupui.edu/flockhart oder www.mhc.com/cytochromes/ können aktuelle Interaktionstabellen nachgeschlagen werden

36 Arzneimittelallergie

J. Striessnig, F. Legat

Als Arzneimittelallergie werden im Folgenden solche Reaktionen mit Krankheitswert bezeichnet, die auf einer Arzneimittelbedingten Aktivierung des Immunsystems beruhen. Reaktionen des Immunsystems ohne Krankheitswert sind häufiger als klinisch manifeste Formen. So kommen Antikörper gegen Penicillin auch bei behandelten Individuen vor, die keine Penicillin-Allergie entwickeln.

Arzneimittelallergien sind von **pseudoallergischen** (oder anaphylaktoiden) Reaktionen, die nicht durch Antikörper vermittelt sind, aber auf einer arzneimittelinduzierten Freisetzung von Immunmediatoren aus Mastzellen und Basophilen beruhen, zu unterscheiden. Sie können damit allergische Reaktionen vortäuschen. Bei einer Reihe von Unverträglichkeitsreaktionen ist unklar, in welchem Ausmaß immunologische und/oder direkt toxische Wirkungen beteiligt sind. Solche Reaktionen sind schwer von sog. idiosynkratischen Reaktionen abgrenzbar, die nichtimmunologisch bedingt und genetisch determiniert sind (z. B. durch Enzymdefekte).

Auf Arzneimittelallergien beruhende unerwünschte Wirkungen werden gemeinsam mit den pseudoallergischen und Idiosynkrasien den Typ-B-UAW (▶ Kap. 3) zugeordnet. Allen ist gemeinsam, dass sie weder vorhersehbar sind noch über den pharmakologischen Wirkungsmechanismus erklärt werden können.

Arzneimittelallergien sind häufig. Zusammen mit pseudoallergischen Reaktionen sind sie für etwa ein Drittel der wegen UAW hospitalisierten Patienten verantwortlich. Sie sind im Allgemeinen nicht dosisabhängig und können bereits durch kleinste Wirkstoffmengen ausgelöst werden.

36.1 Pathogenese

In der Pathogenese von Arzneimittelallergien lassen sich 2 Phasen unterscheiden:

In der **Sensibilisierungsphase** prägt sich das Immunsystem den Kontakt mit einem Antigen »in das immunologische Gedächtnis ein« und bildet spezifische Antikörper (humorale Immunreaktion) bzw. spezifische reaktionsfähige T-Lymphozyten (zelluläre Immunreaktion). In dieser Phase zeigen sich meistens noch keine klinischen Erscheinungen. Bei erneutem oder weiterhin bestehendem Kontakt mit dem Antigen wird in der **Effektorphase** das in der Sensibilisierungsphase ausgebildete »Gedächtnis« reaktiviert und führt zu klinischen Symptomen der Allergie.

36.1.1 Sensibilisierungsphase

Das Immunsystem erkennt normalerweise nur »Vollantigene«, wofür ausschließlich Makromoleküle, z. B. rekombinante Proteine (humanisierte Antikörper, lösliche Rezeptoren, Proteohormone), Heparine oder Dextrane in Frage kommen. Auf niedermolekulare Arzneistoffe spricht das Immunsystem nicht direkt an. Solche Substanzen können aber als **Haptene** wirken, die erst nach fester Bindung an ein körpereigenes Trägermolekül von B- oder T-Zellen erkannt werden. Das Immunsystem nimmt gelegentlich nicht nur das Hapten, sondern auch benachbarte Teile des Trägermoleküls als »fremd« wahr; so können Autoimmunphänomene eine Arzneimittelallergie begleiten. Zusätzlich zur Aktivierung durch ein Hapten wird zunehmend auch die Notwendigkeit **co-stimulierender Signale** und Zytokine postuliert, die z. B. im Rahmen unterschiedlicher Formen von Stress (z. B. chemisch, physikalisch, infektionsbedingt) entstehen und Ausmaß und Art der Immunantwort modulieren sollen. Tatsächlich finden sich Beispiele für das präferenzielle Auftreten bestimmter Arzneimittelallergien mit besonderen Grunderkrankungen, wie z. B. vermehrte Sensibilisierung gegenüber **Sulfamethoxazol**[1] bei HIV-Patienten oder **Aminopenicillinen** bei infektiöser Mononukleose.

Arzneimittelallergien werden häufig nicht durch das Arzneimittel selbst, sondern durch **reaktionsfähige Derivate** ausgelöst, die im Organismus erst durch Bioaktivierung entstehen und als Haptene dienen können. So binden z. B. Penicillinmoleküle nach Öffnung des β-Lactam-Ringes hauptsächlich als Penicilloylgruppen an Proteine. Zur **in vitro**-Testung müssen also auch Arzneimittelmetaboliten und eventuelle Degradationsprodukte bzw. deren Konjugate eingesetzt werden. Auch Hilfsstoffe in Arzneimitteln sind mögliche Auslöser allergischer Reaktionen. Parallel-(Kreuz-)Allergien sind zwischen Substanzen verwandter chemischer Struktur möglich. So besteht sehr oft eine Antikörpergemeinschaft in der Gruppe der Penicilline, die manchmal auch die Gruppe der Cephalosporine einschließt. Besondere Bedeutung in der Dermatologie besitzen die Parallelallergien in der »Para-Gruppe« (Sulfonamide, Procain, Benzocain), so genannt, weil ihren Vertretern eine in Para-Stellung befindliche aromatische Amino- oder Hydroxylsubstitution gemeinsam ist.

Die Wahrscheinlichkeit einer Sensibilisierung durch niedermolekulare Substanzen hängt von unterschiedlichen Faktoren ab:

- Chemische Eigenschaften des Arzneistoffes: z. B. β-Lactamring der Penicilline, Makromoleküle wie Proteine;
- Darreichungsform der Arzneistoffe: im Vergleich zu oraler Gabe besteht eine höhere Wahrscheinlichkeit einer Sensibilisierung bei parenteraler und topischer Applikation. Die hohe Sensibilisierungsgefahr bei epikutaner oder kutaner Gabe kann die Anwendung bestimmter Arzneimittel einschränken (z. B. transdermal applizierte **Östrogene**) oder verbieten (z. B. **Penicilline**).
- Genetische Faktoren: Sie gelten zunehmend als prädisponierend. Die Assoziation bestimmter MHC-Allele mit Hypersensitivitätsreaktionen gegenüber bestimmten Arzneistoffen wurde nachgewiesen, z. B. bei Hepatitis nach Gabe von **Amoxicillin-Clavulansäure**[2]. Ein deutlich erhöhtes Risiko für Allergien gegenüber Antibiotika existiert bei Kindern von Eltern mit bekannter Antibiotikaallergie. Eine familiäre Häufung

---

1 Cotrim-ratiopharm®, Cotrim Diolan®

2 Augmentan®, Amoclav®

mit autosomal-dominanter Vererbung wurde bei Hypersensitivitätsreaktionen gegen Antikonvulsiva (**Drug Hypersensitivity Syndromes** ► Kap. 36.1.2) beobachtet.

- Vorbestehende Gewebeschäden: Sie können die Sensibilisierung gegenüber Arzneistoffen (z. B. Lokaltherapeutika des Ulcus cruris) stark begünstigen.
- Lebensalter: Kinder und alte Leute haben ein geringeres Risiko für Arzneimittelallergien, was auf ein noch unreifes (bei Kindern) bzw. in Involution befindliches (im Alter) Immunsystem zurückgeführt wird.
- Grundkrankheiten: Bei Atopikern wird keine erhöhte Inzidenz von Arzneimittelallergien beobachtet, jedoch zeigen sie ein höheres Risiko für schwere Verläufe von akuten Hype rsensitivitätsreaktionen. Virusinfekte wie z. B. EBV-(Mononukleose) oder HIV-Infektionen können das Auftreten von Arzneimittelallergien fördern.

Zusätzlich zu Arzneistoffen sind auch Hypersensitivitätsreaktionen gegenüber natürlich vorkommenden Stoffen zu beachten, die etwa als Bestandteile der Nahrung, aber auch in Form von Phytopharmaka, Nahrungsergänzungsmitteln oder Kosmetika topisch oder systemisch zugeführt werden (► Kap. 36.2.9)

36.1.2 Effektorphase

In der zweiten oder Effektorphase werden Reaktionen ausgelöst, sofern das Antigen mit dem Immunsystem erneut in Kontakt tritt. Viele Reaktionen lassen sich durch die vier Prototypen von immunologisch-vermittelten Hypersensitivitätsreaktionen (Typ I–IV) nach Coombs und Gell klassifizieren. Vielfach werden jedoch Überschneidungen oder Kombinationen dieser Reaktionstypen sowie Verläufe beobachtet, die nicht durch diese Reaktionstypen klassifiziert werden können (z. B. Exantheme).

Im Wesentlichen lassen sich zwei große Gruppen von immunologischen Hypersensitivitätsreaktionen unterscheiden: Antikörper- und Zell-vermittelte Reaktionen. Auch im Tierexperiment sind diese Gruppen durch deren Übertragbarkeit entweder mittels Serum (Antikörper) oder mittels Zellen (T-Zellen) voneinander abzugrenzen. Jede der beiden Gruppen umfasst weitere Unterformen (◘ Abb. 36.1).

IgE-vermittelte Reaktion (Anaphylaxie Typ I)

Anaphylaktische Reaktionen können nach Gabe einer Vielzahl von Arzneistoffen, Proteinen, und Hilfsstoffen zur Arzneimittelzubereitung ausgelöst werden. Die wichtigsten Auslöser stellen Antibiotika dar. Andere etwa rekombinante Proteine und Blutprodukte.

Erstkontakt mit dem Allergen führt unter Vermittlung von speziellen Antigen-präsentierenden Zellen zur T-Zell (TH-2)-induzierten Produktion von IgE durch B-Lymphozyten (Sensibilisierungsphase). IgE-Moleküle binden über ihre Fc-Regionen an hochaffine IgE-Rezeptoren von Mastzellen und Basophilen. Kontakt mit dem Allergen führt durch Quervernetzung (**Bridging**) zellständiger IgE-Moleküle zur Degranulation dieser Zellen und nachfolgenden Freisetzung von präformierten (v. a. Histamin) und neu gebildeten Mediatoren (v. a. Arachidonsäure-Metaboliten wie Prostaglandine, Leukotriene, PAF), die die pharmakologischen Effekte und klinischen Symptome der anaphylaktischen Reaktion hervorrufen. Während die **immediate phase** vor allem durch die Degranulation von ortsständigen Mastzellen und die dabei freigesetzten Mediatoren ausgelöst wird, ist die **late phase** der anaphylaktischen Reaktion insbesondere durch die Freisetzung von Mediatoren aus neu eingewanderten Entzündungszellen (v. a. auch eosinophilen Leukozyten) bestimmt. Je nach Gewebslokalisation können Entzündungsmediatoren in unterschiedlichem Ausmaß zur Entzündungsreaktion beitragen. Damit kann das therapeutische Ansprechen auf Histamin-H_1-Rezeptorantagonisten bei Urticaria und Rhinitis jedoch nicht bei allergischem Asthma erklärt werden.

Bei **pseudoallergischen, anaphylaktoiden Reaktionen** wird die Degranulation von Mastzellen (oder Basophilen) durch IgE-unabhängige Mechanismen verschiedener Chemikalien oder Arzneistoffe ausgelöst. Die dabei auftretenden Symptome lassen sich klinisch nicht von spezifischen IgE-vermittelten anaphylaktischen Reaktionen unterscheiden, da ihnen die gemeinsame Endstrecke der Mastzellen-Degranulation zugrunde liegt (► Kap. 36.3).

Zytotoxisch bedingte Reaktion (Typ II)

Zellgebundene Antikörper (IgG oder IgM) führen über komplementabhängige Reaktionen (Lyse oder Opsonisierung) zur **Zytolyse**. Bindung zytotoxischer Zellen (Monozyten, Neutrophile,

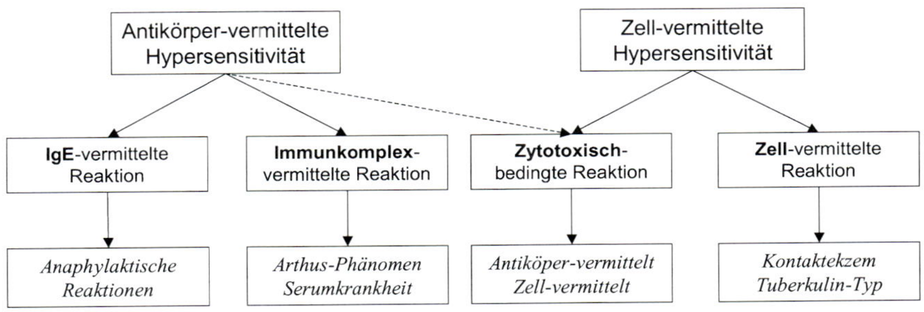

◘ **Abb. 36.1.** Klassifikation der Hypersensitivitätsreaktionen

Natural Killer Cells) an zellgebundene Antikörper über Fc-Rezeptoren kann ebenfalls zur Zellschädigung führen.

Zytotoxische Arzneimittelreaktionen betreffen häufig **Zellen des Blutes**. Beispiele hierfür sind immunhämolytische Anämien durch **Chinidin**[3] oder **Penicilline**, Thrombozytopenien durch Chinidin, **Propylthiouracil**[4], **Paracetamol**[5] oder **Sulfonamide** und Agranulozytosen durch **Phenothiazine, Sulfonamide** und **Antikonvulsiva**.

Beispiele für nicht durch Arzneimittel induzierte zytotoxische Hypersensitivitätsreaktionen sind die Hämolyse bei Transfusion inkompatibler Erythrozytenkonzentrate, bei Morbus haemolyticus neonatorum und Autoimmunhämolysen bzw. -thrombozytopenien.

Immunkomplex-vermittelte Reaktion (Typ III)

Die **Serumkrankheit** wurde ursprünglich bei Anwendung heterologer Antiseren für die passive Immunisierung bei Infektionserkrankungen beschrieben. Sie kann bei Therapie mit proteinhaltigen Arzneimitteln, wie z. B. **rekombinanten Antikörpern** oder **Anti-Lymphozytenimmunglobulinen** auftreten. Ein der Serumkrankheit ähnliches Bild ist auch nach Gabe nichtpeptidischer, niedermolekularer Arzneistoffe wie **Penicillinen**, **Sulfonamiden**, **Thiouracilen** und **Phenytoin** möglich. Hauptmanifestation sind Fieber, Exantheme, Urticaria, Lymphadenopathie und Arthralgien, die meist 1–3 Wochen nach der letzten Dosis des verursachenden Arzneimittels auftreten und sich mit der vollständigen Elimination des Arzneistoffs oder seiner Metaboliten zurückbilden. Die meisten klinischen Symptome werden auf Antigen-Antikörper-Komplexe des Arzneistoffs mit IgG und IgM zurückgeführt. Antigen-Antikörper-Komplexe werden normalerweise durch das Mononukleäre-Phagozyten-System rasch und effektiv entfernt. Bei Ablagerung von Immunkomplexen in der Zirkulation unterschiedlicher Gewebe kommt es jedoch durch Aktivierung des Komplementsystems und von Entzündungszellen zu einer Freisetzung von Entzündungsmediatoren, die zusammen mit einwandernden neutrophilen Granulozyten zur Entzündung und Gewebsschädigung führen.

Das **Arthus-Phänomen** stellt eine lokale Manifestationsform dieses Reaktionstyps dar. Bei sensibilisierten Menschen mit bereits vorbestehenden präzipitierenden Antikörpern (v. a. IgG) kommt es nach lokaler Applikation des spezifischen Antigens (intradermal oder subkutan, beispielsweise **Impfstoffe, Allergene** im Rahmen von Hyposensibilisierungsbehandlungen, **niedermolekulare Heparine**) oder der Inhalation von antigenem Material (z. B. extrinsische exogene Alveolitis wie bei der Farmerlunge) zur lokalen Immunkomplexbildung und Entzündung. Die Bildung von lokalen Nekrosen (z. B. Hautnekrosen nach Heparingaben) ist möglich.

Ein nicht mit Antikörperbildung einhergehendes **Serum-Sickness-like-Syndrom** wurde ebenfalls beschrieben (► Kap. 36.1.2).

Zell-vermittelte Reaktion (»verzögerte«; Typ IV)

Allergische Kontaktdermatitis nach dermaler Exposition gegenüber Arzneimitteln, Zusatzstoffen oder Lipiden in Salben ist die häufigste Form Arzneimittelinduzierter Hypersensitivität vom verzögerten Typ. Beinahe jedes topisch applizierte Arzneimittel ist ein potentieller Sensibilisator, aber weniger als etwa 40 Allergene sind für die überwiegende Zahl der Kontaktdermatitiden verantwortlich. Neben den Arzneistoffen selbst können auch **pharmazeutische Hilfsstoffe** wie Paraben, Lanolin und Thiomersal als Allergene fungieren. Topische Arzneimittel können somit mehrere für eine Sensibilisierung in Frage kommende Stoffe enthalten.

Kennzeichnend für diesen Reaktionstyp ist das verzögerte Auftreten der Reaktion. Die Übertragung der Hypersensitivität ist im Tierexperiment an die Übertragung von T-Zellen gekoppelt.

Bei einer bestehenden Kontaktallergie (z. B. Nickel) führt ein erneuter Kontakt mit dem Allergen im betroffenen Hautareal zur Ausbildung eines **Ekzems**. Auslöser dieser Kontaktallergien sind meist Haptene, die sich in der Haut mit Carrierproteinen zu Vollantigenen verbinden. Antigenpräsentierende Zellen der Haut nehmen diese Hapten-Carrier-Komplexe auf und präsentieren diese im Lymphknoten TH-1-Zellen. Erneuter Kontakt führt zur Migration daraus entstandener Memory-T-Zellen in die Haut und dort zur Freisetzung von Zytokinen und Rekrutierung von Entzündungszellen. Eine Vielzahl von lokal auf die Haut einwirkenden Substanzen, einschließlich Arzneistoffe oder pflanzliche Zubereitungen können diese Form der Kontaktallergie auslösen.

Andere Hypersensitivitätsreaktionen

Nicht immer lassen sich die beobachteten Hypersensitivitätsreaktionen mit den Reaktionstypen nach Coombs und Gell klassifizieren. Bei vielen Reaktionen ist das Ausmaß der Beteiligung direkt-toxischer Wirkungen schlecht abschätzbar. Eine Abgrenzung zu individuellen, nichtimmunologisch bedingten Überempfindlichkeitsreaktionen (Idiosynkrasien) ist daher schwierig.

Inhibitorische Antikörper. Im Rahmen von Autoimmunprozessen können **Autoantikörper wichtige Körperfunktionen inhibieren**; wie z. B. Antikörper gegen nikotinische Acetylcholinrezeptoren die neuromuskuläre Transmission bei Myasthenia gravis. Inhibitorische Antikörper können auch durch Arzneimittel induziert werden. Ein Beispiel stellt die **Ticlopidin**[6]-induzierte thrombotische thromozytopenische Purpura (TTP) dar. Ticlopidin oder seine Metaboliten können die Bildung inhibitorischer

[3] Chinidin-Duriles®, in Cordichin®
[4] Propycil®
[5] ben-u-ron®, Paracetamol Sandoz®
[6] Tiklyd®, Ticlopidin-ratiopharm®

Immunglobuline gegen eine Metalloproteinase induzieren, die die **Shear-Stress-abhängige** Proteolyse des von Willebrand-Faktors katalysiert und damit seine Bindung an thrombozytäre Glykoproteine hemmt. Hemmung dieser Protease führt zur Bildung von Thromben in Arteriolen und Kapillaren und in der Folge zu TTP.

Fallbeispiel A: Hypersensitivitätssyndrom nach Einnahme von Allopurinol bei bekannter Allopurinol-Allergie
76-jährige Patientin in dermatologischer Notfallsambulanz: generalisiertes, makulopapulöses Exanthem, das zu Konfluenz neigte; Fieber 38,4°C, wiederholt Erbrechen auch bereits am Vortag; zeitweise teilnahmslos und gehunfähig. Arzneimittelanamnese: Allopurinol HEXAL 300 mg einmal täglich seit etwa 1 Woche wegen Hyperurikämie.
Vorgehen:

- Sofortige Maßnahmen: Stationäre Aufnahme mit Verdacht auf ein Hypersensitivitätssyndrom gegenüber Allopurinol; Allopurinol wurde abgesetzt;
- weiterer Verlauf: Zunächst Verschlechterung des Zustandbildes mit Konfluenz des Exanthems und Ausbildung einer Erythrodermie ohne Blasenbildung; weiter Fieber über 38°C; labordiagnostische Hinweise auf Begleithepatitis;
- systemische Therapie mit Kortikosteroiden und Antihistaminika, zusätzlich Kortikosteroid-haltige und Kortikosteroid-freie Externa;
- in den nächsten Tagen deutliche Besserung des Allgemeinzustandes mit Erreichen normaler Körpertemperatur, Abblassen des Exanthems und Normalisierung der Leberbefunde;
- Entlassung der Patientin nach 2 Wochen und
- Ausstellung eines Allergiepasses auf Allopurinol

Die genaue Befragung der Patientin und kritische Durchsicht ihrer Vorbefunde ergab anamnestisch ein vorangegangenes Exanthem im Rahmen der Einnahme von Urosin® (= Allopurinol). Der Patientin war nicht bewusst, dass Sie mit Allopurinol HEXAL 300 mg den gleichen Arzneistoff zu sich genommen hat.

Drug Hypersensitivity Syndrome (DHS). Dieses lebensbedrohliche Syndrom (Häufigkeit 1:1000–10.000) aus Fieber, Hauterscheinungen und Beteiligung innerer Organe (zumeist Hepatitis und Blutbildveränderungen) tritt typischerweise innerhalb von 1–8 Wochen der ersten Behandlung mit einem Arzneistoff auf, bei Reexposition auch innerhalb eines Tages. Nach derzeitiger Auffassung ist das DHS eine schwere, idiosykratische Reaktion, die einerseits durch aromatische Antikonvulsiva (**Phenytoin**[7], **Phenobarbital**[8], **Carbamazepine**[9], **Lamotrigin**[10]), aber auch durch andere Arzneimittel wie Sulfonamide und andere Antibiotika (**Trimethoprim**[11], **Minocyclin**[12], **Metronidazol**[13]), **Allopurinol**[14], **Azathioprin**[15] sowie antiretrovirale Substanzen wie **Nevirapin**[16] und **Abacavir**[17] ausgelöst werden kann. Die Bildung toxischer Aren-Oxid-Metaboliten scheint bei Antikonvulsiva eine bedeutende Rolle zu spielen.

Stevens-Johnson-Syndrom (SJS) und Toxische Epidermale Nekrolyse (TEN). **SJS** und **TEN** sind schwere Hautreaktionen (► Kap. 36.2.2), denen eine Fas-Ligand (FasL) mediierte **Apoptose** von Keratinozyten zugrunde liegt. Mononukleäre Zellen von SJS- and TEN-Patienten sezernieren große Mengen an FasL. Die Produktion kann durch den die Krankheit auslösenden Arzneistoff **in vitro** stimuliert werden. Arzneistoffspezifische zytotoxische T-Zellen konnten in TEN-Läsionen nachgewiesen werden. Immunoglobuline hemmen die Fas-mediierte Apoptose von Keratinozyten **in vitro**. Zahlreiche Fallberichte deuten auch auf eine klinische Wirksamkeit von i. v.-Immunglobulinen hin. Eine Bestätigung dieser Befunde in prospektiven Studien steht jedoch noch aus.

Arzneimittel-induzierter Lupus erythematodes (ALE). Typisch für die klassische Form des ALE ist eine systemische Symptomatik mit **geringer Neigung zu Nieren- und Hautbeteiligung** und Vorhandensein von Antihiston-Antikörpern. Diese Form kann durch **Hydralazin**[18], **Isoniazid** und **Minocyclin**[13] ausgelöst werden. Hingegen ist zu beachten, dass eine Reihe häufig verordneter Arzneimittel (einschließlich **Calciumantagonisten**, **ACE-Inhibitoren**, **Thiazide** und **Statine**) ALE mit primär kutaner Manifestation auslösen kann. Symptomatik und Autoantikörpertiter bilden sich nach Absetzen des verursachenden Arzneimittels innerhalb von Wochen zurück. **TNF-α-Inhibitoren** induzieren sehr häufig die Bildung von Anti-DNA Antikörpern. Ein ALE kann deshalb bei der Therapie der rheumatoiden Arthritis oder entzündlicher Darmerkrankungen mit **Infliximab**[19] oder **Etanercept**[20] ausgelöst werden.

Serumkrankheit-ähnliches Syndrom (Serum Sickness-like-Syndrome). Eine nicht mit Antikörperbildung einhergehende Serumkrankheit-ähnliche Symptomatik kann durch bestimmte

---

[7] Zentropil®, Phenhydan®
[8] Luminal®
[9] Tegretal®, Carbium®
[10] Lamictal®
[11] Infectotrimet®
[12] Skid®, Mino-Wolff®
[13] Cont®, Metronidazol AL®
[14] Zyloric®, Allopurinol Stada®
[15] Imurek®, Azathioprin-ratiopharm®
[16] Viramune®
[17] Trizivir®
[18] Treloc®
[19] Remicade®
[20] Enbrel®

Antibiotika, insbesondere durch **Cephalosporine** (wie **Cefaclor**[21]) ausgelöst werden. Sie geht mit Fieber, Hauterscheinungen (Urticaria, Erythema exudativum multiforme) und Arthralgien einher. Die Symptome entwickeln sich 1–3 Wochen nach Exposition.

Bei vielen anderen Hypersensitivitätsreaktionen ist eine Beteiligung des Immunsystems auch eher unwahrscheinlich. So wird die durch das atypische Neuroleptikum **Clozapin**[22] ausgelöste Neutropenie (3% der Patienten) auf eine direkte zytotoxische Wirkung eines nach Bioaktivierung entstehenden chemisch reaktiven Nitrenium-Ions zurückgeführt. Die Bildung von zytotoxischen Metaboliten durch Oxidationsprozesse in aktivierten Neutrophilen oder deren Präkursoren im Knochenmark scheint auch an der Entstehung von Agranulozytosen durch andere Arzneistoffe wie z. B. dem Thrombozytenaggregationshemmer **Ticlopidin**[7] (Agranulozytoserisiko 1–2%), **Sulfonamide** oder **Propylthiouracil** beizutragen.

36.2 Klinische Manifestationen

36.2.1 Anaphylaktischer Schock

Die **anaphylaktischen/anaphylaktoiden Reaktionen** stellen akute Überempfindlichkeitsreaktionen dar, die mit einem typischen Spektrum von Symptomen einhergehen. Die Unterteilung dieser Überempfindlichkeitsreaktionen in 4 Schweregrade hat sich für Diagnostik und Therapie dieser Reaktionen bewährt (■ Tab. 36.1). Die schwerste Form stellt der anaphylaktische Schock mit Atem- und Kreislaufstillstand dar.

■ Tab. 36.1. Einteilung der Schweregrade von anaphylaktischen/anaphylaktoiden Reaktionen

Grad	Haut	Abdomen	Atemwege	Herz/Kreislauf
I	Juckreiz, *flush*, Urticaria, Angioödem	–	–	–
II	Juckreiz, *flush*, Urticaria, Angioödem	Nausea Krämpfe	Rhinorrhoe Heiserkeit Dyspnoe	Tachykardie (Δ >20/min) Hypotension (Δ >20mmHg systol.) Arrhythmie
III	Juckreiz, *flush*, Urticaria, Angioödem	Erbrechen Defäkation	Larynxödem Bronchospasmus Zyanose	Schock, Bewusstlosigkeit
IV	Juckreiz, *flush*, Urticaria, Angioödem	Erbrechen Defäkation	Atemstillstand	Herz-/Kreislaufstillstand

Die Anaphylaxie ist die Maximalvariante einer allergischen Sofortreaktion und erfasst den gesamten Organismus. Das auslösende Antigen führt nach **systemischer Anflutung** (intravenöse Injektion, orale Aufnahme, Insektenstich) oder **ausgedehntem Kontakt mit Haut oder Schleimhäuten** (Kontakturticaria z. B. durch Latexhandschuhe, Aeroallergene) zu einer massiven Ausschüttung von Mediatoren (besonders Histamin).

Bei den immunologisch vermittelten Reaktionen handelt es sich meist um IgE-vermittelte Sofortreaktionen (Penicilline, artfremde Proteine und Polypeptide, z. B. in Vakzinen und bei Immuntherapie; Lokalanästhetika, Insektengifte).

Penicilline gehören zu den häufigsten Auslösern von IgE-vermittelten Arzneimittelreaktionen, die sämtliche Schweregrade erreichen können. Die Häufigkeit anaphylaktischer Reaktionen nach Gabe von Penicillinen wird auf 0,7–10% geschätzt, die der tödlichen Ereignisse auf etwa 0,002%.

Die Kenntnis und Wahrnehmung der klinischen Zeichen anaphylaktischer/anaphylaktoider Reaktionen ist von großer Bedeutung, da diese Reaktionen innerhalb von Minuten unter Durchlaufen der o. g. Schweregrade (einzelne Symptome können auch übersprungen werden) zu **lebensbedrohlichen Situationen und rasch zum Tod** führen können. Da solche arzneimittelinduzierten Reaktionen jederzeit möglich sind, sollte jeder Arzt ihre Therapie beherrschen. Wichtig ist besonders die rechtzeitige Erkennung von **Warnsymptomen**, wie Kribbeln an Handflächen, Fußsohlen, Nasenspitze oder Zunge, und die sofortige Therapieeinleitung, wenn weitere Symptome auf ein Fortschreiten der Reaktion hindeuten. Entsprechend der Schweregrade ist auch eine abgestufte Therapie erforderlich (s. Übersicht). Neben Arzneimitteln kommen als auslösende Allergene vor allem Insektengifte (z. B. bei Bienen- und Wespenstichen) und Nahrungsmittel (z. B. Nüsse, Fisch, Muscheln, Milch, Früchte) in Frage.

Maßnahmen zur Therapie anaphylaktischer Reaktionen in der Allgemeinpraxis

Allgemeinmaßnahmen:

- Falls möglich, auslösendes Agens entfernen (z. B. Infusion eines Arzneimittels bzw. Zufuhr stoppen;
- i. v.-Zugang und Volumengabe;
- Lagerung seitlich liegend (bei Schock) oder in halbsitzender Position (bei Atemnot);
- Freihalten der Atemwege, Sauerstoffgabe, evtl. Reanimation;
- rasche Einweisung in Notfallambulanz veranlassen;

▼

[21] Panoral®, Infectocef®

[22] Leponex®, Clozapin-neuraxpharm®

Arzneitherapie:

- H_1- und H_2-Rezeptorantagonisten i. v.: **Dimetinden**[23] (0,1 mg/kg KG) und **Ranitidin**[24] (1 mg/kg KG);
- Glucocorticosteroide (3–6 mg/kg KG Prednisolon[25] oder Methylprednisolon[26]) i. v., falls erforderlich mehrmals täglich;
- Inhalation von β_2-Adrenozeptoragonisten (z. B. Salbutamol[27]) bei Bronchospasmus (zusätzlich Theophyllin i.v. bei unzureichendem Ansprechen, 5 mg/kg KG);
- **Adrenalin**[28] intramuskulär: Erwachsene: 500 µg (0,5 ml einer 1:1000-verdünnten Lösung); Kind: 10 µg/kg KG (0,01 ml/kg KG einer 1:1000-verdünnten Lösung) unter laufender Kontrolle von Puls, Blutdruck, Bewusstseinszustand, Atmung; falls erforderlich Dosis nach 5 min wiederholen und
- bei unmittelbar lebensbedrohlichem Zustand Adrenalin langsam i. v. (100 µg/Minute entsprechend 1 ml einer 1:10.000-verdünnten Lösung); eine Maximaldosis von 1 mg Adrenalin sollte in der Regel nicht überschritten werden.

Eine Behandlung der anaphylaktischen/anaphylaktoiden Reaktionen ist stadiengerecht durchzuführen. Schwere anaphylaktische Reaktionen können innerhalb weniger Minuten zum Tode führen. Alle Patienten mit Hypotension, Schock, Bronchospasmus oder Larynxödemen sollten daher frühzeitig mit Adrenalin behandelt werden. Für die Selbstbehandlung von Patienten mit bekannter schwerer Anaphylaxie stehen Fertigspritzen[29] (0,3 mg/Dosis) zur Verfügung.

Bei mit β-Adrenozeptorenblockern vorbehandelten Patienten, sollte die Adrenalin-Dosis halbiert werden (verstärkte vasokonstriktorische Wirkung über α_1-Rezeptoren bei blockierten β-Rezeptoren). Glucagon (1 mg i. v.) kann hier zur Stabilisierung von Blutdruck und Herzfrequenz (positiv inotrope und chronotrope Wirkungen) versucht werden.

Glucocorticosteroide sollen v. a. Spätreaktionen unterdrücken (z. B. Bronchospasmen bei Asthmatikern).

36.2.2 Kutane Manifestationen

Sie sind überaus **häufig**. Daher sollten insbesondere exanthematische Hauterscheinungen immer auch an Arzneimittelreaktionen als Ursache denken lassen. Ob der Arzneimittelreaktion eine immunologische (allergische) oder nicht-immunologische Ursache zugrunde liegt, kann auch durch eine genaue Anamnese nicht immer eindeutig geklärt werden.

Exantheme

Makulöse und makulopapulöse Exantheme sind die häufigsten kutanen Manifestationsformen (Tab. 36.2) und wahrscheinlich die häufigsten unerwünschten Arzneimittelreaktionen überhaupt. Sie können durch fast jedes Medikament ausgelöst werden, treten meist innerhalb von 1–2 Wochen nach Exposition auf und bilden sich häufig innerhalb von 1–2 Wochen nach Absetzen zurück. Häufig werden diese durch **Penicilline**, **Sulfonamide**, **Thiazid-Diuretika**, **Carbamazepin**[9], **Cephalosporine** oder **Phenothiazine** ausgelöst.

Tab. 36.2. Relative Häufigkeit kutaner Arzneimittelreaktionen. (Gesamtfallzahl 440, Beobachtungszeitraum 4 Jahre)

Kutane Manifestation [%]	
Makulöse und makulopapulöse Exantheme	46
Urticaria	22
Vaskulitis	7
Erythema exudasivum multiforme	5
Photosensitive Reaktionen	4

Nach Swanbeck & Dahlberg (1992) Arch. Dermatol. Res. 284: 215

Fallbeispiel B: Maculopapulöses Exanthem nach Amoxicillineinnahme

64-jährige Frau, wegen eines respiratorischen Infektes für 7 Tage Einnahme von Augmentan® (= Amoxicillin plus Clavulansäure); zwei Tage nach Therapieende Auftreten eines generalisierten makulopapulösen Exanthems und oberflächlicher Ulzerationen an der Mundschleimhaut.

Vorgehen:

- Sofortige stationäre Aufnahme und Behandlung mit oralen Antihistaminika und topischen Kortikosteroiden;
- Haut- und Mundschleimhautveränderungen waren innerhalb einer Woche nahezu vollständig abgeheilt;
- ein Allergiepass auf Aminopenicilline wurde ausgestellt;
- Ergebnis der weiteren Abklärung durch stationäre Allergietestung vier Monate später: Verträglichkeit gegenüber Phenoxymethylpenicillin (Hauttests negativ; keine allergische Reaktion bei oraler Provokationstestung);
- Unverträglichkeit vom Spättyp gegenüber Aminopenicillinen: Hauttests (Epicutantest) auf Aminopenicilline mit und ohne Clavulansäure zeigten nach 24 Stunden keine Reaktionen aber bei Spätablesung nach 72 Stunden deutlich positive Hautreaktionen an den Teststellen;
- ein entsprechender Allergiepass wurde ausgestellt

---

[23] Fenistil®
[24] Zantic®, Ranitidin AL®
[25] Solu-Decortin H®, Prednisolon acis®
[26] Urbason®, Predni-M-Tablinen®
[27] Sultano®l inhalativ, Salbutamol-ratiopharm®
[28] Suprarenin®
[29] Fastjekt®

Die Gefährlichkeit dieser Exantheme ist generell geringer einzustufen als die von Urticaria und Erythema exsudativum multiforme, da ein Übergang in den anaphylaktischen Schock praktisch nicht und die Weiterentwicklung in eine toxische epidermale Nekrolyse (TEN) nur selten vorkommt. Die Art des Exanthems lässt keine sicheren Rückschlüsse auf die auslösende Substanz zu.

Eine Sonderform stellen morbilliforme Exantheme nach **Amoxicillin-** oder **Ampicillingabe** dar. Diese werden besonders häufig (bis zu 95%) bei Patienten mit infektiöser Mononukleose (EBV-Infektion) oder chronischer lymphatischer Leukämie beobachtet. Dabei scheint es sich um eine verzögerte, T-Zell-mediierte Immunreaktion zu handeln.

Urticaria

Unter Urticaria versteht man das exanthematische Auftreten von zumeist juckenden Quaddeln (Urticae), die durch umschriebene Schwellungen der oberen Dermis entstehen. Urticaria gehört zu den 20 häufigsten Hauterkrankungen. Schätzungen zufolge machen 20–30% der Menschen mindestens einmal im Lauf ihres Lebens eine Urticaria durch. Gelegentlich ist sie dabei mit **Angioödemen** kombiniert, die stärker ausgeprägte umschriebene Schwellungen der Haut oder Schleimhäute infolge von Ödemen des subkutanen bzw. submukösen Gewebes darstellen.

Pathophysiologisch spielt die Aktivierung von Mastzellen (und Basophilen) und die Freisetzung von Histamin eine zentrale Rolle. Durch die Degranulation dieser Zellen kommt es zur Freisetzung von präformierten (v. a. Histamin) sowie neu synthetisierten Mediatoren (v. a. Prostaglandine und Leukotriene), die durch Vasodilatation und Steigerung der Gefäßpermeabilität zur Ausbildung von Ödemen in den betroffenen Geweben führen.

Die Degranulation von Mastzellen und Basophilen kann durch verschiedene Reize ausgelöst werden. Neben immunologischen Mechanismen können auch Komplementaktivierung, Zytokine, nervale Einflüsse, direkte Histaminliberatoren (z. B. **Morphin**[30], **Codein**[31], verschiedene **Röntgenkontrastmittel**), physikalische Reize (Kälte, Wärme, Licht, Wasser, Röntgenstrahlen, Druck, Vibration, körperliche Anstrengung) sowie zahlreiche andere Ursachen zur Degranulation dieser Zellen führen.

Im klinischen Alltag ist bei akuter Urticaria besonders an Arzneimittel, Nahrungsmittel, Inhalationsallergene oder Insektenstiche als Auslöser zu denken. Urticaria ist die zweithäufigste kutane Manifestationsform der Arzneimittelallergien und kann **von nahezu allen Arzneimitteln** ausgelöst werden. Parenterale Applikation führt dabei wesentlich häufiger zur Urticaria als orale Anwendung. Häufige Auslöser von Arzneimittel-bedingter akuter Urticaria sind v. a. **β-Lactam-Antibiotika**, **Opiate**, **ACE-Inhibitoren**, **NSAR**, **Allergenextrakte** und **Proteohormone**.

Eine akute Urticaria kündigt sich oft durch einen massiven Juckreiz an. Sie kann aber auch Teilsymptom einer anaphylaktischen/anaphylaktoiden Reaktion sein.

Therapeutisch zeigt die akute Urticaria ein Ansprechen auf Histamin-H_1-Rezeptorantagonisten, was die pathophysiologische Bedeutung des Histamins bei diesem Krankheitsbild unterstreicht. Bei schweren Fällen mit evtl. begleitenden Angioödemen ist der Einsatz von Glucocorticosteroiden zu erwägen. Oft ist es notwendig, die Therapie einzuleiten noch bevor (v. a. durch eine genaue Anamnese) die Ursache der akuten Urticaria erfasst werden kann. Ist die Urticaria Teilsymptom einer generalisierten anaphylaktischen/anaphylaktoiden Reaktion, steht die stufengerechte Behandlung der generalisierten Überempfindlichkeitsreaktion im Vordergrund (s. Anaphylaktischer Schock).

Vaskulitis

Die **nekrotisierende Vaskulitis** der Haut ist Folge einer antikörpervermittelten Hypersensitivitätsreaktion, bei der es durch **Ablagerung von Immunkomplexen** im Gewebe zur Auslösung einer nekrotisierenden, leukozytoklastischen Entzündung der kleinen Gefäße kommt. Es zeigen sich symmetrisch verteilte, mit Hämorrhagie und Nekrosen einhergehende Exantheme v. a. an den unteren Extremitäten. Neben einer Reihe von Ursachen (v. a. Infektgenese) kommen auch Arzneimittel (10–15%) als Auslöser in Frage (z. B. **Penicilline, Sulfonamide, Chinolone, Allopurinol, Propylthiouracil, Hydralazin, Colony-Stimulating Factors, Phenytoin, Cefaclor, Minocyclin, Methotrexat**[32]). Gelegentlich kann auch ein Summationseffekt aus Infektgeschehen und Arzneimittelreaktion zur Manifestation der Vaskulitis führen. Die Prognose bei dieser Form der Hypersensitivitätsreaktion wird aber durch das Ausmaß der oft begleitenden Vaskulitis in anderen Organsystemen bestimmt.

Erythema exsudativum multiforme (EEM), Stevens-Johnsons-Syndrom (SJS), Toxisch Epidermale Necrolyse (TEN)

EEM, SJS und TEN sind als UAW gefürchtet. **EEM** führt zu Hautreaktionen mit typischen Schießscheiben-artigen Effloreszenzen besonders an den distalen Extremitäten und wird häufiger durch Infektionen (Herpes, Mykoplasmen) und weniger häufig durch Arzneimittel ausgelöst. Die Läsionen bei **SJS und TEN** (in beiden Fällen Schleimhautbeteiligung!) sind rasch konfluent, zeigen ein positives Nikolsky-Zeichen und führen bald zur **Ablösung der Epidermis und Erosionen**. Mehr als 50% von SJS werden durch Arzneimittel verursacht, wobei insbesondere Antibiotika (v. a. **Sulfonamide**, **β-Lactamantibiotika**), **Antikonvulsiva** (wie Carbamazepin und Phenytoin), **NSAR** und **Allopurinol** als Auslöser in Frage kommen. TEN (in der älteren Literatur auch als Lyell-Syndrom oder Syndrom der verbrühten Haut bezeichnet) wird fast ausschließlich durch Arzneimittel verursacht und besitzt eine hohe Letalität. Die Inzidenz von SJS/TEN wird mit etwa 2 Fällen pro 1 Million Einwohner und Jahr angegeben. Arzneimittelinduzierte SJS und TEN sind bei HIV-Infizierten 100- bis 1000-mal häufiger (v. a. nach Einnahme von Sulfonamiden). Aufgrund der Polypragmasie bei diesen Patienten lässt sich der auslösende Arz-

[30] Sevredol®, M STADA®
[31] Codeintropfen-CT®
[32] Lantarel®, Metex®

neistoff oft nur schwer identifizieren. Diese schweren Arzneimittelreaktionen treten üblicherweise 1–3 Wochen nach Therapiebeginn auf, bei Re-Exposition auch früher.

Bei Verdacht auf SJS/TEN sind alle als Auslöser in Frage kommenden Arzneimittel sofort abzusetzen. Schwere Verlaufsformen bedürfen intensiv-medizinischer Therapie. Re-Exposition ist unbedingt zu vermeiden. Eine allergologische Provokationstestung mit den unter Verdacht stehenden Arzneistoffen ist kontraindiziert.

Fixes Arzneimittelexanthem

Oft handelt es sich um einen **einzelnen Herd**, bevorzugt an Extremitäten oder Genitale (auch die Schleimhäute können betroffen sein). Typisch ist, dass bei neuerlicher Gabe des auslösenden Arzneimittels immer wieder das gleiche Areal betroffen ist; die Zahl der Herde kann bei wiederholtem Auftreten mit der Zeit zunehmen. Selten findet sich ein multilokuläres fixes Arzneimittelexanthem, gelegentlich mit sehr zahlreichen Herden und als Maximalvariante sogar eine Erythrodermie. Diese Maximalformen sind oft nur schwer von einer TEN zu unterscheiden (milderer Verlauf, bessere Prognose). Das fixe Arzneimittelexanthem kann durch zahlreiche Medikamente ausgelöst werden. Klassische Auslöser sind dabei **Antibiotika** (Cotrimoxazol, Tetracycline, Metronidazol, Penicilline), **Barbiturate** und **NSAR**.

Photosensitivität

Photosensitivität kennzeichnet die erhöhte Bereitschaft zu Erythemen nach Exposition gegenüber ultravioletter (UV-) Strahlung. Arzneimittel, die photosensibilisierend wirken, müssen im UV- (meist UV-A-Bereich) oder sichtbaren Spektralbereich absorbieren. Durch Photoaktivierung in der Haut entstehen reaktive Intermediate (v. a. freie Radikale), welche durch direkte Beeinflussung biochemischer Prozesse oder Oxidation von Biomolekülen zytotoxisch wirken **(phototoxische Reaktion)**. Addukte mit Makromolekülen wirken auch als Haptene und können eine Zellvermittelte Immunantwort vom verzögerten Typ auslösen **(photoallergische Reaktion)**. Die häufigeren **phototoxischen Reaktionen**, die durch lokale oder systemische Aufnahme von photosensibilisierenden Substanzen (z. B. **Psoralene**, **Chinolone**, **Tetracycline**, **Sulfonamide**, **Amiodaron**[33]) in die Haut und nachfolgende Sonnenexposition ausgelöst werden, äußern sich in gesteigerten Sonnenbrandreaktionen, die auf die Areale der Sonnenexposition beschränkt bleiben.

Photoallergische Reaktionen präsentieren sich hingegen als Ekzeme. Photoallergene erreichen die Haut entweder von außen (halogenierte Salicylanilide z. B. in Antiseptika, para-Aminobenzoesäure und Benzophenone in Sonnencremes, Duftstoffe) oder systemisch über die Zirkulation (z. B. **Sulfonamide**, **Thiazide**, **Phenothiazine**). Je nach Intensität der Sonnenexposition kommt es zu subakuten bis chronischen Ekzemen, die oft unscharf auf die belichteten Areale beschränkt sind und häufig Streuphänomene auf nicht lichtexponierte Hauptbezirke zeigen.

Allergisches Kontaktekzem

Kontaktallergien sind immunologisch zellvermittelte Reaktionen (s. Kontakt-Hypersensitivität) gegen meist kleine Moleküle (Haptene, MG <1000), die dem Immunsystem über die Epidermis dargeboten werden. Nur selten entwickeln sich Kontaktallergien (akut oder chronisch) auf gesunder Haut. Meist findet sich eine Vorschädigung der Barrierefunktion (besonders kumulativ-toxische Ekzeme), die das Eindringen des Kontaktallergens erleichtert.

Kontaktallergien können durch eine Vielzahl von Kontaktallergenen in Pflanzen, Kleidern, Schmuck, Kosmetika oder beruflichen Kontaktstoffen ausgelöst werden. Kontaktallergene in lokalen Therapeutika sind zum Beispiel **Antibiotika**, **Antimykotika**, **Bufexamac**[34], **Lokalanästhetika**, **Desinfizienzien**, **Lichtschutzmittel**, aber auch **Phytoallergene**. Auch die Möglichkeit von Reaktionen gegen beim Kontaktekzem therapeutisch eingesetzte Arzneimittel, wie **topische Glucocorticosteroide** und **Histamin-H_1-Rezeptorantagonisten** muss beachtet werden. Neben den eigentlichen Wirkstoffen können auch diverse Hilfsstoffe (Wollwachsalkohole, Cetylstearylalkohol), Konservierungsmittel (Parabene, Chloracetamid, Dibromdicyanobutan und 2-Phenoxyethanol) oder Duftstoffe Allergieauslösend sein.

Fallbeispiel C: Kontaktdermatitis nach Anwendung von Rheumon-Creme

50-jähriger Mann, Abklärung einer möglichen allergischen Reaktion auf Lokalanästhetika (Xyloneural®-Injektionen) im Rahmen der Behandlung von Rückenbeschwerden; eine Woche nach Therapiebeginn (insg. 3 Injektionen) zuerst juckendes Exanthem an Injektionsstellen mit späterer Ausbreitung auf gesamte Haut; zeitgleich wurde vom Patienten auch Rheumon-Creme® auf die betroffenen Stellen appliziert.

Ergebnis der systematischen allergologischen Abklärung:

- Subkutane Testung von Lokalanästhetika (Lidocain, Articain und Mepivacain) unauffällig;
- stark positive Testreaktion auf Epikutantestung mit Rheumon-Creme®;
- getrennte epikutane Testung seiner Inhaltsstoffe Etofenamat und Benzylalkohol (Hilfsstoff) ergab für beide positive Reaktionen und
- Testung alternativer nichtsteroidaler Antirheumatika: Hauttests (Pricktest auf Acetylsalizylsäure bzw. Epicutantests auf Diclofenac und Mefenaminsäure) sowie orale Provokationstests auf Acetylsalizylsäure, Diclofenac, und Mefenaminsäure waren unauffällig.

▼

---

[33] Cordarex®, Aminohexal®

[34] Parfenac®, Bufexamac-ratiopharm®

Das Beispiel des hier beschriebenen Patienten betont die Notwendigkeit der akribischen allergologischen Abklärung aller Wirkstoffe und pharmazeutischer Hilfsstoffe (wie Konservierungsmittel), die als auslösende Antigene in Frage kommen. Wie in diesem Fall sollten bei (kutaner) Unverträglichkeit eines Arzneistoffs auch andere für eine Anwendung in Frage kommende strukturverwandte Wirkstoffe auf deren (kutane und/oder systemische, z.B. orale) Verträglichkeit getestet werden, um eine evtl. vorliegende Gruppenunverträglichkeit aufzudecken und/oder um für die medikamentöse Therapie der Patienten alternative Medikamente zur Verfügung zu haben.

Ein Sonderfall des Kontaktekzems ist das **systemisch induzierte Kontaktekzem**, bei dem die systemische Zufuhr ausreichender Mengen eines Kontaktallergens bei kontaktsensibilisierten Personen ein erneutes Aufflammen eines zuvor durchgemachten lokalisierten Kontaktekzems bewirken kann; gelegentlich kann es dabei aber auch zu generalisierten Exanthemen, Vaskulitis, Erythema exsudativum multiforme oder Stevens-Johnson-Syndrom kommen.

! Aus diesem Grunde sollten für den systemischen Einsatz wichtige Medikamente (v. a. Antibiotika) möglichst nicht oder nur unter strengster Indikation lokal an der Haut eingesetzt werden.

36.2.3 Hämatologische Manifestationen

Hypersensitivitätsreaktionen gegen Blutzellen können durch Arzneimittel oder ihre Metaboliten ausgelöst werden und sind häufig durch Typ-II-Hypersensitivitätsreaktionen (► oben) verursacht.

Thrombozytopenie

Die Thrombozytopenie begleitet zahlreiche allergische Reaktionen auf Arzneimittel z. B. **Rifampicin**[35], **Pyrazolon-Derivate**, **Chinin**[36], **Chinidin**, **Thiazid-Diuretika**. Sie tritt akut ein, ist nur selten letal und normalisiert sich binnen drei Wochen nach Absetzen. Sonderfälle, die pathophysiologische Mechanismen von arzneimittelinduzierten Thrombozytopenien illustrieren, sind z. B. die Heparin-induzierten Thrombozytopenien (HIT) und die Ticlopidin-induzierte thrombotische thrombozytopenische Purpura (► Kap. 36.1.2).

HIT. Diese kann nach Gabe von sowohl unfraktioniertem als auch niedermolekularen Heparinen auftreten. Die zwei Formen HIT-Typ I und HIT-Typ II finden sich in bis zu 10% bzw. 0,6–5% aller mit Heparin behandelten Patienten. Beim HIT-Typ I handelt es sich um eine bereits unmittelbar nach Therapiebeginn (meist innerhalb der ersten 4 Tage) auftretende, spontan reversible Thrombozytopenie ohne Blutungsneigung. Der seltenere Typ II ist immunologisch bedingt und ein **ernstes klinisches Krankheitsbild**. Es entwickelt sich 6–14 Tage nach der erstmaligen Gabe von Heparin oder (seltener) niedermolekularen Heparinen akut eine schwere Thrombozytopenie (Thrombozyten <50.000/µl bis sogar <10.000/µl) mit venösen und arteriellen thromboembolischen Komplikationen. Heparin bindet an das thrombozytäre Oberflächenprotein PF_4, wodurch nachfolgende Konformationsänderungen antigenen Epitope von PF_4 exponieren und damit die Bildung von Antikörpern (IgG) gegen den Heparin-PF_4-Komplex induzieren. Die Antikörperbindung führt zur Plättchenaktivierung und verstärkten PF_4-Aktivität an der Plättchenoberfläche. **In vitro** lassen sich Heparin-assoziierte Antikörper nachweisen.

Beim klinischen Verdacht auf HIT-Typ II sind unfraktioniertes oder niedermolekulare Heparine sofort abzusetzen. Die antithrombotische Therapie kann mit **Lepirudin**[37] oder (unter Beachtung selten möglicher Kreuxreaktivität) mit **Danaparoid**[38] oder **Fondaparinux**[39] fortgesetzt werden. Patienten, die an einer HIT-Typ II gelitten haben, dürfen nicht wieder mit Heparin behandelt werden und sollten einen entsprechenden Notfallausweis mit sich führen.

Leukopenie und Agranulozytose. Diese sind stets ernst zu beurteilen (Letalität bei unbehandelter Agranulozytose ca. 30%). Sie werden nach Gabe von **Ticlopidin**, **Clozapin**, **Thyreostatika**, aber auch durch Pyrazolon-Derivate vom Typ des **Metamizols**[40] beobachtet. Sie sind reversibel; ein letaler Ausgang ist durch rechtzeitige Diagnose vermeidbar.

Hämolytische Anämien. Hämolytische Anämien sind selten und gutartig (Letalität unter 1%), beispielsweise nach chronischer Gabe von **Methyldopa**. Zu unterscheiden sind von diesen immunologisch bedingten Reaktionen solche Arzneimittel-bedingten Hämolysen, die auf einem erblichen Enzymdefekt beruhen, meist auf einer mangelhaften Ausstattung der Erythrozyten mit Glucose-6-Phosphat-Dehydrogenase.

36.2.4 Pulmonologische Manifestation

Asthma bronchiale. Die klinische **Symptomen-Trias** Husten, Atemnot und pfeifende Atemgeräusche kennzeichnet das Asthma bronchiale und ist Ausdruck der bei dieser Erkrankung variablen und reversiblen Bronchialobstruktion infolge einer chroni-

---

[35] Rifa®, Eremfat®
[36] Limptar N®, Chininum hydrochloricum®
[37] Refludan®
[38] Orgaran®
[39] Arixtra®
[40] Novalgin®, Novaminsulfan Lichtenstein®

schen Entzündung der Bronchialschleimhaut und Hyperreaktivität der Atemwege. Nach den Auslösemechanismen lassen sich allergische, nichtallergische und gemischte Asthmaformen unterscheiden. Das IgE-vermittelte allergische Asthma bronchiale nimmt in den letzten Jahren stark an Häufigkeit zu. Trigger für dessen Entstehung sind besonders Umweltallergene (Pollen, Hausstaubmilbe, Tierhaare, Epithelien u. a. ► Kap. 22).

Die Lunge (und der gesamte Respirationstrakt) können im Rahmen von IgE-vermittelten Arzneimittelallergien mitbetroffen sein. Dyspnoe und asthmaartige Beschwerden als Folge von Larynxödem und Bronchospasmus sind bereits ernste Anzeichen einer schweren anaphylaktischen/anaphylaktoiden Reaktion (► oben).

Eine deutliche Zunahme asthmatischer Beschwerden nach der Einnahme von Acetylsalicylsäure oder anderer NSAR, wie sie in bis zu 10% der Asthmapatienten vorkommt, ist hingegen im Sinne einer idiosynkratischen Reaktion zu deuten. Dieses Syndrom (**Aspirin-induced Asthma**) ist durch eine eosinophile Rhinosinusitis, Nasenpolypen und Asthma gekennzeichnet und verläuft protrahiert auch ohne weitere Exposition gegenüber NSAR. Bei schwerer Symptomatik von Asthma und Rhinitis kann eine systemische Glucocorticoidtherapie nötig sein. COX-2-Inhibitoren (wie **Rofecoxib**[41] oder **Celecoxib**[42]) werden von den Patienten vertragen. **Acetylsalicylsäure**[43] und **NSAR** sind zu meiden.

36.2.5 Renale Manifestationen

Eine Nierenbeteiligung im Rahmen von Hypersensitivitätsreaktionen ist möglich. Eine akute Verschlechterung der Nierenfunktion kann durch eine arzneimittelinduzierte **akute interstitielle Nephritis (AIN)** hervorgerufen werden, welche wahrscheinlich immunologisch bedingt ist. Beim Menschen wird vor allem eine zellmediierte Immunantwort vermutet. Antikörper gegen renale Antigene oder Ablagerung von Immunkomplexen werden in Nierenbiopsien jedoch ebenfalls beobachtet. Die durch das früher verwendete Penicillinase-feste β-Lactam Methicillin induzierte AIN wird als prototypisch angesehen. Zwei Wochen nach Einnahme von Methicillin kam es dabei vor allem zu Hämaturie, Pyurie, Fieber, Eosinophilie und bei 50% der Fälle zu Nierenversagen. Die Symptome bildeten sich nach Absetzen innerhalb mehrerer Tage zurück, wobei die Erholung der Nierenfunktion erst nach Wochen bis Monaten erfolgte. Die Symptomatik der durch andere Arzneimittel ausgelösten AIN ist variabel und eine Diagnose daher schwieriger. An eine AIN sollte vor allem bei Patienten ohne Ödeme mit normalem Blutdruck aber akuter Verschlechterung der Nierenfunktion mit **milder Proteinurie, anderen pathologischen Nierenfunktionsparametern** und **Flankenschmerz** gedacht werden. Auslöser für AIN sind vor allem **NSAR** (häufig mit nephrotischem Syndrom), **Diuretika**, **Antibiotika** (β-Lactame, Sulfonamide, Rifampicin) und **Allopurinol**. **Therapeutisch wichtig ist das sofortige Absetzen des in Frage kommenden Arzneimittels.** Beginnt sich die Nierenfunktion nicht innerhalb einer Woche nach Absetzen zu erholen, sollte bei gesicherter Diagnose (Nierenbiopsie) eine Stoßtherapie mit **Glucocorticosteroiden** erwogen werden.

36.2.6 Hepatische Manifestationen

Bei den meisten Arzneimitteln sind Leberschäden selten (1:1000 bis 1:100.000) und werden daher meist erst nach der Marktzulassung berichtet. Trotzdem sind ca. 40% der Hepatitiden und 25% der fulminanten Hepatitiden arzneimittelinduziert. Hepatotoxizität führte in den letzten Jahren zu Marktrücknahmen (z. B. Troglitazon, Trovafloxacin). Dosisabhängige, **obligat hepatotoxische** Wirkungen (z. B. durch **Paracetamol**, **Methotrexat**) sind von **idiosynkratischen** und **immunallergischen** Wirkungen zu unterscheiden. Die häufigsten hepatotoxischen Reaktionen führen zu einer hepatozellulären Schädigung mit dem klinischen Bild einer **Virushepatitis** (z. B. durch **Antikonvulsiva**). Dabei kommt es Tage bis Wochen nach der Erstdosis meist zu Krankheitsgefühl, Ikterus und erhöhten Transaminasespiegeln. Cholestatische Verläufe mit Erhöhung der alkalischen Phosphatase und von Bilirubin oder gemischte Verläufe (z. B. durch **Amoxicillin-Clavulansäure**, **Sulfonamide**, **Erythromycin**) sind ebenfalls möglich.

! Die Gefahr für ein akutes Lebersagen erhöht sich, wenn nach Auftreten der Symptome das Arzneimittel nicht abgesetzt wird.

In manchen Fällen existiert eine deutliche allergische Komponente mit Fieber, Exanthem, Eosinophilie und Lymphadenopathie (z. B. bei **Sulfonamiden**, **Phenytoin**). Autoimmunhepatitiden können durch **Nitrofurantoin**, **Minocyclin** und **Statine** induziert werden.

36.2.7 Serumkrankheit

Obwohl mehrere der in ◘ Abb. 36.1 gezeigten Reaktionstypen an ihrer Pathogenese beteiligt sein können, handelt es sich vor allem um Immunkomplexvermittelte Reaktionen. Bei erstmaliger Exposition treten die Symptome frühestens nach 6–9 Tagen auf; so lange dauert nämlich die Synthese hinreichender Antikörpermengen. Bei erneuter Exposition ist die Latenzzeit erheblich verkürzt. Das Vollantigen selbst muss so lange Zeit im Organismus verbleiben, dass zirkulierende Antigen-Antikörper-Komplexe gebildet werden können. Symptome sind Fieber, Urticaria, Gelenk- und Lymphdrüsenschwellungen und Vaskulitis. Die Behandlung ist weitgehend symptomatisch, z. B. mit Histamin-H_1-Rezeptor-Antagonisten und/oder Glucocorticosteroiden (► Kap. 15.9.4 sowie

---

[41] Vioxx® (in Deutschland nicht mehr im Handel)
[42] Celebrex®
[43] Aspirin®, ASS-ratiopharm®

► Kap. 36.3.1 und ► Kap. 36.3.2). Eine Prophylaxe erfolgt durch Vermeidung des Antigens nach sorgfältiger Erhebung der Anamnese und evtl. durch vorsichtige Desensibilisierung.

36.2.8 Arzneimittelfieber

Fieber tritt häufig mit anderen Symptomen der Serumkrankheit oder anderer Hypersensitivitätsreaktionen auf.

! Es ist stets bei der Differentialdiagnose febriler Zustände in Erwägung zu ziehen.

Nachdem tierische Seren nur noch selten verwendet werden, sind **β-Lactam-Antibiotika** heute die häufigste Ursache.

36.2.9 Allergische Reaktionen durch Phytoallergene

Pflanzliche Allergene können ebenfalls Hypersensitivitätsreaktionen hervorrufen. Obwohl Pollen als Allergene in der Bevölkerung allgemein bekannt sind, werden pflanzliche Inhaltsstoffe in Nahrungsergänzungsmitteln oder Phytopharmaka häufig als »natürlich« und daher »nebenwirkungsfrei« angesehen. Unerwünschte Wirkungen von pflanzlichen Arzneimitteln werden dem praktischen Arzt daher auch nachweislich weniger häufig berichtet. Der Arzt sollte daher bei der Medikamentenanamnese spezifisch danach fragen! Hypersensitivitätsreaktionen sind jedoch für alle pflanzlichen Arzneimittel oder Nahrungsergänzungsmittel zu erwarten. Klinisch manifestieren sich diese oft als verzögerte Hautveränderungen (allergische Kontaktdermatitis, Erythema exudativum multiforme bis hin zum SJS) oder IgE-mediierte, akute allergische Reaktionen (Rhinokonjunktivitis, Urticaria, Asthmaanfälle, Anaphylaxie).

Sensibilisierende Inhaltsstoffe wurden für eine Reihe von Pflanzen beschrieben. Es handelt sich zumeist um lipophile, reaktionsfreudige kleine Moleküle, die nach Reaktion mit Proteinen als Haptene fungieren. In den USA führen vor allem Kontakt mit Pflanzenteilen des Giftefeu und verwandter Pflanzen regelmäßig zu Sensibilisierung und bei Reexposition zu allergischer Kontaktdermatitis. Als ekzemauslösender Stoff wurde hierbei ein Pentadecylcatechol identifiziert. In Europa werden insbesondere Arten aus der Familie der Korbblütler (Asteraceae, Compositae) für allergische Kontaktdermatitiden verantwortlich gemacht. Hier finden sich zum Beispiel Sesquiterpenlactone als potente Kontaktallergene, wie z. B. bei Sensibilisierung gegenüber Arnika (Arnica montana), Ringelblume (Calendula officinalis) und Alant (Inula helenium). Hingegen scheint die Sensibilisierung durch die sehr häufig verwendete heimische Kamille eher selten zu sein. Eine zunehmende Sensibilisierungsrate wird auch z. B. für Teebaumöl beobachtet, das in Kosmetika verwendet und, trotz fehlender Evidenz für seine Wirksamkeit, v. a. im Internet für die äußerliche Behandlung von Infektionen und zur Wundheilung angepriesen wird.

Bei Hypersensitivitätsreaktionen, die nicht durch herkömmliche Arzneimittel erklärt werden können, sollte anamnestisch daher auch immer nach zusätzlicher Einnahme pflanzlicher Produkte oder Anwendung von Kosmetika gefragt werden. Allerdings ist zu beachten, dass neben den pflanzlichen Bestandteilen auch andere Wirk- und Hilfsstoffe in solchen Präparaten für allergische Reaktionen verantwortlich sein können.

Fallbeispiel D: Kontaktallergie auf Teebaumöl

40-jährige Frau mit wiederholter Teebaumölanwendung zur »Heilung« dreier Basaliom-verdächtiger Hautveränderungen; eine Woche nach Beginn der letzten Anwendung an den Behandlungsstellen juckende Papeln bis Papulovesikeln auf geröteter Haut.

Teebaumöl war laut Patientin zur wiederholten Behandlung früherer »dermatologischer Leiden« immer wirksam und wurde gut vertragen.

Vorgehen:
- Anamnese der Patientin ergab Verdacht einer Kontaktdermatitis auf Teebaumöl;
- diese Verdachtsdiagnose konnte durch den Epikutantest bestätigt werden und
- die Patientin zeigte dabei positive Testreaktionen auf das eigene Teebaumöl, Orangenöl sowie Limonen.

Zu beachten ist außerdem, dass bei Phytopharmaka und Nahrungsergänzungsmitteln die Zusammensetzung der Inhaltsstoffe variieren kann. Das von Patienten selbst verwendete Produkt sollte daher jedenfalls getestet werden.

36.3 Pseudoallergische Reaktionen

Pseudoallergische anaphylaktoide Reaktionen lassen sich von immunmediierten Syndromen abgrenzen. Sie werden von unterschiedlichen Arzneistoffen wie **Opiaten**, **NSAR**, kolloidalen **Plasmaersatzmitteln**, **Röntgenkontrastmitteln** und **Lösungsvermittlern** (wie Cremophor-EL) ausgelöst (▫ Tab. 36.3). Akute Reaktionen durch diese Stoffe werden durch direkte Freisetzung von Mediatoren aus Mastzellen und Basophilen induziert. Die Mediatorfreisetzung **bedarf keiner vorhergehenden Sensibilisierung, Bildung spezifischer IgE-Antikörper oder Antigen-Antikörper-Reaktion** an Mastzellen und kann daher bereits bei erstmaliger Gabe auftreten. Symptome entwickeln sich oft sehr rasch und können schwer sein. Eine Desensibilisierung ist für gewöhnlich nicht möglich. Pseudoallergische Reaktionen sind meist dosisabhängig, können jedoch bereits in niedrigen Dosen zu Zwischenfällen führen.

Die Behandlung pseudoallergisch-anaphylaktoider Reaktionen bzw. des pseudoallergischen Schocks, entspricht der Behand-

Tab. 36.3. Beispiele für allergische und pseudoallergische Reaktionen

	Typische Manifestationen
Penicilline und Cephalosporine	Fieber, Urticaria, anaphylaktischer Schock, makulopapulöse Exantheme, SJS, TEN, allergische Kontaktdermatitis, Anämie, hämolytische Agranulozytose, allergische Vaskulitis, Serumkrankheit
Acetylsalicylsäure und andere nicht-steroidale Antiphlogistika	pseudoallergisches *Analgetika-Asthma*, Urticaria u. a. anaphylaktoide Reaktionen
ACE-Hemmstoffe (besonders Captopril)	Pruritus, Exantheme, Angioödeme, anaphylaktische Reaktionen
Heparin (auch niedermolekulare Heparine)	allergische Thrombozytopenie
hochmolekulare Antigene (z. B. rekombinante Proteine)	anaphylaktische und anaphylaktoide Reaktionen
Sulfonamide (meist in Kombination mit Trimethoprim oder Pyrimethamin)	allergische Vaskulitiden, Exantheme bis zu schwersten Formen (wie TEN), phototoxische und photoallergische Reaktionen, Agranulozytose, Thrombozytopenie
Pyrazolone	fixe und makulopapulöse Exantheme bis zu schwersten Formen, Fieber, Agranulozytose
antiretrovirale Wirkstoffe	Akne, Urticaria, Vaskulitis, Exantheme bis zu schwersten Formen
Phenytoin	Exantheme, bis zu schwersten Formen
Thyreostatika vom Thionamid-Typ	Agranulozytose, Exantheme, Fieber, Pruritus
Röntgenkontrastmittel	anaphylaktoide Reaktionen
Methyldopa	hämolytische Anämie

lung der anaphylaktischen Reaktion bzw. des anaphylaktischen Schocks (► Kap. 36.2.1).

Vom Standpunkt der Arzneimittelsicherheit ist zu bedenken, dass durch alternative molekulare Wirkungsmechanismen die Inzidenz von bekannten pseudoallergischen oder idiosynkratischen Reaktionen gesenkt werden kann. Beispiele sind die geringere Inzidenz von Angioödemen durch AT_1-Rezeptorantagonisten verglichen mit ACE-Inhibitoren oder von *Aspirin-induziertem Asthma* durch COX-2-selektive NSAR. Trotzdem können jedoch unvorhergesehene, teilweise antikörpervermittelte akute Überempfindlichkeitsreaktionen nicht ausgeschlossen werden. Dies wird etwa durch Berichte über Anaphylaxie bei der Therapie mit dem COX-2-selektiven Inhibitor Celecoxib eindrucksvoll belegt.

36.4 Überlegungen zu Diagnose und Prävention

36.4.1 Diagnose

Ein Algorithmus zum diagnostischen und präventiven Vorgehen bei Arzneimittelunverträglichkeiten ist in ◘ Abb. 36.2 illustriert.

Arzneimittelallergien sind häufig und ihr klinisches Bild sehr heterogen. Da sie schwierig zu diagnostizieren sind, wird ihre **Häufigkeit unterschätzt**. Diagnostische Schwierigkeiten ergeben sich nicht nur durch die Variabilität der klinischen Symptomatik, sondern auch durch das limitierte Verständnis ihrer pathophysiologischen Grundlagen. So können nicht alle Arzneimittelallergien durch die klassischen vier Reaktionstypen nach Coombs und Gell erklärt werden. Weiter fehlen meist standardisierte Tests zur eindeutigen Diagnostik von Arzneimittelallergien.

Fragen, die der Arzt im Rahmen einer Arzneimittelanamnese bei Verdacht auf Arzneimittelunverträglichkeit abklären sollte

- Gab es bereits früher Arzneimittelunverträglichkeitsreaktionen und durch welche Symptome/Charakteristika waren diese gekennzeichnet?
- In welchem Stadium der Therapie ist die derzeitige Reaktion aufgetreten?
- Welche(s) Arzneimittel nahm der Patient zum Zeitpunkt des Auftretens der Reaktion oder kurz davor ein. Wann wurde die Therapie mit diesem(n) Arzneimittel(n) begonnen und (jeweils) in welcher Dosierung?
- Hat der Patient diese(s) Arzneimittel bereits früher einmal eingenommen und vertragen?
- An welchen anderen medizinischen Problemen leidet der Patient zusätzlich?
- Welche klinischen Manifestationen traten im Rahmen der arzneimittelinduzierten Reaktion auf und geben diese Hinweise auf das auslösende Arzneimittel?
- Existieren abnormale Laborparameter, die durch eine Arzneimittelunverträglichkeit erklärt werden können?
- Verschwanden die Symptome nach Absetzen des Arzneimittels?

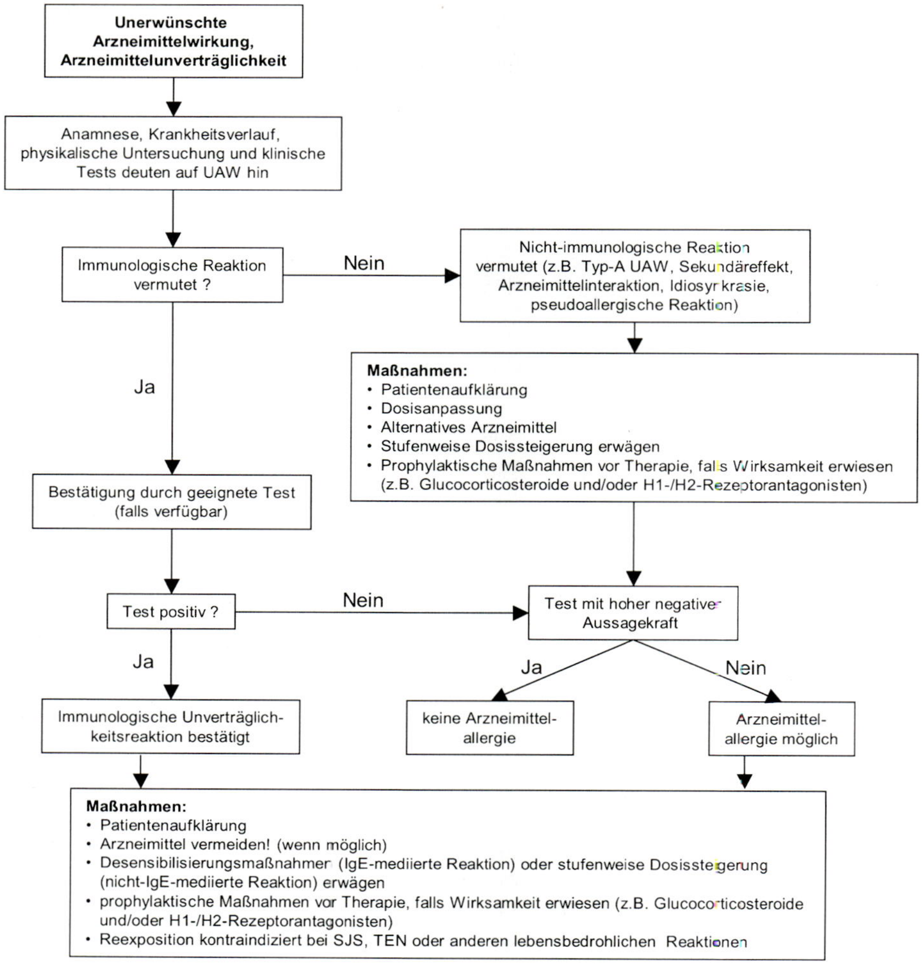

Abb. 36.2. Algorithmus zum Vorgehen bei unerwünschten (einschließlich allergischen) Arzneimittelwirkungen (modifiziert nach Gruchalla 2000).

Das diagnostische Vorgehen in der akuten Phase soll v. a. versuchen, die Frage zu klären, ob ein Arzneimittel als Auslöser für eine Reaktion in Frage kommt (Abb. 36.2). Dies erfordert eine genaue Anamnese, einschließlich Arzneimittelanamnese und Informationen über die frühere Anwendung und Verträglichkeit eines als Auslöser in Frage kommenden Arzneistoffes. Hinweise auf eine allergische Reaktion können sich aus der Art der Symptome, deren Chronologie (zeitverzögertes Auftreten, Verschwinden bei Absetzen), anderen allergischen Symptomen/Erkrankungen in der Anamnese oder Begleiterkrankungen (z. B. Viruserkrankungen) ergeben. Kompliziert wird die Anamnese bei gleichzeitiger Einnahme mehrerer Arzneimittel. Hinweise auf Arzneimittelallergie sind auch aus labordiagnostischen Parametern möglich (z. B. Leber-, Nierenfunktionsparameter, Eosinophilie; s. Hypersensitivitätssyndrom). Nach Abklingen der akuten Phase sollte eine genaue Abklärung durch den Allergologen erfolgen, besonders bei Verdacht auf Hypersensitivität gegenüber Arzneimitteln, die häufig verabreicht werden oder für den Patienten wichtig sind.

Diagnostische Hauttests gegenüber Arzneistoffen sind oft schlecht evaluiert oder fehlen. Hauttests richten sich nach dem vermuteten Pathomechanismus. Bei akuten Hypersensitivitätsreaktionen (z. B. gegen **β-Lactame**) lassen sich IgE-mediierte Prozesse durch einen positiven **Prick-Test** oder positiven **Intradermaltest** (Beurteilung des Tests nach 20–30 min) nachweisen. Verzögerte Reaktionen (wie z. B. mehrere Stunden nach Applikation von **β-Lactamen** auftretende Exantheme oder bei Kontaktekzemen) lassen sich durch **Epikutantests** mit hoher Aussagekraft erfassen (Beurteilung nach 48–72 h, bei **Aminopenicillinen** Beurteilung auch nach 7–10 Tagen).

36.4.2 Prävention

Die Prävention allergischer Reaktionen umfasst die **Beachtung folgender Prinzipien**:

1. Identifikation von Risikofaktoren für den Patienten (z. B. Verdacht auf allergische Reaktionen bei früherer Gabe);
2. Vermeidung der Gabe kreuzreaktiver Arzneimittel (z. B. Kreuzallergie von Penicillin mit Cephalosporinen oder Imipenem);
3. bei begründetem Verdacht Verwendung prädiktiver Hauttests (falls verfügbar); Hauttests auf Sofortreaktionen sind obligat, wenn beim Verdacht auf Penicillin-Allergie ein Penicillin-Derivat angewendet werden soll;
4. strenge Indikationsstellung von Arzneimitteln mit hohem allergenen Potenzial (z. B. Penicilline) und
5. Bevorzugung oraler gegenüber parenteraler Gabe (wenn möglich).

Unter Umständen kann sich für einen Patienten eine vorsorglich lebenslange Kontraindikation für allergieauslösende Arzneimittel ergeben. Diese Patienten müssen einen **Ausweis** mitführen, aus dem diese Allergie hervorgeht. Man bedenke außerdem, dass dieselbe Substanz auch in verschiedenen Fertigarzneimitteln oder auch in Lebens- bzw. Genussmitteln vorkommen kann. **Chinin** ist in Grippemitteln aber auch in Tonic water enthalten, **Acetylsalicylsäure** ist Bestandteil von Schmerzmitteln und »Rheumasalben« wird aber in niedriger Dosierung auch zur Sekundärprophylaxe der koronaren Herzkrankheit verwendet. Salizylate kommen auch in Weidenrindenpräparaten vor, die von Patienten mit Aspirin-Allergie daher nicht als sichere Alternative betrachtet werden dürfen. **Lidocain** findet als **Lokalanästhetikum**[44] und auch als **Antiarrhythmikum**[45] therapeutische Verwendung.

In sehr seltenen Fällen ist das allergieauslösende Arzneimittel trotz positiver Anamnese unentbehrlich, z. B. Penicillin bei bakterieller Endokarditis. Hier kann man eine schnelle **Desensibilisierung** mit Penicillin (steigende Dosen, zunächst oral, dann parenteral gegeben) innerhalb eines Tages unter intensivmedizinischen Bedingungen durchführen. Für die Desensibilisierung gegenüber anderen Antibiotika fehlen oft verlässliche Daten. Eine Desensibilisierung kann auch bei Patienten mit sehr seltener Insulin-Allergie gelingen. Auch gegen tierische Seren zur passiven bzw. Vakzine zur aktiven Immunisierung kann desensibilisiert werden. Eine Desensibilisierung beim pseudoallergischen **Aspirin-induced Asthma** ist mit unterschiedlichem Erfolg versucht worden. Kontrollierte Studien über den langfristigen Nutzen von Desensibilisierungen stehen jedoch noch aus.

Allergische Reaktionen auf Lokalanästhetika sind selten. Sie betreffen eher Ester der Para-Aminobenzoesäure (Oxybuprocain, Procain) als die übrigen Säureamid-Lokalanästhetika. Allergische Reaktionen auf Lokalanästhetika aus großen Durchstichflaschen sind immer auch verdächtig auf eine Para-Gruppenallergie, da den Durchstichflaschen meist als Konservierungsstoff Methylparaben zugesetzt ist.

Die Abklärung einer fraglichen Allergie bzw. Unverträglichkeit auf Lokalanästhetika (aber auch auf andere Arzneimittel) sollte zunächst mit der Prüfung der Verträglichkeit von alternativen Präparaten beginnen. Die Provokation durch abgestufte Gabe des verdächtigen Lokalanästhetikums (bzw. eines anderen Arzneimittels) sollte nur nach strenger Indikation durchgeführt werden.

Generell ist zu beachten, dass die Therapie mit **β-Adrenozeptor-Antagonisten** nicht nur die Therapie anaphylaktischer Reaktionen mit Adrenalin erschwert (► Kap. 36.2.1), sondern ebenfalls allergische und pseudoallergische Reaktionen verstärken kann. Therapie mit β-Adrenozeptor-Antagonisten verdoppelt das Risiko pseudoallergischer Zwischenfälle mit Röntgenkontrastmitteln.

Als weitere Präventivmaßnahme kann bei erneuter absichtlicher Exposition (z. B. bei Gabe von Röntgenkontrastmitteln) eine Prämedikation mit H_1- und H_2-Antagonisten sowie Glucocorticosteroiden erfolgen. Als Notfallsmedikamente für den Fall einer erneuten unabsichtlichen Exposition (z. B. Nahrungsmittel oder Insektenstich) sollte der allergische Patient zur sofortigen Selbstmedikation H_1-Histaminrezeptorantagonisten (**Loratadin**[46] oder **Cetirizin**[47]) und Glucocorticosteroide (Methylprednisolon) mitführen und bei Allergenkontakt sofort einnehmen. Patienten mit schweren anaphylaktischen Reaktionen in der Anamnese sollten zur Akuttherapie Adrenalin-Fertigspritzen für die i. m.-Selbstinjektion immer bei sich haben.

Weiterführende Literatur

Aberer W, Bircher A, Romano A, Blanca M, Campi P, Fernandez J, Brockow K, Pichler WJ, Demoly P; European Network for Drug Allergy (ENDA); EAACI interest group on drug hypersensitivity (2003) Drug provocation testing in the diagnosis of drug hypersensitivity reactions: general considerations. Allergy. 58: 854

Bigby M (2001) Rates of cutaneous reactions to drugs. Arch Dermatol 137: 765.

Demoly P, Bousquet J (2001) Epidemiology of drug allergy. Curr Opin Allergy Clin Immunol 1: 305

Fiorentino DF (2003) Cutaneous vasculitis, J Am Acad Deramtol 48: 311–340.

Fritsch PO, Sidoroff A (2000) Drug-induced Stevens-Johnson syndrome/ toxic epidermal necrolysis. Am J Clin Dermatol 1:349

Graziadei IW, Obermoser GE, Sepp NT, Erhart KH, Vogel W (2003) Drug-induced lupus-like syndrome associated with severe autoimmune hepatitis. Lupus 12: 409

Jappe U, Gollnick H (1999) Allergie gegenüber Heparin, Heparinoiden und rekombinantem Hirudin. Hautarzt 40: 406

Gruchalla RS (2000) Clinical assessment of drug-induced disease. Lancet 356: 1505

---

[44] Xylocitin loc®

[45] Xylocitin cor®

[46] Lorano®, Loratadin-ratiopharm®

[47] Zyrtec®, Cetrizidin AL®

Joint Task Force on Practice Parameters (1999) Executive summary of disease management of drug hypersensitivity: a practice parameter. Ann Allergy Asthma Immunol 83: 665

Kodner CM, Kudrimoti A (2003) Diagnosis and management of acute interstitial nephritis. Am Fam Physician 67: 2527

Lee WM (2003) Drug-induced hepatotoxicity. N Engl J Med 349: 474

Martin-Garcia C, Hinojosa M, Berges P, Camacho E, Garcia-Rodriguez R, Alfaya T (2003) Celecoxib, a highly selective COX-2 inhibitor, is safe in aspirin-induced asthma patients. J Investig Allergol Clin Immunol 13: 20

Moore DE (2002) Drug-induced cutaneous photosensitivity: incidence, mechanism, prevention and management. Drug Saf 25: 345

Naisbitt DJ, Gordon SF, Pirmohamed M, Park BK (2000) Immunological principles of adverse drug reactions: the initiation and propagation of immune responses elicited by drug treatment. Drug Saf 23: 483

Nassif A, Bensussan A, Dorothee G, Mami-Chouaib F, Bachot N, Bagot M, Boumsell L, Roujeau JC (2002) Drug specific cytotoxic T-cells in the skin lesions of a patient with toxic epidermal necrolysis. J Invest Dermatol 118: 728

Neugut AI, Ghatak AT, Miller RL (2001) Anaphylaxis in the United States: an investigation into its epidemiology. Arch Intern Med 161: 15

Resuscitation Council (UK) The Emergency Medical Treatment of Anaphylactic Reactions for First Medical Responders and for Community Nurses (revised 2002)

Ruëff F, Przybilla B, Fuchs T, Gall H, Rakoski J, Stolz W, Vieluf D (2000) Diagnose und Therapie der Bienen- und Wespengiftallergie. Positionspapier der Deutschen Gesellschaft für Allergologie und klinische Immunologie. Allergo J 9: 458

Severe anaphylaxis outside the hospital (2001) Prescrire International 10: 124

Sullivan JR, Shear NH (2001) The drug hypersensitivity syndrome: What is the pathogenesis? Arch Dermatol 137: 357

Szczeklik A, Stevenson DD (2003) Aspirin-induced asthma: advances in pathogenesis, diagnosis, and management. J Allergy Clin Immunol 111: 913

Svensson CK, Cowen EW, Gaspari AA (2001) Cutaneous drug reactions. Pharmacol Rev 53: 357

Tsai HM, Rice L, Sarode R, Chow TW, Moake JL (2000) Antibody inhibitors to von Willebrand factor metalloproteinase and increased binding of von Willebrand factor to platelets in ticlopidine-associated thrombotic thrombocytopenic purpura. Ann Intern Med 132: 794

37 Akute Vergiftungen

F. Martens

37.1 Allgemeine Regeln und Prinzipien

37.1.1 Epidemiologie, Definitionen, Therapieziele

Vergiftungen sind keine seltenen Ereignisse. Die genaue Zahl der sich jährlich in Deutschland ereignenden Vergiftungen ist zwar nicht bekannt, da nur für Intoxikationen mit Chemikalien, die beispielsweise in Putz- und Reinigungsmitteln, in Lösemitteln oder sonstigen Publikumsprodukten enthalten sind, eine Meldepflicht eingeführt wurde. Die Anfragen bei den Informationszentren für Vergiftungen und Publikationen aus dem klinischen Bereich lassen aber eine Zahl von etwa 400.000 Vergiftungen pro Jahr vermuten. Damit ist bei ca. 5% der Patienten in internistischen Abteilungen mit Vergiftungen zu rechnen und bei einer Vielzahl, zunächst unklarer Erkrankungen, die Differentialdiagnose Vergiftung mit einzubeziehen. Vergiftungen machen etwa ein Fünftel der intensivmedizinischen Behandlungsfälle aus.

Die Mehrzahl aller Vergiftungen im Erwachsenenalter entsteht in suizidaler Absicht; über die Hälfte der Patienten verwendet dazu Arzneimittel. Im Kindesalter hingegen überwiegen die akzidentellen Ingestionen (Tab. 37.1). Die Aufnahme der Giftstoffe erfolgt in etwa 80% der Fälle über den Magen-Darm-Trakt, weniger häufig inhalativ oder gar parenteral.

Vergiftungen entstehen durch die schädigende Wechselwirkung des Organismus mit chemischen, pflanzlichen, tierischen,

[1] Jacutin®

Tab. 37.1. Häufige Ingestionsvergiftungen im Kindesalter. Toxikologisch relevante Stoffe und akute Gefahren

Produktgruppen	Toxische Bestandteile	Akute Gefahren
Haushalts-, Wasch- und Reinigungsmittel		
Waschmittel, Bleichmittel Weichspüler, Wollwaschmittel, Geschirrspülmittel für Spülmaschinen, Wassergeräteentkalker, Sanitärreiniger[a], Rohrreiniger[a],	Natriumperborat, Natriumpercarbonat	Verätzung
	kationaktive Tenside	
	Natriummetasilikat, Natriumdisilikat	
	anorganische oder aliphatische Säuren	
	Säuren, Natriumbisulfit	
	anorganische Laugen	
Brennstoffe		
Lampenöle	Petroleum (Isoalkane, Kettenlänge C10–C16)	Aspiration, Pneumonie
Benzin	Gemisch aus Alkanen, Alkenen und Aromaten (C5–C12)	Aspiration, Pneumonie systemische Toxizität (► Kap. 37.2.2)
Autobenzin (zusätzlich)	Benzol, Methanol, ggf. Tetraethylblei	
Malerbedarf		
Verdünner, Lösemittel	Gemische von Benzin, aliphatischen und aromatischen Alkoholen, Ketonen, Estern oder chlorierten Kohlenwasserstoffen	Aspiration, systemische Toxizität (► Kap. 37.2.2)
Abbeizmittel	Lösemittel (s. o.) oder NaOH, KOH, Ammoniak oder Metasilikate	Verätzung
Pestizide		
Insektizide[b]	Pyrethroide	Parästhesien, systemische Neurotoxizität
	Lindan[1]	systemische Toxizität (► Kap. 37.2.2)
	Carbamate, Organophosphate	Aspirationsystemische Toxizität (► Kap. 37.2.1)
Molluskizide	Metaldehyd	Verätzung (Magen), systemische Toxizität
Rodentizide	langwirkende Gerinnungshemmer	Blutungen (► Kap. 9.2.4)
	Phosphide (Freisetzung von Phosphorwasserstoff)	Verätzungen (auch durch Inhalation)

[a] Die angegebenen toxischen Bestandteile müssen nicht in allen Produkten enthalten sein; in Zweifelsfällen und zur Einschätzung von Mengen und Konzentrationen ist Rücksprache mit einer Giftinformationsstelle empfehlenswert; [b] Toxikologisch vergleichsweise bedenkliche Stoffe (Insektizide: z. B. Pentachlorphenol oder das »Mottenmittel« Naphthalin; Rodentizide: Crimidin, Thalliumverbindungen) werden in Deutschland nicht mehr hergestellt und vertrieben, können aber in älteren Gebinden oder in EU-Importprodukten enthalten sein.

bakteriellen und anderen Stoffen. Das Ausmaß der Schädigung und damit die Schwere der Vergiftung werden von der Art, der Menge, vom Applikationsweg, gegebenenfalls auch von Interaktionen zwischen verschiedenen Giftstoffen und von der Dauer des Einwirkens der Giftstoffe bestimmt. Durch geeignete Maßnahmen können Ausmaß der Schädigung und Schwere der Vergiftung sowie die Behandlungsdauer wirksam verringert werden.

Vorrangiges Behandlungsziel ist die Sicherung der Vitalfunktionen des Patienten:

- Atemwege freimachen und freihalten;
- Ventilation sichern bzw. wiederherstellen und
- Kreislauffunktion erhalten bzw. wiederherstellen.

Nur der Erhalt oder die Wiederherstellung der vitalen Funktionen ermöglicht die Therapie der eigentlichen Vergiftung.

Die nachfolgenden Maßnahmen sind abhängig von der Einschätzung des individuellen Risikos, das von Menge, Art und Wirkungen der Giftstoffe bestimmt wird. Ob spezifische Verfahren der Entgiftung angewendet werden, muss unter Abwägung der Vorteile gegen daraus möglicherweise resultierende Risiken entschieden werden. Je eingreifender die erwogenen Maßnahmen sind, umso wichtiger werden Möglichkeiten der Kontrolle und Korrektur.

37.1.2 Diagnostik von Vergiftungen

Das Vorgehen entspricht weitgehend dem bei anderen Erkrankungen und umfasst:

- Anamnese;
- körperliche Untersuchung;
- technische Untersuchungen;
- Diagnosestellung und
- individuelle Behandlung.

Anamnese

Ziel der Anamneseerhebung ist die Feststellung von Vorerkrankungen, die durch die Vergiftung verschlimmert werden können oder die bei der Therapie zu beachten sind. Die vergiftungsspezifische Anamnese (7-mal »W«) soll klären:

- wer (Kind, Erwachsener) hat,
- welches Gift,
- in welcher Dosis,
- wann eingenommen,
- auf welchem Wege,
- evtl. warum und
- unter welchen Begleitumständen.

Wenn eigene Angaben des Patienten fehlen (Bewusstlosigkeit) und eine Fremdanamnese nicht verfügbar ist, hilft oft nur detektivischer Spürsinn. Beispielsweise finden sich in der Wohnung des Patienten oft Hinweise für eine Vergiftung: leere Tablettenpackungen (Mülleimer!), Gläser mit milchigem Bodensatz, Abschiedsbrief, typische Situationen (Heroinsüchtiger in Toilette, zahlreiche Einstichstellen, Spritze...). Sind Angehörige oder Bekannte anwesend, ergeben sich vielleicht Hinweise auf Suizidgedanken oder auf bestehende Abhängigkeiten (Alkohol, Sedativa, Betäubungsmittel).

Ein weiterer Hinweis ist das Alter. Menschen zwischen 20 und 40 Jahren stellen die Hauptklientel bei den Vergiftungen der Erwachsenen. Eine plötzlich aus dem Wohlbefinden heraus auftretende Erkrankung in dieser Altersgruppe, insbesondere mit Bewusstseinstrübung, sollte an Vergiftung denken lassen.

Bei Vergiftungsunfällen, bei Hinweisen für Fremdverschulden, bei mehreren Vergifteten und eventuell bei gewerblichen Vergiftungen sollte eine Klärung des Vergiftungsgeschehens mit Hilfe der Polizei erwogen werden. In jedem Fall sind Anamnese und Befunde so rasch und so genau wie möglich zu dokumentieren.

Klinische Befunde und Symptome

Giftstoffe können das Zentralnervensystem, die Atmung, die Funktionen von Herz und Kreislauf und anderer Organe beeinträchtigen. In vielen Fällen ist die Frage, ob die beobachteten Symptome direkte Giftwirkung oder die Folge von beispielsweise Hypoxie, Herz-Kreislauf-Störungen oder Ähnliches darstellen, nicht eindeutig zu beantworten. Hauptsächlich finden sich Bewusstseinstrübung, arterielle Hypotonie, Übelkeit, Erbrechen, Durchfall, Herzrhythmusstörungen, Atemstörungen und Krämpfe.

Pathognomonische Symptome sind bei Vergiftungen selten, die Differentialdiagnose ist daher oft schwierig. Bei der körperlichen Untersuchung ist auf Eigenschutz zu achten. Neben der Beurteilung der Vitalfunktionen sollten auch alle zugänglichen Körperöffnungen inspiziert werden, da suizidale Patienten auch Giftstoffe in das Rektum oder die Vagina applizieren.

Unspezifische Symptome

- **Bewusstseinsveränderungen**. Somnolenz, Sopor, Koma und Verwirrtheitszustände treten auf nach Alkohol, Hypnotika und Sedativa, Histamin-H_1-Rezeptor-Antagonisten, Neuroleptika, Antidepressiva, Atropin, Opioiden, organischen Lösemitteln, Stickoxiden, nitrosen Gasen, Cyaniden und Methämoglobinbildnern.
- **Arterielle Hypotonie und Schwindel** werden beobachtet bei Antihypertonika, β-Adrenozeptor-Antagonisten, Nitraten und Nitroglycerin, Alkoholen, bei schweren Vergiftungen durch Hypnotika und Sedativa.
- **Gastrointestinale Symptome** in Form von Übelkeit, Erbrechen, Darmkoliken und Durchfall werden nach Salicylaten und anderen Analgetika, Alkohol, H_1-Rezeptor-Antagonisten, Digitalis, Theophyllin, anorganischen Salzen, Nikotin, vielen pflanzlichen Giften, Ätzmitteln und organischen Lösemitteln beobachtet.

- **Herzrhythmusstörungen** können verursacht sein durch Digitalisglykoside, Antiarrhythmika, tricyclische Antidepressiva, Histamin-H_1-Rezeptor-Antagonisten, Alkohol, organische Lösemittel, Opioide, Atropin und viele pflanzliche Gifte.
- **Krämpfe oder Pupillenveränderungen** sind zu beobachten nach Salicylaten, tricyclischen Antidepressiva, Neuroleptika, Theophyllin, Lidocain, Histamin-H_1-Rezeptor-Antagonisten, ätherischen Ölen, Benzol und -Derivaten, Cocain, Coffein, Amphetamin und Nikotin.
- **Atemstörungen**. Der **Atemantrieb** wird von sedierenden Substanzen und Opioiden beeinflusst. Störungen der **Atemwege** und der **Lunge** werden bei vielen Gasen und Dämpfen (Reizgase mit Sofort- oder Latenzwirkung) beobachtet. Störungen des **Sauerstofftransports** sind nach CO-Inhalation und bei Methämoglobinbildnern (aromatische Kohlenwasserstoffe) zu erwarten. Die **Zellatmung** wird von Cyaniden und Schwefelwasserstoff beeinträchtigt. **Atemfrequenz** und **Atemtiefe** sind nach Einwirkung von organischen Säuren, Salicylaten, Alkohol und durch sekundäre Folgen wie Acidose oder Alkalose verändert.
- **Schmerzen** treten v. a. lokal nach Einwirkung von Säuren, Laugen und organischen Lösemitteln auf.

Vergiftungssyndrome

Symptomenkomplexe (Syndrome) können bei der Diagnosestellung hilfreich sein.

- **Cholinerges Syndrom.** Defäkation, Urinabgang, Miosis, Bradykardie, Erbrechen, vermehrte Sekretion von Bronchialsekret und Speichel sowie Schwitzen sind Ausdruck der Erregung von M-Cholinozeptoren; Tachykardie, erhöhter Blutdruck, Muskelfaszikulationen und Lähmungen folgen aus der Erregung von N-Cholinozeptoren. Beide Rezeptoren werden vor allem bei Vergiftungen mit Cholinesterase-Hemmstoffen erregt, die M-Cholinozeptoren nach Genuss von Risspilzen und Trichterlingen.
- **Anticholinerges Syndrom.** Das anticholinerge Syndrom tritt vor allem nach Antidepressiva, Neuroleptika, Histamin-H_1-Rezeptor-Antagonisten und nach einigen Pflanzengiften (Fliegenpilz, Pantherpilz, Tollkirsche) auf. Trockene gerötete Haut, Fieber, Durst, Exsikkose, Schluckstörungen, weite Pupillen (Mydriasis), Tachykardie, Harnverhaltung, Delir, visuelle und auditive Halluzinationen, Krämpfe und Atemstörungen sind in ihrem gemeinsamen Auftreten charakteristisch.
- **Bizarres neurologisches Syndrom.** Blickkrämpfe, Fingerverkrampfungen, mimische Starre, Torticollis, Opisthotonus, Tremor, schmatzende Mundbewegungen, Speichelfluss und Sprachstörungen ohne Bewusstseinstrübung werden nach Phenothiazin-Derivaten und anderen Neuroleptika gesehen.
- **Sympathomimetisches Syndrom.** Erhöhter (seltener erniedrigter) Blutdruck, Tachykardie (seltener Bradykardie), Hyperthermie, zentrale Erregungszustände und Krämpfe sind wegweisend für dieses Syndrom. Ursachen sind vor allem Theophyllin, Coffein, Adrenozeptor-Agonisten (außer zentralnervös wirkenden Imidazolinen), Amphetamin-Derivate (z. B. in sog. **Designer-Drogen**, z. B. Ecstasy) und Cocain.
- **Narkotisches Syndrom.** Bewusstseinstrübung bis zum tiefen Koma, Hypoventilation, erniedrigter Blutdruck, evtl. enge Pupillen und gelegentlich Lungenödem sind nach Einwirkung stark zentral dämpfender Substanzen wie Heroin, Methadon, Codein oder nach Narkotika zu beobachten.

Technische Untersuchungen

Funktionsdiagnostik. Es sollte von jedem Patienten ein **Elektrokardiogramm** abgeleitet werden, um Hinweise auf kardiotoxische Effekte zu erhalten. Die häufigsten Veränderungen sind Verbreiterungen des QRS-Komplexes (>0,1 s) bei tricyclischen Antidepressiva, AV-Blockierungen und Verlängerung des QT-Intervalls sowie Bradykardien bei vielen antiarrhythmischen Substanzen.

Bei allen verwirrten oder bewusstseinsgetrübten Patienten muss **die Glucose-Konzentration im Blut** untersucht werden (BZ-Teststreifen), um eine behandelbare Hypoglykämie oder ein Coma diabeticum nicht zu übersehen.

Ferner sind Kontrollen der **Elektrolyte** Natrium, Kalium und Chlorid, des **Kreatinins** sowie der **Leberfunktionswerte** (Enzyme, Gerinnungsstatus) durchzuführen. Bei manchen Vergiftungen sind Veränderungen zu erwarten, wie z. B. Hyperkaliämie bei Digoxin-Vergiftung oder Vergrößerung der Anionenlücke ($Na-[HCO_3^- + Cl^-] > 14$) bei Alkohol, Toluol, Methanol, Paraldehyd, Eisen-Salzen, Isoniazid, Ethylenglykol und Salicylaten.

Die arterielle **Blutgasanalyse** liefert Informationen über die Ventilation (pCO_2) und den Säure-Basen-Haushalt (pH, Basenüberschuss).

Toxikologisch-chemische Analytik. Der Verdacht auf das Vorliegen einer Vergiftung sollte auf jeden Fall durch den Giftnachweis in Körperflüssigkeiten erhärtet werden. Die Giftinformationszentren (▶ Kap. 37.3) kennen entsprechende Laboratorien. Da dieser Nachweis im biologischen Material meist längere Zeit in Anspruch nimmt, dürfen deshalb die Ergebnisse bei vitaler Indikation nicht abgewartet werden.

Bei Patienten ohne suizidale Vergiftungsursache, die klare Angaben über das Toxin machen können, sind routinemäßige Konzentrationsbestimmungen zumeist nicht erforderlich. Bei suizidalen Patienten, bei unglaubwürdigen oder fehlenden anamnestischen Angaben sowie bei Bewusstlosen sollte zumindest auf Paracetamol geprüft werden. Bei Vergiftungen mit Theophyllin, Lithium, Digitalis, Salicylaten, Chinidin und Eisen sollten Konzentrationen möglichst rasch bestimmt werden, um die geeignete Interventionsstrategie auszuwählen.

37.1.3 Therapie der Vergiftungen

Prinzipien der Therapie

Bei Vergiftungen sind zunächst bestehende vitale Gefährdungen (Atemstörungen, Kreislaufstörungen) zu behandeln (▶ oben). Erst dann kommen vergiftungsspezifische Therapieverfahren zur Anwendung. Diese lassen sich in Maßnahmen zur Vermeidung der Giftresorption (primäre Giftelimination oder Dekontamination), Gabe von Antidoten und Maßnahmen zur Steigerung der Elimination (sekundäre Giftentfernung) unterteilen. Das Hauptaugenmerk ist stets auf die Verhinderung der Resorption zu richten, da sie effektiver ist als alle anderen Maßnahmen. Eine schematische Darstellung des Vorgehens bei akuten Vergiftungen ist in ◻ Abb. 37.1 dargestellt.

Um die Auswahl des geeigneten, an die zu erwartende Schwere der Vergiftung angepassten Vorgehens zu erleichtern, ist eine Einteilung in leichte, mittelschwere und schwere Vergiftungen zweckmäßig. Aus den Empfehlungen der Europäischen Giftinformationszentren und Klinischen Toxikologen ergibt sich folgende Einteilung:

◻ **Abb. 37.1.** Vorgehen bei Vergiftungen

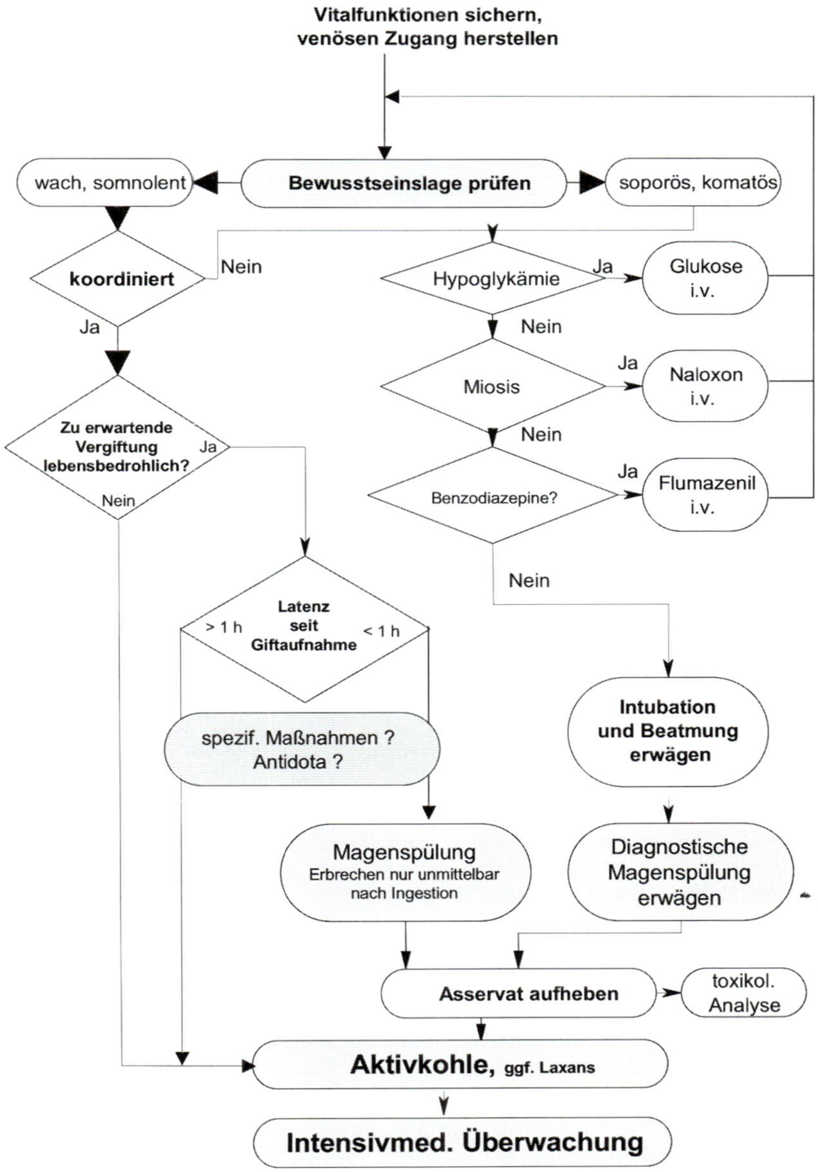

Vergiftungssymptomatik

- Leichte Vergiftung:
  geringfügige, kurz dauernde Symptomatik, nur funktionelle Veränderungen
  - Übelkeit, kurzes Erbrechen;
  - leichte Atemnot, Husten;
  - Schwindel, Benommenheit;
  - Hypotonie und Tachykardie.
- Mittelschwere Vergiftung:
  ausgeprägte, länger dauernde Symptomatik, spontan reversible Organveränderungen
  - anhaltendes Erbrechen, Leibkrämpfe, Diarrhoen;
  - Bronchialobstruktion, anhaltender Husten, Auswurf, Atemnot;
  - Koma mit erhaltenen Schutzreflexen, Krampfanfälle, Halluzinationen, delirante Zustände;
  - anhaltende Störungen des Säure-Basen-Wasserhaushaltes und der Temperaturregulation;
  - Hyper- oder Hypoglykämien;
  - deutliche Hypotonie oder Blutdruckanstieg, Tachykardie, Bradykardie;
  - Gerinnungsveränderungen wie Nierenfunktionseinschränkung.
- Schwere Vergiftung:
  bedrohliche Symptome ohne spontane Besserung, z. T. irreversible Organschäden
  - schwere Kreislaufstörungen (maligne Rhythmusstörungen, Schockzustand);
  - Ateminsuffizienz, Lungenversagen;
  - Verbrauchskoagulopathie;
  - Nierenversagen (dialysepflichtig);
  - Rhabdomyolyse;
  - tiefes Koma oder
  - Krampfstatus.

Primäre Giftelimination (Dekontamination)

Die primäre Giftelimination dient dazu, Giftstoffe noch vor der eigentlichen Resorption zu entfernen. Je nach Eintrittspforte sind unterschiedliche Eliminationsverfahren angezeigt.

Dekontamination von Haut und Schleimhäuten.

- **Dekontamination der Haut:**
  - Eigenschutz (Handschuhe, bei volatilen Giften gute Durchlüftung) beachten;
  - kontaminierte Kleidung ausziehen;
  - Abwaschen kontaminierter Flächen mit reichlich Wasser und Detergens meist ausreichend;
  - bei Verätzungen länger dauernde Spülung mit reichlich Wasser (falls vorhanden, Dusche verwenden).
- **Dekontamination der Augen:**
  - rasches, behutsames Spülen des Auges mit Wasser oder physiologischer Kochsalzlösung, am besten mit Hilfe einer Augendusche über 10–20 Minuten;
  - bei krampfhaftem Lidschluss Lokalanästhetikum in den Bindehautsack eintropfen.
- **Dekontamination der Atemwege:**
  - bei inhalativen Vergiftungen ist der Kranke unverzüglich unter Beachtung des Eigenschutzes in eine giftfreie Atmosphäre zu verbringen.

Dekontamination des Magen-Darm-Trakts. Die meisten Intoxikationen werden durch oral aufgenommene Mittel verursacht. Entfernungsmaßnahmen sind nur in der ersten Stunde nach Gifteinnahme (v. a. nach Aufnahme fester Substanz, Tabletten o. Ä.) erfolgsversprechend. Weder induziertes Erbrechen noch Magenspülung führen zur vollständigen Entfernung von Giftstoffen aus dem Magen-Darm-Trakt. Induziertes Erbrechen sollte nur noch als Notfallmaßnahme unmittelbar nach Ingestion giftiger Substanzen erfolgen, die Magenspülung nur noch innerhalb von einer Stunde nach oraler Aufnahme einer möglicherweise lebensbedrohlichen Giftmenge.

Nach Ingestion ätzender Stoffe sind induziertes Erbrechen und Magenspülung kontraindiziert, da Mund und Speiseröhre erneut verätzt werden könnten. Hier sind lediglich Verdünnungsmaßnahmen (500–1000 ml Wasser, Tee o. Ä.) und die nachfolgende Ösophagogastroskopie zur Beurteilung des Verätzungsschadens angezeigt.

- **Induziertes Erbrechen** ist eine relativ einfach durchzuführende Maßnahme, jedoch nie bei Bewusstseinsgetrübten (Aspirationsgefahr), nicht nach ätzenden Mitteln (erneute Verätzung), Schaumbildnern (Aspiration, Gefahr des Erstickens), organischen Lösemitteln (Aspiration mit nachfolgender schwerer Pneumonie) oder krampfauslösenden Pharmaka. Die früher verbreitete Induktion des Erbrechens durch 200 ml gesättigte Kochsalz-Lösung sollte wegen der möglichen NaCl-Vergiftung nicht angewandt werden. Stattdessen kann das Erbrechen mechanisch durch Reizung der Rachenhinterwand oder durch die orale Gabe von 30 ml Ipecacuanha-Sirup induziert werden. In Ausnahmefällen (Notwendigkeit rascher Giftentfernung bei schlechter Compliance des Patienten) kann – nur bei Erwachsenen – Erbrechen durch Injektion von Apomorphin ausgelöst werden. Der dadurch hervorgerufenen Vagusstimulierung (Blutdruckabfall) wird durch gleichzeitige Injektion (Mischspritze) von α-Adrenozeptor-Agonisten (z. B. Norfenefrin oder Etilefrin) zu begegnen versucht. Die Auslösung des Erbrechens wird durch das vorherige Trinken großer Mengen lauwarmen Wassers erleichtert.
- **Magenspülung.** Bleibt Erbrechen aus oder bestehen Kontraindikationen zu dessen Auslösung, kann der Magen i. d. R. durch Magenspülung entleert werden. Bei Bewusstlosen sind die Atemwege durch vorherige endotracheale Intubation (und Beatmung) zur Vermeidung einer Aspiration zu sichern.

Die Entfernung der noch im Magen verbliebenen Giftstoffe erfolgt durch Spülung mit annähernd isotoner (NaCl-)Lösung. Die Wirksamkeit ist von der Latenz seit Gifteinnahme und dessen evtl. pharmakologischer Wirkung auf die Magenmotilität abhängig. Während der Magenspülung ist eine kardiovaskuläre Überwachung erforderlich. Die vorherige, parenterale Gabe von Atropin kann vagalen Reaktionen vorbeugen, ist jedoch vom individuellen Zustandsbild des Patienten abhängig zu machen. Zur Verringerung der Verstopfungsgefahr (Essensreste) ist der Magenschlauch so dick wie möglich zu wählen. Wache Patienten können sitzend, Bewusstseinsgetrübte sollten in Linksseiten- und Kopf-Tieflage (nach vorheriger Sicherung der Atemwege) gespült werden.

- **Darmspülung.** Zur beschleunigten Elimination bereits in den Dünndarm transportierter Gifte und zur rascheren Ausscheidung von verpackten Drogen kann eine Darmspülung erwogen werden. Dazu werden 500–1000 ml/h einer isotonen Lösung, die Polyethylenglykol enthält, über eine dünne nasogastrale Sonde instilliert und dieses Verfahren so lange fortgesetzt, bis der Patient nur noch klare Flüssigkeit rektal entleert. Aufgrund der dadurch erfolgenden Volumenbelastung darf diese Therapie nur unter intensivmedizinischer Überwachung erfolgen. Bei Ileus (fehlende Darmgeräusche), bei Kreislaufinstabilität und bei ungesicherten Atemwegen bewusstseinsgetrübter Patienten ist das Verfahren kontraindiziert.
- **Gabe von Adsorbenzien.** Im Anschluss an induziertes Erbrechen oder eine Magenspülung – oder auch alternativ, wenn die Ingestion mehrere Stunden zurückliegt – sollte bei allen oralen Vergiftungen aufgeschwemmte Kohle oral in einer Dosis von 50–100 g (1 g/kg) verabreicht werden. Medizinische Kohle vermag zahlreiche (vor allem organische) Substanzen zu binden und sie auf diese Weise unresorbierbar zu machen. Die gleichzeitige Gabe osmotisch wirkender Laxanzien (z. B. Natriumsulfat = Glaubersalz) ist zwar – auch wegen der obstipierenden Wirkung der Kohle – gebräuchlich, eine Beschleunigung der Elimination dadurch jedoch nicht belegt.
- **»Entschärfende« Maßnahmen** verhindern nicht die Resorption von Giftstoffen, sondern vermindern die durch deren physikochemische Eigenschaften bedingten unmittelbaren und mittelbaren Schäden. Außer der Gabe großer Trinkmengen wässriger Lösungen (s. oben) und der Schmerzbekämpfung (mit Lokalanästhetika und Opioiden) nach Ingestion ätzender Stoffe, gehört hierzu auch die Gabe von **Dimeticon** nach Einnahme von Schaumbildnern, um die Gefahr einer Aspiration zu vermindern. Bei Seifen, Handspülmitteln und einigen Waschmitteln kann diese Maßnahme ausreichend sein.

Therapie mit Antidota

Antidota (Gegengifte) sind nur für wenige Gifte bekannt. Sie inaktivieren Giftstoffe durch chemische oder physikalische Reaktionen oder sie vermindern bzw. verhindern deren pharmakologische Effekte. Die klinisch wichtigsten Antidota mit ihren Indikationen, Handelsnamen und Dosierungen sind in der Tab. 37.2 aufgeführt.

Sekundäre Giftelimination

Unter dem Begriff der sekundären Giftelimination werden Maßnahmen zusammengefasst, die eine beschleunigte Entfernung im Körper zirkulierender Giftstoffe bewirken. Abhängig von Art und Menge der Giftstoffe und von der Schwere der Vergiftung ist normalerweise Intensivüberwachung oder -therapie erforderlich. Die Entscheidung zur Durchführung sekundärer Gifteliminationsverfahren sollte nur getroffen werden, wenn das Verfahren die körpereigene Entgiftung (Clearance) wesentlich übersteigt oder beschleunigt.

Beschleunigung der intrakorporalen Elimination.

- **Forcierte Ventilation.** Flüchtige Substanzen (hoher Dampfdruck bei Körpertemperatur), wie z. B. halogenierte Kohlenwasserstoffe oder Lösemittel, lassen sich durch CO_2-induzierte oder maschinelle Hyperventilation beschleunigt eliminieren;
- **repetitive Kohle-Gabe.** Neuere Untersuchungen belegen nicht nur die gute Wirksamkeit der oral gegebenen Kohle zur Bindung von Giftstoffen vor der Resorption, sondern zeigen auch eine Verkürzung der Eliminationshalbwertzeit durch die (wiederholte) Applikation dieses Adsorbens. Je nach Giftstoff lässt sich eine 2–8fache Beschleunigung der Elimination nachweisen. Dazu werden 20–50 g Kohle, evtl. kombiniert mit einem salinischen Laxans (s. oben), alle 4–6 Stunden verabreicht, bis die vergiftungsbedingte Symptomatik abgeklungen ist;
- **forcierte Diurese.** Renal ausgeschiedene Gifte (und deren Metaboliten) können bei normaler Nierenfunktion durch Erhöhung der Urinvolumina vermehrt eliminiert werden. Die vergrößerte Urinmenge wird durch intravenöse Zufuhr einer physiologisch zusammengesetzten Elektrolytlösung in einer Dosis von 6–12 l/Tag erzwungen. Kommt dadurch allein die gewünschte Diurese nicht ausreichend in Gang, können zusätzlich Diuretika verwendet werden. Deren alleinige Gabe ohne Volumenzufuhr ist wegen der dadurch hervorgerufenen Hämokonzentration kontraindiziert. Besteht eine pH-abhängige Dissoziation der renal eliminierten Substanzen im Tubulus, kann durch Ansäuerung oder Alkalisierung des Harns die Wirksamkeit der forcierten Diurese noch gesteigert werden. Die Zufuhr solch großer Flüssigkeitsmengen kann den Wasser-, Elektrolyt- sowie Säure-Basen-Haushalt beeinträchtigen. Deshalb ist eine sorgfältige Bilanzierung der Ein- und Ausfuhr von Wasser und Elektrolyten sowie die kontinuierliche Überwachung von Herzkreislaufparametern auf einer Intensivstation erforderlich. Als indiziert und wirksam gilt die forcierte Diurese bei leichteren Vergiftungen mit Acetylsalicylsäure, Phenobarbital, Lithium und bei Substanzen, die eine Rhabdomyolyse verursacht haben. Bei Herzinsuffizienz, bei schweren Ödemzuständen oder unzureichen-

Tab. 37.2. Wichtige Antidote zur Anwendung bei akuten Vergiftungen

Freiname (Applikationsweg)	Handelsnamen	Indikation	Dosierung (Erwachsene)	Fundstellen im Buch
Acetylcystein (i. v.)	Fluimucil® NAC-ratiopharm®	Paracetamolvergiftung	150 mg/kg über 15 min, 50 mg/kg über 4 h, 100 mg/kg über 16 h	► Kap. 37.2.1
Atropin (i. v.)	Atropin®	Alkylphosphate	2–10–(50) mg ED danach 2–10 mg/Std. (Darmperistaltik?)	► Kap. 37.2.1
Biperiden (i. v.)	Akineton®	bizarres neurologisches Syndrom nach Neuroleptika	2,5–5 mg	
Digitalis-Antitoxin (i. v.)	Digitalis-Antidot®	Digitalisglykoside	Dosierung nach Packungsbeilage, abhängig von Digitaliskonzentration	► Kap. 37.2.1
Dimethylaminophenol (i. v.)	4-DMAP Köhler®	Cyanide	3–4 mg/kg	► Kap. 37.2.3
Dimercaptopropan-sulfonat (i. v.)	DMPS-Heyl®	Hg, As, Au, Cu, Ni, Pb	Beginn mit 1000 mg/Tag, Dosisreduktion um 250 mg alle 2 Tage	
Ethanol »Alkoholtherapie« (i. v.) oder (p. o.)	Alkoholkonzentrat 95% Braun®	Methanol, Ethylen- und Diethylenglykol	0,5 g/kg als Bolus, danach 0,1 g/kg/h Zielkonzentration im Blut 1 g/l Ethanol	► Kap. 37.2.2
Flumazenil (i. v.)	Anexate®	Benzodiazepin-Rezeptor-Agonisten	0,5–1 mg	► Kap. 37.2.1
Fomepizol (i. v.)	Fomepizol opi®	Methanol- und Ethylenglykolvergiftung	Beginn mit 15 mg/kg, dann drei Mal 10 mg/kg im Abstand von 12 Stunden, danach 15 mg/kg alle 12 Stunden	► Kap. 37.2.2
Hydroxycobalamin (i. v.)	Cyanokit®	Cyanidvergiftung	70 mg/kg	► Kap. 37.2.3
Naloxon (i. v. und i. m.)	Narcanti®	Opioide	0,4–1,2 mg (i. v.)	
Natriumthiosulfat (i. v.)	Natriumthiosulfat-Injektionslösung®	Cyanid	50–100 mg/kg	► Kap. 37.2.3
Obidoxim (i. v.)	Toxogonin®	bei einigen Alkyl-phosphaten	250 mg ED	
Physostigmin (i. v.)	Anticholium®	zentrales anticholin-erges Syndrom	2 mg langsam, danach evtl. 1–2 mg/h	
Phytomenadion (i. v. und p. o.)	Konakion® MM 10 mg	Cumarin und Derivate	0,1–0,3 mg/kg	◘ Abb. 37.1
Silibinin (i. v.)	Legalon® SIL	Amanitinvergiftung	5 mg/kg initial, dann 20 mg/kg/Tag über 4–5 Tage	► Kap. 37.2.4
Toloniumchlorid (i. v.)	Toluidinblau®	Methämoglobinämie; nach Überdosierung von DMAP	2–4 mg/kg	► Kap. 37.2.3 und ► Kap. 37.2.4
Desferoxamin (i. v. oder p. o.)	Desferal®	Eisenvergiftung	1–2 g /d i. v., 8–12 g p. o.	► Kap. 37.2.3
Eisen(III)-hexa-cyanoferrat(II) (oral)	Antidotum Thallii-Heyl®	Thalliumvergiftung	3–20 g/d gleichmäßig verteilt	► Kap. 37.2.3

der Nierenfunktion (Kreatinin-, Harnstofferhöhung) darf das Verfahren nicht angewendet werden.

Technische (extrakorporale) Entgiftungsverfahren

Die Entscheidung über extrakorporale Entgiftung und die Auswahl des Verfahrens muss unter Berücksichtigung der Schwere der Vergiftung, der Eigenschaften des Giftes und der zu erwartenden Prognoseverbesserung des Patienten abgewogen werden (Beratung durch Giftinformationszentrale). Diese Verfahren sollten dann erwogen werden, falls durch vorbestehende Erkrankungen (Herz-, Nieren- oder Leberinsuffizienz) oder durch die eigentlichen Giftwirkungen die Eliminationsmöglichkeiten des Organismus deutlich eingeschränkt sind, und sich durch das Verfahren die Abwendung eines letalen Vergiftungsausganges oder eine deutliche Verkürzung der Behandlungsdauer und der damit assoziierten Komplikationen (z. B. Pneumonie) erzielen lässt.

Die Wirksamkeit jedes extrakorporalen Verfahrens, das Giftstoffe direkt nur aus dem Blut entfernen kann, wird wesentlich durch die physikochemischen sowie pharmako- bzw. toxikokinetischen Eigenschaften der Giftstoffe bestimmt. Substanzen mit großem Verteilungsvolumen und hoher Eiweißbindung sind in der Regel schlechter quantitativ entfernbar als solche mit kleinem Verteilungsvolumen und geringer Eiweißbindung. Renal eliminierbare Stoffe können besser durch Hämodialyse, alle anderen Substanzen eher durch **Hämoperfusion** entfernt werden. Nur selten gibt es eine Indikation zur Durchführung der **Plasmapherese** oder zum Blutaustausch. Die wesentliche unerwünschte Wirkung aller Verfahren ist das Auftreten oder aber die Verschlimmerung bestehender Blutungen aufgrund der erforderlichen Gerinnungshemmung mit Heparin.

Die Indikationsstellung für extrakorporale Entgiftungsverfahren muss somit von patienten- und giftspezifischen Bedingungen abhängig gemacht werden.

- Faktoren seitens des Patienten:
  - schwere Intoxikation mit **gestörten Vitalfunktionen**, die durch konservative Maßnahmen nicht gebessert werden können;
  - **Beeinträchtigung normaler Eliminationswege** oder Grundkrankheiten, die die Giftelimination verringern;
  - **progressive Verschlechterung** des klinischen Zustandes oder Entwicklung von Komplikationen trotz maximaler Intensivtherapie;
  - zu erwartendes **lang anhaltendes Koma** mit assoziierten Folgen wie Aspiration, Sepsis, Verschlechterung anderer Grunderkrankungen.
- Faktoren seitens der Giftstoffe:
  - Aufnahme und mutmaßliche Resorption einer potentiell **letalen Dosis** trotz primärer Giftentfernung;
  - Feststellung einer potentiell **letalen Giftkonzentration**;
  - **Giftung** der aufgenommenen Substanz (z. B. Methanol);
  - **quantitative Entfernung** des Giftes aufgrund seiner physikochemischen sowie pharmako- bzw. toxikokinetischen Eigenschaften möglich.

Verfahren der extrakorporalen Entgiftung

Hämodialyse. Der Stoffaustausch erfolgt zwischen Blut und einem dem Plasmawasser entsprechenden Dialysat über semipermeable Membranen. Hämodialyse ist indiziert bei Vergiftungen mit ansonsten renal eliminierbaren Substanzen, wie beispielsweise Lithium, aliphatischen Alkoholen und Glykolen sowie Vergiftungen mit gleichzeitigem Nierenversagen.

Hämoperfusion. Bindung von Giftstoffen aus dem zirkulierenden Blut an Adsorber (beschichtete Kohle). Indiziert ist sie besonders bei kurzwirkenden Barbituraten, Salicylaten, Theophyllin und Phenytoin, organischen Phosphorsäureestern, Herbiziden, Trichlorethanol sowie bei einigen Pilzgiften zu einem frühen Zeitpunkt nach Ingestion.

Plasmapherese. Bluteiweiße werden durch Zentrifugations- oder Membrantrennverfahren aus dem Blut abgetrennt und durch Gefrierplasma oder Humanalbumin-Lösung ersetzt. Wenige Erfahrungen liegen für Paraquat-Vergiftung und für die thyreotoxische Krise nach Ingestion großer Mengen von Schilddrüsenhormon vor. Wegen der nur mäßigen Effizienz und dem möglichen Infektionsrisiko durch Übertragung humaner Blutbestandteile muss eine sehr sorgfältige Nutzen/Risiko-Abwägung vorgenommen werden.

37.2 Spezielle Maßnahmen bei Vergiftungen

Die giftspezifischen therapeutischen Strategien bei den klinisch und toxikologisch wichtigsten Vergiftungen – insbesondere durch Arzneimittel und Kohlenwasserstoffe – sind in den folgenden Abschnitten tabellarisch dargestellt (◘ Tab. 37.3 bis ◘ Tab. 37.10). Die teilweise angegebenen lebensbedrohenden Dosen (bei Erwachsenen) geben in vielen Fällen nur einen groben Anhalt für die Toxizität der Stoffe und lassen nicht ohne weiteres Rückschlüsse auf die Schwere der individuellen Vergiftung zu.

Bei den Arzneimitteln sind i. d. R. mittelschwere bis schwere Symptome angegeben; Symptome der Überdosierung finden sich jeweils auch in den vorangehenden Kapiteln dieses Buches.

37.2.1 Vergiftungen mit Arzneimitteln

Siehe hierzu die Tab. 37.3 bis 37.6 auf den folgenden Seiten.

Tab. 37.3. Vergiftungen mit zentralnervös wirkenden Arzneimitteln (Hypnotika und Sedativa)

Ursache der Vergiftung	Akute Symptomatik	Sofortmaßnahmen	Besondere Hinweise	Evtl. Spätfolgen
Barbiturate				
Phenobarbital[2] lebensbedrohliche Dosen: >65–75 mg/kg (Plasmakonzentration >40 mg/l) $t_{1/2}$ ca. 2 d	Somnolenz bis Koma, Hypo- bis Areflexie, Kreislaufinsuffizienz, Hypothermie	ggf. Intubation, Beatmung, Schockbehandlung, primäre Giftelimination; bei schweren Vergiftungen Hämoperfusion, Hämodialyse bei gleichzeitigem Nierenversagen	Plasmakonzentrationen und beobachtete Wirkung unterscheiden sich bei Gewöhnung (Therapie und Epilepsie); bei mittellang wirkenden Barbituraten kann alkalisierende forcierte Diurese die Elimination beschleunigen	Druckläsionen und Lähmungen nach länger dauerndem Koma
Chloralhydrat[3]				
lebensbedrohliche Dosen: 3–25 g (Toleranz!) (Plasmakonzentration des Metaboliten Trichlorethanol >20 mg/l) $t_{1/2}$ des Metaboliten 6–10 Stunden	Atemlähmung, tiefes Koma, Krampfanfälle, ventrikuläre Rhythmusstörungen (Extrasystolen, Torsade de pointes, ventrikuläre Tachykardie und Kammerflimmern)	primäre Giftentfernung, Kohle; Hämodialyse und Hämoperfusion wirksam; Herzrhythmusstörungen symptomatisch		
Benzodiazepine				
(Substanzgruppe mit großer therapeutischer Breite) bedrohliche Dosen ab 50–100 mg p. o.	Somnolenz bis Koma, Atemdepression, vor allem in Kombination mit Ethanol oder anderen sedierenden Stoffen, selten Kreislaufdepression, Muskelschwäche	primäre Giftentfernung nur ausnahmsweise, Kohle p. o., Flumazenil diagnostisch bis 1 mg i. v., zur Titration eines ausreichenden Wachheitszustandes 0,2–0,5 mg/Stunde i. v.	Flumazenil kann versuchsweise auch bei Vergiftungen mit Zolpidem[4] oder Zopiclon[5] eingesetzt werden	4–5 Tage nach Entgiftung (Abstinenz) können Entzugserscheinungen auftreten
Histamin-H_1-Rezeptor-Antagonisten				
toxische Dosen: Diphenhydramin >10 g	agitiertes Koma, Mydriasis, myoklonische Zuckungen, Krämpfe, evtl. Rhabdomyolyse	primäre Giftentfernung, Kohle auch repetitiv, forcierte Diurese (u. a. zur Prophylaxe einer Nierenschädigung durch Myoglobin)	bei Krämpfen Benzodiazepine, bei ausgeprägtem anticholinergem Syndrom evtl. Physostigmin 2 mg langsam i. v.	Nierenversagen bei unerkannter Rhabdomyolyse
Neuroleptika				
toxische Dosen ab: Phenothiazine (Chlorpromazin[6]) >2 g Butyrophenone (Haloperidol[7]) >200 mg, Thioxanthene (Chlorprothixen[8]) >2 g	Sedation, delirante Zustände, selten Krämpfe, gelegentlich tiefes Koma, bizarres neurologisches Syndrom (Hyper- und Hypokinesien), Tachykardie oder andere Rhythmusstörungen, anticholinerges Syndrom	primäre Giftentfernung, Kohle; ggf. Biperiden bei bizarrem neurologischem Syndrom; bei Krämpfen Benzodiazepine, bei Kreislaufgefährdenden Rhythmusstörungen symptomatisch	sekundäre Giftentfernung nur durch repetitive Kohlegabe, Hämodialyse und Hämoperfusion nicht ausreichend wirksam	auch unter therapeutischer Dosierung kann ein malignes neuroleptisches Syndrom auftreten: Muskelsteifigkeit, Hyperthermie, Bewusstseinstrübung

▼

Tab. 37.3 (Fortsetzung)

Ursache der Vergiftung	Akute Symptomatik	Sofortmaßnahmen	Besondere Hinweise	Evtl. Spätfolgen
Opioide				
toxisch wirken bereits Mehrfache der therapeutischen Dosen (Kinder besonders empfindlich, Abhängige tolerant)	Bewusstseinstrübung bis Koma, enge Pupillen, Atemdepression bis Atemstillstand	Beatmung bei Atemdepression, ansonsten Antagonisierung der Wirkung durch Naloxon 0,4–1,2 mg i. v.	Wirkung des Antagonisten Naloxon oft kürzer als die Wirkdauer des Opioids, deshalb nachfolgend Überwachung des Patienten	nach kompletter Antagonisierung kann akutes Entzugssyndrom ausgelöst werden
Antidepressiva				
toxische Dosen: tricyclische (Amitriptylin[9], Doxepin[10], Imipramin[11]) >600 mg; Mianserin[12] >500 mg	Erregungszustände, Halluzinationen. Myoklonien, Krämpfe und Koma, Herzrhythmusstörungen: AV-Block, QRS-Verbreiterung; Hypotension, Mydriasis, anticholinerges Syndrom	ggf. Intubation und Beatmung, primäre Giftentfernung nur frühzeitig, Kohle initial und repetitiv, bei malignen Rhythmusstörungen Natriumhydrogencarbonat 100–200 mval i. v., sonst symptomatisch	bei Zeichen zentral anticholinerger Wirkung ggf. Physostigmin 2 mg (ED) langsam i. v.	
Psychostimulanzien				
Amphetaminderivate[a] (z. B. Fenetyllin[13]), Appetitzügler, Ephedrin; auch in Missbrauchsdrogen wie *Ecstasy*, Cocain – auch als »Crack«, geraucht oder geschnupft; toxische Dosen sehr variabel	sympathomimetisches Syndrom (► Kap. 37.1.2) mit Mydriasis, Hypertonie, Hyperthermie, Arrhythmien, Exzitation, Krämpfen sympathomimetisches Syndrom w. o., zusätzlich Psychose möglich	wegen rascher Resorption ist Giftentfernung nur sinnvoll, wenn noch keine Symptome vorhanden sind; ansonsten symptomatische Therapie (Rhythmusstörungen, Krämpfe, psychotische Zustände, Hyperthermie)	*Ecstasy* wirkt auch halluzinogen; Patienten sind infolge lang dauernder Anstrengung (Tanzen) u. U. durch Volumenmangel und Elektrolytstörungen gefährdet	

Tab. 37.4. Vergiftungen mit antipyretisch wirkenden Analgetika

Ursache der Vergiftung	Akute Symptomatik	Sofortmaßnahmen	Besondere Hinweise	Evtl. Spätfolgen
Salicylsäure und Derivate				
toxische Dosis: >7 g Acetylsalicylsäure[14]	brennen im Mund, Rachen, Abdomen, Hyperventilation, Ohrensausen, Verwirrtheitszustände, Hyperpyrexie, Koma mit Krämpfen	primäre Giftentfernung mit Kohle, auch wiederholt, alkalisierende forcierte Diurese, bei schweren Vergiftungen Hämoperfusion oder Hämodialyse		
Paracetamol[15]				
toxische Dosis: >100–125 mg/kg	initiale Übelkeit, Erbrechen, abdominelle Schmerzen, Ikterus, metabolische Acidose	primäre Giftentfernung, Kohle, auch wiederholt N-Acetylcystein nach Schema	weitere Maßnahmen von Konzentration im Blut und Zeit seit Ingestion abhängig machen (Hämoperfusion)	schwere Leberschädigung, als Ultima ratio Lebertransplantation erwägen

2 Luminal®
3 Chloraldurat®
4 Stilnox®, Zolpinox®
5 Ximovan®, Zopiclon AbZ
6 Propaphenin®
7 Haldol®, Haloperidol-neuraxpharm®
8 Truxal®, Chlorprothixen Holsten®
9 Saroten®, Amitriptylin-neuraxpharm®
10 Aponal®, Doxepin-ratiopharm®
11 Tofranil®, Imipramin-neuraxpharm®
12 Tolvin®, Mianserin-neuraxpharm®
13 Captagon®
14 Aspirin®, ASS-ratiopharm®
15 ben-u-ron®, Paracetamol AL®

Tab. 37.5. Vergiftungen mit kardiovaskulär wirkenden Arzneimitteln

Ursache der Vergiftung	Akute Symptomatik	Sofortmaßnahmen	Besondere Hinweise	Evtl. Spätfolgen
Theophyllin[16]				
toxische Dosen: >10 mg/kg	gastrointestinale, kardiale und zentralnervöse Wirkungen: Übelkeit, Erbrechen, Bauchschmerz, Tachykardie, Hypotonie, Hypokaliämie, Tremor, Agitation, Bewusstseinstrübung, Krampfanfälle, Halluzinationen	primäre Giftentfernung, Kohle, auch wiederholt, Hämoperfusion bei schweren Vergiftungen, symptomatische Behandlung von Krämpfen, ggf. Intubation, Beatmung, Relaxation	nach Einnahme retardierter Präparationen auch orthograde Darmspülung wirkungsvoll	wiederholte Krämpfe können zu Rhabdomyolyse mit konsekutivem Nierenversagen führen
Herzglykoside				
(auch in pflanzlichen Arzneimitteln und Giftpflanzen) Toxizität ab 2–3facher therapeutischer (individueller) Dosierung	Übelkeit, Erbrechen, Farbsehen, delirante Zustände, rasch wechselnde Rhythmusstörungen	Kohle, auch wiederholt, temporärer Schrittmacher; Digitalis-Antidot	nach Digitoxin Gabe von Colestyramin (zusätzlich) 80 mg Digitalis-Antidot binden ca. 1 mg Digitalisglykosid	
β-Rezeptor-Antagonisten				
(große therapeutische Breite, Toxizität korreliert mit Lipophilie)	Bradykardie, Hypotonie, evtl. Mydriasis, AV-Block, evtl. Krampfanfälle	Kohle, Magenspülung, repetitive Kohlegabe, transvenöser Schrittmacher, Adrenozeptor-Agonisten, Glukagon als Antidote	Glukagon Startdosis 10 mg i. v., danach 2 mg/Stunde; Dosierung von Dopamin[17] und Adrenalin[18] nach Wirkung	
Antiarrhythmika und Calcium-Kanal-Blocker				
(lebensbedrohlich sind die kardialen Wirkungen, insbesondere bei Calcium-Kanal-Blockern auch die Hypotonie und Krämpfe)	Erbrechen, Magen-Darm-Atonie, Bradykardie, Tachykardie, AV-Block, myokardiales Versagen, evtl. anticholinerges Syndrom, Krämpfe	Kohle, dann evtl. Magenentleerung, repetitive Kohlegabe Natrium-Gabe (z. B. als $NaHCO_3$ 100–150 mval)	Dopamin, Adrenalin symptomatisch nach Wirkung, Physostigmin bei anticholinergem Syndrom	extrakorporale Pumpunterstützung als Ultima ratio, maschinelle Giftentfernung nicht sicher wirksam

Tab. 37.6. Vergiftungen der cholinergen Transmission

Ursache der Vergiftung	Akute Symptomatik	Sofortmaßnahmen	Besondere Hinweise	Evtl. Spätfolgen
Cholinesterase-Hemmstoffe				
reversibel: Carbamate; Arzneimittel: z. B. Neostigmin (Neostigmin) Insektizide: z. B. Carbaryl	cholinerges Syndrom, kurzdauernd (Tab. 37.2)	primäre Giftentfernung, Kohle, auch wiederholt; Atropin titrieren bis zur Mundtrockenheit; Initialdosierung kann sehr hoch sein (Tab. 37.2)	sekundäre Maßnahme zur Giftentfernung relativ wirkungslos	
irreversibel: Alkylphosphate z. B. Insektizide wie Dimethoat, Parathion, Kampfgase wie Sarin ▼	lang anhaltendes, u. U. schweres cholinerges Syndrom (Tab. 37.2) Bewusstlosigkeit, Ateminsuffizienz und Muskelfaszikulationen weisen auf schwere Vergiftung hin	primäre Giftentfernung, Kohle, auch wiederholt; Atropin i. v. titrieren w. o. (Obidoxim zusätzlich bei schweren Vergiftungen, nur in den ersten 24 Stunde, 3–4 mg/kg i. v.)	Beatmung ggf. bis zum Sistieren der Bronchorrhoe; weitere Atropindosierung nach Darmgeräuschen	

[16] Bronchoretard®, Theophyllin Stada®
[17] Dopamin Fresenius®, Dopamin-ratiopharm®
[18] Suprarenin®

Tab. 37.6 (Fortsetzung)

Ursache der Vergiftung	Akute Symptomatik	Sofortmaßnahmen	Besondere Hinweise	Evtl. Spätfolgen
Muscarin-Rezeptor-Antagonisten				
Atropin, Scopolamin u. ä., z. B. in Tollkirsche, Stechapfel, Bilsenkraut	anticholinerges Syndrom (► Kap. 37.1.2)	primäre Giftentfernung, Kohle, im Übrigen symptomatisch; ggf. Physostigmin 0,5–2 mg langsam i. v.	bei Überdosierung von Physostigmin kann cholinerges Syndrom auftreten!	
Hemmstoff der Acetylcholin-Freisetzung				
Botulinum-Toxin Vorkommen in verdorbenen Lebensmitteln, bei Säuglingen mit Clostridium-botulinum-Darminfektion; auch als Arzneimittel im Handel	nach Latenz (12–24 Stunden) uncharakteristische gastrointestinale Symptome; Seh- und Schluckstörungen, Muskelschwäche, Atemlähmung, Herzschwäche	Botulismus-Antitoxin so früh wie möglich, Beatmung so lange wie erforderlich; bei Säuglingen mit Clostridium-Infektion Gabe von Antibiotika anstatt Antiserum	bei Atemlähmung künstliche Beatmung	
Nicotin-Rezeptor-Agonisten: Nikotin				
Blätter von Nicotiana tabacum (in Tabak; niedrig dosiert auch in anthroposophischen Arzneimitteln)	Blässe, nach Latenz (2–6 Stunden) Erbrechen, Diarrhoe; vagotone oder sympathone kardiovaskuläre Effekte, Atemlähmung	nach Ingestion von $^1/_4$–$^3/_4$ Zigaretten (Säuglinge) bis 1–2 Zigaretten (Schulkinder) nur Kohle, bei höheren Dosen Magenentleerung	schwere Vergiftungen bei Erwachsenen (inhalativ oder transkutan) durch nikotinhaltige »Schädlingsbekämpfungsmittel« möglich	

37.2.2 Vergiftungen mit Kohlenwasserstoffverbindungen und Alkoholen

Tab. 37.7. Vergiftungen mit Kohlenwasserstoffverbindungen und Alkoholen

Ursache der Vergiftung	Akute Symptomatik	Sofortmaßnahmen	Besondere Hinweise	Evtl. Spätfolgen
Kohlenwasserstoffe und Ketone (Lösemittel[a] und Brennstoffe)				
Benzin, Benzoltox. Dosen jeweils >1 ml/kg	Rausch, Schwindel, Ataxie-Koma, Krämpfe, Herzrhythmusstörungen	Frischluft, ggf. Beatmung, Antiarrhythmika bei malignen Herzrhythmusstörungen	Elimination über Atemluft (Foetor)	Blutbildveränderungen nach Benzin, aplastische Anämie nach Benzol möglich
Aceton tox. Dosis >1 ml/kg	nach Ingestion: lokale Erosionen in Mund, Ösophagus und Magen, Übelkeit, Erbrechen; nach Aspiration: chemische Pneumonie (evtl. Glottisödem)	oral: Kohle inhalativ: evtl. Glucocorticoide	Magenentleerung nur unmittelbar nach Ingestion sinnvoll	
Petroleum (Lampenöl)	chemische Pneumonie nach Aspiration	bei schweren Atemstörungen PEEP-Beatmung	kein Erbrechen auslösen; keine Magenspülung, Kohle verabfolgen	schon nach wenigen ml schwere Störungen der Lungenfunktion möglich
Aliphatische Alkohole				
Ethanol (in alkoholischen Getränken, als Lösemittel) 1 ml = 0,8 g; toxische Dosen: Kinder 1,3–1,8 g/kg KG, Erwachsene 4–10 g/kg KG	Exzitationsstadium – hypnotisches Stadium – narkotisches Stadium, tiefes Koma	verbale Beruhigung, Achtung: Sedativa bei Bewusstlosigkeit!, ggf. Intubation und Beatmung. Hämodialyse bei schweren Intoxikationen	Hypoglykämie nicht übersehen; nach Sturz Schädelhirntrauma ausschließen	evtl. Aspirationsfolgen, periphere Lähmungen nach falscher Lagerung; chron. Alkoholismus: Hepato-, Neuro- und Myopathie, Wernicke-Encephalopathie durch Thiaminmangel

▼

Tab. 37.7. Fortsetzung

Ursache der Vergiftung	Akute Symptomatik	Sofortmaßnahmen	Besondere Hinweise	Evtl. Spätfolgen
Methanol (als Lösemittel, Treibstoff) lebensbedrohliche Dosen: Kinder und Erwachsene >0,1 g/kg KG	mäßige ZNS-Depression Durst, Übelkeit, Erbrechen, Koliken, Sehstörungen, Bein- und Bauchschmerzen, tox. Pankreatitis, Nierenversagen, Erblindung	primäre Giftentfernung, Ethanoltherapie (oder Fomepizol, sofern verfügbar ► Tab. 37.2); bei Methanolkonz. > 200 mg/l im Blut Acidoseausgleich mit $NaHCO_3$; Folsäuregabe 50 mg alle 4 h, frühzeitige HD	Blutkonzentrationen von Methanol (mg/l): leicht <200 mittel 200–1000 schwer >1500 Achten auf: Hypoglykämie, Hypocalcämie, Myoglobinurie	Erblindung
Glykole (insbesondere Ethylenglykol als Frostschutzmittel) lebensbedrohliche Dosen: 1,2-Ethandiol 1,5 ml/kg (Toxizität nimmt mit zunehmender Kettenlänge ab), auch 1,4-Butandiol	1–12 Stunden: Übelkeit, Bauchschmerzen, Durchfälle, Rauschzustand, Krampfanfälle, Koma; 12–24 Stunden: Pneumonie, Schockzustand bei schweren Formen; 24–72 Stunden: z. T. reversible Nierenschädigung durch Oxalatentstehung	primäre Giftentfernung, Ethanoltherapie (oder Fomepizol, sofern verfügbar ► Tab. 37.2), nach Dosen >0,2–0,5 g/kg Hämodialyse, Pyridoxin 4-mal 50 mg/Tag, Thiamin 4-mal 100 mg/Tag	Hämodialyse, wenn Blutkonzentrationen von 1,2-Ethandiol >500 mg/l; Achten auf: Hypocalcämie, Acidoseausgleich mit $NaHCO_3$ (Ethanol- bzw. Fomepizoltherapie bei anderen Glykolen fraglich effektiv)	chronische Nierenschädigung
Chlorierte Kohlenwasserstoffe (aliphatische und gesättigte cyclische CKW)				
z. B. in Lösemitteln[b]: Dichlormethan, 1,2-Dichlorethan, 1,1,1-Trichlorethan, Pentachlorethan zur Textilreinigung: Trichlorethen (»Tri«), Tetrachlorethen (»Per«); tox. Dosen ab 0,5 ml/kg	Rausch, Ataxie-Koma, Krämpfe, Herzrhythmusstörungen; nach Ingestion: Übelkeit, Erbrechen, evtl. gastrointestinale Blutungen	Eigenschutz: ausreichende Durchlüftung!, primäre Giftentfernung durch Absaugungen über dünne Magensonde, Achtung: Aspiration!; Haut: Waschen mit Wasser und Seife	Kontrollen: Röntgenbild des Thorax, Leberenzyme, Gerinnungsstatus, Achtung: Catecholamingabe! wegen Gefahr maligner Arrhythmien	Leber-, Nieren- und Knochenmarksschädigung möglich
Chlorierte Kohlenwasserstoffe (aliphatische und gesättigte cyclische CKW)				
in Insektiziden[c]: Hexachlorcyclohexan (= Lindan) tox. Dosen: Kinder ab 5–10 mg/kg Erwachsene ab 10–20 mg/kg	nach Aspiration: chemische Pneumonie; nach Latenz: ca. 6–12 Stunden: Schock, Gerinnungsstörungen; ca. 24 Stunden: Leberzellschädigung; ca. 72 Stunden: Nieren-, Knochenmarksschädigung möglich	nach Hautkontakt gründliches Waschen mit warmem Wasser und Seife; nach oraler Aufnahme: primäre Giftentfernung, Kohle		bei Insektiziden zusätzlich neurotoxische Effekte

[a] Nitro-Verbindungen ► Kap. 37.2.3, Nitrite; [b] Die Anwendung des besonders toxischen Tetrachlormethans (»Tetrachlorkohlenstoff«) als Lösemittel ist in Deutschland verboten. Aliphatische chlorierte Kohlenwasserstoffe sind in zahlreichen Produkten enthalten, die als »Schnüffelmittel« missbraucht werden (z. B. Abbeizer, Fleckentferner, Spezialreiniger, Vulkanisiermittel); [c] Chlorphenothan (DDT) wird nicht mehr vertrieben und angewendet, Paradichlorbenzol ist vergleichsweise wenig toxisch.

37.2.3 Vergiftungen, die besondere Maßnahmen erfordern

Tab. 37.8. Vergiftungen, die besondere Maßnahmen erfordern

Ursache der Vergiftung	Akute Symptomatik	Primäre Elimination	Sekundäre Maßnahmen	Zusätzliche Maßnahmen
Blausäure und Cyanide (in Arzneimitteln, z. B. Nitroprussidnatrium[19], in Galvanisierungslösung und Rauschgasen, in Bittermandel- und Aprikosenkernen); tox. Dosen: >1 Bittermandel/kg, 50 mg HCN, 200–300 mg KCN, 1–5 mg/kg KCN (Kinder)	Kratzen im Hals, Schwäche, Speichelfluss, Erbrechen, Ohrensausen, Sehstörungen, Kreislaufstörungen, Schock, nach großen Dosen rasches Durchlaufen aller Symptome bis zum Kreislaufstillstand	Selbstschutz!, nach oraler Aufnahme schnelle Magenentleerung, wenn möglich mit 0,2% Kaliumpermanganatlösung als Oxidans	(bei schwerer Vergiftung Erstmaßnahme): Intubation, Sauerstoffbeatmung, dann Dimethylaminophenol (4-DMAP) 3–4 mg/kg langsam i. v. anschließend Natriumthiosulfat 50–100 mg/kg langsam i. v.; bes. bei inhalativen Vergiftungen durch cyanidhaltige Rauchgase Gabe von Hydroxycobalamin (Tab. 37.2)	symptomatische Intensivtherapie
Reizgasehydrophile Gase (NH_3, SO_2, H_2S, Cl_2, Br_2, Halogenwasserstoffe, Formaldehyd) lipophile Gase (z. B. nitrose Gase, Ozon, Phosgen)	vorwiegend Reizsymptome der oberen Atemwege Störungen der Lungenfunktion nach Latenz	Exposition beenden (Eigenschutz), danach evtl. Kleiderwechsel	nach Schwefelwasserstoff (H_2S) ggf. versuchsweise Dimethylaminophenol wie bei Blausäurevergiftung	Glucocorticoide inhalativ (4 Hübe alle 2 Stunden, bis Symptomatik abgeklungen), bei manifester Lungenschädigung auch parenteral
Kohlenmonoxid (in Rauchgasen, selten in Leuchtgas)	nach Ausmaß der HbCO-Konzentration: von Kopfschmerzen, rosiger Haut über Mattigkeit und Euphorie bis zu Bewusstlosigkeit, Koma und Krämpfen	Exposition beenden (Eigenschutz)	O_2-Atmung (bei Atemstillstand auch Beatmung); hyperbare Oxygenation erwägen	Korrektur der metabolischen Acidose mit $NaHCO_3$, ggf. Behandlung des Hirnödems
Nitrate und Nitrite (in Arzneimitteln, Pökelsalz, Schwarzpulver; auch Nitrobenzol u. ä.)	Hypotonie, Kopfschmerz, Schwindel, Cyanose, Dyspnoe, Koma, Krämpfe	primäre Giftentfernung, Kohle	bei Met-Hb >30–40%: Toloniumchlorid 2–4 mg/kg i. v.	bei Met-Hb >70%: zusätzlich O_2-Beatmung
Bispyridinium-Herbizide (Paraquat, Deiquat) tox. Dosis >30 mg/kg oral	führen nach anfänglichen Magenschmerzen im Verlauf von 1–2 Wochen zur (evtl. irreversiblen) Lungenfibrose	schnelle Magenentleerung trotz Verätzungsgefahr, reichlich Kohle, Darmspülung	frühzeitige kontinuierliche Hämoperfusion, Verminderung der Peroxid-Bildung durch N_2-Beimischung zur Atemluft	Prophylaxe der Lungenfibrose durch Glucocorticoide und Zytostatika
Schwermetalle (Hg, Co, Cu, Au, Cr, Sb, Pb, Ag) und Arsen in toxischen Verbindungen	unterschiedlich je nach Verbindung	unterschiedlich je nach Gift und Symptomen	Dimercaptopropansulfonat (DMPS) 3-mal 5–10 mg/kg oral	
Eisen-Salze toxische Dosen: 40–600 mg/kg	spontanes Erbrechen grünlich-bräunlicher Massen, Bauchschmerzen, Diarrhoe	Gabe von Milch (bildet Eisen-Protein-Komplex)	Desferoxamin (initial:) Erwachsene bis 12 g, Kinder bis 8 g oral	
Thalliumfrüher als Rodentizid (z. B. Giftweizen)	Bauchkrämpfe, Obstipation, Atembeschwerden, Parästhesien, nach 2 Wochen Haarausfall, Polyneuropathie	Magen- und Darmentleerung Röntgenkontrolle des Abdomens (Tl ist kontrastgebend)	Fe(III)-hexacyanoferrat(II) (Berliner Blau) initial 3 g oral, danach: 3 g/Tag	forcierte Diurese evtl. wirksam

[19] Nipruss®

37.2.4 Vergiftungen mit Pflanzen- und Pilzgiften

Tab. 37.9. Häufige Vergiftungen mit hoch toxischen Giftpflanzen

Toxische Pflanzen und Bestandteile	Akute Symptomatik	Primäre Elimination	Sekundäre Maßnahmen	Besondere Hinweise
Eibe (insbesondere Samen und Nadeln: Taxane und Taxine)	Erbrechen, Diarrhoe, Mydriasis, Hypotonie, Tachykardie, Krämpfe	Magenentleerung, Kohle (bei Nadeln auch noch nach Stunden)		Unzerkaute Samen sind ungiftig
Eisenhut, blauer (Aconitin)	Parästhesie, Anästhesie, Erbrechen, Diarrhoe, Sehstörungen, Myalgie, Herzrhythmusstörungen, Atemlähmung	Magenentleerung und Aktivkohle auch nach Dosen, die nur milde Symptome verursacht haben	Intensivüberwachung	
Engelstrompete (Datura, Brugman-sia); Tropan-Alkaloide (insbes. Scopolamin)	anticholinerges Syndrom mit Sedierung und Halluzinationen	wie bei Atropinvergiftung (► Kap. 37.2.1)		
Gartenbohne (Samen und Hülsen, auch getrocknet: Lectine)	Gastroenteritis, evtl. hämorrhagisch, Krämpfe, Schock	Magenentleerung, Kohle	ggf. Rehydratation, Elektrolytausgleich	
Goldregen (insbesondere reife Samen: Chinolizidine)	Erbrechen (lang anhaltend), Zittern, Schwindel, Mydriasis; Tachykardie, Hypotonie; Sehstörungen, Krämpfe	Magenentleerung, Kohle; im übrigen symptomatisch		Symptome klingen i. A. innerhalb von 12 Stunden wieder ab
Rizinus (»Christus-Palme«): Samen (Ricin)	hämorrhagische Gastroenteritis, Hyperthermie, Tachykardie, Nephritis, Krämpfe	Magenentleerung bereits bei Ingestionsverdacht, Kohle	symptomatisch; ggf. Flüssigkeits- und Elektrolytausgleich	
Seidelbast (insbesondere in Samen: toxische Diterpene)	lokale Schleimhautschädigung, Schluckbeschwerden, Gastroenteritis, Apathie, Herzkreislaufstörungen, Krämpfe	bei Vergiftungssymptomen Magenentleerung trotz Schleimhautschädigung, Kohle	symptomatisch	Samen ist nur zerbissen toxisch, rasch eintretende Symptomatik; bei Hautkontakt lokale Irritationen
Stechapfel, Tollkirsche (Tropan-Alkaloide)	anticholinerges Syndrom	wie Atropinvergiftung (► Kap. 37.2.1)		

■ **Tab. 37.10.** Vergiftungen mit Giftpilzen

Syndrom	Symptomatik	primäre Elimination	sekundäre Maßnahmen	besondere Hinweise
Muscarin-Syndrom (Risspilze und einige Trichterlinge)	cholinerges Syndrom	Magenentleerung bei kurzer Latenz seit Ingestion (<1 Stunde)	Atropin nach Schweregrad (► Kap. 37.2.1)	
Pantherina-Syndrom (Fliegenpilz, Pantherpilz)	Halluzinationen mit Angst und Hypermotorik oder Bewusstseinstrübung; Ataxie, Myo-klonien, Krämpfe	Magenentleerung w. o.	symptomatisch, evtl. Physostigmin 1–2 mg langsam i. v.	
Gyromitra-Syndrom (Frühjahrslorchel)	nach 6–24 Stunden: Erbrechen und Diarrhoe, Bewusstseinstrübung, Ataxie, Krämpfe; ab 2. Tag Leber- und Nierenschädigung, Hämolyse, Methämoglobinämie	Magenentleerung auch noch nach Stunden, Kohle; bei Methämoglobinämie Toloniumchlorid (Nitrite ► Kap. 37.2.3)	ansonsten symptomatisch	
Phalloides-Syndrom (grüner Knollenblätterpilz; Amanitin, Phalloidin)	nach 5–24 Stunden: Brechdurchfall; nach >24 Stunden akutes Leberversagen	intensive Magen- und Darmspülung, Kohle, auch repetitiv	Hämoperfusion nur früh wirksam; üblich sind: Silibinin 5 mg/kg initial, dann 20 mg/kg/Tag über 4–5 Tage oder Penicillin-G 0,5–1 Mio I.E./kg	bei Leberversagen (zunehmendes Leberkoma, fehlende Syntheseleistung der Leber (Gerinnungsstatus) Vorbereitungen für Lebertransplantation

37.3 Giftinformationszentren

■ **Tab. 37.11.** Giftinformationszentren

Auskünfte für Kinder und Erwachsene rund um die Uhr		
Ort	**Telefonnummer**	**Faxnummer**
Berlin	030/450 65 35 55	030/450 55 39 15
Berlin/Brandenburg Landesberatungsstelle	030/192 40	030/306 86 72 1
Bonn	0228/192 40	0228/287 33 14
Erfurt (für MV, S, SA, T) Landesberatungsstelle	0361/730 73 0	0361/730 73 17
Freiburg	0761/192 40	0761/270 44 57
Homburg/Saar	06841/192 40	06841/162 84 38
Mainz	06131/192 40	06131/232 46 8
München	089/192 40	089/414 02 46 7
Nord (für HH, B, SH, NS) Göttingen Landesberatungsstelle	0551/192 40	
05 51/38 31 80 (Ärzte)	0551/383 18 81	
Nürnberg	0911/398 24 51	0911/398 21 92
Wien	+43 (0)1/406 43 43	+43 (0)1/404 00 42 25
Zürich	+41 (0)1/251 51 51	+41 (0)1/252 88 33
Stand 18.05.2005		

Weiterführende Literatur

Barckow D, Martens F (1995) Vergiftungen. Primäre und sekundäre Giftelimination, Antidota. Klinik der Gegenwart 10 (2) 1, Urban und Schwarzenberg, München, Wien, Baltimore

Baselt RC, Cravey RH (1989) Disposition of Toxic Drugs and Chemicals in Man. Year Book Medical Publ., Chicago, London, Boca Raton, Littleton

Ellenhorn MJ (1997) Medical Toxicology – Diagnosis and Treatment of Human Poisoning. Elsevier, New York, Amsterdam, London

Gloxhuber Ch (Hrsg.) Wirth/Gloxhuber (1994) Toxikologie. Georg Thieme, Stuttgart, New York

Ludewig R, Lohs Kh (1988) Akute Vergiftungen. G. Fischer, Stuttgart, New York

Marquardt H, Schäfer SG (Hrsg, 1994) Lehrbuch der Toxikologie. BI-Wissenschaftsverlag, Mannheim, Leipzig, Wien, Zürich

Martens F (2000) Lightfaden Vergiftungen, Urban & Fischer

Mühlendahl E von et al. (Hrsg, 2003) Vergiftungen im Kindesalter. Thieme, Stuttgart

38 Arzneimittel für Notfälle

A. Balogh, M. Kretzschmar

Der Inhalt eines Notfallkoffers lässt sich nicht »normieren«, er hängt ab u. a. von Erfahrung und notfallmedizinischer Kompetenz des Arztes.

Die nachstehende Ausstattung reicht aus dem üblichen hausärztlich-ambulanten in den notfallmedizinischen Bereich hinein.

38.1 Atmung-Herz-Kreislauf

Tab. 38.1. Atmung-Herz-Kreislauf

Arzneistoff	Handelsname	Anwendungsbeispiele	Dosierung
Acetysalicylsäure 500 mg, 2 Amp.	Aspisol®	Myokardinfarkt in Kombination mit Heparin	500 mg i. v.
Adenosin 6 mg, 3 Inj. Fl	Adenoscan®	paroxysmale AV-junktionale Tachykardie	3 mg i. v. (Bolus 2 s); 6/9/12 mg möglich (mit EKG)
Adrenalin 1,0 mg, 2 Amp.	Suprarenin®	anaphylaktischer Schock, kardiopulmonale Reanimation, Status asthmaticus, Krupp-Syndrom	0,1–1 mg i. m.
			0,1–1 mg i. v. (1:10 verd.)
			Applikation auch s. l. oder s. c.
			endotracheal (2–3 mg)
			Kleinkinder; 0,01–0,02 mg/kg
Pumpspray (Lsg. 1ml = 40 mg)	InfectoKrupp® Inhal	Krupp-Syndrom, Glottisödem	1–2 Hübe (1 Hub = 0,2 mg)
Ajmalin 50 mg, 1 Amp.	Gilurytmal® 50mg/10ml	paroxysmale supraventrikuläre Tachykardie	25–50 mg langsam (5–10 min) i. v. (nach Mögl. mit EKG)
Atropin 0,5 mg, 4 Amp.	Atropinsulfat B. Braun® 0,5 mg	Bradyarrhythmie, gastrointestinale Spasmolyse	0,5–1,5 mg i. v.
			10–20 µg Kinder
Cafedrin + Theodrenalin 2 Amp.	Akrinor®	Orthostase, neurogener Schock	½–1 Amp. i. v. (1 Amp. = 100 mg Cafedrin + 5 mg Theodrenalin)
Dopamin 250 mg, 1 Amp	Dopamin Fresenius® 250 mg/50 ml	akute Herzinsuffizienz, kardiogener Schock	5–15 µg/kg/min i. v. (in Kombination mit Dobutamin)
Dobutamin 250 mg, 1 Inj. Fl.	Dubutamin Liquid Fresenius®	akute Herzinsuffizienz, kardiogener Schock	5–15 µg/kg/min i. v. (in Kombination mit Dopamin)
Furosemid 20 mg, 4 Amp.	Lasix® 20 mg Injektionslösung	Lungenödem, akutes Nierenversagen	40–80 mg i. v.
Glyceroltrinitrat 50 mg, 1 Amp.	Nitrolingual® infus.	Angina pectoris, Lungenödem, Spasmolyse, hypertensive Krise	50–200 mg/24h i. v.
1 Spray	Nitrolingual®-Pumpspray		1–3 Hübe
Lidocain 100 mg, 3 Amp.	Xylocitin®-cor1% 10ml	ventrikuläre Tachyarrhythmien	50–100 mg i. v. Bolus, dann 1–2 mg/min
Metoprolol 5 mg, 2 Amp.	Beloc®	Myokardprotektion bei akutem Herzinfarkt, Tachyarrhythmie	5 mg i. v. (Bolus)
Nitrendipin 5 mg, 4 Phiolen	Bayotensin® akut	hypertensiver Notfall	5 mg / Phiole (Inhalt 1 Phiole im Mund belassen) Wiederholung nach 60 min.
Orciprenalin 0,5 mg, 2 Amp. ▼	Alupent®	Bradyarrhythmie Adam-Stokes-Anfall	20–100 µg/min i. v., 0,25–0,5 mg i. m. oder s. c.

Tab. 38.1. Fortsetzung

Arzneistoff	Handelsname	Anwendungsbeispiele	Dosierung
Reproterol 0,09 mg, 2 Amp.	Bronchospasmin® Injektionslösung	Status asthmaticus	0,09 mg langsam i. v. (1–2 min) ggf. wiederholen
Theophyllin 200 mg, 4 Amp.	Euphylong® i. v. 200	Asthmaanfall, Status asthmaticus	200 mg langsam i. v.
			Kinder: 5–6 mg/kg i. v. initial; dann 0,4–0,9 mg/kg/h
Urapidil 25 mg, 3 Amp.	Ebrantil® i. v. 25	hypertensiver Notfall	12,5–25 mg langsam i. v. initial (1–2 min.); Wiederholung möglich
Verapamil 5 mg, 2 Amp.	Isoptin® Injektionslösung	paroxysmale supraventrikuläre Tachyarrhythmie	5–10 mg langsam (5–10 min) i. v. (nach Mögl. mit EKG)

38.2 Analgesie-Sedierung

Tab. 38.2. Analgesie-Sedierung

Arzneistoff	Handelsname	Anwendungsgebiet	Dosierung
Butylscopolamin 20 mg, 2 Amp.	Buscopan® Ampullen	Spasmen im Bereich Magen/Darm, Gallen- und Harnwege	20–40 mg i. v.
Diazepam 10 mg, 2 Amp.	Faustan® Injektionslösung	epileptische Anfälle	10–50 mg i. v.
		Sedierung	5–10 mg i. v.
		Entzugssymptomatik (Alkohol/Drogen), zentralnervöse Krampfzustände, Status epilepticus	10–20 mg i. v. (in Kombination mit Haloperidol)
Diazepam 10 mg, 2 Rectiolen	Diazepam Stesolid® Rectal Tube 10mg	schwere Unruhe und Fieber-Krampfanfälle bei Kindern	5–10 mg rectal
Etomidat 20 mg, 2 Amp.	Etomidat-® Lipuro	zur Narkoseeinleitung	0,2–0,3 mg/kg i. v.
Haloperidol 5 mg, 2 Amp.	Haldol®-Janssen Injektionslösung 5 mg/ml	akute Psychose, Entzugssymptomatik	5–10 mg i. v. oder i. m. (in Komb. mit Diazepam)
(S)-Ketamin 25 mg, 2 Amp.	Ketanest® S 25 mg/ml	schwere Schmerzzustände	0,25 mg/kg i. v.
		Notfallnarkose	0,50 mg/kg i. v. (in Kombination mit Diazepam)
			(i. m. mögl.: Dosis verdoppeln)
Metamizol 1 g, 2 Amp.	Novalgin® 1g Injektionslösung	schwere Schmerzzustände	0,5–2,5 g langsam i. v. (5–10 min)
			50%ige Lsg. bis 2,5 g
Midazolam 5 mg, 2 Amp.	Dormicum® 5 mg/1 ml	Sedierung	0,01–0,05 mg/kg i. v.
Midazolam		Sedierung bei Kindern	0,1 mg/kg i. v.
			0,5 mg/kg rectal
			0,2 mg/kg nasal (Kinder unter 10 kg)

▼

Tab. 38.2 (Fortsetzung)

Arzneistoff	Handelsname	Anwendungsgebiet	Dosierung
Morphin 10 mg, 5 Amp.	Morphin Merck® 10 mg	schwere Schmerzzustände	5–10 mg langsam i. v.
			10–30 mg s. c oder i. m.
			bei Kindern (>1 Jahr): 0,05–0,1mg/kg i. v. oder 0,05–0,2 mg/kg s. c.
Promethazin 50 mg, 2 Amp.	Atosil® Injektionslösung N	Sedierung, Antiemetikum, Antiallergikum	25–50 mg langsam i. v.
Succinylcholin 100 mg, 1 Amp.	Lystenon®-2 %	zur Einleitung einer Narkose als Relaxans	1–1,5 mg/kg i. v.
Vencuronium 10 mg, 1 Fl.	Norcuron® 10 mg	zur Weiterführung der Narkose als Relaxans	0,03–0,05 mg/kg

38.3 Spezielle Notfälle

Tab. 38.3. Spezielle Notfälle

Arzneistoff	Handelsname	Anwendungsbeispiel	Dosierung
Alteplase 50 mg, 3 Amp.	Actilyse® 50 mg	präklinische Fibrinolyse bei Myokardinfarkt	70–100 mg i. v.
Biperiden 5 mg, 2 Amp.	Akineton® Ampullen	medikamentös ausgelöste extrapyramidale Bewegungsstörungen, akute Dyskinesien	5 mg i. v.
Carbo medicinalis 50 g, 2 Flaschen	Ultracarbon®	Adsorption von Toxinen bei akuten Vergiftungen	
Nifedipin 10 mg, 3 Kapseln	Adalat®10	hypertensiver Notfall	10 mg/Kaps. (zerbeißen und im Mund belassen), Wiederholung nach 30 min
Clemastin 2 mg, 2 Amp.	Tavegil® Injektionslösung	Allergie	2–4 mg langsam i. v. (3–5 min)
Cimetidin 200 mg, 2 Amp.	Tagamet® 200 mg/2 ml	in Kombination mit Clemastin bei anaphylaktoiden Reaktionen	5 mg/kg langsam (3–5 min) i. v.
Flumazenil 0,5 mg, 1 Amp.	Anexate® 0,5	Abklärung einer Intoxikation mit Benzodiazepinen, Zolpidem und Zopiclon	0,2 mg i. v. initial; (u. U. Wiederholung mit 0,1 mg i. v. nach 1 min
Beclomethason 20 mg,1 Dosier-Aerosol	Bronchocort® novo 100	Intoxikation mit Reizgasen	4 Sprühstöße (400 µg) initial, dann alle 2 h 4 Hübe (nach Symptomatik)
Fenoterol 1 Dosier-Aerosol	Berotec® N 100 µg Dosier-Aerosol	Asthma bronchiale	2–3 Hübe
		Hemmung vorzeitiger Wehentätigkeit (präklinisch)	5 Hübe
Heparin 25.000 IE, 1Amp.	Heparin-Natrium-Leo® 25 000 I.E./5 ml	Myokardinfarkt	5.000 IE i. v
		Lungenembolie und Arterielle Embolie	10.000 IE i. v.

▼

Tab. 38.3 (Fortsetzung)			
Arzneistoff	**Handelsname**	**Anwendungsbeispiel**	**Dosierung**
Hochproz. Glucose 40% 10 ml, 5 Amp.	Glucose-40 Braun®	Hypoglykämie	beim Absinken des Blutzuckers unter 300 mg/100 ml 20–50 ml Glucose 40%ig i. v. in laufende Infusion
Naloxon 0,4 mg, 5 Amp.	Narcanti®	Opioid-Vergiftung	0,8–1,2 mg i. v.; nach 3 min. mehrfach 0,4 mg
Physostigminsalicylat 2 mg, 1 Amp.	Anticholium®	Vergiftungen mit anticholinerger Symptomatik	2 mg langsam i. v. (3–5 min)
Prednisolon 100 mg,10 Amp.	Solu-Decortin® H 100 mg	Begleittherapie beim anaphylaktischen Schock	250–1000 mg i. v. Erw.
		Begleittherapie beim Status asthmaticus, Lungenödem Reizgasvergiftung	2–8 mg/kg Kinder
Prednisolon 100 mg, 2 Rectalkapseln	Klismacort® Rektalkapseln	Krupp-Symptomatik bei Kindern	100 mg

38.4 Infusionslösungen

Tab. 38.4. Infusionslösungen			
Arzneistoff	**Handelsname**	**Anwendungsbeispiele**	**Dosierung**
Kolloid. 500 ml Volumenersatz	Expafusin®	Volumenmangelschock	nach Bedarf (großlumige Flexüle!) z. B. 2–3 l in 20 min
Vorschlag: Plasmaersatzstoffe: 500ml Hydroxyethylstärke 6%ig oder Gelatine	Haemaccel®		
Natriumhydrogen-carbonat 8,4 %, 100 ml	Natriumhydrogencarbonat 8,4% Infusionslösung B. Braun®	zur Blindpufferung bei CO-Vergiftung und nach kardiopulmonaler Reanimation	1 ml (= 1mmol)/kg langsam i. v.
isotone Natriumchloridlösung 10 ml 5 Amp.	isotone Kochsalz-Lösung 0,9% B. Braun®	als Medikamententräger	
Vollelektrolytlösung 500 ml	Ringer-Lactat-Lösung (versch. Hersteller)	akute Hypovolämie	

38.5 Zusätzliches Material

Zur Diagnostik:
Taschenlampe, Blutdruckmessgerät, Stethoskop, Reflexhammer, Thermometer, Mundspatel, Blutzuckerstreifen.

Zur Sicherung der Atmung:
Beatmungsbeutel mit O_2-Reservoir, Beatmungsmasken, Führungsstab, Magillzange, Laryngoskopgriff, Laryngoskopspatel versch. Größen, Tuben versch. Größen, Absaugkatheter.

Für venöse Zugänge:
Schutzhandschuhe, Desinfektionsmittel, sterile und unsterile Kompressen, Pflaster, (verschiedene Breiten), Spritzen, Kanülen (mehrere Größen), Venenverweilkanülen (mehrere Größen), Venenkatheter (für zentrale und periphere Punktion), Stauschlauch, Kanülenverschlussstopfen.

Weiterführende Literatur

Arntz HR, Baubin M, Böttiger BW et al. (2006) Neue europäische Leitlinien zur kardiopulmonalen Reanimation. Intensivmed.up2date 2: 97–118

European Resuscitation Council. (2005) Guidelines for Resuscitation 2005. Resuscitation 67(1): 1–189

Kretzschmar M. (2001) Sinnvolle Medikamentenpalette im Rettungsdienst. In: Forum Rettungsdienst 2000 (Hrsg. W. Schirrmeister) Stumpf & Kossendey, Edewecht-Wien

Sachverzeichnis

A

B

C

D

E

F

G

H

I

J

K

L

M

N

O

Q

R

S

T

U

V

W

X, Y

Z

Druck- und Bindearbeiten: Stürtz GmbH, Würzburg